全国高职高专药学类专业规划教材（第三轮）

临床医学概要

第 3 版

（供药学、中药学等专业用）

主　编　王郑矜　宋桂红
副主编　周爱民　王晓芹　谢　云　段慧琴
编　者　（以姓氏笔画为序）
　　　　王郑矜（漳州卫生职业学院）
　　　　王晓芹（四川中医药高等专科学校）
　　　　刘南南（山东中医药高等专科学校）
　　　　杨国华（长春医学高等专科学校）
　　　　李俊峰（通辽职业学院）
　　　　何庆华（广东江门中医药职业学院）
　　　　宋桂红（山东中医药高等专科学校）
　　　　林昌勇（滨州职业学院）
　　　　周爱民（安徽中医药高等专科学校）
　　　　段慧琴（阳泉职业技术学院）
　　　　黄小凤（漳州卫生职业学院）
　　　　程　壕（重庆三峡医药高等专科学校）
　　　　谢　云（长沙卫生职业学院）

中国健康传媒集团
中国医药科技出版社

内 容 提 要

本教材是"全国高职高专药学类专业规划教材（第三轮）"之一，根据《临床医学概要》教学大纲的基本要求和课程特点编写而成。内容上涵盖临床诊断基础、内科疾病、外科疾病、其他临床科疾病，其中，其他临床科疾病包括妇科疾病、儿科疾病、传染病和性传播疾病。本教材为新形态教材，具有教学资源数字化、类型丰富及学习方法多样化的特点；通过设置三维学习目标、临床案例情境导入、知识链接融入课程思政、重点小结（思维导图）归纳总结等实现知识、技能、素养"三位一体"综合培养。本教材为书网融合教材，即纸质教材有机融合电子教材、教学配套资源（PPT、微课、视频、图片等）、题库系统、数字化教学服务（在线教学、在线作业、在线考试）。

本教材主要供全国高职高专院校药学、中药学等专业教学使用。

图书在版编目（CIP）数据

临床医学概要／王郑矜，宋桂红主编. -- 3 版.
北京：中国医药科技出版社，2025. 1. --（全国高职高
专药学类专业规划教材）. -- ISBN 978-7-5214-5101-6

Ⅰ. R4

中国国家版本馆 CIP 数据核字第 2024YM4986 号

美术编辑　陈君杞
版式设计　友全图文

出版　**中国健康传媒集团** | 中国医药科技出版社
地址　北京市海淀区文慧园北路甲 22 号
邮编　100082
电话　发行：010 - 62227427　邮购：010 - 62236938
网址　www. cmstp. com
规格　889mm × 1194mm $\frac{1}{16}$
印张　29 $\frac{1}{4}$
字数　860 千字
初版　2015 年 8 月第 1 版
版次　2025 年 1 月第 3 版
印次　2025 年 1 月第 1 次印刷
印刷　天津市银博印刷集团有限公司
经销　全国各地新华书店
书号　ISBN 978-7-5214-5101-6
定价　99. 00 元

获取新书信息、投稿、为图书纠错，请扫码联系我们。

数字化教材编委会

主　编　王郑矜　宋桂红

副主编　周爱民　王晓芹　谢　云　段慧琴

编　者　（以姓氏笔画为序）

王郑矜（漳州卫生职业学院）

王晓芹（四川中医药高等专科学校）

刘南南（山东中医药高等专科学校）

杨国华（长春医学高等专科学校）

李俊峰（通辽职业学院）

何庆华（广东江门中医药职业学院）

宋桂红（山东中医药高等专科学校）

林昌勇（滨州职业学院）

周爱民（安徽中医药高等专科学校）

段慧琴（阳泉职业技术学院）

黄小凤（漳州卫生职业学院）

程　壕（重庆三峡医药高等专科学校）

谢　云（长沙卫生职业学院）

出版说明

全国高职高专药学类专业规划教材，第一轮于2015年出版，第二轮于2019年出版，自出版以来受到各院校师生的欢迎和好评。为深入学习贯彻党的二十大精神，落实《国务院关于印发国家职业教育改革实施方案的通知》《关于深化现代职业教育体系建设改革的意见》《关于推动现代职业教育高质量发展的意见》等有关文件精神，适应学科发展和高等职业教育教学改革等新要求，对标国家健康战略、对接医药市场需求、服务健康产业转型升级，进一步提升教材质量、优化教材品种，支持高质量现代职业教育体系发展的需要，使教材更好地服务于院校教学，中国健康传媒集团中国医药科技出版社在教育部、国家药品监督管理局的领导下，组织和规划了"全国高职高专药学类专业规划教材（第三轮）"的修订和编写工作。本轮教材共包含39门，其中32门为修订教材，7门为新增教材。本套教材定位清晰、特色鲜明，主要体现在以下方面。

1. 强化课程思政，辅助三全育人

贯彻党的教育方针，坚决把立德树人贯穿、落实到教材建设全过程的各方面、各环节。教材编写将价值塑造、知识传授和能力培养三者融为一体。深度挖掘提炼专业知识体系中所蕴含的思想价值和精神内涵，科学合理拓展课程的广度、深度和温度，多角度增加课程的知识性、人文性，提升引领性、时代性和开放性，辅助实现"三全育人"（全员育人、全程育人、全方位育人），培养新时代技能型创新人才。

2. 推进产教融合，体现职教特色

围绕"教随产出、产教同行"，引入行业人员参与到教材编写的各环节，为教材内容适应行业发展献言献策。教材内容体现行业最新、成熟的技术和标准，充分体现新技术、新工艺、新规范。

3. 创新教材模式，岗课赛证融通

教材紧密结合当前实际要求，教材内容与技术发展衔接、与生产过程对接、人才培养与现代产业需求融合。教材内容对标岗位职业能力，以学生为中心、成果为导向，持续改进，确立"真懂（知识目标）、真用（能力目标）、真爱（素质目标）"的教学目标，从知识、能力、素养三个方面培养学生的理想信念，提升学生的创新思维和意识；梳理技能竞赛、职业技能等级考证中的理论知识、实操技能、职业素养等内容，将其对应的知识点、技能点、竞赛点与教学内容深度衔接；调整和重构教材内容，推进与技能竞赛考核、职业技能等级证书考核的有机结合。

4. 建新型态教材，适应转型需求

适应职业教育数字化转型趋势和变革要求，依托"医药大学堂"在线学习平台，搭建与教材配套的数字化课程教学资源（数字教材、教学课件、视频及练习题等），丰富多样化、立体化教学资源，并提升教学手段，促进师生互动，满足教学管理需要，为提高教育教学水平和质量提供支撑。

前言 PREFACE

《临床医学概要》是临床课程的综合，是药学、中药学等专业学生的主干课程和必修课。其主要任务是使学生了解临床诊断的基本程序、基本方法、病历书写，了解临床各科常见疾病的病因与发病机制、病理、辅助检查，熟悉临床各科常见疾病的临床表现，掌握临床各科常见疾病的诊断要点、常用的治疗药物和用药注意事项与患者教育，具备指导患者合理用药的能力，培养良好的职业道德和素养，为将来在医药卫生行业从事药学服务、处方调剂以及药品生产、检验、营销、保管等工作打下坚实的理论与知识基础，培养德（思想品德）、智（基础理论）、技（职业技能）、体（身心素质）等全面发展的高素质技术技能人才。

本教材的编写，注重综合素质的培养，具有理论性、知识性和能力性；注重面向社会、面向岗位，提升了实用性和适用性；注重面向未来和发展，体现了科学性和先进性；注重立德树人和课程思政，具有时代性和人文性；注重线上与线下结合，具有创新性和智能性。

本版教材在上一版的基础上，做了以下修改：①章首在原有知识目标的基础上增加能力目标和素质目标，贯彻了价值塑造、知识传授和能力培养"三位一体"的育人理念；②知识链接的内容将新技术、新进展与课程思政相融合，视频内容也融入了思政元素，起到了"润物细无声"的育人效果；③增设临床案例情境导入，启发学生思考，培养其临床逻辑思维能力，实现基础理论与临床知识的融会贯通；④结合临床的新进展，根据国际、国内最新循证医学资料，对各章节的内容特别是常见病的诊疗指南、治疗药物进行更新，力求与时俱进，推陈出新；⑤建设新形态教材，依托"医药大学堂"在线学习平台，在上一版的基础上，增加数字化资源，特别是数字教材和重点小结（思维导图），并根据此次更新的内容对原有 PPT、习题等进行进一步修订。

本教材参编人员均为临床和教学一线的专家。教材编写贯彻主编负责制，由第一主编和第二主编共同负责总体协调与统筹。各章负责人（按章序排列）如下：王郑矜（第一章至第六章、第八章）、林昌勇（第七章）、谢云（第九章）、李俊峰（第十章）、段慧琴（第十一章、第十二章）、周爱民（第十三章、第十四章）、刘南南（第十五章、第十六章）、杨国华（第十七章、第十八章）、宋桂红（第十九章、第二十四章）、程壕（第二十章）、何庆华（第二十一章）、黄小凤（第二十二章）、王晓芹（第二十三章）。本教材主要供全国高职高专院校药学、中药学等专业教学使用，亦可作为药学专业技术人员参加药学类专业专科函授、自学及职称考试的参考用书。

全体参编人员均有很强的责任意识，以高度负责的精神和严谨的工作态度保障了本教材的编写质量和进度。本教材的编写得到了各参编单位的大力支持，在此一并表示衷心的感谢！

由于编者水平所限，教材中难免存在疏漏和不足之处，恳请各院校教师、学生和其他读者在使用过程中提出宝贵意见，以便进一步修订和完善。

编　者
2024 年 9 月

CONTENTS 目录

第一篇　临床诊断基础

第二篇　内科疾病

第三篇　外科疾病

第四篇 其他临床科疾病

诊断是治疗的第一步，没有准确的诊断就没有正确的治疗。该篇简要介绍与临床诊断有关的概念、内容、步骤、原则、方法等基本知识。

第一章 病史采集

PPT

学习目标

知识目标： 通过本章的学习，应能掌握病史采集的内容；熟悉病史采集的基本方法与技巧；了解病史采集的概念。

能力目标： 具备正确地采集病史、进行良好的医患沟通的能力。

素质目标： 通过本章的学习，树立医学人文关怀理念，坚守医者仁心。

第一节 病史采集的概念与重要性

病史采集，又称问诊，是指医生通过向患者及有关人员（了解患者病情的亲属、亲友、同学、同事等）系统地询问病史资料，综合分析作出临床诊断的一种诊法。

问诊是每个临床医师必须掌握的基本技能。临床诊断通常是从问诊开始的，是诊断的第一步。通过问诊所获得的资料对诊断具有极其重要的意义，同时也为之后对患者进行体格检查和各种辅助检查提供了重要的线索，为明确临床诊断奠定良好的基础。解决患者诊断问题的大多数线索和依据来源于病史采集所获取的资料。问诊的重要性还在于它是进行医患沟通、建立良好医患关系的最重要时机，使用正确的问诊方法和良好的问诊技巧能够更好地与患者建立关联，增加信任，使医患关系更加和谐，这对诊治疾病也十分重要。问诊的同时，还可以对患者开展健康教育，向患者提供信息，有时候甚至交流本身也具有治疗作用。医学生从接触患者开始，就必须认真学习和领会与患者交流的内容和技巧。

第二节 病史采集的基本方法与技巧

问诊的方法和技巧与获取病史资料的数量和质量有密切的关系，涉及一般沟通技能、收集资料、医患关系、医学知识，以及提供咨询和教育患者等多个方面。不同的临床情景，要根据情况采用不同的方法和技巧。

1. 问诊前沟通 患者就诊时常有紧张情绪，医生应创造宽松和谐的环境使患者尽量放松。确保患者准备就绪，注意保护患者的隐私，最好不要当着陌生人问诊，如果患者要求家属在场，医生可以同意。先洗手，称呼患者名字，一般从礼节性的交谈开始，作自我介绍并表明特定的身份（佩戴胸牌是很好的自我介绍的一种方式），讲明自己的职责。

2. 询问病史程序化　问诊应从主诉开始，逐步深入进行有顺序、有层次、有目的的询问。病史采集一般要以主诉为中心，由简单问题开始逐步深入，即由患者感受最明显、容易回答的问题问起，先提一些简单容易回答的问题，如"哪儿不舒服""有多长时间了"之后围绕主诉逐步深入询问病史的全部内容。

3. 采用不同类型的提问　一般性提问（或称开放式提问），常用于问诊开始，可获得某一方面的大量资料，这种提问应该在现病史、既往史、个人史等部分开始时使用，如："能具体谈一谈您的头痛吗"，待获得一些信息后，再着重追问一些重点问题。直接提问，用于收集一些特定的有关细节，如"您头痛多长时间了"，获得的信息更有针对性。另一种直接选择提问，要求患者回答"是"或"不是"，或者对提供的选择作出回答，如"你曾有过严重的头痛吗"。

4. 询问时间要准确　是指要明确主诉和现病史中症状或体征出现的先后顺序，包括症状或体征开始的确切时间及直至目前的演变过程。如患者主诉发热，应问"是什么时候开始出现发热的？"如有几个症状同时出现，更有必要确定其先后顺序。根据时间顺序追溯症状的演变过程和了解病情，可避免杂乱无章，遗漏重要的病情资料。

5. 询问症状要详细　对主要症状或体征要详细询问其特点，如出现的部位、性质、程度、持续时间、加剧和缓解因素等。如"腹痛的具体部位在哪儿""除腹痛外还有哪儿不舒服"等。详细询问伴随症状出现的时间、特征及演变情况，并了解伴随症状与主要症状之间的关系。

知识链接

关注细节、正确沟通与专业倾听

某夜一患者由于出现恶心、呕吐等症状急诊于某医院消化内科，值班医生询问病史时发现患者在发病前有进食"肉丸汤"史，拟"急性胃肠炎"收入院。第二天早上某主任查房时发现该患者穿着不合时宜的厚重衣服，正在进食早餐且食欲良好。经进一步询问病史发现该患者有"席汉氏综合征"病史，发病当晚因畏寒紧闭门窗并于家中烧炭取暖。故排除"急性胃肠炎"，考虑诊断"急性一氧化碳中毒"。上述案例告诉我们医生关注细节的能力培养在临床诊疗过程中的重要性。关注患者，掌握正确的沟通技巧，专注地倾听与了解患者疾病背后的故事，能更加有效地提高医生的专业能力，使医患关系更加和谐。

6. 巧用过渡语言　向患者说明将要讨论的新话题及原因，使患者了解你为什么要改变话题以及为什么要询问这些情况。如过渡到家族史之前可说明，有些疾病有遗传倾向或在一个家庭中更容易患病，所以我们需要了解这些情况。

7. 归纳小结　对现病史进行小结常常特别重要，可以达到以下目的：①唤起医生自己的记忆和理顺思路，以免忘记要问的问题；②让患者知道医生如何理解他的病史；③提供机会核实患者所述病情。

8. 核实信息　为了收集到尽可能准确的病史，有时医生需要核实患者提供的信息。如患者用了诊断术语，医生应通过询问当时的症状和检查等以核实资料是否可靠。如，患者："5 年前我患了肺结核。"医生："当时做过胸部 X 线检查吗？"患者："做过。"医生："经过抗结核治疗吗？"患者："是，服药治疗。"医生："知道药名吗？"

9. 恰当地评价与鼓励　可促使患者与医生的合作，使患者受到鼓舞而积极提供信息，可使用一些通俗的赞扬语，如"可以理解""那你一定很不容易"。但对有精神障碍的患者，不可随便用赞扬或鼓励的语言。

第三节　病史采集的内容

▶▶ 情境导入 ///

情境： 2017 年 7 月 16 日下午，患者在田间劳动时突遭大雨淋浇，当天晚上半夜时分突然出现寒战、高热，并感右侧轻度胸闷。病情呈进行性加重，高热不退，胸闷加重。至第二天下午出现咳嗽、咳白色黏液性痰，右侧胸痛，疼痛于咳嗽、呼吸、活动时加重。曾到某乡卫生院求治，诊断为"支气管炎"，给予"复方新诺明"，每次 2 片，每日 2 次口服，共服 2 天。病情无好转，于今天上午来我院就诊。自病后患者精神可，睡眠差，大便稍干燥，小便少、呈黄色，食欲减退，全身乏力，体重无明显改变。

思考： 1. 请归纳该案例主诉。
　　　　2. 该患者现病史问诊是否完整？除现病史外，还应向该患者询问哪些内容？

病史应详细全面地询问，问诊的内容包括一般项目、主诉、现病史、既往史、个人史、婚姻史、月经史与生育史、家族史。

1. 一般项目　姓名、性别、年龄（记录年龄时要写实足年龄，不得用"儿童"或"成人"来代替）、婚姻、籍贯、出生地、民族、职业、工作单位、通信住址、电话号码、病史陈述者、可靠程度等。

2. 主诉　是指患者感受最主要的痛苦或最明显的症状和（或）体征及其持续的时间。症状是患者主观感受到不适或痛苦的异常感觉或某些客观病态改变。体征是医生通过体格检查发现的患者的异常征象。

主诉应用一两句话简要地加以概括，并同时注明主诉自发生到就诊的时间。主诉若为几个症状，可按先后顺序排列。如"反复发作上腹部疼痛 5 年，呕血 2 小时""反复咳嗽、咳痰、喘息 20 年，加重 2 年""活动后心悸气短 8 年，下肢水肿半月"。一般不用诊断术语或病名。有时患者所述的主要症状不突出或含糊不清，医生应归纳整理、高度概括出疾病的主要症状作为主诉。如：某患者自述头晕、乏力、失眠、记忆力减退、食欲不振、右上腹痛、腹胀 1 个月。经综合归纳后得出以头晕、失眠、记忆力减退等神经系统症状为一组，以食欲不振、腹胀、右上腹痛、乏力等消化系统症状为另一组的两组症状。再经分析推理后认为，消化系统中的肝脏疾病可能性最大，故消化系统的症状为主要症状。进而概括出该患者的主诉为"右上腹痛、腹胀、食欲不振 1 个月"。对当前无症状，诊断资料和入院目的又十分明确的患者，也可以采用以下方式记录主诉。如"白血病复发 2 周，要求入院化疗""发现胆囊结石 2 个月，入院接受手术治疗"。 🅔 微课

3. 现病史　是病史中最重要的部分，它记述患者患病后的全过程，包括起病情况与患病的时间、主要症状的特点及伴随症状、病情的发展与演变、诊治经过、病程中的一般情况。

（1）起病情况与患病的时间　包括起病的地点环境、时间、起病急缓、病因与诱因。这些对诊断疾病具有重要的鉴别作用。例如，突然发作的夜间阵发性呼吸困难，应考虑左心衰竭；睡眠醒来后发现语言不清、偏瘫，考虑脑血栓形成等；急性胃肠炎有生冷不洁饮食史而急骤起病；淋雨后可诱发肺炎链球菌肺炎等。患病时间是指从起病到就诊或入院的时间。如先后出现几个症状则需追溯到首发症状的时间，并按时间顺序询问整个病史后分别记录，如"心悸 3 个月，反复夜间呼吸困难 2 周，双下肢水肿 4 天"。从以上症状及其发生的时间顺序可以看出是心脏病患者逐渐出现心力衰竭的发展过

程。时间长短可按数年、数月、数天计算，发病急骤者可按数小时、数分钟计时。

（2）主要症状的特点　询问其出现的部位、性质、程度、持续时间、缓解或加剧因素等。如腹痛，应询问腹痛的部位，是急性还是慢性，是剧痛还是隐痛，是持续性还是间歇性，每次发作持续与间歇的时间等。弄清主要症状的特点，对临床的诊断与鉴别诊断十分重要。

（3）伴随症状　某一疾病通常有一组症状，临床上同时或相继出现。所以，发现某一主要症状时，要弄清是否伴随其他症状，伴随症状的特点如何。这些伴随症状常常是鉴别诊断的依据，或提示出现了并发症。例如，患者出现咯血伴盗汗、低热、午后颧红、乏力应考虑肺结核的可能；咯血伴慢性咳嗽、大量脓痰，则提示支气管扩张的可能。

（4）病情的发展与演变　自疾病发生后，病情发展是呈进行性还是间歇性，是逐渐加重还是反复发作，缓解与加重的因素是什么，主要症状如何发展或变化，又出现哪些症状或表现，这些应仔细询问清楚。例如，胰头癌引起的胆汁淤积性黄疸常为持续性，并呈进行性加重；而胆总管结石引起的胆汁淤积性黄疸则可时重时轻。吞咽困难，如持续存在，呈进行性加重，则食管癌可能性大；如间歇性发作，每次发作与情绪激动、精神紧张、食物性质等有关，则应想到食管贲门失弛缓症的可能。

（5）诊治经过　自发病以来，曾到何处诊治；做过哪些检查，结果怎样；诊断是什么；服过何种药物，其剂量、用法、时间、效果与反应等，均应问清。

（6）病程中的一般情况　包括发病以来患者的精神、体力状态，食欲及食量的改变，睡眠、体重与大小便的变化。

4. 既往史　包括患者既往健康状况和过去所患疾病情况（包括各种传染病）、预防接种史、外伤手术史、过敏史等。与现病史有关的既往史应重点询问，这对于现有疾病的诊断、鉴别诊断、治疗都有帮助。例如，对支气管哮喘患者应询问有无花粉、皮毛等过敏史，对冠状动脉粥样硬化性心脏病和脑血管意外的患者应询问既往有无高血压病史。若患者自己诉说曾患过某种疾病，在记录时应将其病名加引号注明，如"肺结核""高血压病"等。记录一般按时间（年、月）的先后顺序排列。

5. 系统回顾　由很长的一系列直接提问组成，用以作为最后一遍搜集病史资料，防止问诊过程中患者或医生出现遗漏。包括呼吸系统、循环系统、消化系统、泌尿系统、血液系统、内分泌及代谢系统、神经精神系统、肌肉骨骼系统。实际应用时，可在每个系统询问 2～4 个症状，如有阳性结果，再全面深入地询问该系统的症状；如为阴性，一般说来可以过渡到下一个系统。在针对具体患者时，可以根据情况变通调整一些内容。

6. 个人史　指与疾病有关的个人历史，包括以下内容。

（1）社会经历　包括出生地、居住地区及居留时间（尤其是疫源地、地方病流行区）、文化程度、经济状况等。

（2）职业与工作条件　包括具体工种、工作条件、劳动环境、是否接触工业毒物及接触时间。

（3）习惯与嗜好　起居与卫生习惯，饮食的规律与质量，烟、酒、茶嗜好及摄入量，其他异嗜物、麻醉药品、毒品等。

（4）有无冶游史，是否患过淋病性尿道炎、尖锐湿疣、下疳等。

7. 婚姻史　包括婚否、结婚年龄、配偶健康状况、性生活情况、夫妻关系等。

8. 月经史与生育史

（1）月经史　包括初潮年龄、月经周期、行经天数、月经量及颜色、有无痛经与白带、末次月经日期（LMP）、闭经日期、绝经年龄等。记录格式如下。

$$初潮年龄 \frac{行经天数（天）}{月经周期（天）} 末次月经日期（LMP）或绝经年龄$$

例：

$$12\dfrac{3\ \sim\ 5}{26\ \sim\ 30}\ 2024.8.11\ （或50岁）$$

（2）生育史　对已婚妇女，应询问妊娠及生育次数，生育年龄，人工或自然流产的次数，有无死产、手术产，现存孩子数及年龄与性别、计划生育情况等。

9. 家族史　包括父母、兄弟姐妹及子女健康状况。特别注意有无与患者类似的疾病，有无与遗传有关的疾病，如血友病、白化病、糖尿病、高血压病等。注意有无患传染性疾病。对已死亡的直系亲属，要问清死因及年龄。必要时，可绘制出家谱图。

目标检测

1. 简述病史采集的基本方法与技巧。
2. 简述病史采集的主要内容。

答案解析

（王郑矜）

书网融合……

重点小结　　　　微课　　　　习题

第二章 体格检查 🅴 微课

PPT

学习目标

知识目标：通过本章的学习，应能掌握体格检查的基本方法；熟悉体格检查的注意事项；了解体格检查常用的器具和物品。

能力目标：具备对患者进行基本体格检查的能力。

素质目标：通过本章的学习，培养尊重生命和关爱患者的良好职业道德和严谨缜密、实事求是的科学态度。

体格检查是指医生运用自己的感觉器官（眼、耳、鼻、手）和（或）借助简单的检查工具（如听诊器、体温计、血压计、叩诊锤等），来客观地了解和评估身体状况的一系列最基本的检查方法。医生进行全面体格检查后对患者健康状况和疾病状态提出的临床判断称为检体诊断。对多数疾病来说，医生将病史（症状）与体征结合起来分析、判断即可做出初步诊断。要达到熟练掌握和准确运用体格检查方法的目的，不仅需要扎实的医学知识，更需要反复练习和临床实践。

一、体格检查常用的器具和物品

相对于辅助检查，体格检查使用的是较为简单的器具与物品，通过器具与物品的名称即可大致推断用于检查的项目，一般分为必要的器具和物品以及选择性的器具和物品两类。

（一）必要的器具和物品

听诊器、血压计、体温计、压舌板、手电筒、叩诊锤、检眼镜、大头针或别针、软尺和直尺、棉签等。

（二）选择性的器具和物品

检耳镜、检鼻镜、鹅颈灯、音叉（128Hz、512Hz）、近视力表、胶布、纱布垫、手套、润滑油、便携血氧脉搏仪等。

二、体格检查的注意事项

体格检查的过程是获取临床资料的过程，也是与患者交流、沟通、建立良好医患关系的过程。在体格检查中注意做到以下几点。①要充分树立以患者为中心的思想意识，要关心、体贴、理解患者，要有高度的责任感和良好的医德修养。②仪表端庄，着装整齐，举止大方，指甲修剪，态度温和，认真负责，实事求是。③环境安静，室温适宜，光线充足。④一般应站在患者右侧，检查手法应规范轻柔，必要时应有第三者在场。⑤全身体格检查时应全面、有序、重点、规范和正确，按一定的顺序进行，并养成按顺序检查的习惯。通常首先进行生命体征和一般检查，然后按头、颈、胸、腹、脊柱、四肢和神经系统的顺序进行检查，必要时进行生殖器、肛门和直肠检查。对危重患者，应打破常规，扼要询问、重点检查后立即抢救，待患者脱离危险后再补充检查。⑥应根据病情变化随时复查，根据复查的结果补充或修正诊断。⑦检查前，应有礼貌地对患者做自我介绍，说明检查的原因、目的及要求；检查中，随时与患者交流，询问患者的感觉；检查后，对患者的合作表示感谢。⑧应注意避免交叉感染，检查前医生应洗手或用消毒液擦手，必要时可穿隔离衣，戴口罩和手套，并做好隔离消毒工作。⑨在体格检查过程中，应注意左、右及相邻部位等的对照检查。⑩注意保护患者隐私，依次充分暴露各被检查部位，该部位检查完毕即行遮蔽。

三、体格检查的基本方法

体格检查的基本方法有视诊、触诊、叩诊、听诊、嗅诊。在检查身体的不同部位时，这些检查方法可有所侧重地选择使用或配合使用。以视诊、触诊、叩诊、听诊这4种方法使用较多。

（一）视诊

医生利用视觉来观察患者的全身或局部状态的检查方法称为视诊。视诊可分为一般视诊和局部视诊两种。一般视诊是指对患者一般状态的观察，如发育、营养、意识状态、面容、步态、体位等；局部视诊是对患者身体的某一部位的细致观察，如舌、巩膜、甲状腺、咽及扁桃体等。对某些特殊部位进行局部视诊时，则需要使用某些仪器，如观察鼓膜，要用检耳镜；观察眼底，要用检眼镜；观察鼻腔，要用检鼻镜。视诊时，被检查的部位应尽量暴露，光线要充足，最好在自然光线下进行。夜间在灯光下常不易辨出黄疸、轻度发绀和某些皮疹。侧面的光线观察搏动、肿物或脏器的轮廓比较清楚。

（二）触诊

医生利用手的感觉来判断所触部位脏器物理状态或患者反应的检查方法称为触诊。触诊可用于身体各部位，尤以腹部触诊最为重要。触诊可以进一步肯定视诊所发现的体征并补充视诊不能观察到的情况。手的触觉以指腹较为敏感，掌指关节部掌面皮肤对震动较为敏感，手背皮肤对温度比较敏感，因此，触诊时多用这些部位。触诊可分为浅部触诊法和深部触诊法。

1. 浅部触诊法 一手轻轻平放在被检查部位，利用掌指关节和腕关节的协同动作以旋转或滑动方式轻压触摸，可触及的深度约为1cm。此法适用于体表浅在病变（如关节、软组织、浅部的动脉与静脉、阴囊、精索等）。因其不引起患者痛苦或痛苦较轻，也多不引起肌肉紧张，故更有利于检查腹部有无压痛、抵抗感、搏动、包块和某些肿大脏器等。

2. 深部触诊法 多用于检查腹腔病变和脏器情况，深度常常在2cm以上，有时可达4~5cm。根据检查的目的不同，又分为深部滑行触诊法、双手触诊法、冲击触诊法和深压触诊法。

（1）深部滑行触诊法 嘱患者张口平静呼吸，或与患者谈话以转移其注意力，尽量使腹肌松弛。医生用右手并拢的二、三、四指平放在腹壁上，以手指末端逐渐触向腹腔脏器或包块，在它的上面做上下左右的滑动触摸。此法多用于检查腹腔深部包块脏器及胃肠病变。

（2）双手触诊法 将右手中间三指并拢平置于腹壁被检查部位，左手掌置于被检查脏器或包块的背后部，并将被检查部位推向右手方向，这样可以起到固定作用，同时又可使被检查脏器或包块更接近体表，以利于右手触诊。检查时配合好患者的腹式呼吸。此法主要用于肝、脾、肾和腹腔肿物的检查。

（3）冲击触诊法 用右手中间并拢的示、中、环三个手指取70°~90°角，置于腹壁上相应的部位，向腹腔深部做数次急促而有力的冲击动作。在冲击时会出现腹腔脏器或包块在指端浮沉的感觉。由于采取急速的冲击，可使腹腔积液从脏器表面暂时移去，脏器随之浮起，故指端易于触及肿大的肝、脾或腹腔包块。此法适用于大量腹腔积液时触诊肿大的肝、脾、腹腔包块。冲击触诊会使患者感到不适，操作时应避免用力过猛。

（4）深压触诊法 用一或两个并拢的手指逐渐用力深压腹壁被检查部位，用以探测腹腔深在部位的病变或确定腹腔压痛点，如阑尾压痛点、胆囊压痛点。检查反跳痛时，在手指深压的基础上稍停片刻，2~3秒，迅速将手抬起，并询问患者是否感觉疼痛加重或察看面部是否出现痛苦表情。

（三）叩诊

检查者用手指叩击身体某部，使之震动而产生音响，根据音响的特点及指下的震动感来判断所叩脏器的状态与病变性质的检查方法称为叩诊。该法最常运用于胸腹部。

1. 叩诊方法 根据叩诊的手法不同，叩诊分为直接叩诊法和间接叩诊法两种，间接叩诊法最常用。

（1）直接叩诊法 用右手中间并拢的三指的掌面，直接拍击被检查的部位，借助拍击的反响和指下的震动感来判断病变情况的方法称为直接叩诊法。此法适用于胸部和腹部大面积病变的发现，如大量胸腔积液、气胸、大量腹腔积液等。

（2）间接叩诊法（指指叩诊法） 叩诊时，左手中指第二指节紧贴在叩诊部位，其余四指微微抬起，避免与体表接触，右手各指自然弯曲，以中指指端垂直叩击左手中指第二指节的前端；叩诊时，运用腕关节和掌指关节的力量，防止肘关节或肩关节参加活动，叩击动作要短促灵活、富有弹性；叩击后，右手中指立即抬起，以免影响震动的振幅与频率；叩击力量和间隔时间要均匀一致，以免影响音响的性质；叩诊一个部位时，可连续叩击 2～3 次（图 2-1）。为了检查患者肝区或肾区有无叩击痛，医生可将左手手掌平置于被检查部位，右手握成拳状，并用其尺侧叩击左手手背，询问或观察患者有无疼痛感。

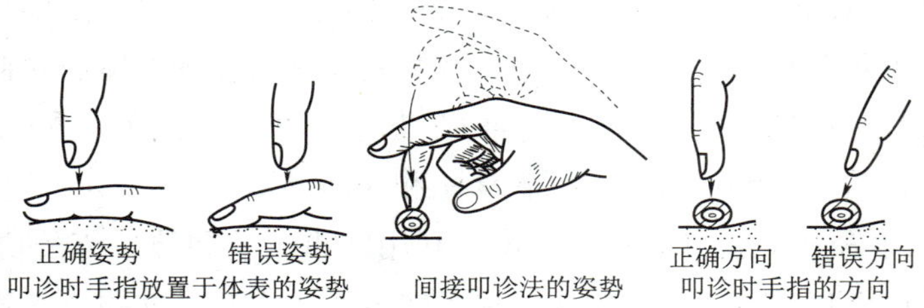

正确姿势　错误姿势　　　　　　　　　　　正确方向　错误方向
叩诊时手指放置于体表的姿势　　间接叩诊法的姿势　　叩诊时手指的方向

图 2-1　间接叩诊法

2. 基本叩诊音 由于被叩击的组织或器官因致密度、弹性、含气量以及与体表的间距不同，故在叩击时可产生不同的音响，根据音响的频率（高音者调高，低音者调低）、振幅（大者音响强，小者音响弱）和是否乐音（音律和谐）的不同，通常分为清音、过清音、鼓音、浊音、实音 5 种基本叩诊音。

（1）清音 这是一种振动持续时间较长、音响不甚一致的非乐性音。该音是正常肺部的叩诊音，提示肺组织弹性、含气量、致密度正常。

（2）过清音 介于清音与鼓音之间，是属于鼓音范畴的一种变音，音调较清音低，音响较清音强，为一种类乐性音。该音是正常成人不会出现的一种病态叩击音。叩击含气量增多、弹性减弱的肺组织时出现该音，临床上见于肺气肿。

（3）鼓音 这是一种音律和谐的乐音，音响比清音更强，振动时间也较长。在叩击含有大量气体的空腔器官时出现。正常见于左下胸的胃泡区及腹部，病理情况下可见于肺内空洞、气胸、气腹等。

（4）浊音 这是一种音调较高、音响较弱、振动持续时间较短的非乐性叩诊音。正常情况下，叩击被少量含气组织覆盖的实质脏器时产生，如心脏或肝脏被肺覆盖的部分；病理情况下，见于肺炎链球菌肺炎、肺梗死等。

（5）实音 这是一种比浊音音调更高、音响更弱、振动持续时间更短的非乐性音。正常情况下，叩击实质性脏器如心脏或肝脏产生；病理情况下，见于大量胸腔积液、肺实变等。

叩诊法的起源

18世纪中叶的一天，奥地利医生奥恩布鲁格（Joseph Leopold Auenbrugger）在对一具男尸进行解剖后，证实死因是胸腔积液。于是，他思考能不能在死者生前就发现胸腔积液呢？怎样才能发现呢？他从经营酒业的父亲估量桶中剩余酒量的方法中受到了启发。父亲不时用手指敲打酒桶，凭敲打时酒桶发出的沉闷及清脆的声音来估计酒桶内酒量的多少。这种敲打法是否可以用来诊断胸腔积液呢？他选择正常人及疑有胸腔积液的患者进行叩诊，结果为发出的声音迥然不同。经过对患者、尸体抽液前后叩诊进行对比研究，他积累了相当多的经验，于1761年发表了专著《新的诊断法》，正式提出叩诊法。

（四）听诊

医生利用听觉听取体内脏器运动所产生的声音，借以判断被查脏器状态的检查方法称为听诊。听诊在胸部检查中最为重要。听诊方法分为直接听诊法和间接听诊法两种。

1. 直接听诊法 医生用耳直接贴附于被检者的体壁上进行听诊。此法听取的声音很弱，也不方便，目前临床上已基本不用，只是在某些特殊或紧急情况下偶尔采用。

2. 间接听诊法 借助于听诊器听诊的检查方法。此法使用方便，可在任何体位下使用，而且对脏器运动的声音起放大作用，故在临床上广为应用。

（1）听诊器的组成部件及使用 听诊器由耳件、体件、软管三部分组成（图2-2）。听诊前注意检查耳件方向应向前，佩戴后可适当调整其角度，检查硬管和软管管腔是否通畅。体件有钟型和膜型两种。钟型体件适用于听取低调声音，如二尖瓣狭窄的隆隆样舒张期杂音；膜型体件适用于听取高调声音，如主动脉瓣关闭不全的舒张期杂音。近年来，随着新兴材料的不断出现和制作工艺的改进，一些质地优良、结构合理、方便使用的新式听诊器陆续运用到临床诊断工作中。

（2）间接听诊法的注意事项 ①听诊应在安静、温暖的环境中进行，以避免外界噪声和寒冷致肌肉震颤产生的附加音。②听诊器的体件要紧贴皮肤，避免与皮肤摩擦产生摩擦音，但也不要加压，以免皮肤紧张影响声音传导。③过凉时可用手摩擦捂热体件。④听诊时要注意力集中，排除其他声音的干扰，如听心音时，要排除呼吸音、胃肠蠕动音的干扰，必要时嘱患者控制呼吸配合听诊。⑤应根据病情和听诊的需要，嘱患者采取适当的体位。

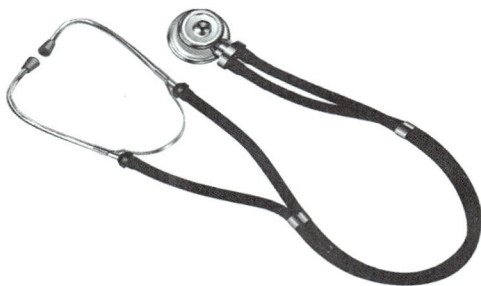

图2-2 听诊器实图

听诊是临床医师的一项基本功，是诊断心肺疾病的重要手段，是体格检查中的重点与难点。学习听诊一定要勤学苦练，反复实践，以期达到切实掌握和熟练运用的程度。

（五）嗅诊

嗅诊是医生运用嗅觉来判断发自患者的异常气味与疾病之间关系的检查方法。嗅诊时，医生用手将患者散发的气味扇向自己的鼻部，然后仔细判断气味的性质与特点。有时还需借助视诊等检查方法协助查明气味的来源。嗅诊时，要注意排除患者由外界沾染来的气味的影响。

嗅诊往往能为疾病的诊断提供重要的线索。例如，痰液呈恶臭味提示支气管扩张症或肺脓肿，呼吸呈刺激性大蒜味提示有机磷杀虫药中毒，呼吸呈烂苹果味提示糖尿病酮症酸中毒，呼吸呈氨味提示尿毒症，尿液和汗液呈鼠尿味提示苯丙酮尿症。

目标检测

答案解析

1. 体格检查的基本方法有哪几种？
2. 触诊的方法有哪几种？
3. 简述基本叩诊音及其临床意义。
4. 简述间接听诊的注意事项。

（王郑矜）

书网融合……

重点小结 微课 习题

第三章 辅助检查

PPT

学习目标

知识目标： 通过本章的学习，应能熟悉实验室检查的常用项目与选择、影像学检查的常用项目与选择、心电图检查的临床应用价值；熟悉肺功能检查的项目和临床意义；了解内镜与其他检查。

能力目标： 具备初步指导患者合理选择相应辅助检查的能力。

素质目标： 通过本章的学习，树立创新意识，秉持精益求精的工作态度。

在临床诊断中，问诊所了解的症状（包括病史）和体格检查所获得的体征是最主要的诊断依据，多数疾病通过症状和体征即可做出初步诊断，但有些疾病还需要做一些辅助检查，才能明确诊断或为诊断提供更多的依据。这些辅助检查主要有实验室检查、影像学检查、心电图检查、肺功能检查、内镜检查等。在临床工作中，可根据具体情况，恰当选择。

第一节 实验室检查

主要运用物理、化学、生物学、免疫学等实验室技术和方法对患者的血液、体液、分泌物、排泄物、组织细胞等标本进行观察、测定，以获得反映机体功能状态、病理变化、病因等客观资料的检查方法，称为实验室检查。由于新技术的不断涌现，实验室检查的结果变得越来越有价值，已成为临床诊断中不可缺少的一部分。但对某一具体检查结果必须结合症状和体征来分析，偶然的阳性或阴性不应作为肯定或否定某一诊断的依据。

实验室检查的项目很多，常用的检查有血液检查、血栓与止血检查、尿液检查、粪便检查、肝功能检查、肾功能检查、痰液检查、浆膜腔积液检查、脑脊液检查、临床生物化学检查、临床病原学检查、临床免疫学检查等。

1. 血液检查　包括血液一般检查、溶血性贫血检查、骨髓细胞学检查、血型鉴定与交叉配血试验等。血液一般检查包括血液常规检测、有形成分形态学观察、红细胞沉降率测定等。传统的血液常规检测仅有红细胞计数、血红蛋白测定、白细胞计数及分类。随着检验技术的发展，快速、自动化、多指标联合的血液学分析仪器已广泛应用，除有形成分数量指标外，红细胞个体形态、血红蛋白状态、网织红细胞定量及分级、血小板个体形态、白细胞自动分类及异常白细胞提示甚至外周血有核红细胞数量都已逐渐成为常规检测内容。通过血液一般检查可以了解患者有无贫血、贫血的程度及可能的原因，了解患者有无感染、感染的程度及可能的病原体，了解患者出血是否与血小板有关及相关的程度。溶血性贫血检查包括筛查检测、红细胞膜缺陷检测、红细胞酶缺陷检测、珠蛋白生成异常检测、自身免疫性溶血性贫血检测、阵发性睡眠性血红蛋白尿症有关检测等。骨髓细胞学检查主要包括骨髓细胞形态学检查、骨髓细胞化学检查、骨髓病理学检查、细胞遗传学检查、细胞免疫学表型分析、造血细胞培养等。血型包括红细胞血型系统和其他血型系统。通过血型鉴定确定患者的基本血型，对于患者输血治疗避免溶血反应、避免新生儿溶血病、提高器官移植的成功率、亲缘鉴定、法医学鉴定及某些相关疾病的调查具有重要的意义。

2. 血栓与止血检查　包括血管壁检测、血小板检测、凝血因子检测、抗凝系统检测、纤溶活性检测、血液流变学检测、血栓弹力图检测等。主要用于临床有出血倾向、出血性疾病以及血栓前状态、血栓性疾病患者的临床诊断、鉴别诊断、疗效观察和预后判断等，也用于抗血栓和溶血栓药物治疗的监测等。

3. 尿液检查 包括尿液一般性状检查、化学检查、显微镜检查及其他检查，现在一般使用尿液自动分析仪进行检查。通过尿液检查，可发现尿量、颜色、气味、透明度、比重、酸碱度和气味的变化，可发现尿液中葡萄糖、蛋白质、酮体、胆红素、尿胆原的变化，可发现尿液中红细胞、白细胞、上皮细胞、管型、结晶的变化，有无细菌、真菌、寄生虫，此外还可检查人绒毛膜促性腺激素、本周蛋白。主要用于泌尿系统疾病的诊断、病情和疗效观察，协助其他系统疾病的诊断、职业病防治、用药的监护及健康人群的普查。

4. 粪便检查 包括粪便一般形状检查、显微镜检查、隐血试验等。通过粪便检查，可发现粪便量、性状、颜色、气味的变化，有无寄生虫和结石，可发现粪便中有无细胞、食物残渣、结晶、细菌、寄生虫，可发现粪便中是否有肉眼难以发现的少量出血。可用于肠道感染性疾病、肠道寄生虫病的诊断，筛查有无消化吸收功能障碍、有无消化道肿瘤，也可用于鉴别黄疸。

5. 肝功能检查 包括蛋白质代谢功能检查、脂质代谢功能检查、胆红素代谢检查、胆汁酸代谢检查、摄取与排泄功能检查、血清酶和同工酶检查、III型前胶原氨基末端肽测定、IV型胶原及其分解片段（7S片段和NCI片段）、血氨测定等。主要用于健康体检以及黄疸性肝病、原发性肝癌、肝脏纤维化或肝硬化、黄疸的诊断与鉴别诊断、疗效判断和病情随访。

6. 肾功能检查 包括肾小球功能检查、肾小管功能检查、血尿酸检查、肾小管性酸中毒检查。通过检测血液中尿素氮、肌酐、内生肌酐清除率、肾小球滤过率、胱抑素C了解肾小球的功能，通过尿 β_2 - 微球蛋白测定、α_1 - 微球蛋白测定、视黄醇结合蛋白测定、昼夜尿比重试验了解肾小管的功能，通过氯化铵负荷（酸负荷）试验和碳酸氢根离子重吸收排泄试验（碱负荷试验）了解有无肾小管性酸中毒。可用于评价肾功能、常规检查或健康体检、判断有无全身性疾病所致的肾损害。

7. 其他实验室检查 痰液检查有助于某些呼吸系统疾病如肺结核、肺部肿瘤、支气管哮喘、支气管扩张等的诊断；浆膜腔积液检查用于鉴别积液的性质和明确积液的病因；脑脊液检查有助于中枢神经系统感染性疾病、脑血管疾病、脑肿瘤的诊断；阴道分泌物检查主要用于诊断女性生殖系统炎症、肿瘤及判断雌激素水平等；精液检查用于评价男性生育功能、不育症的诊断和疗效观察，为精子库或人工授精筛选优质精子，辅助诊断男性生殖系统疾病和法医学鉴定；前列腺液检查主要用于前列腺炎症、结石、结核、肿瘤和性传播疾病的辅助诊断；临床常用生物化学检查可用于了解血糖及其代谢产物、血清脂质和脂蛋白、血清电解质、血清铁及其代谢产物、心肌酶和心肌蛋白、其他血清酶、内分泌激素、治疗性药物的含量或浓度，有助于糖尿病、冠心病、电解质紊乱、缺铁性贫血、甲状腺功能亢进症等疾病的诊断；临床常见病原学检查可发现细菌、病毒等病原体或其特异性标志物，有助于感染性疾病的诊断；临床常用免疫学检查可协助感染性疾病、自身免疫性疾病、变态反应性疾病、肿瘤等的诊断及移植后免疫监测。此外还有染色体检查、基因检测、流式细胞术等。

第二节　影像学检查 🄴 微课

影像学检查主要包括 X 线检查、超声检查、计算机体层成像检查（CT）、磁共振成像检查（MRI）、放射性核素检查等，尤其是 X 线检查、超声检查和 CT 检查已广泛应用于我国各级医疗机构，应用范围及诊断价值也越来越大。但每一种检查技术都不是万能的，不同的影像学检查技术在诊断中均有各自的优缺点和适用范围。因此，在临床应用中应合理选择，联合使用。

1. 头颈部疾病的选择 头颈部包括眼及眼眶、耳部、鼻和鼻窦、咽喉部、颈部、口腔颌面部，影像学检查主要依靠 CT 和 MRI 检查。眼眶及眶内占位首选 CT 或 MRI 检查。眼眶异物的首选筛选性检查为 X 线平片，但是由于不能显示非金属异物，定位准确性较差，因此 CT 检查成为检测眶部异物及异物定位的主要方法。眼眶骨折首选 CT 检查。对耳部各种病变，多以高分辨力 CT 扫描（HRCT）为首选方法；对内耳道内神经异常以及内耳道和迷路内的小肿瘤，常首选 MRI 检查。鼻和鼻窦的骨折首选 CT 检查，特别是 HRCT。鼻和鼻窦的其他疾病，如先天畸形、炎性病变、息肉、囊肿和肿瘤首选 CT 或 MRI 检查。咽喉部的病变，以 CT 或 MRI 检查为首选，尤其是 MRI 检查价值更大。口腔颌面部肿瘤首选 MRI 检查，唾液腺病变首选 CT 检查，牙齿及牙周疾病、颌骨及颞颌关节病变可选用 X 线检查。颈部病变首选 CT 或 MRI 检查。

2. 呼吸系统疾病的选择 胸部 X 线平片是目前肺部病变最常用的检查方法，根据情况再行 CT 检查，如果经济情况允许，也可直接行 CT 检查。纵隔病变建议直接行 CT 检查，再根据情况做 MRI 检查。目前胸膜病变较常用的检查方法是胸部 X 线平片。胸部外伤患者可先行胸片，再根据情况行 CT 检查，也可直接行 CT 检查。

3. 循环系统疾病的选择 先天性心脏病、大血管异常以 X 线平片检查为基础，再辅以超声检查，多可明确诊断。复杂的畸形可选择 MRI 或 MSCT（多层螺旋 CT），必要时再行心血管造影。后天性心脏病先以 X 线平片检查为基础，再辅以超声检查，多可明确诊断，必要时可再行 MSCT 或 MRI 检查。冠心病采用 MSCT 或双源 CT 的 CT 血管造影（CTA）检查进行筛查和术后随访，MRI 检查可以判断心肌梗死后是否有存活心肌，对选择治疗方案有重要价值。主动脉瘤、主动脉夹层、肺动脉栓塞选择 CT 或 MRI 增强扫描可明确诊断，只有需要介入治疗时才进行心血管造影。超声、CT、MRI 检查心包积液均很敏感，可发现少量积液，当存在中量或大量积液时 X 线平片才有典型表现。对缩窄性心包炎，平片只有出现心包钙化时才能诊断，而 CT、MRI 可以直接显示心包的增厚情况。

4. 乳腺疾病 乳腺钼靶 X 线摄影是乳腺疾病常用的筛查方法。乳腺导管造影主要用于乳头溢液的患者。MRI 检查对乳腺疾病的诊断价值较大，但对钙化不敏感。

5. 消化系统疾病的选择 胃肠道病变首先选择气钡双对比造影，发现肿瘤性病变，再选择 CT 检查进行肿瘤的分期，条件允许时也可进一步行 MRI 检查。肝脏、胆系、胰、脾的占位性病变首选 CT 或 MRI 检查，必须平扫加增强扫描。梗阻性黄疸首选磁共振胰胆管造影（MRCP）检查，也可行 CT 检查；若要进行胆管引流，则需要行经皮经肝胆管造影（PTC）检查；若为胆总管下段小结石所致，可行内镜逆行胰胆管造影（ERCP）进行治疗。肝脏、胆系、胰腺和脾炎症性病变首选 CT 或 MRI 检查，必须平扫加增强扫描。胆道结石首选 CT 或 MRI 检查，平扫即可。胃肠道穿孔首选 X 线立位平片或 CT 检查。肠梗阻首选 CT 检查。阑尾炎首选螺旋 CT 检查。肠套叠首选 CT 检查，但要整复必须采用钡剂灌肠或空气灌肠。腹部闭合性损伤首选检查方法是 CT 检查，必须平扫加增强扫描。

6. 泌尿与生殖系统疾病的选择 腹部 X 线平片是泌尿系阳性结石的初查方法，但 CT 薄层平扫效果更好，静脉肾盂造影（IVP）、CT 尿路成像（CTU）、磁共振尿路成像（MRU）可用于检查泌尿系结石及其引起的梗阻性积水情况，尤其适合肾功能损害的受检者。先天发育异常可选用 IVP、CT（平扫、增强扫描、CTU）、MRI（平扫、增强扫描、MRU）。泌尿系肿瘤首选 CT 或 MRI 检查。泌尿系损伤首选 CT 平扫、增强扫描及 CTU。肾动脉造影是诊断肾血管病变的金标准，但为有创检查，目前主要用于肾动脉疾病的介入治疗。肾动脉 CT 血管造影（CTA）与磁共振血管成像（MRA）无须插管，可立体地显示肾动脉，可用于诊断肾血管性病变，如肾动脉狭窄，但对肾内小分支的显示不如肾动脉造影。MRI 是男性生殖系统最有诊断价值的影像检查技术。对不孕症患者常用子宫输卵管造影来明确诊断并可行介入性治疗，对占位性病变以超声和 MRI 检查为首选。对囊肿和畸胎瘤，CT 检查也能明确诊断。肾上腺增生及占位病变首选 CT 或 MRI 检查，对病变的定位和定性诊断则 MRI 更优。

7. 骨骼肌肉系统疾病的选择 骨骼疾病的影像诊断首选 X 线平片检查，如骨折、骨感染、骨肿瘤和肿瘤样病变等。CT 显示骨和软组织改变明显优于 X 线平片，可观察细微骨质破坏及复杂关节的改变等；还可以通过定量测量来判定病变的性质，如通过测量病变内的脂肪组织、气体、钙化的 CT 值来定性。MRI 是目前检测骨髓异常改变，包括感染、缺血、创伤及肿瘤等疾病的最敏感且无创的方法；对于骨挫伤具有独一无二的诊断价值；是软骨疾病最主要的影像检查手段；还可以显示滑膜、纤维软骨、肌腱、韧带的异常，对于肌肉的病变，如肌肉炎症、创伤、肿瘤等是最佳的影像检查方法。

8. 中枢神经系统疾病的选择 中枢神经系统疾病首选的检查方法为 CT 与 MRI，两者均能对颅内或椎管内病变的部位、大小、数目等情况做出定量和定性诊断。颅脑外伤、出血性脑血管疾病急性期首选 CT 检查。出血性脑血管疾病亚急性期与慢性期、脑梗死、脑动脉瘤、脑血管畸形、椎管内肿瘤、颅内感染性疾病和脱髓鞘疾病、颅脑和脊柱先天畸形首选 MRI 检查。颅内肿瘤可选择 CT 或 MRI 检查，平扫和增强扫描多能明确诊断。脊柱外伤可行 CT 或 MRI 检查，MRI 对椎体新旧骨折的判断和病理性骨折与外伤性骨折的鉴别有重要价值。

第三节　心电图检查

利用心电图机在体表记录到的心脏每一心动周期所产生的电活动变化的曲线图形称为心电图。心电图检查是临床常用器械检查方法之一，已成为某些心脏疾病，如心律失常、缺血性心脏病的重要检查方法。

心电图检查的临床应用价值：①对各种心律失常的诊断具有肯定价值；②对冠心病的诊断，了解有无心肌缺血，尤其对心肌梗死的定性、定位、分期的判断具有极为重要的价值；③提示心房、心室肥大的情况，有助于各类心脏疾病（如高血压性心脏损害、肺源性心脏病）的诊断；④客观评价某些药物对心脏的影响以及对心律失常治疗的效果，为临床用药的决策提供依据；⑤对其他疾病（如心包炎、心肌病、心肌炎、肺栓塞、慢性肺源性心脏病、各种先天性心脏病等）和电解质紊乱的诊断提供辅助依据；⑥对各种危重患者的抢救、手术麻醉、航天、登山运动等进行心电监测。

知识链接

心电图机的发明

荷兰生理学家爱因托芬（Willem Einthoven）致力于心脏研究。一次，莱顿大学附属医院接诊了一位状况很危险的心脏病患者，医生们束手无策。大家一致认为这位患者的心脏跳动无法测定，因此也无法诊断。这时，平常难得说话的爱因托芬在一旁开口了："让我试试看！"说着他拿出自己制造的心跳记录仪连接在患者身上，用电流计来计量心跳，极轻微的跳动也测得非常准确。爱因托芬将经过实践证实的心电图描记仪的发明原理公之于世后，在 1924 年荣获了诺贝尔生理学或医学奖。

第四节　肺功能检查

肺功能检查包括肺容积、通气、换气、血流和呼吸动力等方面。肺通气功能检查是呼吸功能检查中最基本的检查项目。肺容积常见检查项目有潮气容积（VT）、补呼气容积（ERV）、补吸气容积（IRV）、深吸气量（IC）、肺活量（VC）、功能残气量（FRC）、残气量（RV）、肺总量（TLC）。通气功能常见检查项目有每分钟静息通气量（VE）、最大自主通气量（MVV）、用力肺活量（FVC）、最大呼气中段流量（MMEF 或 MMF）。换气功能检查包括气体分布（临床上常用单次呼吸法，即一口气氮稀释法）、通气/血流比值（V/Q）、肺泡弥散功能［以弥散量（DL）作为判定指标，临床上测定时则通常采用 CO 气体，测定方法有单次呼吸法、恒定状态法和重复呼吸法三种，较常用的是单次呼吸法］。小气道功能常见检查项目有闭合容积（CV）、最大呼气流量－容积曲线（MEFV）、频率依赖性肺顺应性［分为静态顺应性（Cstat）和动态顺应性（Cdyn）两种］。血气分析常用动脉血，常见检查项目有动脉血氧分压（PaO_2）、动脉血二氧化碳分压（$PaCO_2$）、动脉血氧饱和度（SaO_2）、pH、标准碳酸氢（SB）、实际碳酸氢（AB）、剩余碱（BE）、缓冲碱（BB）、血浆 CO_2 含量（$T-CO_2$）等。

通过肺功能检查可对受检者呼吸生理功能的基本状况作出质和量的评价，明确肺功能障碍的程度和类型。肺功能检查对研究疾病的发病机制、病理生理，明确诊断、指导治疗、判断疗效和疾病的康复、劳动力的鉴定以及评估胸腹部大手术的耐受性等都有重要意义。

第五节　内镜与其他检查

内镜又称内窥镜，是从人体的自然孔道或切口部位插入，用以窥视人体内部结构和病理变化，来进行诊断和治疗的一类医疗器械，是各种内脏器官医疗用镜的总称。临床常用的内镜有胃镜、十二指肠镜、小肠镜、结肠镜、胆道镜、腹腔镜、胸腔镜、支气管镜、膀胱镜等。电子内镜与各种先进诊疗技术的结合，进一步拓宽了内镜诊治的领域，如超声内镜可在内镜指导下用超声探头扫查消化道管壁或邻近器官病变，并可行穿刺做病理检查；色素与放大内镜可用于发现黏膜细微病变，并鉴别良恶性质；共聚焦内镜的使用将共聚焦显微镜引入腔内检查，达到光学活检的效果；胶囊内镜是将无线摄影装置吞入消化道，定时摄录腔内图像，为小肠病变诊断提供了手段。多种诊疗新技术的开展也使内镜技术成为微创治疗的重要措施，如息肉切除、黏膜切除、黏膜剥离、圈套结扎、经口内镜下肌切开及支架放置等。

▪ 知识链接

胶囊内镜

以色列 GI 公司的 M2A 胶囊内镜于 2002 年引入中国，2004 年中国自主研发的胶囊内镜应用于临床。胶囊内镜形状与普通胶囊相同，体积略大，长约 1.5cm，直径不足 1cm，一端透明，可见黑色米粒大的摄像头，另配有一个体外图像记录仪。使用胶囊内镜如同服药，用水送下。胶囊内镜从入口腔的那一刻起，就以 2 秒/张的速度拍照，在消化道的蠕动下历经整个消化过程，沿途拍摄，图像实时传送至患者口袋里的记录仪。6～8 小时后，随大便排出体外，一般一次拍下 9000 余张图片。主要适用于检查不明原因的消化道出血、各种炎症性肠病、肠道肿瘤、无法解释的腹痛或腹泻等，特别是上述情况经上、下消化道内镜检查无阳性发现者。

另外，其他的辅助检查还有动态心电图检查（主要用于诊断心律失常和心肌缺血）、心电图运动负荷试验（主要用于辅助诊断冠心病）、脑电图检查（主要用于诊断癫痫）、肌电图检查（主要用于诊断肌肉神经病变）、放射性核素检查（主要用于诊断甲状腺疾病）等。

···· **目标检测**

1. 简述实验室检查的常用项目。
2. 简述影像学检查的常用项目。
3. 简述心电图检查的临床应用价值。

（王郑矜）

书网融合……

重点小结　　　　微课　　　　习题

第四章 临床诊断

PPT

▶▶ 学习目标

知识目标：通过本章的学习，应能掌握临床诊断的内容；熟悉临床诊断的步骤和基本原则；了解临床思维的基本方法。

能力目标：具备初步临床诊断推理能力。

素质目标：通过本章的学习，树立为人民服务的思想，增强法律和安全意识。

临床诊断是医生将获得的各种临床资料经过分析综合、推理判断，对患者所患疾病提出的一个符合临床思维逻辑的结论。诊断疾病的过程是一个逻辑思维的过程，也是认识疾病、认识疾病客观规律的过程。能否及时正确地诊断疾病反映了医生专业水平和业务素质。

第一节　临床诊断的步骤

临床诊断的过程通常分为四个步骤：①搜集临床资料；②分析、综合、评价资料；③提出初步诊断；④验证和修正诊断。

一、搜集临床资料

1. 病史采集　病史采集的主要方法是问诊，也包括查阅患者的各种病历资料。病史采集要全面系统，资料真实可靠，病史要反映出疾病的动态变化及个体特征。症状是病史的主体，症状的特点及其发生发展与演变情况对于形成诊断至关重要。但症状不是疾病，医生应结合医学知识和临床经验，来认识和探索患者疾病的本质。

2. 体格检查　在病史采集的基础上，要进行全面、规范和正确的体格检查，边查边问，边查边想，思考症状、体征与诊断的关系，注意核实、补充和完善病史资料，使得到的临床资料更真实和完整。体格检查中发现的阳性体征和阴性表现，都可以成为诊断疾病的重要依据。

3. 辅助检查　根据获得的病史和体格检查的资料，恰当选择相应的辅助检查。在选择检查时应考虑：①检查的意义；②检查的时机；③检查的敏感性、准确性和特异性；④检查的安全性；⑤成本与效果分析等。

二、分析、综合、评价资料

将临床上收集到的病史、体格检查获得的体征和相应的辅助检查结果等各种资料进行分析、综合和评价，确定主要临床问题，提取关键信息，简明、准确地概括患者的临床表现。不应当简单地根据检查结果诊断疾病，必须与临床资料相结合，排除假阴性和假阳性问题，检查结果的准确性和误差、稳定性、真实性等。

三、提出初步诊断

医生分析、评价和综合各种临床资料以后，结合自己所掌握的医学知识和临床经验，提出几种可能性较大的疾病，逐一进行鉴别，排除那些证据不足的疾病，形成初步诊断。由于病情发展的不充分、病情变化的复杂性和医生认识水平的局限性等影响，可能导致临床思维方法片面、主观。因此，初步诊断只能为对疾病进行必要的治疗提供依据，为验证和修正诊断奠定基础。

四、验证和修正诊断

认识常常不是一次就可以完成的，它常常是一个动态的过程。因此，初步诊断是否正确需要在临床上进一步得到验证。患者对初步诊断后所采取的治疗反应、客观细致的病情动态观察、某些检查项目的复查以及某些必要的特殊检查等，都将为验证诊断、修正诊断提供可靠依据。临床上常常需要严密观察病情，随时发现问题，提出问题，查阅文献资料解决问题，或是开展讨论等，这在一些疑难病例的诊断和修正诊断过程中发挥重要作用。

知识链接

医疗质量安全不良事件报告制度

国家卫生和计划生育委员会在 2016 年 11 月 1 日颁布施行《医疗质量管理办法》，全文共 8 章 48 条。其中第五章"医疗安全风险防范"提出建立医疗质量（安全）不良事件报告制度，从国家层面强调了不良事件上报制度对于医疗质量和患者安全的重要性，可更好地保障广大人民群众的健康权益。美国医学研究院 1999 年报告，全美每年死于可预防医疗差错的人数为 44000～98000 人。建立、执行并规范不良事件和安全隐患上报制度，通过对个体问题的学习，来降低集体再犯该类错误的可能性。作为医疗体系，应从管理角度加强质量安全建设，在制度层面弥补系统缺陷，发现问题，改进系统，从不良事件和差错中学习，让体系更加安全，最终形成安全文化。

第二节　临床思维的基本方法和临床诊断的基本原则

一、临床思维的基本方法

1. 推理　是从医生获取临床资料或诊断信息之后到形成结论的中间思维过程，是临床诊断最常见的思维方法。推理有前提和结论两个部分。常见的推理方式有演绎推理、归纳推理、类比推理。

（1）演绎推理　是从一般到个别的推理方法，这种推理方法是从一般性原理即带有共性或普遍性的原理出发，推论出对个别事物的认识，得出新结论的思维方法。其结论是否正确，取决于临床资料的真实性。

（2）归纳推理　是从个别性或特殊的临床资料推导出一般性或普遍性结论的推理方法。医生所搜集的临床资料中的每个诊断依据都是个别的，根据这些诊断依据提出初步临床诊断，就是由个别上升到一般，由特殊性上升到普遍性的推理过程。

（3）类比推理　是根据两个或两个以上疾病在临床表现上有某些相同或相似，而其中一个或两个疾病还有另外某些表现或病理改变，由此而推出其诊断的推理方法。临床上常用该种方法进行鉴别诊断。

2. 横向列举　是根据疾病临床表现应考虑哪些可能，逐一列举，再进一步根据已知辅助检查结果，逐渐查找其诊断依据或选择其他辅助检查，逐步将思维导向正确的方向，或者逐步缩小诊断范围，最后得到可能的诊断，并根据可能性大小依次排序。诊断的完满程度取决于医生的背景知识、临床诊断经验等。

3. 模式识别 是有经验的医生常采用的诊断方法，根据长期临床实践反复验证的某些"典型描述"、特定的"症状组合"，医生可以迅速建立初步诊断。这样的诊断过程有如信息科学中的"模式识别"，在此基础上再结合其他临床思维方法能提高诊断效率与准确性。

4. 其他方法 对具体病例的诊断，也可应用以下临床思维程序：①从解剖的观点，有何结构异常；②从生理的观点，有何功能改变；③从病理生理的观点，提出病理变化和发病机制的可能性；④考虑几个可能的致病原因；⑤考虑病情的轻重，勿放过严重情况；⑥提出 1~2 个特殊的假说；⑦检验该假说的真伪，权衡支持与不支持的症状体征；⑧寻找特殊的症状体征组合，进行鉴别诊断；⑨缩小诊断范围，考虑诊断的最大可能性；⑩提出进一步检查及处理措施。

二、临床诊断的基本原则

1. 常见病、多发病及当地地方病、传染病优先考虑的原则 这种原则符合概率分布的基本原理。

2. 一元化解释的原则 即尽可能地以一种疾病对患者复杂的临床表现进行解释，当患者的临床表现确实不能用同一疾病解释时，应考虑有其他疾病的可能。

3. 器质性疾病优先考虑的原则 在器质性疾病与功能性疾病鉴别有困难时应优先考虑器质性疾病。

4. 首先考虑可治愈疾病的原则 当同一患者的诊断有可治、疗效好与不可治、疗效差两种疾病的可能时，应首先考虑将前者作为诊断。

5. 实事求是原则 对待客观现象医生必须实事求是，不应该仅仅根据自己的知识范围和局限的临床经验任意取舍。

6. 以患者为整体的原则 症状的有无、轻重不仅与病因、病理生理等生物学因素有关，还受性别、年龄、生活环境、工作情况、文化程度、心理状态等方面的影响。有时，患同一种疾病，病情轻者临床表现比病情重者更为明显。在诊断时要注意心理–社会因素的影响，要把患者作为整体，要抓准重点、关键的临床现象，尤其是急诊重症患者。

第三节　临床诊断的内容与格式 🄴 微课

一、临床诊断的内容

1. 病因诊断 列在诊断的首位。根据患者典型的临床表现和（或）检查结果，明确提出致病原因，这对疾病的发展、转归、治疗和预防都有重要的指导意义。如风湿性心脏瓣膜病、细菌性痢疾等，这其中的风湿、细菌即为病因。

2. 病理解剖诊断 列在病因诊断之后，是对病变部位、范围、性质及组织结构变化的判断，如心肌梗死、肾小球肾炎等。

3. 病理生理诊断 列在诊断第三位，是对疾病引起的机体功能变化的诊断，如心功能不全、呼吸衰竭等。也可由此作出疾病预后和患者劳动力的鉴定。

4. 疾病的分型与分期诊断 不同的疾病有不同的分型与分期，在诊断中应予以明确。如急性胰腺炎可分为轻症、中度重症和重症，慢性阻塞性肺疾病可分为急性加重期和稳定期。

5. 并发症诊断 在原发疾病的基础上发生发展导致机体脏器进一步损害的疾病，称为并发症。如糖尿病并发酮症酸中毒、消化性溃疡并发上消化道出血等，诊断列在原发病之后。

6. 伴发疾病诊断　与主要诊断疾病不相关而同时存在的疾病，称为伴发疾病。如患者既患消化性溃疡又患龋齿，龋齿即为伴发疾病，排在诊断的最后。

7. 症状或体征原因待诊诊断　对一时难以明确诊断的疾病，临床上可根据尚未查明原因的主要症状或体征作为临时诊断，并提出某些诊断的可能性，按其可能性大小排列出来，以反映诊断的倾向性。如发热原因待诊：①伤寒；②恶性组织细胞病待排除。

二、临床诊断的格式

临床诊断应写在病历记录末页的右下方，诊断之后要有医生签名，以示负责。以下是格式示例：

诊断：1. 冠状动脉粥样硬化性心脏病
　　　　急性前壁心肌梗死
　　　　频发室性早搏
　　　　心功能Ⅲ级
　　　2. 慢性咽炎

林××

目标检测

1. 简述临床诊断的步骤。
2. 简述临床诊断的基本原则。
3. 简述临床诊断的内容。

答案解析

（王郑矜）

书网融合……

重点小结　　　微课　　　习题

第五章 病历书写

PPT

学习目标

知识目标：通过本章的学习，应能掌握病历的种类；熟悉病历书写的基本要求；了解电子病历。

能力目标：具备区分病历种类、使用电子病历的能力。

素质目标：通过本章的学习，树立法律意识，诚实守信，规范从业。

病历是指医务人员在诊疗工作中形成的文字、符号、图表、影像、切片等资料的总和。它是医务人员通过对问诊、体格检查、辅助检查、诊断与鉴别诊断、治疗、护理等全部医疗活动收集的资料，进行逻辑思维并按照规范化格式整理形成的全部医疗工作的真实记录。

第一节 病历的重要意义和病历书写的基本要求

一、病历的重要意义

病历真实地记录了患者从发病、病情演变，到诊疗情况和转归的全过程，具有重要的意义。

1. 病历是患者的健康档案，预防保健的原始资料。
2. 病历是衡量或考核医院管理、医疗质量、医疗服务质量和医务人员医德、业务水平的依据。
3. 病历是具有法律效力的医疗文件，是医疗保险赔偿、医疗纠纷和诉讼、伤残鉴定的依据。
4. 病历是临床教学、科学研究和信息管理的基础资料。

二、病历书写的基本要求

1. 内容真实，记录及时 病历必须客观地、真实地反映病情和诊疗经过，杜绝主观臆造。内容真实不仅关系到病历的质量，也反映出医生的品德和作风。内容的真实来源于认真、全面、细致的资料收集以及科学的分析与判断。病历应按各种文件完成时间的要求及时书写。各项记录应注明时间，日期和时间一律使用阿拉伯数字书写，采用 24 小时制。

2. 格式规范，项目完整 病历具有特定的格式，临床医师必须按规定的格式进行书写。各种表格栏内必须按项认真填写，无内容者画"/"或"—"。每张记录用纸均须完整填写眉栏及页码。度量衡单位一律采用中华人民共和国法定计量单位。各种检查报告单应分门别类，按日期顺序整理好，归入病历。

3. 表述准确，用词恰当 书写病历要求文字简练，语句通顺，表述准确，层次分明，重点突出，字迹清楚，标点符号正确。病历书写要使用通用的医学术语、规范的汉语和汉字，通用的外文缩写和无正式中文译名的症状、体征、疾病名称、药物名称可以使用外文。两位以上的数字一律用阿拉伯数字书写。疾病诊断、手术、各种治疗操作的名称书写和编码应符合《国际疾病分类》的规范要求。患者所述的既往所患疾病名称和手术名称应加引号。

4. 字迹工整，修改规范 病历书写字迹应清晰、工整，出现错字时应用双线划掉错字，保持原记录清楚、可辨，注明修改时间，并由修改人签名。病历书写应使用蓝黑墨水或碳素墨水，需复写的病历资料可用蓝色或黑色油水的圆珠笔。计算机打印的病历应当符合病历保存的要求。实习医务人员、试用期医务人员书写的病历，应当经过本医疗机构注册的医务人员审阅、修改并签名。审查修改应保持原记录清楚、可辨，并注明修改时间。上级医师审核签名应在署名医师的左侧，并以斜线相隔。各项记录书写结束时应在右下角签全名，字迹应清楚易认。

5. 法律意识，尊重权利　病历是医疗活动的原始资料，被赋予一定的法律意义。病历书写应遵守国家各项法律法规，应注意体现患者的知情权和选择权，有利于保护医患双方的合法权利。

知识链接

病历普法

《中华人民共和国民法典》第一千二百二十二条规定，患者在诊疗活动中受到损害，有下列情形之一的，推定医疗机构有过错：

（一）违反法律、行政法规、规章以及其他有关诊疗规范的规定；

（二）隐匿或者拒绝提供与纠纷有关的病历资料；

（三）遗失、伪造、篡改或者违法销毁病历资料。

近年来，医疗过错的认定一直是处理医疗损害责任纠纷的重点和难点，也是医患双方矛盾的症结所在。在医疗过错证明中，病历作为记录医疗机构诊疗行为的主要载体，是司法鉴定的重要材料，也是审理医疗损害责任纠纷案件中最重要的证据材料。

第二节　病历的种类、格式与内容

一、门诊病历

1. 书写要求　①门（急）诊手册封面要求项目填写清楚、完整，不能空白，年龄不能写"成"。②门诊诊断可在初诊或复诊时做出，对一时难以做出诊断者，可暂写某症状待诊，如"发热待诊""腹痛待诊"等，但应在其后提出可疑诊断。如经 1～2 次复诊仍不能确诊时，应请求会诊或收入院检查。③如需复诊，应写明下次复诊的时间及提请复诊医师注意的事项。复诊病历应记录初诊后的病情变化、治疗效果及复诊时各种辅助检查的结果、需安排的进一步检查及治疗等。④急诊病历应记录就诊时间（详至时、分，按 24 小时制）。因病情不能离院又无法立即住院收入急诊观察室的，应当书写急诊留观记录。记录要求另页书写，每班至少要有 1 次查房记录，病情变化时随时处置并记录。患者留观 12 小时内要有上级医师查房记录。留观结束，应记录患者去向（出院、入院、转院、死亡或其他）；抢救危重患者应写抢救记录；抢救无效死亡者应写死亡记录。⑤法定传染病，应注明疫情报告情况。

2. 内容与格式

（1）门诊病历封面：包括患者姓名、性别、年龄、籍贯、婚姻、职业、住址、工作单位、联系电话、药物过敏史、身份证号、门诊病历编号、就诊日期及就诊科别等。

（2）门诊病历内容及记录格式为：

主诉（主要症状及持续时间）

主要病史（重点突出现病史，简要记录既往史、个人史、家族史等）

体格检查（重点记录阳性体征及有鉴别意义的阴性体征）

辅助检查结果

处理措施（处方及治疗方法、进一步检查措施及建议、休息方式及期限）

初步诊断：1. ×××××

2. ×××××

医生签名 ×××

二、住院期间病历

住院期间病历包括住院病案首页、入院记录、病程记录、手术同意书、麻醉同意书、输血治疗知情同意书、特殊检查（特殊治疗）同意书、病危（重）通知书、医嘱单、辅助检查报告单、体温单、医学影像检查资料、病理资料等。

1. 入院记录 可分为入院记录、再次或多次入院记录、24 小时内入出院记录、24 小时内入院死亡记录。入院记录、再次或多次入院记录应于患者入院后 24 小时内完成，24 小时内入出院记录应于患者出院后 24 小时内完成，24 小时内入院死亡记录应于患者死亡后 24 小时内完成。入院记录内容与格式如下。

入院记录

姓名	工作单位
性别	现住址
年龄	电话号码
婚姻	病史叙述者
出生地	可靠程度
民族	入院日期（年、月、日、时）
职业	记录日期（年、月、日、时）

病史

主诉

现病史

既往史

系统回顾

个人史

婚姻史

月经及生育史

家族史

体格检查

体温 ℃ 脉搏 次/分 呼吸 次/分 血压 / mmHg 身高 cm 体重 kg

一般状况：

发育（正常、异常），营养（良好、中等、不良，肥胖），神志（清晰、淡漠、模糊、昏睡、谵妄、昏迷），体位（自主、被动、强迫），面容与表情（安静、忧虑、烦躁、痛苦、急或慢性病容或者特殊面容），检查能否合作。

皮肤、黏膜：

颜色（正常、潮红、苍白、发绀、黄染、色素沉着），温度，湿度，弹性，有无水肿、皮疹、瘀点、紫癜、皮下结节、肿块、蜘蛛痣、肝掌、溃疡和瘢痕，毛发的生长及分布。

淋巴结：

全身或局部淋巴结有无肿大（部位、大小、数目、硬度、活动度或粘连情况），局部皮肤有无红肿、波动、压痛、瘘管、瘢痕等。

头部及其器官：

头颅：大小、形状，有无肿块、压痛、瘢痕，头发（疏密、色泽、分布）。

眼：眉毛（脱落、稀疏），睫毛（倒睫），眼睑（水肿、闭合障碍、上睑下垂），眼球（凸出、凹陷、运动、斜视、震颤），结膜（充血、水肿、苍白、出血、滤泡），巩膜（黄染），角膜（云翳、白斑、软化、溃疡、瘢痕、反射、色素环），瞳孔（大小，形态，对称或不对称，对光及调节、集合反射）。

耳：有无畸形、分泌物、乳突压痛，听力。

鼻：有无畸形、鼻翼扇动、分泌物、出血、阻塞，有无鼻中隔偏曲或穿孔，有无鼻窦压痛等。

口腔：气味，有无张口呼吸，唇（畸形、颜色、疱疹、皲裂、溃疡、色素沉着），牙齿（龋齿、缺齿、义齿、残根、斑釉齿，注明位置），牙龈（色泽、肿胀、溃疡、溢脓、出血、铅线），舌（形态、舌质、舌苔、溃疡、运动、震颤、偏斜），颊黏膜（发疹、出血点、溃疡、色素沉着），咽（色泽、分泌物、反射、悬雍垂位置），扁桃体（大小、充血、分泌物、假膜），喉（发音清晰、嘶哑、喘鸣、失音）。

腮腺：大小，硬度，压痛。

颈部：

是否对称，有无强直，有无颈静脉怒张、肝-颈静脉回流征、颈动脉异常搏动，气管位置，甲状腺（大小、硬度、压痛、结节、震颤、血管杂音）。

胸部：

胸廓（对称、畸形、压痛，有无局部隆起或塌陷），胸壁（有无静脉曲张、皮下气肿），乳房（大小，乳头，有无红肿、压痛、肿块、分泌物）。

肺：

视诊：呼吸运动（类型、频率、节律、深度，两侧对比）。

触诊：胸廓扩张度、语音震颤（两侧对比），有无胸膜摩擦感。

叩诊：叩诊音（清音、过清音、浊音、实音、鼓音及其部位），肺上界、肺下界及肺下界移动度。

听诊：呼吸音（性质、强弱，异常呼吸音及其部位），有无干、湿性啰音和胸膜摩擦音，语音共振（两侧对比，有无增强、减弱、消失）等。

心：

视诊：心前区有无隆起，心尖搏动位置、范围和强度，心前区有无异常搏动。

触诊：心尖搏动的性质及位置，有无震颤（部位、时期）和心包摩擦感。

叩诊：心脏左、右浊音界，以左、右第 2、3、4、5 肋间距前正中线的距离（cm）表示（列表记录），须注明左锁骨中线距前正中线的距离（cm）。

听诊：心率，心律，心音（强弱，P_2 和 A_2 强度的比较），有无心音分裂、额外心音、杂音（部位、性质、时期、强度、传导方向以及与运动、体位及呼吸的关系），心包摩擦音。

血管：

桡动脉：脉搏频率，节律（规则、不规则、脉搏短绌），有无奇脉、交替脉等，搏动强度，动脉壁弹性、紧张度。

周围血管征：有无毛细血管搏动征、枪击音、水冲脉和 Duroziez 双重杂音。

腹部：

腹围（腹腔积液或腹部包块等疾病时测量）。

视诊：形状（对称、平坦、全腹及局部膨隆、凹陷），呼吸运动，胃肠型及蠕动波，有无皮疹、色素、条纹、瘢痕、疝、腹壁静脉曲张（及其血流方向）、上腹部搏动。

触诊：腹壁紧张度，有无压痛、反跳痛、液波震颤、肿块（部位、大小、形状、硬度、压痛、移动度、表面情况、搏动）。

肝脏：大小（右叶以右锁骨中线肋缘下、左叶以剑突下至肝下缘多少厘米表示），质地（软，韧，硬），表面及边缘，有无结节、压痛和搏动等。

胆囊：大小，形态，有无压痛，Murphy 征。

脾脏：大小，质地，表面，边缘，移动度，有无压痛及摩擦感。脾脏明显肿大时以二线测量法表示。

肾脏：大小、形状、硬度、移动度，有无压痛。

输尿管：压痛点。

膀胱：有无膨胀。

叩诊：肝上界、肝浊音界（缩小、消失），肝区叩击痛，有无移动性浊音、高度鼓音、肾区叩击痛等。

听诊：肠鸣音（正常、增强、减弱、消失、金属音），有无振水音和血管杂音等。

肛门、直肠：

视病情需要检查。有无肿块、裂隙、创面。直肠指诊（括约肌紧张度，有无狭窄、触痛、肿块、指套染血。前列腺大小、硬度，有无结节及压痛等）。

外生殖器：

根据病情需要做相应检查。

男性：包皮，阴囊，睾丸，附睾，精索，有无发育畸形、鞘膜积液。

女性：检查时必须有女医护人员在场，必要时请妇科医生检查。外生殖器（阴毛、大小阴唇、阴蒂、阴阜）和内生殖器（阴道、子宫、输卵管、卵巢）。

脊柱：

活动度，有无畸形（侧凸、前凸、后凸）、压痛和叩击痛等。

四肢：

有无畸形，杵状指（趾），静脉曲张，骨折及关节红肿、疼痛、压痛、积液、脱臼、强直、畸形，水肿，肌肉萎缩，肌张力变化或肢体瘫痪等。

神经反射：

生理反射、病理反射、脑膜刺激征。必要时做运动、感觉等及神经系统其他特殊检查。

专科情况：

外科、妇科、神经精神科等需写"专科情况"。

辅助检查：

分类按检查时间顺序记录与诊断相关的辅助检查，包括患者入院后 24 小时内完成的血、尿、粪常规和其他有关检查结果。如系在其他医院所做的检查或在本院入院前做的检查，应加以注明。

病历摘要

简明扼要、高度概括病史要点、体格检查、辅助检查的重要阳性结果和具有重要鉴别意义的阴性结果，字数在 300 字内为宜。

<table>
<tr><td>修正诊断：1.×××××</td><td>初步诊断：1.×××××</td></tr>
<tr><td>2.×××××</td><td>2.×××××</td></tr>
<tr><td>医生签名或盖章</td><td>医生签名或盖章</td></tr>
<tr><td>年 月 日</td><td>年 月 日</td></tr>
</table>

2. 病程记录 是指继入院记录之后对患者病情变化和诊疗过程所进行的连续性记录，主要记录患者的病情变化及全部诊疗经过。病程记录的书写应另起一页，并在横线适中位置标明"病程记录"。

（1）首次病程记录 ①应在患者入院8小时内完成。②记录患者病例特点（病史、体格检查和辅助检查的阳性发现及有鉴别意义的阴性结果）、拟诊讨论（初步诊断、诊断依据及鉴别诊断）、诊疗计划（具体的检查及治疗措施安排）等。

（2）日常病程记录 是对患者住院期间诊疗过程的经常性、连续性记录。应另起一行记录，首先标明记录时间。由经治医师书写，也可以由实习医务人员或试用期医务人员书写，但应有经治医师签名。病情稳定者至少3天记录一次；病情较重者，至少2天记录一次；病危者根据病情变化随时记录，每天至少记录1次，记录时间具体到分钟。

（3）上级医师查房记录 是上级医师查房对患者病情、诊断、鉴别诊断、当前治疗措施、疗效的分析及下一步诊疗意见。上级医师的查房记录必须经查房医师审阅并签名。

（4）疑难病例讨论记录 由科主任或具有副主任医师以上专业技术任职资格的医师主持、召集有关医务人员对确诊困难或疗效不确切病例进行讨论的记录。应记录讨论日期、主持人、参加人员姓名及专业技术职务、具体讨论意见及主持人小结意见等。

（5）交（接）班记录 交班记录应在交班前由交班医师书写完成；接班记录应由接班医师于接班后24小时内完成。内容包括交（接）班日期、患者姓名、性别、年龄、入院日期、主诉、入院情况、入院诊断、诊疗经过、目前情况、目前诊断、交班注意事项或接班诊疗计划、医师签名等。

（6）转科记录 当患者住院期间需要转科时，经转入科室会诊同意转科时，由转入科室和转出科室分别写转出记录和转入记录。内容包括患者姓名、性别、年龄、入院日期、主诉、入院情况、入院诊断、诊疗经过、目前情况、目前诊断、转科原因及注意事项或转入诊疗计划、医师签名等。

（7）阶段小结 当患者住院时间较长（超过1个月），应由经治医师书写，内容包括入院日期、小结日期、患者姓名、性别、年龄、主诉、入院情况、入院诊断、诊疗经过、目前情况、目前诊断、诊疗计划、医师签名等。

（8）抢救记录 患者病情危重，采取抢救措施时应记录。应于抢救结束后6小时内由参与抢救的医师据实补记。内容包括病情变化情况、抢救时间（具体到分钟）及措施、参与抢救的医务人员姓名及专业技术职称等。

（9）会诊记录 是患者在住院期间出现或怀疑有其他专科问题时，分别由申请医师和会诊医师书写的记录。申请会诊记录应简要说明患者病情及诊疗情况、申请会诊的理由和目的，申请会诊医师签名等。常规会诊意见记录应由会诊医师在会诊申请发出后48小时内完成；急会诊时会诊医师应在会诊申请发出后10分钟内到场，并在会诊结束后即刻完成会诊记录。会诊记录内容包括会诊意见、会诊医师所在的科别或者医疗机构名称、会诊时间及会诊医师签名等。

（10）手术记录 由手术者或其第一助手在术后24小时内完成，内容包括一般项目、手术日期、术前诊断、术中诊断、手术名称、手术者及助手姓名、麻醉方法、手术经过、术中出现的情况及处理等。

（11）出（转）院记录 患者出院时由经治医师在出院后24小时内完成，主治医师审核并签名。内容包括入院和出院日期、入院情况、入院诊断、诊疗经过、出院诊断、出院情况、出院医嘱、医师签名等。

（12）死亡记录 由经治医师在患者死亡后 24 小时内完成，科主任或具有副主任医师以上专业技术任职资格的医师审核并签字。内容包括入院日期、死亡时间（具体到分钟）、入院情况、入院诊断、诊疗经过（重点记录病情演变、抢救经过）、死亡原因、死亡诊断等。

3. 同意书 包括手术同意书、麻醉同意书、输血治疗知情同意书、特殊检查及特殊治疗同意书等。根据《中华人民共和国执业医师法》《医疗机构管理条例》《医疗事故处理条例》和《医疗美容服务管理办法》，对需行手术治疗、特殊检查、特殊治疗、实验性临床医疗和医疗美容等的患者或其授权人、法定代理人，应履行告知义务，告知患者的病情、医疗措施、目的、名称、可能出现的并发症及医疗风险等，并及时解答其咨询。详尽填写同意书，同意书必须经患者或其授权人、法定代理人签字，医师签全名。同意书一式两份，医患双方各执一份。

三、病历示例

1. 门诊病历

2024 – 04 – 12

主诉：反复尿频、尿急、尿痛 3 年，再发 1 天。

现病史：3 年前因劳累后突发尿频、尿急、尿痛，伴发热（最高 38.2℃）、腰痛，并解肉眼血尿数次，在当地医院诊断为"急性肾盂肾炎"，给予"青霉素"640 万 U/d，静脉滴注，3 天后症状消失。但以后每 3~4 个月发作一次，每次发作给予"头孢曲松、氟罗沙星、复方新诺明"等药物治疗 10~14 天症状缓解。昨晚又突发尿急、尿频，一夜排尿 10 余次，并伴排尿不适、下腹坠胀、腰酸痛。无发热及肉眼血尿。精神较差，饮食正常，睡眠差，大便干结。

无结核病、糖尿病、妇科病、性病史。已绝经 8 年。无特殊药物过敏史。

查体：血压 140/90mmHg，体温 36.8℃，一般情况尚好，无热面容，无贫血貌。心肺正常。腹平软，双肾区轻度叩痛，双侧上、中输尿管点无压痛。双下肢无水肿。

处理：

尿常规 脓细胞 5~6 个/HP，红细胞 1~3 个/HP，蛋白（+），pH 6.0，余正常。

血常规 正常。

B 超（双肾、输尿管、膀胱） 正常。

多饮水。

左旋氧氟沙星 0.2g 静脉滴注，每日 2 次，共 3 天。

3 天后复诊。

初步诊断：慢性肾盂肾炎急性发作

王××

2. 住院病历

入院记录

姓名 李××	职业 司机
性别 男	住址 长沙市常青路 54 号 A 栋 502 室
年龄 36 岁	病史提供者 患者本人
婚姻 已婚	可靠程度 可靠
民族 汉	入院日期 2003 年 7 月 1 日，15：30
出生地 湖南省长沙市	记录日期 2003 年 7 月 1 日，17：10

主诉 反复发作性上腹痛 3 年，黑便 1 天。

现病史　患者自3年前起每于秋冬季节反复发作剑突下饥饿样隐痛不适，多于餐后2~3小时或后半夜发生，进食后有所减轻，时有反酸、嗳气。曾自行间断服用"雷尼替丁"，用药后腹痛能缓解。1天前又发生剑突下疼痛，呈持续性、烧灼样疼痛，程度较以往重，服"654-2"及"雷尼替丁"不能缓解。2小时后有便意，随后解稀糊状黑便1次，量约200ml，便后腹痛略有缓解。一天来共排黑便4次，总量约1000ml，患者自觉乏力、头晕、心悸、口干，无食欲减退及进行性消瘦，无吞咽困难，无恶心、呕吐、黄疸、发热，无呕血、鲜血便。为进一步诊治收住院。发病以来精神差，睡眠欠佳，8小时尿量约400ml，4小时未解大便。

既往史　否认"肝炎""结核"等传染病史。对"青霉素"药物过敏。无手术外伤史。预防接种按计划进行。

系统回顾

呼吸系统　无咳嗽、咳痰、咯血、呼吸困难、胸痛、盗汗、食欲不振等。

循环系统　无心悸、胸闷、胸痛、呼吸困难、浮肿、晕厥等。

消化系统　无恶心、呕吐、反酸、嗳气、腹痛、腹泻、皮肤黄染等。

泌尿系统　无尿频、尿急、尿痛、排尿困难、血尿、水肿等。

造血系统　无头晕、乏力、皮下出血、鼻出血，无淋巴结、肝、脾肿大等。

内分泌系统及代谢　无烦渴、多饮、多食、多尿、食欲异常、怕热、多汗等。

神经精神系统　无头痛、晕厥、瘫痪、抽搐、痉挛、幻觉、定向力障碍及情绪异常等。

肌肉骨骼系统　无关节肿痛、肌肉萎缩、肢体麻木、骨折、脱臼、运动障碍等。

个人史　出生于当地，无长期外地居留史，无血吸虫病流行区疫水接触史。从事出租车司机职业，平时饮食无规律，喜食辛辣。抽烟10支/日，6年。不酗酒。否认性病和冶游史。

婚育史　结婚10年，爱人今年32岁，身体健康。夫妻关系和睦。育有1子，现年8岁，身体健康。

家族史　父母健在，一妹妹健在。家族中无类似疾病，无"糖尿病"等家族遗传性疾病。

体格检查

体温37.8℃　脉搏110次/分　呼吸25次/分　血压80/50mmHg　身高160cm　体重52kg

一般状况：

发育正常，营养良好，贫血貌，神志清楚，检查合作，推车送入病房。

皮肤黏膜：

全身皮肤湿冷，无黄染，未见皮疹及出血点。无肝掌、蜘蛛痣。

淋巴结：

耳前、耳后、枕后、颌下、颏下、颈前、颈后、锁骨上、腋窝、滑车上、腹股沟、腘窝淋巴结无肿大。

头部及其器官：

头颅：无畸形，头发浓密，分布均匀。

眼：无倒睫，眉毛无稀疏、脱落，眼睑无水肿，睑结膜苍白，巩膜无黄染，眼球无突出，双侧瞳孔等大、等圆，对光反应灵敏。

耳：听力正常，外耳道无分泌物，耳廓、乳突无压痛。

鼻：通畅，鼻中隔无偏曲，鼻翼无扇动，鼻窦区无压痛，无流涕、出血。

口腔：口唇略苍白，无龋齿、义齿、缺齿，牙龈无红肿，舌苔薄白，咽无充血，扁桃体无肿大。

颈部：

双侧对称，无颈项强直，颈静脉无怒张，气管居中，甲状腺无肿大。

胸部：

胸廓无畸形，胸壁无静脉曲张、压痛，乳房双侧对称。

肺：

视诊：呼吸运动双侧对称。胸式呼吸为主，呼吸节律规整。

触诊：双侧呼吸动度对称，语颤无增强，无胸膜摩擦感。

叩诊：肺部呈清音，肺下界位于右锁骨中线第6肋间，腋中线第8肋间，肩胛线第10肋间，肺下界移动度6cm。

听诊：双肺呼吸音清，无异常呼吸音，未闻及啰音，未闻及胸膜摩擦音。

心：

视诊：心前区无隆起，心尖搏动位于左锁骨中线第5肋间内0.5cm，搏动范围直径约1.5cm。

触诊：心尖搏动位置同上。心前区无震颤，未触及心包摩擦感。

叩诊：心界不大。心脏相对浊音界如下（表5-1）。

表5-1 左、右心界距前正中线的距离

右侧（cm）	肋间	左侧（cm）
2.5	Ⅱ	3
2.5	Ⅲ	4
3	Ⅳ	6
	Ⅴ	8.5

注：正常成人左锁骨中线距前正中线的距离为8~10cm。

听诊：心率110次/分，律齐，第一心音无增强，各瓣膜区未闻及杂音和心包摩擦音。

血管：

桡动脉：脉率110次/分，搏动细速，节律整齐，无奇脉、脉搏短绌、水冲脉，血管壁弹性正常。

周围血管征：无毛细血管搏动征和枪击音。

腹部：

视诊：腹部无膨隆，未见腹壁静脉曲张，未见蠕动波。

触诊：腹软。剑突下深压痛，无反跳痛。肝、脾肋下未触及。无液波震颤。未触及肿块。

叩诊：轻度鼓音，移动性浊音（-），肝浊音界存在，双肾区无叩击痛。

听诊：肠鸣音8次/分，无血管杂音。

肛门及生殖器：

无肛裂、痔疮，直肠指检括约肌紧张度正常，未发现肿块，无狭窄及触痛。阴毛分布正常，阴茎、阴囊、睾丸、附睾及精索正常。

脊柱、四肢：

无畸形，活动自如，关节无红肿，下肢无凹陷性水肿。

神经反射：

生理反射存在，病理反射未引出。

辅助检查

血常规 血红蛋白90g/L，红细胞3.0×10^{12}/L，白细胞7.5×10^9/L，中性粒0.79，淋巴0.21，血小板230×10^9/L。

粪常规 黑糊状，隐血（++++）。

血生化 ALT 40IU/L，AST 35IU/L，ALP 120IU/L，ALB 40g/L，TP 70g/L，A/G 1.3。

病历摘要

李××，男，36岁，司机。反复发作性上腹痛3年，黑便1天入院。患者从3年前起每于秋冬季节反复发作上腹隐痛不适，多于餐后2~3小时或后半夜发生，进食后有所减轻，时有反酸、嗳气。1天前又发生剑突下疼痛，服"654-2"及"雷尼替丁"不能缓解，随后解稀糊状黑便。1天来共排黑便4次，总量约1000ml，便后头晕、心悸。查体：体温37.8℃，脉搏110次/分，呼吸25次/分，血压80/50mmHg。意识清楚，无肝掌、蜘蛛痣。头颅无畸形。颈部无异常。双肺呼吸音清，未闻及啰音。心率110次/分，未闻及杂音。上腹剑突下有深压痛，无反跳痛。肝、脾肋下未触及。肠鸣音8次/分。Hb 70g/L，RBC 3.0×10^{12}/L，Plt 230×10^{9}/L，ALT 40IU/L，A/G 1.3，粪隐血试验（++++）。

初步诊断：上消化道大出血

失血性休克原因待查

消化性溃疡?

赵××/秦××

第三节　电子病历简介 🔲微课

随着医疗卫生信息化建设的大力推进，电子病历已成为医院信息系统发展的必然趋势，它将有力推动数字化医院、区域卫生信息化建设。电子病历不仅是患者医疗信息综合性的集成，也成为临床、教学、科学研究资料的重要组成部分。

一、电子病历的概念

电子病历指医务人员在医疗活动过程中，使用医疗机构信息系统生成的文字、符号、图表、图形、数据、影像等数字化信息，并能实现存储、管理、传输和重现的医疗记录，是病历的一种记录形式。电子病历是相对于传统纸质病历而言的，那些只使用文字处理软件编辑、打印的病历文档不属于电子病历。电子病历系统是指医疗机构内部支持电子病历信息的采集、存储、访问和在线帮助，并围绕提高医疗质量、保障医疗安全、提高医疗效率而提供信息处理和智能化服务功能的计算机信息系统，既包括应用于门（急）诊、病房的临床信息系统，也包括检查检验、病理、影像、心电图、超声等医技科室的信息系统。

二、电子病历的特点与功能

1. 电子病历的特点

（1）传输速度快，时效性强　患者的病历信息可以通过计算机网络及时显示，远程存取，在几分钟甚至几秒钟内把数据传往需要的地方。

（2）贮存容量大　光盘贮存容量巨大而占用空间极小，不会霉烂、变质，耐热、耐腐蚀。

（3）资料共享性好　借助计算机网络或患者随身携带的健康卡（光卡和IC卡），经过授权可查询数据中心有关病历资料，实现异地查阅、会诊、数据库资料共享等功能。

（4）安全可靠　通过实行病历分级保密管理，设立查阅、输入、修改和使用的分级授权，保证了患者的信息安全。同时，系统有数据备份和恢复工具，数据在受到破坏的情况下，能最大限度地得到恢复。

（5）使用方便 可以迅速、准确地检索、复制和浏览，利于开展各种科学研究和统计分析。

（6）维护、使用成本低 电子病历系统能通过优化流程来提高工作效率，节省了大量的时间，人力成本显著下降。

（7）环保 基本不用纸或少用纸。

2. 电子病历的功能 电子病历可概括为以下五大功能：①提高病历质量；②节省时间；③提供第一手有价值的资料；④稳定和扩展病源；⑤提高医疗纠纷举证能力。

三、电子病历录入的基本要求

电子病历的内容应当按照原卫生部《病历书写基本规范》和《电子病历书写基本规范》执行，使用原卫生部统一制定的项目名称、格式和内容，不得擅自变更。应当遵循客观、真实、准确、及时、完整的原则。电子病历与常规病历的不同之处体现在以下方面。

1. 身份识别 电子病历系统应当为操作人员提供专有的身份标识和识别手段，并设置相应权限，操作人员对本人身份标识的使用负责。医务人员采用身份标识登录电子病历系统，完成各项记录等操作并予确认后，系统应当显示医务人员电子签名。电子病历系统应当为患者建立个人信息数据库，授予唯一标识号码并确保与患者的医疗记录相对应。

2. 病历签字 电子病历采用电子签字确保病历的有效性。签字样本须经相关部门批准、备案。如签字设备损坏、被盗、遗失，应立即通知接受或可能接受其签字的医疗机构。电子签字进入电子病历系统的首次时间为电子病历生成的时间。

3. 完成时限 医务人员应在规定的时间内完成病历书写，因抢救患者未能完成的应在抢救结束后6小时内据实补记并加以注明。

4. 关于修改 医务人员可按照卫生行政部门赋予的权限审查修改病历，但电子病历系统应当进行身份识别、保存历次修改痕迹、标记准确的修改时间和修改人信息。签字应采用法律认可的形式。

5. 病历复制 电子病历系统应当具有严格的复制管理功能。同一患者的相同信息可以复制，复制内容必须核对，不同患者的信息不得复制。

四、电子病历管理的基本要求

1. 医疗机构必须有系统运行的信息技术和设施、专门的管理机构并配备专职人员，要建立、健全相关的制度和规程。

2. 患者诊疗活动过程中产生的非文字资料（CT、磁共振、超声等医学影像信息，心电图，录音，录像等）应当纳入电子病历系统管理，确保随时调阅、内容完整。

3. 门诊电子病历中的门（急）诊病历记录以接诊医师录入确认即为归档，归档后不得修改。住院电子病历随患者出院，经上级医师审核确认后归档，归档后由电子病历管理部门统一管理。

4. 公安司法机关因办理案（事）件，需要收集、调取病历资料时，医疗机构应当在其出具法定证明及执行公务人员的有效身份证明后如实提供。发生医疗纠纷时，应在医患双方在场的情况下锁定病历并制作完全相同的纸质版本封存。封存的纸质病历资料由医疗机构保管。

5. 严禁篡改、伪造、隐匿、抢夺、窃取和毁坏病历，保证医务人员能及时查阅病历。

目标检测

1. 简述病历书写的基本要求。
2. 简述病历的种类。

答案解析

（王郑矜）

书网融合……

重点小结　　　微课　　　习题

第二篇 内科疾病

内科疾病是指以药物为主要治疗手段或方法的疾病，但随着社会与自然环境的变化、人类寿命延长、生活水平提高、科学发展和新技术的不断应用，内科的疾病谱不断发生变化，操作性手段（如介入技术）也成为治疗内科疾病的重要方法之一。

第六章 呼吸系统疾病

呼吸系统疾病主要包括上呼吸道、支气管、肺以及胸膜的疾病，发病率高，病死率居前列，对人类健康危害很大。

第一节 急性上呼吸道感染

PPT

急性上呼吸道感染是鼻腔、咽、喉部急性炎症的总称，常见病原体是病毒，少数为细菌。其发病无年龄、性别、职业和地区差异。一般病情较轻、病程较短，预后良好。但发病率高，具有一定传染性，应积极防治。

【病因与发病机制】

急性上呼吸道感染有 70%~80% 由病毒引起，常见病毒有鼻病毒、腺病毒、冠状病毒等。细菌可直接感染或继发于病毒感染之后，以溶血性链球菌多见，其次为流感嗜血杆菌、肺炎链球菌、葡萄球菌等。

当机体遭遇受凉、淋雨、过度疲劳等情况时，全身或呼吸道局部防御功能降低，原已存在于上呼吸道或从外界侵入的病毒或细菌可迅速繁殖致病，尤其是老幼体弱、免疫功能低下或有慢性呼吸道疾病者更易罹患。

【病理】

鼻腔及咽黏膜充血、水肿、上皮细胞损伤，少量单核细胞浸润，有浆液性和黏液性渗出。继发细菌感染后，有中性粒细胞浸润，可出现脓性分泌物。

【临床表现】

根据病因不同，临床表现可有不同类型。

1. 普通感冒　俗称"伤风"，又称急性鼻炎或上呼吸道卡他。起病急，主要表现为鼻咽部卡他症状，如喷嚏、鼻塞、流清水样鼻涕、咽痒，鼻涕 2 ~ 3 天后变稠，可伴有咽痛、流泪、声嘶、咳嗽、呼吸不畅，有时炎症波及咽鼓管可有耳不适、听力减退，严重者有畏寒、发热、头痛等。检查可见鼻黏膜充血、水肿，有分泌物，咽部充血。如无并发症，一般 5 ~ 7 天痊愈。

2. 急性病毒性咽炎和喉炎　急性咽炎多由鼻病毒、腺病毒、流感病毒、副流感病毒、肠病毒、呼吸道合胞病毒等引起。临床特点是咽痒和灼热感，咽痛不突出，咳嗽少见。急性喉炎多为流感、副流感病毒及腺病毒等引起。临床表现为发热、声嘶、咽痛、咳嗽，检查可见喉部充血、水肿，局部淋巴结轻度肿大和触痛，并可闻及喉部喘鸣音。

3. 急性疱疹性咽峡炎　常由柯萨奇病毒 A 引起，临床表现为明显咽痛、发热，检查可见咽充血，咽、扁桃体、悬雍垂、软腭表面有灰白色疱疹及浅表性溃疡，周围有红晕。夏季多发，多见于儿童，偶见于成人，病程 4 ~ 6 天。

4. 急性咽结膜炎　主要由腺病毒、柯萨奇病毒等引起。临床表现有发热、咽痛、畏光、咽及结膜充血。常见于夏季，通过游泳传播，儿童多见，病程 4 ~ 6 天。

5. 急性咽扁桃体炎　多由溶血性链球菌引起，其次为流感嗜血杆菌、肺炎链球菌等引起。起病急，有畏寒、高热，体温达 39℃ 以上，咽痛明显，吞咽尤甚。检查可见咽部充血明显，扁桃体肿大、充血，表面有黄色脓性分泌物，颌下淋巴结肿大并有压痛，肺部无异常体征。

【辅助检查】

1. 血常规　病毒感染时白细胞计数多为偏低或正常，淋巴细胞百分比升高。细菌感染时白细胞计数与中性粒细胞百分比均升高，严重感染时可出现核左移现象。

2. 病原学检查　一般无须做此检查。需要时可用免疫荧光法、血清学诊断和病毒分离鉴定等方法确定病毒类型。细菌培养可判断细菌类型并同时做药敏试验，以指导临床用药。

【诊断】

根据流行情况和临床表现，结合血常规检查可做出临床诊断，进行胸部 X 线检查有助于排除下呼吸道与肺部感染性疾病。必要时进行病毒分离和细菌培养，可确定病因诊断。

【治疗】

上呼吸道病毒感染目前尚无特效抗病毒药物，以对症处理、休息、多饮水、戒烟酒、保持室内空气流通和防治继发细菌感染为主。

1. 对症治疗　急性咳嗽、鼻后滴漏和咽干可予伪麻黄碱，发热可用乙酰氨基酚、布洛芬等解热镇痛药，咽痛、咽痒可用地喹氯铵含片、六神丸、清咽滴丸等，鼻塞、流涕可用复方氨酚烷胺胶囊、氨酚麻美干混悬剂等。

2. 抗病毒药物治疗　无发热、免疫功能正常、发病不超过 2 天者一般无需使用抗病毒药物。免疫缺陷者可早期常规使用。奥司他韦和利巴韦林有较广的抗病毒谱，对流感病毒、副流感病毒和呼吸道合胞病毒等有较强的抑制作用，可缩短病程。

3. 抗生素治疗　有细菌感染证据（如白细胞升高、咽部脓苔、咳黄痰和流鼻涕等），可根据当地流行病学和经验选用青霉素类、第一代头孢菌素（如头孢拉定、头孢呋辛）、大环内酯类（如红霉素、罗红霉素、乙酰螺旋霉素、阿奇霉素等）、喹诺酮类（如环丙沙星、氧氟沙星、左氧氟沙星等）等。

【常用药物注意事项与患者教育】

1. 磷酸奥司他韦　是其活性代谢产物（奥司他韦羧酸盐）的前体药物，奥司他韦羧酸盐是选择性的流感病毒神经氨酸酶抑制剂，能抑制流感病毒的复制和致病性，减少流感病毒的播散。用于成人和 1 岁及 1 岁以上儿童的甲型和乙型流感治疗，应在首次出现症状 48 小时内使用（理想状态为 36 小时内）。也可用于成人和 13 岁及 13 岁以上青少年的甲型和乙型流感的预防。可以与食物同服或分开服用。但对一些患者，进食同时服药可提高药物的耐受性。在成人和 13 岁以上青少年治疗的推荐口服剂量是每次 75 毫克，每日 2 次，共 5 天。最常见的不良反应为恶心和呕吐。

2. 阿奇霉素　是一种大环内酯类抗生素。适用于化脓性链球菌引起的急性咽炎、急性扁桃体炎，肺炎链球菌、流感嗜血杆菌或卡他莫拉菌引起的急性鼻窦炎、中耳炎、慢性支气管炎急性发作，肺炎链球菌、流感嗜血杆菌以及肺炎支原体、肺炎衣原体所致的社区获得性肺炎，沙眼衣原体或淋病奈瑟菌所致尿道炎和宫颈炎等。成人耐药性较高，通常多用于儿童，老年人慎用。沙眼衣原体或敏感淋病奈瑟菌所致性传播疾病，仅需单次口服 1.0g。其他感染首日 0.5g 顿服，第 2～5 日，0.25g/d 顿服；或 0.5g/d 顿服，连服 3 天。进口制剂与或不与食物同服均可，国产制剂大多要求在饭前 1 小时或饭后 2 小时服用（具体看说明书）。最常见的不良反应有腹泻、恶心和腹痛等。

第二节　慢性支气管炎

PPT

慢性支气管炎简称慢支，是指气管、支气管黏膜及其周围组织的慢性非特异性炎症。临床主要表现为咳嗽、咳痰或伴有喘息，并有反复发作的慢性过程。多见于中、老年人，发病率随年龄增长而增加。常并发慢性阻塞性肺疾病和慢性肺源性心脏病，是一种严重危害人民健康的常见病、多发病。

【病因与发病机制】

病因尚未完全清楚，可能是多种环境因素与机体自身因素长期相互作用的结果。

1. 吸烟　是最重要的环境发病因素，吸烟者患病率比不吸烟者高 2～8 倍。烟草中的焦油、尼古丁和氢氰酸等化学物质能损伤气道上皮细胞和抑制纤毛运动，使气道净化能力下降；促使支气管黏液腺和杯状细胞增生肥大，黏液分泌增多；刺激副交感神经使支气管平滑肌收缩，气道阻力增加；使氧自由基产生增多，诱导中性粒细胞释放蛋白酶，破坏肺弹力纤维，诱发肺气肿形成等。

2. 感染　是慢性支气管炎发生发展的重要原因，损伤气管、支气管黏膜引起慢性炎症。常见病毒有鼻病毒、流感病毒、腺病毒及呼吸道合胞病毒等。细菌感染往往继发于病毒感染，常见细菌有流感嗜血杆菌、肺炎链球菌、卡他莫拉菌和葡萄球菌等。

3. 理化因素　大气中的刺激性烟雾、粉尘、有害气体（如二氧化硫、二氧化氮、氯气）损伤气道黏膜上皮细胞，使纤毛清除功能下降，黏液分泌增多，为病原体入侵创造条件。

4. 过敏因素　喘息型慢性支气管炎多有过敏史。过敏原有尘埃、花粉、化学气体、寄生虫、细菌等，可使支气管收缩痉挛、组织损害出现炎症。

5. 其他因素　免疫功能紊乱、气道高反应性、自主神经功能失调、年龄增大等机体因素和气候等环境因素均与慢性支气管炎的发生和发展有关。

【病理】

早期支气管上皮细胞变性、坏死、脱落，后期纤毛发生粘连、倒伏、脱失，多种炎症细胞浸润。随着病情进展，炎症由支气管壁向周围组织扩散，黏膜下层平滑肌束断裂、萎缩，黏膜下和气管周围纤维组织增生，支气管壁的损伤－修复过程反复发生，支气管结构重塑，胶原含量增加，瘢痕形成，发展成慢性阻塞性肺气肿。

【临床表现】

1. 症状　起病缓慢，病程较长。主要症状为"咳""痰""喘"。

（1）慢性咳嗽　特点是长期、反复、逐渐加重的咳嗽，一般清晨和临睡前较重，白天较轻。冬春季加重。

（2）咳痰　一般为白色黏液或浆液泡沫性痰，偶可带血丝，清晨排痰较多。急性发作期痰量明显增多，可为黏液脓性痰或脓性痰。

（3）喘息或气急　喘息明显者可能伴发支气管哮喘。若伴肺气肿时可表现为活动后气促。

2. 体征　早期可无异常体征。急性发作期肺底部可有散在性干、湿性啰音，咳嗽排痰后啰音减弱或消失，伴发哮喘可闻及哮鸣音。晚期可出现肺气肿体征（视诊表现为桶状胸，双肺呼吸运动减弱；触诊双肺呼吸动度减弱，双侧语颤减弱；叩诊双肺呈过清音，心浊音界缩小，肺下界和肝浊音界下降；听诊双肺呼吸音减弱，呼气期延长）。

【辅助检查】

1. 血常规　细菌感染时白细胞计数及中性粒细胞百分比升高。伴喘息者嗜酸性粒细胞百分比升高。

2. 胸部 X 线检查　早期无异常。随病情发展可出现双肺纹理增粗、紊乱，呈网状或条索状阴影，双下肺野明显。

3. 痰液检查　涂片可见大量破坏的白细胞和杯状细胞。涂片或培养可找到致病菌。

4. 肺功能检查　早期无异常。典型表现为通气功能障碍，第一秒用力呼气容积（FEV$_1$）、第一秒用力呼气容积（FEV$_1$）与用力肺活量（FVC）的比值（FEV$_1$/FVC）降低，最大呼气流速－容量曲线在 75% 和 50% 肺容量时流量明显降低。当使用支气管扩张剂后 FEV$_1$/FVC < 0.70 提示已发展为慢性阻塞性肺疾病。

【诊断】

1. 诊断依据　咳嗽、咳痰或伴喘息，每年发病持续 3 个月，且连续 2 年或以上者，排除其他心、肺疾病（如肺结核、支气管哮喘、支气管扩张、肺脓肿等），即可做出诊断。

2. 临床分期　根据临床表现，慢性支气管炎可分为 3 期。

（1）发作期　指在 1 周内出现脓性痰或黏液脓性痰；痰量明显增多，或伴有发热等炎性症状；或咳、痰、喘任何一项明显加剧者。

（2）慢性迁延期　指咳、痰、喘症状迁延 1 个月以上者。

（3）临床缓解期　症状基本消失，或偶有轻微咳嗽，咳少量痰液，持续 2 个月以上者。

【治疗】

1. 急性发作期的治疗

（1）控制感染　多根据患者所在地常见病原菌经验型选用抗生素。如头孢菌素类、喹诺酮类、大环内酯类、β-内酰胺类或氨基糖苷类等。一般口服用药，重者静脉用药。如能培养出致病菌，可按药敏试验选用抗生素。

（2）祛痰镇咳　选用祛痰为主的药物，如溴己新、盐酸氨溴索、桃金娘油等。干咳为主者可用镇咳药物，如右美沙芬或其合剂等。

（3）解痉平喘　有气喘者可加用支气管扩张剂（如氨茶碱、茶碱控释剂）或 β$_2$ 受体激动剂（如沙丁胺醇、特布他林等）吸入。

2. 缓解期的治疗　戒烟，避免吸入有害气体和其他有害颗粒，增强体质，预防感冒。反复呼吸道感染者可试用免疫调节剂或中医中药，如流感疫苗、肺炎疫苗、卡介苗多糖核酸、胸腺素等。

【常用药物注意事项与患者教育】

1. 盐酸氨溴索 为黏液溶解剂，能增加呼吸道黏膜浆液腺的分泌，减少黏液腺分泌，从而降低痰液黏度；促进肺表面活性物质的分泌，增加支气管纤毛运动，使痰液易于咳出。适用于痰液黏稠而不易咳出者。饭后服用。妊娠及哺乳期妇女慎用。与抗生素（阿莫西林、头孢呋辛、红霉素、多西环素）同时服用可增强抗生素的疗效。避免与中枢性镇咳药（如右美沙芬等）同时使用。

2. 右美沙芬 为吗啡类左吗喃甲基醚的右旋异构体，通过抑制延髓咳嗽中枢而发挥中枢性镇咳作用。其镇咳强度与可待因相等或略强。无镇痛作用，长期应用未见耐受性和成瘾性。治疗剂量不抑制呼吸。主要用于干咳。常见不良反应有头晕、头痛、嗜睡、易激动、嗳气、食欲缺乏、便秘、恶心、皮肤过敏等。哮喘患者、痰多的患者、肝肾功能不全患者、妊娠期妇女慎用。不得与单胺氧化酶抑制剂及抗抑郁药并用，不宜与其他中枢神经系统抑制药物并用。缓释片必须整片吞服，不得碾碎或溶解后服用。服药期间不宜饮酒和饮用西柚汁。

第三节　支气管哮喘

PPT

> **情境导入**

情境： 患者，女性，45岁，以"发作性呼吸困难40余年，再发4小时"为主诉入院。患者于40余年前开始出现反复发作性咳嗽，伴胸闷、呼吸困难，可闻及喉间喘鸣，每遇"受凉"或闻及"辛辣味"等刺激性气味后可诱发，伴咳痰，多为白色黏液样，可自行缓解或经治疗（具体不详）后缓解。长期就诊于当地市医院（具体用药不详）。4小时前因"腹泻"后上述症状再发，稍事活动即可加重，尚能平卧，无畏冷、发热、恶心、呕吐、腹泻、咯血，为求进一步诊治入院。

查体： T 36.2℃，P 102次/分，R 25次/分，BP 120/62mmHg。神志清楚，呼吸急促。口唇无发绀，颈静脉无怒张。双肺叩诊呈清音，双肺可闻及广泛哮鸣音。心界不大，律齐，无杂音。腹平软，肝脾未及。

辅助检查： 血常规：WBC 9.5×10^9/L，Plt 234×10^9/L，Hb 134g/L。肺功能检查提示"使用支气管舒张剂后PEF占预计值70%"。支气管舒张试验阳性。动脉血气分析：pH 7.34，$PaCO_2$ 36mmHg，PaO_2 95mmHg。

思考： 1. 该患者考虑诊断为什么疾病？

2. 如何指导患者用药？

支气管哮喘简称"哮喘"，是一种以慢性气道炎症和气道高反应性为特征的异质性疾病。主要特征包括气道慢性炎症，气道对多种刺激因素呈现的高反应性，多变的可逆性气流受限，以及随病程延长而导致的一系列气道结构的改变，即气道重构。临床表现为反复发作的喘息、气急、胸闷或咳嗽等症状，常在夜间和（或）凌晨发作或加重，多数可自行缓解或经治疗后缓解。

本病一般在春秋季节发作，可发生于任何年龄，发达国家高于发展中国家，城市高于农村。全球约有3亿、我国约有3000万哮喘患者。各国哮喘患病率为1%~18%不等，我国成人哮喘的患病率为1.24%，且呈逐年上升趋势。一般认为儿童患病率高于青壮年，老年人群的患病率有增高的趋势。成人男女患病率大致相同，本病如诊治不及时，随病程的延长可产生气道不可逆性缩窄和气道重塑。为此，世界各国的哮喘防治专家共同起草，并不断更新全球哮喘防治倡议（GINA）。GINA目前已成为防治哮喘的重要指南。

【病因与发病机制】

1. 病因

（1）遗传因素　哮喘是一种复杂的、具有多基因遗传倾向的疾病，其发病具有家族集聚现象，亲缘关系越近，患病率越高。近年来，点阵单核苷酸多态性基因分型技术，也称全基因组关联研究（GWAS）的发展给哮喘的易感基因研究带来了革命性的突破。目前采用 GWAS 鉴定了多个哮喘易感基因，如 *TSLP*、*ORMDL3*、*GSDMB*、*HLA－DQ*、*IL－33* 等。

（2）环境因素　包括变应原性因素，如室内变应原（尘螨、家养宠物、蟑螂）、室外变应原（花粉、草粉）、职业性变应原（油漆、活性染料）、食物（鱼、虾、蛋类、牛奶）、药物（阿司匹林、抗生素）和非变应原性因素（如大气污染、吸烟、运动、肥胖）等。

2. 发病机制

（1）免疫－炎症反应　外源性变应原进入体内，刺激机体产生的 IgE 抗体吸附在肥大细胞和嗜碱性粒细胞表面，当同一变应原再次进入体内并与 IgE 抗体结合后肥大细胞脱颗粒，释放出组胺、白三烯等活性介质，使支气管平滑肌痉挛、黏液分泌增多、炎症细胞浸润，造成支气管腔狭窄，导致哮喘发作。

（2）气道高反应性（AHR）　气道对各种刺激因子（如变应原、理化因素、运动、药物等）出现过早或过强的收缩反应是哮喘发生、发展的另一个重要因素。导致气道高反应性的重要机制之一是气道炎症。当气道受到变应原或其他刺激后，多种炎症细胞释放炎症介质和细胞因子损害气道上皮，使上皮下神经末梢裸露等致使气道反应性增高。

（3）神经调节机制　支气管受肾上腺素能神经、胆碱能神经、非肾上腺素能非胆碱能神经（NANC）支配。支气管哮喘与 β 肾上腺素受体功能低下和迷走神经张力亢进有关，并可能存在 α 肾上腺素能神经的反应性增加。NANC 能释放舒张支气管平滑肌的神经介质如血管活性肠肽、一氧化氮及收缩支气管平滑肌的介质如 P 物质、神经激肽，两者平衡失调则可引起支气管平滑肌收缩。

【病理】

显微镜下可见气道上皮下肥大细胞、嗜酸性粒细胞、巨噬细胞、淋巴细胞及中性粒细胞等的浸润，气道黏膜下组织水肿、微血管通透性增加、支气管平滑肌痉挛、纤毛上皮细胞脱落、杯状细胞增殖及气道分泌物增加等气道慢性炎症表现。若哮喘长期反复发作，可见支气管平滑肌肥大/增生、气道上皮细胞黏液化生、上皮下胶原沉积和纤维化、血管增生以及基底膜增厚等气道重构的表现。

【临床表现】

1. 症状　典型表现为发作性伴有哮鸣音的呼气性呼吸困难。部分发作前有鼻痒、眼睑痒、喷嚏、流涕、干咳等先兆症状。发作时，被迫采取坐位或呈端坐呼吸，干咳或咳大量白色泡沫痰。哮喘可持续数小时甚至数天，自行缓解或使用支气管舒张药后缓解。缓解期可无任何症状。在夜间及凌晨发作和加重是哮喘的重要特征。

2. 体征　发作时胸廓饱满、肋间隙增宽，叩诊呈过清音，双肺闻及广泛哮鸣音，呼气音延长。但非常严重的哮喘发作，哮鸣音反而减弱，甚至完全消失，表现为"沉默肺"，是病情危重的表现。

3. 不典型哮喘　以咳嗽为唯一症状者称为咳嗽变异性哮喘。以胸闷为唯一症状者称为胸闷变异性哮喘。达到一定运动量后出现哮喘者称为运动性哮喘。

4. 并发症　重者可并发气胸、纵隔气肿、肺不张；长期反复发作或感染可致慢性阻塞性肺疾病、支气管扩张、肺纤维化和慢性肺源性心脏病。

【辅助检查】

1. 痰嗜酸性粒细胞计数 大多嗜酸性粒细胞可增多（>2.5%）。

2. 胸部 X 线/CT 检查 哮喘发作时 X 线可见双肺透亮度增加，缓解期多无明显异常。胸部 CT 部分患者可见支气管壁增厚、黏液阻塞。

3. 动脉血气分析 严重哮喘发作时可出现缺氧。过度通气可使 $PaCO_2$ 下降，pH 上升，出现呼吸性碱中毒。病情进一步恶化可同时出现缺氧和 CO_2 滞留，出现呼吸性酸中毒。

4. 肺功能检查

（1）通气功能检测 哮喘发作时呈阻塞性通气功能障碍，用力肺活量（FVC）正常或下降，第一秒用力呼气容积（FEV_1）、第一秒用力呼气容积与用力肺活量的比值（FEV_1/FVC）、最高呼气流量（PEF）均下降，其中 $FEV_1/FVC\% < 70\%$ 或 FEV_1 低于正常预计值的 80% 为判断气流受限的最重要指标。缓解期上述通气功能指标可逐渐恢复。

（2）支气管激发试验（BPT） 用以测定气道反应性。常用吸入激发剂为醋甲胆碱、组胺等。吸入激发剂后其通气功能下降、气道阻力增加。运动亦可诱发气道痉挛，使通气功能下降。在设定的激发剂量范围内如 FEV_1 下降≥20%，可诊断为激发试验阳性。

（3）支气管舒张试验（BDT） 用以测定气道气流受限的可逆性。常用吸入型的支气管舒张剂有沙丁胺醇、特布他林等。舒张试验阳性诊断标准为 FEV_1 较用药前增加 12% 或以上，且其绝对值增加 200ml 或以上。

（4）呼气峰值流速（PEF）及其变异率测定 PEF 可反映气道通气功能的变化。PEF 平均每日昼夜变异率 >10% 或周变异率 >20%，提示存在气道可逆性的改变。

5. 特异性变应原的检测 外周血变应原特异性 IgE 增高结合病史有助于病因诊断；血清总 IgE 测定对哮喘诊断价值不大，但其增高的程度可作为重症哮喘使用抗 IgE 抗体治疗及调整剂量的依据。体内变应原试验包括皮肤变应原试验和吸入变应原试验。

6. 呼出气一氧化氮（FeNO）检测 FeNO 测定可以作为评估气道炎症和哮喘控制水平的指标，也可以用于判断吸入激素治疗的反应。

【诊断】 🅔微课

1. 诊断标准 ①反复发作喘息、气急、胸闷或咳嗽，夜间及晨间多发，多与接触变应原、冷空气、物理和化学性刺激、病毒性上呼吸道感染、运动等有关。②发作时在双肺可闻及散在或弥漫性哮鸣音，呼气相延长。③上述症状可经治疗缓解或自行缓解。④除外其他疾病引起的喘息、气急、胸闷和咳嗽。⑤可变气流受限的客观检查（其中任一条）：支气管激发试验阳性；支气管舒张试验阳性；平均每日 PEF 变异率 >10% 或 PEF 周变异率 >20%。

典型哮喘符合上述①~⑤条。不典型哮喘（如咳嗽变异性哮喘等）以咳嗽或胸闷为唯一或主要症状，符合上述④⑤条，可诊断为支气管哮喘。

2. 临床分期 支气管哮喘可分为急性发作期、慢性持续期和临床缓解期。

（1）急性发作期 因接触变应原等刺激物或呼吸道感染诱发，喘息、气急、咳嗽、胸闷等症状突然发生或症状加重，常有呼气流量降低。症状在数小时、数天内出现，偶尔在数分钟出现，可危及生命。

（2）慢性持续期 是指每周均有不同频度和（或）不同程度的症状出现（喘息、咳嗽、胸闷等），可伴肺通气功能下降。

（3）临床缓解期 指无喘息、气急、咳嗽、胸闷等症状并维持 1 年以上。

3. 分级

（1）病情严重程度的分级 主要用于治疗前或初始治疗时严重程度的评估。

（2）控制水平的分级　主要用于指导临床治疗。

（3）哮喘急性发作时的分级　哮喘急性发作时程度轻重不一，病情加重可在数小时或数天内出现，甚至数分钟内即危及生命，故应对病情作出正确评估并及时治疗。急性发作时严重程度可分为轻度、中度、重度和危重度4级。

【治疗】

目前尚无特效的治疗方法，但长期规范化治疗可使哮喘症状得到控制，减少复发乃至不发作。治疗的目的为控制症状，减少发作，防止病情恶化，尽可能保持肺功能正常，提高生活质量。

1. 脱离变应原　脱离引起哮喘发作的变应原或其他非特异刺激因素是防治哮喘最有效的方法。因此，要尽可能找到或明确不同哮喘个体的环境激发因素，脱离接触。

2. 药物治疗　哮喘治疗药物分为控制性药物和缓解性药物。控制性药物是指需要长期使用的药物，主要用于治疗气道慢性炎症，使哮喘维持临床控制，亦称抗炎药。缓解性药物是指按需使用的药物，可以迅速缓解支气管痉挛从而缓解哮喘症状，亦称解痉平喘药。各类药物详见表6-1。

表6-1　哮喘治疗药物分类

缓解性药物	控制性药物
短效 β_2 受体激动剂（SABA）	吸入型糖皮质激素（ICS）
短效吸入抗胆碱能药物（SAMA）	白三烯调节剂
短效茶碱	长效 β_2 受体激动剂（LABA，不单独使用）
全身用糖皮质激素	缓释茶碱
	色甘酸钠
	抗 IgE 抗体
	联合药物（如 ICS/LABA）

（1）β_2 受体激动剂　主要通过激动气道上的 β_2 受体，激活腺苷酸环化酶，减少肥大细胞和嗜碱性粒细胞脱颗粒和介质的释放，从而舒张支气管平滑肌，是控制哮喘急性发作的首选药物。常用的短效 β_2 受体激动剂有沙丁胺醇、特布他林、非诺特罗等，长效 β_2 受体激动剂有福莫特罗、丙卡特罗等。用药方法可采用吸入，包括定量气雾剂（MDI）吸入、干粉吸入、雾化吸入等，也可采用口服或静脉注射。首选吸入法，因药物吸入气道直接作用于呼吸道，局部浓度高且作用迅速，所用剂量较小，全身性不良反应少。雾化吸入多用于重症和儿童。β_2 受体激动剂的缓释型及控释型制剂疗效维持时间较长，用于防治反复发作性哮喘和夜间哮喘。注射用药，用于严重哮喘，易引起心悸，只在其他疗法无效时使用。

知识链接

规范治疗哮喘的重要性

曾有患者因长期感冒未愈伴随支气管炎引发支气管哮喘发作，由于交通堵塞延误救治时间和使用支气管扩张气雾剂过量，致使脑部重度缺氧和心搏骤停，到医院接受近45分钟的全力抢救，后被院方证实错失有效救治时机以致抢救无效而死亡。哮喘病第一次发作多在儿童时期。哮喘发作时使用的平喘喷雾剂只能用来救急，而正确的规范化治疗应该是按照哮喘诊治指南长期服用药物。作为医者，应告知患者坚持长期规范化治疗可使哮喘症状得到良好控制，减少复发甚至不再发作，从而避免类似严重后果。

（2）抗胆碱药　通过阻断节后迷走神经通路，降低迷走神经兴奋性而起到舒张支气管平滑肌的作用，并可减少痰液分泌，但其舒张支气管的作用比 β₂ 受体激动剂弱。分为 SAMA（维持 4～6 小时）和 LAMA（维持 24 小时）。常用的 SAMA 异丙托溴铵有 MDI 和雾化溶液两种剂型。SAMA 主要用于哮喘急性发作的治疗，多与 β₂ 受体激动剂联合应用。少数患者可有口苦或口干等不良反应。常用的 LAMA 噻托溴铵是近年发展的选择性 M₁、M₃ 受体拮抗剂，作用更强，持续时间更久（可达 24 小时），目前有干粉吸入剂和喷雾剂。LAMA 主要用于哮喘合并慢性阻塞性肺疾病以及慢性阻塞性肺疾病患者的长期治疗。

（3）茶碱类　通过抑制磷酸二酯酶，提高平滑肌细胞内的环腺苷酸浓度，拮抗腺苷受体，增强气道纤毛清除功能和抗炎作用，从而起到舒张支气管平滑肌的作用。常用药物是氨茶碱，分为口服和静脉给药。口服用于轻中度急性发作以及哮喘的维持治疗，口服缓释茶碱尤其适用于夜间哮喘症状的控制。静脉给药主要用于重症和危重症。氨茶碱首次负荷剂量 4～6mg/kg（成人一般为 0.25g），注射速度不宜超过 0.25mg/(kg·min)，维持剂量 0.6～0.8mg/(kg·h)，最大用量一般不超过 1.0g/d。茶碱的主要不良反应为恶心、呕吐、心动过速、心律失常、血压下降及尿多，偶可兴奋呼吸中枢，严重者可引起抽搐甚至死亡。最好在用药中监测血浆氨茶碱浓度，其安全有效浓度为 6～15mg/L。发热、妊娠、小儿或老年、肝心肾功能障碍及甲状腺功能亢进者尤须慎用。

（4）糖皮质激素　是当前控制哮喘最有效的药物。主要作用机制是：抑制炎症细胞的迁移和活化；抑制细胞因子的生成；抑制炎症介质的释放；增强平滑肌细胞 β₂ 受体的反应性。可分为吸入、口服和静脉用药。

1）吸入用药　是目前长期治疗哮喘的首选药物。常用药物有倍氯米松、布地奈德、氟替卡松、莫米松等。通常需规律吸入 1～2 周或以上方能起效。根据哮喘病情，吸入不同剂量。吸入治疗药物全身性不良反应少，少数引起口咽念珠菌感染、声音嘶哑或呼吸道不适，吸药后用清水漱口可减轻局部反应和胃肠吸收。长期使用较大剂量（>1000μg/d）者应注意预防全身性不良反应，如肾上腺皮质功能抑制、骨质疏松等。为减少吸入大剂量糖皮质激素的不良反应，可采用低、中剂量与长效 β₂ 受体激动剂、缓释茶碱或白三烯调节剂联合使用。

2）口服用药　用于吸入糖皮质激素无效或需要短期加强者。常用泼尼松（强的松）和泼尼松龙（强的松龙），起始 30～60mg/d，症状缓解后逐渐减量至 ≤10mg/d。然后停用，或改用吸入剂。

3）静脉用药　重度或严重哮喘发作时应及早应用琥珀酸氢化可的松，常用量 100～400mg/d，或甲泼尼龙（甲基强的松龙，80～160mg/d）。地塞米松因在体内半衰期较长、不良反应较多，宜慎用。症状缓解后逐渐减量，然后改口服和吸入制剂维持。

（5）白三烯调节剂　通过调节白三烯的生物活性而发挥抗炎作用，同时具有舒张支气管平滑肌的作用，是目前除 ICS 外唯一可单独应用的哮喘控制性药物，可作为轻度哮喘 ICS 的替代药物和中、重度哮喘的联合治疗用药，尤其适用于阿司匹林哮喘、运动性哮喘和伴有过敏性鼻炎哮喘患者的治疗。常用药物有孟鲁司特、扎鲁司特。不良反应通常较轻微，主要是胃肠道症状，少数有皮疹、血管性水肿、氨基转移酶升高，停药后可恢复正常。

（6）抗 IgE 抗体　是一种人源化的重组鼠抗人 IgE 单克隆抗体，具有阻断游离 IgE 与 IgE 效应细胞表面受体结合的作用。主要用于经吸入 ICS 和 LABA 联合治疗后症状仍未控制，且血清 IgE 水平增高的重症哮喘患者。

（7）抗 IL-5 治疗　IL-5 是促进嗜酸性粒细胞增多、在肺内聚集和活化的重要细胞因子。抗 IL-5 单克隆抗体对于高嗜酸性粒细胞血症的哮喘患者治疗效果好。

3. 急性发作期的治疗　急性发作的治疗目的是尽快缓解气道阻塞，纠正低氧血症，恢复肺功能，预防进一步恶化或再次发作，防止并发症。

（1）轻度　短效 β₂ 受体激动剂的定量气雾剂，在第 1 小时内每 20 分钟吸入 1～2 喷。随后可调整为每 3~4 小时吸入 1~2 喷。效果不佳时可加用缓释茶碱片，或加用短效抗胆碱药气雾剂吸入。

（2）中度　吸入短效 β_2 受体激动剂（雾化吸入常用），第 1 小时内可持续雾化吸入。联合应用雾化吸入短效抗胆碱药、激素混悬液。也可联合静脉注射茶碱类。如果治疗效果欠佳，尤其是在控制性药物治疗的基础上发生的急性发作，应尽早口服激素，同时吸氧。

（3）重度至危重度　持续雾化吸入短效 β_2 受体激动剂，联合雾化吸入抗胆碱药、激素混悬液以及静脉应用茶碱类药物，同时吸氧。尽早静脉使用激素，待病情缓解后改为口服给药。注意维持水、电解质平衡，纠正酸碱失衡，当 pH < 7.20，且合并代谢性酸中毒时，应适当补碱。如病情恶化，应及时进行机械通气治疗。此外应预防呼吸道感染等。

4. 慢性持续期的治疗　应在评估和监测患者哮喘控制水平的基础上，根据长期治疗分级方案定期作出调整，以维持患者的控制水平。哮喘长期治疗方案分为 5 级，见表 6 - 2。

表 6 - 2　哮喘长期治疗方案

治疗方案	第 1 级	第 2 级	第 3 级	第 4 级	第 5 级
推荐选择控制药物	不需使用药物	低剂量 ICS	低剂量 ICS 加 LABA	中/高剂量 ICS 加 LABA	加其他治疗，如口服糖皮质激素
其他选择控制药物	低剂量 ICS	白三烯受体拮抗剂	中/高剂量 ICS	中/高剂量 ICS 加 LABA 加 LAMA	加 LAMA
		低剂量茶碱	低剂量 ICS 加白三烯受体拮抗剂	高剂量 ICS 加白三烯受体拮抗剂	加抗 IgE 单克隆抗体
			低剂量 ICS 加茶碱	高剂量 ICS 加茶碱	加抗 IL - 5 单克隆抗体
缓解药物	按需使用 SABA	按需使用 SABA	按需使用 SABA 或低剂量布地奈德/福莫特罗或倍氯米松/福莫特罗		

注：表中为推荐选用的治疗方案，但也要考虑患者的实际状况，如经济收入和当地的医疗资源等。低剂量 ICS 指吸入布地奈德（或等效其他 ICS）200~400μg/d，中等剂量为 > 400~800μg/d，高剂量为 > 800~1600μg/d。

5. 免疫疗法　具有病因治疗与预防的双重作用，分为特异性和非特异性两种。前者又称脱敏疗法（或称减敏疗法），采用特异性变应原（如螨、花粉、猫毛等）进行定期反复皮下注射，剂量由低至高，以产生免疫耐受性，使患者脱（减）敏。例如，采用标准化质量（SQ）单位的变应原疫苗，起始浓度为 100SQ - U/ml。每周皮下注射一次，15 周达到维持量，治疗 1~2 年，若治疗反应良好，可坚持 3~5 年。脱敏治疗可发生皮肤红肿、荨麻疹、结膜炎、鼻炎、喉头水肿等，严重的可发生支气管痉挛或过敏性休克。除常规的脱敏疗法外，季节前免疫法可用于季节性发作的哮喘（多为花粉致敏），可在发病季节前 3~4 个月开始治疗，除皮下注射以外，目前已发展出口服或舌下（变应原）免疫疗法，但尚不成熟。非特异性免疫治疗如注射卡介苗、转移因子、疫苗等，有一定辅助的疗效。目前采用基因工程制备的人工重组抗 IgE 单克隆抗体治疗中重度变应性哮喘，已取得较好效果。

【常用药物注意事项与患者教育】

1. 吸入用布地奈德混悬液　为细微颗粒的混悬液，静置后有细微颗粒沉淀，振摇后成白色或类白色混悬液。如果在振荡后不能形成完全稳定的悬浮，则应丢弃。用于治疗支气管哮喘，可替代或减少口服糖皮质激素治疗，建议在其他方式给予糖皮质激素治疗不适合时应用吸入用布地奈德混悬液。作为缓解急性哮喘发作时不应单独应用。主要不良反应有：轻度喉部刺激、咳嗽、声嘶；口咽部念珠菌感染；皮疹、接触性皮炎、荨麻疹、血管神经性水肿和支气管痉挛；精神症状，如紧张、不安、抑郁和行为障碍等。

2. 沙丁胺醇　为选择性 β_2 受体激动剂，能选择性激动支气管平滑肌的 β_2 受体，有较强的支气管扩张作用。剂型有片剂、胶囊剂、气雾剂及注射剂等。适用于支气管哮喘、喘息性支气管炎、支气管痉挛等症。常见的不良反应有震颤、头痛、心动过速。甲状腺功能亢进症患者、运动员、妊娠期妇女慎用。

3. 噻托溴铵吸入粉雾剂 为特异选择性的抗胆碱药物,通过抑制支气管平滑肌 M_3 受体,产生支气管扩张作用。主要用于慢性阻塞性肺疾病的维持治疗,包括慢性支气管炎、肺气肿伴随呼吸困难的维持治疗及急性发作的预防。本品为硬胶囊,内容物为白色粉末,只能用 HandiHaler(药粉吸入器)吸入装置吸入。常见的不良反应有口干、便秘、念珠菌感染、鼻窦炎、咽炎等。窄角型青光眼、前列腺增生、膀胱颈梗阻者及妊娠、哺乳期妇女慎用。

第四节 慢性肺源性心脏病

PPT

慢性肺源性心脏病简称慢性肺心病,是由支气管 – 肺组织、肺血管或胸廓的慢性病变引起肺血管阻力增加,产生肺动脉高压,右心室负荷加重和肥大,伴或不伴右心功能衰竭的心脏病。患病率有地区差异,北方地区患病率高于南方地区,农村高于城市,并随年龄增高而增加。吸烟者比不吸烟者患病率明显增加,冬春季节和气温骤变时,易出现急性发作。

【病因】

按发病的部位不同,可分为以下几类。

1. 支气管、肺疾病 以慢性阻塞性肺疾病(COPD)最为多见,占 80% ~ 90%,其次为支气管哮喘、支气管扩张、肺结核、尘肺等疾病。

2. 胸廓运动障碍性疾病 较少见,脊柱或胸廓严重畸形及神经 – 肌肉疾病可引起胸廓活动受限、肺受压、支气管扭曲或变形、引流不畅,反复感染,发展成慢性肺心病。

3. 肺血管疾病 慢性血栓栓塞性肺动脉高压、肺小动脉炎以及原发性肺动脉高压,均可引起肺血管阻力增加、肺动脉高压和右心负荷加重,发展成慢性肺心病。

4. 其他 原发性肺泡通气不足及先天性口咽畸形等可发生低氧血症,使肺血管收缩,导致肺动脉高压,发展成慢性肺心病。

【发病机制】

1. 肺动脉高压的形成

(1)功能性因素 缺氧、高碳酸血症和呼吸性酸中毒均可造成肺血管收缩、痉挛,其中缺氧是造成肺动脉高压的最重要因素。

(2)解剖学因素 ①支气管、肺组织的慢性炎症可累及邻近的肺小动脉,引起肺小动脉炎,肺小动脉管壁增厚、管腔狭窄甚至闭塞,导致肺循环阻力增加,肺动脉高压;②肺气肿导致肺泡内压增高,压迫肺泡毛细血管,造成毛细血管管腔狭窄或闭塞;③肺泡壁破裂造成毛细血管网的毁损,肺泡毛细血管床减损超过 70% 时肺循环阻力增大。

(3)血容量增多和血液黏稠度增加 ①慢性缺氧可造成继发性红细胞增多,血液黏稠度增加;②缺氧可使醛固酮增多,引起水、钠潴留;③缺氧使肾小动脉收缩,肾血流减少也加重水、钠潴留,血容量增多。血液黏稠度增加和血容量增多导致肺动脉压升高。

2. 心脏病变和心力衰竭 肺动脉高压引起右心室负荷增加,右心发挥其代偿功能以克服肺动脉压升高的阻力而发生右心室肥厚扩大。随着病情的进展,肺动脉压持续升高,超过右心室的代偿能力,右心搏出量下降,右心室收缩末期残留血量增加,舒张末压升高,出现右心衰竭。

3. 多脏器损害 严重的缺氧和高碳酸血症等导致脑、肝、肾、胃、肠及内分泌、血液系统等的功能损害。

【临床表现】

本病发展缓慢，临床上除原发疾病症状、体征外，主要是逐步出现肺、心功能减退及其他器官受损的征象。临床依据病情将其分为肺、心功能代偿期和失代偿期两个阶段。

1. 肺、心功能代偿期

（1）症状　长期慢性咳嗽、咳痰、喘息，逐渐出现的乏力、呼吸困难、心悸，活动后加重。

（2）体征　程度不同的发绀、肺气肿体征、肺部干湿性啰音、肺动脉瓣区第二心音亢进、剑突下明显心脏搏动、三尖瓣区收缩期杂音等。

2. 肺、心功能失代偿期　多由急性呼吸道感染所诱发，除代偿期症状加重外，相继出现呼吸衰竭和右心衰竭的表现。

（1）呼吸衰竭　主要表现为缺氧和二氧化碳潴留的症状和体征。

1）症状　严重的呼吸困难（夜间为甚），伴有头痛、失眠、食欲下降等，可出现表情淡漠、神志恍惚、谵妄等肺性脑病的表现。

2）体征　皮肤潮红、多汗、明显发绀、球结膜充血水肿，严重时可有视网膜血管扩张、视乳头水肿等颅内压升高的表现。腱反射减弱或消失，出现病理反射。

（2）右心衰竭　主要是体循环淤血的表现。

1）症状　心悸、气促、腹胀、食欲不振、恶心、少尿等。

2）体征　颈静脉怒张及肝颈静脉回流征阳性、肝脏肿大伴有压痛、上行性水肿（重者可发生腹腔积液）、心率增快、三尖瓣区可闻及收缩期杂音等。

【辅助检查】

1. 血液检查　红细胞计数与血红蛋白可增高，血液黏稠度可增加，合并感染时，白细胞计数及中性粒细胞百分比增高。部分可有肝肾功能异常、电解质紊乱、酸碱失衡的改变。

2. X 线检查　除肺、胸基础疾病及急性肺部感染的征象外，出现其中任何一项均可诊断。①右下肺动脉干扩张，其横径≥15mm，或其横径与支气管横径比值≥1.07，或经动态观察右下肺动脉干增宽＞2mm；②肺动脉段明显突出或其高度≥3mm；③中心肺动脉扩张和外围分支纤细，形成"残根征"；④圆锥部显著凸出（右前斜位45°）或其"锥高"≥7mm；⑤右心室增大。

3. 心电图检查　具有其中任何一条即可诊断：①额面平均电轴≥＋90°；②重度顺钟向转位（V_5 R/S≤1）；③$Rv_1 + Sv_5 ≥ 1.05mV$；④肺型 P 波；⑤V_1 R/S≥1；⑥aVR 导联 R/S 或 R/Q≥1；⑦$V_1 \sim V_3$ 呈 QS、Qr、qr 型（需除外心肌梗死）。

4. 血气分析　可出现低氧血症或合并高碳酸血症。$PaO_2 < 8kPa$（60mmHg）伴或不伴 $PaCO_2$ ＞6.67kPa（50mmHg）提示有呼吸衰竭。

5. 超声心动图　右室流出道增宽（≥30mm），右室内径增大（≥20mm），左、右心室内径比重＜2，右肺动脉内径增大（≥18mm）或肺动脉干增宽（≥20mm），右心室前壁厚度≥5mm。

6. 其他　肺功能检查对早期或缓解期慢性肺心病有意义。痰细菌学检查有指导抗生素应用的价值。

【诊断】

有慢性阻塞性肺疾病或慢性支气管炎、肺气肿病史或其他胸肺疾病的病史；有肺动脉高压、右心室增大的临床表现，伴有或不伴有右心衰竭；X 线、心电图、超声心动图等检查呈现肺动脉高压、右心肥厚扩大的征象。

【治疗】

1. 肺、心功能失代偿期 积极控制感染；通畅呼吸道，改善呼吸功能；纠正缺氧和二氧化碳潴留；控制呼吸衰竭和心力衰竭；预防并积极处理并发症。

（1）控制感染 是治疗的关键。常用抗生素有青霉素类、喹诺酮类、头孢菌素类、氨基糖苷类等。必要时，根据痰培养及药敏试验选择有效抗生素。

（2）控制呼吸衰竭 通畅呼吸道，增加通气量，合理氧疗，必要时予无创或有创机械通气，纠正缺氧和二氧化碳潴留。纠正水、电解质紊乱和酸碱失衡，防治并发症。

（3）纠正心力衰竭 慢性肺心病一般在积极控制感染、改善呼吸功能后心力衰竭即能得到改善。若控制感染和改善呼吸功能后心力衰竭无改善，可适当选用利尿药、正性肌力药物和（或）血管扩张剂纠正心力衰竭。

1）利尿药 原则上宜选作用温和的利尿药，排钾和保钾利尿剂联用，小剂量、短疗程使用。如氢氯噻嗪，25mg/次，每日1~3次，联用螺内酯20~40mg/次，每日1~2次。应用利尿药后易出现低钾、低氯性碱中毒，痰液黏稠不易排痰和血液浓缩，应注意预防。

2）正性肌力药物 慢性肺心病由于慢性缺氧及感染，对洋地黄类药物耐受性很低，易致中毒，出现心律失常。因此，应注意以下四点：①使用剂量宜小，一般为常规剂量的1/2~2/3；②选用作用快、排泄快的制剂，如毒毛花苷K、毛花苷丙等；③用药前先纠正缺氧、低血钾症，控制感染，以免发生药物毒性反应；④低氧血症、感染等均可使心率增快，故不宜以心率作为衡量洋地黄类药物的应用和疗效考核指征。应用指征如下：①感染已被控制，呼吸功能已改善，利尿剂不能取得良好疗效而反复水肿的心力衰竭；②以右心衰竭为主要表现而无明显感染者；③出现急性左心衰竭者；④合并室上性心动过速或快速房颤者。使用方法：毒毛花苷K 0.125~0.25mg，或毛花苷丙0.2~0.4mg，加入10%葡萄糖注射液缓慢静脉注射。

3）血管扩张药 经使用利尿药、强心苷治疗效果仍不理想时，可加用血管扩张药，常用的药物有酚妥拉明、硝普钠、依那普利等。

（4）防治并发症 纠正心律失常、抗凝治疗等。

2. 肺、心功能代偿期 可采用中西医结合的综合治疗，治疗原发疾病，合理营养，进行适宜的肺康复训练，增强机体抵抗力，去除诱因，改善肺功能，坚持家庭氧疗，延缓病情进展。

【常用药物注意事项与患者教育】

利尿剂 分为排钾利尿剂和保钾利尿剂。①排钾利尿剂：强效利尿剂主要有呋塞米和布美他尼，作用于髓袢升支粗段，阻止钾、钠、氯离子转运，产生迅速、强大的利尿作用。主要不良反应是低钾血症、高尿酸血症、耳毒性（眩晕、耳鸣、听力减退或一过性耳聋）等。严重肝肾功能障碍、糖尿病、痛风及小儿慎用，磺胺类药物过敏、无尿者及妊娠期妇女忌用。中效利尿药主要有氢氯噻嗪、环戊噻嗪、氯噻酮等，作用于远曲小管近端，减少氯化钠和水的重吸收产生利尿作用。主要不良反应是低钾血症、高尿酸血症、高尿素氮血症、高血糖等，氯噻酮可致畸胎。②保钾利尿剂：为弱效利尿药，主要有螺内酯和氨苯蝶啶，通过竞争性与远曲小管和集合管的醛固酮受体结合，拮抗醛固酮的排钾保钠作用，促进钠离子和水的排出产生利尿作用。不良反应有高钾血症、胃肠道反应（恶心、呕吐、腹痛、腹泻、便秘、胃溃疡）、中枢神经系统反应（嗜睡、倦怠、头痛、步态不稳、精神错乱）、性激素样反应（女性面部多毛、男性乳房女性化，停药后可恢复）等。

PPT

第五节 肺 炎

情境导入

情境：患者，女性，61 岁，因咳嗽、发热 2 天入院。患者于 2 天前无明显诱因出现咳嗽、咳黄脓痰，伴流涕、畏冷、发热，自测体温最高达 39℃。无胸痛、咯血、腹泻、盗汗、消瘦、呼吸困难。为进一步诊治就诊于我院。

查体：T 37.7℃，P 90 次/分，R 20 次/分，BP 136/66mmHg。神志清楚，急性病容。咽无充血，双侧扁桃体无肿大。双肺呼吸音粗，左上肺可闻及湿性啰音。心界不大，律齐，无杂音。腹平软，肝脾未及。双下肢无水肿。

辅助检查：血常规 WBC 11.27×10^9/L，N 0.757。

思考：1. 该患者考虑诊断为什么疾病？

2. 如何指导患者用药？

肺炎是指终末气道、肺泡及肺间质的炎症，由病原微生物、理化因素、免疫损伤、过敏及药物所致。肺炎可按解剖、病因、患病环境加以分类。

按解剖分为以下几类。①大叶性（肺泡性）肺炎：病原体在肺泡引起炎症，然后通过肺泡间孔（Cohn 孔）向其他肺泡蔓延，使肺段、肺叶发生炎症。②小叶性（支气管性）肺炎：病原体经支气管入侵，引起细支气管、终末支气管和肺泡的炎症。③间质性肺炎：以肺间质为主的炎症，累及支气管壁、肺泡壁及其周围组织，有肺泡壁增生及间质水肿。

按病因分为以下几类。①细菌性肺炎：常见细菌有肺炎链球菌、金黄色葡萄球菌、肺炎克雷伯杆菌、甲型溶血性链球菌、流感嗜血杆菌、铜绿假单胞菌等。②病毒性肺炎：常见病毒有冠状病毒、腺病毒、流感病毒、呼吸道合胞病毒、巨细胞病毒等。③非典型病原体所致肺炎：如军团菌、支原体、衣原体等。④肺真菌病：如念珠菌、曲霉、隐球菌等。⑤其他病原体所致肺炎：如立克次体（如 Q 热立克次体）、弓形虫（如鼠弓形虫）、寄生虫（如肺包虫、肺吸虫）等。⑥理化因素所致肺炎：如放射性肺炎（放射线损伤肺组织引起）、化学性肺炎（吸入刺激性气体或液体引起）、过敏性肺炎（接触变应原所致）等。上述肺炎中，细菌性肺炎最常见，细菌性肺炎中，以肺炎链球菌肺炎最常见。

按患病环境分为以下几类。①社区获得性肺炎（CAP）：是指在医院外罹患的感染性肺实质炎症，包括具有明确潜伏期的病原体感染在入院后于潜伏期内发病的肺炎。常见病原体有肺炎链球菌、支原体、衣原体、流感嗜血杆菌和呼吸道病毒等。②医院获得性肺炎（HAP）：是指入院时不存在肺炎，也不处于潜伏期，而于入院 48 小时后在医院内发生的肺炎。我国常见病原菌包括鲍曼不动杆菌、铜绿假单胞菌、肺炎克雷伯杆菌、大肠埃希菌、金黄色葡萄球菌等。

本节介绍肺炎链球菌肺炎、肺炎支原体肺炎、病毒性肺炎。

一、肺炎链球菌肺炎

肺炎链球菌肺炎是由肺炎链球菌（或称肺炎球菌）所引起的肺炎，约占 CAP 的半数。主要临床特征为急骤起病、寒战、高热、胸痛、咳嗽及血痰。近年来由于抗生素的广泛应用，临床上轻症或不典型病例多见。

【病因与发病机制】

病原体为肺炎链球菌。该菌为革兰染色阳性球菌，常成对或呈短链状排列。有荚膜，其毒力大小与荚膜中的多糖结构及含量有关。肺炎链球菌为上呼吸道正常菌群，平时不致病。当受凉、淋雨、醉酒、过劳等造成机体免疫力降低时，细菌进入下呼吸道并到达肺泡，迅速生长繁殖。其致病力是由于多糖荚膜对组织的侵袭作用，首先引起肺泡壁水肿，出现白细胞和红细胞渗出，含菌的渗出液经 Cohn 孔向肺的中央部分扩散，甚至蔓延至几个肺段或整个肺叶，且容易累及胸膜。肺炎链球菌不产生毒素，不引起原发性组织坏死或形成空洞。

【病理】

病理改变分为充血期、红色肝样变期、灰色肝样变期和消散期。肺组织充血水肿，肺泡内浆液渗出和红细胞、白细胞渗出，白细胞吞噬细菌，继而纤维蛋白渗出物溶解、吸收，肺泡重新充气。四个病理阶段并无绝对分界，在早期应用抗生素的情况下，这种典型的病理分期已不多见。病变消散后肺组织结构多无损坏，不留纤维瘢痕。但极个别病例肺泡内纤维蛋白吸收不完全，形成机化性肺炎。

【临床表现】

发病以冬春季为多，常为平素健康的男性青壮年，发病前常有受凉、淋雨、疲劳、醉酒、过劳等病史。

1. 症状　起病多急骤，出现寒战、高热、全身肌肉酸痛，体温在数小时内升至 39 ~ 40℃，高峰在下午或傍晚，多呈稽留热，与脉率相平行。继之出现咳嗽、胸痛、呼吸困难。痰少，可带血，或呈铁锈色。可伴有食欲减退，偶有恶心、呕吐、腹痛、腹泻或黄疸，有时误诊为急腹症。

2. 体征　呈急性病容，面颊绯红、鼻翼扇动、皮肤灼热。口角和鼻周可出现单纯疱疹。可出现发绀和巩膜黄染。早期仅有胸廓呼吸运动减弱，病变局部叩诊轻度浊音，呼吸音减低及胸膜摩擦音。随病情发展，出现肺实变体征。视诊局部呼吸运动减弱；触诊局部语音震颤增强；叩诊局部呈浊音；听诊局部闻及支气管呼吸音，充血水肿期或消散期可闻及细湿性啰音。

3. 其他表现　感染严重时，可出现感染性休克，称为休克性肺炎，表现为血压下降、四肢厥冷、脉搏细速、尿量减少、意识障碍等。重者有肠胀气，炎症累及膈胸膜时上腹部可有压痛。另外，尚可出现急性呼吸窘迫综合征等。

本病自然病程 1 ~ 2 周，发病 5 ~ 10 天体温可以自行骤降或逐渐减退。使用有效抗生素可使体温在 1 ~ 3 天内恢复正常，其他症状、体征也逐渐消失。

【辅助检查】

1. 血常规　白细胞计数升高，中性粒细胞多占 80% 以上，并有核左移。重症感染、年老体弱、酗酒、免疫功能低下者白细胞计数可不增高，但中性粒细胞百分比仍增高。

2. 痰液检查　痰直接涂片做革兰染色及荚膜染色镜检，如发现典型的革兰染色阳性、带荚膜的双球菌或链球菌，即可初步作出病原学诊断。痰培养 24 ~ 48 小时可以确定病原体。聚合酶链反应（PCR）及荧光标记抗体检测可提高病原学诊断率。

3. X 线检查　早期，肺纹理增粗或受累的肺段、肺叶稍模糊。肺实变期，表现为以肺段或肺叶为特征的大片炎症浸润阴影或实变影，在实变影中可见支气管充气征，肋膈角可有少量胸腔积液（变钝）。消散期，炎症性浸润逐渐吸收，可有片块区域吸收较快，呈现"假空洞"征。多数病例在起病 3 ~ 4 周后可完全消散。老年人病灶消散较慢，容易出现吸收不完全而成为机化性肺炎。

【诊断】

根据典型症状与体征，结合胸部 X 线检查，容易做出初步诊断。年老体衰、继发于其他疾病或灶性肺炎表现者，临床常不典型，需认真加以鉴别。病原菌检测是确诊本病的主要依据。

【治疗】

1. 支持对症治疗 应卧床休息，多饮水，注意补充足够蛋白质、热量及维生素。加强护理，密切观察病情变化，及早发现休克指征。高热可使用乙醇擦浴等物理降温。有明显胸痛者，可酌情予少量镇痛药。有脱水者，可静脉补液。有呼吸困难或发绀严重者（$PaO_2 < 60mmHg$）应给氧。有腹胀、鼓肠可用腹部热敷或肛管排气。有麻痹性肠梗阻或胃扩张者，应暂禁饮食，并进行胃肠减压。有烦躁不安、谵妄、失眠者，酌情使用镇静剂，禁用抑制呼吸的镇静剂。

2. 抗菌治疗 一经诊断应立即应用抗生素治疗。首选青霉素，根据病情轻重分次肌内注射或静脉滴注。对青霉素过敏、耐青霉素菌株感染者，可用氟喹诺酮类、头孢菌素类（头孢噻肟、头孢曲松等）等。感染多重耐药菌株可用万古霉素、替考拉宁或利奈唑胺等。抗菌药物标准疗程通常 14 天，或在退热 3 天后停药。

3. 并发症的处理 经抗菌药物治疗后，高热常在 24 小时内消退，或数天内逐渐下降。若体温降而复升或 3 天后仍不降者，应考虑肺炎链球菌的肺外感染，如脓胸、心包炎或关节炎等；若持续发热应寻找其他原因。10%～20%患者伴发胸腔积液，应酌情取胸腔积液检查并培养以确定其性质。若治疗不当，约 5%并发脓胸，应积极引流排脓。

【常用药物注意事项与患者教育】

1. 青霉素类抗生素 主要通过与细菌菌体内的青霉素结合蛋白（PBPs）结合，抑制细菌胞壁黏肽合成酶，抑制细菌细胞壁的合成，导致细菌胞壁缺损，菌体失去渗透屏障而膨胀、破裂，同时使细菌的自溶酶活化，使细菌裂解而产生杀菌作用。哺乳动物的细胞无细胞壁，故青霉素对人和动物的毒性很小。由于此类抗生素对已合成的细胞壁无影响，故对繁殖期细菌的作用较静止期强。不良反应主要如下。①变态反应：为青霉素类最常见的不良反应，在各种药物中居首位，最严重的是过敏性休克。②赫氏反应：在应用青霉素 G 治疗梅毒、钩端螺旋体病、雅司、鼠咬热或炭疽等感染时，可有症状加剧现象，表现为全身不适、寒战、发热、咽痛、肌痛、心率加快等症状，多在 24 小时内消失，一般不引起严重后果。③其他：肌内注射时可产生局部疼痛、红肿和硬结；剂量过大（用量超过 2000 万 U/d）或静脉给药过快时可对大脑皮层产生直接刺激作用，导致抽搐、震颤等中枢神经系统反应；鞘内注射可导致脑膜或神经刺激症状；大剂量青霉素钾盐或钠盐静脉滴注，可引起水、电解质紊乱。

2. 头孢菌素类抗生素 系半合成抗生素，抗菌机制类似青霉素，通过抑制细菌细胞壁的合成使细菌溶解死亡。但该类药抗菌谱广、杀菌力强、对 β-内酰胺酶较稳定，有过敏反应少、毒性小等特点。第一代头孢菌素（头孢噻吩、头孢唑林、头孢氨苄、头孢拉定）主要用于耐药金黄色葡萄球菌感染。第二代头孢菌素（头孢呋辛、头孢丙烯、头孢克洛）主要用于肺炎（肺炎克雷伯杆菌、变形杆菌、流感嗜血杆菌）、胆道感染（大肠埃希菌）、尿路感染（大肠埃希菌、变形杆菌）的治疗。第三代头孢菌素（头孢噻肟、头孢克肟、头孢曲松、头孢他啶）主要用于治疗尿路感染、败血症、脑膜炎、肺炎等严重细菌感染。第四代头孢菌素（头孢吡肟、头孢克定）用于敏感的金黄色葡萄球菌、链球菌、铜绿假单胞菌、肺炎克雷伯杆菌、流感嗜血杆菌引起的肺炎、败血症、腹膜炎、胆囊炎等。头孢菌素类亦可发生青霉素样过敏反应，但仅为青霉素的 1%。第一代头孢菌素大量使用时可致肾毒性（60 岁以上更应警惕），第三代头孢菌素可致出血。头孢菌素类与其他有肾毒性的药物（氨基糖苷类、强利尿剂）合用可加重肾损害，与乙醇同时使用产生"醉酒样"反应，治疗期及停药后 3 天内应忌酒。

二、肺炎支原体肺炎

肺炎支原体肺炎是由肺炎支原体引起的呼吸道和肺部急性炎症，常同时有咽炎、支气管炎和肺炎。本病好发于夏末秋初，各年龄均可患病，但以儿童、青少年多见。

【病因与发病机制】

肺炎支原体是介于细菌和病毒之间、兼性厌氧、能独立生活的最小微生物，常存在于患者或带菌者的鼻咽部，主要经飞沫传播。认为其致病性可能与患者对肺炎支原体或其代谢产物的过敏反应有关。

【病理】

肺部病变呈片状或融合性支气管肺炎、间质性肺炎和细支气管炎，肺泡内有少量渗出液，肺泡壁和间隔有中性粒细胞、单核细胞、淋巴细胞和浆细胞浸润，支气管黏膜充血，上皮细胞肿胀，胞质空泡形成，有坏死和脱落。胸膜腔可有纤维蛋白渗出和少量渗液。

【临床表现】

肺炎支原体感染的潜伏期为 2～3 周，部分感染后无症状。起病较缓，多数出现咽痛、头痛、肌肉酸痛、发热等，发热多呈中等度热。咳嗽为本病的突出症状，以阵发性刺激性呛咳为特点，无痰或偶有少量黏液痰，痰中可带血丝。

体检可见咽部充血、耳鼓膜充血、颈部淋巴结肿大。胸部体征少，部分可闻及干、湿性啰音。

【辅助检查】

1. 血常规 多数白细胞计数正常，部分稍增高。

2. 肺炎支原体检查 痰、鼻咽拭子培养可分离出肺炎支原体，但技术条件要求高，需要 3 周时间，不能作为早期诊断的依据。

3. 血清学检查 起病 2 周后，多数冷凝集试验阳性（滴度≥1：32），如果滴度逐步增高更有助于诊断。血清支原体 IgM 抗体≥1：64 或恢复期抗体滴度有 4 倍以上的升高可确诊。直接检测呼吸道标本中肺炎支原体抗原，可用于临床早期快速诊断。单克隆抗体免疫印迹法、核酸杂交技术及 PCR 技术等具有高效、特异而敏感等优点。

4. 胸部 X 线检查 肺部多种形态的浸润影，呈节段性分布，以肺下野多见。有的从肺门附近向外伸展。病变常经 3～4 周后自行消散。部分患者出现少量胸腔积液。

【诊断】

根据临床症状、X 线胸片检查和血清学检查可做出诊断。应注意与病毒性肺炎、军团菌肺炎等进行鉴别。

【治疗】

本病有自限性，多数病例不经治疗可自愈。早期使用适当抗生素可减轻症状及缩短病程。大环内酯类为首选抗生素，常选用红霉素、阿奇霉素等。对大环内酯不敏感者可选用氟喹诺酮类，如左氧氟沙星、莫西沙星等，四环素类也可用于肺炎支原体肺炎的治疗。疗程一般 2～3 周。对剧烈呛咳者，应适当给予镇咳药。若合并细菌感染，可根据病原学检查，选用针对性的抗生素治疗。

【常用药物注意事项与患者教育】

大环内酯类抗生素 主要通过抑制细菌蛋白质合成产生抗菌作用，尤其对革兰阳性菌有较强的抗菌活性。主要不良反应是胃肠道反应，少数患者可有轻度肝损害，表现为氨基转移酶升高、黄疸、肝大，停药后可自行消失。能透过胎盘，也能进入乳汁，妊娠及哺乳期妇女慎用。因肺炎支原体无细胞壁，青霉素或头孢菌素类等抗生素无效，故选择大环内酯类药物。临床常用药物有红霉素、罗红霉素、克拉霉素（甲红霉素）、阿奇霉素、交沙霉素、麦迪霉素、醋酸麦迪霉素、吉他霉素（柱晶白霉素）。

三、病毒性肺炎

病毒性肺炎是由病毒侵入呼吸道上皮及肺泡上皮细胞引起的肺间质及实质性炎症。免疫功能正常或抑制的个体均可罹患。大多发生于冬春季节，暴发或散发流行。病毒是成人社区获得性肺炎除细菌外第二大常见病原体，大多可自愈。近年来，新的变异病毒（如 SARS 冠状病毒，新型冠状病毒，甲型流感病毒H5N1、H1N1、H7N9 等）不断出现，产生暴发流行，死亡率较高，成为公共卫生防御的重要疾病之一。

【病因与发病机制】

引起病毒性肺炎的病毒主要有腺病毒、流感病毒、副流感病毒、呼吸道合胞病毒、冠状病毒等。患者可同时受两种或以上病毒感染，并常继发细菌感染如金黄色葡萄球菌感染，免疫抑制宿主还常继发真菌感染。病毒性肺炎主要为吸入性感染，通过人与人的飞沫传染，主要是由上呼吸道病毒感染向下蔓延所致，常伴气管－支气管炎。偶见黏膜接触传染，呼吸道合胞病毒通过尘埃传染。

【病理】

病毒侵入细支气管上皮引起细支气管炎。感染可波及肺间质与肺泡而致肺炎。气道上皮广泛受损，黏膜发生溃疡，其上覆盖纤维蛋白被膜。单纯病毒性肺炎多为间质性肺炎，肺泡间隔有大量单核细胞浸润，肺泡水肿，表面覆盖含蛋白及纤维蛋白的透明膜，使肺泡弥散距离加宽。病变呈局灶性或弥漫性，也可呈肺实变。病变吸收后可留有纤维化。

【临床表现】

好发于病毒性疾病流行季节，症状通常较轻，与支原体肺炎的症状相似。但起病较急，发热、头痛、全身酸痛、倦怠等全身症状较突出，常在急性流感症状尚未消退时即出现咳嗽、少痰或白色黏液痰、咽痛等呼吸道症状。小儿或老年人易发生重症肺炎，表现为呼吸困难、发绀、嗜睡、精神萎靡，甚至发生休克、心力衰竭和呼吸衰竭或 ARDS 等并发症。轻者常无显著的胸部体征，病情严重者有呼吸浅速、心率增快、发绀、肺部闻及干、湿性啰音。

【辅助检查】

1. **血常规** 白细胞计数可正常、稍高或偏低，分类淋巴细胞百分比可增高。
2. **痰液检查** 痰涂片检查发现白细胞，以单核细胞居多。痰培养常无致病菌生长。
3. **病毒学检查** 血清监测病毒的特异性 IgM 抗体，有助于早期诊断。急性期和恢复期的双份血清抗体滴度增高 4 倍或以上有确诊意义。PCR 检测病毒核酸对新发变异病毒或少见病毒有确诊价值。
4. **影像学检查** 胸部 X 线检查显示肺纹理增多，磨玻璃状阴影，小片浸润或广泛浸润、实变，病情严重者两肺呈弥漫性结节性浸润。胸部 CT 表现多样，常见小叶分布的磨玻璃影、小结节病灶，也可表现为网织索条影，支气管、血管束增粗，叶、段实变影，可伴有纵隔淋巴结肿大，单侧或双侧少量胸腔积液。

【诊断】

根据好发人群、临床表现、影像学检查，并排除其他病原体引起的肺炎可做出初步诊断。确诊则有赖于病原学检查，包括病毒分离、血清学检查以及病毒抗原的检测。

【治疗】

1. **对症支持治疗** 注意隔离消毒，预防交叉感染。卧床休息，以对症为主，必要时氧疗。室内保持空气流通。多饮水，给予清淡、易消化食物，补充维生素 C。加强护理，严密观察病情变化，出现休克、心力衰竭、呼吸衰竭等并发症时，立即给予紧急处理。
2. **抗病毒治疗** ①利巴韦林：具有广谱抗病毒活性，包括呼吸道合胞病毒、腺病毒、副流感病毒和流感病毒。0.8～1.0g/d，分3～4次服用；静脉滴注或肌内注射，10～15mg/（kg·d），分2次。亦可用雾化吸入，每次10～30mg，加蒸馏水30ml，每日2次，连续5～7天。②阿昔洛韦：具有广谱、强效和起效快的特点，用于疱疹病毒、水痘病毒感染，尤其对免疫缺陷或应用免疫抑制剂者应尽早应用。每次5mg/kg，静脉滴注，每日3次，连续给药7天。③更昔洛韦：可抑制DNA合成，用于巨细胞病毒感染，7.5～15mg/（kg·d），连用10～15天。④奥司他韦：为神经氨酸酶抑制剂，对甲、乙型流感病毒均有很好作用，耐药发生率低，150mg/d，分2次，连用5天。⑤阿糖腺苷：具有广泛的抗病毒作用，多用于治疗免疫缺陷患者的疱疹病毒与水痘病毒感染，5～15mg/（kg·d），静脉滴注，每10～14天为1个疗程。⑥金刚烷胺：有阻止某些病毒进入人体细胞及退热作用，用于流感病毒等感染。成人每次100mg，早晚各1次，连用3～5天。原则上不宜应用抗生素预防继发性细菌感染。一旦明确已合并细菌感染，应及时选用敏感的抗生素。

3. 糖皮质激素 疗效仍有争议，如对严重急性呼吸综合征国内报道有效，而欧洲和亚洲对H1N1肺炎的观察证明无效，还导致病死率升高、机械通气和住院时间延长、二重感染发生率升高。因此不同的病毒性肺炎对激素的反应可能存在差异，应酌情使用。

【常用药物注意事项与患者教育】

奈玛特韦片/利托那韦片 为奈玛特韦片与利托那韦片的组合包装。奈玛特韦片150mg，利托那韦片100mg。奈玛特韦是一种SARS-CoV-2主要蛋白酶Mpro的拟肽类抑制剂，抑制SARS-CoV-2 Mpro，使其无法处理多蛋白前体，从而阻止病毒复制。利托那韦抑制CYP3A介导的奈玛特韦代谢，从而提高奈玛特韦血药浓度。奈玛特韦片必须与利托那韦片同服。用于治疗成人伴有进展为重症高风险因素的轻至中度新型冠状病毒感染（COVID-19）患者。口服，可与食物同服，也可不与食物同服。片剂需整片吞服，不得咀嚼、掰开或压碎。每12小时一次口服用药，连续服用5天。在COVID-19确诊以及出现症状后5天内尽快服用。如患者在开始本药治疗后因重症或危重COVID-19需要住院，也建议完成5天的治疗。如漏服一剂但未超过通常服药时间的8小时，则应尽快补服并按照正常的给药方案继续用药。如超过8小时，不补服漏服的剂量，应按照规定的时间服用下一剂量。常见不良反应有腹泻、恶心、呕吐、味觉倒错等。

第六节 肺结核

PPT

肺结核（pulmonary tuberculosis）是由结核分枝杆菌感染主要引起肺实质病变的慢性感染性疾病。全球有1/3的人（约20亿）曾受到结核分枝杆菌的感染。结核病的流行状况与经济水平大致相关，结核病的高流行与国民生产总值（GDP）的低水平相对应。肺结核是全球关注的公共卫生和社会问题，也是我国重点控制的主要疾病之一。2024年10月29日，世界卫生组织发布了《2024年全球结核病报告》。报告显示，2023年全球估算新发结核病患者人数达到1080万，发病率为134/100000。我国估算新发结核病患者数为74.1万，发病率为52/100000。在30个结核病高负担国家中，我国估算结核病发病数排第3位，占全球发病数的6.8%，低于印度（26%）和印度尼西亚（10%）。我国的结核病死亡数估算为2.5万，结核病死亡率为2.0/100000。估算耐多药/利福平耐药结核病（MDR/RR-TB）患者为2.9万（占全球的7.3%），居第4位。

【病因与发病机制】

1. 病因 结核病的病原菌为结核分枝杆菌复合群，包括人型、牛型、非洲型和田鼠型4类。人肺结核的致病菌90%以上为人型，少数为牛型和非洲型。

结核分枝杆菌抗酸染色呈红色，可抵抗盐酸乙醇的脱色作用，故称抗酸杆菌。结核分枝杆菌对干燥、冷、酸、碱等抵抗力强，在干燥的环境中可存活数月或数年，在室内阴暗潮湿处能活数月不死。但在阳光暴晒下 2 小时、70% 乙醇浸泡 2 分钟或煮沸 1 分钟可杀死结核分枝杆菌。实验室或病房常用紫外线灯消毒，10W 紫外线灯距照射物 0.5～1m，照射 30 分钟具有明显杀菌作用。

结核分枝杆菌菌体成分复杂，主要是类脂质、蛋白质和多糖类。类脂质与结核病的组织坏死、干酪液化、空洞发生以及结核变态反应有关。菌体蛋白质以结合形式存在，是结核菌素的主要成分，诱发皮肤变态反应。多糖类与血清反应等免疫应答有关。

结核分枝杆菌根据其生长状态分为 A、B、C、D 4 群。A 群：快速繁殖，大多位于巨噬细胞外和肺空洞干酪液化部分，占结核分枝杆菌群的绝大部分，易产生耐药变异菌。异烟肼对 A 群作用强。B 群:处于半静止状态，多位于巨噬细胞内酸性环境中和空洞壁坏死组织中，吡嗪酰胺对 B 群作用强。C 群：处于半静止状态，可有间歇性的生长繁殖，利福平对 C 群作用强。D 群：处于休眠状态，不繁殖，数量很少。抗结核药物对 D 群无作用。B 和 C 群由于处于半静止状态，抗结核药物的作用相对较差，有"顽固菌"之称。杀灭 B 和 C 群可以防止复发。

2. 发病机制

（1）传染源、传播途径与易感人群　传染源主要是排菌的肺结核患者，特别是痰涂片阳性，未经治疗者。呼吸道飞沫传播是肺结核最主要的传播途径。结核分枝杆菌通过咳痰、喷嚏等排到空气中而传播，亦可通过尘埃传播。经消化道和皮肤等其他途径传播已罕见。人群普遍易感，婴幼儿、老人、HIV 感染者、免疫抑制剂使用者、慢性疾病患者等免疫力低下者均是易感人群。

（2）人体的反应性　人体对结核分枝杆菌的自然免疫力即先天免疫力，是非特异性的。接种卡介苗或经过结核分枝杆菌感染后获得的免疫力即后天免疫力，具有特异性，能将入侵的结核分枝杆菌杀死或包围，制止其扩散，促使病灶愈合。人体感染结核分枝杆菌后具有免疫力而不再发病。

结核病主要的免疫保护机制是细胞免疫。人体受结核分枝杆菌感染后，首先是巨噬细胞做出反应，肺泡中的巨噬细胞大量分泌白细胞介素（简称白介素）- 1、白介素 - 6 和肿瘤坏死因子（TNF）- α 等细胞因子，使淋巴细胞和单核细胞聚集到结核分枝杆菌入侵部位，逐渐形成结核肉芽肿，限制结核分枝杆菌扩散并杀灭结核分枝杆菌。T 淋巴细胞具有独特作用，其与巨噬细胞相互作用和协调，对完善免疫保护作用非常重要。

1890 年 Koch 观察到，将结核分枝杆菌皮下注射到未感染的豚鼠，10～14 天后局部皮肤红肿、溃烂，形成深的溃疡，不愈合，最后豚鼠因结核分枝杆菌播散到全身而死亡。而对 3～6 周前受少量结核分枝杆菌感染和结核菌素皮肤试验阳转的动物，给予同等剂量的结核分枝杆菌皮下注射，2～3 天后局部出现红肿，形成表浅溃烂，继之较快愈合，无淋巴结肿大，无播散和死亡。这种机体对结核分枝杆菌初感染和再感染所表现出不同反应的现象称为 Koch 现象。较快的局部红肿和表浅溃烂是由结核菌素诱导的迟发性变态反应的表现；结核分枝杆菌无播散，引流淋巴结无肿大以及溃疡较快愈合是免疫力的反映。免疫力与迟发性变态反应之间关系相当复杂，尚不十分清楚，大致认为两者既有相似的方面，又有独立的一面，变态反应不等于免疫力。

【病理】

结核病的基本病理变化是炎性渗出、增生和干酪样坏死。结核病的病理过程特点是破坏与修复常同时进行，故上述三种病理变化多同时存在，也可以某一种变化为主，而且可相互转化。这主要取决于结核分枝杆菌的感染量、毒力大小以及机体的抵抗力和变态反应状态。

1. 基本病理变化

（1）渗出为主的病变　主要出现在结核性炎症初期阶段或病变恶化复发时，可表现为局部中性粒细胞浸润，继之由巨噬细胞及淋巴细胞取代。

（2）增生为主的病变　表现为典型的结核结节，直径约为 0.1mm，数个融合后肉眼能见到，由淋巴细胞、上皮样细胞、朗汉斯巨细胞以及成纤维细胞组成。结核结节的中间可出现干酪样坏死。大量上皮样细胞互相聚集融合形成多核巨细胞，称为朗汉斯巨细胞。增生为主的病变发生在机体抵抗力较强、病变恢复阶段。

（3）干酪样坏死为主的病变　多发生在结核分枝杆菌毒力强、感染菌量多、机体超敏反应增强、抵抗力低下的情况。干酪坏死病变镜检为红染、无结构的颗粒状物，含脂质多，肉眼观察呈淡黄色，状似奶酪，故称干酪样坏死。

2. 病理变化转归　在机体特异性免疫作用下或经抗结核药物治疗后，有些病变完全吸收消失，有些病变吸收缩小、纤维化或钙化。未经治疗或病变恶化时，原有病灶可浸润进展，出现渗出和坏死，甚至发生液化或形成空洞。

【临床表现】

肺结核大多起病隐匿，病程长，虽然肺结核的临床表现不尽相同，但有共同之处。

1. 症状

（1）全身症状　大多出现发热（多为长期午后潮热）、盗汗、倦怠乏力、食欲减退和体重减轻等症状，常被称为结核中毒症状。发热为最常见症状，若病情在进展期，可有不规则高热。女性可出现月经不调或闭经。

（2）呼吸系统症状

1）咳嗽、咳痰　咳嗽、咳痰两周以上或痰中带血是肺结核的常见可疑症状。通常为干咳或少量黏液痰，空洞形成时，痰量增多。继发其他细菌感染时，痰呈脓性，量亦增多。

2）咯血　1/3有咯血。咯血量多少不等，多数为少量咯血；大量咯血易堵塞气管，引起窒息，导致死亡。

3）胸痛、呼吸困难　病灶累及胸膜时，可出现胸痛，并随呼吸运动和咳嗽加重。呼吸困难多见于干酪样肺炎和大量胸腔积液患者。

2. 体征　取决于病变性质和范围。病变范围小，可无任何体征；渗出性病变范围较大或干酪样坏死出现肺实变体征，如触觉语颤增强、叩诊浊音、听诊闻及支气管呼吸音和细湿性啰音。较大的空洞性病变听诊也可以闻及支气管呼吸音。若有较大范围的纤维条索形成，可出现气管向患侧移位，患侧胸廓塌陷、叩诊浊音、听诊呼吸音减弱并可闻及湿性啰音。结核性胸膜炎时有胸腔积液体征，表现为气管向健侧移位，患侧胸廓视诊饱满、触觉语颤减弱、叩诊实音、听诊呼吸音消失。支气管结核可有局限性哮鸣音。

少数患者可以有风湿热样表现，称为结核性风湿症。多见于青少年女性。常累及四肢大关节，在受累关节附近可见结节性红斑或环形红斑，间歇出现。

【辅助检查】

1. 影像学检查

（1）胸部 X 线检查　是诊断肺结核的常规首选方法，可以发现早期轻微的结核病变，还可以确定病变范围、部位、形态、密度、与周围组织的关系等。影像特点是病变多发生在上叶的尖后段以及下叶的背段和后基底段，呈多态性，密度不均匀、边缘较清楚且变化较慢，易形成空洞和播散病灶。

（2）CT 检查　易发现隐蔽的病变而减少微小病变的漏诊；能清晰显示各型肺结核病变特点和性质，与支气管关系，有无空洞，以及进展恶化和吸收好转的变化；能准确显示纵隔淋巴结有无肿大。

2. 痰结核分枝杆菌检查　是确诊肺结核病的主要方法，也是制订化疗方案和考核治疗效果的主要依据。每一个有肺结核可疑症状或肺部有异常阴影者都必须查痰。通常初诊患者至少要送 3 份痰标本，包括清晨痰、夜间痰和即时痰，如无夜间痰，宜在留清晨痰后 2~3 小时再留一份痰标本。复诊患者每次送两份痰标本。无痰患者可采用痰诱导技术获取痰标本。痰涂片检查是简单、快速、易行和可靠的方法，由于非结核性分枝杆菌少，故痰中检出抗酸杆菌对诊断有极重要的意义。结核分枝杆菌培养费时较长，但精确可靠，特异性高，常作为结核病诊断的"金标准"，同时也为药物敏感性测定和菌种鉴定提供菌株。

3. 纤维支气管镜检查 常用于支气管结核和淋巴结支气管瘘的诊断，可以在病灶部位钳取活体组织进行病理学检查和结核分枝杆菌培养。对于肺内结核病灶，可以采集分泌物或冲洗液标本做病原体检查，也可以经支气管肺活检获取标本检查。

4. 结核菌素试验 广泛应用于检出结核分枝杆菌的感染，而非检出结核病。结核菌素试验对儿童、少年和青年的结核病诊断有参考意义。目前世界卫生组织推荐使用的结核菌素为纯蛋白衍化物（PPD）和 PPD – RT23。结核菌素试验反应愈强，对结核病的诊断，特别是对婴幼儿的结核病诊断愈重要。结核分枝杆菌感染后需 4~8 周才建立充分变态反应，在此之前，结核菌素试验可呈阴性。营养不良、HIV 感染、麻疹、水痘、癌症、严重的细菌感染包括重症结核病如粟粒型结核和结核性脑膜炎等，结核菌素试验结果则多为阴性和弱阳性。

【诊断】

1. 分类和诊断要点

（1）原发型肺结核 含原发综合征及胸内淋巴结结核。多见于少年儿童，无症状或症状轻微，多有结核病家庭接触史，结核菌素试验多为强阳性，X 线胸片表现为哑铃型阴影，即原发病灶、引流淋巴管炎和肿大的肺门淋巴结，形成典型的原发综合征（图 6 – 1）。原发病灶一般吸收较快，可不留任何痕迹。若 X 线胸片只有肺门淋巴结肿大，则诊断为胸内淋巴结结核。

（2）血行播散型肺结核 含急性血行播散型肺结核（急性粟粒型肺结核）及亚急性、慢性血行播散型肺结核。急性粟粒型肺结核多见于婴幼儿和青少年，特别是营养不良、患传染病和长期应用免疫抑制剂导致抵抗力明显下降的小儿，多同时伴有原发型肺结核。起病急，持续高热，中毒症状严重，全身浅表淋巴结肿大，肝和脾肿大，可伴有结核性脑膜炎。X 线胸片和 CT 检查在症状出现 2 周左右可发现由肺尖至肺底呈大小、密度和分布均匀的粟粒状结节阴影，结节直径 2mm 左右（图 6 – 2）。亚急性、慢性血行播散型肺结核起病较缓，症状较轻，X 线胸片呈双上、中肺野为主的大小不等、密度不同和分布不均的粟粒状或结节状阴影，新鲜渗出与陈旧硬结和钙化病灶共存（图 6 – 3）。

图 6 – 1 原发综合征

图 6 – 2 急性粟粒型肺结核

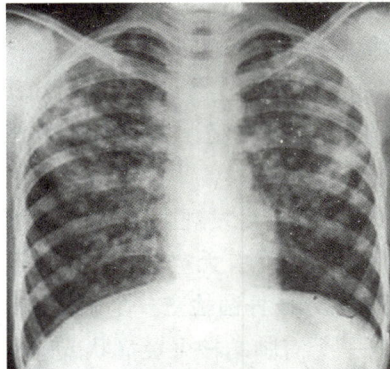

图 6 – 3 慢性血行播散型肺结核

（3）继发型肺结核　含浸润性肺结核、纤维空洞性肺结核和干酪样肺炎等。

1）浸润性肺结核　渗出性病变和纤维干酪增殖病变多发生在肺尖和锁骨下，影像学检查表现为小片状或斑点状阴影，可融合和形成空洞（图6-4）。

2）空洞性肺结核　空洞形态不一，多有支气管播散病变，临床症状较多，发热、咳嗽、咳痰和咯血等，痰中经常排菌。应用有效的化学治疗后，出现空洞不闭合，但长期多次查痰阴性，空洞壁由纤维组织或上皮细胞覆盖，诊断为"净化空洞"。但有些空洞还残留一些干酪组织，长期多次查痰阴性，临床上诊断为"开放菌阴综合征"。

3）结核球　多由干酪样病变吸收和周边纤维膜包裹或干酪空洞阻塞性愈合而形成。结核球内有钙化灶或液化坏死形成空洞，同时80%以上结核球有卫星灶，可作为诊断和鉴别诊断的参考。结核球直径在2~4cm，多小于3cm（图6-5）。

4）干酪样肺炎　多发生在机体免疫力和体质衰弱，又受到大量结核分枝杆菌感染者，或有淋巴结支气管瘘，淋巴结中的大量干酪样物质经支气管进入肺内而发生。大叶性干酪样肺炎X线呈大叶性密度均匀磨玻璃状阴影，逐渐出现溶解区，呈虫蚀样空洞，可出现播散病灶，痰中能查出结核分枝杆菌（图6-6）。小叶性干酪样肺炎的症状和体征比大叶性干酪样肺炎轻，X线呈小叶斑片播散病灶，多发生在双肺中下部。

5）纤维空洞性肺结核　病程长，反复进展恶化，肺组织破坏重，肺功能严重受损，双侧或单侧出现纤维厚壁空洞和广泛的纤维增生，造成肺门抬高和肺纹理呈垂柳样，患侧肺组织收缩，纵隔向患侧移位，常见胸膜粘连和代偿性肺气肿（图6-7）。

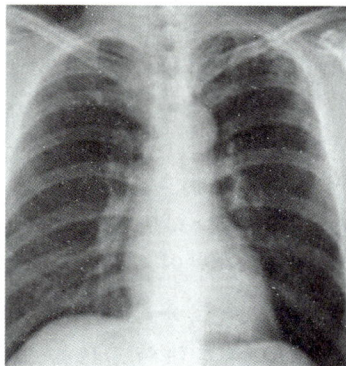

图6-4　浸润性肺结核

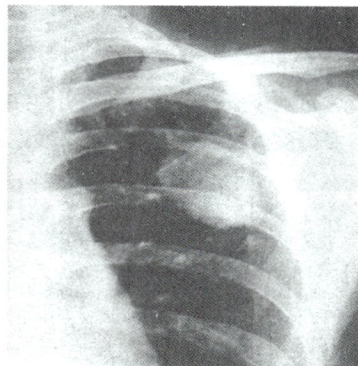

图6-5　结核球

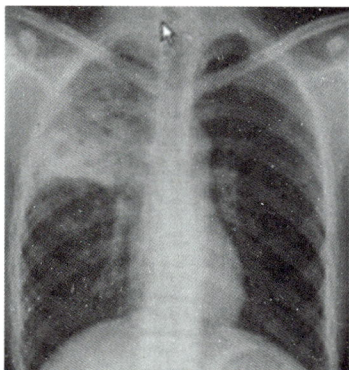

图6-6　干酪样肺炎

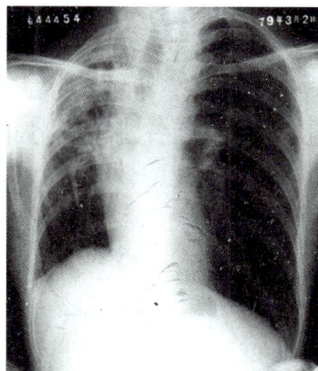

图6-7　纤维空洞性肺结核

（4）结核性胸膜炎　含结核性干性胸膜炎、结核性渗出性胸膜炎、结核性脓胸。

（5）其他肺外结核　按部位和脏器命名，如骨关节结核、肾结核等。

（6）菌阴肺结核　为三次痰涂片及一次痰培养均阴性的肺结核。

2. 记录方法　按肺结核病变部位及范围、类型、痰菌检查、化疗史程序书写。病变范围按左右侧，每侧以第2和第4前肋下缘内端水平，将两肺分为上、中、下肺野。以（＋）或（－）分别代表痰菌阳性或阴性，涂片和培养法分别以"涂""培"表示；无痰或未查痰，应注明"无痰"或"未查"。化疗史记录为"初治"或"复治"。诊断记录举例：原发型肺结核右中涂（－），初治。并发症（如自发性气胸、肺不张等）、并存病（如硅沉着病、糖尿病等）、手术（如肺切除术后、胸廓成形术后等）可在化疗史后按并发症、并存病、手术等顺序书写。

【治疗】

1. 化学治疗

（1）化疗原则　早期、联合、适量、规律、全程，目的是早期杀菌、最终灭菌和防止耐药菌产生。

（2）常用抗结核药物

1）异烟肼（INH，H）　迄今仍然是单一抗结核药物中杀菌力，特别是早期杀菌力最强者。INH对巨噬细胞内外的结核分枝杆菌均具有杀菌作用。成人300mg/d，顿服；儿童5～10mg/(kg·d)，最大剂量不超过300mg/d，顿服。结核性脑膜炎和血行播散型肺结核的用药剂量可加大，成人10～20mg/(kg·d)，儿童20～30mg/(kg·d)。偶可发生药物性肝炎、周围性神经炎。

▎知识链接▎

异烟肼的发现史

在异烟肼等特效药发明之前，人类对结核病几乎无能为力。在西方国家，大半个世纪里医生们通常让患者待在疗养院里通过休息和呼吸新鲜空气来治疗。异烟肼最初是由布拉格的查尔斯大学化学系的研究生梅耶尔和莫里于1912年做博士论文时合成的，他们完全没有意识到他们产品的巨大药用价值。约40年之后，斯坦福大学的欣肖和康奈尔医学院的麦克德莫特最早开始了研究，在大规模测试吡啶类酰胺衍生物时，他们试验了几千个衍生物。罗氏公司、百时美施贵宝公司和拜耳公司的研究人员也几乎同时找到了异烟肼，发现其具有极强的抗结核菌活性。1951年在纽约开始临床试验。1952年，由罗氏公司首先在美国上市，商品名为"雷米封"。这种神奇的新药问世没多久，从19世纪后期到20世纪前半段曾经遍布欧洲和美国的结核病疗养院就纷纷关门了。

2）利福平（RFP，R）　对巨噬细胞内外的结核分枝杆菌均有快速杀灭作用，特别是对C群有独特的杀灭效果。口服后药物集中在肝脏，主要经胆汁排泄，推荐早晨空腹或早饭前半小时服用。利福平及其代谢物为橘红色，服后大小便、眼泪等为橘红色。成人8～10mg/(kg·d)，体重在50kg及以下者为450mg，50kg以上者为600mg，顿服；儿童10～20mg/(kg·d)，顿服。间歇用药为600～900mg，每周2次或3次。主要不良反应为肝功能损害、过敏反应。

3）吡嗪酰胺（PZA，Z）　具有独特的杀菌作用，主要是杀灭巨噬细胞内酸性环境中的B群。成人1.5g/d，儿童30～40mg/(kg·d)，分3次口服。常见不良反应为高尿酸血症、肝损害、食欲缺乏、关节痛和恶心。

4）乙胺丁醇（EMB，E）　主要是抑制结核分枝杆菌RNA合成。口服易吸收，成人0.75～1.0g/d，顿服。不良反应为视神经炎。

5）链霉素（SM，S）　对巨噬细胞外碱性环境中的结核分枝杆菌有杀灭作用。成人0.75g/d，肌内注射，每周 5 次；间歇用药每次 0.75 ~ 1.0g，肌内注射，每周 2 ~ 3 次。不良反应主要为耳毒性、前庭功能损害和肾毒性等，应严格掌握使用剂量，儿童、老人、妊娠期妇女、听力障碍和肾功能不良等人群要慎用或不用。

6）抗结核药物固定剂量复合制剂（FDC）的应用　由多种抗结核药物按照一定的剂量比例合理组成，由于应用复合制剂能够有效防止漏服某一药品，而且每次服药片数明显减少，对提高治疗依从性，充分发挥联合用药的优势具有重要意义，成为预防耐药结核病发生的重要手段。目前复合制剂主要用于初治活动性肺结核。复治肺结核患者、结核性胸膜炎及其他肺外结核也可以用 FDC 组成治疗方案。

（3）标准化学治疗方案　分为强化和巩固两个阶段。在化疗方案简写公式中，药名多用该药英文首写字母表示，药名前数字表示用药月数，药名右下方数字表示每周用药次数，斜线前表示强化阶段，斜线后表示巩固阶段。

1）初治活动性肺结核（包括涂阳和涂阴）治疗方案　①每日用药方案：强化期异烟肼、利福平、吡嗪酰胺和乙胺丁醇，顿服，2 个月；巩固期异烟肼、利福平，顿服，4 个月。简写为：2HRZE/4HR。②间歇用药方案：强化期异烟肼、利福平、吡嗪酰胺和乙胺丁醇，隔日一次或每周 3 次，2 个月；巩固期异烟肼、利福平，隔日一次或每周 3 次，4 个月。简写为：$2H_3R_3Z_3E_3/4H_3R_3$。

2）复治涂阳肺结核治疗方案　①复治涂阳敏感用药方案：强化期异烟肼、利福平、吡嗪酰胺、链霉素和乙胺丁醇，顿服，2 个月；巩固期异烟肼、利福平、乙胺丁醇，顿服，6 ~ 10 个月。简写为：2HRZSE/6 ~ 10HRE。②间歇用药方案：强化期异烟肼、利福平、吡嗪酰胺、链霉素和乙胺丁醇，隔日一次或每周 3 次，2 个月；巩固期异烟肼、利福平和乙胺丁醇，隔日一次或每周 3 次，6 个月。简写为：$2H_3R_3Z_3S_3E_3/6 ~ 10H_3R_3E_3$。

（4）耐多药肺结核　耐药结核病，特别是 MDR – TB（至少耐异烟肼和利福平）和当今出现的广泛耐多药结核病（XDR – TB）（除耐异烟肼和利福平外，还耐二线抗结核药物）对全球结核病控制提出了严峻的挑战。制订 MDR – TB 治疗方案的原则包括：①详细了解患者用药史，该地区常用抗结核药物和耐药流行情况；②尽量做药敏试验；③严格避免只选用一种新药加到原失败方案中；④WHO 推荐尽可能采用新一代的氟喹诺酮类药物；⑤不使用交叉耐药的药物；⑥治疗方案至少含 4 种二线的敏感药物；⑦至少包括吡嗪酰胺、氟喹诺酮类、注射用卡那霉素或阿米卡星、乙硫或丙硫异烟肼和对氨基水杨酸钠（PAS）或环丝氨酸；⑧药物剂量依体重决定；⑨加强期应为 9 ~ 12 个月，总治疗期为 20 个月或更长，根据治疗效果决定；⑩监测治疗效果最好以痰培养为准。

2. 对症治疗　肺结核的中毒症状在合理化疗后很快减轻或消失，无须特殊处理。一般少量咯血，多以安慰患者、消除紧张、卧床休息为主，可用氨基己酸、氨甲苯酸、酚磺乙胺、卡巴克洛等药物止血。大咯血时先用垂体后叶素 5 ~ 10U 加入 25% 葡萄糖液 40ml 中缓慢静脉注射，一般为 15 ~ 20 分钟，然后将垂体后叶素加入 5% 葡萄糖液按 0.1U/（kg·h）速度静脉滴注。垂体后叶素收缩小动脉，使肺循环血量减少而达到较好止血效果。高血压、冠状动脉粥样硬化性心脏病、心力衰竭患者和妊娠期妇女禁用。对支气管动脉破坏造成的大咯血可采用支气管动脉栓塞法。毒性症状过于严重或胸腔积液不能很快吸收，在充分有效抗结核药物应用的同时加用糖皮质激素，常选用泼尼松口服。

3. 手术治疗　当前肺结核手术治疗主要的适应证是经合理化学治疗后无效、多重耐药的厚壁空洞、大块干酪灶、结核性脓胸、支气管胸膜瘘和大咯血保守治疗无效者。

【常用药物注意事项与患者教育】

1. 抗结核药品 FDC　目前主要以一线抗结核药品利福平（R）、异烟肼（H）、吡嗪酰胺（Z）、盐酸乙胺丁醇（E）进行组合，分为二联方、三联方和四联方。我国抗结核药品 FDC 制剂有：二联制剂，R－H；三联制剂，R－H－Z；四联制剂，R－H－Z－E。常见不良反应有肝损伤、胃肠道反应、神经系统损害、变态反应、血液系统损害、骨关节损害等。对利福平、异烟肼、吡嗪酰胺、盐酸乙胺丁醇或任何辅料过敏者禁用。用药前肝功能异常者、胆管梗阻者、妊娠3个月以内的妇女、痛风患者、精神疾患及癫痫患者、糖尿病有眼底病变者、卟啉病患者、严重肾功能不全患者禁用。

2. 对氨基水杨酸钠（PAS，P） 对结核分枝杆菌有抑制作用。本品通过对叶酸合成的竞争性抑制作用而抑制结核分枝杆菌的生长繁殖。该品溶液不稳定，见光可分解变色，故应即配即用，并避光使用。可影响利福平的吸收，故不宜与利福平合用。

3. 其他抗结核药 ①乙硫异烟胺：化学结构和作用机制类似异烟肼，抗菌活性较低，但对异烟肼和链霉素耐药的结核分枝杆菌敏感，临床作为二线药物使用。不良反应有较强的胃肠道刺激、周围神经炎及肝损害等。②利福喷汀：利福霉素衍生物，作用机制与不良反应同利福平，抗菌活性比利福平强8倍以上，治疗剂量同利福平，每周用药1~2次。③利福定：利福霉素衍生物，作用机制与不良反应同利福平，抗菌活性比利福平强3倍以上，治疗剂量为利福平的1/3~1/2。

第七节　肺　癌

PPT

肺癌，或称原发性支气管肺癌或原发性支气管癌，是起源于呼吸上皮细胞（支气管、细支气管和肺泡）的恶性肿瘤，是最常见的肺部原发性恶性肿瘤。多数在40岁以上发病，发病高峰在55~65岁，男女比约为2.1∶1。肺癌是全球癌症相关死亡最主要的原因。男性发病率在所有癌症中列首位，女性发病率仅次于乳腺癌列第二位，死亡率则均列首位，与以往数据相比发病率和死亡率均呈上升趋势。由于约75%患者就诊时已是肺癌晚期，故其5年生存率低于20%。

【病因与发病机制】

尚未完全阐明，目前认为与下列因素有关。

1. 吸烟 是肺癌最常见的病因。约85%肺癌患者有吸烟史，包括吸烟和已戒烟者（定义为诊断前戒烟至少12个月）。吸烟20~30包年（定义为每天1包，吸烟史20~30年）者罹患肺癌的危险性明显增加。随着戒烟时间的延长，发生肺癌的危险性逐步降低。开始吸烟的年龄越小、吸烟时间越长、吸烟量越大，肺癌的发病率和死亡率越高。环境烟草烟雾（或称二手烟或被动吸烟）也是肺癌的病因之一。

2. 空气污染 包括室内小环境和室外大环境污染。室内小环境污染如被动吸烟、燃料燃烧和烹调过程中产生的致癌物等，室外大环境污染如汽车废气、工业废气、公路沥青等。上述污染物中都含有致癌物质，如苯并芘、氧化亚砷、放射性物质、NO、SO_2等。有统计资料显示，城市肺癌发病率明显高于农村。

3. 职业致癌因素 某些职业的劳动环境中具有许多致癌物质，已确认的有铬、镍、砷、氡、石棉、芥子气、电离辐射和微波辐射等。由于肺癌的形成是一个漫长的过程，因此不少患者在停止接触上述物质很长时间后才发现肺癌。

4. 电离辐射 可能是职业性的，也可能是非职业性的。有来自体外或因吸入放射性粉尘和气体引起的体内照射。不同射线产生的效应也不同，如在日本广岛原子弹释放的是中子和α射线，长崎则仅有α射线，前者引发肺癌的危险性高于后者。美国1978年报告一般人群中电离辐射有49.6%来自自然界，44.6%为医疗照射，来自X线检查的占36.7%。

5. 遗传因素 遗传因素与肺癌的相关性受到重视，肺癌可能是外因通过内因而发病的，外因可诱发细胞的恶性转化和不可逆的基因改变，包括原癌基因的活化、抑癌基因的失活、自反馈分泌环的活化和细胞凋亡的抑制。

6. 其他因素 美国癌症学会将结核列为肺癌的发病因素之一，肺结核患者罹患肺癌的危险性是正常人群的 10 倍，主要组织学类型为腺癌。某些慢性肺部疾病如慢性阻塞性肺疾病、结节病、特发性肺纤维化、硬皮病、病毒感染、真菌毒素（黄曲霉）等，与肺癌的发生可能也有一定关系。

【分类】

1. 按解剖学部位分类

（1）中央型肺癌 发生在段及以上支气管的肺癌，以鳞状上皮细胞癌和小细胞肺癌较多见。

（2）周围型肺癌 发生在段支气管以下的肺癌，以腺癌较多见。

2. 按组织病理学分类

（1）小细胞肺癌 是一种低分化的神经内分泌肿瘤，包括小细胞癌和复合性小细胞癌。以增殖快速和早期广泛转移为特征，初次确诊时 60%～88% 已有脑、肝、骨或肾上腺等转移，只有约 1/3 患者局限于胸内。多为中央型，典型表现为肺门肿块和肿大的纵隔淋巴结引起的咳嗽和呼吸困难。对化疗和放疗较敏感。

（2）非小细胞肺癌 ①鳞状细胞癌（简称鳞癌）：目前分为角化型、非角化型和基底细胞样型鳞状上皮细胞癌。常见于老年男性，一般生长较慢，转移晚，手术切除机会较多，5 年生存率较高，但对放疗、化疗不如小细胞肺癌敏感。②腺癌：最常见。分为原位腺癌、微浸润性腺癌、浸润性腺癌和浸润性腺癌变异型。女性多见，临床多表现为周围型。局部浸润和血行转移较早，易累及胸膜而引起胸腔积液。③大细胞癌：较少见。在细胞学和组织结构及免疫表型等方面缺乏小细胞癌、腺癌或鳞癌的特征。诊断大细胞癌只用手术切除的标本，不适用小活检和细胞学标本。转移较晚，手术切除机会较大。④其他：腺鳞癌、肉瘤样癌、淋巴上皮瘤样癌、NUT 癌、唾液腺型癌（腺样囊性癌、黏液表皮样癌）等。

在所有上皮细胞来源的肺癌中，鳞癌、腺癌、大细胞癌和小细胞癌是主要类型的肺癌，合计约占所有肺癌的 90%。

【临床表现】

起病多缓慢，其临床表现与肺癌的发生部位、类型、大小、发展阶段、有无转移和并发症等有关。

1. 原发癌肿引起的表现

（1）咳嗽 为早期常见的症状，多表现为刺激性干咳，亦可咳少量黏液痰。此为肿瘤引起支气管狭窄所致，呈高音调金属音。继发感染时，痰量增多，呈黏液脓性。

（2）痰血或咯血 以中央型肺癌多见，多为痰中带血，偶有大咯血。

（3）气短或喘鸣 肿瘤引起气道狭窄造成部分阻塞，或转移引起大量胸腔积液、心包积液、膈肌麻痹、上腔静脉阻塞，或广泛肺部侵犯时，可有呼吸困难、气短、喘息，偶尔表现为喘鸣，听诊时可发现局限或单侧哮鸣音。

（4）胸痛 与肿瘤的转移或直接侵犯胸壁有关。

（5）发热 多因肿瘤引起的阻塞性肺炎所致，抗生素治疗效果不佳。

（6）消瘦 为恶性肿瘤常见表现，晚期由于肿瘤毒素以及感染、疼痛引起食欲减退，出现消瘦或恶病质。

2. 癌肿局部扩展引起的表现

（1）胸痛 肿瘤侵犯胸膜或胸壁时，易产生不规则的钝痛或隐痛或剧痛，随呼吸、咳嗽加重；

侵犯肋骨、脊柱时，可有固定压痛；压迫肋间神经，胸痛可累及相应分布区。

（2）吞咽困难 肿瘤侵犯或压迫食管所致。

（3）声音嘶哑 肿瘤直接压迫或侵犯纵隔淋巴结可压迫喉返神经（左侧多见）造成声带麻痹，出现声音嘶哑。

（4）上腔静脉阻塞综合征 肿瘤侵犯纵隔或转移的肿大淋巴结压迫上腔静脉，或腔静脉内癌栓阻塞，引起静脉回流受阻。表现为胸壁静脉曲张和上肢、颈面部水肿，重者出现头痛、头晕、视物模糊等。

（5）霍纳（Horner）综合征 位于肺尖部的肺癌称为肺上沟瘤，可压迫颈部交感神经，引起病侧眼睑下垂、瞳孔缩小、眼球内陷、额部与胸部少汗或无汗，称 Horner 综合征。

（6）胸腔积液 肿瘤转移累及胸膜或肺淋巴回流受阻所致。

（7）心包积液 肿瘤直接蔓延侵犯心包，或阻塞心脏的淋巴引流导致心包积液，迅速产生或者大量的心包积液可有心脏压塞症状。

3. 癌肿远处转移引起的表现

（1）中枢神经系统转移 脑转移可出现头痛、呕吐、眩晕、共济失调、复视、癫痫发作、一侧肢体无力甚至偏瘫。脊髓束受压可出现背痛、下肢无力、感觉异常等。

（2）腹部转移 可转移至肝脏、胰腺、胃肠道，出现食欲减退、肝区疼痛或腹痛、黄疸、肝大、腹腔积液及胰腺炎症状。肾上腺转移亦常见。

（3）骨骼转移 常转移至肋骨、脊椎、骨盆和四肢长骨，出现局部疼痛和压痛，甚至发生病理性骨折。

（4）淋巴结转移 多出现锁骨上淋巴结肿大，单个或多个，质地坚硬，多无疼痛和压痛。腹膜后淋巴结转移也较常见。

4. 癌肿作用于其他系统引起的肺外表现 又称副癌综合征，为某些类型的肺癌分泌的激素或类激素样物质所致。主要有内分泌综合征（如抗利尿激素分泌异常综合征、异位 ACTH（促肾上腺皮质激素）综合征、高钙血症、男性乳房发育等）、骨骼－结缔组织综合征（如肥大性肺性骨关节病、肌无力样综合征、多发性周围神经炎等）、血液学异常（如游走性血栓性静脉炎、血栓性心内膜炎等）。

【辅助检查】

1. 胸部 X 线检查 是发现肺癌最常见的方法。中央型肺癌多表现为一侧肺门类圆形阴影，边缘毛糙，可有分叶或切迹等。可伴有肺不张、阻塞性肺炎、局限性肺气肿征象。周围型肺癌早期常呈局限性小斑片状阴影，边缘不清，密度较淡，动态观察可见肿块逐渐增大，密度增高，呈圆形或类圆形，边缘有毛刺或切迹。癌肿中心坏死可形成空洞，空洞壁较厚，多呈偏心状，内壁不规则，凹凸不平。

2. 电子计算机 X 线体层扫描（CT）检查 CT 的优点在于能够显示普通 X 线检查所不能发现的癌肿，可以检查出直径 <5mm 的小结节和位于心脏后、脊柱旁、肺尖、肋膈角和肋骨头的病灶，同时，可判断癌肿有无侵犯邻近器官。

3. 磁共振（MRI）检查 MRI 在明确肿瘤与大血管之间关系，发现有无脑实质或脑膜转移方面优于 CT，而在发现小病灶（<5mm）方面不如 CT 敏感。

4. 支气管镜检查 是诊断肺癌的主要方法，可直视癌肿的形态，并可采集标本进一步做病理学检查。

5. 痰脱落细胞学检查 是诊断肺癌的重要方法。要提高痰检阳性率，必须获得气道深部的痰液，及时送检，至少送检 3 次。敏感性 <70%，但特异性高。

6. 病理学检查　对肺癌的确诊和组织分型具有决定性意义。可在 X 线、CT 或超声引导下采用细针经胸壁穿刺，或支气管镜、纵隔镜、胸腔镜采集的标本进行病理学检查。肿大的淋巴结亦可进行活检病理学检查。

7. 其他　放射性核素肺扫描、肿瘤标记物检查、开胸探查、基因检测等。

【诊断】

肺癌诊断可按下列步骤进行。

1. CT 检查确定部位　有临床症状或放射学征象怀疑肺癌的患者，应先行胸部和腹部 CT 检查，确定肿瘤的原发部位、纵隔淋巴结侵犯和其他解剖部位的播散情况。

2. 组织病理学诊断　肿瘤组织多可通过微创技术获取，如支气管镜、胸腔镜。但不推荐痰细胞学确诊肺癌。浅表可扪及的淋巴结或皮肤转移也应活检。若怀疑远处转移病变，也应获得组织标本，如软组织肿块、胸膜或肝病灶、溶骨性病变、骨髓。胸腔积液则应获得足量的细胞团或进行胸腔镜检查。目前建议对高度怀疑为 I 期和 II 期肺癌者可直接手术切除。

3. 分子病理学诊断　有条件者应在病理学确诊的同时检测肿瘤组织的 *EGFR* 基因突变、*ALK* 融合基因和 *ROS1* 融合基因等，非小细胞肺癌也可考虑检测 *PD-L1* 的表达水平，以利于制订个体化的治疗方案。

【临床分期】

2015 年国际肺癌研究学会（IASLC）公布了第 8 版肺癌 TNM 分期系统修订稿，见表 6-3、表 6-4。对于非小细胞肺癌，亦可分为局限期和广泛期。局限期指病灶局限于同侧半胸，能安全地被单个放射野包围；广泛期指病灶超过同侧半胸，包括恶性胸腔积液或心包积液以及血行转移等。

表 6-3　肺癌的 TNM 分期

原发肿瘤（T）
T_X：未发现原发肿瘤，或通过痰细胞学或支气管灌洗发现癌细胞，但影像学及支气管镜无法发现
T_0：无原发肿瘤的证据
T_{1S}：原位癌
T_1：肿瘤最大径 ≤3cm，周围包绕肺组织及脏层胸膜，支气管镜见肿瘤侵及叶支气管，未侵及主支气管
T_{1a}：肿瘤最大径 ≤1cm
T_{1b}：肿瘤最大径 1~2cm
T_{1c}：肿瘤最大径 >2~3cm
T_2：肿瘤最大径 >3~5cm；侵犯主支气管（不常见的表浅扩散型肿瘤，不论体积大小，侵犯限于支气管壁时，虽可能侵犯主支气管，仍为 T_1），但未侵及隆突；侵及脏层胸膜；有阻塞性肺炎或者部分或全肺不张。符合以上任何一个条件即归为 T_2
T_{2a}：肿瘤最大径 >3~4cm
T_{2b}：肿瘤最大径 >4~5cm
T_3：肿瘤最大径 >5~7cm；直接侵及以下任何一个器官，包括：胸壁（包含肺上沟瘤）、膈神经、心包；全肺肺不张肺炎；同一肺叶出现孤立性癌结节。符合以上任何一个条件即归为 T_3
T_4：肿瘤最大径 >7cm；无论大小，侵及以下任何一个器官，包括：纵隔、心脏、大血管、隆突、喉返神经、主气管、食管、椎体、膈肌；同侧不同肺叶内出现孤立癌结节
区域淋巴结（N）
N_X：区域淋巴结无法评估
N_0：无区域淋巴结转移
N_1：同侧支气管周围及（或）同侧肺门淋巴结以及肺内淋巴结转移，包括原发肿瘤直接侵及的肺内淋巴结
N_2：同侧纵隔内及（或）隆突下淋巴结转移
N_3：对侧纵隔、对侧肺门、同侧或对侧前斜角肌及锁骨上淋巴结转移

续表

远处转移（M）
M_X：远处转移无法评估
M_0：无远处转移
M_1：远处转移
M_{1a}：局限于胸腔内，包括胸膜播散（恶性胸腔积液、心包积液或胸膜结节）以及对侧肺叶出现癌结节
M_{1b}：远处器官单发转移灶
M_{1c}：多个或单个器官多处转移

表 6-4　TNM 与临床分期的关系

临床分期	TNM 分期
隐性癌	$T_X N_0 M_0$
0 期	$T_{1s} N_0 M_0$
ⅠA 期	
ⅠA1	$T_{1a} N_0 M_0$
ⅠA2	$T_{1b} N_0 M_0$
ⅠA3	$T_{1c} N_0 M_0$
ⅠB 期	$T_{2a} N_0 M_0$
ⅡA 期	$T_{2b} N_0 M_0$
ⅡB 期	$T_3 N_0 M_0$；$T_{1a-2b} N_1 M_0$
ⅢA 期	$T_4 N_0 M_0$；$T_{3-4} N_1 M_0$；$T_{1a-2b} N_2 M_0$
ⅢB 期	$T_{3-4} N_2 M_0$；$T_{1a-2b} N_3 M_0$
ⅢC 期	$T_{3-4} N_3 M_0$
ⅣA 期	$T_{1-4} N_{0-3} M_{1a-1b}$
ⅣB 期	$T_{1-4} N_{0-3} M_{1c}$

【治疗】

肺癌的治疗应根据身体状况、病理学类型、癌肿侵犯的范围采取综合治疗措施。非小细胞肺癌，早期以手术治疗为主；可切除的局部晚期肺癌，可采取辅助化疗＋手术治疗＋放疗；不可切除的局部晚期肺癌，可采取化疗＋放疗；远处转移的晚期肺癌以姑息治疗为主；小细胞肺癌以化疗为主，辅以手术和（或）放疗。

1. 手术治疗　为早期肺癌最佳治疗方法。分为根治性与姑息性手术，应当力争根治性切除，以期达到切除肿瘤，减少肿瘤转移和复发的目的，并可进行 TNM 分期，指导术后综合治疗。非小细胞肺癌Ⅰ期及Ⅱ期患者首选根治性手术切除，$T_3 N_1$ 和 $T_{1-3} N_2$ 的ⅢA 期患者采取综合治疗的方法。小细胞肺癌一般不推荐手术治疗。

2. 化学药物治疗（简称化疗）

（1）小细胞肺癌　对化疗非常敏感，一线化疗药物有依托泊苷或伊立替康联合顺铂或卡铂，共 4~6 个周期。

（2）非小细胞肺癌　对化疗敏感性较差，对于晚期和复发非小细胞肺癌患者，联合化疗方案可缓解症状及提高生活质量和生存率。目前一线化疗推荐含铂两药联合化疗，如卡铂或顺铂加上紫杉醇、长春瑞滨、吉西他滨、培美曲塞或多西他赛等，治疗 4~6 个周期。对于化疗之后肿瘤缓解或疾病稳定而没有发生进展者，可给予维持治疗。一线治疗失败者，推荐多西他赛或培美曲赛单药二线化疗。

3. 分子靶向治疗　靶向治疗是以肿瘤组织或细胞的驱动基因变异以及肿瘤相关信号通路的特异性分子为靶点，利用分子靶向药物特异性阻断该靶点的生物学功能，选择性地在分子水平逆转肿瘤细胞的恶性生物学行为，从而达到抑制肿瘤生长甚至使肿瘤消退的目的。目前靶向治疗主要应用于非小细胞肺癌中的腺癌患者，例如以 *EGFR* 突变阳性为靶点的 EGFR – 酪氨酸激酶抑制剂（EGFR – TKI）厄洛替尼、吉非替尼、阿法替尼、奥希替尼，以 *ALK* 重排阳性为靶点的克唑替尼、艾乐替尼、色瑞替尼等和以 *ROS1* 重排阳性为靶点的克唑替尼可用于一线治疗或化疗后的维持治疗，对不适合根治性治疗局部晚期和转移的非小细胞肺癌有显著的治疗作用，并可延长患者生存期。此外，以肿瘤血管生成为靶点的贝伐珠单抗，联合化疗能明显提高晚期非小细胞肺癌的化疗效果并延长肿瘤中位进展时间。采用针对免疫检查点 PD –（L）1 的单克隆抗体可抑制 PD – 1 与肿瘤细胞表面的 PD – L1 结合，产生一系列抗肿瘤的免疫作用，也有一定的治疗效果。

4. 放射治疗（简称放疗） 可分为根治性放疗、姑息性放疗、辅助放疗、新辅助化放疗和预防性放疗等。根治性放疗用于病灶局限、因解剖原因不便手术或其他原因不能手术者；姑息性放疗目的在于抑制肿瘤的发展、延缓癌细胞扩散，缓解症状；辅助放疗适用于术前放疗、术后切缘阳性者；预防性放疗适用于全身治疗有效的小细胞肺癌患者全脑放疗。放疗对小细胞肺癌效果较好，其次为鳞癌和腺癌。放疗通常联合化疗。常用的放射线有 $^{60}Co – \gamma$ 线、电子束 β 线和中子加速器等。

5. 其他治疗 ①支气管动脉灌注化疗：适用于失去手术指征、全身化疗无效的晚期肺癌，可缓解症状，减轻痛苦。②经支气管镜介入治疗：激光治疗、腔内放疗、超声引导下介入治疗等。③中医药治疗。

【常用药物注意事项与患者教育】

1. 吉非替尼 分子靶向治疗药，选择性表皮生长因子受体（EGFR）酪氨酸激酶抑制剂，通过抑制该酶，妨碍肿瘤的生长、转移、血管生成，并诱导肿瘤细胞凋亡。适用于治疗既往接受过化疗或不适于化疗的局部晚期或转移性非小细胞肺癌。最常见的药物不良反应为腹泻、皮疹、瘙痒、皮肤干燥和痤疮等。

2. 依托泊苷 为细胞周期特异性抗肿瘤药物，作用于 DNA 拓扑异构酶Ⅱ，形成药物 – 酶 – DNA 稳定的可逆性复合物，阻碍 DNA 修复。主要用于治疗小细胞肺癌、恶性淋巴瘤等。主要不良反应有骨髓抑制（如白细胞及血小板减少）、消化道反应（如食欲减退、恶心、呕吐、口腔炎等）、脱发、过敏等。骨髓功能障碍、对本品严重过敏者禁用。

第八节 气 胸

胸膜腔是由脏层和壁层胸膜构成的不含气体的密闭的潜在腔隙。各种原因导致胸膜破损使气体进入胸膜腔造成积气状态时称为气胸。气胸可分为自发性、外伤性和医源性三类。气体进入胸膜腔造成胸膜腔内压力升高，肺脏被压缩影响气体交换，静脉回心血流受阻，出现不同程度心、肺功能障碍。本节重点叙述自发性气胸。

【病因与发病机制】

根据肺部有无原发疾病，将自发性气胸分为原发性和继发性两类。

1. 原发性气胸（也称特发性气胸） 肺部常规 X 线检查未发现明显病变的健康者所发生的气胸，多由于脏层胸膜下肺大疱、微小气肿疱破裂所致。多见于青壮年，特别是体型瘦长的男性。

2. 继发性气胸 见于有基础肺疾病者，以慢性阻塞性肺疾病（COPD）和肺结核多见，肺癌、尘肺、肺脓肿、结节病、肺纤维化等亦可发生气胸。少数女性在月经前后 24～72 小时发生气胸，发病机制不清楚，可能肺、胸膜或膈肌上有异位子宫内膜结节破裂所致。

【临床类型】

按脏层胸膜破口的特点及胸膜腔内压力的不同，将自发性气胸分为下列三种类型。

1. 闭合性（单纯性）气胸 裂口较小，破损的脏层胸膜随肺萎缩而闭合，空气不再继续进入胸膜腔，胸膜腔压力接近或略超过大气压，抽气后压力下降不再升高。

2. 交通性（开放性）气胸 裂口较大，或因胸膜粘连或牵拉，破口持续开放，吸气与呼气时空气自由进出胸膜腔，胸膜腔内压在 0cm H_2O 上下波动；抽气后可呈负压，但观察数分钟后，压力又升至抽气前水平。

3. 张力性（高压性）气胸 裂口呈单向活瓣作用，呼气时裂口关闭，吸气时裂口张开，于是空气只能进入胸膜腔而无法排出，使胸膜腔积气量越积越多，胸膜腔内压测定常超过 10cm H_2O。张力性气胸严重压迫肺脏和胸内大血管，把纵隔、心脏推向健侧，可导致呼吸循环衰竭。

【临床表现】

临床表现的轻重与有无肺基础疾病及功能状态、气胸发生的速度、胸膜腔内积气量及压力大小三个因素有关。

1. 症状 可有持重物、屏气、剧烈体力活动等诱因，但大多数在正常活动或安静休息时发生。突起一侧胸部针刺样或刀割样疼痛，继之胸闷和呼吸困难，可伴有刺激性咳嗽。胸腔内大量积气，尤其是张力性气胸时，由于肺被压缩，纵隔移位，迅速出现严重呼吸困难、发绀、烦躁不安、出冷汗、昏迷、休克等。

2. 体征 取决于积气量的多少和是否伴胸腔积液。少量气胸，体征不明显。肺被压缩面积 >30% 时，出现患侧胸廓饱满，肋间隙增宽，呼吸运动减弱或消失，语颤减弱，叩诊呈鼓音，心脏浊音界缩小或消失，听诊呼吸音减弱或消失。气胸量大时，气管、纵隔及心脏可向健侧移位。液气胸时，胸内有振水声。

【辅助检查】

1. 胸部 X 线检查 为目前诊断气胸最可靠的办法。胸腔积气处透亮度增加，被压缩的肺边缘呈外凸弧形的细线条形阴影，称为气胸线，线内密度增高部分为压缩的肺组织。如有积液，可见气液平面。少量气胸常局限在肺尖部，易漏诊，侧位胸片可发现。

2. 胸部 CT 检查 CT 表现为胸膜腔内出现极低密度的气体影，伴有肺组织不同程度的萎缩改变，CT 对小量气胸、局限性气胸、肺大疱与气胸的鉴别及评估气胸量大小比 X 线胸片更敏感、更准确。

【诊断】

根据临床症状、体征及影像学表现，气胸的诊断并不困难。X 线或 CT 显示气胸线是确诊依据，若病情十分危重，无法搬动患者做 X 线检查，应当机立断在患侧胸腔体征最明显处试验穿刺，如抽出气体，可证实气胸的诊断。

【治疗】

首要的治疗是排气减压，迅速解除气胸的压迫症状，促进患侧肺复张。

1. 一般治疗 卧床休息，保持安静，密切观察病情变化，经鼻导管或面罩吸入 10L/min 的氧，积极治疗原发性肺部疾病。适用于稳定型小量气胸，首次发生的症状较轻的闭合性气胸。

2. 排气治疗 是治疗气胸的主要方法，尤其是张力性气胸，需进行紧急排气，以迅速缓解症状。

（1）胸腔穿刺抽气 适用于小量气胸（20% 以下），呼吸困难较轻，心肺功能尚好的闭合性气胸患者。一般选择患侧锁骨中线第 2 肋间处，皮肤消毒后用气胸针或细导管直接穿刺入胸腔，连接 50ml 或 100ml 注射器或气胸机抽气并测压，直至呼吸困难缓解。在无其他抽气设备时，可用较粗针头，在其尾部结扎橡皮指套，指套末端剪一小裂缝，将针头刺入胸腔排气，高压气体从小裂缝排出，当胸内压减为负压，指套囊即自然塌陷，小裂缝关闭，外界空气即不能进入胸腔。

（2）胸腔闭式引流　适用于不稳定型气胸，呼吸困难明显、肺压缩程度较重，交通性或张力性气胸，反复发生气胸的患者。无论其气胸容量多少，均应尽早行胸腔闭式引流。插管部位多选择患侧锁骨中线外侧第 2 肋间或腋前线第 4~5 肋间。如果为局限性气胸或胸腔积液较多者，则需根据 X 线胸片定位。

若经闭式引流后未能使胸膜破口愈合，肺持久不能复张，可采用负压吸引装置。通常负压范围维持在 $-10 \sim -20cm\ H_2O$，调节管一般置入水面下 8~10cm（图 6-8）。如经 12 小时后肺仍未复张，应查找原因。皮肤切口、引流管等严格消毒，防止发生感染。

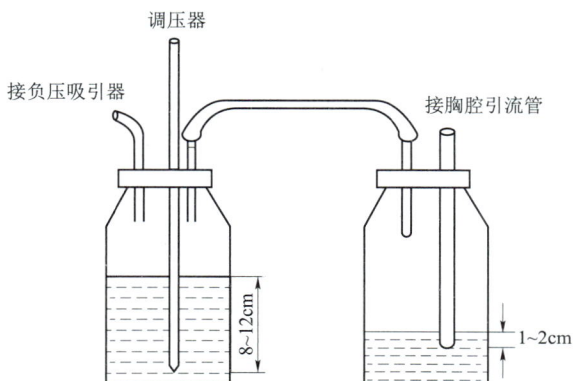

图 6-8　负压吸引水瓶装置

3. 手术治疗　经内科治疗无效的气胸可考虑手术治疗。主要适用于长期气胸、血气胸、双侧气胸、复发性气胸、张力性气胸引流失败者、胸膜增厚致肺膨胀不全或多发性肺大疱者。外科手术治疗成功率高、复发率低。

4. 化学性胸膜固定术　适用于多次复发性气胸、持续性气胸、双侧气胸、合并肺大疱、肺功能不全不能耐受手术者。常用硬化剂有多西环素、米诺环素、滑石粉等。

5. 并发症的处理　脓气胸者除积极使用抗生素外，应插管引流，胸腔内生理盐水冲洗，必要时手术；血气胸若出血不止，除抽气排液及适当输血外，应考虑开胸结扎出血的血管；纵隔气肿、皮下气肿予吸入较高浓度的氧气有利于气肿消散，若纵隔气肿张力过高影响呼吸及循环，可作胸骨上窝切开排气。

【常用药物注意事项与患者教育】

滑石粉　为白色、微细、无砂性的粉末，主要成分为含水的硅酸镁。能够吸附化学刺激物或毒物，外敷可有皮肤保护作用；内服可保护发炎的胃肠黏膜而发挥镇吐、止泻作用。气胸时，注入胸膜腔可促进裂口粘连，封闭裂口。中医认为滑石粉具有利尿通淋、清热解暑、祛湿敛疮的功效，内服用于热淋、石淋、尿热涩痛、暑湿烦渴、湿热水泻；外治用于湿疹、湿疮、痱子。滑石粉在直肠、阴道或创面等处可引起肉芽肿，滑石粉不宜久服久用。

第九节　呼吸衰竭

呼吸衰竭是由多种原因引起的肺通气和（或）肺换气功能严重障碍，以至在静息状态下亦不能维持足够的气体交换，导致缺氧伴或不伴二氧化碳潴留，进而引起一系列病理生理改变和相应表现的临床综合征。其诊断标准为海平面、静息状态、呼吸空气的情况下动脉血氧分压（PaO_2）<8kPa（60mmHg），伴或不伴有动脉血二氧化碳分压（$PaCO_2$）>6.67kPa（50mmHg），并排除心内解剖分流和原发于心搏出量降低等致的低氧因素。本节重点叙述慢性呼吸衰竭。

【病因与发病机制】

1. 病因 ①气道阻塞性病变；②肺组织病变；③肺血管疾病；④心脏疾病；⑤胸廓与胸膜疾病；⑥神经肌肉疾病。

2. 发病机制

（1）肺通气不足 正常成人在静息状态下有效肺泡通气约4L/min才能维持正常的肺泡氧分压（P_AO_2）和肺泡二氧化碳分压（P_ACO_2）。肺泡通气量减少会引起P_AO_2下降和P_ACO_2上升，从而发生缺氧和CO_2潴留。

（2）通气/血流比例（V/Q）失调 正常成人在静息状态下肺泡通气量约4L/min，肺血流量约5L/min，V/Q大约为0.8。①部分肺泡通气不足：肺部病变如肺泡萎陷、肺炎、肺不张、肺水肿等引起病变部位的肺泡通气不足，V/Q变小，部分未经氧合或未经充分氧合的静脉血（肺动脉血）通过肺泡的毛细血管或短路流入动脉血（肺静脉）中，又称肺动-静脉样分流或功能性分流。②部分肺泡血流不足：肺血管病变如肺栓塞引起栓塞部位血流减少，V/Q增大，肺泡通气不能被充分利用，又称为无效腔样通气。③肺内动-静脉解剖分流增加：肺动脉内的静脉血未经氧合直接流入肺静脉，导致PaO_2降低，常见于肺动-静脉瘘。V/Q失调通常仅导致低氧血症，而无CO_2潴留。

（3）弥散障碍 由于肺泡膜面积减少或肺泡膜异常增厚和弥散时间缩短导致气体交换障碍，尤其影响氧的弥散，出现以低氧血症为主的呼吸衰竭。

（4）氧耗量增加 发热、寒战、呼吸困难和抽搐均增加氧耗量。

【分类】

呼吸衰竭通常有以下4种分类方法。①根据动脉血气分析结果可分为Ⅰ型呼吸衰竭和Ⅱ型呼吸衰竭。Ⅰ型呼吸衰竭是由于换气功能障碍所致，只有缺氧（PaO_2<60mmHg），不伴有二氧化碳潴留；Ⅱ型呼吸衰竭是由于通气功能障碍所致，既有缺氧（PaO_2<60mmHg），又伴有二氧化碳潴留（$PaCO_2$>50mmHg）。②根据发病机制分为泵衰竭和肺衰竭。③根据起病的急缓分为急性呼吸衰竭和慢性呼吸衰竭。由创伤、休克、电击、急性气道阻塞、急性肺部感染等突发因素引起的呼吸衰竭为急性呼吸衰竭，由慢性阻塞性肺疾病（COPD）、肺结核、间质性肺疾病、神经肌肉病变等慢性疾病引起的呼吸衰竭为慢性呼吸衰竭。

【临床表现】

慢性呼吸衰竭除原发病的表现外，主要是由缺氧和二氧化碳潴留所引起的呼吸衰竭和多脏器功能紊乱的表现。

1. 呼吸困难 是临床最早出现的症状，表现为呼吸频率、节律和幅度的改变。轻者呼吸费力、急促、呼气时间延长，重者呈潮式呼吸、间停呼吸等。

2. 发绀 是缺氧的典型表现，当动脉血氧饱和度低于90%时，即可出现发绀。表现为口唇、指（趾）端青紫，严重时全身出现发绀。

3. 精神神经症状 表现为先兴奋后抑制现象。兴奋症状包括失眠、烦躁、躁动、夜间失眠而白天嗜睡（昼夜颠倒现象）等，重者出现肺性脑病。肺性脑病主要表现为神志淡漠、肌肉震颤或扑翼样震颤、间歇抽搐、昏睡甚至昏迷等，亦可出现腱反射减弱或消失、锥体束征阳性等。

4. 循环系统表现 出现心率增快、脉搏洪大、血压升高、皮肤充血、温暖多汗、搏动性头痛等。

5. 消化和泌尿系统表现　严重呼吸衰竭可出现丙氨酸氨基转移酶（ALT）与血浆尿素氮升高，个别患者尿中可出现蛋白、红细胞和管型。因胃肠道黏膜屏障功能受损，导致胃肠道黏膜充血水肿、糜烂渗血或发生应激性溃疡，引起上消化道出血。

【辅助检查】

1. 动脉血气分析　①动脉血氧分压（PaO_2）＜8kPa（60mmHg）（正常值95～100mmHg）；②动脉血二氧化碳分压（$PaCO_2$）＞6.67kPa（50mmHg，正常值35～45mmHg），＜35mmHg提示通气过度，＞45mmHg提示通气不足；③血液酸碱度（pH）＜7.35提示失代偿性酸中毒，＞7.45提示失代偿性碱中毒（正常值7.35～7.45）。

2. 胸部影像学检查　X线、CT、肺血管造影等可以帮助发现胸部原发病变，判断引起慢性呼吸衰竭的原因。

3. 肺功能检查　有助于判断通气功能障碍的性质（阻塞性、限制性或混合性）及是否合并换气功能障碍，并对通气和换气功能障碍的严重程度进行判断。

【诊断】

根据呼吸系统疾病等病史和呼吸衰竭的临床表现，结合血气分析PaO_2＜8kPa（60mmHg）或伴有$PaCO_2$＞6.67kPa（50mmHg）即可确定。

【治疗】

呼吸衰竭的治疗原则是治疗原发病、去除诱因、保持呼吸道通畅、纠正缺氧、解除二氧化碳潴留、一般支持治疗以及对其他重要脏器功能的监测与支持。

1. 保持呼吸道通畅　最基本、最重要的治疗措施。①清除呼吸道分泌物：如鼓励咳嗽、翻身、拍背、吸痰等。②稀释痰液：如予祛痰药口服或雾化吸入、雾化吸入生理盐水等。③解痉平喘：如雾化吸入或口服β₂受体激动剂（沙丁胺醇、特布他林等）；或吸入异丙托溴铵、噻托溴铵；也可口服或静脉滴注氨茶碱。④建立人工气道：适用于上述处理无效或病情危重者，如气管插管或气管切开。

2. 氧疗　合理的氧疗是治疗慢性呼吸衰竭的重要措施，吸氧装置有鼻导管或鼻塞、面罩和经鼻主流量氧疗。确定吸氧浓度的原则是在保证PaO_2迅速提高到60mmHg或脉搏容积血氧饱和度（SpO_2）达90%以上的前提下，尽量降低吸氧浓度。Ⅰ型呼吸衰竭的主要问题为氧合功能障碍而通气功能基本正常，较高浓度（＞35%）给氧可以迅速缓解低氧血症而不会引起CO_2潴留。对于伴有高碳酸血症的急性呼吸衰竭，往往需要将给氧浓度设定为达到上述氧合目标的最低值。

3. 正压机械通气与体外膜式氧合　当机体出现严重的通气和（或）换气功能障碍时，以人工辅助通气装置（有创或无创正压呼吸机）来改善通气和（或）换气功能，即为正压机械通气。正压机械通气可分为经气管插管进行的有创正压通气及经鼻/面罩进行的无创正压通气。体外膜式氧合（ECMO）是体外生命支持技术中的一种，通过将患者静脉血引出体外后，经氧合器进行充分的气体交换，然后再输入患者体内。按照治疗方式和目的，ECMO可分为静脉-静脉方式ECMO（VV-ECMO）和静脉-动脉方式ECMO（VA-ECMO）两种。

4. 病因治疗　急性呼吸衰竭应针对不同病因采取必要的治疗措施。慢性呼吸衰竭最常见的诱发因素是呼吸道或肺部感染，故针对致病菌选择有效抗生素至关重要。

5. 一般支持疗法　保证充足营养和热量供给，加强液体管理，及时纠正电解质紊乱和酸碱失衡。呼吸兴奋剂是改善通气的一类传统药物，由于正压通气的广泛应用，呼吸兴奋剂的应用不断减少。近年常用的药物有多沙普仑。

6. 其他重要脏器功能的监测与支持　重症患者应及时转入ICU，并发消化道出血、休克、肺性脑病、弥散性血管内凝血、肝肾功能不全及多器官功能衰竭等应采取相应的治疗措施。

【常用药物注意事项与患者教育】

多沙普仑 通过刺激颈动脉化学感受器、直接兴奋呼吸中枢产生呼吸兴奋作用，临床用于麻醉药、镇静催眠药过量造成的中枢抑制和 COPD 并发急性呼吸衰竭引起的中枢抑制。其特点是作用快，维持时间短。常见不良反应有头痛、无力、恶心、呕吐、出汗、腹泻及尿潴留等。重度高血压、冠心病、颅高压、甲状腺功能亢进症、惊厥、嗜铬细胞瘤及癫痫患者禁用。妊娠期妇女及 12 岁以下儿童慎用。

目标检测

答案解析

1. 简述慢性支气管炎的诊断依据。
2. 简述哮喘治疗药物的分类。
3. 简述抗结核药品 FDC 用药的注意事项和患者教育。
4. 试述肺炎链球菌肺炎的诊断依据。
5. 试述磷酸奥司他韦用药的注意事项和患者教育。

（王郑矜）

书网融合……

重点小结　　　　　微课　　　　　习题

第七章 循环系统疾病

学习目标

知识目标：通过本章的学习，应能掌握循环系统常见疾病的诊断要点、常用药物、用药注意事项与患者教育；熟悉循环系统常见疾病的临床表现；了解循环系统常见疾病的病因与发病机制、辅助检查。

能力目标：具备指导常见循环系统疾病患者合理用药的能力。

素质目标：通过本章的学习，树立"以患者为中心"的理念，培养自主创新精神。

循环系统疾病包括心脏及血管的各种疾病，合称心血管病。随着我国人民生活水平的不断提高和平均期望寿命的延长，城乡居民中心血管病患病率不断上升，现已成为首要的死亡原因。

根据病因可将心血管病分为先天性心血管病和后天性心血管病两大类。后天性心血管病主要包括动脉硬化（最常见、最重要的是动脉粥样硬化）、冠状动脉硬化性心脏病（冠心病）、风湿性心脏病、高血压病、肺源性心脏病、感染性心脏病、内分泌性心脏病、血液性心脏病、营养代谢性心脏病、理化因素引起的心脏病、不明原因的心肌病、心脏肿瘤、心脏神经症等。上述心血管病可引起心力衰竭、休克、冠脉循环功能不全、乳头肌功能不全、心律失常、高动力循环状态和心脏压塞等功能改变。

第一节　心力衰竭 📱微课

PPT

心力衰竭（heart failure）一般是指心肌收缩力减弱，心脏排出的血量不能满足机体代谢的需要，器官、组织血液灌注不足，同时出现肺循环和（或）体循环淤血表现的临床综合征。心力衰竭时通常伴有肺循环和（或）体循环的被动性充血，故又称为充血性心力衰竭（congestive heart failure）。心功能不全或心功能障碍的概念在理论上比心力衰竭更为广泛，心力衰竭是指出现临床症状的心功能不全；心功能不全常用来表明器械检查的结果，如超声心动图等提示心脏收缩或舒张功能不正常，而尚未出现临床症状的状态。

【病因】

几乎所有类型的原发性或继发性心脏疾病及大血管疾病只要病情严重到一定程度或发展到一定阶段均可引起心力衰竭，一般称为基本病因，但基本病因存在不一定发生心力衰竭，在基本病因的基础上，某些因素可促进心力衰竭的发生，通常称为心力衰竭的诱因。

1. 基本病因

（1）原发性心肌损害　冠心病、病毒性心肌炎、心肌病、维生素 B_1 缺乏、心肌淀粉样变性等。

（2）心脏负荷过重　高血压病、原发性肺动脉高压、肺源性心脏病、风湿性心脏病、梅毒性心脏病、先天性心脏病（房间隔缺损、室间隔缺损、动脉导管未闭等）等。

2. 诱发因素

（1）全身感染　各种感染均可诱发心力衰竭，以呼吸道感染最为多见，其次为心内膜感染。

（2）心律失常　以心房纤颤等快速性心律失常较为多见。

（3）酸碱平衡失调与电解质紊乱　以酸中毒和高钾血症较为多见。

（4）妊娠和分娩　心脏病孕妇在妊娠期、分娩期及产后 3 天均易诱发心力衰竭。

（5）体力活动过度　劳累往往是引起心力衰竭早期临床症状的重要因素。

（6）其他　包括情绪激动、紧张、输液过多过快、钠盐摄入过多、贫血、甲状腺功能亢进症、洋地黄制剂及其他药物使用不当等。

【发病机制】

按照基本病因形成后心力衰竭出现的速度，可分为急性心力衰竭和慢性心力衰竭。急性心力衰竭由于在短时间内心脏损伤严重，心肌收缩力明显下降，机体来不及代偿或无法代偿，故迅速发生。慢性心力衰竭则是一个逐渐发展的过程，当心脏功能下降时，机体主要通过以下途径进行代偿：①增加血容量，使回心血量增多，心室舒张末期容积增加，增加心脏的排血量。②心肌细胞扩大，心肌肥厚，心肌收缩力增强，增加心脏的排血量。③激活神经内分泌，交感神经系统（SNS）的兴奋性增强、肾素－血管紧张素－醛固酮系统（RAAS）活性和抗利尿激素水平均有增高，加快心率，增强心肌收缩力，使心搏出量增加。但这些代偿机制是有一定限度的，如长期的心脏扩大使心肌耗氧量增加而加重心肌的损害；心肌肥厚到一定程度可发生心肌变性甚至坏死；RAAS 长期增高使水钠潴留和外周血管阻力增加而加重心脏前、后负荷；大量儿茶酚胺对心肌还有直接毒性作用，从而使心功能进一步恶化，失去代偿能力，造成失代偿，出现心力衰竭的症状和体征。

【临床表现】

心力衰竭根据发生的部位可分为左心衰竭、右心衰竭和全心衰竭。急性心力衰竭发生突然，临床上最常见的是左心衰竭引起的急性肺水肿。慢性心力衰竭发生缓慢，左心衰竭和右心衰竭都常见，是大多数心血管疾病的最终归宿。

1. 左心衰竭　主要为肺循环淤血和心搏出量降低的表现。

（1）症状

1）呼吸困难　多系肺淤血所致，是左心衰竭最早、最常见的症状，程度从轻到重依次为劳力性呼吸困难、夜间阵发性呼吸困难、端坐呼吸、急性肺水肿。

2）咳嗽、咳痰、咯血　多系支气管和肺泡黏膜淤血所致。咳嗽是较早发生的症状，常在夜间或体力活动时出现；痰早期可为白色泡沫状，发生急性肺水肿时，痰呈粉红色泡沫状，甚至出现大咯血。

3）其他症状　乏力、疲倦、头昏、心悸、嗜睡、少尿等，为心搏出量降低，导致器官、组织灌注不足所致。

（2）体征

1）肺部体征　双肺底对称性湿啰音，是左心衰竭肺部的主要体征。如长时间取侧卧位，则下垂一侧湿性啰音较多。发生急性肺水肿时，双肺满布湿性啰音与哮鸣音。

2）心脏体征　除基础心脏疾病的体征外，主要有左心室扩大、心率增快、肺动脉瓣区第二心音亢进、心尖部舒张早期奔马律等，其中心尖部舒张早期奔马律是左心衰竭的重要体征。

2. 右心衰竭　主要为体循环淤血表现。

（1）症状　长期胃肠道淤血主要引起食欲不振、腹胀、恶心、呕吐、便秘等；长期肾脏淤血主要引起白天尿量减少、夜间尿量增多等。

（2）体征

1）颈静脉怒张　是右心衰竭最早出现的体征，常伴肝－颈静脉反流征阳性。颈静脉怒张是指坐位或半坐位时，颈静脉明显充盈。肝－颈静脉回流征是指用手压迫肿大的肝脏可使颈静脉怒张更加明显。

2）肝大和压痛　是右心衰竭较早出现的体征之一，早期肝脏增大、质地较软、有压痛；长期慢性右心衰竭可致心源性肝硬化，肝脏质地较硬，压痛常不明显。

3）水肿　为右心衰竭的典型体征，多在颈静脉怒张及肝大后出现。其特征为水肿首先出现于身体低垂部位（踝部与小腿），逐渐向上蔓延，为对称性、凹陷性水肿，严重者可发展至全身水肿，乃至出现胸腔积液、腹腔积液。

4）发绀　以耳垂和四肢末梢明显，寒冷时加重。

5）心脏体征　除基础心脏疾病的体征外，主要有因右心室扩大出现三尖瓣关闭不全，三尖瓣听诊区可闻及收缩期吹风样杂音。剑突下或三尖瓣听诊区可闻及右室舒张期奔马律等。

3. 全心衰竭　多见于心脏病晚期，左、右心衰竭的临床表现并存。由于右心搏出量减少，可减轻左心衰竭导致的肺淤血症状。

【辅助检查】

1. X 线检查　可提供心脏大小及形态，反映肺淤血程度，从而判断心衰的严重程度。左心衰竭除显示左心室扩大外，肺部主要表现为肺门阴影扩大，上肺野血管影增多，下肺野血管影变细，肺野模糊，进一步间质性肺水肿，表现为肺门影增大呈蝴蝶状，并显示 Kerley B 线。右心衰竭除显示右心室扩大外，肺部主要表现为肺动脉段突出、肺野清晰。

2. 超声心动图检查　是心力衰竭诊断中最有价值的无创性检查。

（1）评估心脏功能　①收缩功能：心室舒张末期容积和射血分数（EF）是判断收缩功能最有价值的指标，EF≤40% 为收缩性心衰的诊断标准。②舒张功能：心动周期中，舒张早期心室充盈速度最大值为 E 峰，舒张晚期心室充盈最大值为 A 峰，正常 E/A 比值 =1.2，该比值降低提示心脏舒张功能障碍。

（2）显示心脏结构　可比 X 线检查更准确地反映心腔大小、心瓣膜和心包的结构及功能情况。

3. 其他检查　心电图、血常规、尿常规、肝功能、肾功能、漂浮导管等检查对心力衰竭的诊断、分型及指导治疗均有一定价值。

【诊断】

1. 诊断依据　①原有基础心脏病病史与表现；②心力衰竭的临床表现；③X 线、超声心动图等检查的阳性结果。

2. 分级与分期

（1）心力衰竭分级　心力衰竭的严重程度通常采用美国纽约心脏病学会（NYHA）的心功能分级方案。

Ⅰ级：患有心脏病，日常活动量不受限制，一般活动不引起疲乏、心悸、呼吸困难或心绞痛。

Ⅱ级：心脏病患者的体力活动受到轻度的限制，休息时无自觉症状，但平时一般活动可出现疲乏、心悸、呼吸困难或心绞痛，休息时即感觉好转。

Ⅲ级：心脏病患者体力活动明显受限，休息时一般没有症状，小于平时一般活动即引起上述的症状。

Ⅳ级：心脏病患者体力活动完全受限。休息状态下也出现心悸、呼吸困难或心绞痛症状，任何体力活动都会使症状加重。

（2）心力衰竭分期

A 期：有心血管病高危因素，为易患人群，但无心脏结构或功能异常，也无心衰的症状和（或）

体征。

B 期：无心衰的症状和（或）体征，但已出现心脏结构改变。

C 期：已有心脏结构改变，既往（或）目前有心衰的症状和（或）体征。

D 期：患者虽经严格优化内科治疗，但休息时仍有症状，常伴有心源性恶病质，须反复长期住院。

【治疗】

1. 一般治疗

（1）休息　可有效地减轻心脏负荷。可根据心功能情况，适当控制体力活动，避免精神刺激，必要时可适当应用镇静药物。

（2）控制饮食　适当控制钠盐摄入，食盐量 2～5g/d。应用强力利尿剂时，钠盐限制不必过严，以免发生低钠血症。在严格控制钠盐的情况下，不必严格限制水分，液体摄入量以 1.5～2.0L/d 为宜。但重症心衰，在限制钠盐摄入时，应同时限制水的摄入。

（3）加强护理　密切注意生命体征，记录出入量。

2. 病因治疗　去除基本病因，消除诱因，改善生活方式，控制血压、血脂及血糖水平等。

3. 利尿　通过排钠排水减轻心脏的容量负荷，常可迅速有效地缓解症状。因此，合理使用利尿剂是治疗心力衰竭的基础。慢性心衰原则上利尿剂可长期联合、间断使用。常用制剂：噻嗪类利尿剂（如氢氯噻嗪）、袢利尿剂（如呋塞米）、保钾利尿剂（如螺内酯）。

4. 正性肌力药　分为洋地黄类和非洋地黄类正性肌力药。洋地黄类作为正性肌力药物的代表，用于治疗心衰已有 200 多年历史，现在仍然是常用药物，其中地高辛是正性肌力药中最常用且唯一不增加死亡率的药物。

（1）洋地黄类药物

1）适应证　①NYHA 心功能 Ⅱ～Ⅳ级的收缩性心衰患者，在利尿剂、ACEI/ARB 和 β 受体拮抗剂治疗过程中仍持续有心衰症状，同时伴有快速心房颤动/心房扑动是应用洋地黄的最佳指征。②室上性快速性心律失常，如室上性心动过速、心房扑动和心房颤动。

2）禁忌证　①洋地黄过量或中毒。②存在流出道梗阻如肥厚型心肌病、主动脉瓣狭窄。③风湿性心脏病单纯二尖瓣狭窄伴窦性心律的肺水肿患者。④严重窦性心动过缓或房室传导阻滞未植入起搏器者。⑤预激综合征伴心房颤动或心房扑动。

3）制剂选择　①地高辛：常以 0.125mg/d 起始并维持，70 岁以上、肾功能损害或干重低的患者应予更小剂量（隔日 0.125mg）起始。②毛花苷丙、毒毛花苷 K 为快速起效的静脉注射用制剂，适用于急性心力衰竭或慢性心衰加重时。

4）洋地黄中毒的表现和处理　①表现：洋地黄制剂应用过程中应警惕洋地黄中毒的发生。心肌缺血、缺氧及低血钾、低血镁、甲状腺功能减退症、肾功能不全的情况下更易出现洋地黄中毒，其最重要的表现为各类心律失常，以室性期前收缩常见，多表现为二联律、非阵发性交界区心动过速、房性期前收缩、心房颤动及房室传导阻滞等。快速房性心律失常伴传导阻滞是洋地黄中毒的特征性表现。胃肠道表现如恶心、呕吐，以及神经系统症状如视物模糊、黄视、绿视，定向力障碍、意识障碍等则较少见。②处理：发生洋地黄中毒后应立即停药。单发性室性期前收缩、一度房室传导阻滞等停药后常自行消失；对快速型心律失常者，如血钾浓度低则可采用静脉补钾，如血钾不低可用利多卡因或苯妥英钠，电复律因易致心室颤动，一般禁用；有传导阻滞及缓慢型心律失常者可予阿托品静脉注射；异丙肾上腺素易诱发室性心律失常，故不宜应用。

（2）非洋地黄类正性肌力药　包括β受体激动剂和磷酸二酯酶抑制剂两类。前者主要有多巴胺及多巴酚丁胺，后者主要有米力农、氨力农等。

5. 扩血管药物　慢性心力衰竭的治疗并不推荐血管扩张药物的应用，仅在伴有心绞痛或高血压的患者可考虑联合治疗，对存在心脏流出道或瓣膜狭窄的患者应禁用。

6. 血管紧张素转换酶抑制剂（ACEI）

（1）作用机制　通过抑制ACE减少血管紧张素Ⅱ生成而抑制RAAS；通过抑制缓激肽降解而增强缓激肽活性及缓激肽介导的前列腺素生成，发挥扩血管作用，改善血流动力学；通过降低心衰患者神经－体液代偿机制的不利影响，改善心室重塑。临床研究证实ACEI早期足量应用除可缓解症状，还能延缓心衰进展，降低不同病因、不同程度心力衰竭患者及伴或不伴冠心病患者的死亡率。

（2）适应证　ACEI适用于NYHA心功能Ⅰ~Ⅳ级所有患者，并应无限期、终身应用，除非有禁忌证不能耐受。

（3）禁忌证　低血压、双侧肾动脉狭窄、血肌酐明显升高（＞265μmol/L）、高血钾（＞5.5mmol/L）者慎用；有威胁生命的不良反应（血管性水肿和无尿性肾衰竭）、妊娠期妇女及ACEI过敏者应禁用。

（4）常用制剂　临床常用的ACEI有卡托普利、依那普利、雷米普利、赖诺普利、培哚普利、贝那普利、西拉普利、福辛普利等。

（5）不良反应　ACEI的不良反应主要为刺激性干咳，其他不良反应有低血压、肾功能一过性恶化、高血钾和血管性水肿等。

7. 血管紧张素Ⅱ受体拮抗剂（ARB）　抑制RAAS但不抑制激肽酶，产生与ACEI相似的疗效，不良反应较少。心衰患者治疗首选ACEI，当ACEI引起干咳、血管性水肿不能耐受者可改用ARB。常用药物有氯沙坦、缬沙坦、伊贝沙坦等。

8. β受体拮抗剂　可对抗交感神经系统激活、延缓心室重塑、改善慢性心衰患者的长期预后。支气管痉挛性疾病、严重心动过缓、二度及二度以上房室传导阻滞、严重周围血管疾病（如雷诺病）和重度急性心衰患者禁用。所有病情稳定并无禁忌证的心功能不全患者一经诊断均应立即以小剂量起始应用β受体拮抗剂，逐渐增加到最大耐受剂量并长期维持。常用药物有比索洛尔、美托洛尔、卡维地洛等。

9. 非药物治疗　包括心脏再同步化治疗、植入型心律转复除颤器、左室辅助装置、心脏移植等。

10. 急性肺水肿的处理　左心衰竭肺水肿是内科危重急症，必须尽快使之缓解。

（1）减少回心血量　取半卧位或坐位，双腿下垂。

（2）吸氧　高流量（6~8L/min）鼻导管吸氧，病情严重者采用无创呼吸机持续加压（CPAP）或双水平气道正压（BiPAP）给氧，增加肺泡内压，既可加强气体交换，又可对抗组织液向肺泡内渗透。

（3）使用吗啡肌内或静脉注射　通过减少躁动，减弱中枢交感冲动而扩张外周静脉和小动脉，从而减轻心脏负荷。

（4）使用强利尿剂　静脉注射呋塞米，通过大量快速利尿，减少血容量，降低心脏前负荷。

（5）使用快速洋地黄制剂　静脉注射毛花苷丙，通过发挥正性肌力作用，迅速改善心功能。

（6）使用血管扩张剂　如硝普钠、硝酸酯类、α受体拮抗剂、人重组脑钠肽等，扩张小动脉和（或）静脉，降低心室前和（或）后负荷。

（7）使用氨茶碱　静脉注射或静脉滴注氨茶碱，扩张支气管平滑肌，解除支气管痉挛，同时有加快利尿作用。

（8）其他药物　正性肌力药如 β 受体激动剂、磷酸二酯酶抑制剂、左西孟旦等。

（9）机械辅助治疗　对常规治疗无反应或作为心脏移植前的过渡措施，可给予主动脉内球囊反搏或临时心室辅助装置进行治疗。

【常用药物注意事项与患者教育】

1. 地高辛片　为洋地黄类正性肌力药。用于高血压、瓣膜性心脏病、先天性心脏病等急性和慢性心功能不全，尤其适用于伴有快速心室率的心房颤动的心功能不全；用于控制伴有快速心室率的心房颤动、心房扑动患者的心室率及室上性心动过速。对于肺源性心脏病、心肌严重缺血、活动性心肌炎及心外因素如严重贫血、甲状腺功能减退症及维生素 B_1 缺乏症的心功能不全疗效差。禁忌与钙注射剂合用。用药期间应注意随访检查血压、心率及心律，心电图，心功能监测，电解质尤其钾、钙、镁，肾功能；疑有洋地黄中毒时，应进行地高辛血药浓度测定。

2. 醛固酮受体拮抗剂　螺内酯等抗醛固酮制剂作为保钾利尿剂，能阻断醛固酮效应，抑制心血管重塑，改善心衰的远期预后。但必须注意血钾的监测，近期有肾功能不全、血肌酐升高或高钾血症者不宜使用。依普利酮是一种选择性醛固酮受体拮抗剂，可显著降低轻度心衰患者心血管事件的发生风险、降低住院率、降低心血管病死亡率，且尤其适用于老龄、糖尿病和肾功能不全患者。

第二节　高血压病

PPT

情境导入

情境：患者，男性，73 岁。反复头晕、头痛20 余年，劳累后气短1 年，加重2 天。患者20 余年前开始于工作中出现头晕、头痛，呈胀痛，无黑矇、晕厥、视物旋转，无肢体麻木、乏力，无恶心、呕吐。曾在当地医院就诊，测血压为 180/114mmHg，间断服用"倍他乐克"治疗，未监测血压。头晕、头痛时有发作。近1 年来常感劳累后气短，偶有夜间阵发性呼吸困难。3 天前因情绪激动再次感头晕、头痛，轻度活动时有气短，休息后无明显好转，无心悸、胸痛，测血压 188/110mmHg，为进一步诊治入院。发病以来食欲较好，睡眠差，夜尿次数增多，大便正常。既往无糖尿病病史。无烟酒嗜好。无高血压家族史。

查体：T 36.6℃，P 94 次/分，R 24 次/分，BP 160/90mmHg。体型稍胖，神志清楚。眼睑无水肿，无颈静脉充盈，甲状腺无肿大。双肺底可闻及少量湿性啰音，心尖搏动点位于第6 肋间左锁骨中线外1cm，HR 94 次/分，律齐，心尖部可闻及 3/6 级收缩期吹风样杂音，向左腋下传导。腹软，无压痛，肝脾肋下未触及。双下肢无水肿。

辅助检查：尿常规：Pro（+），RBC 0～5 个/HP。

思考：1. 该患者临床诊断为什么疾病？

2. 针对该患者目前的病情，可应用哪些药物进行控制？

高血压病，又称为原发性高血压（primary hypertension），是指病因未明的、以体循环动脉压升高为主要特点的临床综合征。它占所有高血压的95% 以上（余为继发性高血压）。动脉压持续升高可导致心、脑、肾和血管的损害，是多种心脑血管疾病的重要病因和危险因素，是心血管疾病死亡的主要原因之一。

随着工业化和老年化程度的增加，我国高血压病患病率呈明显上升趋势并随年龄增加而显著增高，但近年来中青年人群中高血压患病率上升趋势更明显。根据 2024 年调查数据，我国 18 岁以上成年人高血压患病率为 18.8%，估计目前我国约有 2 亿高血压患者，约占全球高血压总人数的 1/5。男性高于女性，北方高于南方。

【病因与发病机制】

尚未完全明确。目前认为，原发性高血压是在有一定遗传因素的前提下由多种后天环境因素作用的结果。

1. 病因

（1）遗传因素　高血压病发病有明显的家族聚集性，父母均有高血压病，其子女的发病概率高达 46%。高血压的遗传可能存在主要基因显性遗传和多基因关联遗传两种方式。

（2）环境因素

1）精神紧张　脑力劳动、长期精神紧张者易发生高血压病。

2）饮食　摄盐越多，血压水平和患病率越高，但摄盐过多导致血压升高主要见于对盐敏感的人群。高蛋白摄入，高饱和脂肪酸和（或）饱和脂肪酸与不饱和脂肪酸比值增高，长期低钾、低钙饮食等均可使血压升高。饮酒量与血压水平呈线性相关，尤其是收缩压。

3）其他因素　吸烟、肥胖、服避孕药、睡眠呼吸暂停低通气综合征也与高血压的发生有关。长期生活在噪声环境亦可引起高血压病。

2. 发病机制

（1）神经机制　各种原因使大脑皮质下神经中枢功能发生变化，各种神经递质浓度与活性异常，使交感神经系统活性亢进，血浆儿茶酚胺浓度升高，阻力小动脉收缩增强致血压增高。

（2）肾脏机制　各种原因引起肾性水、钠潴留，增加心搏出量，通过全身血流自身调节使外周血管阻力和血压升高，启动压力－利尿钠机制再将潴留的水、钠排泄出去。也可能通过排钠激素分泌释放增加，在排泄水、钠的同时使外周血管阻力增高而使血压增高。

（3）激素机制　肾素－血管紧张素－醛固酮系统（RAAS）激活。肾小球入球小动脉的球旁细胞分泌肾素，激活从肝脏产生的血管紧张素原（AGT）生成血管紧张素 I（AT I），然后经肺循环的转换酶（ACE）生成血管紧张素 II（AT II）。AT II 是 RAAS 的主要效应物质，作用于血管紧张素 II 受体 1（AT1），使小动脉平滑肌收缩，刺激肾上腺皮质球状带分泌醛固酮，通过交感神经末梢突触前膜的正反馈使去甲肾上腺素分泌增加，这些作用均可使血压升高。

（4）血管机制　大动脉和小动脉结构与功能的变化，也就是血管重构在高血压发病中发挥着重要作用。覆盖在血管壁内表面的内皮细胞能生成、激活和释放各种血管活性物质，调节心血管功能。年龄增长以及各种心血管危险因素，例如血脂异常、血糖升高、吸烟、高同型半胱氨酸血症等，导致血管内皮细胞功能异常，使氧自由基产生增加，NO 灭活增强，血管炎症、氧化应激反应等影响动脉的弹性功能和结构。由于大动脉弹性减退，脉搏波传导速度增快，反射波抵达中心大动脉的时相从舒张期提前到收缩期，出现收缩期延迟压力波峰，导致收缩压升高，舒张压降低，脉压增大。

（5）胰岛素抵抗（insulin resistance，IR）　是指必须以高于正常的血胰岛素释放水平来维持正常的糖耐量，表示机体组织对胰岛素的敏感性降低，致使胰岛素不能正常发挥刺激组织细胞对葡萄糖摄取和利用的功能。约 50% 原发性高血压患者存在不同程度的 IR，在肥胖、血甘油三酯升高、高血压及糖耐量减退同时并存的四联症患者中最为明显。近年来认为 IR 是 2 型糖尿病和高血压发生的共同病理生理基础。

【病理】

高血压病早期无明显病理改变。心脏和血管是高血压病理生理作用的主要靶器官。长期高血压引起的心脏改变主要是左心室肥厚和扩大。长期高血压引起的全身小动脉病变，主要是壁/腔比值增加和管腔内径缩小，导致重要靶器官如心、脑、肾组织缺血。长期高血压及伴随的危险因素可促进动脉粥样硬化的形成及发展，该病变主要累及体循环大、中动脉。长期高血压还造成微循环毛细血管稀疏、扭曲变形，静脉顺应性减退。目前认为血管内皮功能障碍是高血压病最早期和最重要的血管损害，是血压不断升高的助推因素。

【临床表现】

1. 基本表现

（1）症状　多数起病缓慢，症状缺乏特异性。常见症状有头晕、头痛、颈项僵硬、疲劳、心悸、眼花、耳鸣、失眠、多梦、注意力不集中等，在紧张或劳累时加重。部分无症状。

（2）体征　高血压体征一般较少。周围血管搏动、血管杂音、心脏杂音等是重点检查的项目。应重视颈部、背部两侧肋脊角、上腹部脐两侧、腰部肋脊处的血管杂音，较常见。心脏听诊可有主动脉瓣区第二心音亢进、收缩期杂音或收缩早期喀喇音。有些体征常提示继发性高血压可能，例如腰部肿块提示多囊肾或嗜铬细胞瘤；股动脉搏动延迟出现或缺如，下肢血压明显低于上肢，提示主动脉缩窄；向心性肥胖、紫纹与多毛，提示皮质醇增多症。

2. 并发症　血压持久升高可导致心、脑、肾、视网膜等靶器官损害。

（1）心力衰竭和冠心病　参阅本章第一节和第三节。

（2）脑血管病　包括脑出血、脑血栓形成、短暂性脑缺血发作、腔隙性脑梗死。具体参阅第十二章第一节。

（3）慢性肾衰竭　参阅第九章第五节。

（4）主动脉夹层　是高血压一种严重并发症，70%～90%的主动脉夹层患者并存高血压病。

3. 临床特殊类型

（1）高血压急症和亚急症

1）高血压急症　是指原发性或继发性高血压患者，在某些诱因作用下，血压突然和明显升高（一般超过180/120mmHg），伴有进行性心、脑、肾等重要靶器官功能不全的表现。高血压急症包括高血压脑病、颅内出血（脑出血和蛛网膜下腔出血）、脑梗死、急性心力衰竭、急性冠状动脉综合征、主动脉夹层、子痫、急性肾小球肾炎、胶原血管病所致肾危象、嗜铬细胞瘤危象及围术期严重高血压等。少数患者病情急骤发展，舒张压持续≥130mmHg，并有头痛、视物模糊、眼底出血、渗出和视盘水肿，肾脏损害突出，持续蛋白尿、血尿与管型尿，称为恶性高血压。

2）高血压亚急症　是指血压明显升高但不伴严重临床症状及进行性靶器官损害。

（2）老年高血压　其高血压特点是：收缩压增高、舒张压下降，脉压增大；血压波动性大，容易出现直立性低血压及餐后低血压；血压昼夜节律异常、白大衣高血压和假性高血压相对常见。

（3）顽固性高血压　或称难治性高血压，是指尽管使用了三种以上合适剂量降压药联合治疗（一般应该包括利尿剂），血压仍未能达到目标水平。使用四种或四种以上降压药物血压达标也应考虑为顽固性高血压。部分顽固性高血压患者存在遗传学和药物遗传学方面的因素，多数患者还应该寻找原因，针对具体原因进行治疗。

（4）其他　此外还有儿童青少年高血压、妊娠高血压。

【辅助检查】

1. 基本项目　血液生化（钠、钾、空腹血糖、总胆固醇、甘油三酯、高密度脂蛋白胆固醇、低密度脂蛋白胆固醇和尿酸、肌酐）；全血细胞计数、血红蛋白和血细胞比容；尿液分析（蛋白、糖和尿沉渣镜检）；心电图。

2. 推荐项目　24 小时动态血压监测、超声心动图、颈动脉超声、餐后 2 小时血糖、血同型半胱氨酸、尿白蛋白定量、眼底检查、胸部 X 线检查、脉搏波传导速度以及踝臂血压指数等。

3. 选择项目　对怀疑为继发性高血压患者，可根据需要选择以下检查项目：血浆肾素活性、血和尿醛固酮、血和尿皮质醇、血肾上腺素及去甲肾上腺素、血和尿儿茶酚胺、动脉造影、肾和肾上腺超声、CT 或 MRI、睡眠呼吸监测等。对有并发症的高血压患者，进行相应的心、脑和肾检查。

【诊断】

1. 高血压诊断标准　主要根据诊室测量的血压值，采用经核准的汞柱式或电子血压计，测量安静休息坐位时上臂肱动脉部位血压，一般需非同日测量三次血压值，在未使用降压药的情况下诊室血压≥140/90mmHg，或家庭血压≥135/85mmHg，或 24 小时动态血压≥130/80mmHg、白天血压≥135/85mmHg、夜间血压≥120/70mmHg 可诊断高血压。患者既往有高血压史，正在使用降压药物，血压虽然正常，也诊断为高血压。

2. 原发性高血压的确定　达到上述高血压诊断标准，并排除肾实质性高血压、肾血管性高血压、原发性醛固酮增多症、嗜铬细胞瘤、皮质醇增多症等继发性高血压，可诊断为原发性高血压。

3. 高血压的分级　根据血压增高的水平，可将高血压分为三级（表 7－1）。

表 7－1　基于诊室血压的血压分类和高血压分级（中国高血压防治指南 2024 修订版）

类别	收缩压（mmHg）		舒张压（mmHg）
正常血压	<120	和	<80
正常高值	120～139	和（或）	80～89
高血压	≥140	和（或）	≥90
1 级高血压（轻度）	140～159	和（或）	90～99
2 级高血压（中度）	160～179	和（或）	100～109
3 级高血压（重度）	≥180	和（或）	≥110
单纯收缩期高血压	≥140	和	<90
单纯舒张期高血压	<140	和	≥90

注：收缩压与舒张压不在同一级别时，按其中较高的级别分类。

4. 高血压患者心血管危险分层标准　见表 7－2。

表 7－2　高血压患者心血管风险水平分层（中国高血压防治指南 2024 年修订版）

其他危险因素和病史	高血压（mmHg）			
	收缩压 130～139 和（或）舒张压 85～89	1 级	2 级	3 级
无	低危	低危	中危	高危
1～2 个其他危险因素	低危	中危	中/高危	很高危
≥3 个其他危险因素，靶器官损害，CKD 3 期，无并发症的糖尿病	中/高危	高危	高危	很高危
有症状的 CVD，CKD 分期≥4 期，或有并发症的糖尿病	高/很高危	很高危	很高危	很高危

表7-3 影响高血压患者心血管预后的重要因素（中国高血压防治指南2024年修订版）

心血管危险因素	靶器官损害	临床并发症与合并症
●高血压（1~3级） ●年龄>55岁（男性），>65岁（女性） ●吸烟或被动吸烟 ●糖耐量受损和（或）空腹血糖受损 ●血脂异常 TC≥5.2mmol/L 或 LDL-C≥3.4mmol/L 或 HDL-C<1.0mmol/L ●早发心血管病家族史（一级亲属发病年龄<50岁） ●腹型肥胖（腰围男性≥90cm，女性≥85cm）或肥胖（BMI≥28kg/m²） ●血同型半胱氨酸升高（≥10μmol/L） ●高尿酸血症（血尿酸：男性≥420μmol/L，女性≥360μmol/L） ●心率增快（静息心率>80次/分）	●左心室肥厚 心电图：Sokolow（SV_1+RV_5）>38mm 或 Cornell（$RaVL+SV_3$）>2440mm·ms； 超声心动图 LVMI 男性≥109g/m²，女性≥105g/m² ●颈动脉超声 IMT≥0.9mm 或动脉粥样硬化斑块 ●cfPWV≥10m/s 或 baPWV≥18m/s ●ABI<0.9 ●eGFR 30~59ml/（min·1.73m²）或血肌酐轻度升高［男性115~133μmol/L（1.3~1.5mg/dl），女性107~124μmol/L（1.2~1.4mg/dl）］ ●尿微量白蛋白：白蛋白排泌率30~300mg/24h 或白蛋白/肌酐30~300mg/g	●脑血管病 脑出血，缺血性脑卒中，短暂性脑缺血发作 ●心脏疾病 心肌梗死，心绞痛，冠状动脉血运重建，慢性心力衰竭，房颤 ●肾脏疾病 糖尿病肾病，肾功能受损，包括：eGFR<30ml/（min·1.73m²）；或血肌酐男性≥133μmol/L，女性≥124μmol/L；或尿蛋白≥300mg/24h ●外周动脉疾病 ●视网膜病变：眼底出血或渗出，视盘水肿 ●糖尿病

注：TC：总胆固醇；LDL-C：低密度脂蛋白胆固醇；HDL-C：高密度脂蛋白胆固醇；BMI：体重指数；LVMI：左心室质量指数；IMT：内膜中层厚度；ABI：踝臂指数；cfPWV：颈-股动脉脉搏波传导速度；baPWV：肱-踝动脉脉搏波传导速度；eGFR：估测的肾小球滤过率。

【治疗】

原发性高血压的治疗目标是把血压降到正常或接近正常，防止、延缓和减轻心、脑、肾及眼等靶器官损害，减少病残率和病死率。

心血管风险高危/很高危的高血压患者以及有合并症的高血压患者，在可耐受的条件下，推荐诊室血压目标为<130/80mmHg。一般高血压患者推荐诊室血压降至<140/90mmHg，如能耐受，应进一步降至<130/80mmHg。65~79岁老年人推荐诊室血压目标<140/90mmHg，如能耐受，可降至<130/80mmHg。80岁及以上高龄老年人降压目标<150/90mmHg，如能耐受，可降至<140/90mmHg。

1. 一般治疗

（1）调整饮食 合理膳食包括限制钠盐摄入，每人不超过2g/d；减少脂肪摄入；戒烟限酒；多吃蔬菜、水果及牛奶。

（2）减轻体重 尽量把体重指数控制在24kg/m²以下。

（3）合理运动 运动有利于减轻体重及改善胰岛素抵抗，改善心血管适应调节能力。根据年龄和体质选择散步或慢跑，一般每周3~5次，每次30~60分钟。

（4）控制情绪 通过自我放松、心理咨询、镇静药物等多种方式方法消除焦虑，释放心理压力，保持乐观、平和心态。

2. 药物治疗

（1）适应证 ①高血压2级或以上患者。②高血压合并糖尿病，或者已经有心、脑、肾靶器官损害或并发症患者。③凡血压持续升高，改善生活方式后血压仍未获得有效控制者。

（2）常用降压药物种类 包括利尿剂、β受体阻滞剂、血管紧张素转换酶抑制剂（ACEI）、血管紧张素Ⅱ受体拮抗剂（ARB）、钙通道阻滞剂（CCB）五类。

（3）常用降压药物作用特点

1）利尿剂 通过排钠，减少血容量，降低血压。常用药物有氢氯噻嗪、呋塞米、螺内酯、吲达帕胺等。

2）β受体阻滞剂 通过减慢心率、降低心肌收缩力、抑制肾素释放而降血压。常用药物有美托洛尔、阿替洛尔、卡维地洛等。

3）血管紧张素转换酶抑制剂（ACEI） 抑制血管紧张素转换酶，减少血管紧张素Ⅱ生成；抑制激肽酶使缓激肽降解减少。常用药物有卡托普利、依那普利、培哚普利、赖诺普利、福辛普利、雷米普利、群多普利等。

4）血管紧张素Ⅱ受体拮抗剂（ARB） 通过阻滞血管紧张素Ⅱ受体亚型AT1，达到松弛血管平滑肌作用。常用药物有氯沙坦、缬沙坦、伊贝沙坦等。

5）钙通道阻滞剂（CCB） 通过减少钙离子跨膜内流，抑制心肌和血管平滑肌收缩而起到降血压的作用。常用药物有硝苯地平、硝苯地平控释片、维拉帕米缓释剂等。

6）其他类降压药 除上述降压药外，在历史上还有一些药物被用来治疗高血压，包括交感神经抑制药可乐定、利血平等，α受体拮抗剂哌唑嗪、特拉唑嗪等，直接血管扩张剂肼屈嗪、硝普钠等。这些药物因不良反应较多，目前不主张单独使用，但是在复方制剂或联合用药时还使用，也用于某些特殊情况（如高血压危象）。

常用降压药物的使用剂量、给药途径、适应证、不良反应见表7-4。

表7-4 常用降压药物的作用机制、参考剂量、用法与注意事项

药物分类	药物名称	剂量	用法	作用机制	注意事项
利尿剂	吲达帕胺	2.5~5mg	每日1次	降低血浆和细胞外液容量，总外周阻力降低	低剂量和饮食调整可避免代谢不良反应；肾衰竭或心力衰竭时更适宜
	氢氯噻嗪	12.5~25mg	每日1~2次		
	氯噻嗪	25~50mg	每日1次		
	呋塞米	20~40mg	每日1~2次	醛固酮拮抗剂	肌酐≥220μmol/L时应避免使用，与ACEI合用时注意血钾
	螺内酯	20mg	每日2次		
	氨苯蝶啶	50mg	每日1~2次		
	阿米洛利	5~10mg	每日1次		

3. 降压治疗方案 目前认为，2级高血压患者在开始时就可以采用两种降压药物联合治疗。我国临床主要推荐应用的优化联合治疗方案是：ACEI/ARB+二氢吡啶类CCB；ARB/ACEI+噻嗪类利尿剂；二氢吡啶类CCB+噻嗪类利尿剂；二氢吡啶类CCB+β受体拮抗剂。次要推荐使用的联合治疗方案是：利尿剂+β受体拮抗剂；α受体拮抗剂+β受体拮抗剂；二氢吡啶类CCB+保钾利尿剂；噻嗪类利尿剂+保钾利尿剂。三种降压药联合治疗一般必须包含利尿剂。

【常用药物注意事项与患者教育】

1. 氢氯噻嗪 单独应用为治疗轻度高血压的首选药，对中、重度高血压常作为基础降压药与其他降压药合用。降压作用温和而持久，对立位和卧位均有降压作用，长期应用无明显耐受性，且能对抗长期应用其他降压药引起的水钠潴留，作为基础降压药，可加强其他降压药的作用。氢氯噻嗪一般不良反应有乏力、眩晕、头痛等。长期用药可引起血钾、血氯、血钠和血镁降低，血尿酸、血糖及血脂等升高，偶致氮质血症。与保钾利尿药、β受体阻断剂、ACEI合用可避免或减轻不良反应。肝或肾功能减退、痛风、糖尿病、心肌梗死、心律失常者禁用或慎用。

2. 钙通道阻滞剂 该类药物的降压作用很强，降压幅度也很大。基本药理作用为：通过对钙通道的阻滞，抑制细胞外Ca^{2+}跨膜内流，降低血管平滑肌细胞内的游离Ca^{2+}，而使血管平滑肌松弛，小动脉扩张，外周阻力下降，致使血压降低。此外，这类药物还可扩张冠状动脉，抑制心肌收缩与传导，故可同时治疗冠心病心绞痛以及部分心律失常。根据药物的核心分子结构可分为两类：①二氢砒啶类，如硝苯地平等；②非二氢砒啶类，如维拉帕米和地尔硫䓬等。选择性作用于血管的钙通道阻滞剂包括硝苯地平、氨氯地平、尼莫地平、非洛地平、伊拉地平、尼卡地平等。钙通道阻滞剂降压效应良好，起效快，作用强，剂量与疗效呈正相关，疗效个体差异较小，与其他类型降压药物联合治疗能明显增强降压作用，适用于老年收缩期高血压、合并心绞痛、颈动脉粥样硬化、周围血管病及妊娠患者。其对血脂、胰岛素抵抗无不良影响。主要缺点是开始治疗阶段有反射性交感活性增强，尤其使用短效制剂，可引起心率加快、面部潮红、头痛、下肢水肿等，甚至有可能使冠心病的病死率增加。非二氢砒啶类抑制心肌收缩及自律性和传导性，不宜在心力衰竭、窦房结功能低下或心脏传导阻滞时使用。

第三节　冠状动脉粥样硬化性心脏病

PPT

一、概述

冠状动脉粥样硬化性心脏病简称冠心病，是指冠状动脉粥样硬化后，血管壁狭窄、痉挛甚至闭塞，导致心肌缺血、缺氧甚至坏死而引起的心脏病，也称为缺血性心脏病。该病在我国发病率呈上升趋势，男性发病率高于女性，40 岁以后多见，脑力劳动者居多。

【病因】

本病病因复杂，尚未完全阐明，一般认为是多种因素共同作用所致，这些因素称为危险或易患因素，主要危险因素包括如下几种。

1. 年龄和性别　本病常见于 40 岁以上人群。男性高于女性，比例约为 2∶1。女性多发生在绝经期之后，提示该病发生可能与性激素平衡状态有关。

2. 血脂异常　胆固醇、甘油三酯、低密度脂蛋白、极低密度脂蛋白、载脂蛋白 B（ApoB）增高。高密度脂蛋白、载脂蛋白 A（ApoA）降低。

3. 高血压　收缩压与舒张压持续增高均与本病关系密切。

4. 糖尿病和糖耐量异常　高血糖易使血管内膜受损，发病率较血糖正常者高 2 倍。糖耐量降低者也常发生此病。

5. 吸烟　可引起动脉壁含氧量下降，促进动脉粥样硬化的形成。

6. 体力　活动减少与肥胖可使本病发病率增加。

【发病机制】

冠心病的基本病理改变是冠状动脉粥样斑块形成使其管腔局限狭窄。对于动脉粥样硬化的发生机制，曾有多种学说，近年来多数学者支持"内皮损伤反应学说"。该学说认为本病各种主要因素最终都损伤动脉内膜，而粥样硬化病变的形成是动脉对内膜损伤做出的炎症－纤维增生性反应的结果。冠状动脉粥样硬化一般较动脉粥样硬化晚发生 10 年左右。冠状动脉粥样硬化时心肌缺血缺氧的原因主要为：①冠状动脉供血不足，主要病变为冠状动脉粥样硬化斑块引起的管腔狭窄（＞50%），也包括继发的复合性病变及冠状动脉痉挛等；②心肌耗氧量剧增时冠状动脉供血不能相应增加，主要有各种原因导致的心肌负荷增加，如血压骤升、体力劳累、情绪激动、心动过速及心肌肥大等。因此 WHO 将缺血性心脏病定义为由于冠状动脉循环改变引起冠脉血流和心肌需求之间不平衡而导致的心肌损害。

【临床类型】

根据冠状动脉病变部位、范围、程度、心肌缺血的情况，1979 年 WHO 将冠心病分为以下五种临床类型。

1. 隐匿型或无症状性冠心病　无任何症状，静息及运动负荷心电图有心肌缺血性改变，但心肌无明显组织形态学变化。

2. 心绞痛　出现发作性胸骨后疼痛，为一时性心肌缺血所致，心肌可有组织形态学改变或有纤维化改变。

3. 心肌梗死　为冠状动脉闭塞、心肌缺血坏死所致，症状重，常伴心源性休克、心律失常、心功能不全等。

4. 缺血性心肌病　可出现心脏增大、心律失常和心力衰竭，临床表现与扩张型心肌病类似，为长期心肌缺血导致心肌纤维化所致。

5. 猝死型　多因缺血心肌局部发生电生理紊乱，诱发严重心律失常所致，常因原发性心搏骤停而死亡。

以上五种临床类型以心绞痛和心肌梗死的临床表现最为突出。

近年来提出将本病分为急性冠脉综合征（acute coronary syndrome，ACS）和慢性冠脉病（或称慢性缺血综合征）两大类。前者包括不稳定型心绞痛、非 ST 段抬高型心肌梗死和 ST 段抬高型心肌梗死，后者包括稳定型心绞痛、缺血性心肌病和隐匿性冠心病等。

【治疗】

1. 一般治疗

（1）限制体力活动　科学安排日常生活与工作量，避免重体力劳动，注意劳逸结合。

（2）调节饮食　低脂饮食，一次进食不应过饱。

（3）保持健康的生活方式　作息规律，保证充分睡眠，避免过劳和情绪激动，戒烟限酒。

（4）积极治疗相关疾病　如高血压、高血脂、肥胖、糖尿病等。

2. 药物治疗

（1）调脂药物　主要是降低血脂，尤其是降低胆固醇，可选用他汀类（洛伐他汀、辛伐他汀、普伐他汀、氟伐他汀、阿托伐他汀等）、贝特类（吉非罗齐、非诺贝特、环丙贝特、苯扎贝特等）、依折麦布和 PCSK9 抑制剂等药物。

（2）抗血小板药物　抗血小板黏附和聚集的药物，可防止血栓形成，有助于防止血管阻塞性病变发展，用于预防动脉血栓形成和栓塞。最常用的口服药为阿司匹林、氯吡格雷、普拉格雷、替格瑞洛、吲哚布芬和西洛他唑；静脉药物包括阿昔单抗、替罗非班、埃替非巴肽等药物。

（3）溶栓药物和抗凝药物　溶栓药物适用于动脉内形成血栓导致管腔狭窄或阻塞者，包括链激酶、阿替普酶等。抗凝药物包括普通肝素、低分子量肝素、华法林以及新型口服抗凝药。

（4）改善心脏重构和预后的药物　如 ACEI 或 ARB 等。

（5）针对缺血症状的相应治疗　如心绞痛时应用血管扩张剂（硝酸酯类等）及 β 受体拮抗剂等。

【常用药物注意事项与患者教育】

他汀类调脂药物　为首选降脂药物。通过抑制羟甲基戊二酰辅酶 A 还原酶减少内源性胆固醇的形成而起到调节血脂的作用，同时具有调节血管内皮细胞功能、抑制血管平滑肌细胞的迁移与增殖、促进血管平滑肌细胞的凋亡、抑制单核细胞在血管内皮细胞的黏附、抑制血小板集聚和提高纤溶活性的作用。临床用于降低血液胆固醇和低密度脂蛋白，常用药物有洛伐他汀、辛伐他汀、普伐他汀、氟伐他汀、阿托伐他汀等。他汀类药物的总体安全性很高，但在应用时仍应注意监测转氨酶及肌酸激酶等生化指标，及时发现药物可能引起的肝脏损害和肌病，尤其是在使用大剂量他汀类药物进行强化调脂治疗时，更应注意监测药物的安全性。

二、心绞痛

心绞痛是指在冠状动脉粥样硬化的基础上，一过性冠状动脉供血不足，心肌突然缺血、缺氧引起的以发作性胸痛或胸部不适为主要表现的临床综合征。这里重点讲述稳定型心绞痛。稳定型心绞痛疼痛发作的程度、频度、持续时间、性质及诱发因素等在数个月内无明显变化。

【发病机制】

心绞痛的基本病因为冠状动脉粥样硬化造成冠状动脉管腔狭窄和（或）痉挛导致心肌血液供应障碍。心肌平时对冠状动脉中氧的利用率很高，当心肌需氧量增加时，只能靠增加冠状动脉血流量来维持。正常冠状动脉的储备力很大，当运动、激动等使心肌耗氧量增加时，通过神经 – 体液调节，冠状动脉扩张，以增加血流量来进行代偿，因此正常人在此种情况下常不出现心绞痛。当发生冠状动脉粥样硬化后，管壁弹性降低、管腔狭窄或附壁血栓刺激导致冠状动脉痉挛，限制了血流量的增加，一旦心脏负荷增加（如劳累、激动、心力衰竭等），心肌耗氧量增加，需血量增加，而狭窄或痉挛的冠状动脉不能明显增加心肌供血，致使心肌对血、氧的供需矛盾突出，心肌血、氧供给不足，则发生心绞痛。

【临床表现】

发作性胸痛是心绞痛的主要特征，典型的胸痛具有如下特点。

1. 诱因　体力劳动、情绪激动最常见，其他如寒冷、饱餐、心动过速、休克、吸烟等亦可引起。

2. 部位　主要在胸骨（中上段）后或心前区，常放射至左肩、左臂内侧达无名指和小指，或至颈、咽或下颌部。

3. 性质　为压榨性或窒息性闷痛，可伴濒死感。

4. 持续时间　多为 3~5 分钟，一般不超过 30 分钟。可数天、数周或更长时间发作一次，亦可一天内多次发作。

5. 缓解因素　休息或舌下含服硝酸甘油可缓解。

6. 伴随体征　发作时可见表情痛苦、面色苍白、皮肤冷汗、心率增快、血压升高，心尖部出现第四心音、第三心音奔马律，或一过性收缩期杂音等。

【辅助检查】

1. 心电图检查　心绞痛发作时，出现心肌缺血性 ST 段下移，变异型心绞痛可出现一过性 ST 段抬高。缓解期心电图可正常，也可显示心肌缺血的征象。对可疑心绞痛可通过心电图负荷试验或心电图连续动态监测来证实诊断。

2. 冠状动脉造影　为有创检查手段，目前仍是冠心病诊断的"金标准"。可使冠状动脉主干及其主要分支得到清楚、客观的显示，并能确定其病变部位、范围、程度等。

知识链接

冠状动脉介入性诊疗技术的诞生

1958 年 10 月 30 日，Cleveland 医学中心的儿科心脏病医师 Mason Sones 在给一名瓣膜病患者进行主动脉造影时，无意中将 30ml 的造影剂注射入右冠状动脉，致使患者突然发生心室颤动（如不及时抢救，患者会在 3~5 分钟内死亡）。Sones 一边呼喊正在控制导管的助手后撤导管，一边准备开胸。当他要求患者咳嗽几声后，心室颤动自行恢复正常，患者安然无恙。Sones 从这个偶然事件中进行推测，既然患者能在此次事件中幸存，表明注射更少量的造影剂可能会更安全，冠状动脉可能耐受适量的造影剂直接注射，他也许找到了一种直接的方法来诊断冠状动脉疾病。后来的大量基础及临床研究均证实 Sones 的推断是正确的。自此，经 Judkins 和 Amplantz 等医师的进一步推广，选择性冠状动脉造影逐渐开展，并成为冠状动脉性心脏病诊治史的一个里程碑。

3. 其他检查　放射性核素检查可显示心肌血流灌注情况，二维超声心动图可探测到坏死区或缺血区心室壁的运动异常。

【诊断】

1. 稳定型心绞痛诊断要点　①年龄和冠心病危险因素。②心绞痛胸痛的典型特点。③心电图检查结果。④必要时，可通过冠状动脉造影确诊。⑤除外其他原因所致心绞痛。

2. 不稳定型心绞痛　①静息型心绞痛：发作于休息时，持续时间通常 >20 分钟。②初发型心绞痛：通常在首发症状 1~2 个月内，很轻的体力活动可诱发。③恶化型心绞痛：在相对稳定的劳力性心绞痛基础上心绞痛逐渐增强（疼痛更剧烈、时间更长或更频繁）。

【治疗】

治疗原则是减少心肌耗氧量，增加心肌供血，促进冠状动脉侧支循环形成。

1. 发作时的治疗

（1）休息　发作时应立即就地停止活动，休息。

（2）药物治疗　选用作用迅速、疗效高的硝酸制剂，这类药可扩张冠状动脉，增加心肌供血，同时扩张外围血管，减轻心脏负荷。常用药物有：①硝酸甘油，每次 0.5mg，舌下含服，1~2 分钟起效，持续时间约 30 分钟；②硝酸异山梨醇酯，每次 5~10mg，舌下含化，2~5 分钟起效，作用时间为 2~3 小时，亦可静脉给药。目前有供喷雾吸入用的制剂，同时可静脉给药稳定情绪。

2. 缓解期的治疗

（1）一般治疗　同冠心病概述。

（2）药物治疗　选用作用时间长、不良反应小、适合长期使用的药物，可单独或交替联合使用，常用药物同冠心病概述。

（3）经皮冠状动脉介入治疗　反复发作，药物不易控制的心绞痛，特别是不稳定型心绞痛可行经皮球囊冠状动脉成形术、冠状动脉支架植入术和斑块旋磨术等。

（4）外科手术治疗　对全身情况能耐受开胸手术者，左主干合并 2 支以上冠脉病变，或多支血管病变合并糖尿病者，应首选冠状动脉旁路移植术。

【常用药物注意事项与患者教育】

硝酸甘油　常用剂型有溶液剂、片剂、注射剂。为血管扩张药。硝酸甘油的基本作用是松弛平滑肌，尤其对血管平滑肌的作用最明显。扩张动静脉血管床，以扩张静脉为主，使回心血量减少，降低了心脏的前负荷；舒张动脉血管，使心脏后负荷减轻，降低心肌耗氧量。同时，对心外膜冠状动脉分支也有扩张作用，还能减少血小板聚集。硝酸甘油的临床应用：①心绞痛，舌下含服可迅速缓解各型心绞痛，对稳定型心绞痛常作为首选药应用。预防发作可用其油膏或贴膜敷于胸部和背部；②心肌梗死，及时早期小剂量、短时间使用，不仅能减少心肌耗氧量，尚有抗血小板聚集和黏附作用，使坏死的心肌得以存活或使梗死面积缩小；③心功能不全，降低心脏前、后负荷，治疗重度和难治性心功能不全；④降低血压。主要不良反应有血管扩张性头痛、眩晕、头晕、心悸、反射性心率加快和其他直立性低血压的表现。治疗剂量可发生明显的低血压反应，如恶心、呕吐、虚弱、出汗、苍白和虚脱。早期心肌梗死、严重贫血、青光眼、颅内压升高者忌用。

三、心肌梗死

心肌梗死是指在冠状动脉粥样硬化的基础上，冠状动脉供血急剧减少或中断，相应的心肌发生严重而持久缺血导致的心肌坏死。根据心电图有无 ST 段持续抬高，将心肌梗死分为 ST 段抬高型心肌梗死（STEMI）和非 ST 段抬高型心肌梗死（NSTEMI）。这里重点阐述 ST 段抬高型心肌梗死。

【发病机制】

心肌梗死的基本病因是冠状动脉粥样硬化使冠状动脉管腔严重狭窄（狭窄程度大于75%），而侧支循环尚未充分建立，一旦血液供应急剧减少或中断，会使心肌严重而持久地出现缺血，导致心肌梗死。一般认为急性缺血达 20～30 分钟或以上即可出现心肌坏死。大量的研究已证明，绝大多数 STEMI 是由于不稳定的粥样斑块溃破，继而出血和管腔内血栓形成，而使管腔闭塞。

促使斑块破裂出血及血栓形成的诱因有：①晨起 6 时至 12 时交感神经活动增加，机体应激反应性增强，心肌收缩力、心率、血压增高，冠状动脉张力增高；②饱餐特别是进食多量脂肪后，血脂增高，血黏稠度增高；③重体力活动、情绪过分激动、血压剧升或用力排便时，致左心室负荷明显加重；④休克、脱水、出血、外科手术或严重心律失常，致心搏出量骤降，冠状动脉灌注量锐减。

【病理】

1. 心肌梗死的部位　①左冠状动脉前降支闭塞：引起左心室前壁、心尖部、下侧壁、前间隔和二尖瓣前乳头肌梗死。②左冠状动脉回旋支闭塞：引起左心室高侧壁、膈面（左冠状动脉占优势时）和左心房梗死，可能累及房室结。③左冠状动脉主干闭塞：引起左心室广泛梗死。④右冠状动脉闭塞：引起左心室膈面（右冠状动脉占优势时）、后间隔和右心室梗死，并可累及窦房结和房室结。心肌梗死绝大多数发生在左心室和室间隔，一般所说的心肌梗死均指左室梗死。

2. 心肌坏死改变　冠状动脉闭塞后 20～30 分钟，受其供血的心肌即有少数坏死，开始急性心肌梗死的病理过程。1～2 小时之间，绝大部分心肌呈凝固性坏死，心肌间质充血、水肿，伴多量炎症细胞浸润。以后，坏死的心肌纤维逐渐溶解，形成肌溶灶，随后渐有肉芽组织形成。心肌梗死，尤其是透壁性心肌梗死还可并发乳头肌功能失调、心脏破裂、室壁瘤、急性心包炎等改变。心肌坏死组织1～2 周后开始吸收，并逐渐纤维化，6～8 周形成瘢痕愈合，称为陈旧性或愈合性心肌梗死。

【临床表现】

心肌梗死的临床表现与梗死面积的大小、部位、侧支循环建立情况关系密切。

1. 梗死先兆　有半数以上在发病前数天至数周有乏力、胸部不适、心悸、气促等症状，其中以初发型或恶化型心绞痛最突出，心绞痛发作更频繁，程度严重，时间更长，硝酸甘油疗效差，诱因不明显等，此时心电图呈明显缺血性改变。如发现先兆应及时处理，可部分避免发生心肌梗死。

2. 症状

（1）疼痛　是急性心肌梗死最早也是最常见的表现。其性质、部位大多与心绞痛相似，但常发生于安静时，程度更重，常有恐惧感、濒死感，烦躁不安、大汗淋漓，疼痛持续时间长达数小时或数天，服用硝酸甘油及休息不能缓解。少数疼痛可向上腹部、下颌、颈部、背部放射而易误诊。个别心肌梗死可无疼痛。

（2）全身表现　常有中、低热，发热从第 2 天开始，持续约 1 周，亦常出现乏力、倦怠。

（3）胃肠道症状　疼痛剧烈时常伴恶心、呕吐和上腹部胀痛，肠胀气亦常见。

3. 体征　心浊音界可正常或增大，心率增快或减慢，心律不齐，第一心音减弱，可闻及第四心音或第三心音奔马律，部分可在心前区闻及收缩期杂音或喀喇音，为二尖瓣乳头肌功能失调或断裂所致。少数可在第 2～3 天出现心包摩擦音。除早期血压可升高，几乎所有心肌梗死者的血压都有不同程度的降低。

4. 严重心脏表现 是引起死亡的主要原因。

（1）心律失常 多发生在发病初 1～2 周内，尤以 24 小时内最多见。绝大部分（75%～95%）可以发生。表现为乏力、头昏、晕厥等症状。心律失常以室性心律失常多见，尤其是室性期前收缩。成对、频发、多源的或呈 R on T 现象的室性期前收缩及短暂的、阵发性室速，多为心室颤动的先兆，下壁心肌梗死易发生房室传导阻滞。

（2）心源性休克 为心肌广泛性坏死，心肌收缩无力，心搏出量急剧下降所致。多发生在病后数小时至 1 周内，发生率约为 20%。主要表现为面色苍白、血压下降、脉搏细速、大汗淋漓、烦躁不安、皮肤湿冷、末梢青紫、尿量减少乃至昏迷。

（3）急性左心衰竭 常发生在病初几天或梗死演变期，为梗死后心肌收缩力显著下降或不协调所致。发生率为 32%～48%，表现为呼吸困难、咳嗽、咳白色或粉红色泡沫痰、发绀、烦躁、双肺闻及湿性啰音与哮鸣音。

5. 并发症

（1）乳头肌功能失调或断裂 二尖瓣乳头肌因本身缺血、坏死，收缩功能障碍，造成二尖瓣脱垂或关闭不全。轻者可恢复，重者出现左心功能不全、肺水肿而死亡。

（2）心脏破裂 发生率极低，是严重而致命的并发症。多因心室游离壁或室间隔破裂造成心包积血填塞而死亡。

（3）心室壁瘤 发生率为 5%～20%，好发于左心室。较大的室壁瘤可使心脏扩大。心室壁瘤是心肌梗死愈合过程中，心肌被纤维组织替代而丧失收缩功能，局部膨胀而形成的，可导致心功能不全、心律失常及栓塞等。

（4）心肌梗死后综合征 病后数周至数月出现，可反复发生，表现为心包炎、胸膜炎或肺炎等，可能为机体对坏死物质的过敏反应。

【辅助检查】

1. 心电图检查 是急性心肌梗死首选的辅助检查，不仅能够证实心肌梗死的发生，还能明确病变的位置、范围及演变过程。急性期心电图特征性改变为：①ST 段呈弓背向上明显抬高，在面向坏死区周围心肌损伤区的导联上出现；②异常深而宽的 Q 波（病理性 Q 波），在面向透壁心肌坏死区的导联出现；③T 波在超急性期呈巨大高耸，随后变低、倒置，在面向损伤区周围心肌缺血区的导联上出现。其心电图演变过程为：抬高的 ST 段在数天至 2 周内逐渐回到基线水平；T 波倒置加深，此后逐渐变浅、平坦，部分可恢复直立；78%～80% 心肌梗死 Q 波将永久存在。还有一少部分出现非 ST 段抬高型心肌梗死心电图，无病理性 Q 波，仅有低电压和 ST 段抬高，或仅有 T 波倒置，临床上要注意分辨。ST 段抬高型心肌梗死的定位和范围可根据出现特征性改变的导联数来判断（表 7-5）。

表 7-5 ST 段抬高型心肌梗死的心电图定位诊断

	V1	V2	V3	V4	V5	V6	V7	V8	V9	I	II	III	aVR	aVL	aVF
前间壁	+	+	+												
前壁			+	+	+										
前侧壁					+	+	+			+				+	
高侧壁										+				+	
广泛前壁	+	+	+	+	+										
下壁											+	+			+
正后壁							+	+	+						
后侧壁					+	+	+	+						+	
后下壁							+	+	+		+	+			+

2. 血清心肌坏死标记物测定

（1）心肌蛋白　①心肌肌钙蛋白Ⅰ（cTnI）或心肌肌钙蛋白T（cTnT）：在起病3~4小时后升高，cTnI于11~24小时达高峰，7~10天降至正常；cTnT于24~48小时达高峰，10~14天降至正常。这些心肌结构蛋白含量的增高是诊断心肌梗死的敏感指标，且特异性很强，但出现稍延迟，症状出现后6小时内测定为阴性则6小时后应再复查。②肌红蛋白：于起病后2小时内即升高，12小时内达高峰，24~48小时内恢复正常，是心肌梗死后出现最早且十分敏感的指标，但特异性不强。

（2）肌酸激酶同工酶（CK-MB）　在起病后4小时升高，16~24小时达高峰，3~4天恢复正常。CK-MB虽不如cTnI、cTnT敏感，但其增高程度能较准确地反映梗死的范围，其高峰出现的时间是否提前有助于判断溶栓治疗是否成功。

3. 其他检查

（1）超声心动图检查　超声心动图可了解心室壁的运动情况和左心室功能，诊断乳头肌功能不全和室壁瘤（心脏局部出现反常运动提示室壁瘤）。为临床诊断提供重要依据。

（2）放射性核素检查　可显示心肌梗死的部位与范围，观察左心室壁的运动和左心室射血分数，从而有助于判定心室的功能、梗死后室壁运动失调和心室壁瘤的情况。

（3）血常规检查　起病24~48小时后可见白细胞计数升高，中性粒细胞增多，嗜酸性粒细胞减少或消失，常持续1周。起病后2~3天红细胞沉降率增快，可持续1~3周。C反应蛋白增高，可持续1~3周。

【诊断】

根据典型的临床表现、特征性的心电图改变以及实验室检查结果，诊断本病并不困难。老年患者突然发生原因未明的胸痛、呕吐、低血压、严重心律失常、休克、心力衰竭，考虑有急性心肌梗死的可能，并先按急性心肌梗死来处理并短期内进行心电图、血清心肌坏死标志物测定等动态观察以确定诊断。

【治疗】

对ST段抬高型心肌梗死，应早发现、早治疗，加强入院前的就地处理。治疗原则是尽早使心肌血液再灌注（到达医院后30分钟内开始溶栓或90分钟内开始介入治疗）以挽救濒死的心肌，防止梗死面积扩大或缩小心肌缺血范围，保护和维持心脏功能，及时处理严重心律失常、心力衰竭和各种并发症，防止猝死。

1. 一般治疗

（1）休息　急性期绝对卧床休息12小时，24小时床上行肢体活动，3天后病房内走动，1周后逐步增加活动，活动量以不出现症状为限。减少探视，保持环境安静及情绪稳定。第3、4周帮助其上下楼梯或出院。

（2）饮食　给予易消化、低钠、低脂肪饮食。

（3）吸氧　初期可间断或持续吸氧2~3天。

（4）监护　应收入冠心病监护室（CCU），行连续心电图、血压、呼吸等监测3~5天，必要时还可行床旁血液动力学监测。

2. 解除疼痛　急性心肌梗死应尽快解除疼痛，常用药物有如下。①吗啡，每次2~4mg，静脉注射。②哌替啶，每次50~100mg肌内注射。③硝酸甘油，每次0.4mg，舌下含服。④硝酸异山梨醇酯，每次5~10mg，舌下含服（以上药物均可重复应用，硝酸甘油亦可静脉给药）。⑤β受体拮抗剂，无禁忌证者应在发病24小时内尽早常规口服应用，一般首选心脏选择性的药物，如阿替洛尔、美托洛尔和比索洛尔；也可静脉应用，静脉用药多选择美托洛尔。

3. 心肌再灌注　可使闭塞的冠状动脉再通，缩小心肌缺血范围及梗死面积。应在起病 3 ~ 6 小时，最多在 12 小时内，开通闭塞的冠状动脉。

（1）介入治疗（PCI）　若患者在救护车上或无 PCI 能力的医院，但预计 120 分钟内可转运至有 PCI 条件的医院并完成 PCI，则首选直接 PCI 策略，力争在 90 分钟内完成再灌注；若患者在可行 PCI 的医院，则应力争在 60 分钟内完成再灌注。主要方法有经皮冠状动脉腔内成形术（PTCA）和冠状动脉内支架植入术。研究显示，PTCA 术后血管再阻塞的风险为 15%，支架术后该风险为 5%，因而近年来往往二者同时进行。

知识链接

我国自主研制"可降解涂层冠脉药物支架"

20 世纪 90 年代末，我国著名心脏病学专家、中国科学院院士葛均波带领团队开始研制可降解冠脉药物支架，历经多年努力，成功研制全球第一个"可降解涂层冠脉药物支架"，降低了进口支架原来可能发生的支架血栓率，极大提高了支架的安全性；并且由于国产化，大大降低了支架价格。该支架自 2005 年上市以来，在国内市场占有率已超过 25%，平均每年超过 10 万名冠心病患者获益，每年为患者节约医疗费用 15 亿元人民币，并出口国外。该成果打破了国外支架的长期垄断，大大提升了中国冠脉支架研发生产技术的核心竞争力，获 2011 年国家技术发明奖二等奖。他说："创新与合作是当今世界医疗器械研发的基础，而医生的创新理念将是其技术进步的原动力，具有自主创新和勇于进取精神的民族企业，是实现国产化介入器械腾飞的平台。"

（2）溶栓疗法　如果预计直接 PCI 时间大于 120 分钟，则首选溶栓策略，力争在 10 分钟给予患者溶栓药物。常用：①尿激酶（UK），150 万 ~ 200 万 U，30 分钟内静脉滴注完毕；②链激酶（SK）或重组链激酶（rSK），皮试阴性后用 150 万 U，60 分钟内静脉滴注完毕；③重组组织型纤溶酶原激活剂（rt - PA），总剂量 100mg，90 分钟内静脉滴注完毕；④新型的选择性纤溶酶原激活剂（仅作用于血栓部位），包括替奈普酶、阿替普酶和来替普酶。与作用于全身的非选择性纤溶酶原激活剂（尿激酶和链激酶）比较，建议优先选择选择性纤溶酶原激活剂。禁用于出血倾向或有出血史者、严重高血压者、中枢神经系统受损或颅内肿瘤或畸形者、未排除主动脉夹层者、近期有创伤史或有外科大手术或有在不能压迫部位的大血管行穿刺术者。

（3）紧急冠状动脉旁路移植术（紧急 CABG）　介入治疗失败或溶栓治疗无效有手术指征者，宜争取 6 ~ 8 小时内行紧急 CABG，但死亡率明显高于择期 CABG。

4. 严重心脏表现的处理

（1）消除心律失常　急性心肌梗死后出现室性心律失常时，后果严重，应及时消除。发生室性期前收缩或室性心动过速首选利多卡因，每次 50 ~ 100mg，静脉注射，必要时 5 ~ 10 分钟重复，直至室性心律失常消失或总量达 300mg 后，以 1 ~ 3mg/min 静脉滴注维持 48 ~ 72 小时，以后改用口服药物。心室颤动或持续多形性室性心动过速发生时，应立即用非同步直流电除颤或同步直流电复律。发生严重房室传导阻滞、心室率过缓时，应及早安装临时心脏起搏器。

（2）控制心源性休克　急性心肌梗死的休克为心源性休克，也可伴外周血管舒缩障碍或血容量不足，其治疗采取补充血容量、纠正酸中毒、升高血压及应用血管扩张剂等，如无效，应及时行紧急 PTCA 或支架植入，使冠状动脉及时再通。亦可做紧急 CABG。

（3）纠正左心衰竭　除给予强效镇静剂、利尿剂外，应选用血管扩张剂以减轻左心室负荷。或用多巴酚丁胺 10μg/（kg·min）静脉滴注或用短效 ACEI 从小剂量开始等治疗。急性心肌梗死发生后，前 24 小时一般不用洋地黄制剂。

5. 其他治疗

（1）抗血小板治疗　各种类型的 ACS 均须联合应用包括阿司匹林和 P_2Y_{12} 受体拮抗剂（如氯吡格雷、替格瑞洛）在内的口服抗血小板药物，负荷剂量后给予维持剂量。

（2）抗凝治疗　除非有禁忌，所有 STEMI 患者无论是否采用溶栓治疗，均应在抗血小板治疗基础上常规联合抗凝治疗，防止高凝状态或血栓再形成。常用药物有肝素、华法林、磺达肝癸钠、比伐卢定等。

（3）血管紧张素转换酶抑制剂（ACEI）或血管紧张素受体拮抗剂（ARB）　ACEI 有助于改善恢复期心肌重构，降低 AMI 的病死率和充血性心力衰竭的发生。除非有禁忌证，应全部选用。若患者不能耐受 ACEI，可考虑给予 ARB。

（4）调脂治疗　在没有禁忌证的情况下，所有患者都应早期使用。没有出现严重并发症，所有患者都应长期使用。STEMI 患者 LDL 的目标水平是 100mg/dl。

（5）其他治疗　①极化液疗法：对恢复心肌细胞膜极化状态、改善心肌收缩力、减少心律失常有益，伴有重度房室传导阻滞者禁用。氯化钾 1.5g、普通胰岛素 10U 加入 10% 葡萄糖注射液 500ml 内静脉滴注，每日 1~2 次，7~14 天为 1 个疗程。②钙通道阻滞剂：地尔硫䓬可能防止梗死范围的扩大，改善急、慢性期的预后，如有 β 受体拮抗剂禁忌者可考虑应用。不推荐 AMI 患者常规使用钙通道阻滞剂。

【常用药物注意事项与患者教育】

1. 促进纤维蛋白溶解药（溶栓药）　溶栓药的发展非常迅速，习惯上将溶栓药按先后分为 3 代。第 1 代溶栓药以链激酶和尿激酶为代表，两者溶栓能力强，但缺乏纤维蛋白特异性，在溶栓的同时会降解纤维蛋白原，使全身纤溶亢进，易导致出血。第 2 代溶栓药以 t-PA 为代表，包括 rtPA 和 po-UK，它们在激活纤溶酶原生成纤溶酶时不受血浆 α_2 抗纤溶酶以及纤维蛋白结合的 α_1 纤溶酶抑制物的影响，与纤维蛋白原亲和力低，因此不会导致全身纤溶亢进，能发挥选择性溶栓作用。其溶栓效果优于链激酶和尿激酶，出血不良反应小，但体内半衰期短。第 3 代是用基因工程技术、蛋白质技术和单克隆抗体技术对第 1 代和第 2 代产品进行改造后制成的新型纤溶酶原激活剂，常用的是替奈普酶、阿替普酶、来替普酶和瑞替普酶等。此类药物在特异性、半衰期和溶栓效率等方面均较第 2 代溶栓药有所改进和提高。

2. 肝素　最初由肝脏中提取而得名，目前是从猪肠黏膜和猪、牛肺中提取。肝素是带大量负电荷的大分子，不易通过生物膜，口服无效。主要药理作用有：①抗凝作用，肝素在体内、体外均有迅速而强大的抗凝作用，这一作用主要是通过激活血浆中的抗凝血酶Ⅲ（AT-Ⅲ）来完成的。AT-Ⅲ是凝血酶及凝血因子Ⅻα、Ⅺα、Ⅹα、Ⅸα 的抑制剂，可与上述凝血因子结合成复合物而使之灭活。生理状态下，这些凝血因子灭活过程相当缓慢，肝素可加速这一过程达千倍以上，干扰了凝血过程的许多环节，最终抑制纤维蛋白的形成和血小板聚集；②其他作用，肝素还具有降血脂、抗炎及抗血管内膜增生的作用。临床用于：①预防和治疗深静脉血栓形成、肺栓塞、脑梗死、急性心肌梗死等血栓栓塞性疾病，可防止血栓的形成和扩大；②治疗弥散性血管内凝血（DIC），早期应用能防止因纤维蛋白原及其他凝血因子耗竭而引起的继发性出血；③用于体外循环、器官移植、血液透析、心血管手术等的抗凝。主要不良反应如下。①应用过量可引起自发性出血，表现为黏膜出血、关节腔积血及伤口出血等。应经常测定凝血时间，随时调整用药量。若发生严重出血，立即停药，并给予鱼精蛋白对抗。1mg 的鱼精蛋白可中和 100U 的肝素。②长期应用可致骨质疏松及骨折。③偶见过敏反应、血小板减少症。④在妊娠期妇女可引起早产及死胎。肝素禁用于有出血倾向、肝肾功能不全、严重高血压、溃疡病、妊娠期妇女、产后、外伤及术后等。

第四节　心肌疾病

PPT

心肌疾病是指除心脏瓣膜病、冠状动脉粥样硬化性心脏病、肺源性心脏病、先天性心血管疾病和甲状腺功能亢进性心脏病等以外的以心肌病变为主要表现的一组疾病。主要包括心肌病与心肌炎等。

心肌病中原因已知的称为继发性心肌病，原因未明的称为原发性心肌病。2006 年美国心脏协会将心肌病定义为一组临床表现多种多样的心肌疾病，具有结构异常和（或）心电异常，由各种原因（通常是遗传因素）造成，常表现为心室异常肥厚或心腔扩张，但也可以正常。按照有无遗传因素分为遗传性心肌病、获得性心肌病及混合型心肌病。中国 2007 年制定的心肌病诊断和治疗建议将原发性心肌病分为扩张型心肌病、肥厚型心肌病、限制型心肌病、致心律失常型右室心肌病和未分类型心肌病。以上各型中临床上最常见的是扩张型心肌病。

心肌炎是指心肌的炎症性疾病，按病因可分为感染性和非感染性两种。感染性心肌炎可由细菌、病毒、螺旋体、立克次体、真菌、原虫、蠕虫等所引起，非感染性心肌炎包括变态反应所引起的心肌炎（如风湿热或系统性红斑狼疮等）、药物所致的心肌炎（如依米丁、阿霉素、铅、镉、汞、砷等）及理化因素所致的心肌炎。临床上最常见的心肌炎是由病毒感染所致的病毒性心肌炎。

本节介绍扩张型心肌病和病毒性心肌炎。

一、扩张型心肌病

扩张型心肌病的主要特征是单侧或双侧心室扩大，心肌收缩功能减退，伴或不伴充血性心力衰竭和心律失常，可发生栓塞或猝死等并发症。本病病死率较高，多见于中年以上男性。

【病因】

尚不完全清楚。除特发性和家族遗传性外，近年来认为病毒性心肌炎与其发生密切相关。体液、细胞免疫反应所致心肌炎可导致和诱发扩张型心肌病。此外，围生期、遗传、代谢异常、酒精中毒、抗癌药物等亦可引起本病。

【病理】

扩张型心肌病病理改变以心腔扩张为主。肉眼可见心室扩张，室壁多变薄，心肌灰白而松弛，可见纤维瘢痕形成，常伴有附壁血栓。冠状动脉及瓣膜多无病变。组织学可见非特异性心肌细胞肥大和变性，尤以程度不同的心肌纤维化为明显。

【临床表现】

起病缓慢，早期虽已有心脏扩大和心功能减退，但多无明显症状，仅在体检时发现，这一过程有时可达 10 年之久。主要出现心脏扩大、充血性心力衰竭、心律失常的表现，部分可发生栓塞和猝死，栓塞多见于晚期病例。左心衰竭主要表现为呼吸困难（甚至端坐呼吸），右心衰竭主要表现为水肿、肝肿大等。心脏的主要体征有：心界向两侧扩大，第一心音减弱，二尖瓣区、三尖瓣区可听到收缩期杂音，心率增快与奔马律。可出现各种类型的心律失常。

【辅助检查】

1. 胸部 X 线检查　心影明显增大呈普大型，心胸比常大于 50%，可见肺淤血表现。

2. 心电图　以心室肥大、心肌损伤和心律失常为主。可见室性期前收缩、心房颤动、房室传导阻滞等各种心律失常。有时可出现病理性 Q 波（与严重左心室纤维化有关），应与心肌梗死相鉴别。

其他尚可见 ST－T 改变、低电压、R 波降低等。

3. 超声心动图　扩张型心肌病超声心动图具有一"大"、二"薄"、三"弱"、四"小"的特征，其中"大"为早期左心室内径增大，晚期心脏四腔均可扩大，但以左心室扩大明显，左室流出道也扩大；"薄"为室间隔和左心室后壁多变薄；"弱"为室间隔与左心室后壁运动减弱，提示心肌收缩力下降；"小"为二尖瓣口开放幅度相对变小，其原因为左心室充盈压升高引起二尖瓣前叶舒张期活动振幅降低。

4. 心导管检查和心血管造影　早期近乎正常，有心力衰竭时心导管检查可见左室舒张末压、左心房压和肺毛细血管楔压均增高，心搏出量、心脏指数减低；心室造影可见左心室明显扩大，室壁运动减弱，心室射血分数降低。冠状动脉造影多无异常。

5. 心内膜心肌活检　可见心肌细胞肥大、变性、间质纤维化等，虽因缺乏特异性不能单独以此作为诊断依据，但可作为评价病变程度及预后的参考，并有助于排除心肌炎。

6. 心脏放射性核素检查　核素心肌显影表现为散在的、局灶性放射性减低；核素血池扫描可见收缩和舒张末期左心室容积增大、心搏出量减低。

【诊断】

诊断要点：①具有心脏扩大、心律失常和充血性心力衰竭等临床表现；②超声心动图显示左心室"大""薄""弱""小"的特征；③排除各种有明确病因的器质性心脏病，如心脏瓣膜病、高血压性心脏病、冠心病等。

【治疗】

因本病病因未明，目前尚无特殊的治疗方法。其治疗原则是减轻心脏负荷、预防和控制充血性心力衰竭、纠正各种心律失常和减少栓塞并发症。

1. 一般治疗　限制体力活动，避免过度劳累，给予低盐、易消化的饮食，避免大便干燥和用力排便。

2. 心力衰竭的治疗　与一般心力衰竭的治疗相同，目前主张应用利尿剂、血管紧张素转换酶抑制剂（ACEI）或血管紧张素受体拮抗剂（ARB）、β受体拮抗剂、洋地黄制剂、盐皮质激素受体拮抗剂（如依普利酮、螺内酯）、肼屈嗪、二硝酸异山梨酯、伊伐布雷定、血管紧张素受体脑啡肽酶抑制剂（ARNI）等。也可应用血管扩张药物，改善临床症状。具体用药及剂量参见本章第一节。

3. 抗心律失常治疗　抗心律失常药物应根据心律失常的类型具体选择。

4. 抗凝治疗　血栓栓塞是常见的并发症，有房颤或已经有附壁血栓形成或有血栓栓塞病史的患者，须长期服用华法林或新型口服抗凝药物等进行抗凝治疗。

5. 心力衰竭的心脏再同步化治疗（CRT）　是通过植入带有左心室电极的起搏器，同步起搏左、右心室而使心室的收缩同步化。这一治疗对部分心力衰竭患者有显著疗效，须在药物治疗的基础上选用。

6. 其他治疗　长期严重心力衰竭、内科治疗无效时，可考虑进行心脏移植。在等待期如有条件可行左心机械辅助循环，以改善循环。也有试行左心室成形术者，但疗效尚不确定。

【常用药物注意事项与患者教育】

1. 依普利酮　是一种新型高选择性醛固酮受体拮抗剂，只作用于盐皮质激素受体，而不作用于雄激素和孕酮受体，故几乎无螺内酯的性激素相关副作用。对治疗高血压、心力衰竭和心肌梗死有确切疗效，不良反应较少，耐受性好。其突出优点是，对联用多种降压药未能控制的重度高血压，加用本品可使血压明显降低，尤其收缩压下降更为显著。对严重心力衰竭和心肌梗死患者，本品与血管紧张素转换酶抑制剂（ACEI）和β受体拮抗剂联用可提高生活质量和降低死亡率。

2. 伊伐布雷定 用于窦性心律且心率≥75次/分、伴有心脏收缩功能障碍的NYHAⅡ～Ⅳ级慢性心力衰竭患者，与标准治疗β受体拮抗剂联合用药，或者用于禁忌或不能耐受β受体拮抗剂的治疗时。起始治疗仅限于稳定性心力衰竭患者。通常推荐的起始剂量为5mg，每日2次，早、晚进餐时服用。最常见的不良反应为闪光现象（光幻视）和心动过缓，为剂量依赖性。对本品活性成分或者任何一种辅料过敏者、治疗前静息心率低于每分钟70次者、心源性休克、急性心肌梗死、重度低血压（<90/50mmHg）、重度肝功能不全、病态窦房结综合征、窦房传导阻滞、依赖起搏器起搏者（心率完全由起搏器控制）、不稳定型心绞痛、三度房室传导阻滞者禁用。

二、病毒性心肌炎

病毒性心肌炎是指病毒引起的心肌炎症病变。本病多见于青少年，以20～30岁最多见，男性多于女性，近年来发病率显著增高。临床表现轻重不一，重者可猝死，也可长期留有心肌病变。

【病因与发病机制】

各种病毒均可引起心肌炎，其中以肠道和呼吸道病毒感染较常见，临床上大多数病毒性心肌炎由柯萨奇病毒、埃可病毒、脊髓灰质炎病毒及流感病毒引起，尤以柯萨奇B组病毒最常见。

病毒性心肌炎的发病机制包括两方面：一是病毒的直接作用，病毒直接侵犯心肌及微血管，造成对心肌的直接损害；二是病毒感染引起细胞介导的免疫损伤作用，T细胞以及多种细胞因子和一氧化氮等介导造成心肌损害和微血管损伤。目前认为病毒性心肌炎早期以病毒直接侵犯心肌为主，同时存在免疫反应因素，在慢性阶段，免疫反应可能是发病的主要机制。

【临床表现】

1. 症状 病毒性心肌炎临床表现差异很大，轻者可无明显症状，重者可并发严重心律失常、心力衰竭，甚至发生猝死。约半数在发现心肌炎前1～3周常有病毒感染前驱症状，表现为发热、全身酸痛、咽痛、腹泻等呼吸道与消化道症状，然后出现胸闷、心前区隐痛、心悸、气短、乏力、头晕等，严重者可有咳嗽、呼吸困难、发绀，甚至发生急性肺水肿。

2. 体征 体检可有心脏扩大，心率增速与体温不相称，心尖部第一心音减弱并出现第三心音，重者可出现奔马律或心包摩擦音，各种心律失常均可出现，甚至发生心源性休克。

【辅助检查】

1. 实验室检查 血清肌钙蛋白（T或I）、心肌肌酸激酶及同工酶（CK－MB）可增高，血沉增快，C反应蛋白增加。血清病毒中和抗体滴度可增高。

2. 心电图检查 多有ST－T改变及各种心律失常，如合并心包炎可有ST段抬高，严重心肌损害时可出现病理性Q波，须与心肌梗死相鉴别。

3. 超声心动图检查 可显示正常，也可有左心室收缩功能减退的表现。

4. X线检查 病情严重者可有心影扩大。

5. 心内膜心肌活检 为有创检查手段，一般不作为常规检查，有助于本病的诊断、病情和预后判断。心肌活检时，从中分离出病毒可确诊本病。

【诊断】

诊断要点：①发病前1～3周有呼吸道或消化道病毒感染史；②继之出现心脏扩大、心律失常、心力衰竭或心源性休克等心肌损害表现；③血清检查心肌酶和肌钙蛋白增高，心电图检查呈非特异性改变；④心内膜心肌活检可明确诊断。

【治疗】

1. 一般治疗　急性期应卧床休息，进食易消化、富含维生素和蛋白质的食物。

2. 改善心肌代谢　可给予辅酶 Q_{10}、三磷酸腺苷、辅酶 A、维生素 C、维生素 E 等药物。

3. 对症治疗　出现心力衰竭应给予抗心衰治疗；合并严重房室传导阻滞者，应及时使用肾上腺皮质激素或临时心脏起搏；出现其他心律失常应给予抗心律失常药物。

4. 抗病毒治疗　可选用干扰素诱导剂或中药如板蓝根、连翘、大青叶等。应用中药黄芪等可提高机体免疫力。

【常用药物注意事项与患者教育】

辅酶 Q_{10}　又称为癸烯醌、泛醌、泛癸利酮，是一种存在于自然界的脂溶性醌类化合物，其结构与维生素 K、维生素 E 相似。主要作用：一是辅助营养物质在线粒体内转化为能量，二是明显的抗脂质过氧化作用。临床用于心肌梗死、病毒性心肌炎、肝炎、癌症等的治疗，亦将其用于营养保健品及食品添加剂。

目标检测

答案解析

1. 简述 NYHA 心功能的临床分级。
2. 简述他汀类调脂药物的用药注意事项与患者教育。
3. 简述冠心病的病因。
4. 简述冠心病的分型。
5. 简述典型心绞痛的疼痛特点。
6. 试述常用高血压降压药物。

（林昌勇）

书网融合……

重点小结　　　微课　　　习题

第八章 消化系统疾病

📘 学习目标

知识目标：通过本章的学习，应能掌握消化系统常见疾病的诊断要点、常用药物、用药注意事项与患者教育；熟悉消化系统常见疾病的临床表现；了解消化系统常见疾病的病因与发病机制、辅助检查。

能力目标：具备指导常见消化系统疾病患者合理用药的能力。

素质目标：通过本章的学习，培养无私奉献和勇于探索的科学精神，树立法治意识。

消化系统疾病包括食管、胃、肠、肝、胆、胰等器官的器质性和功能性疾病，其主要功能是对食物进行消化和吸收，为机体新陈代谢提供物质和能量来源，以维持生命活动。上述生理功能的完成有赖于消化器官形态结构的完整和神经－体液等因素调节下有序一致的活动。任何形态结构的改变和（或）功能调节的失常都会造成消化系统疾病。临床常见的消化系统疾病有胃炎、消化性溃疡、脂肪性肝病、肝硬化、肝癌、胰腺炎等。

第一节　急性胃炎

PPT

急性胃炎指各种原因引起的胃黏膜的急性炎症，是临床常见病、多发病。急性胃炎包括急性糜烂出血性胃炎、急性幽门螺杆菌（Hp）胃炎和除 Hp 以外的其他急性感染性胃炎。

【病因】

1. 生物因素　进食被致病微生物及其毒素污染的食物，其中由 Hp 感染所致的称为急性 Hp 胃炎。

2. 药物　常见于非甾体抗炎药（NSAID）特别是阿司匹林等非特异性环氧合酶（COX）抑制剂。此外还有口服铁剂、氯化钾、抗肿瘤化疗药物、抗生素等。

3. 乙醇　乙醇具有的亲脂性和溶脂性能，可导致胃黏膜糜烂及黏膜出血，多无明显炎症细胞浸润。

4. 应激　严重创伤、大手术、大面积烧伤、颅内病变、多器官功能衰竭、败血症等可致胃黏膜微循环障碍、缺氧，黏液分泌减少，局部前列腺素合成不足，屏障功能损坏；也可增加胃酸分泌，大量氢离子反渗，损伤血管和黏膜，引起糜烂、出血甚至溃疡。

【病理】

主要病理变化为胃黏膜呈急性炎症反应，黏膜充血、水肿、分泌物增加。严重时，胃黏膜出现浅表溃疡、出血点等。

【临床表现】

主要表现为上腹痛、胀满、恶心、呕吐、食欲减退等，严重者可致呕血、黑便、脱水、酸中毒、休克等。上腹部和脐周可有轻压痛，肠鸣音可亢进。

【诊断】

具有上述临床表现或兼具上述病因者应疑诊，确诊依赖胃镜检查发现糜烂及出血病灶，必要时应行病理组织学检查。因胃黏膜修复很快，疑似本病时，应尽早行胃镜检查确诊（一般应于出血发生后 24 ～ 48 小时内进行）。

【治疗】

1. 去除病因　积极治疗原发疾病和去除诱因。

2. 一般治疗　尽量卧床休息，摄入清淡流质或半流质食物，必要时暂禁饮食。

3. 对症治疗　常用药物如下：①抑制胃酸分泌药物，如质子泵抑制剂（PPI）或 H_2 受体拮抗剂（H_2RA）；②胃黏膜保护剂，如硫糖铝、米索前列醇；③呕吐、腹泻严重时，应注意水、电解质和酸碱平衡紊乱的纠正；④细菌感染所致者予敏感抗生素进行治疗；⑤剧烈呕吐可予甲氧氯普胺每次 10mg，肌内注射；⑥腹痛明显时可予阿托品每次 0.5mg 或山莨菪碱每次 10mg，肌内注射；⑦止泻可选用蒙脱石散，每次 1 袋，每日 2 ～ 3 次，冲服。

【常用药物注意事项与患者教育】

蒙脱石散　为止泻类非处方药。具有层纹状结构和非均匀性电荷分布，对消化道内的病毒、病菌及其产生的毒素、气体等有极强的固定、抑制作用；对消化道黏膜有很强的覆盖保护能力，修复、提高黏膜屏障对攻击因子的防御功能，具有平衡正常菌群和局部止痛作用。主要用于成人急、慢性腹泻，儿童急性腹泻。最常见不良反应为便秘，偶见皮疹。妊娠期、哺乳期不推荐使用。胃炎、结肠炎、肠易激综合征患者宜餐前服用，腹泻患者宜于两餐间服用。服用时倒入 50ml 温开水中混匀快速服完。

第二节　慢性胃炎

PPT

慢性胃炎是由各种不同因素引起的胃黏膜的慢性炎症。慢性胃炎为常见病、多发病，男性发病稍多于女性。任何年龄均可发病，但随年龄增长发病率亦见增高。

【病因与发病机制】

慢性胃炎的发生主要与幽门螺杆菌（Hp）感染有关，与自身免疫、饮食和环境等因素也有一定关系。

1. 幽门螺杆菌（Hp）感染　目前认为 Hp 感染是慢性胃炎最主要的病因。Hp 具有鞭毛，能在胃内穿过黏液层移向胃黏膜，其分泌的黏附素能使其贴紧上皮细胞，其释放的尿素酶能分解尿素产生 NH_3。Hp 通过产氨、分泌空泡毒素等引起细胞损害，其细胞毒素相关基因蛋白能引起强烈的炎症反应，其菌体胞壁还可作为抗原诱导免疫反应。

> **知识链接**
>
> **幽门螺杆菌假说的提出**
>
> Hp 的发现者之一巴里·马歇尔在刚刚提出幽门螺杆菌假说时被科学家和医生们嘲笑，他们不相信会有细菌生活在酸性很强的胃里面。为了让人们相信这个理论，马歇尔服用了含大量幽门螺杆菌的培养液并且在不久后出现腹痛、呕吐，而后使用抗生素治愈了胃炎并最终获得了诺贝尔生理学或医学奖。我们从中看到了科学家为追求真理义无反顾的献身精神和面对各方质疑坚持不懈、勇于创新的探索精神。在科学的道路上，这样的事例不在少数，正是由于他们的存在，现代医学才能得到如此迅猛的发展。

2. 自身免疫　免疫功能的改变在慢性胃炎的发病上已普遍受到重视，萎缩性胃炎血液、胃液或萎缩的胃黏膜内可找到壁细胞抗体，胃黏膜有弥漫的淋巴细胞浸润，体外淋巴母细胞转化试验和白细胞移动抑制试验异常。某些自身免疫性疾病如慢性淋巴细胞性甲状腺炎、甲状腺功能亢进症、慢性肾上腺皮质功能减退症等均可伴有慢性胃炎，也提示本病可能与免疫反应有关。

3. 其他因素　①十二指肠液的反流：研究发现因幽门括约肌功能失调，引起十二指肠液反流。反流的胆汁可损害胃黏膜，胰液中的磷脂和胰消化酶一起，能溶解黏液，破坏胃黏膜屏障，促使 H^+ 及胃蛋白酶反弥散入黏膜引起黏膜损伤。由此引起的慢性胃炎主要在胃窦部。②刺激性食物和药物：长期服用对胃黏膜有强烈刺激的饮食及药物，如浓茶、烈酒、辛辣或粗糙食物、水杨酸盐类药物等可反复损伤胃黏膜，造成慢性炎症。③高盐与新鲜蔬菜、水果不足：流行病学研究显示，饮食中高盐和缺乏新鲜蔬菜、水果与胃黏膜萎缩、肠化生以及胃癌的发生密切相关。

【病理】

慢性胃炎的过程是胃黏膜损伤与修复的慢性过程，组织学特征是炎症、萎缩、化生和异型增生。炎症表现为黏膜层以淋巴细胞和浆细胞为主的慢性炎症细胞浸润，Hp引起的慢性胃炎常见淋巴滤泡形成。当见有中性粒细胞浸润时显示有活动性炎症，称为慢性活动性胃炎，多提示存在Hp感染。慢性炎症过程中出现胃黏膜萎缩，主要表现为胃黏膜固有腺体（幽门腺或泌酸腺）数量减少甚至消失，组织学上有两种萎缩类型。①非化生性萎缩：胃黏膜固有腺体被纤维组织或纤维肌性组织代替或炎症细胞浸润引起固有腺体数量减少。②化生性萎缩：胃黏膜固有腺体被肠化生或假幽门腺化生所替代。慢性胃炎进一步发展，胃上皮或化生的肠上皮在再生过中发生发育异常，可形成异型增生，表现为细胞异型性和腺体结构的紊乱。异型增生是胃癌的癌前病变。

【临床表现】

慢性胃炎病程长，反复发作，主要表现为上腹疼痛或不适、饱胀感、嗳气、恶心、呕吐、食欲不振等消化不良症状，上腹部有轻压痛。

【辅助检查】

1. 胃镜及活组织检查　胃镜检查并同时取活组织做病理组织学检查是诊断慢性胃炎最可靠的方法。胃镜下，非萎缩性胃炎可见红斑（点、片状或条状）、黏膜粗糙不平、出血点/斑、黏膜水肿、渗出等基本表现。胃镜下萎缩性胃炎有两种类型，即单纯萎缩性胃炎和萎缩性胃炎伴增生，前者主要表现为黏膜红白相间，白相为主、血管显露、色泽灰暗、皱襞变平甚至消失；后者主要表现为黏膜呈颗粒状或结节状。

2. 幽门螺杆菌（Hp）检测　详见本章第三节。

3. 血清抗壁细胞抗体、内因子抗体和维生素 B_{12} 水平测定　有助于诊断自身免疫性胃炎。

4. 血清胃泌素 G17、胃蛋白酶原 I 和 II 测定　有助于判断是否存在萎缩及其分布的部位和程度。胃体萎缩者血清胃泌素 G17 显著增高，胃蛋白酶原 I 和（或）胃蛋白酶原 I／II 比值下降；胃窦萎缩者血清胃泌素 G17 下降，胃蛋白酶原 I 和胃蛋白酶原 I／II 比值正常；全胃萎缩者两者均下降。

【诊断】

1. 诊断要点　临床表现提示，胃镜检查及胃黏膜活组织病理学检查可确诊。幽门螺杆菌检测有助于病因诊断。

2. 分类　①按病因分类：Hp 胃炎和非 Hp 胃炎。②按部位分类：胃窦为主胃炎，胃体为主胃炎和全胃炎。③按内镜和病理组织学改变分类：非萎缩性胃炎和萎缩性胃炎。

【治疗】

1. 一般治疗　去除各种可能的致病因素或加重病情的因素，包括戒烟戒酒，减少食盐摄入；纠正不良饮食习惯，避免太粗糙、太辛辣、太热、太冷的饮食，减少对胃的刺激；停服某些刺激胃黏膜的药物，特别是阿司匹林等非甾体类消炎药。

2. 药物治疗

（1）根除 Hp　查找到 Hp 时应服用抗生素。目前推荐的治疗方案为铋剂四联方案。详见本章第三节。

（2）保护胃黏膜　常用的药物有铋剂和弱碱性抗酸剂等。详见本章第三节。

（3）调整胃肠运动功能　胆汁反流者可选用多潘立酮片、莫沙必利。胃肠蠕动亢进或引起明显腹痛时选用山莨菪碱、阿托品等。

（4）抑制胃酸分泌或中和胃酸　前者常用的药物有 H_2 受体拮抗剂和质子泵抑制剂（PPI）；后者常用的药物有铝碳酸镁、硫糖铝、氢氧化铝凝胶、磷酸铝等。

（5）其他　自身免疫性胃炎有恶性贫血者需终身注射维生素 B_{12}。

3. 手术治疗　对药物不能逆转的局灶高级别上皮内瘤变（含重度异型增生和原位癌）应考虑手术治疗。胃镜下行黏膜下剥离术。

【常用药物注意事项与患者教育】

1. 多潘立酮片　为外周多巴胺受体阻滞剂，直接作用于胃肠壁，可增加食管下段括约肌张力，防止胃-食管反流，增强胃蠕动，促进胃排空，协调胃与十二指肠运动，抑制恶心、呕吐，防止胆汁反流，不影响胃液分泌。不良反应少，偶有腹痛、口干、腹泻、头痛等。妊娠期妇女慎用。应在饭前 15~30 分钟服用。

2. 莫沙必利　为选择性 5-羟色胺 4 受体（5-HT$_4$）激动剂，通过兴奋胃肠道胆碱能中间神经元及肌间神经丛的 5-HT$_4$ 受体，促进乙酰胆碱的释放，从而增强上消化道（胃和小肠）运动，加快胃排空。主要不良反应有腹泻和稀便、腹痛、口渴等。妊娠及哺乳期妇女避免服用。应在饭前 30 分钟服用。

第三节　消化性溃疡 🅔 微课

PPT

情境导入

　　情境： 患者，男性，60 岁，因反复上腹饥饿痛 3 年，再发 1 周就诊。患者于 3 年前常于秋冬季节出现上腹部闷痛，夜间饥饿时明显，进食或自行服用"胃药"后可缓解。1 周前再发上腹痛，无恶心、呕吐，无呕血、黑便。就诊我院。既往否认高血压、冠心病等病史。无吸烟嗜好，偶饮酒。无毒物、粉尘接触史。家族史无特殊。

　　查体： T 36.2℃，P 90 次/分，R 20 次/分，BP 110/70mmHg。神志清楚，浅表淋巴结未及肿大，巩膜无黄染。HR 90 次/分，律齐，无杂音。呼吸音清，未闻及啰音。腹平软，上腹部轻压痛，无反跳痛，肝脾未及。

　　辅助检查： 1 天前当地县医院上消化道造影示：十二指肠球部龛影。

　　思考： 1. 该患者考虑诊断为什么疾病？

　　　　　　2. 如何指导患者用药？

　　消化性溃疡（PU）是胃液（胃酸与胃蛋白酶）对胃肠黏膜的自我消化而形成的慢性溃疡。主要发生在胃和十二指肠，故又称胃十二指肠溃疡。消化性溃疡是全球性疾病，可发生于任何年龄，但以中年最为常见。十二指肠溃疡（DU）多见于青壮年，胃溃疡（GU）多见于中老年，后者发病高峰比前者约迟 10 年。男性患病比女性为多。临床上十二指肠溃疡发病率高于胃溃疡，两者之比为（2~3）：1。消化性溃疡的发作有季节性，秋季和冬春之交远比夏季常见。

【病因与发病机制】

目前大家公认的是胃、十二指肠黏膜的损伤因素与防御修复因素失衡引起溃疡。常见攻击因子包括胃酸、胃蛋白酶、幽门螺杆菌（Hp）、胆盐、乙醇、非甾体抗炎药（NSAID）等，防御因子包括黏液-碳酸氢盐屏障、黏膜屏障、黏膜血流量、细胞更新、前列腺素和表皮生长因子等。胃溃疡与十二指肠溃疡在发病机制上有不同之处，前者主要是防御修复因素减弱，后者主要是侵袭因素增强。在目前已知的消化性溃疡所有病因中，认为 Hp 以及阿司匹林和其他 NSAID 的应用是消化性溃疡的主要病因。15% ~20% 的 Hp 感染患者可发生 PU，尽早根除 Hp 可有效预防 PU 发生，有助于 PU 的愈合和显著降低溃疡复发。

另外，遗传因素、长期吸烟、应激、大量饮酒等亦与溃疡病的发生有关。

【病理】

胃溃疡常位于胃角和胃小弯。十二指肠溃疡常位于球部，前壁多见。溃疡多为单发，但也可多发。溃疡形态多呈圆形或椭圆形，其直径一般小于 1.0cm。溃疡可深达黏膜下层或肌层，边缘整齐，底部洁净，覆有灰白纤维渗出物。当溃疡侵及较大的血管时，可引起大量出血。若溃疡穿透肌层及浆膜层，引起穿孔。在溃疡的急性期，周围组织多有炎症、水肿，如病变在幽门附近，可因水肿及痉挛而致暂时性幽门梗阻。在愈合过程中，由于大量瘢痕组织的形成，胃或十二指肠可有畸形，特别当溃疡位于幽门及其附近时，可致瘢痕性幽门梗阻。

【临床表现】

1. 临床特点　典型的消化性溃疡有如下临床特点。①慢性过程：病史可达数年至数十年。②周期性发作：发作与自发缓解相交替，发作期可为数周或数月，缓解期长短不一，短者数周、长者数年，发作多在秋冬或冬春之交，可因情绪不良或过劳而诱发。③节律性上腹痛：十二指肠溃疡表现为空腹痛，即餐前空腹和（或）午夜痛，进食或服用抗酸药可缓解；胃溃疡表现为餐后痛，餐后出现疼痛，进食加重，服用抗酸药可缓解。疼痛性质多为灼痛，亦可为钝痛、胀痛、剧痛或饥饿样不适感，部位多位于中上腹或剑突下，胃溃疡稍偏左，十二指肠溃疡稍偏右。

2. 其他表现　恶心、呕吐、反酸、嗳气、上腹饱胀。发作时剑突下轻压痛，范围直径在 3~4cm，胃溃疡稍偏左，十二指肠溃疡稍偏右。

3. 特殊类型的溃疡

（1）复合性溃疡　指胃和十二指肠同时发生溃疡。往往十二指肠溃疡先于胃溃疡出现，幽门梗阻发生率较高。

（2）多发性溃疡　指胃和（或）十二指肠同时有 2 个或 2 个以上的溃疡。

（3）巨大溃疡　指直径大于 2cm 的溃疡。对药物治疗反应较差、愈合时间较慢，易发生慢性穿透或穿孔。

（4）幽门管溃疡　幽门管位于胃远端，与十二指肠交界，长约 2cm。幽门管溃疡与十二指肠溃疡相似，胃酸分泌一般较高。幽门管溃疡上腹痛的节律性不明显，对药物治疗反应较差，呕吐较多见，较易发生幽门梗阻、出血和穿孔等并发症。

（5）球后溃疡　是指发生在十二指肠降段、水平段的溃疡。多发生在十二指肠降段初始部和乳头附近后内侧壁，具有十二指肠溃疡的临床特点，但午夜痛及背部放射痛多见，对药物治疗反应较差，较易并发出血。

4. 并发症

（1）出血 溃疡侵蚀周围血管可引起出血。出血是消化性溃疡最常见的并发症，也是上消化道大出血最常见的病因。

（2）穿孔 溃疡病灶向深部发展穿透浆膜层则并发穿孔。溃疡穿孔临床上可分为急性、亚急性和慢性三种类型，以第一种常见。急性穿孔的溃疡常位于十二指肠前壁或胃前壁，发生穿孔后胃肠的内容物漏入腹腔而引起急性腹膜炎。十二指肠或胃后壁的溃疡深至浆膜层时已与邻近的组织或器官发生粘连，穿孔时胃肠内容物不流入腹腔，称为慢性穿孔，又称为穿透性溃疡。这种穿透性溃疡改变了腹痛规律，疼痛变得顽固而持续，疼痛常放射至背部。邻近后壁的穿孔或游离穿孔较小，只引起局限性腹膜炎时称亚急性穿孔，症状较急性穿孔轻而体征较局限，且易漏诊。

（3）幽门梗阻 暂时性梗阻可因溃疡急性发作时炎症水肿和幽门部痉挛而引起，可随炎症的好转而缓解；慢性梗阻主要由于瘢痕收缩引起，呈持久性。典型症状为餐后上腹饱胀感、上腹疼痛加重，伴恶心、呕吐。呕吐物为发酵酸性宿食，量大，呕吐后腹部感觉轻松舒适。检查可见胃型和胃蠕动波，清晨空腹时可查出胃内振水音。

（4）癌变 少数胃溃疡可发生癌变，十二指肠溃疡则不发生癌变。胃溃疡癌变发生于溃疡边缘，据报道癌变率在1%左右。发生癌变时，胃溃疡的节律性疼痛发生改变，规律性消失，疼痛可呈持续性。

【辅助检查】

1. X 线钡餐检查 消化性溃疡的 X 线征象有直接和间接两种。龛影是直接征象，对溃疡有确诊价值；局部压痛、十二指肠球部激惹和球部畸形、胃大弯侧痉挛性切迹均为间接征象，仅提示可能有溃疡。

2. 胃镜检查 是确诊消化性溃疡首选的检查方法。胃镜检查不仅可对胃十二指肠黏膜直接观察、摄像，还可在直视下取活组织做病理学检查及 Hp 检测，因此胃镜检查对消化性溃疡的诊断及胃良、恶性溃疡鉴别诊断的准确性高于 X 线钡餐检查。对于无法接受传统内镜检查的患者，有条件的内镜中心可根据适应证选择磁控胶囊内镜检查。磁控胶囊内镜检查诊断 PU 的准确性与传统胃镜检查相当。

3. Hp 检测 为消化性溃疡诊断的常规检查项目，因为有无 Hp 感染决定着治疗方案的选择。检测方法分为侵入性和非侵入性两大类，前者需通过胃镜检查取胃黏膜活组织进行检测，后者不依赖胃镜。目前侵入性实验主要包括快速尿素酶试验、组织学检查和 Hp 培养等，非侵入性实验主要有^{13}C或^{14}C 尿素呼气试验、单克隆粪便 Hp 抗原检测及血清学抗体检测等。其中细菌培养是诊断 Hp 感染最可靠的方法。

【诊断】

根据本病慢性病程、周期性发作及节律性上腹痛等典型临床特点提示进行消化性溃疡的初步诊断。通过胃镜检查可确诊。X 线钡餐检查难以区分良、恶性溃疡。

【治疗】

治疗的目的是消除病因、缓解症状、愈合溃疡、防止复发和避免并发症。针对病因的治疗如根除Hp，有可能彻底治愈溃疡病，是近年消化性溃疡治疗的一大进展。

1. 一般治疗 避免过度劳累和精神紧张，保持乐观情绪；规律饮食，戒烟、戒酒；少服或不服刺激性食物与药物。

2. 药物治疗

（1）抑制胃酸分泌 通过抑制胃酸分泌，迅速缓解疼痛，促进溃疡愈合。常用的药物有以下几种。①H_2受体拮抗剂（H_2RA）：如雷尼替丁，每次150mg，早晚各服一次；法莫替丁20mg，早晚各服一次；尼扎替丁，每次150mg，早晚各服一次。②质子泵抑制剂（PPI）：临床常用药物有奥美拉唑、兰索拉唑、泮托拉唑、雷贝拉唑、埃索美拉唑、艾普拉唑，其剂量分别为每次20mg、30mg、40mg、20mg、40mg、10mg，每日一次，口服。③钾离子竞争性酸阻滞剂（P–CAB）：为新型抑酸药，目前我国已上市的有富马酸伏诺拉生片。

（2）根除Hp　根除Hp不仅可促进溃疡愈合，而且可预防溃疡复发，从而彻底治愈溃疡。因此，凡有Hp感染的消化性溃疡，无论初发或复发、活动或静止、有无合并症，均应给予根除Hp药物治疗。目前推荐铋剂四联疗法（即1种PPI＋2种抗生素＋1种铋剂）作为根除Hp的经验性治疗方案，疗程10～14天。临床常用杀灭Hp的药物有克拉霉素、阿莫西林、甲硝唑、替硝唑、四环素、呋喃唑酮、喹诺酮类抗生素等。另外，PPI、铋剂兼有杀灭Hp作用。目前尚无单一药物可有效根除Hp，因此必须联合用药。含P–CAB的铋剂四联疗法亦作为Hp根除治疗的可选方案。

（3）保护胃黏膜　常用药物有如下几种。①铋剂：如枸橼酸铋钾，240mg，早晚各服一次。②弱碱性抗酸药：如氢氧化铝凝胶、铝碳酸镁、硫糖铝、磷酸铝等。目前已不作为治疗PU的主要或单独药物。③其他药物：如米索前列醇、瑞巴派特、替普瑞酮等亦可选用。

（4）治疗方案及疗程　抑酸药物疗程通常4～6周，一般推荐DU的PPI疗程为4周，GU疗程为6～8周。

3. 内镜治疗　PU出血或合并幽门梗阻首选内镜下治疗。

4. 手术治疗

（1）适应证　①大量出血经药物、内镜及血管介入治疗无效；②急性穿孔、慢性穿透性溃疡；③瘢痕性幽门梗阻内镜治疗无效；④胃溃疡疑有癌变。

（2）手术方法　常用胃大部切除术和迷走神经切断术。目前已很少应用。

【常用药物注意事项与患者教育】

1. 根除Hp作用的药物　Hp根除失败的主要原因是服药依从性问题和Hp对治疗方案中抗生素的耐药性。因此，在选择治疗方案时要了解所在地区的耐药情况，近年来世界不少国家和我国一些地区Hp对甲硝唑、克拉霉素和左氧氟沙星的耐药率在增加，应引起注意。呋喃唑酮（200mg/d，分2次）耐药性少见、价廉，但要注意呋喃唑酮引起的周围神经炎和溶血性贫血等不良反应。铋剂不耐药，短期应用安全性高，治疗失败后抗生素选择余地大。因此除非有铋剂禁忌或已知属于低耐药地区，经验治疗根除Hp应尽可能应用铋剂四联方案。阿莫西林、四环素耐药均极少见。

2. 抑制胃酸分泌的药物　目前临床应用的主要是PPI和H_2RA两大类。PPI通过作用于壁细胞上胃酸分泌终末环节的关键酶H^+,K^+–ATP酶，导致壁细胞内H^+不能转移至胃腔中而抑制胃酸分泌，作用强大，既可抑制基础胃酸分泌，又可抑制刺激胃酸分泌，促进溃疡愈合的速度较快，溃疡愈合率较高，因此特别适用于难治性或顽固性溃疡的治疗。PPI与抗生素的协同作用较H_2RA好，因此是根除Hp治疗方案中最常用的基础药物。使用推荐剂量的各种PPI，对消化性溃疡的疗效相仿，不良反应均少。H_2RA通过拮抗组胺H_2受体减少胃酸分泌，以抑制基础胃酸分泌为主，抑制刺激胃酸分泌作用不如PPI充分。使用推荐剂量的各种H_2RA，溃疡愈合率相近，不良反应发生率低。该类药物价格较PPI便宜，临床上特别适用于根除Hp疗程完成后的后续治疗，或某些情况下预防溃疡复发的长程维持治疗。

3. 保护胃黏膜的药物　枸橼酸铋钾（胶体次枸橼酸铋）因兼有较强抑制Hp作用，作为Hp联合治疗方案的组分。但要注意此药不能长期服用，因过量蓄积会引起神经毒性。米索前列醇具有抑制胃酸分泌、增加胃十二指肠黏膜的黏液及碳酸氢盐分泌和增加黏膜血流等作用，主要用于非甾体类药物溃疡的预防；腹泻是常见不良反应，因可引起子宫收缩，故妊娠期妇女忌服。

第四节　脂肪性肝病

脂肪性肝病（fatty liver disease，FLD）是指以肝细胞脂肪过度贮积和脂肪变性为特征的临床病理综合征。随着生活水平的改善和生活方式的改变，脂肪性肝病的发病率不断升高，据报道其发病率可高达 10% 左右，而且发病年龄日趋提前。目前我国脂肪性肝病已经成为危害人类健康的仅次于病毒性肝炎第二大肝病。临床上脂肪性肝病有非酒精性脂肪性肝病（non – alcoholic fatty liver disease，NAFLD）和酒精性脂肪性肝病（alcoholic fatty liver disease，AFLD）之分。

一、非酒精性脂肪性肝病

非酒精性脂肪性肝病（NAFLD）是指除外乙醇和其他明确的肝损害因素所致的，以肝脏脂肪变性为主要特征的临床病理综合征，包括单纯性脂肪性肝病以及由其演变的脂肪性肝炎、脂肪性肝纤维化和肝硬化甚至肝癌。随着肥胖和糖尿病的发病率增加，NAFLD 现已成为西方国家和我国最常见的肝脏疾病。

【病因与发病机制】

肥胖、2 型糖尿病、高脂血症等单独或共同成为 NAFLD 的易感因素。肝脏是机体脂质代谢的中心器官，肝内脂肪主要来源于食物和外周脂肪组织。肝细胞内脂质特别是甘油三酯沉积是形成 NAFLD 的一个先决条件。

"多重打击"学说可以解释部分 NAFLD 的发病机制。第一次打击主要是肥胖、2 型糖尿病、高脂血症等伴随的胰岛素抵抗，导致脂质在肝细胞内过量沉积；第二次打击是脂质过量沉积的肝细胞发生氧化应激和脂质过氧化，导致线粒体功能障碍、炎症因子的产生，激活肝星状细胞，肝细胞发生炎症、坏死；内质网应激、肝纤维化加重疾病的进展；肠道菌群紊乱也与 NAFLD 的发生有关；此外，遗传背景、慢性心理应激、免疫功能紊乱也在疾病的发生发展中有一定的作用。

【病理】

NAFLD 的病理改变以大泡性或大泡性为主的肝细胞脂肪变性为特征。根据肝内脂肪变、炎症和纤维化的程度分为单纯性脂肪性肝病、脂肪性肝炎，后者可进展为更严重的脂肪性肝纤维化和肝硬化甚至肝癌。

【临床表现】

NAFLD 起病隐匿，发病缓慢，常无症状。少数患者可有乏力、右上腹轻度不适、肝区隐痛或上腹胀痛等非特异症状。严重脂肪性肝炎可出现黄疸、食欲不振、恶心、呕吐等症状。常规体检部分患者可发现肝脏肿大。发展至肝硬化失代偿期则其临床表现与其他原因所致肝硬化相似。

【辅助检查】

1. 血清学检查　单纯性脂肪性肝病时，肝功能基本正常或有 γ – 谷氨酰转肽酶（γ – GT）轻度升高；脂肪性肝炎时，血清氨基转移酶和 γ – GT 水平升高（小于 5 倍正常值上限），通常以丙氨酸氨基转移酶（ALT）升高为主。

2. 影像学检查　B 型超声（简称 B 超）检查是诊断脂肪性肝病重要而实用的手段，其诊断脂肪性肝病的准确率高达 70% ~80%。CT 平扫肝脏密度普遍降低，肝/脾 CT 密度比值≤1 可明确脂肪性肝病的诊断，根据该比值还可判断脂肪性肝病的程度。质子磁共振波谱是无创定量肝脏脂肪的最优方法。

3. 病理学检查　肝穿刺活组织检查是确诊 NAFLD 的主要方法，对鉴别局灶性脂肪性肝病与肝肿瘤以及某些少见疾病如血色病、胆固醇酯贮积病和糖原贮积病等有重要意义，也是判断预后的最敏感和特异的方法。

【诊断】

临床诊断标准为，具备下列第①～⑤项和第⑥或第⑦项中任何一项者即可诊断为 NAFLD：①易患因素如 2 型糖尿病、肥胖、高脂血症等；②无饮酒史或饮酒折算乙醇量男性每周 <140g，女性每周 <70g；③除外可导致脂肪性肝病的特定疾病如病毒性肝炎、药物性肝病、全胃肠外营养、肝豆状核变性和自身免疫性肝病等；④除了原发疾病的临床表现外，出现乏力、肝区隐痛、肝脾肿大等非特异性症状及体征；⑤血清氨基转移酶或 γ-GT、转铁蛋白水平增高；⑥达到脂肪性肝病的影像学诊断标准；⑦肝活体组织检查组织学改变达到脂肪性肝病的病理学诊断标准。

【治疗】

1. 针对危险因素的治疗　如能控制引起 NAFLD 的病因，单纯性脂肪性肝病和脂肪性肝炎可以逆转乃至完全恢复，是治疗 NAFLD 的最重要措施。减肥和运动可改善胰岛素抵抗，是治疗肥胖相关 NAFLD 的最佳措施。实施热卡及脂肪（特别是饱和脂肪酸）摄入限制，使体重逐步下降（每周减轻 1kg 左右），但注意过快体重下降可能会加重肝损害，应在减肥过程中监测体重及肝功能。运动锻炼要足量、要坚持。对高脂血症者，饮食限制及结构调整是主要措施。

2. 药物治疗　单纯性脂肪性肝病一般无须进行药物治疗，通过改变生活方式即可。脂肪性肝炎特别是合并进展性肝纤维化，使用维生素 E、甘草酸制剂、多烯磷脂酰胆碱等，可减轻脂质过氧化。降脂药的使用应慎重，因降血脂药会驱使血脂更集中在肝脏进行代谢，常会导致肝细胞的进一步损害。一般认为降脂药只用于血脂升高明显者，用药过程中应密切监测肝功能情况。胰岛素受体增敏剂可用于合并 2 型糖尿病的 NAFLD 患者。

二、酒精性脂肪性肝病

酒精性脂肪性肝病（AFLD）是由于大量饮酒所致的肝脏疾病，包括酒精性肝炎、酒精性脂肪肝、酒精性肝纤维化和酒精性肝硬化，可进展至肝癌。严重酗酒时可诱发广泛肝细胞坏死甚或肝功能衰竭。本病在欧美等国多见，近年我国的发病率也有上升。一些地区流行病学调查发现，我国成人的酒精性肝病患病率为 4%～6%。

【病因与发病机制】

乙醇对肝损害的机制尚未完全阐明，可能涉及下列多种机制。①乙醇的中间代谢物乙醛能与蛋白质结合形成乙醛-蛋白加合物，后者能直接损伤肝细胞，同时作为新抗原诱导细胞及体液免疫反应，攻击肝细胞。②乙醇代谢的耗氧过程导致小叶中央区缺氧。③乙醇在肝细胞微粒体的乙醇氧化途径中产生活性氧对肝组织的损害。④大量饮酒可致肠道菌群失调、肠道屏障功能受损，导致肠源性内毒素血症，加重肝损伤。⑤长期大量饮酒患者血液中乙醇浓度过高，肝内血管收缩、血流减少、氧供减少，以及乙醇代谢氧耗增加，进一步加重肝脏微循环障碍和低氧血症，导致肝功能恶化。

增加酒精性肝病发生的危险因素有以下几种。①饮酒量及时间：一般而言，平均每天摄入乙醇 40g 达 5 年以上会发展为慢性酒精性肝病，短期反复大量饮酒可发生酒精性肝炎。②遗传易感因素：被认为与酒精性肝病的发生密切相关，但具体的遗传标记尚未确定。③性别：同样乙醇摄入量，女性比男性更易患酒精性肝病，与女性体内乙醇脱氢酶含量较低有关。④其他肝病：乙型或丙型肝炎病毒感染可增加酒精性肝病发生的危险性，并可使酒精性肝损害加重。⑤肥胖：是酒精性肝病的独立危险因素。⑥营养不良。

【病理】

酒精性肝病的病理改变主要为大泡性或大泡性为主伴小泡性的混合性肝细胞脂肪变性。根据病变肝组织是否伴有炎症反应和纤维化，分为酒精性脂肪肝、酒精性肝炎、酒精性肝纤维化和酒精性肝硬化。

【临床表现】

临床表现一般与饮酒的量和嗜酒的时间长短有关，患者可在长时间内没有任何肝脏的症状和体征。

酒精性脂肪肝一般情况良好，常无症状或症状轻微，可有乏力、食欲不振、右上腹隐痛或不适。肝脏有不同程度的肿大。患者有长期饮酒史。

酒精性肝炎临床表现差异较大，与组织学损害程度相关。常发生在近期（数小时至数周）大量饮酒后，出现全身不适、食欲不振、恶心呕吐、乏力、肝区疼痛等症状。可有发热（一般为低热）、黄疸，肝大并有触痛。严重者可并发急性肝功能衰竭。

酒精性肝硬化发生于长期大量饮酒者，其临床表现与其他原因引起的肝硬化相似，可以门脉高压为主要表现。可伴有慢性酒精中毒的其他表现如精神神经症状、慢性胰腺炎等。

【辅助检查】

1. 血常规及生化检查 酒精性脂肪肝可有血清天冬氨酸氨基转移酶（AST）、丙氨酸氨基转移酶（ALT）轻度升高。酒精性肝炎具有特征性的酶学改变，即 AST 升高比 ALT 升高明显，AST/ALT 常大于 2，但 AST 和 ALT 值很少大于 500U/L。否则，应考虑是否合并有其他原因引起的肝损害。γ-谷氨酰转肽酶（γ-GT）、总胆红素（TB）、凝血酶原时间（PT）和平均红细胞容积（MCV）等指标也可有不同程度的改变，联合检测有助于诊断酒精性肝病。

2. 影像学检查 B 超检查可见肝实质脂肪浸润的改变，多伴有肝脏体积增大。CT 平扫检查可准确显示肝脏形态改变及分辨密度变化。重度脂肪肝密度明显降低，肝脏与脾脏的 CT 值之比小于 1，诊断准确率高。影像学检查有助于酒精性肝病的早期诊断。发展至酒精性肝硬化时，各项检查发现与其他原因引起的肝硬化相似。

3. 病理学检查 肝活组织检查是确定酒精性肝病及分期分级的可靠方法，是判断其严重程度和预后的重要依据。但很难与其他病因引起的肝脏损害相鉴别。

【诊断】

饮酒史是诊断酒精性肝病的必备依据，应详细询问患者饮酒的种类、每日摄入量、持续饮酒时间和饮酒方式等。目前酒精摄入的安全阈值尚有争议，我国标准为：有长期饮酒史，一般超过 5 年，折合乙醇量男性≥40g/d，女性≥20g/d；或 2 周内有大量饮酒史，折合乙醇量＞80g/d。乙醇量换算公式为：乙醇量（g）＝饮酒量（ml）×乙醇含量（%）×0.8。

酒精性肝病的诊断思路为：①是否存在肝病；②肝病是否与饮酒有关；③是否合并其他肝病；④如确定为酒精性肝病，则其临床病理属哪一阶段。可根据饮酒史、临床表现及有关实验室和其他检查进行分析，必要时肝穿刺活组织检查可确定诊断。

【治疗】

1. 戒酒 是治疗酒精性肝病的关键。戒酒能显著改善各个阶段患者的组织学改变和生存率，并可减轻门静脉压力及延缓向肝硬化发展的进程。所以，应劝患者及早戒酒。

2. 营养支持　长期嗜酒者，乙醇取代了食物所提供的热量，因此蛋白质和维生素摄入不足引起营养不良。所以酒精性肝病患者需要良好的营养支持，在戒酒的基础上应给予高热量、高蛋白、低脂饮食，并补充多种维生素（如维生素 B、维生素 C、维生素 K 及叶酸）。

3. 药物治疗　多烯磷脂酰胆碱可稳定肝窦内皮细胞膜和肝细胞膜，降低脂质过氧化，减轻肝细胞脂肪变性及其伴随的炎症和纤维化。美他多辛可加快乙醇代谢。糖皮质激素用于治疗酒精性肝病尚有争论，但对重症酒精性肝炎可缓解症状，改善生化指标。其他药物，如 S - 腺苷甲硫氨酸、甘草酸制剂也有一定的疗效。

4. 肝移植　严重酒精性肝硬化患者可考虑肝移植，但要求患者肝移植前戒酒 3~6 个月，并且无严重的其他脏器的酒精性损害。

【常用药物注意事项与患者教育】

1. 多烯磷脂酰胆碱　能使受损的肝功能和酶活力恢复正常，调节肝脏的能量平衡，促进肝组织再生，将中性脂肪和胆固醇转化成容易代谢的形式，还能稳定胆汁。适用于所有急慢性肝病、预防胆结石复发、妊娠导致的肝脏损害、银屑病、放射综合征，大剂量偶尔出现胃肠道紊乱（腹泻）。妊娠、哺乳期女性慎用。应嘱患者餐中或餐后用足够量的液体整粒吞服，不要咀嚼（推荐餐中服用，便于消化）。

2. 美他多辛　能加快乙醇及其代谢产物乙醛和酮体经肾脏排泄。长期或大量服用本药偶尔可使少数患者发生周围神经疾病，暂停服药后多可自行减退。对本药过敏者、支气管哮喘患者禁用。

第五节　肝硬化

肝硬化是由多种病因引起的以弥漫性肝细胞变性坏死、肝细胞异常增生、肝内外血管增殖、肝脏纤维组织大量增生和假小叶、再生结节形成为组织学特征的慢性进行性疾病。代偿期无明显症状，失代偿期以肝功能减退和门静脉高压为特征表现，可出现食管胃底静脉曲张出血、肝性脑病、感染、肝肾综合征、门静脉血栓等多种并发症。肝硬化居全球常见死因第 11 位，男性多于女性，我国肝硬化死亡人数约占全球肝硬化死亡人数的 11%。

【病因与发病机制】

1. 病因　引起肝硬化的原因很多，在国内以病毒性肝炎最多见，国外以酒精性肝病及丙型肝炎病毒感染最多见。

（1）病毒性肝炎　主要为慢性乙型病毒性肝炎及丙型、乙型和丁型肝炎病毒重叠感染。

（2）酒精性肝病　已成为我国第二大病因。长期大量饮酒（每日摄入乙醇男性 >40g，女性 >20g，达 5 年之上）时，乙醇及其中间代谢产物（乙醛）的毒性作用可引起酒精性肝炎，继而发展为肝硬化。

（3）胆汁淤积　持续肝内淤胆或肝外胆管阻塞时，可引起原发性或继发性胆汁性肝硬化。

（4）循环障碍　慢性充血性心力衰竭、缩窄性心包炎、肝静脉和（或）下腔静脉阻塞，肝脏长期淤血、缺氧，导致肝细胞坏死和结缔组织增生，最终演变为淤血性肝硬化。

（5）毒物或药物　长期接触四氯化碳、磷、砷等或服用双醋酚汀、甲基多巴、四环素，可引起中毒性肝炎，最终进展为肝硬化。

（6）代谢障碍　由于遗传或先天性酶缺陷，致其代谢产物沉积于肝，引起肝细胞坏死和结缔组织增生，如肝豆状核变性（铜沉积）、血色病（铁质沉着）、α_1-抗胰蛋白酶缺乏症和半乳糖血症。

（7）营养障碍　慢性炎症性肠病，食物中长期缺乏蛋白质、维生素、抗脂肪肝物质等，可引起吸收不良和营养失调，肝细胞脂肪变性、坏死，最终导致肝硬化。

（8）免疫紊乱　自身免疫性肝炎可进展为肝硬化。

（9）血吸虫病　长期或反复感染血吸虫，虫卵沉积于汇管区，虫卵及其毒性产物刺激结缔组织增生，形成不明显的再生结节，故又称血吸虫病肝纤维化。

（10）原因不明　发病原因一时难以肯定，称为隐源性肝硬化。

2. 发病机制　各种因素造成肝细胞广泛变性、坏死，肝小叶纤维支架塌陷，残存和再生肝细胞不沿原支架排列，形成不规则的肝细胞团（再生结节），汇管区和肝包膜下大量结缔组织及纤维增生，形成纤维间隔，包绕再生结节或将残留肝小叶重新分割，形成假小叶。肝细胞的变性、坏死及纤维增生造成肝功能减退，纤维增生与假小叶使肝内血管受压、扭曲、闭塞，血管床缩小，造成门静脉高压。

【病理】

1. 病理改变

（1）大体形态改变　早期肝脏体积可稍大，晚期则因纤维化而缩小、质地变硬、重量减轻，表面弥漫性大小不等结节和塌陷区。

（2）组织学改变　广泛的肝细胞变性坏死、纤维组织增生、小叶结构破坏，假小叶形成，汇管区增宽，其中可见炎症细胞浸润和假胆管增生。

2. 病理分型　根据结节形态，可将肝硬化分为 3 型。①小结节性肝硬化：结节大小相仿，直径 <3mm。此型最为常见。②大结节性肝硬化：结节 >3mm，大小不等，最大可达 5cm 以上。③大小结节混合性肝硬化：为上述两类的混合。

【临床表现】

肝硬化的起病与病程发展一般均较缓慢，可隐伏 3～5 年或十数年之久，其临床表现可分为肝功能代偿期与失代偿期，但两期分界并不明显或有重叠现象。

1. 肝功能代偿期　症状较轻，常缺乏特异性，以疲倦乏力、食欲减退及消化不良为主。可有恶心、厌油、腹部胀气、上腹不适、隐痛及腹泻。症状多间歇出现，因劳累或伴发病而加重，经休息或适当治疗后可缓解。脾脏呈轻度或中度肿大，肝功能检查结果可正常或轻度异常。

2. 肝功能失代偿期　症状显著，主要为肝功能减退和门静脉高压两大类临床表现。

（1）肝功能减退的临床表现

1）全身症状　一般情况与营养状况较差，乏力、消瘦、水肿、精神不振、皮肤干枯粗糙、面色灰暗黝黑、舌炎、口角炎、不规则低热等，重者衰弱而卧床不起。

2）消化道症状　食欲明显减退，腹胀、恶心、呕吐，对脂肪和蛋白质耐受性差，进油腻食物易引起腹泻。上述症状的产生与胃肠道淤血、消化吸收障碍和肠道菌群失调有关。半数以上有轻度黄疸，少数有中度或重度黄疸，后者提示肝细胞有进行性或广泛坏死。

3）出血倾向　常有鼻黏膜出血、齿龈出血、皮肤瘀斑和胃肠黏膜糜烂出血等。出血倾向主要由于肝脏合成凝血因子的功能减退、脾功能亢进所致血小板减少和毛细血管脆性增加造成。

4）内分泌失调　血液中雌激素、醛固酮及抗利尿激素增多，主要因肝功能减退，对其灭能作用减弱，而在体内蓄积造成。由于雌性激素和雄性激素之间的平衡失调，男性出现性欲减退、睾丸萎缩、毛发脱落及乳房发育等，女性出现月经不调、闭经、不孕等。此外，可出现肝掌和蜘蛛痣。蜘蛛痣为皮肤终末小动脉扩张形成，多位于面、颈、上胸、背、两肩及上肢等上腔静脉引流区域。手掌大、小鱼际肌处发红，称肝掌。醛固酮增多时作用于远端肾小管，使钠重吸收增加，抗利尿激素增多时作用于集合管，使水的吸收增加，两者造成水钠潴留，使尿量减少、水肿加重，对腹腔积液的形成和加重亦起重要促进作用。

（2）门静脉高压的临床表现　表现为侧支循环的建立与开放、腹腔积液、脾大及脾功能亢进。

1）侧支循环的建立与开放　是门静脉高压的特征性表现。门静脉压力增高，超过 $200mmH_2O$ 时，来自消化器官和脾脏等的回心血流受阻，迫使门静脉系统与体循环之间建立侧支循环。临床上较重要者如下。①食管胃底静脉曲张：系门静脉系的胃冠状静脉与腔静脉系的食管静脉、奇静脉吻合形成。门静脉压力显著增高、粗糙尖锐食物损伤、腹内压力突然增高等可致曲张静脉破裂大出血。②腹壁和脐周静脉曲张：门静脉高压时脐静脉和脐旁静脉重新开放及增殖，在脐周腹壁可见纡曲的静脉，呈"海蛇头"状。③痔核形成：为门静脉系的直肠上静脉与下腔静脉系的直肠中、下静脉建立侧支循环所致，痔核破裂可引起鲜血便或出血。

2）腹腔积液　是肝硬化失代偿期最突出的表现之一，是肝硬化进入晚期的标志。腹腔积液形成的主要原因是门静脉高压和水钠潴留，低蛋白血症也促进了肝硬化腹腔积液形成。大量腹腔积液时主要表现为蛙状腹、移动性浊音阳性等。腹压升高可压迫腹内脏器，形成脐疝，亦可使膈肌抬高而致呼吸困难和心悸。部分患者出现肝性胸腔积液，以右侧常见。

3）脾大及脾功能亢进　常为中度脾肿大，少数为重度。伴有脾功能亢进时表现为红细胞、白细胞和血小板减少。红细胞减少出现贫血，白细胞减少易出现感染，血小板减少易出现出血。

3. 并发症

（1）上消化道出血　是肝硬化最常见的并发症。出血主要由食管胃底静脉曲张破裂造成，亦可由胃黏膜糜烂所致。除表现呕血、黑便外，大量出血时可出现周围循环不足，甚至发生出血性休克。

（2）肝性脑病　是肝硬化最严重的并发症。由于肝功能严重损害，不能将血液中有毒的代谢产物解毒，或由于门体静脉分流后，有毒物质绕过肝脏直接进入体循环，引起中枢神经系统功能紊乱。根据意识障碍程度、神经系统表现和脑电图改变可将肝性脑病分为 5 期。① 0 期（潜伏期）：无行为、性格的异常，无神经系统病理征，脑电图正常，只在心理测试或智力测试时有轻微异常。② 1 期（前驱期）：轻度性格改变和行为失常（如欣快激动或淡漠少言，衣冠不整或随地便溺），能正确应答，但吐词不清且较缓慢。可有扑翼震颤（嘱其两臂平伸，肘关节固定，手掌向背侧伸展，手指分开时，见到手向外侧偏斜，掌指关节、肘关节甚至肘与肩关节不规则地扑击样抖动）。脑电图多数正常。此期历时数天或数周。③ 2 期（昏迷前期）：以意识错乱、睡眠障碍、行为失常为主要表现。1 期的症状加重，定向力和理解力均减退，对时、地、人的概念混乱，不能完成简单的计算和智力构图（如搭积木、用火柴杆摆五角星等），言语不清、书写障碍。多有睡眠时间倒错，昼睡夜醒，甚至有幻觉、恐惧、狂躁。神经体征表现为腱反射亢进、肌张力增高、踝阵挛及 Babinski 征阳性、不随意运动等，扑翼震颤存在。脑电图呈现 δ 波或三相波，每秒 4 ~ 7 次。④ 3 期（昏睡期）：以昏睡和精神错乱为主要表现，各种神经体征持续或加重，扑翼震颤仍可引出。脑电图呈现 δ 波或三相波，每秒 4 ~ 7 次。⑤ 4 期（昏迷期）：意识完全丧失，不能唤醒。浅昏迷时，对痛觉刺激和不适体位尚有反应、腱反射亢进、肌张力增高，扑翼震颤无法引出。深昏迷时，各种反射消失，肌张力降低，瞳孔散大，可出现阵发性惊厥。脑电图呈现高波幅的 δ 波，每秒 <4 次。

（3）感染　由于抵抗力低下，易并发感染。最常见的感染有肺部感染、胆道感染、败血症和自发性细菌性腹膜炎。自发性细菌性腹膜炎表现为发热、腹痛、腹胀、腹泻、全腹压痛和腹膜刺激征，短期内腹腔积液快速增长且对利尿剂反应差，血液白细胞计数增多，腹腔积液呈渗出液。

（4）胆石症　患病率约30%，胆囊和肝外胆管结石较为常见。

（5）电解质和酸碱平衡紊乱　由于长期钠摄入不足及利尿、大量放腹腔积液、腹泻、继发性醛固酮增多等所致。低钾低氯性碱中毒易诱发肝性脑病。

（6）门静脉血栓形成或海绵样变　门静脉血栓形成指在门静脉主干、肠系膜上静脉、肠系膜下静脉或脾静脉形成血栓。若血栓缓慢形成，多无明显症状。若门静脉血栓急性完全性阻塞则出现中重度腹胀痛、顽固性腹腔积液、肠坏死及肝性脑病等，腹穿可抽出血性腹腔积液。门静脉海绵样变指肝门部或肝内门静脉分支部分或完全慢性阻塞后，门静脉主干狭窄、萎缩甚至消失，在门静脉周围形成细小迂曲的网状血管。

（7）肝肾综合征　是在严重肝病基础上的功能性肾衰竭。表现为自发性少尿或无尿、氮质血症、血肌酐增高和稀释性低钠血症。

（8）原发性肝癌　病毒性肝炎肝硬化和酒精性肝硬化出现肝癌的风险较高。出现肝大、肝区疼痛、血性腹腔积液或无法解释的发热应考虑此病，肝脏超声检查、CT、血清甲胎蛋白（AFP）检查等可以确诊。

（9）肝肺综合征　指在严重肝硬化基础上，排除原发心肺疾病后，出现呼吸困难（立位时明显）和发绀、杵状指（趾）等缺氧体征。与肺内血管扩张和动脉血氧合功能障碍有关，预后较差。

【辅助检查】

1. 血常规　代偿期多正常，失代偿期出现脾功能亢进时，红细胞、白细胞和血小板均减少。

2. 肝功能检查　血清白蛋白降低，球蛋白增高，白蛋白/球蛋白比值降低或倒置。在血清蛋白电泳中，白蛋白减少，γ-球蛋白显著增多。血清胆红素不同程度升高，尿中尿胆原增加，也可出现胆红素。血清胆固醇脂降低。血清氨基转移酶轻、中度增高，肝细胞严重坏死时，则 AST 活力常高于ALT。单胺氧化酶（MAO）可增高。凝血酶原时间不同程度延长，注射维生素 K 亦不能纠正。

3. 免疫学检查　乙、丙、丁型病毒性肝炎可查出病毒标志物阳性。肝细胞严重坏死时 AFP 可轻度增高，多不超过$200\mu g/L$。体液免疫显示血清免疫球蛋白增高，以 IgG 增高最为明显，通常与γ-球蛋白的升高相平行。自身免疫性肝病可出现抗核抗体、抗平滑肌抗体、抗线粒体抗体。

4. 腹腔积液检查　一般为漏出液，腹腔积液白蛋白梯度≥11g/L 提示门静脉高压性腹腔积液。如并发自发性腹膜炎时可转变为渗出液。若为渗出液，应做腺苷脱氨酶（ADA）测定、细胞学检查、细菌培养；若为血性，还应进一步做细胞学及甲胎蛋白测定。

5. 影像学检查　食管吞钡检查可显示食管及胃底静脉曲张。食管下段静脉曲张时呈虫蚀样或蚯蚓状充盈缺损，胃底静脉曲张时呈菊花状充盈缺损。肝脏超声、CT、MRI 典型表现包括体积改变（早期增大、晚期缩小），左右叶比例失常（右叶缩小，左叶和尾状叶增大），包膜呈波浪状或锯齿状、肝裂增宽，肝脏回声或密度信号不均匀，门静脉增宽，侧支循环扩张。磁共振弹性成像对肝纤维化分期诊断效能较高，但检查相对耗时，费用较高。

6. 内镜检查　胃镜能清楚显示食管和胃底静脉曲张的部位与程度。腹腔镜可直接观察肝脏表面、色泽、边缘及脾脏情况，并可在直视下有选择性地采集肝活组织标本。

7. 肝穿刺活组织检查　对疑难病例，必要时可进行经皮肝穿肝活组织检查，发现假小叶形成是肝硬化的确诊依据。

8. 门静脉压力测定　经颈静脉插管测定肝静脉楔入压与游离压，二者之差为肝静脉压力梯度。该检查是目前诊断肝硬化门静脉高压和评价门静脉高压治疗药物疗效的金标准。

【诊断】

代偿期诊断较为困难。失代偿期的诊断依据有：①病毒性肝炎、酗酒、血吸虫病等病史；②肝功能减退和门静脉高压的临床表现；③肝脏超声或 CT 检查的阳性结果；④肝功能检查的阳性结果；⑤肝组织活检有假小叶形成("金标准")。

【治疗】

1. 保护或改善肝功能

（1）去除或减轻病因　抗肝炎病毒治疗及针对其他病因治疗。

（2）一般治疗　肝功能代偿期，宜适当减少活动，注意劳逸结合。失代偿期应以休息，特别是卧床休息为主。饮食宜以碳水化合物为主，蛋白质摄入量以患者可耐受为宜。推荐增加进食频率，夜间加餐并适当补充膳食纤维、维生素和微量元素。盐和水摄入量视病情而定。有肝性脑病倾向时应减少蛋白质的摄入。禁酒，避免进食粗糙及尖锐性食物。

（3）支持疗法　食欲差、营养状态差、病情重者可静脉输注高渗葡萄糖液及其他营养素。注意维持水、电解质和酸碱平衡，尤其注意钾盐的补充。

（4）保护肝细胞　可口服熊去氧胆酸，也可使用 S – 腺苷甲硫氨酸等。其他保护肝细胞的药物还有多烯磷脂酰胆碱、水飞蓟宾、还原型谷胱甘肽及甘草酸二铵等，但缺乏循证医学证据，一般同时选用不超过 2 个为宜。

2. 腹腔积液的治疗

（1）限制水、钠摄入　氯化钠摄入宜 < 2.0g/d；水摄入量 < 1000ml/d，如有低钠血症，则应限制在 500ml 以内。

（2）利尿剂　常联合使用保钾和排钾利尿剂，首选螺内酯和呋塞米，剂量比例为 100mg∶40mg。开始剂量一般为螺内酯 60mg，呋塞米 20mg；根据病情逐渐加量，最大量可至螺内酯 400mg，呋塞米 160mg。若效果不佳，可配合静脉输注白蛋白。理想的利尿效果为无肢体水肿者每日体重下降不宜超过 300g 或每周不超过 2kg。治疗过程中应严密观察水、电解质及酸碱平衡，特别是血钾的变化，并及时予以纠正。

（3）经颈静脉肝内门体分流术（TIPS）　经颈静脉入路，建立肝内的门 – 体分流通道，并以特殊覆膜金属内支架维持其永久性通畅，达到降低门静脉高压后控制和预防食管胃底静脉曲张破裂出血，促进腹腔积液吸收的目的。

（4）腹腔穿刺放液加输注白蛋白　是不具备 TIPS 技术、对 TIPS 禁忌及失去 TIPS 机会时顽固性腹腔积液的姑息性治疗，一般每次放液量 1000ml，输注白蛋白 8g。本法缓解症状时间短，容易诱发肝性脑病、肝肾综合征等并发症。

3. 肝移植　是治疗晚期肝硬化理想的方法。人类第一例正规肝移植是 1963 年完成的。此后，由于免疫抑制疗法的进步、支持疗法的改善及手术操作的改进使肝移植的生存率不断提高，但肝源短缺、费用昂贵等限制了该手术的广泛开展。

知识链接

我国肝移植的现状

肝移植是全球外科领域中的"皇冠"。半个世纪以来，我国肝移植事业取得了令世人瞩目的进展，移植例数位居全球第二，移植存活率达到国际先进水平。为了推动我国器官捐献和移植的规范化和法制化，器官捐献领域搭建了三个法律框架：2007 年国务院颁布《人体器官移植条例》，2011 年最高人民法院颁发的《中华人民共和国刑法修正案》中的组织出卖人体器官罪，2013 年国家卫生计生委颁发《人体捐献器官获取与分配管理规定（试行）》。2014 年公民自愿捐献器官工作全面推广，2015 年起每一个公民自愿捐献的器官必须在"中国人体器官分配与共享计算机系统"中进行公平分配。这项改革成为中国器官移植的里程碑，得到了世界卫生组织和世界移植协会的高度赞誉。2015 年全球器官捐献移植大会上，理事会全票通过了中国加入国际器官移植大家庭。

4. 并发症的治疗　出现消化道大出血、肝性脑病、肝肾综合征、感染、原发性肝癌等并发症时采取相应的治疗措施。

【常用药物注意事项与患者教育】

1. 熊去氧胆酸　能抑制肝脏合成和分泌胆固醇，还能抑制胆固醇的肠道吸收。用于治疗胆固醇型胆结石、胆汁缺乏性脂肪泻、脂肪痢（回肠切除术后），预防药物性结石形成。不良反应有腹泻、便秘、头痛、头晕、心动过速等。儿童禁用。老年人、妊娠期妇女、哺乳期妇女慎用。应嘱患者早晚进餐时服用，服药期间进低胆固醇饮食，定期复查肝脏酶学指标和 B 超。

2. 呋塞米　主要通过抑制肾小管髓袢升支对钾离子和钠离子的重吸收，同时造成水的重吸收抑制，起到利尿作用。主要不良反应有：大量电解质丢失，出现低钾血症等；大剂量快速注射可致暂时性听力障碍；血尿酸及血糖升高。主要药物相互作用有：与磺胺类药物有交叉过敏反应；致畸作用；与头孢类抗生素和氨基糖苷类抗生素合用，可增加肾脏和听力损害；与糖皮质激素和两性霉素合用，加重低钾血症。

第六节　原发性肝癌

PPT

原发性肝癌是指原发于肝细胞或肝内胆管上皮细胞的恶性肿瘤，是目前我国第 4 位常见恶性肿瘤及第 2 位肿瘤致死病因。原发性肝癌包括肝细胞癌（HCC）、肝内胆管癌（ICC）和混合型肝细胞癌－胆管癌（HCC－ICC）三种病理学类型，其中 HCC 约占 90%，日常所称的"肝癌"指 HCC。本病多见于中年男性，男女之比约为 3∶1。我国每年新发病例占全球的 42%～50%。

【病因与发病机制】

原发性肝癌的病因和发病机制尚未完全明确，目前认为是多种因素综合作用的结果。

1. 病毒性肝炎　HBV 感染是我国原发性肝癌最主要的病因，西方发达国家以 HCV 感染常见。HBV 的 DNA 序列和宿主细胞的基因序列同时遭到破坏或重新整合，激活癌基因，使抑癌基因失活，导致细胞癌变。HCV 通过序列变异逃避免疫识别并持续感染肝细胞，引起肝脏长期炎症，肝细胞不断坏死和再生，从而积累基因突变，破坏细胞增殖的动态平衡，发生细胞癌变。

2. 肝纤维化　病毒性肝炎、酒精性肝病、非酒精性脂肪肝后肝纤维化、肝硬化是发生肝癌的高危因素。

3. 黄曲霉毒素　流行病学调查发现，粮食受到黄曲霉毒素污染严重的地区肝癌发病率高，与黄曲霉毒素的代谢产物黄曲霉毒素 B_1 有强烈的致癌作用有关。

4. 其他高危因素　包括长期接触亚硝胺类、偶氮芥类、有机氯农药等化学物质，感染血吸虫及华支睾吸虫，长期饮用污染水、藻类异常繁殖的河沟水，长期大量吸烟等。

【病理】

1. 病理分型

（1）大体形态分型　①块状型：最多见，呈单个、多个或融合成块，癌块直径≥5cm，若直径>10cm称巨块型。②结节型：较多见，有大小和数目不等的癌结节，一般直径<5cm，与周围肝组织的分界不如块状形清楚，常伴有肝硬化。单个癌结节直径小于3cm或相邻两个癌结节直径之和小于3cm者称为小肝癌。③弥漫型：少见，有米粒至黄豆大的癌结节弥漫地分布于整个肝脏，不易与肝硬化区分，肝脏肿大不显著，甚至可以缩小，往往因肝衰竭而死亡。

（2）组织学分型　①肝细胞型：最为多见，约占原发性肝癌的90%。癌细胞由肝细胞发展而来，胞质丰富，呈多角形排列成巢状或索状，在巢或索间有丰富的血窦，无间质成分。②胆管细胞型：较少见，癌细胞由胆管上皮细胞发展而来，腺样排列，纤维组织较多、血窦较少。③混合型：最少见，具有肝细胞癌和胆管细胞癌两种组织结构或呈过渡形态。

2. 转移途径

（1）肝内转移　肝癌最早在肝内转移，易侵犯门静脉及分支并形成癌栓，脱落后在肝内引起多发性转移灶。

（2）肝外转移　①血行转移：最常见的转移部位为肺，肝静脉中的癌栓延至下腔静脉，经右心达肺动脉，在肺内形成转移灶。尚可引起胸、肾上腺、肾及骨骼等部位的转移。②淋巴转移：转移至肝门淋巴结最为常见，也可转移至胰、脾、主动脉旁及锁骨上淋巴结。③种植转移：少见，从肝表面脱落的癌细胞可种植在腹膜、横膈、盆腔等处，引起血性腹腔积液、胸腔积液。女性可有卵巢转移。

【临床表现】

原发性肝癌起病隐匿，早期常无任何症状和体征，多依赖于普检和体格检查发现。一旦临床症状明显，病情大多已进入中、晚期，病情进展快，出现黄疸、腹腔积液、肺转移以致广泛转移及恶病质表现。中、晚期共约 6 个月。

1. 肝区疼痛　是肝癌最常见的症状，疼痛位于右上腹，多呈持续性胀痛或钝痛，是因癌肿生长过快、肝包膜被牵拉所致。如病变侵犯膈，疼痛可牵涉右肩或右背部。如癌肿生长缓慢，则可完全无痛或仅有轻微钝痛。当肝表面的癌结节破裂时，可突然引起剧烈腹痛，从肝区开始迅速延至全腹，产生急腹症的表现，出血量大时可导致休克。

2. 肝脏肿大　肝脏呈进行性增大，质硬，表面凹凸不平，边缘钝而不整齐，可有压痛。肝癌突出于右肋弓下或剑突下时，相应部位可呈现局部隆起或饱满，若癌位于膈面，则表现为膈肌抬高而肝下缘不下移。

3. 其他表现　有进行性消瘦、发热、食欲不振、乏力、营养不良、黄疸和恶病质等。在肝硬化基础上发病者有肝硬化征象。

4. 伴癌综合征　是由于癌肿本身或患者机体内分泌/代谢异常而出现的一组症候群。可表现为自发性低血糖症、红细胞增多症、高钙血症、高脂血症、类癌综合征等。

5. 并发症

（1）上消化道出血　约占肝癌死亡原因的 15%，因肝硬化或门静脉、肝静脉癌栓而发生门静脉高压，导致食管胃底静脉曲张破裂出血；晚期肝癌可因胃肠道黏膜糜烂合并凝血功能障碍而有广泛出血。大量出血可加重肝功能损害，诱发肝性脑病。

（2）肝性脑病　是原发性肝癌终末期最严重并发症，一旦出现肝性脑病均预后不良。

（3）肝癌结节破裂出血　约 10% 发生肝癌结节破裂出血，为肝癌最紧急而严重的并发症。

（4）继发感染　易并发肺炎、败血症、肠道感染、压疮等。

【辅助检查】

1. 肝癌标记物检测

（1）甲胎蛋白（AFP）　为诊断肝细胞癌的特异性标志物，广泛用于肝癌的普查、诊断、疗效监测及预测复发。在排除慢性或活动性肝病、生殖腺胚胎源性肿瘤、消化道肿瘤以及妊娠情况下，若 AFP≥400ng/ml 应高度怀疑肝癌。对 AFP 轻度升高者，应结合影像学及肝功能变化进行综合分析或动态观察。约 30% 的肝癌患者 AFP 水平正常，检测 AFP 异质体有助于早期诊断。

（2）其他肝癌标志物　血清岩藻糖苷酶（AFu）、γ-谷氨酰转肽酶同工酶Ⅱ（γ-GT$_2$）、异常凝血酶原（DCP）、血浆游离微 RNA、磷脂酰肌醇蛋白多糖-3（GPC3）、高尔基体蛋白 73（GP73）等均有助于 AFP 阴性的原发性肝癌的诊断和鉴别诊断。

2. 影像学检查

（1）超声（US）检查　B 超显像是目前肝癌筛查的首选检查方法，具有方便易行、价格低廉、准确及无创伤等优点。能确定肝内有无占位性病变（分辨率高的仪器可检出直径大于 1cm 的病灶）以及提示病变的可能性质。B 超检查对肝癌早期定位诊断有较大的价值，并有助于引导肝穿刺活检。彩色多普勒超声更有助了解占位性病变的血供情况，以判断其性质，对原发性肝癌的诊断价值更大。

（2）增强 CT/MRI 检查　动态增强 CT、多参数 MRI 扫描是肝脏超声和（或）血清 AFP 筛查异常者明确诊断的首选影像学检查方法。目前肝脏 CT 平扫及动态增强扫描除用于肝癌的临床诊断及分期外，也用于肝癌局部治疗的疗效评价。多参数 MRI 对直径≤2.0cm 肝癌的检出和诊断能力优于动态增强 CT。肝癌影像学诊断主要根据为动态增强扫描的"快进快出"的强化方式。

（3）其他影像学检查　当增强 CT/MRI 对疑为肝癌的小病灶难以确诊时，经选择性肝动脉行数字减影血管造影（DSA）检查可以作为肝癌诊断的重要补充。对直径 1～2cm 的小肝癌，肝动脉造影诊断的精确度更高，正确率 >90%。正电子发射计算机断层成像（PET‑CT）、发射单光子计算机断层扫描（SPECT‑CT）可提高诊断和评判疾病进展的准确性。

3. 肝穿刺活体组织检查　对于缺乏典型肝癌影像学特征的肝占位性病变，超声或 CT 引导下细针穿刺行组织学检查可以明确病灶性质及肝癌分子分型，获得明确的病理诊断。但属侵入性检查，且偶有出血或肿瘤针道种植转移的风险。

【诊断】

根据我国《原发性肝癌诊疗指南（2022 年版）》推荐的诊断标准，对于有 HBV 或 HCV 感染，或有任何原因引起肝硬化者，满足以下两项中的任何一项，即可临床诊断肝癌：①具有两项典型的肝癌影像学特征 [动态增强 CT、多参数 MRI、超声造影或肝细胞特异性对比剂钆塞酸二钠（Gd‑EOB‑DTPA）增强 MRI]，病灶直径≤2cm；②具有一项典型的肝癌影像学特征，同时合并病灶直径 >2cm 或血清 AFP 增高，特别是持续增高。

以下情况应行肝病灶穿刺活检或密切随访血清 AFP 变化及影像学改变以明确诊断：①病灶直径≤2cm，无或仅有一项典型的肝癌影像学特征；②病灶直径 >2cm，无典型的肝癌影像学特征。

肝癌诊断分期目前多采用中国肝癌分期方案（China liver cancer staging，CNLC）。此外，巴塞罗那临床肝癌分期（Barcelona clinic liver cancer staging）也是目前国际应用较为广泛的分期系统，都是根据肝癌数目、大小、有无侵犯转移以及患者肝功能储备的情况进行分期，但与 CNLC 之间存在治疗措施推荐差异。

【治疗】

多学科参与、多种治疗方法共存，常见治疗方法有肝切除术、肝移植术、消融治疗、血管介入、放射治疗、系统抗肿瘤治疗等。不同分期的肝癌患者应选择合理的治疗方法使疗效最大化。肝癌的外科治疗是肝癌患者获得长期生存的主要手段，包括肝切除术和肝移植术。

1. 手术治疗　术前应采用 Child‑Pugh 评分、吲哚菁绿 15 分钟滞留率（ICGR‑15）评价肝功能储备情况；若预期保留肝组织体积较小，应采用 CT、MRI 或肝脏三维重建测定剩余肝脏体积。通常认为 Child‑Pugh A 级、ICGR‑15 <30% 是实施手术切除的必要条件；剩余肝脏体积须占标准肝脏体积的 40% 以上（伴有慢性肝病、肝实质损伤或肝硬化者）或 30% 以上（无肝脏纤维化或肝硬化者）也是实现手术切除的必要条件。Ⅰa 期、Ⅰb 期和Ⅱa 期肝癌首选手术切除。肝癌切除术后 5 年复发转移率高达 40%～70%，故应加强术后综合治疗与随访。

2. 局部治疗　①射频消融术：是肝癌微创治疗中最具代表性的消融方式，适用于肿瘤直径≤2cm

的肝癌患者。②微波消融：适应证同射频消融术，消融效率高，但需要温度监控系统调控有效热场范围。③经皮穿刺瘤内注射无水乙醇：也适用于肿瘤直径≤3cm者，但对直径≤2cm肝癌效果确切。④肝动脉栓塞治疗：已成为非手术治疗中晚期肝癌的常用方法，具有靶向性好、创伤小、可重复、患者容易接受的特点。

3. 肝移植 是肝癌根治性治疗手段之一，尤其适用于肝功能失代偿、不适合手术切除及消融治疗的小肝癌患者。但若肝癌已有血管侵犯和远处转移，则不宜行肝移植术。

4. 药物治疗 一线抗肿瘤治疗方案可以选择阿替利珠单抗联合贝伐珠单抗、信迪利单抗联合贝伐珠单抗类似物、多纳非尼、仑伐替尼、索拉非尼或者含奥沙利铂的系统化疗。据病情需要，可以使用中医中药治疗。在抗肿瘤治疗的同时，抗病毒治疗应贯穿治疗全程，同时酌情进行保肝利胆、支持对症治疗等。

【常用药物注意事项与患者教育】

索拉非尼 是多种激酶抑制剂，可抑制肿瘤细胞增殖。适用于不能手术的晚期肾细胞癌，无法手术或远处转移的肝细胞癌。对索拉非尼或药物的非活性成分有严重过敏症状的患者禁用。肝功能严重受损者慎用。育龄妇女在治疗期间应注意避孕。哺乳妇女应停止哺乳。儿童避免应用。不良反应有出血、心肌梗死、骨髓抑制、皮疹、红斑、高血压、腹泻等。

第七节　急性胰腺炎

PPT

急性胰腺炎（AP）是多种因素导致胰酶在胰腺内被激活后引起胰腺组织自身消化的急性化学性炎症。临床以急性上腹痛、血淀粉酶或脂肪酶升高等为特点。近年来，急性胰腺炎的发病率呈上升趋势，全球发病率为（4.9～73.4)/10万。

【病因与发病机制】

1. 胆道疾病 胆石症、胆道感染等是急性胰腺炎最常见的病因，其中以胆石症最为常见。由于在解剖上70%～80%的胰管与胆总管汇合成共同通道开口于十二指肠壶腹部，一旦结石嵌顿在壶腹部，将会导致胰腺炎与上行胆管炎，即"共同通道学说"。目前除"共同通道"外，还与以下过程有关：上述梗阻导致胆汁逆流入胰管；胆石等移行中损伤胆总管、壶腹部或胆道炎症引起暂时性Oddi括约肌松弛，使富含肠激酶的十二指肠液反流入胰管；胆道炎症时细菌毒素、游离胆酸、非结合胆红素、溶血磷脂酰胆碱等通过胆胰间淋巴管交通支扩散到胰腺，激活胰酶。

2. 过度饮酒 大量饮酒促使胰腺外分泌增加，刺激Oddi括约肌痉挛和十二指肠乳头水肿，胰液排出受阻，使胰管内压增加；乙醇可使胰液内蛋白变性形成蛋白栓，致胰液排出不畅。

3. 胰管梗阻 胰管结石或蛔虫、胰管狭窄、肿瘤等均可引起胰管阻塞，当胰液分泌旺盛时胰管内压增高，使胰管小分支和胰腺泡破裂，胰液与消化酶渗入间质，引起急性胰腺炎。

4. 其他 高甘油三酯血症、腹腔手术、腹部钝挫伤、感染、应用某些药物（噻嗪类利尿药、硫唑嘌呤、糖皮质激素、四环素、磺胺类等）、内镜逆行胰胆管造影（ERCP）术后、高钙血症、遗传、自身免疫疾病等也可直接或间接损伤胰腺组织或促进胰液分泌或造成胰管阻塞引起急性胰腺炎。

【病理】

急性胰腺炎按病理变化一般分为急性水肿型和急性出血坏死型。主要为急性水肿型，急性出血坏死型少见。

1. 急性水肿型 大体形态可见胰腺肿大、水肿、分叶模糊，质脆，胰腺周围有少量脂肪坏死。显微镜检查见间质水肿、充血和炎症细胞浸润，可见散在的点状脂肪坏死，无明显胰实质坏死和出血。

2. 急性出血坏死型 大体形态可见胰腺为红褐色或灰褐色，并有新鲜出血区，分叶结构消失。有较大范围的脂肪坏死灶，称为钙皂斑。显微镜检查可显示胰腺组织主要为凝固性坏死和出血，坏死灶内细胞结构消失，周围有炎症细胞浸润包绕。

【临床表现】

急性胰腺炎常在饱食、脂餐或饮酒后发生。

1. 症状

（1）腹痛 为本病的主要表现和首发症状，疼痛部位多在中上腹，呈持续性，可有阵发性加剧，可向腰背部呈带状放射。疼痛性质为钝痛、刀割样痛、钻痛或绞痛，不能被一般胃肠解痉药缓解，进食可加剧，取弯腰抱膝位可减轻疼痛。

（2）恶心、呕吐及腹胀 多在起病后出现，有时颇频繁，呕吐物为食物和胆汁，呕吐后腹痛不减轻，伴腹胀，甚至出现麻痹性肠梗阻。

（3）全身症状 多有中度以上发热，持续 3~5 天。持续发热一周以上不退或逐日升高、白细胞升高者应怀疑有继发感染，如胰腺脓肿或胆道感染等。多有不同程度的脱水、低钾血症，重症者出现酸碱失衡、低钙血症、高血糖、低血压或休克等。

2. 体征

（1）轻症胰腺炎 腹部体征较少，仅出现上腹轻压痛，可伴肠鸣音减少。

（2）重症胰腺炎 可出现黄疸、腹部或全腹压痛、反跳痛及腹肌紧张，肠鸣音减弱或消失，可出现腹部膨隆，叩出移动性浊音。并发脓肿或假性胰腺囊肿可触及压痛性包块。脐周皮肤可出现蓝紫色瘀斑（Cullen 征）或两侧腰部出现暗灰蓝色瘀斑（Grey–Turner 征），此为胰酶、坏死组织及出血渗入皮下所致。

【辅助检查】

1. 白细胞计数 多有白细胞增多及中性粒细胞核左移。

2. 血、尿淀粉酶测定 血清淀粉酶在起病后 2~12 小时开始升高，48 小时开始下降，持续 3~5 天。血清淀粉酶超过正常值 3 倍可确诊为本病。升高程度与疾病的严重程度无关。尿淀粉酶升高较晚，在发病后 12~14 小时开始升高，下降缓慢，持续 1~2 周，但尿淀粉酶值受尿量的影响，故对临床诊断价值不大。胰源性腹腔积液和胸腔积液中的淀粉酶值亦明显增高。

3. 血清脂肪酶测定 血清脂肪酶常在起病后 24~72 小时开始上升，持续 7~10 天，对病后就诊较晚的急性胰腺炎有诊断价值，对急性胰腺炎诊断的特异度优于淀粉酶。升高程度与疾病的严重程度无关。

4. C 反应蛋白（CRP） 是组织损伤和炎症的非特异性标志物。可用于评估与监测急性胰腺炎的严重性，胰腺坏死时 CRP 明显升高。

5. 生化检查 常见暂时性血糖升高，持久的空腹血糖高于 10mmol/L 提示胰腺坏死。部分可出现高胆红素血症，发病后 4~7 天多恢复正常。血清 AST、LDH 可增加。暂时性低钙血症（<2mmol/L）常见于重症急性胰腺炎，低血钙程度与临床严重程度平行，若低于 1.5mmol/L 提示预后不良。少数可出现高甘油三酯血症，可能是病因也可能是急性应激反应，若为急性应激反应，急性期过后可恢复正常。

6. 影像学检查 超声检查是急性胰腺炎的常规初筛影像检查，可了解胆囊及胆管情况，用于胰腺炎胆源性病因的初筛。并发假性囊肿时，可用于超声诊断、随访及协助穿刺定位。典型的 CT 表现是诊断急性胰腺炎的重要依据，但除非确诊需要，CT 检查应在发病 72 小时后进行。CT 增强扫描可准确反映是否存在胰腺坏死及其范围，可显示急性胰腺炎的严重程度，特别是对鉴别轻症和重症胰腺炎以及附近器官是否累及具有重要价值。

【诊断】

1. 确定是否为 AP 应具备下列三条中任意两条：①急性、持续中上腹痛；②血清淀粉酶和或脂肪酶浓度至少高于正常值上限 3 倍；③AP 的典型影像学改变。

2. 确定 AP 程度 根据器官衰竭、胰腺坏死及胰腺感染情况，将 AP 分为下列 4 种程度：①轻症急性胰腺炎（MAP）；②中度重症急性胰腺炎（MSAP）；③重症急性胰腺炎（SAP）；④危重急性胰腺炎（CAP）。AP 程度诊断见表 8 – 1。

表 8 – 1　AP 程度诊断

	MAP	MSAP	SAP	CAP
器官衰竭	无	48 小时内恢复	超过 48 小时	超过 48 小时
	和	和（或）	或	和
胰腺坏死	无	无菌性	感染性	感染性

胰腺感染通常根据上述临床表现及实验室检查进行诊断，高度怀疑感染而临床证据不足时可在超声、CT 引导下行胰腺或胰周穿刺，抽取物涂片查细菌或培养。

3. 寻找病因 胆道疾病仍是 AP 的首要病因，应注意多个病因共同作用的可能。胰胆管病因搜寻方面建议采用磁共振胰胆管造影（MRCP）。

【治疗】

急性胰腺炎特别是伴多种并发症的 SAP 的治疗，应采用多学科综合治疗协作组（MDT）模式。寻找并去除病因和控制炎症是 AP 治疗的两大措施。AP，即便是 SAP，也应尽可能采用内科及微创治疗。

1. 早期治疗 主要包括液体治疗、镇痛与营养支持，以及针对病因和早期并发症的治疗。早期液体治疗需在诊断急性胰腺炎后即刻进行。乳酸林格液、生理盐水等晶体液可作为液体治疗的首选。成功的液体复苏是早期控制 AP 引发全身炎症反应的关键措施之一。腹痛剧烈者可给予哌替啶止痛。在胃肠功能耐受的情况下，应尽早开展经口或肠内营养（MAP 及 MSAP 患者可在病后 48～72 小时开始）。早期肠内营养有助于控制全身炎症反应。

2. 监护 根据症状、体征、实验室检查、影像学变化密切监测病情发展。高龄、肥胖（BMI >25kg/m^2）、妊娠等患者是 SAP 的高危人群，采用急性生理慢性健康 – Ⅱ 评分（APACHE Ⅱ 评分）有助于动态评估病情程度。

3. 减少胰液分泌 ①病初 48 小时内禁食，必要时胃肠减压。②抑酸治疗：临床习惯应用 H$_2$ 受体拮抗剂或质子泵抑制剂静脉给药，认为可通过抑制胃酸而抑制胰液分泌，兼有预防应激性溃疡的作用。③生长抑素及其类似物：胃肠黏膜 D 细胞合成的生长抑素可抑制胰泌素和缩胆囊素刺激的胰液基础分泌。外源性补充生长抑素或生长抑素类似物奥曲肽不仅可抑制胰液的分泌，更重要的是有助于控制胰腺及全身炎症反应。

4. 预防和抗感染 对于无感染证据的急性胰腺炎，不推荐预防性使用抗菌药物。对于可疑或确诊的胰腺（胰周）或胰外感染（如胆道系统、肺部、泌尿系统、导管相关感染等）患者，应选择针对革兰阴性菌和厌氧菌的、能透过血胰屏障的抗生素，如碳青霉烯类、第三代头孢菌素＋抗厌氧菌类、喹诺酮类＋抗厌氧菌类，疗程 7~14 天。

5. 急诊内镜治疗去除病因 胆总管结石性梗阻、急性化脓性胆管炎、胆源性败血症等胆源性急性胰腺炎应尽早行内镜下 Oddi 括约肌切开术、取石术、放置鼻胆管引流等，这样既可降低胰管内高压，又能迅速控制胰腺炎症及感染。该种治疗去除病因，疗效肯定，创伤小，可迅速缓解症状、改善预后、缩短病程、节省治疗费用，避免 AP 复发。

6. 择期内镜、腹腔镜或手术去除病因 胆总管结石、胰腺分裂、胰管先天性狭窄、胆囊结石、慢性胰腺炎、壶腹周围癌、胰腺癌等多在 AP 恢复后择期手术，并尽可能选用微创方式。

7. 处理并发症 维护呼吸功能、肠功能、肾功能等，针对全身或局部并发症进行相应的处理。

【常用药物注意事项与患者教育】

生长抑素 为一人工合成的环十四肽，静脉给药后，通过抑制胃泌素、胃酸与胃蛋白酶的分泌，用于治疗上消化道出血；通过抑制胰腺的外分泌，用于治疗急性胰腺炎和预防胰腺手术后的并发症；通过抑制胰高血糖素的分泌，用于治疗糖尿病酮症酸中毒。主要不良反应有恶心、眩晕、面部潮红等，但罕见。因能延长环己巴比妥的催眠作用时间，故不应同时应用。妊娠期、产褥期、哺乳期及对本品过敏者禁用。

目标检测

答案解析

1. 简述蒙脱石散的用药注意事项与患者教育。
2. 简述典型消化性溃疡的临床特点。
3. 试述常用根除幽门螺杆菌作用药物的用药注意事项与患者教育。
4. 简述非酒精性脂肪性肝病的临床诊断标准。
5. 简述肝硬化失代偿期的诊断依据。
6. 简述原发性肝癌的诊断依据。
7. 简述急性胰腺炎的严重程度分度。

（王郑矜）

书网融合……

重点小结   微课   习题

第九章 泌尿系统疾病

学习目标

知识目标： 通过本章的学习，应能掌握泌尿系统常见疾病的诊断要点、常用药物、用药注意事项与患者教育；熟悉泌尿系统常见疾病的临床表现；了解泌尿系统常见疾病的病因与发病机制、辅助检查。

能力目标： 具备指导泌尿系统疾病患者合理用药的能力。

素质目标： 通过本章的学习，树立爱岗敬业、勇于创新、服务社会的精神。

泌尿系统主要由肾、输尿管、膀胱、尿道组成，主要生理功能是通过尿液的生成和排泄维持机体内环境的稳定，同时具有肾性内分泌功能。肾脏是泌尿系统重要的脏器，肾脏疾病也是泌尿系统的常见疾病。肾小球疾病是肾脏的常见疾病，是我国引起慢性肾衰竭的最主要原因。肾小球疾病是指一组有相似的临床表现，但病因、发病机制、病理改变、病程和预后不尽相同，病变主要累及双侧肾小球的疾病。可分为原发性、继发性和遗传性三种。继发性肾小球疾病系指全身其他疾病造成的肾小球损害，如狼疮肾炎、糖尿病肾病、高血压性肾病等。遗传性肾小球疾病系指基因异常所致的肾小球病变，如遗传性进行性肾炎（Alport 综合征）、家族性再发性血尿、先天性肾病综合征等。原发性肾小球疾病目前多原因不明，占肾小球疾病中的大多数，临床上分为急性肾小球肾炎、急进性肾小球肾炎、慢性肾小球肾炎、隐匿性肾小球肾炎、肾病综合征。泌尿系统的其他常见疾病有尿路感染、泌尿系结石、泌尿系肿瘤等。

第一节 急性肾小球肾炎

PPT

情境导入

情境： 患者，男性，21 岁，咽部不适 3 周，浮肿、尿少 1 周。3 周前咽部不适、轻咳，无发热，自服"氟哌酸"无好转。近 1 周感双腿发胀，双眼睑浮肿，晨起时明显，同时尿量减少，200 ～ 500ml/d，尿色较红伴腰酸、乏力。于外院查尿蛋白（＋＋），红细胞（RBC）、白细胞（WBC）不详，血压增高，口服"阿莫仙""保肾康"症状无好转来诊。发病以来体重增加 6kg。

查体： T 36.5℃，P 80 次/分，R 18 次/分，BP 160/96mmHg，眼睑水肿，巩膜无黄染，咽红，扁桃体不大，心肺腹无异常，双肾区无叩痛，双下肢可凹性浮肿。

辅助检查： 血常规 Hb 140g/L，WBC 7.7×10^9/L，Plt 210×10^9/L。Pro（＋＋），定量 3g/24h，尿 WBC 0 ～ 1/HP，RBC 20 ～ 30/HP，偶见颗粒管型。血 BUN 8.5mmol/L，Scr 140umol/L。补体 C3 0.5g/L，ASO 800IU/L。

思考： 1. 该患者考虑诊断为什么疾病？

2. 如何指导患者用药？

急性肾小球肾炎简称急性肾炎（AGN），是以急性肾炎综合征为主要临床表现的一组疾病。其特点为急性起病，以血尿、蛋白尿、水肿、高血压及程度不等的肾功能损害为主要表现。本病可发生于任何年龄，多见于儿童，6～12岁儿童发病率最高，是儿童常见的多发病，男略高于女。本病大多为散发，呼吸道感染引起者多见于冬春季，皮肤感染者多见于夏秋季。本节主要阐述链球菌感染后急性肾小球肾炎。

【病因与发病机制】

本病病因尚未完全阐明，目前认为是感染后诱发的免疫反应引起。主要由乙型溶血性链球菌"致肾炎菌株"感染所致，如上呼吸道感染（尤其是扁桃体炎等）、猩红热及化脓性皮肤感染，肾小球病变的轻重与链球菌感染的严重程度并不完全一致。针对链球菌致病抗原的抗体可能与肾小球内成分发生交叉反应、循环或原位免疫复合物沉积诱发补体异常活化等均可能参与致病，导致肾小球内炎症细胞浸润。

【病理】

肾脏体积可增大。光镜下见弥漫性肾小球毛细血管内皮细胞及系膜细胞增生，急性期可伴有中性粒细胞和单核细胞浸润。病变严重时，毛细血管祥管腔狭窄或闭塞。肾间质水肿及灶状炎症细胞浸润。电镜下可见肾小球上皮细胞下电子致密物呈驼峰状沉积，为本病的特征。免疫荧光检查见 IgG、C3 呈粗颗粒状沿肾小球毛细血管壁和（或）系膜区沉积。

【临床表现】

多数患病前1～3周（平均10天）有溶血性链球菌感染所致的上呼吸道感染（咽炎、扁桃体炎）或皮肤化脓性感染（脓疱疮）史。起病较急，病情轻重不一，轻者可无症状，仅有尿常规及血清 C3 异常，典型者呈急性肾炎综合征表现，重症者可发生急性肾衰竭。

1. 血尿 几乎全部均有肾小球源性血尿，呈肉眼血尿或镜下血尿，约30%出现肉眼血尿。

2. 蛋白尿 可伴有轻、中度蛋白尿，少数可呈肾病综合征范围的蛋白尿。

3. 水肿 轻重不一，常为起病的初发症状，为下行性，首先出现在眼睑，然后迅速下行波及全身。

4. 高血压 为轻、中度的高血压，与水钠潴留有关，与水肿程度平行。少数可出现严重高血压，甚至出现高血压脑病。

5. 其他 少数重症患者可发生充血性心力衰竭，常与水钠潴留有关。

【辅助检查】

1. 尿液检查 尿沉渣镜检如下。①蛋白尿：尿蛋白定性（＋）～（＋＋＋），尿蛋白定量一般在1～3g/24h。②血尿：尿中大量红细胞，红细胞形态多皱缩，边缘不整或呈多形性。③管型尿：可出现肾小管上皮细胞管型、红细胞管型、颗粒管型等，以红细胞管型为主。

2. 肾功能检查 肾小球滤过率下降，血肌酐及尿素氮在明显少尿时可增高。

3. 血清抗链球菌溶血素 O（ASO）测定 ASO 滴度升高提示近期内曾有过链球菌感染。

4. 血清补体测定 急性期总补体及补体 C3 下降，多数于8周内恢复正常。对本病的诊断和鉴别诊断有重要价值。

【诊断】

诊断依据：①起病前1～3周有链球菌感染史；②于链球菌感染后1～3周出现血尿、蛋白尿、水肿、高血压，甚至有少尿及氮质血症等急性肾炎综合征表现；③血清补体 C3 一过性下降；④若血肌酐持续升高或2个月病情尚未见好转，应及时行肾穿刺活检，以明确诊断。

【治疗】

本病为自限性疾病，无特效疗法，以休息及对症治疗为主。治疗原则为合理饮食、注意休息、控制感染、对症治疗、加强护理，及时处理严重并发症。

1. 休息　急性起病 2 周内应卧床休息，直至肉眼血尿消失、水肿消退、血压及血肌酐恢复正常后可逐渐增加活动量。

2. 饮食　蛋白质一般不需限制，但出现明显少尿、氮质血症时应限制蛋白质摄入量。伴水肿、高血压者应限制水钠摄入。

3. 治疗感染灶　本病急性肾炎发作时感染灶多数已经得到控制，如无现症感染证据，不需要使用抗生素。反复发作慢性扁桃体炎，病情稳定后可考虑扁桃体切除。

4. 对症治疗　利尿消肿以降血压和预防心脑血管并发症的发生。心力衰竭者予利尿、降压，一般不用洋地黄制剂。出现少尿型急性肾衰竭、高血钾或严重水钠潴留致急性左心衰竭者可行透析治疗。

【常用药物注意事项与患者教育】

利尿剂　见第六章第四节。

第二节　慢性肾小球肾炎

慢性肾小球肾炎简称慢性肾炎，是以蛋白尿、血尿、水肿和高血压为基本临床表现，起病方式各有不同，病情迁延，病变缓慢进展，可有不同程度的肾功能减退，最终将发展为慢性肾衰竭的一组肾小球疾病。本病可发生于任何年龄，以中青年男性多见。

【病因与发病机制】

大多原因不明。少数由急性肾炎迁延不愈而来，或急性肾炎临床痊愈若干年后再发。绝大多数慢性肾炎无明显病史，病情发展隐匿，起病时即为慢性。

病变起始多为免疫介导炎症，有免疫复合物沉积、补体的激活等。非免疫非炎症因素也起重要作用，如高血压、大量蛋白尿、高血脂等。

【病理】

慢性肾炎为双肾弥漫性肾小球病变。可有多种病理类型，常见的有系膜增生性肾炎、系膜毛细血管性肾小球肾炎、膜性肾病、局灶节段性肾小球硬化等。病变逐渐发展，最终导致肾小球硬化、肾小管萎缩、肾间质纤维化。

【临床表现】

因病理类型不同，表现可多种多样甚至轻重悬殊。发病迅速者可在起病数月乃至数年内进入尿毒症阶段，病程长者可在数十年内处于相对稳定或缓慢进展状态。

1. 水肿　多数有程度不一的水肿。多为眼睑、面部或下肢的凹陷性水肿。重者可波及全身。多无体腔积液。缓解期水肿可完全消失。

2. 高血压　多数呈持续性增高，舒张压升高明显。部分以高血压为首发或突出症状。如血压控制不好，肾功能恶化较快，预后较差。

3. 尿液改变　血尿，多为镜下血尿，甚至可出现肉眼血尿、蛋白尿、管型尿，以红细胞管型为主。

4. 全身症状　疲乏无力、腰痛、食欲减退、失眠、健忘等。

5. 肾功能不全　多数患者肾功能呈慢性渐进性损害，肾脏病理类型是决定肾功能进展快慢的重要因素，但也与治疗是否合理等相关。如血压控制不好，肾功能恶化较快，预后较差。另外，部分患者可因感染、劳累呈急性发作，或用肾毒性药物后病情急骤恶化。

【辅助检查】

1. 尿常规 尿蛋白定性（＋）～（＋＋），尿蛋白定量 1～3g/d。尿沉渣检查可见到红细胞增多及多种管型，尿相差显微镜尿红细胞形态检查和（或）尿红细胞容积分布曲线测定可判定血尿性质为肾小球源性血尿。

2. 血液检查 红细胞、血红蛋白减少。血脂增高，血清白蛋白下降。

3. 肾功能检查 晚期出现内生肌酐清除率降低、血肌酐与血尿素氮增高。

4. 肾穿刺活体组织检查 可明确病变性质及病理类型。对于指导治疗、判断预后有重要作用。

> **知识链接**
>
> ### 我国首例肾穿刺活检
>
> 中山大学李士梅教授从医从教 60 多年，他的名字与中国肾脏病学发展史中的多个"首次"紧紧地联系在一起：主持中国首例肾穿刺活检、首例肾移植手术；研制出中国第一条腹膜透析管、第一瓶透析液。肾脏穿刺活体检查是肾病诊断的"金标准"。然而，在肾活检诞生前，医生只能靠经验进行判断。1964 年，李士梅所在的中山一院收治了一例肾衰竭的患者，凭临床经验很难鉴别是急性肾衰竭还是慢性肾衰竭。当时熟读国外文献并已多次在动物身上实验过肾活检的李士梅和"高徒"叶任高决定，做一次开创性的尝试。在外科医生的协助下，李士梅和徒弟进行了全国首例肾活检——在患者背后开刀，切除一小块肾进行活检。结果证实该患者患的是慢性肾衰竭。该例肾活检为以后成千上万的患者赢得了宝贵的诊治经验。

5. B 超检查 早期肾脏大小正常，晚期可出现双肾对称性缩小、皮质变薄。

【诊断】

凡具有蛋白尿、血尿、伴或不伴水肿及高血压，病史达 3 个月以上，无论有无肾功能损伤均应考虑此病，在排除继发性肾小球肾炎和遗传性肾炎后，临床上即可诊断慢性肾小球肾炎。

【治疗】

治疗目的是延缓病情发展、保护肾脏功能、改善临床症状，防治并发症。

1. 一般治疗

（1）休息 严重水肿、高血压、肾功能不全者，应卧床休息。

（2）饮食 水肿、高血压时，限盐＜6g/d。肾功能不全患者应限制蛋白及磷的入量，根据肾功能的状况给予优质低蛋白饮食 [0.6～1.0g/(kg·d)]，同时控制饮食中磷的摄入。在进食低蛋白饮食时，应适当增加碳水化合物的摄入以满足机体生理代谢所需要的热量，防止负氮平衡。在低蛋白饮食 2 周后可使用必需氨基酸或 α－酮酸 [0.1～0.2g/(kg·d)]。

2. 降压、利尿和减少尿蛋白 高血压和蛋白尿可加速肾小球硬化，加重肾功能损害。因此，积极控制高血压和减少蛋白尿是慢性肾炎治疗的两个重要环节。除限盐外，可酌情选用利尿剂、血管紧张素转换酶抑制剂、β受体拮抗剂、α受体拮抗剂、血管紧张素Ⅱ受体拮抗剂、血管扩张药等。但注意降压不宜过快过低，以免因肾血流量减少而加重肾损害。如无禁忌证，应首选血管紧张素转换酶抑制剂和血管紧张素Ⅱ受体拮抗剂，因其除具有降压作用外，还有减少尿蛋白和延缓肾功能恶化的肾脏保护作用。

3. 糖皮质激素与细胞毒药物 一般仅用于慢性肾炎的某些病理类型（轻度系膜增生性肾小球肾

炎、早期膜性肾病），尿蛋白多而肾功能正常或轻度受损者，如无禁忌证者可试用，如无效者逐步撤去。

4. 避免加重肾脏损害的因素　感染、劳累、妊娠及肾毒性药物（如氨基糖苷类抗生素、含马兜铃酸的中药如关木通、广防己等）均可能损伤肾脏，导致肾功能恶化，应予以避免。

【常用药物注意事项与患者教育】

糖皮质激素　对各种原因引起的炎症和炎症病理发展过程的不同阶段都有强大的非特异性抑制作用，对免疫反应的许多环节有抑制作用。糖皮质激素还可抑制过敏介质的产生，减轻过敏性症状。糖皮质激素能提高机体对内毒素的耐受力，迅速退热并缓解毒血症症状。糖皮质激素能减少免疫复合物沉积在肾小球基膜上以及能减少肾小球系膜细胞增生和细胞外基质的堆积，延缓肾小球的硬化，达到减轻肾脏病理损伤，延缓肾衰竭的目的。常用的糖皮质激素有氢化可的松、泼尼松（强的松）、泼尼松龙、地塞米松等。长期大量应用会引起肾上腺皮质功能亢进综合征（满月脸、水牛背、水肿、高血压、多毛、糖耐量降低、皮肤变薄等，停药后症状可自行消失）、诱发或加重感染、诱发或加重消化性溃疡、诱发或加重高血压与动脉粥样硬化、诱发精神病和癫痫发作、骨质疏松、肌肉萎缩、伤口愈合延缓、糖尿病等不良反应。停药后出现：①肾上腺皮质功能不全，表现为恶心、呕吐、乏力、低血压和休克等；②反跳现象。抗菌药物不能控制的感染、肾上腺皮质功能亢进综合征、骨折或创伤恢复期、新近的胃肠吻合、角膜溃疡、活动性消化性溃疡、妊娠期妇女、严重高血压、糖尿病、精神病和癫痫等禁用。

第三节　肾病综合征

PPT

肾病综合征（NS）是泌尿系统常见的一组临床综合征，以大量蛋白尿（>3.5g/d）、低蛋白血症（白蛋白<30g/L）、明显水肿和高脂血症为特征。其中前两项为诊断必备条件。

【病因】

根据病因可分为原发性肾病综合征和继发性肾病综合征。继发性肾病综合征为肾外疾病累及肾脏所致，常见疾病有过敏性紫癜、乙型病毒性肝炎、系统性红斑狼疮、糖尿病、多发性骨髓瘤、淋巴瘤、肾淀粉样变性等。原发性肾病综合征由肾脏原发病变引起，病理类型包括微小病变型肾病、系膜增生性肾小球肾炎、系膜毛细血管性肾小球肾炎、膜性肾病、局灶节段性肾小球硬化等。

【病理】

1. 微小病变型肾病　光镜下肾小球基本正常，近曲小管上皮细胞可见脂肪变性。电镜下可见广泛的肾小球脏层上皮细胞足突消失。免疫病理检查阴性。本型多发于儿童，占儿童原发性肾病综合征的80%~90%，男多于女。对糖皮质激素治疗敏感，部分有自发缓解趋势，但复发率较高。

2. 系膜增生性肾小球肾炎　病变特点是光镜下弥漫性肾小球系膜细胞增生及系膜基质增多。肾小球系膜区或系膜区及毛细血管壁有免疫球蛋白呈颗粒状沉积。电镜下在系膜区可见电子致密物。本型好发于青少年，男多于女。约50%在发病前有链球菌感染史。多数患者对激素和细胞毒药物有良好的反应，对糖皮质激素和细胞毒药物治疗的反应与病理改变程度有关，病变程度轻者疗效较重者为好。

3. 系膜毛细血管性肾小球肾炎　光镜下较常见的病理改变为系膜细胞和系膜基质弥漫重度增生，并可插入到肾小球基底膜（GBM）和内皮细胞之间，使毛细血管袢呈"双轨征"。免疫病理检查常见IgG和C3呈颗粒状系膜区及毛细血管壁沉积。电镜下在系膜区和内皮下可见到电子致密物沉积。本型好发于青少年，男女比例大致相等。糖皮质激素和细胞毒药物仅对部分儿童有效，对成人效果较差。约50%在发病10年内进展为终末期肾衰竭。

4. 膜性肾病　光镜下可见肾小球弥漫性病变，基底膜逐渐增厚。可见 IgG 和 C3 细颗粒状沉积于肾小球毛细血管壁。电镜下早期可见肾小球基底膜上皮侧出现电子致密沉积物，常伴有广泛足突融合。本型多发于中老年，男性多见，约占我国原发性肾病综合征的 20%。有 20%～35% 患者的临床表现可自发缓解。60%～70% 的早期膜性肾病患者经糖皮质激素和细胞毒药物治疗后可达临床缓解。但随疾病逐渐进展，病理变化加重，疗效则较差。

5. 局灶节段性肾小球硬化　病变特点为光镜下可见病变呈局灶、节段分布，表现为系膜基质增多、毛细血管闭塞、球囊粘连等，相应的肾小管萎缩、肾间质纤维化。IgM 和 C3 呈团块状沉积于肾小球受累节段。电镜下可见肾小球上皮细胞足突广泛融合，基底膜塌陷，系膜基质增多，电子致密物沉积。本型占我国原发性肾病综合征的 20%～25%，好发于青少年男性，多隐匿起病，确诊时约半数有高血压、约 30% 有肾功能减退。

【临床表现】

本病起病急缓不一，半数多无明显的前驱症状，有的也可因上呼吸道感染、受凉或劳累等起病。

1. 大量蛋白尿　为最主要的表现。其机制是病变的肾小球滤过膜分子屏障及电荷屏障受损，使原尿中蛋白质大量排出，当原尿中的蛋白质量增加超过近曲小管的回吸收量时，则形成大量蛋白尿。

2. 低蛋白血症　大量血浆蛋白从尿中丢失是导致低蛋白血症的主要原因，另外也与摄入减少、吸收不良或丢失等有关。低蛋白血症可以从多方面影响体内各种物质代谢，导致血浆胶体渗透压下降。

3. 明显水肿　多为全身性凹陷性水肿，可随体位变化。严重者可有胸、腹腔积液和会阴部水肿。常伴少尿，如持续性少尿可出现心力衰竭。引起水肿是多因素综合作用的结果。多数学者认为，低白蛋白血症、血浆胶体渗透压下降，使水分从血管腔内渗出进入组织是造成水肿的基本原因。另外，某些原发于肾内的水钠潴留因素在肾病综合征水肿的发病机制中也起重要作用。

4. 高脂血症　血中胆固醇、甘油三酯、低密度和极低密度脂蛋白均增高，以胆固醇增高为主，与低蛋白血症并存。高脂血症的发生与肝脏合成脂蛋白增加、脂蛋白转化和利用减少有关。

5. 并发症　①蛋白质及脂肪代谢紊乱：长期低蛋白血症可导致营养不良、小儿生长发育迟缓、机体免疫力低下、内分泌紊乱等。高脂血症增加血液黏稠度，促进血栓、栓塞并发症的发生，还将增加心血管系统并发症，并可促进肾小球硬化和肾小管－间质病变的发生，促进肾脏病变的慢性进展。②感染：常见感染部位为呼吸道、泌尿道、皮肤等。③血栓和栓塞：肾病综合征时的高凝状态可引起肾静脉、下腔静脉、下肢静脉、肺血管、脑血管、冠状血管血栓或栓塞。④急性肾损伤：包括肾前性氮质血症、特发性急性肾衰竭和急性肾小管坏死。

【辅助检查】

1. 血液检查　血清总蛋白及白蛋白明显降低，白蛋白可降至 10g/L 或以下，蛋白电泳显示白蛋白、α_1 和 γ 球蛋白下降，α_2 和 β 球蛋白相对较高；血清总胆固醇明显增高，常 >13mmol/L，严重者甘油三酯、极低密度脂蛋白等也增加。

2. 尿液检查　尿蛋白明显增高，成人常 >35g/d，儿童常 >100mg/（kg·d），为选择性蛋白尿，主要是白蛋白；尿沉渣检查可见各种管型和细胞，主要为上皮细胞，白细胞较少，偶见红细胞。

【诊断】

诊断包括三方面：①明确是否为肾病综合征；②确认病因，必须首先除外继发性病因和遗传性疾病，最好能进行肾活检，做出病理诊断；③判定有无并发症。

【治疗】

1. 一般治疗

（1）休息 一般不需严格限制活动。严重水肿、低蛋白血症、血压较高者可卧床休息。病情缓解后，可起床活动。

（2）饮食 水肿明显、高血压时应给予低盐饮食（<3g/d），控制入水量。虽然从尿中丢失大量蛋白，但目前认为高蛋白饮食可以增加肾小球滤过率和肾小管蛋白分解代谢，加重病情进展。故肾功能正常者，主张蛋白质摄入量控制在 $0.8 \sim 1.0g/(kg \cdot d)$，且为富含必需氨基酸的动物蛋白。热量不少于 $126 \sim 147kJ/(kg \cdot d)$［$(30 \sim 35)kcal/(kg \cdot d)$］。为减轻高脂血症，应减少进食富含饱和脂肪酸的食物（动物脂肪），供给多聚不饱和脂肪酸（植物油、鱼油）。注意补充维生素和各种微量元素。大剂量应用糖皮质激素时适量补充维生素 D 和钙剂。

2. 对症治疗

（1）消除水肿 ①利尿剂可根据病情选用或联合应用，常用的有噻嗪类利尿剂（如氢氯噻嗪）、保钾利尿剂（如螺内酯）、祥利尿剂（如呋塞米）、渗透性利尿剂（如低分子右旋糖酐）。②提高血浆胶体渗透压可静脉输注血浆或白蛋白，应注意不可输注过多过频，否则会因肾小球高滤过和肾小管高代谢而加重肾功能的损害。

（2）减少蛋白尿 血管紧张素转换酶抑制剂或血管紧张素Ⅱ受体拮抗剂可以降低肾小球内高压的状况，减少蛋白尿的排出。

3. 免疫抑制治疗

（1）糖皮质激素 是治疗本病的主要药物。可通过抑制炎症反应、免疫反应降低肾小球基底膜的通透性，抑制醛固酮和抗利尿激素的分泌而起到利尿、消除尿蛋白的作用。常用药物为泼尼松 $1mg/(kg \cdot d)$，口服 $8 \sim 12$ 周后缓慢减量、维持。用药原则：①起始量要足；②减量时要慢；③长期维持，以最小有效剂量维持半年左右；④长期应用要注意感染、消化道出血、骨质疏松、药物性糖尿病等不良反应。

（2）细胞毒药物 目前最常用的是环磷酰胺。应用时应注意胃肠道反应、血常规改变、肝脏损害、骨髓抑制等不良反应。

（3）钙调神经蛋白抑制剂 环孢素属钙调神经蛋白抑制剂，能选择性抑制辅助性 T 细胞及细胞毒性 T 细胞，已作为二线药物用于治疗激素及细胞毒药物无效的难治性肾病综合征。常用量为 $3 \sim 5mg/(kg \cdot d)$，分 2 次空腹口服，服药期间需监测血药浓度。服药 $2 \sim 3$ 个月后缓慢减量，疗程至少 1 年。停药后易复发，使其广泛应用受到限制。他克莫司也属钙调神经蛋白抑制剂，但肾毒性副作用小于环孢素。成人起始治疗剂量为 $0.05mg/(kg \cdot d)$，疗程 $6 \sim 12$ 个月。

（4）吗替麦考酚酯 在体内代谢为霉酚酸，后者为次黄嘌呤单核苷酸脱氢酶抑制剂，抑制鸟嘌呤核苷酸的经典合成途径，故选择性抑制 T、B 淋巴细胞增殖及抗体形成而达到治疗目的。常用量为 $1.5 \sim 2g/d$，分 2 次口服，疗程 $3 \sim 6$ 个月，减量维持半年。

4. 抗凝药物 可选用肝素或华法林，并配合抗血小板聚集的药物。中药丹参也有抗凝作用，可酌情使用。如发生血栓或栓塞时，应尽早进行溶栓治疗。

5. 中医中药 单纯的中医中药治疗效果较慢，现多主张与激素和细胞毒药物联用，以减轻上述药物的不良反应。

【常用药物注意事项与患者教育】

1. 环磷酰胺 首先在体内经肝微粒体酶氧化生成醛磷酰胺，醛磷酰胺在靶细胞（肿瘤细胞）内分解出磷酰胺氮芥，磷酰胺氮芥与 DNA 发生交叉联结，破坏 DNA 的结构和功能，从而抑制靶细胞

（肿瘤细胞）的生长繁殖。另外，环磷酰胺可明显抑制机体对各种抗原的免疫反应，对 B 细胞和 T 细胞均有极强的细胞毒作用。常见不良反应有骨髓抑制、恶心、呕吐、脱发等。大剂量环磷酰胺可引起出血性膀胱炎，同时应用美司钠可预防发生。

2. 环孢素 又名环孢素 A（CsA），是从真菌中获得的亲脂性环形多肽，是一种很强的非细胞毒性免疫抑制剂。主要通过选择性作用于 T 淋巴细胞活化早期，抑制辅助性 T 淋巴细胞产生细胞因子，同时抑制淋巴细胞生成干扰素，抑制免疫介导的炎症反应。对 B 细胞抑制作用弱，对骨髓造血干细胞、巨噬细胞无明显抑制作用，对机体的防御力一般无影响。主要的不良反应有：①肾脏毒性，表现为肾小球滤过率下降，血肌酐升高，停药后可恢复；②肝脏毒性，表现为氨基转移酶升高、黄疸等；③其他，胃肠道反应、水及电解质紊乱、精神异常、高血压、高尿酸血症、多毛及牙龈增生等。临床主要用于器官移植或骨髓移植后预防和治疗排斥反应，亦常用于肾病综合征、系统性红斑狼疮、类风湿关节炎、多发性骨髓瘤、再生障碍性贫血等疾病。该药可进入乳汁，故用药期间不宜哺乳。老年患者因易合并肾功能不全，故应慎用该药。

第四节　尿路感染 🅔 微课

PPT

尿路感染（UTI），简称尿感，是指各种病原微生物在尿路中生长、繁殖而引起的感染性疾病。根据感染发生部位可分为上尿路感染（主要是肾盂肾炎）和下尿路感染（主要是膀胱炎）。本病多见于育龄期妇女、老年人、免疫力低下及尿路畸形者。

【病因】

1. 常见致病菌 最常见的致病菌是革兰阴性杆菌，以大肠埃希菌最多见，占85%。其次是变形杆菌、克雷伯杆菌等革兰阴性杆菌，以及粪肠球菌、腐生葡萄球菌等革兰阳性球菌。此外，腺病毒、结核分枝杆菌、衣原体、真菌等也可导致尿路感染。尿路感染通常由单一细菌引起，极少数为两种或多种细菌混合感染。近年来，由于抗生素和免疫抑制剂的广泛应用，革兰阳性菌和真菌性尿感增多，耐药甚至耐多药现象呈增加趋势。

2. 感染途径

（1）上行感染　指病原菌经由尿道上行至膀胱甚至输尿管、肾盂引起的感染，最常见，约占尿路感染的95%。正常情况下阴道前庭和尿道口周围定居着少量肠道菌群，但并不致病。某些原因（如性生活、尿路梗阻、医源性操作、生殖器感染等）可导致上行性感染的发生。

（2）血行感染　指病原菌通过血运到达肾脏和尿路其他部位引起的感染，较少见，不足2%。绝大多数发生于原先已有慢性疾病或机体免疫力极差者。细菌自体内感染灶（如扁桃体炎、鼻窦炎、龋齿和皮肤感染等）进入血液，引起菌血症或败血症。细菌从血流先到达肾皮质，形成多发性小脓肿，再沿肾小管扩散到肾乳头、肾盏、肾盂黏膜，引起感染。病变常为双侧性。常见的病原菌有金黄色葡萄球菌、沙门菌属等。

（3）直接感染　泌尿系统周围器官、组织发生感染时，病原菌偶可直接侵入泌尿系统导致感染。

（4）淋巴道感染　盆腔和下腹部的器官感染时，病原菌可从淋巴道感染泌尿系统，极罕见。

3. 易感因素 正常机体有一系列防御细菌入侵泌尿道的能力，下列因素使机体正常防御功能损害时，即可引起尿感。

（1）尿路梗阻　是最主要的易感因素。导致梗阻最常见的疾病有尿路结石、肿瘤、尿路狭窄、前列腺增生等。由于梗阻导致尿流不畅，细菌不易被冲洗清除，而在局部大量生长繁殖引起感染。

（2）膀胱输尿管反流　膀胱输尿管结合处的单向瓣功能丧失，当膀胱内压力升高或排尿时，含菌尿液可反流入肾盂引起感染，也称为反流性肾病。

（3）免疫功能降低　一些慢性疾病如贫血、糖尿病、晚期癌症、慢性肝肾疾病、长期应用肾上腺皮质激素或其他免疫抑制剂及 AIDS 患者，则由于机体抵抗力下降，容易出现尿路感染。

（4）泌尿系统畸形　肾发育不全、多囊肾、马蹄肾、海绵肾、肾盂及输尿管畸形等易发生尿路感染。

（5）其他因素　①女性由于尿道短宽而直，尿道口距肛门及阴道近，以及月经期、妊娠期的雌激素变化，使得尿路感染发生率为男性的 10 倍。②器械检查、留置导尿等常可引起尿路损伤，同时又将细菌带入后尿道及膀胱。③因遗传引起尿路黏膜局部防御能力缺陷，易于发生尿感。④此外，还与性生活、妊娠、神经源性膀胱等有关。

【病理】

急性膀胱炎的病理改变是膀胱黏膜血管扩张、充血、上皮细胞肿胀，黏膜下组织充血、水肿及白细胞浸润；重者可有点状或片状出血，并可出现黏膜溃疡。

急性肾盂肾炎可为单侧或双侧，肾盂肾盏黏膜充血、水肿、有脓性分泌物，黏膜下有小脓肿，病灶肾小管腔内有脓性分泌物，肾小管上皮肿胀、坏死。肾小球形态多无改变。

慢性肾盂肾炎病变分布不均，肾盂、肾盏及肾乳头均有瘢痕形成，导致变形，肾小管上皮细胞退化萎缩，肾小管及肾小球周围纤维组织增生，白细胞浸润。病变晚期肾外形缩小，表面粗糙，凹凸不平，形成"固缩肾"。

【临床表现】

1. 膀胱炎　占尿路感染的 60% 以上，分为急性单纯性膀胱炎和反复发作性膀胱炎。主要表现为尿频、尿急、尿痛、排尿不适、下腹部不适等，部分迅速出现排尿困难。可有耻骨上方疼痛或压痛。尿液常混浊，有异味，约 30% 可出现血尿，一般无发热等全身感染症状。

2. 急性肾盂肾炎

（1）全身表现　常起病较急，表现为寒战、高热、头痛、肌肉酸痛、乏力、恶心、呕吐等。

（2）泌尿系统表现　①尿路刺激征，即尿频、尿急、尿痛。②腰痛并向大腿内侧或会阴部放射。③肾区压痛与肾区叩击痛，上输尿管点（腹直肌外缘与脐平线交点）压痛。

3. 慢性肾盂肾炎　临床表现较为复杂，全身及泌尿系统局部表现可不典型，有时仅表现为无症状性菌尿。半数以上患者可有急性肾盂肾炎病史，后出现程度不同的低热、间歇性尿频、排尿不适、腰部酸痛及肾小管功能受损表现，如夜尿增多、低比重尿等。病情持续可发展为慢性肾衰竭。急性发作时症状明显，类似急性肾盂肾炎。

4. 无症状细菌尿　无症状细菌尿是指有真性细菌尿而无尿路感染症状，可无急性尿路感染史，也可由症状性尿感演变而来。致病菌多为大肠埃希菌，长期无症状，尿细菌培养为真性菌尿，也可在病程中出现急性尿路感染症状。

【辅助检查】

1. 尿常规　可见白细胞尿、血尿、蛋白尿，以大量白细胞或脓细胞为特征。尿沉渣镜检白细胞 >5 个/HP 称为白细胞尿，对尿路感染诊断意义较大；出现白细胞管型提示肾盂肾炎。部分尿感患者有镜下血尿，少数急性膀胱炎患者可出现肉眼血尿。蛋白尿多为阴性至微量。

2. 白细胞排泄率　准确留取 3 小时尿液，立即进行尿白细胞计数，所得白细胞数按每小时折算，正常人白细胞计数 $<2 \times 10^5/h$，白细胞计数 $>3 \times 10^5/h$ 为阳性，介于 $(2 \sim 3) \times 10^5/h$ 为可疑。

3. 尿细菌学检查　①涂片细菌检查：未离心新鲜中段尿沉渣涂片，若平均每个高倍视野下可见

1 个或更多细菌，提示尿路感染。本法设备简单，操作方便，检出率达 80%～90%。②细菌培养：可采用清洁中段尿、导尿及膀胱穿刺做细菌培养，其中膀胱穿刺尿培养结果最可靠。中段尿细菌培养菌落数 $\geq 10^5 CFU/ml$（菌落形成单位/ml），为有意义菌尿；如临床上无尿感症状，则要求做两次中段尿培养，细菌菌落数均 $\geq 10^5 CFU/ml$，且为同一菌种，可诊断为尿路感染；在有典型膀胱炎症状的妇女，中段尿培养大肠埃希菌、腐生葡萄球菌 $\geq 10^2 CFU/ml$，也支持尿路感染。耻骨上膀胱穿刺尿细菌定性培养有细菌生长，即为真性菌尿。

4. 硝酸盐还原试验 其原理为大肠埃希菌等革兰阴性菌可使尿内硝酸盐还原为亚硝酸盐，此法诊断尿路感染的敏感性在 70% 以上，特异性在 90% 以上。球菌感染时阴性。该方法可作为尿路感染的过筛试验。

5. 白细胞酯酶试验 中性粒细胞可产生白细胞酯酶，该试验检测尿中是否存在中性粒细胞，包括已经被破坏的中性粒细胞。

6. 血常规 急性肾盂肾炎时血液白细胞计数升高，中性粒细胞百分比升高，伴核左移及中毒颗粒。

7. 肾功能检查 慢性肾盂肾炎肾功能受损时可出现肾小球滤过率下降、血肌酐升高等。

8. 影像学检查 超声检查、X 线腹部平片、静脉肾盂造影（IVP）、排尿期膀胱输尿管反流造影、逆行性肾盂造影等可帮助发现有无尿路结石、梗阻、反流、畸形等导致尿路感染反复发作的因素。尿路感染急性期不宜做静脉肾盂造影（IVP），可做超声检查。对于反复发作的尿路感染或急性尿路感染治疗 7～10 天无效的女性应行 IVP。男性无论首发还是复发，在排除前列腺炎和前列腺肥大之后均应行尿路 X 线检查以排除尿路解剖和功能上的异常。

【诊断】

有尿路感染的症状和体征，如尿路刺激征（尿频、尿痛、尿急），耻骨上方疼痛和压痛，发热，腰部疼痛或叩击痛等，尿细菌培养菌落数均 $\geq 10^5 CFU/ml$，即可诊断。若尿培养的菌落数不能达到上述指标，但可满足下列指标中一项时，也可帮助诊断：①硝酸盐还原试验和（或）白细胞酯酶阳性；②白细胞尿（脓尿）；③未离心新鲜尿液革兰染色发现病原体，且一次尿培养菌落数均 $\geq 10^3 CFU/ml$。

1. 尿路感染的定位诊断

（1）根据临床表现定位 下尿路感染（膀胱炎），常以尿路刺激征为突出表现，一般少有发热、腰痛等。上尿路感染（肾盂肾炎）常有发热、寒战，甚至出现毒血症症状，伴明显腰痛，输尿管点和（或）肋脊点压痛、肾区叩击痛等，伴或不伴尿路刺激征。

（2）根据实验室检查定位 出现下列情况提示上尿路感染：①膀胱冲洗后尿培养阳性；②尿沉渣镜检有白细胞管型，并排除间质性肾炎、狼疮肾炎等疾病；③肾小管功能不全的表现。

2. 无症状性细菌尿 无尿路感染的症状，两次尿细菌培养菌落数均 $\geq 10^5 CFU/ml$，且为同一菌种。

3. 慢性肾盂肾炎 除反复发作尿路感染病史之外，还需结合影像学及肾脏功能检查。

（1）肾外形凹凸不平，且双肾大小不等。

（2）静脉肾盂造影可见肾盂、肾盏变形，缩窄。

（3）持续性肾小管功能损害。

具备上述第（1）、（2）条的任何一项再加第（3）条可诊断慢性肾盂肾炎。

【治疗】

1. 一般治疗 急性期注意休息，多饮水、及时排尿。发热者给予易消化、高热量、富含维生素饮食。膀胱刺激征和血尿明显者，可口服碳酸氢钠 1g，每日 3 次，以碱化尿液、缓解症状、抑制细菌生长、避免形成血凝块。尿路感染反复发作者应积极寻找病因，去除诱发因素。

2. 抗感染治疗 用药原则：①无病原学结果前，一般首选对革兰阴性杆菌有效的抗生素，尤其是首发尿路感染。治疗 3 天症状无改善，应按药敏结果调整用药。②选用在尿和肾内血药浓度高的抗生素。③选用肾毒性小、不良反应少的抗生素。④单一药物治疗失败、严重感染、混合感染、耐药菌株出现时应联合用药。⑤根据尿路感染的位置、是否存在复杂尿感的因素选择抗生素的种类、剂量及疗程。

（1）急性膀胱炎 对女性非复杂性膀胱炎，复方新诺明（SMZ－TMP）800mg/160mg，每日 2 次，疗程 3 天；呋喃妥因 50mg，每 8 小时 1 次，疗程 5～7 天；磷霉素 3g 单剂为一线药物，药物效果较好，对正常菌群的影响相对小。停服抗生素 7 天后，需进行尿细菌定量培养。如结果阴性，表示急性细菌性膀胱炎已治愈；如仍有真性细菌尿，应继续给予 2 周抗生素治疗。

（2）肾盂肾炎 ①病情轻者选用喹诺酮类（如氧氟沙星 0.2g，每日 2 次；环丙沙星 0.25g，每日 2 次等）、半合成青霉素类（如阿莫西林 0.5g，每日 3 次）、头孢菌素类（如头孢呋辛 0.25g，每日 2 次）等口服，治疗 14 天后，通常 90% 可治愈，如尿菌仍阳性，应参考药敏试验选用有效抗生素继续治疗 4～6 周。②严重感染全身中毒症状明显者，需住院治疗，应静脉给药。常用药物有氨苄西林、头孢噻肟钠、头孢曲松钠等，必要时联合用药。经过上述治疗若好转，可于热退后继续用药 3 天再改为口服抗生素，完成 2 周疗程。治疗 72 小时无好转，应按药敏试验结果更换抗生素，疗程不少于 2 周。

（3）妊娠期尿路感染 宜选用毒性小的抗菌药物，如阿莫西林、呋喃妥因或头孢菌素类等。妊娠期妇女的急性膀胱炎治疗时间一般为 3～7 天。妊娠期妇女急性肾盂肾炎应静脉滴注抗生素治疗，可用半合成广谱青霉素或第三代头孢菌素，疗程为 2 周。反复发生尿感者，可用呋喃妥因进行长程低剂量抑菌治疗。

【常用药物注意事项与患者教育】

1. 磺胺类药物 属广谱抑菌药，对大多数革兰阳性菌和革兰阴性菌有良好的抗菌活性。磺胺药通过与对氨苯甲酸（PABA）竞争二氢蝶酸合成酶，阻止敏感菌二氢叶酸合成，从而发挥抑菌作用。临床上常用的主要是复方新诺明。主要不良反应有：①泌尿系统损害，系尿液中的磺胺药结晶析出所致；②过敏反应；③长期用药可能抑制骨髓造血功能；④少数出现头晕、头痛、萎靡和失眠等症状（用药期间避免高空作业和驾驶）；⑤可致肝损害甚至急性重型肝炎。磺胺药与磺酰脲类降血糖药、香豆素类抗凝剂或抗肿瘤药甲氨蝶呤合用时，竞争性地与血浆蛋白结合，使其游离血药浓度升高，严重者出现低血糖、出血倾向或甲氨蝶呤中毒。新生儿、早产儿、妊娠和哺乳期妇女不应使用。

2. 喹诺酮类药物 属广谱抗生素，对大多数革兰阴性菌均有杀菌作用。20 世纪 90 年代后期研制的莫西沙星、加替沙星等，在对革兰阴性菌有良好抗菌活性的基础上，进一步增强了对革兰阳性菌、结核分枝杆菌、军团菌、支原体及衣原体的杀灭作用，特别是提高了对厌氧菌和厌氧芽孢梭菌属等的抗菌活性。主要通过作用于细菌的 DNA 回旋酶阻碍 DNA 合成起到杀菌作用，DNA 回旋酶是一类广泛存在于细菌中的拓扑异构酶，故本类药物抗菌谱广。本类药物口服吸收良好，食物一般不影响药物的吸收，但富含 Fe^{3+}、Ca^{2+}、Mg^{2+} 的食物可降低药物的生物利用度。临床常用的药物有吡哌酸、环丙沙星、诺氟沙星、氧氟沙星、左氧氟沙星、洛美沙星、氟罗沙星、司帕沙星、莫西沙星等。主要不良反应有胃肠道反应、中枢神经系统毒性、光毒性、心脏毒性及软骨损害等。不宜常规用于儿童，不宜用于精神病或癫痫病史者。禁用于喹诺酮类药物过敏者、妊娠和哺乳期妇女。避免与抗酸药、含金属离子的药物同服，慎与茶碱类、NSAID 合用。

PPT

第五节　慢性肾衰竭

　　慢性肾衰竭（CRF）是各种慢性肾脏病（CKD）持续进展至后期的共同结局。它是以代谢产物潴留，水、电解质及酸碱平衡失调和全身各系统症状为表现的一种临床综合征。

　　慢性肾脏病（CKD）是指各种原因引起的肾脏结构或功能异常≥3个月，包括出现肾脏损伤标志（白蛋白尿、尿沉渣异常、肾小管相关病变、组织学检查异常及影像学检查异常）或有肾移植病史，伴或不伴肾小球滤过率（GFR）下降；或不明原因的 GFR 下降（<60ml/min）≥3个月。

【病因与发病机制】

　　1. 病因　各种慢性肾脏疾病的晚期最后均能导致慢性肾衰竭，包括原发性与继发性肾小球肾炎、肾小管间质疾病（如慢性肾盂肾炎）、遗传性肾病（如多囊肾病）、高血压肾小动脉硬化、糖尿病肾病、狼疮肾炎等。糖尿病肾病、高血压肾小动脉硬化是发达国家慢性肾衰竭的主要病因。我国慢性肾衰竭的最常见病因仍是原发性肾小球肾炎，但近年来糖尿病肾病导致的慢性肾衰竭明显增加，在不久的将来有可能成为我国慢性肾衰竭的首要病因。

　　2. 发病机制

　　（1）CRF 进展的机制　尚未完全阐明。慢性肾衰竭时残余肾单位肾小球出现高灌注和高滤过状态是导致肾小球硬化和残余肾单位功能进一步下降的重要原因。残余肾单位肾小管高代谢状况是肾小管萎缩、间质纤维化和肾单位进行性损害的重要原因之一。慢性肾衰竭肾组织内一些细胞因子和生长因子也参与了肾小球和肾小管间质的损伤过程，并对细胞外基质的产生起重要促进作用。肾组织上皮细胞表型转化在肾间质纤维化、局灶节段性或球性肾小球硬化过程中也起重要作用。

　　（2）尿毒症症状的发生机制　尿毒症症状的发生除与水、电解质和酸碱平衡失调以及内分泌紊乱有关外，含氮代谢产物在尿毒症症状的发生中起重要作用。这些含氮代谢产物统称为尿毒症毒素，包括：①小分子物质，如尿素、肌酐、胍类、胺类、酚类等；②中分子物质，如蛋白质类、多肽类物质等；③大分子物质，如核糖核酸酶、β_2-微球蛋白、维生素 A 等。

【临床表现】

　　1. 水、电解质、酸碱平衡失调　由于肾功能的损害使得肾脏对水、电解质、酸碱平衡的调节能力明显下降甚至几乎丧失，故可表现为脱水或水肿、低钠或高钠血症、低钾或高钾血症、低血钙、高血磷和代谢性酸中毒。

　　2. 心血管系统表现　以高血压为最常见，与水钠潴留、肾素分泌增加有关。长期高血压可致左心室肥厚、心律失常、心力衰竭等，有时可致高血压脑病。尿毒症性心包炎为尿毒症终末期表现，多为纤维蛋白性（干性）心包炎，可有胸痛和心包摩擦音。

　　3. 呼吸系统表现　有尿毒症性肺炎、胸膜炎等，表现为咳嗽、咳痰、胸痛甚至呼吸困难。出现代谢性酸中毒时，呼吸深而长。干性胸膜炎出现胸膜摩擦感和胸膜摩擦音。

　　4. 胃肠道表现　是首发症状，随病情进展逐渐加重。主要因氮代谢产物在消化道经细菌分解而产生氨和碳酸铵刺激黏膜所致。初有食欲不振、上腹饱胀等，以后可出现恶心、呕吐、腹泻、口腔黏膜溃疡、舌炎、口腔氨臭味，并可出现胃、十二指肠溃疡及消化道出血。

　　5. 血液系统表现

　　（1）贫血　为本病的必有症状，为正细胞正色素性贫血。其程度与肾功能损害程度一致。与肾脏产生促红细胞生成素减少、尿毒症毒素对骨髓的抑制并使红细胞的寿命缩短、体内蛋白质与叶酸等造血物质缺乏等有关。

（2）出凝血功能障碍 常表现为鼻出血、皮下和牙龈出血、月经过多、胃肠道出血等，与血小板数量减少及功能异常、毛细血管脆性增加有关。透析患者动 – 静脉瘘容易阻塞，可能与抗凝血酶Ⅲ活性下降、纤维溶解不足有关。

6. 神经 – 肌肉系统表现 早期可有疲乏、失眠、注意力不集中，其后会出现性格改变、抑郁、记忆力减退、判断力降低。严重时出现"尿毒症脑病"，表现为反应淡漠、谵妄、惊厥、幻觉、昏迷、精神异常等。周围神经病变也很常见，以感觉神经障碍最为突出，最常见的是肢端袜套样分布的感觉丧失，也可有肢体麻木、烧灼感或疼痛感、深反射迟钝或消失，并可有神经 – 肌肉兴奋性增加以及肌萎缩、肌无力等。

7. 皮肤症状 瘙痒最常见，常为全身性，皮肤干燥、无光泽，脱屑、弹性差。瘙痒是尿素随汗液分泌在皮肤上形成尿素霜，或因继发性甲状旁腺功能亢进所致钙的沉积刺激皮肤而引起。

8. 慢性肾脏病 – 矿物质和骨异常 慢性肾衰竭时出现的骨矿化和代谢异常称为肾性骨营养不良，包括高转化性骨病、低转化性骨病和混合性骨病，以高转化性骨病最多见。

另外，还可出现：低体温、低蛋白血症、必需氨基酸缺乏等代谢紊乱现象；血胰岛素水平增高、甲状腺及性腺功能低下等内分泌紊乱现象；各种免疫球蛋白下降，机体抵抗力降低，易合并感染等免疫功能低下表现。

【辅助检查】

1. 血常规 血红蛋白常低于 80g/L；血小板偏低或正常；感染或严重酸中毒时，白细胞总数可升高。

2. 尿液检查 尿比重降低，多在 1.018 以下，晚期固定在 1.010 ~ 1.020 之间。尿蛋白一般为（＋）~（＋＋），晚期肾硬化尿蛋白减少甚至消失。镜检可有红细胞、颗粒管型、蜡样管型等。

3. 肾功能检查 根据病变的不同分期，肾小球滤过功能、肾小管浓缩和排泄功能均有相应降低。

4. 其他 X 线、B 超、放射性核素肾图等检查可了解肾脏的大小、外形、结构。如肾脏体积缩小，常是慢性肾功能不全晚期的特征性改变。

【诊断】

1. 诊断要点 ①肾脏疾病或肾脏损害史；②慢性肾衰竭的表现；③肾功能检查的结果。

2. 临床分期 见表 9 – 1。

表 9 – 1 肾脏病预后质量倡议（KDOQI）对慢性肾脏病的分期及建议

分期	特征	GFR [ml/(min·1.73²)]	防治目标 – 措施
1	GFR 正常或升高	≥90	CKD 病因诊治，缓解症状；保护肾功能，延缓 CKD 进展
2	GFR 轻度降低	60 ~ 89	评估、延缓 CKD 进展；降低心血管病（CVD）风险
3a	GFR 轻至中度降低	45 ~ 59	延缓 CKD 进展
3b	GFR 中至重度降低	30 ~ 44	评估、治疗并发症
4	GFR 重度降低	15 ~ 29	综合治疗；肾脏替代治疗准备
5	终末期肾脏病	<15 或透析	适时肾脏替代治疗

注：CRF 主要为 CKD 4 ~ 5 期。

【治疗】

1. 早期防治对策和措施 早期诊断，积极有效治疗原发疾病，避免和纠正造成肾功能进展、恶化的危险因素，是慢性肾衰竭防治的基础，也是保护肾功能和延缓慢性肾脏病进展的关键。对诊断为慢性肾脏病的患者，基本对策为：①坚持病因治疗，如对高血压、糖尿病肾病、肾小球肾炎等，坚持长期合理治疗；②避免和消除肾功能急剧恶化的危险因素；③阻断或抑制肾单位损害渐进性发展的各种途径，保护健存肾单位，如予 ACEI/ARB 控制患者血压、尿蛋白等指标。

2. 营养治疗 摄入优质低蛋白、高热量、低磷、多维生素易消化食物，单用或加用必需氨基酸或 α - 酮酸。优质蛋白为富含人体必需氨基酸的动物蛋白如牛奶、鸡蛋、瘦肉、鱼类等。CKD 1 ~ 2 期患者，无论是否有糖尿病，推荐蛋白摄入量 0.8 ~ 1g/（kg·d）。从 CKD 3 期起至没有进行透析治疗的患者，推荐蛋白摄入量 0.6 ~ 0.8g/（kg·d）。血液透析及腹膜透析患者蛋白质摄入量为 1.0 ~ 1.2g/（kg·d）。供给高热量，以减少蛋白分解，一般给予热量 125.6 ~ 146.5kJ/（kg·d） ［30 ~ 35kcal/（kg·d）］，以使低蛋白饮食的氮得到充分利用，减少蛋白分解和体内蛋白库的消耗。磷摄入量一般应 <800mg/d。

3. 慢性肾衰竭及其并发症的药物治疗

（1）降压 控制高血压是延缓肾衰竭发展的关键。常选用血管紧张素转换酶抑制剂和血管紧张素Ⅱ受体拮抗剂，一般非透析患者应控制血压在 130/80mmHg 以下，维持透析患者血压不超过 140/90mmHg。

（2）纠正水、电解质、酸碱平衡失调 由于肾功能损害严重，对水、电解质、酸碱平衡的调节和适应能力差，在治疗上，须根据不同的情况（是补充还是促进排出）分别处理。

（3）纠正贫血 可补充铁剂、叶酸，皮下或静脉注射重组人红细胞生成素（rHuEPO），严重者可输少量新鲜血。

（4）低钙血症、高磷血症和肾性骨营养不良的治疗 对明显低钙血症患者，可口服 1,25 -（OH)$_2$D$_5$（骨化三醇）。新型拟钙剂西那卡塞对于继发性甲状旁腺功能亢进有较好的治疗作用，可用于合并高磷高钙的患者。GFR <30ml/min 时，除限制磷摄入外，可应用磷结合剂口服，如碳酸钙（含钙 40%）、醋酸钙（含钙 25%）、司维拉姆、碳酸镧等，在餐中服用效果最好。

（5）口服吸附疗法和导泻疗法 口服氧化淀粉或活性炭制剂（吸附疗法），口服大黄制剂（导泻疗法），均可增加尿毒症毒素从肠道排出。

（6）防治感染 感染是导致慢性肾衰竭患者死亡的第二主要病因。抗生素的选择和应用原则与一般感染相同，但剂量需要根据 GFR 水平调整。在疗效相近的情况下，应选用肾毒性最小的药物。

（7）其他 治疗高脂血症、糖尿病、高尿酸血症、皮肤瘙痒等。

4. 肾脏替代疗法 对于 CKD 4 期以上或预计 6 个月内需要接受透析治疗的患者，建议进行肾脏替代治疗准备。肾脏替代治疗时机目前尚不确定。肾脏替代治疗包括血液透析、腹膜透析和肾脏移植。血液透析和腹膜透析疗效相近，各有优缺点，临床上可互为补充。但透析疗法仅可部分替代肾脏的排泄功能，不能替代肾脏内分泌和代谢功能。肾移植是目前最佳的肾脏替代疗法，成功的肾移植可恢复正常的肾功能。

知识链接

血液透析

我国血液透析最早开始于 1957 年，著名的泌尿外科专家吴阶平教授为急性肾衰竭患者成功实施了国内第 1 例血液透析治疗，为我国的血液透析发展打开了新的一页。但是由于当时的机器和设备都是国外引进，技术要求高、费用昂贵等种种原因，这项技术推广发展缓慢，直到 20 世纪 70 年代中期才在一些大医院开展。目前血液透析已经成为急慢性肾功能衰竭患者的主要治疗方式。它通过将体内血液引流至体外，经一个由无数根空心纤维组成的透析器，血液与含机体浓度相似的电解质溶液（透析液）在一根根空心纤维内外，通过弥散、超滤、吸附和对流原理进行物质交换，清除体内的代谢废物、维持电解质和酸碱平衡，同时清除体内过多的水分，并将经过净化的血液回输。

【常用药物注意事项与患者教育】

1. 必需氨基酸及 α - 酮酸 可以预防因蛋白质摄入不足而引起的蛋白质营养不良，以长期维持较好的营养状态。必需氨基酸制剂可含有人体不能自行合成的氨基酸，人体必需的 8 种氨基酸是苏氨酸、赖氨酸、亮氨酸、异亮氨酸、缬氨酸、甲硫氨酸、色氨酸、苯丙氨酸。α-酮酸的优点是：①它与氨基（—NH_2）生成相应的必需氨基酸，有助于尿素氮的再利用和蛋白营养状况；②α-酮酸制剂中含有的钙盐，可纠正钙磷代谢紊乱、减轻继发性甲状旁腺功能亢进。

2. 重组人红细胞生成素（rHuEPO） 是以 DNA 重组技术合成的制剂。rHuEPO 与红系干细胞表面上的 EPO 受体结合，导致细胞内磷酸化及 Ca^{2+} 浓度增加，促进红系干细胞增生和成熟，并促使网织红细胞从骨髓中释放入血。rHuEPO 不良反应少，主要不良反应为与红细胞快速增加、血液黏滞度增高有关的高血压、血凝增强等。影响 rHuEPO 疗效的主要原因是功能性缺铁，在应用 rHuEPO 时，应同时重视补充铁剂，否则疗效常不满意。

目标检测

答案解析

1. 简述肾病综合征的临床特点。
2. 简述尿路感染的主要病因。
3. 试述慢性肾脏病的临床分期。

（谢 云）

书网融合……

重点小结　　　　微课　　　　习题

第十章 血液系统疾病

学习目标

知识目标： 通过本章的学习，应能掌握血液系统常见疾病的诊断要点、常用药物、用药注意事项与患者教育；熟悉血液系统常见疾病的临床表现；了解血液系统常见疾病的病因与发病机制、辅助检查。

能力目标： 具备指导血液系统疾病患者合理用药的能力和良好的医患沟通能力。

素质目标： 通过本章的学习，形成良好的医德素养，培养创新意识。

血液系统疾病是指原发于或主要累及血液或造血器官的疾病，主要包括红细胞疾病、粒细胞疾病、单核与巨噬细胞疾病、淋巴细胞与浆细胞疾病、造血干细胞疾病、脾功能亢进、出血及血栓性疾病等。血液系统由血液与造血组织器官组成，血液由血浆与悬浮在其中的红细胞、白细胞、血小板组成。主要造血器官有骨髓、胸腺、脾脏和淋巴结等。血液细胞和免疫细胞均起源于骨髓造血干细胞，自我更新和多向分化是造血干细胞的两大特征。血细胞生存除需骨髓造血干细胞外，还需要良好的造血微环境及正、负造血调控因子的存在。任何环节出现问题都可以引起血液系统疾病。临床上常见的血液系统疾病有贫血、白血病、过敏性紫癜、原发免疫性血小板减少症等。

第一节 贫 血

PPT

情境导入

情境： 患者，女性，26岁，孕10周，因心悸、乏力就诊。患者因早孕反应出现头晕、乏力、食欲差、厌油腻伴呕吐2周。近3天，头晕、乏力加重伴心悸。遂入院就诊。

查体： T 36.2℃，P 93次/分，R 20次/分，BP 110/70mmHg。面色苍白，神志清楚，浅表淋巴结未及肿大，巩膜无黄染。HR 93次/分，律齐，无杂音。呼吸音清，未闻及啰音。

辅助检查： 血常规 Hb 85g/L，RBC 3.1×10^{12}/L，平均红细胞体积（MCV）70fl，平均红细胞血红蛋白量（MCH）22pg，平均红细胞血红蛋白浓度（MCHC）30%，网织红细胞（Ret）0.012。血清铁蛋白降低。尿常规正常。大便隐血试验阴性。

思考： 1. 该患者考虑诊断为什么疾病？

2. 按血红蛋白浓度分类属于哪种程度病变？

3. 如何指导患者用药？

一、概述

贫血（anemia）是指人体外周血液红细胞容量减少，低于正常范围，不能运输足够的氧至组织，而产生的病理状态。由于红细胞容量测定较复杂，临床上常用血红蛋白（Hb）浓度来代替。我国海平面地区，成年男性 Hb < 120g/L，成年女性（非妊娠）Hb < 110g/L，妊娠期妇女 Hb < 100g/L 定义

为贫血。

【分类】

贫血的分类方法很多，按贫血进展速度分为急性和慢性贫血，按红细胞形态分为大细胞性贫血、正常细胞性贫血和小细胞低色素性贫血，按骨髓红系增生程度分为增生性贫血（溶血性贫血、缺铁性贫血、巨幼细胞贫血等）和增生不良性贫血（再生障碍性贫血）。但依据发病机制或（和）病因的分类更能反映贫血的病理本质。

1. 病因和发病机制分类

（1）红细胞生成不足 ①造血原料缺乏：如叶酸、维生素 B_{12} 缺乏致巨幼细胞贫血，铁缺乏致缺铁性贫血，维生素 B_6 缺乏致铁粒幼细胞性贫血等。②骨髓再生不良：由于各种原因导致骨髓增生不良，如再生障碍性贫血或纯红细胞再生障碍性贫血等。③骨髓调节异常：如感染、癌性贫血、慢性病所致的贫血等。

（2）红细胞破坏过多 溶血性贫血可由红细胞内在缺陷或红细胞外在因素引起。①红细胞内在缺陷：红细胞膜结构缺陷，如遗传性球形红细胞增多症等；红细胞酶缺陷，如葡萄糖6-磷酸脱氢酶缺乏症等；血红蛋白合成缺陷，如地中海贫血等。②红细胞外在异常：免疫因素，如自身免疫性溶血性贫血等；非免疫因素，如机械因素、理化因素、生物因素、脾功能亢进等引起的溶血。

（3）失血性贫血 包括急性失血性贫血及慢性失血性贫血。根据失血的病因分为出凝血性疾病（如特发性血小板减少性紫癜、血友病和严重肝病等）和非出凝血性疾病（如外伤、肿瘤、结核、支气管扩张、消化性溃疡、痔疮等）。

2. 红细胞学分类 这种分类是根据红细胞平均容积（MCV）和平均红细胞血红蛋白浓度（MCHC）的结果，将贫血分为3类，见表10-1。

表10-1 贫血的细胞学分类

类型	MCV（fl）	MCHC	常见疾病
大细胞性	>100	32%~35%	巨幼细胞贫血、骨髓增生异常综合征、肝病等
正细胞性	80~100	32%~35%	再生障碍性贫血、急性失血性贫血、多数溶血性贫血、骨髓病性贫血（如白血病）等
小细胞低色素性	<80	<32%	缺铁性贫血、铁粒幼细胞性贫血、珠蛋白生成障碍性贫血

3. 贫血严重程度分类 轻度贫血，Hb 91g/L 至正常值低限；中度贫血，Hb 60~90g/L；重度贫血，Hb 30~59g/L；极重度贫血，Hb <30g/L。

【临床表现】

贫血的临床症状取决于贫血的病因、贫血的程度、发生的速度、患者的年龄、心肺代偿能力和机体的耐受能力等。

1. 贫血基本表现

（1）疲乏无力 是贫血最早出现的症状，因为器官缺氧所致。

（2）皮肤黏膜苍白 是贫血最主要体征，睑结膜及甲床的颜色比较可靠。

2. 呼吸与循环系统表现 活动后心悸气促是贫血的早期症状。重度贫血时平静状态下也可能有气短甚至端坐呼吸。长期贫血可导致贫血性心脏病，可致心律失常及心功能不全。

3. 消化系统表现 贫血时消化腺分泌减少甚至腺体萎缩导致腹胀，食欲减退，消化不良。长期慢性溶血可导致胆石症；缺铁性贫血可伴有异嗜症；巨幼细胞贫血可引起舌炎、舌萎缩、牛肉舌、镜面舌等。

4. 中枢神经系统表现 头晕、耳鸣、头痛、失眠、记忆力减退、注意力不集中是贫血常见的症状。小儿患缺铁性贫血时可哭闹不安、躁动甚至影响智力发育。

5. 泌尿生殖系统表现 肾性贫血在贫血前和贫血同时有原发肾疾病的临床表现。贫血可导致肾小管浓缩功能减退,严重者出现肾功能不全。贫血影响性激素分泌,可导致妇女月经失调、不孕不育、性欲减退。

【辅助检查】

1. 血常规检查 可以确定有无贫血及贫血的严重程度,是否伴白细胞减少及血小板变化。通过红细胞参数(MCV、MCH、MCHC)可对贫血进行形态分类;网织红细胞计数可间接反映骨髓红系增生代偿情况;外周血涂片可观察红细胞、血小板及白细胞的形态改变,为诊断提供线索。

2. 骨髓检查 骨髓细胞涂片检查可反映骨髓增生程度、细胞成分、比例和形态。骨髓检查对再生障碍性贫血、白血病、骨髓转移癌等疾病具有诊断意义。必要时做骨髓活检。

3. 其他检查 如缺铁性贫血可查铁代谢、骨髓内外铁;巨幼细胞贫血可查叶酸、维生素 B_{12} 及细胞形态学;溶血性贫血可查红细胞脆性试验(脆性增高提示为红细胞膜结构缺陷,减低提示为血红蛋白合成缺陷);血管内溶血,游离血红蛋白增高,结合珠蛋白减低,乳酸脱氢酶增高;自身免疫性溶血性贫血,抗人球蛋白试验阳性;阵发性睡眠性血红蛋白尿症,CD55、CD59 缺陷,酸溶血试验阳性等。

【诊断】

贫血的诊断应根据病史、临床表现和辅助检查的结果综合分析判断。

1. 病史 营养不良史、月经过多史、慢性上消化道失血史(消化性溃疡、钩虫病等)常提示缺铁性贫血和巨幼细胞贫血;家族性贫血史常提示红细胞内在缺陷引起的遗传性溶血性贫血(珠蛋白生成障碍性贫血、蚕豆病等);慢性肾疾病及慢性肾衰竭史可提示促红细胞生成素分泌不足造成的肾性贫血;有接触磺胺类药物、氯霉素、抗肿瘤药物、苯等化学物质和长期暴露于 X 线、放射性核素等物理因素史提示再生障碍性贫血的可能;睡眠后出现酱油样或红葡萄酒样尿病史提示阵发性睡眠性血红蛋白尿症的可能。

2. 临床表现 ①贫血的基本表现;②贫血的其他表现。

3. 辅助检查 ①通过血常规检查可做出贫血的诊断;②通过骨髓检查与其他检查可进行出贫血的病因诊断与分型。

【治疗】

1. 一般治疗 注意休息,调整饮食,加强护理、避免不利因素。

2. 病因治疗 是针对贫血的病因及发病机制采取的治疗措施,这是贫血首要的治疗。例如缺铁性贫血给予铁剂治疗及治疗导致缺铁的原发病;巨幼细胞贫血给予补充叶酸或维生素 B_{12};肾性贫血使用促红细胞生成素;自身免疫性溶血性贫血给予免疫抑制剂;肿瘤性贫血给予化疗药;用抗淋巴/胸腺细胞球蛋白、环孢素及造血正调控因子治疗再生障碍性贫血;遗传性球形细胞增多症予脾切除;骨髓移植用于治疗再生障碍性贫血、白血病等。

3. 对症治疗 是针对较严重的症状采取的治疗措施,目的是减轻患者痛苦,为病因治疗赢得宝贵时间。例如严重贫血出现缺氧症状时给予吸氧和输血,急性大量失血应迅速输注红细胞等。输血的指征为急性失血性贫血(血容量减少大于 20%)、慢性贫血(血红蛋白 <60g/L)。

二、缺铁性贫血 🅔 微课

缺铁性贫血是指人体内贮存铁下降,致红细胞内铁缺乏,继而引起的贫血。缺铁性贫血是临床上最常见的贫血。婴幼儿、妊娠及育龄期女性发病率高。缺铁性贫血除具有贫血的共同表现外，还呈现组织缺铁的特殊表现。

【病因与发病机制】

1. 病因

（1）铁的需要量增加　正常成人每天从食物中摄取铁 $1 \sim 1.5 mg$，妊娠、哺乳期妇女 $2 \sim 4 mg$。婴幼儿、青少年处于生长发育期，妊娠、哺乳期妇女要供养胎儿和哺乳，故对铁的需求量增大，由于未及时提供含铁丰富的食物或偏食等原因，导致体内铁不足。

（2）铁吸收障碍　铁的吸收部位主要在十二指肠和空肠上段，以二价铁（亚铁）的形式吸收，胃酸和维生素 C 等可使三价铁变为二价铁，促进铁的吸收。胃大部切除术后、十二指肠炎、慢性腹泻、胃肠功能紊乱等病变均可影响铁的吸收。

（3）铁丢失过多　正常成人红细胞合成血红蛋白需要的铁主要来自衰老的红细胞。衰老的红细胞破裂后释放出来的铁被贮存在脾、骨髓等处的单核 - 巨噬细胞系统，循环使用用于合成血红蛋白。失血后，丢失的红细胞中的铁不能再循环使用，故失血即等于失铁。常见于慢性胃肠道失血（消化性溃疡、钩虫病、痔疮等）、女性月经过多（功能性子宫出血等）、子宫肌瘤、宫内放置节育环等。

2. 发病机制　铁是合成血红素的重要原料之一。铁缺乏，血红素合成障碍，血红蛋白生成减少，红细胞胞质少，体积小，呈小细胞低色素性贫血。分为三个阶段，即贮存铁缺乏期（ID）、缺铁性红细胞生成期（IDE）和缺铁性贫血（IDA）。

【临床表现】

缺铁性贫血发病缓慢，病程长，往往有明显诱因或原发病的表现。

1. 贫血的共同表现　疲乏无力，皮肤黏膜苍白；头晕、头痛、注意力不集中、记忆力下降等；活动后心悸、心率增快；呼吸加深、呼吸频率增快、呼吸困难等；食欲不振、恶心、腹胀等；男女性欲减退、生殖力下降。

2. 组织缺铁的特殊表现　①精神行为异常：烦躁、易怒、异食癖，儿童生长发育迟缓、智力低下。②消化道异常：口腔炎、舌炎、舌乳头萎缩、吞咽困难。③毛发指甲异常：毛发干枯、脱落，指（趾）甲无光泽，脆薄易裂，匙状甲。

【辅助检查】

1. 血常规　呈典型的小细胞低色素性贫血。血涂片中可见红细胞体积小、中央淡染区扩大。网织红细胞正常或轻度升高。

2. 骨髓象　呈增生活跃或极度活跃，以红系增生为主，粒系、巨核系无明显异常。红系中以中、晚幼细胞为主，红细胞体积减小，核染色质致密，胞质少，边缘不整齐，有血红蛋白形成不良表现，即所谓的"核老浆幼"现象。

3. 铁代谢检查　①血清铁降低（$< 8.95 \mu mol/L$）；②总铁结合力升高（$> 64.44 \mu mol/L$）；③血清铁蛋白降低（$< 12 \mu g/L$）；④转铁蛋白饱和度降低（$< 15\%$）；⑤骨髓铁缺乏（骨髓小粒中无棕黄色含铁血黄素颗粒，幼红细胞内铁小粒减少或消失，铁粒幼细胞 $< 15\%$）。

4. 红细胞内卟啉代谢检查　全血游离原卟啉（FEP）$> 0.9 \mu mol/L$，全血锌原卟啉（ZPP）$> 0.96 umol/L$，FEP/Hb $> 4.5 \mu g/gHb$。

5. 血清转铁蛋白受体测定　血清可溶性转铁蛋白受体（sTfR）测定是迄今反应缺铁性红细胞生成的最佳指标。一般 sTfR 浓度 $> 26.5 nmol/L$（$2.25 \mu g/ml$）可诊断缺铁。

【诊断】

①多见于婴幼儿、妊娠及哺乳期妇女，有铁摄入不足、铁吸收障碍、慢性失血等病史；②有贫血

的共同表现和组织缺铁的特殊表现；③血常规呈现典型的小细胞低色素性贫血；④有体内铁缺乏的客观指标（血清铁降低、血清铁蛋白降低、转铁蛋白饱和度降低、骨髓铁染色显示骨髓小粒可染铁消失、铁粒幼细胞减少等）；⑤FEP/Hb > 4.5μg/gHb。

【治疗】

1. 治疗原发病 消化性溃疡引起者应积极治疗溃疡病；钩虫病引起者使用驱钩虫剂；月经过多应请妇科医师先治疗月经不调；恶性肿瘤采用手术或放、化疗等。

2. 一般治疗 注意休息，调整饮食，给予富含铁的食物。含铁量最高的植物性食物是苔菜和红蘑。含铁丰富的动物性食物有动物血、肝脏、瘦肉、鱼、禽等。动物性食物中的含铁量及铁吸收率都高于植物性食物。绿叶蔬菜和水果中铁的含量虽然低于动物性食品，但由于其中富含维生素C和有机酸，可促进铁吸收。茶叶及蔬菜中的鞣酸、菠菜中的草酸都不利于铁的吸收。要注意饮食结构，荤素搭配、混合膳食，从而保证铁的摄入量充足。

3. 铁剂治疗 是治疗缺铁性贫血的主要方法。铁剂根据使用方法分为口服铁剂和注射铁剂两种。一般首选口服铁剂，口服铁剂效果不好或副作用过大不能耐受时，可使用注射铁剂。

（1）口服铁剂 可选用下列制剂之一。硫酸亚铁，每次0.3g，每日3次，口服；琥珀酸亚铁，每次0.2g，每日3次，口服；富马酸亚铁，每次0.2g，每日3次，口服；右旋糖酐铁，每次50mg，每日2~3次，口服。

口服铁剂时应注意：①在餐后服用，以减轻铁剂对胃肠刺激的不良反应；②为促进铁剂吸收，同时口服维生素C 0.1g；③忌与茶同饮，忌与谷类及乳类食物同食；④疗效观察，口服铁剂有效时，第3~4天网织红细胞开始上升，第5~10天达高峰，2周后血红蛋白开始上升，一般在2个月左右恢复至正常水平。在血红蛋白恢复至正常后，口服铁剂继续维持4~6个月，待铁蛋白正常后停药。

（2）注射铁剂 最常用制剂为右旋糖酐铁。注射铁剂使用总量的计算公式为：总剂量（mg）= 0.33 ×（需达到的血红蛋白浓度 - 实测的血红蛋白浓度）× 体重（kg）。首次给药须用0.5ml作为试验剂量，1小时后无过敏反应可给予足量治疗。注射铁剂易刺激组织造成注射部位出现硬结，除强调深部肌肉注射外，出现硬结时及时给予热敷等局部处理。

【常用药物注意事项与患者教育】

铁剂 铁是红细胞成熟阶段合成血红素所需要的物质。吸收到骨髓的铁可吸附在有核红细胞膜上并进入细胞内的线粒体，与原卟啉结合形成血红素。后者与珠蛋白结合形成血红蛋白。临床上用于治疗缺铁性贫血的铁剂分为口服铁剂与注射铁剂。前者主要不良反应是胃肠道刺激引起恶心、呕吐、上腹不适、腹泻等，饭后或餐中服药可减少胃肠道不良反应，从小剂量开始。同时服用维生素C，增加铁的吸收。避免和谷类、乳类、浓茶、咖啡等同服，以免影响铁剂的吸收。液体铁剂应使用吸管或滴管将药液送至舌根部咽下，再饮温开水并漱口。口服铁剂期间大便可呈黑色或柏油样。注射铁剂主要不良反应是肌内注射部位疼痛、静脉注射静脉周围疼痛及血栓性静脉炎。禁用于各种原因血色病、含铁血黄素沉着症、铁粒幼细胞贫血、严重肝肾功能异常和对铁剂过敏者。

三、再生障碍性贫血

再生障碍性贫血（AA），简称再障，是一种可能由不同原因和机制引起的骨髓造血功能衰竭症。由于骨髓造血功能衰竭，血液中红细胞、白细胞、血小板三者均减少，临床上出现贫血、感染、出血的综合表现。目前通常将其分为重型再障（SAA）和非重型再障（NSAA）两型。重型再障起病急，病程短，症状重，预后不良；非重型再障起病缓，病程长，症状轻，预后相对较好。

再障的发病率在欧美为（0.47~1.37)/10万人口，日本为（1.47~2.40)/10万人口，我国为

0.74/10 万人口。可发生于各年龄段，青年人和老年人发病率较高；男、女发病率基本相同。

【病因与发病机制】

1. 病因 再障的病因尚未完全明确，目前认为与下列因素有关。

（1）病毒感染 与发生再障有关的病毒主要是肝炎病毒和微小病毒 B19 等。

（2）化学因素 使用或接触氯霉素、磺胺类药物、抗肿瘤药物、苯等可发生再障。再障的发生与使用或接触氯霉素、磺胺类药物、杀虫药的量关系不大，主要与个人敏感程度有关；使用或接触抗肿瘤药物和苯的量与再障的发生关系密切，剂量越大，发生的可能性越大。

（3）物理因素 长期受到 X 线、镭及放射性核素等照射易发生再障。

2. 发病机制

（1）造血干祖细胞缺陷 包括量和质的异常。AA 患者骨髓 $CD34^+$ 细胞较正常人明显减少，减少程度与病情相关；其 $CD34^+$ 细胞中具有自我更新及长期培养启动能力的"类原始细胞"明显减少。

（2）造血微环境异常 造血微环境是指骨髓中支持造血的结构成分及影响造血调节作用的调节因子，主要由造血基质细胞、血液微循环、体液调节因子等组成，是造血干细胞自我更新、进一步分化成各种血细胞的内环境。造血微环境异常，如骨髓"脂肪化"、静脉窦壁水肿、出血、毛细血管坏死以及造血调控因子异常等，不能为造血干细胞提供良好的自我更新、分化成熟为各种血细胞的条件，生成的血细胞减少。

（3）免疫异常 AA 患者外周血及骨髓淋巴细胞比例增高，T 细胞亚群失衡，辅助性 T 细胞 I 型（Th1）、$CD8^+$ 抑制性 T 细胞和 $\gamma\delta TCR^+$ T 细胞比例增高，T 细胞分泌的造血负调控因子（IL2、IFN-γ、TNF）明显增多，髓系细胞凋亡亢进，多数患者用免疫抑制治疗有效。

【临床表现】

1. 贫血 进行性加重的全身乏力、倦怠、皮肤黏膜苍白、头晕、心悸、呼吸困难等贫血共同的表现。

2. 感染 可出现呼吸道感染、消化道感染、泌尿生殖道感染、皮肤黏膜感染等，以呼吸道感染最常见。致病菌以革兰阴性杆菌、金黄色葡萄球菌、真菌常见，常合并败血症。感染的主要表现一是发热，尤其是高热，部分患者甚至出现难以控制的高热；二是感染部位的症状和体征。

3. 出血 程度不同的皮肤黏膜出血和内脏出血。皮肤出血表现为出血点或瘀斑；黏膜出血表现为口腔黏膜血疱、鼻出血、牙龈出血、眼结膜出血等；胃肠道出血表现为呕血、便血；泌尿道出血表现为血尿；呼吸道及肺出血表现为咯血；眼底出血表现为视力模糊及视力下降；颅内出血最为严重，可出现剧烈头痛、呕吐、意识障碍、局灶神经症状（瘫痪、感觉障碍），甚至出现脑疝，造成死亡。

4. SAA 和 NSAA 的区别 二者均可出现贫血、感染、出血的表现，但表现有较大差异，见表 10-2。

表 10-2 重型再障和非重型再障临床表现区别

项目	重型再障	非重型再障
临床特点	起病急、进展快、病情呈进行性加重	起病缓、进展较慢、病情较轻
贫血	为早期突出表现	为主要表现，出现较晚
感染	多为严重感染，呈现高热，且难以控制	严重感染少见，多易于控制
出血	广泛而严重，常有内脏出血，可因颅内出血而死亡	多局限于皮肤黏膜，内脏出血少见
脾大	无	可有

【辅助检查】

1. 血常规 全血细胞减少，呈正细胞正色素性贫血，网织红细胞下降；白细胞计数降低，中性粒细胞百分比降低，淋巴细胞百分比增高；血小板计数减少。

2. 骨髓象   ①重型再障：呈多部位增生重度减低，粒、红系及巨核细胞明显减少且形态大致正常。非造血细胞、淋巴细胞比例明显增加，骨髓小粒皆空虚。②非重型再障：多部位呈增生减低，粒、红系和巨核细胞显著减少，多数骨髓小粒空虚，淋巴细胞、网状细胞和浆细胞比例增高，脂肪滴增多。骨髓活检显示全切片增生减低，造血组织减少，脂肪组织和（或）非造血细胞增多，无异常细胞。

3. 发病机制及其他相关检查   CD8$^+$细胞比值减低，Th1 型：Th2 型细胞比值增高，CD8$^+$抑制性 T 细胞和 γδTCR$^+$T 细胞比例增高，血清 IL－2、IFN－γ、TNF 水平增高；骨髓细胞染色体核型正常，骨髓铁染色示贮存铁增多，中性粒细胞碱性磷酸酶染色强阳性；溶血检查均阴性。

【诊断】

1. AA 诊断标准   ①全血细胞减少，网织红细胞百分比 <0.01，淋巴细胞比例增高；②一般无肝、脾肿大；③骨髓多部位增生减低（<正常 50%）或重度减低（<正常 25%），造血细胞减少，非造血细胞比例增高，骨髓小粒空虚（骨髓活检可见造血组织均匀减少）；④除外引起全血细胞减少的其他疾病，如阵发性睡眠性血红蛋白尿症（PNH）、Fanconi 贫血、Evans 综合征、免疫相关性全血细胞减少等。

2. SAA－Ⅰ 诊断标准   ①起病急，贫血呈进行性加重，常伴严重感染和（或）出血。②血常规具备三项中的两项：网织红细胞绝对值 <15×10^9/L、中性粒细胞绝对值 <0.5×10^9/L 和血小板计数 <20×10^9/L。③骨髓象显示多部位骨髓增生重度减低。④如果中性粒细胞绝对值 <0.2×10^9/L，可诊断为极重型再障（VSAA）。

3. NSAA 诊断标准   ①达不到 SAA－Ⅰ型诊断标准的 AA 称为 NSAA。②非重型再障病情突然恶化时，临床表现、血常规、骨髓象达到 SAA－Ⅰ型诊断标准时称为 SAA－Ⅱ型。

【治疗】

1. 一般治疗   避免过劳，注意休息，必要时卧床休息。给予易消化、富含维生素饮食，注意营养平衡。保持环境卫生和个人卫生，做好皮肤黏膜等的清洁护理，预防感染。不做剧烈活动，小心碰伤。避免接触与再障发生有关的危险因素。

2. 促造血治疗

（1）雄激素   适用于全部 AA。常用制剂有：①司坦唑醇，每次 2mg，每日 3 次，口服；②十一酸睾酮，每次 40~80mg，每日 3 次，口服；③达那唑，每次 0.2g，每日 3 次，口服；④丙酸睾酮，每次 100mg，每日 1 次，肌内注射。应根据药效和不良反应调整剂量和疗程。主要不良反应有肝功能损害、水钠潴留、女性男性化、男性性欲亢进、儿童骨髓早期愈合等。

（2）造血生长因子   对骨髓造血有刺激作用，适用于全部 AA，对 SAA 效果明显。常用制剂有：①粒－单系集落刺激因子（GM－CSF），5μg/（kg·d），皮下注射；②粒系集落刺激因子（G－CSF），5μg/（kg·d），皮下注射；③重组人红细胞生成素，50~100U/（kg·d），皮下注射。一般应在免疫抑制剂治疗后使用，疗程 3 个月以上。艾曲波帕是血小板受体激动剂，美国 FDA 已批准应用于 SAA 免疫抑制治疗未完全痊愈患者的治疗，每次 50mg，每日 1 次，口服。

3. 免疫抑制治疗

（1）抗淋巴细胞球蛋白（ALG）和抗胸腺细胞球蛋白（ATG）   主要适用于重型再障。常用药物有马 ALG 10~15mg/（kg·d），静脉滴注，连用 5 天；兔 ATG 3~5mg/（kg·d），静脉滴注，连用 5 天。使用时应注意：①先做皮肤过敏试验；②用药过程中同时使用糖皮质激素以预防过敏反应；③静脉滴注 ATG 速度宜慢，每日量应维持静脉滴注 12~16 小时；④可与环孢素组成强化免疫抑制方案。

（2）环孢素　适用于重型再障和非重型再障。3~5mg/（kg·d），口服，疗程1年以上。不良反应有肝功能损害、肾功能损害、牙龈出血、胃肠道反应等。应根据个体敏感程度，调整剂量和疗程。

4. 对症治疗　血红蛋白低于60g/L且患者对贫血耐受较差时，可予输血纠正贫血；出血时可予促凝血药，如酚磺乙胺等控制出血，凝血因子不足时，可输注凝血因子，重者可输浓缩血小板；感染时予敏感抗生素治疗；合并肝功能损害时应酌情选用护肝药物；长期输血的再障患者血清铁蛋白超过1000ug/L时可酌情予祛铁治疗。

5. 造血干细胞移植　对40岁以下、无感染及其他并发症、有合适供体的重型再障患者，可考虑异基因造血干细胞移植。

知识链接

中华骨髓库非血缘造血干细胞捐献突破1.8万例

截至2024年7月中华骨髓库公布的数据显示，累计捐献的非血缘造血干细胞达1.8万例，其中包括向国（境）外31个国家和地区捐献383例。2024年1—6月，累计捐献1197例，较2023年同期增长197例，单日最高捐献达32例，再攀历史新高。中华骨髓库建立20余年来，库容发展速度不断加快，造血干细胞志愿捐献者入库数据屡创佳绩，累计库容达345.18万人份，成为世界第四大骨髓库。

【常用药物注意事项与患者教育】

1. 司坦唑醇　本药是高效蛋白质同化激素，能促进机体蛋白质合成及抑制组织的异化分解，能降低胆固醇和减低钠、磷的排泄，并有抵抗骨髓抑制的作用，女性患者长期使用可能会导致痤疮、多毛、阴蒂肥大、闭经或月经紊乱等；男性患者长期使用可能会导致痤疮、精子减少、精液减少等。消化系统症状多见恶心、呕吐、消化不良、腹泻。电解质紊乱多见水钠潴留、水肿。皮肤症状常见皮疹、颜面潮红。用于再生障碍性贫血、血小板减少症、慢性消耗性疾病等。长期使用可引起肝功损害、黄疸等不良反应。前列腺癌患者及妊娠期妇女禁用。

2. 重组人粒细胞集落刺激因子（rhG‐CSF）　该制剂为利用基因重组技术生产的人粒细胞集落刺激因子。与天然产品相比，其生物活性在体内、外基本一致。rhG‐CSF是调节骨髓中粒系造血的主要细胞因子之一，选择性作用于粒系造血祖细胞，促进其增殖、分化，并可增加粒系终末分化细胞的功能。临床用于治疗和预防肿瘤放疗、化疗等导致的中性粒细胞减少症，促进骨髓移植后的中性粒细胞数升高，治疗骨髓发育不良综合征引起的中性粒细胞减少症，再生障碍性贫血引起的中性粒细胞减少症，先天性、特发性中性粒细胞减少症，骨髓增生异常综合征伴中性粒细胞减少症，周期性中性粒细胞减少症。主要不良反应有肌肉酸痛、骨痛、腰痛、胸痛、食欲不振，少数可出现发热、头疼、乏力及皮疹，ALP、LDH升高，极少数会出现休克、间质性肺炎、急性呼吸窘迫综合征、幼稚细胞增加。对G‐CSF过敏者以及对大肠埃希菌表达的其他制剂过敏者，严重肝、肾、心、肺功能障碍者，骨髓中幼稚粒细胞未显著减少的骨髓性白血病患者或外周血中检出幼稚粒细胞的骨髓性白血病患者禁用。

3. 抗淋巴细胞球蛋白（ALG）或抗胸腺细胞球蛋白（ATG）　该制剂是一种免疫抑制剂。具有T细胞及非T细胞的细胞毒性免疫抑制作用，能去除抑制性T细胞骨髓造血抑制作用。临床应用于严重的再生障碍性贫血、准备接受骨髓移植、患有移植物抗宿主病等。不良反应为在输液时出现输液反应，如寒战、发热，严重时可出现休克。可用苯海拉明和皮质类固醇预防或减轻副作用。

第二节　白血病

　　白血病（leukemia）是一类造血干祖细胞的恶性克隆性疾病，其克隆中的白血病细胞增殖失控、分化障碍、凋亡受阻，停滞在发育的不同阶段。大量增殖的白血病细胞在骨髓及其他造血组织堆积，抑制了正常的造血功能。白血病细胞可浸润身体其他部位的组织和器官，出现相应的临床表现。我国白血病的发病率为（3~4)/10 万，致死率在儿童及 35 岁以下成人中占恶性肿瘤致死率的第一位。

【病因与发病机制】

尚未完全清楚，但目前认为与下列因素有关。

1. 病毒感染　成人 T 细胞白血病/淋巴瘤（ATL）可由人类 T 淋巴细胞病毒 I 型所致。病毒感染机体后，病毒的基因与人体细胞的基因发生整合重组，在某些因素的刺激下被激活，异常增殖，发生白血病。

2. 电离辐射　X 线、γ - 射线、放射性核素等产生的电离辐射可诱发白血病。电离辐射使骨髓产生抑制作用，骨髓造血细胞 DNA 突变、断裂、重组，异常增殖，发生白血病。

3. 化学因素　与白血病发生有关的化学物质或药物有苯、乙双吗啉、氯霉素、保泰松、烷化剂（抗肿瘤药物）等，它们可使造血细胞的染色体发生畸变，异常增殖，发生白血病。

4. 遗传因素　家族性白血病约占白血病的 0.7%。单卵孪生子，如果一个人发生白血病，另一个人的发病率比双卵孪生者高 12 倍。唐氏综合征（Down 综合征）白血病发病率比正常人群高 20 倍。白血病的发生与造血细胞的遗传缺陷有关。在染色体先天异常的情况下，某些外界因素可诱发造血细胞异常增殖，发生白血病。

5. 其他血液病　骨髓增生异常综合征、多发性骨髓瘤、淋巴瘤、阵发性睡眠性血红蛋白尿症等都有可能发展为白血病。

【分类】

　　白血病可分为急性白血病和慢性白血病两大类。急性白血病细胞的分化程度停滞在较早的阶段，多为原始细胞及早期幼稚细胞；起病急、病情重、进展快，自然病程平均 3 个月。慢性白血病细胞的分化程度停滞在发育较晚的阶段，多为较成熟的幼稚细胞和成熟细胞；起病缓、病情相对较轻、进展慢，自然病程可达 3~5 年。

1. 急性白血病（AL）　根据受累细胞系列可分为急性淋巴细胞白血病（简称急淋）和急性髓系白血病。根据法美英（FAB）分类法又将急淋分为 3 个亚型，将急性髓系白血病分为 8 个亚型。

（1）急性淋巴细胞白血病（ALL）

L_1：原始和幼淋巴细胞以小细胞（直径 ≤12μm）为主。

L_2：原始和幼淋巴细胞以大细胞（直径 >12μm）为主。

L_3（Burkitt 型）：原始和幼淋巴细胞以大细胞为主，大小较一致，细胞内有明显空泡，胞质嗜碱性，染色深。

（2）急性髓系白血病（AML）

M_0（急性髓细胞白血病微分化型）：骨髓原始细胞 >30%，无嗜天青颗粒及 Auer 小体，核仁明显，光镜下髓过氧化物酶（MPO）及苏丹黑 B 阳性细胞 <3%；电镜下 MPO 阳性；CD33 或 CD13 等髓系抗原可呈阳性，淋巴细胞抗原通常为阴性，血小板抗原阴性。

M_1（急性粒细胞白血病未分化型）：原粒细胞（I 型 + II 型，原粒细胞胞质中无颗粒为 I 型，出现少数颗粒为Ⅱ型）占骨髓非红系有核细胞（NEC，指不包括浆细胞、淋巴细胞、组织嗜碱细胞、巨噬细胞及所有红系有核细胞的骨髓有核细胞计数）的90%以上，其中3%以上的细胞MPO阳性。

M_2（急性粒细胞白血病部分分化型）：原粒细胞占骨髓NEC的30%~89%，其他粒细胞≥10%，单核细胞<20%。

M_3（急性早幼粒细胞白血病）：骨髓中以颗粒增多的早幼粒细胞为主，此类细胞在NEC中≥30%。

M_4（急性粒-单核细胞白血病）：骨髓中原始细胞占NEC的30%以上，各阶段粒细胞≥20%，各阶段单核细胞≥20%。

M_4E_0（急性粒-单核细胞白血病伴嗜酸性粒细胞增多型）：除上述M_4型的各特点外，嗜酸性粒细胞在NEC中≥5%。

M_5（急性单核细胞白血病）：骨髓NEC中原单核、幼单核≥30%，且原单核、幼单核及单核细胞≥80%。原单核细胞≥80%为M_{5a}，<80%为M_{5b}。

M_6（红白血病）：骨髓中幼红细胞≥50%，NEC中原始细胞（Ⅰ型+Ⅱ型）≥30%。

M_7（急性巨核细胞白血病）：骨髓中原始巨核细胞≥30%，血小板抗原阳性，血小板过氧化物酶阳性。

2. 慢性白血病　分为慢性髓系白血病（CML）、慢性淋巴细胞白血病（CLL）和其他少见类型白血病如毛细胞白血病、幼淋巴细胞白血病等。慢性白血病以CML多见。

【临床表现】

1. 急性白血病

（1）骨髓造血功能受抑制表现

1）贫血　轻重不一，表现为疲乏无力、皮肤黏膜苍白等贫血共同表现。

2）发热　高低不等，主要为继发感染引起。感染可发生在身体的各个部位，以口腔炎、牙龈炎、咽峡炎最常见，严重者可出现败血症。最常见的致病菌为革兰阴性杆菌（肺炎克雷伯杆菌、铜绿假单胞菌、大肠埃希菌、硝酸盐不动杆菌等）。亦可继发革兰阳性球菌、病毒感染和真菌感染。

3）出血　可发生在全身各部位，以皮肤出血、鼻出血、牙龈出血、月经过多常见。颅内出血可引起脑疝而致死亡。

（2）白血病细胞浸润其他脏器引起的表现　全身各部位均可受累，常见受累部位的临床表现如下。

1）肝、脾、淋巴结肿大　以ALL多见，少数AML亦可出现。肝、脾呈轻中度肿大，淋巴结肿大常见于颈部、腋下、腹股沟处。出现纵隔淋巴结明显肿大者，常见于T淋巴母细胞白血病。

2）骨、关节表现　骨痛及四肢关节痛，并有压痛，尤以儿童多见。胸骨下段的压痛尤为明显，对急性白血病有提示诊断的意义。

3）眼部表现　部分AML可伴粒细胞肉瘤，或称绿色瘤，易出现在眼眶周围，可致突眼、复视或失明。

4）睾丸表现　多出现一侧睾丸的无痛性肿大。

5）口腔和皮肤表现　牙龈增生肿胀；皮肤出现丘疹、包块或结节，以蓝灰色斑丘疹多见。见于AL尤其是M_4和M_5。

6）中枢神经系统白血病　中枢神经系统是白血病最常见的髓外浸润部位。多发生于ALL，儿童常见。表现为头痛、头晕、呕吐、颈项强直、昏迷、抽搐等。

2. 慢性髓系白血病

（1）慢性期　乏力、多汗、体重减轻、脾大、胸骨压痛、眼底渗出或出血，亦可出现白细胞淤滞症（表现为呼吸困难甚至呼吸窘迫、低氧血症、反应迟钝、言语不清、颅内出血、阴茎异常勃起等）。脾大为最显著的体征，肿大的脾可达脐或脐水平以下，质地坚硬，平滑、无压痛，发生梗死后表现为明显压痛、闻及摩擦音。本期持续 1~4 年。

（2）加速期　发热、虚弱无力、进行性体重下降、骨骼疼痛及压痛、贫血、出血、脾持续或进行性肿大。对原来治疗有效的药物变得无效。本期持续几个月至数年。

（3）急变期　多数为急粒变，少数为急淋变或急单变，偶有巨核细胞和红细胞等类型急性变。其表现类似急性白血病，预后极差，可在数月内死亡。

3. 慢性淋巴细胞白血病　本病好发于老年人群，男性患者多见。

（1）全身症状　早期常无症状或仅感乏力、疲倦、活动时呼吸困难，继之可出现食欲不振、低热、多汗、消瘦，晚期可出现贫血、感染、出血。

（2）淋巴结、肝、脾肿大　淋巴结肿大常被首先发现，多见于颈部、锁骨上、腋窝、腹股沟处淋巴结，以颈部淋巴结肿大最常见。肿大的淋巴结质韧、无压痛、可移动。脾轻度至中度肿大，出现脾梗死时，可出现压痛。肝轻度肿大。

（3）皮肤改变　白血病性皮肤浸润、红皮病、皮肤棕红色结节或皮肤增厚。

【辅助检查】

1. 急性白血病

（1）血常规　红细胞计数和血红蛋白减少，红细胞形态正常。白细胞大多增多，$>10\times10^9$/L，甚至超过 100×10^9/L，称为白细胞增多性白血病。少数白细胞计数减少，$<1\times10^9$/L，称为白细胞不增多性白血病。血涂片可见原始细胞和幼稚白细胞。血小板计数可减少，常低于 60×10^9/L。病变晚期，血小板往往极度减少。

（2）骨髓象　是诊断 AL 的主要依据和必做检查。FAB 分型将原始细胞≥骨髓有核细胞（ANC）的 30% 定义为 AL 的诊断标准，WHO 分型将比例下降至≥20%。多数 AL 骨髓象有核细胞显著增生，以原始细胞为主；少数 AL 骨髓象增生低下，称为低增生性 AL。

（3）细胞化学检查

1）过氧化物酶（POX）检查　急淋白血病阴性；急粒白血病原始细胞分化差的为阴性或弱阳性，分化好的为阳性；急单白血病阴性或弱阳性。

2）糖原染色（PAS）　急淋白血病弱阳性，染色呈粗粒或块状；急粒白血病阴性或弱阳性，染色呈弥漫性淡红色或细颗粒状；急单白血病阴性或弱阳性，染色呈弥漫性淡红色或细颗粒状。

3）非特异性酯酶　急淋白血病阴性；急粒白血病阴性或弱阳性，氟化钠（NaF）抑制 <50%；急单白血病弱阳性，氟化钠抑制≥50%。

（4）免疫学检查　检测白血病细胞表达的系列相关抗原，确定其系列来源。白血病细胞的来源可分为四个系列，即淋巴（T/B）系、粒-单系、红系、巨核系。其中后三系又称为髓系。根据白血病细胞表达的淋巴系和髓系抗原的不同，白血病免疫分型欧洲组将急性白血病分为四型：①急性未分化型白血病（髓系和淋巴系抗原积分均≤2）；②急性混合细胞白血病（髓系和淋巴系抗原积分均>2）；③伴有髓系抗原表达的急性淋巴细胞白血病（髓系抗原积分>2，淋巴系抗原积分≤2）；④单表型急性白血病（表达淋巴系者，髓系抗原积分为0；表达髓系者，淋巴系抗原积分为0）。

（5）染色体与基因检查　白血病可伴有特异的染色体和基因异常，其改变不仅有助于白血病的诊断，还有助于白血病的治疗。

2. 慢性髓系白血病

（1）血常规　白细胞计数明显升高，多数 $>20\times10^9$/L，甚至 $>100\times10^9$/L。粒细胞显著增多，各阶段粒细胞均可见，以中性中幼、晚幼和杆状核粒细胞为主，原始粒细胞＜10%，嗜酸性粒细胞、嗜碱性粒细胞增多。红细胞计数减少，红细胞形态正常；血小板早期正常，晚期减少。

（2）骨髓象　骨髓增生活跃或极度活跃，以粒系为主，粒/红比例明显增高，中性中幼、晚幼及杆状粒细胞显著增多，原始细胞＜10%，嗜酸性粒细胞、嗜碱性粒细胞增多；红细胞相对减少；巨核细胞正常或增多，晚期减少。

（3）其他检查　①中性粒细胞碱性磷酸酶（NAP）：活性减低或呈阴性反应。②染色体与基因：中性粒细胞中出现 Ph 染色体（小的 22 号染色体）、9 号染色体长臂上的 *ABL1* 原癌基因易位至 22 号染色体长臂的断裂点簇集区（*BCR*），形成 *BCR - ABL1* 融合基因。

3. 慢性淋巴细胞白血病

（1）血常规　白细胞计数＞10×10^9/L，淋巴细胞增多，占 50% 以上，绝对值≥5×10^9/L（持续 3 个月以上），大多患者的白血病细胞形态与成熟小淋巴细胞类同。多数患者易见到破裂细胞。中性粒细胞百分比降低，红细胞计数逐渐减少，血小板计数减少。

（2）骨髓象　骨髓有核细胞增生明显活跃或极度活跃，淋巴细胞≥40%，以成熟淋巴细胞为主。红系、粒系、巨核系细胞减少。

（3）免疫学检查　CLL 细胞具有单克隆性，呈现 B 细胞免疫表型特征。细胞膜表面免疫球蛋白（sIg）弱阳性。CD5、CD19、CD79a、CD23 阳性；CD20、CD22、CD11c 弱阳性；FMC7、CD79b 阴性或弱阳性；CD10、cyclin D1 阴性。

（4）染色体及基因检查　常规显带 1/3～1/2 患者有克隆性核型异常。由于 CLL 细胞有丝分裂相较少，染色体异常检出率较低，间期荧光原位杂交（FISH）技术能明显提高检出率，可检测到＞80% 的患者存在染色体异常。

【诊断】

1. 急性白血病诊断要点　①急性淋巴细胞白血病以儿童多见，急性髓系白血病以成人多见；②有骨髓造血功能受抑制和白血病细胞浸润的临床表现；③血常规发现原始和幼稚白细胞；④骨髓象发现原始细胞占骨髓全部有核细胞的比例≥30%(FAB) 或≥20%(WHO)；⑤细胞化学检查、免疫学检查、染色体和基因检查可协助急性白血病的分型诊断。

2. 慢性髓系白血病诊断要点　①多见于中年人，起病缓慢；②逐渐出现的乏力、虚弱、发热、骨骼疼痛及压痛、脾大、贫血、出血等临床表现，尤以脾大为突出特点；③血常规显示粒细胞显著增多，以中幼、晚幼和杆状核粒细胞为主，嗜酸性粒细胞和嗜碱性粒细胞亦增多；④骨髓象显示增生活跃或极度活跃，以粒系为主，粒/红比例明显增高，中性中幼、晚幼及杆状核粒细胞明显增多，嗜酸性粒细胞增多；⑤Ph 染色体阳性或 *BCR - ABL1* 融合基因阳性。

3. 慢性淋巴细胞白血病诊断要点　①多见于老年人（50 岁以上），起病极为缓慢；②逐渐出现乏力、体倦、淋巴结肿大、脾肿大、贫血等临床表现，颈部淋巴结肿大常为本病诊断提供重要线索；③血常规显示白细胞增多，淋巴细胞比例≥50%，淋巴细胞绝对值≥5×10^9/L（持续 3 个月以上）；④骨髓象显示有核细胞增生明显活跃或极度活跃，淋巴细胞比例≥40%，以成熟淋巴细胞为主；⑤免疫学检查有助于确定白血病淋巴细胞的来源。

【治疗】

1. 一般治疗　充分休息，必要时卧床休息。给予易消化、富有营养食物，必要时静脉补充营养。保持个人与环境卫生，防止感染。小心碰伤，避免出血。

2. 急性白血病的化学治疗　简称化疗，一般分为诱导缓解、缓解后治疗两个阶段。诱导缓解是指在治疗开始时迅速地将大量白血病细胞杀灭，达到完全缓解。所谓完全缓解（CR）是指白血病的症状和体征消失，外周血无原始细胞，无髓外白血病；中性粒细胞绝对值 $> 1.0 \times 10^9/L$，血小板 $\geqslant 100 \times 10^9/L$，白血病分类中无白血病细胞；骨髓中原始细胞 $< 5\%$。理想的 CR 为初诊时免疫学、细胞遗传学和分子生物学异常标志均消失。经诱导缓解达到完全缓解后，体内仍残留一定量的白血病细胞，继续用化疗等方式杀灭残存的白血病细胞，防止复发，称为缓解后治疗。缓解后治疗又分为强化巩固治疗和维持治疗。诱导缓解后按原诱导方案或其他方案立即进行的较大剂量的化疗，称强化巩固治疗；强化巩固治疗后采取较小剂量长期维持的治疗，称为维持治疗。

（1）急性淋巴细胞白血病的化学治疗

1）诱导缓解　长春新碱（V）与泼尼松（P）联合组成的 VP 方案是急性淋巴细胞白血病诱导缓解的基本方案。实际临床应用中，常在此方案的基础上加上其他药物构成实施方案。加上柔红霉素（D）构成 DVP 方案，加上柔红霉素、左旋门冬酰胺酶或培门冬酶构成 DVLP 方案。上述药物的主要不良作用有末梢神经炎、便秘（长春新碱），心脏毒性（柔红霉素），肝功能损害、胰腺炎、凝血因子及白蛋白合成减少、过敏反应（左旋门冬酰胺酶或培门冬酶）。Ph^+ ALL 诱导缓解化疗可联用酪氨酸激酶抑制剂（TKIs，如伊马替尼或达沙替尼）进行靶向治疗，CR 率可提高至 $90\% \sim 95\%$。

2）强化巩固　主要有化疗和造血干细胞移植（HSCT）两种方式，目前化疗多数采用间歇重复原诱导方案、定期给予其他强化方案的治疗。强化治疗时化疗药物剂量宜大，不同种类要交替轮换使用以避免蓄积毒性，如高剂量甲氨蝶呤（HD MTX）、阿糖胞苷（Ara－C）、6－巯基嘌呤（6－MP）和左旋门冬酰胺酶。HD MTX 的主要不良反应有黏膜炎、肝肾功能损害，故在治疗时需要充分水化、碱化，同时予亚叶酸钙。

3）维持治疗　除成熟 B－ALL 外的急淋均须予维持治疗。口服 6－MP 和 MTX 的同时间断给予 VP 方案化疗是普遍采用的有效维持治疗方案。维持治疗一般需持续 $2 \sim 3$ 年，定期检测微小残留病灶（MRD）并根据 ALL 亚型决定巩固和维持治疗的强度和时间。

（2）急性髓系白血病的化学治疗

1）诱导缓解　AML（非急性早幼粒细胞白血病）国内外普遍采用的方案为柔红霉素（D）和阿糖胞苷（A）构成的 DA 方案以及去甲氧柔红霉素（I）和阿糖胞苷（A）构成的 IA 方案。国内采用的还有高三尖杉酯碱（H）和阿糖胞苷（A）构成的 HA 方案。急性早幼粒细胞白血病多采用全反式维 A 酸（ATRA）＋蒽环类药物。ATRA＋蒽环类的基础上加用砷剂（如三氧化二砷，ATO）能缩短达 CR 时间。ATRA 的不良反应有分化综合征（表现为发热、肌肉骨骼疼痛、呼吸窘迫、肺间质浸润、胸腔积液、心包积液、体重增加、低血压、急性肾衰竭甚至死亡）、头痛、颅内压增高、肝功能损害等；ATO 的不良反应有分化综合征、肝功能损害、心电图 Q－T 间期延长等。

2）缓解后治疗　主要包括多疗程的大剂量 Ara－C 和异基因造血干细胞移植。根据危险度分组选择相应的治疗方案。HD Ara－C 的最严重并发症是小脑共济失调，发生后必须停药。皮疹、发热、眼结膜炎也常见，可用糖皮质激素常规预防。

知识链接

我国首创全反式维甲酸治疗急性早幼粒细胞白血病

王振义，内科血液学专家，中国血栓与止血专业的开创者之一，被誉为"癌症诱导分化之父"。王振义长期以来从事医学内科血液学领域的研究及临床工作，开创了白血病和肿瘤的诱导分化疗法，在国际上首创用国产全反式维甲酸治疗急性早幼粒细胞白血病。在 60 余年的从医生涯中，他为医学实践和理论创新做出了重大贡献，成功实现了将恶性细胞改造为良性细胞的白血病临床治疗新策略，奠定了诱导分化理论的临床基础；确立了急性早幼粒细胞白血病治疗的"上海方案"。王振义院士常说这样一段话："爱国，首先就要爱自己的事业。我这一辈子看好了一种病，而我最遗憾的是只看了这一种病，还有很多病没有攻克。患者需要我们，祖国需要我们，我们每个人都要不断学习和创新，更好地为患者服务，为祖国奋斗！"

3. 慢性髓系白血病的药物治疗

（1）分子靶向治疗　第一代酪氨酸激酶抑制剂（TKI）甲磺酸伊马替尼为 2 - 苯胺嘧啶衍生物，能特异性阻断 ATP 在 ABL 激酶上的结合位置，使酪氨酸残基不能磷酸化，从而抑制 *BCR - ABL1* 阳性细胞的增殖。第二代 TKI 如尼洛替尼、达沙替尼与第一代相比能够获得更快、更深的分子学反应，已成为 CML 一线治疗方案的可选药物。主要不良反应有血液学毒性（白细胞、血小板减少和贫血）和非血液学毒性（如水肿、头痛、皮疹、胆红素升高等）。

（2）干扰素（IFN - α）　是分子靶向药物出现之前的首选药物。目前用于不适合 TKI 和 allo - HSCT 的患者。常用剂量 300 万 ~ 500 万 $U/(m^2 \cdot d)$，皮下或肌内注射，每周 3 ~ 7 次，推荐和 Ara - C 10 ~ 20mg/（$m^2 \cdot d$）联用。主要不良反应有流感样症状（如乏力、发热、头痛、食欲缺乏、肌肉骨骼酸痛等）和体重下降、肝功能异常、血细胞减少等。

（3）其他药物治疗　羟基脲具有细胞周期性特异性抑制 DNA 合成的作用。3g/d，每日 2 次，口服；待白细胞降至 $20 \times 10^9/L$ 时，剂量减半；待白细胞降至 $10 \times 10^9/L$ 时，改为 0.5 ~ 1g/d 维持。此外还可使用白消安、阿糖胞苷、高三尖杉酯碱、三氧化二砷等。

4. 慢性淋巴细胞白血病的药物治疗

目前认为早期患者无须治疗，定期随访即可。建议出现下列情况之一开始治疗。①疾病相关症状，包括 6 个月内无其他原因出现体重减少 ≥10%、极度疲劳、非感染性发热（超过 38℃）≥2 周、盗汗。②巨脾（肋下缘 >10cm）或进行性脾大及脾区疼痛。③淋巴结进行性肿大或直径 >10cm。④进行性外周血淋巴细胞增多，2 个月内增加 >50%，或倍增时间 <6 个月。⑤自身免疫性溶血性贫血和（或）免疫性血小板减少症，皮质类固醇治疗效果不佳。⑥骨髓进行性衰竭：贫血和（或）血小板减少进行性加重。⑦CLL 引起有症状的脏器功能异常（如皮肤、肾、肺、脊柱等）。

（1）化学治疗

1）烷化剂　苯丁酸氮芥多用于年龄较大、不能耐受其他药物化疗或有并发症的患者。环磷酰胺的疗效与苯丁酸氮芥相当。苯达莫司汀是一种新型烷化剂，对初治和复发难治性患者均有明显疗效。

2）嘌呤类似物　烷化剂耐药者换用氟达拉滨仍有效。嘌呤类似物联合烷化剂，如氟达拉滨联合环磷酰胺（FC 方案），优于单用氟达拉滨。也可用于治疗难治性复发 CLL。克拉屈滨、喷司他丁也可用于 CLL 的治疗，疗效、副作用与氟达拉滨相近。

3）糖皮质激素　主要用于合并自身免疫性血细胞减少时的治疗，一般不单独使用。大剂量甲泼尼龙对难治性 CLL，尤其是 17p 缺失患者疗效较好。

（2）免疫治疗　利妥昔单抗是人鼠嵌合型抗 CD20 单克隆抗体，对于表达 CD20 的 CLL 细胞有显著的治疗作用，但因 CLL 细胞表面 CD20 表达较少、血浆中存在可溶性 CD20 分子，利妥昔单抗在 CLL 患者体内清除过快，需加大剂量或密度才能有效。利妥昔单抗联合化疗药物可以产生协同抗肿瘤效应，提高治疗效果。

（3）分子靶向治疗　CLL 细胞内存在 BTK、PI3K、Syk 等多种分子信号通路异常激活，目前针对 BTK 通路的特异性抑制剂伊布替尼已经应用于 CLL 患者的一线和挽救治疗。

5. 造血干细胞移植

有条件者在 CR 后尽快进行造血干细胞移植是治愈 AL 和 CML 的理想方法。急性白血病可采用自身骨髓、同基因骨髓（单卵孪生子骨髓）或异基因骨髓（同胞兄弟姐妹骨髓）移植，年龄最好在 35 岁以下。慢性粒细胞白血病一般采用异基因骨髓移植和无血缘关系志愿者骨髓移植，年龄最好在 45 岁以下。

6. 对症治疗

（1）纠正贫血　严重贫血出现缺氧症状时，给予吸氧、输浓缩红细胞或新鲜全血。

（2）控制感染　伴粒细胞减少或缺乏者宜住层流病房或消毒隔离病房。感染者根据不同的病原体选择有效的抗菌药物。对细菌感染可先进行经验性抗生素治疗，然后根据培养结果和药物敏感试验选择适宜药物。对病毒感染可选抗病毒药物和 α 干扰素。对真菌感染应选用氟康唑和两性霉素 B 等，并停用其他抗生素。粒细胞集落刺激因子可缩短粒细胞缺乏期，用于 ALL，老年、强化疗或伴感染的 AML。

（3）控制出血　血小板 $< 20 \times 10^9/L$ 时，应输注浓缩血小板悬液。因弥散性血管内凝血（DIC）引起者可给予抗凝治疗。

（4）高白细胞血症的处理　当循环血液中白细胞数 $> 100 \times 10^9/L$ 时，可产生白细胞淤滞症。表现为呼吸困难、呼吸窘迫、低氧血症、反应迟钝、言语不清、颅内出血、阴茎异常勃起等。处理方法如下。①紧急使用血细胞分离机，单采清除过高的白细胞。②同时采用化疗前短期预处理，ALL 用地塞米松 10mg/m^2，静脉注射；AML 用羟基脲每 6 小时口服 1.5～2.5g，共 36 小时，总量约 6～10g；CML 合用羟基脲和别嘌醇。③预防高尿酸血症、酸中毒、电解质紊乱、凝血异常等并发症。

（5）防治高尿酸血症肾病　白血病细胞大量破坏（化疗时更甚）可产生高尿酸血症，积聚在肾小管引起阻塞可致高尿酸血症肾病。处理方法：①多饮水，或 24 小时持续静脉补液，保持尿量每小时 $> 150\text{ml/m}^2$，碳酸氢钠 1～2g，口服，保持碱性尿；②别嘌醇，每次 100mg，每日 3 次，口服；③出现少尿或无尿时按急性肾衰竭处理。

【常用药物注意事项与患者教育】

1. 羟基脲　为核苷酸还原酶抑制剂，能抑制核糖核酸还原为脱氧核糖核酸，选择性抑制 DNA 合成，对 RNA 及蛋白质无阻断作用。为细胞周期特异性药物，选择性杀伤 S 期细胞，并能使癌细胞集中于 G_1 期达到同步化，而 G_1 期细胞对放射线高度敏感，故与放疗合并应用可能起增敏作用。主要用于治疗慢性髓系白血病、黑色素瘤、真性红细胞增多症、多发性骨髓瘤。对头颈部原发性鳞状细胞癌、复发性转移性卵巢癌、肾细胞癌等亦有一定的疗效。与放射治疗同时应用或作为放射的增敏剂，可增加治疗头颈部肿瘤的疗效。水痘、带状疱疹患者及各种严重感染者禁用。慎用于严重贫血者、骨髓抑制者、肾功能不全者、有痛风者、有尿酸盐结石史者。与活疫苗（如轮状病毒疫苗）合用，将增加活疫苗感染的风险。

2. 伊马替尼　能特异阻断 ATP 在 ABL 激酶上的结合位点，使酪氨酸残基不能磷酸化，从而抑制 *BCR - ABL1* 阳性细胞的增殖。还可抑制另外两种酪氨酸激酶 c - kit 和血小板衍化生长因子受体（PDGF - R）的活性。临床可用于治疗慢性髓系白血病慢性期、急变期、加速期或 α 干扰素治疗失败后的慢性期患者。用于治疗不能切除和（或）发生转移的恶性胃肠道间质肿瘤的成人患者。多数患者在服用甲磺酸伊马替尼期间会出现一些不良反应，但绝大多数属轻至中度。最常见与药物治疗相关的不良事件有轻度恶心、呕吐、腹泻、肌痛及肌痉挛。CYP3A4 抑制剂（如酮康唑、伊曲康唑、红霉素和克拉仙）可增加甲磺酸伊马替尼的药物浓度，因此同时服用甲磺酸伊马替尼和 CYP3A4 抑制剂时必须谨慎。CYP3A4 诱导剂（地塞米松、卡他咪嗪、利福平、苯巴比妥等）降低甲磺酸伊马替尼的血浆浓度。

第三节 过敏性紫癜

PPT

过敏性紫癜又称 Schönlein – Henoch 综合征，是一种血管变态反应性疾病，致敏原导致机体产生变态反应，使血管脆性和通透性增加、血液外渗，致皮肤紫癜、黏膜及某些器官的出血。本病多发生于儿童和青少年，男女比例约为 3∶2，春秋季节发病较多。

【病因与发病机制】

1. 病因

（1）感染 细菌中以乙型溶血性链球菌为常见，引起急性扁桃体炎和上呼吸道感染；其次有金黄色葡萄球菌、结核分枝杆菌和肺炎链球菌等。病毒感染中以麻疹、风疹、水痘等最常见。寄生虫感染以蛔虫多见，寄生虫侵入人体后，其代谢产物和死亡后的分解产物可引起本病。

（2）食物 主要有鱼、虾、蟹、牛奶、蛋、鸡等所含的异体蛋白。

（3）药物 青霉素（包括半合成青霉素如氨苄西林等）、头孢菌素类抗生素、磺胺类药物、解热镇痛药（水杨酸类、保泰松、吲哚美辛、奎宁类等）、异烟肼、阿托品、噻嗪类利尿药等。

（4）其他 如寒冷、外伤、昆虫叮咬、花粉、疫苗接种、尘埃等都能诱发本病。

2. 发病机制 与免疫异常有关，上述各种刺激因子激活具有遗传易感性机体的 T 细胞，使其功能紊乱，致 B 细胞多克隆活化，分泌大量 IgA、IgE 和 TNF – α、IL – 6 等炎症因子，形成 IgA 免疫复合物，引发异常免疫应答，导致系统性血管炎，造成组织和脏器损伤。

【临床表现】

发病前 1～3 周可有低热、乏力及上呼吸道感染等前驱症状，随之出现典型临床表现。

1. 单纯型过敏性紫癜（紫癜型） 是最常见的类型。主要表现是皮肤紫癜。初发时呈深红色，压之不褪色，单独或互相融合，对称性分布，以下肢及臀部多见，很少侵犯躯干，可伴有痒感或疼痛，成批反复出现。数天内，紫癜渐变成紫色、黄褐色、淡黄色，经 7～14 天逐渐消退。除紫癜外，还可并发荨麻疹、血管神经性水肿等。

2. 腹型过敏性紫癜（Henoch 型） 除皮肤紫癜外，消化道黏膜和腹膜脏层毛细血管受累。腹痛最常见，多呈阵发性绞痛，以脐周及下腹痛明显，亦可遍及全腹，可伴有恶心、呕吐、腹泻与黑便，发作时可因腹肌紧张而出现明显压痛、肠鸣音亢进，应与"急腹症"进行鉴别。可并发肠套叠、肠梗阻、肠穿孔及出血性小肠炎。

3. 关节型过敏性紫癜（Schönlein 型） 除皮肤紫癜外，关节可有疼痛、肿胀、压痛及活动障碍。病变常累及大关节，以膝、踝、肘、腕等关节多见，可呈游走性，可反复发作，不遗留关节畸形，常易误诊为"风湿病"。

4. 肾型过敏性紫癜 肾损害多发生于紫癜出现后 2～4 周，轻重不一，主要表现为血尿、蛋白尿、管型尿，偶有水肿、高血压、肾衰竭。少数可进展为慢性肾炎和肾功能不全。

5. 混合型过敏性紫癜 皮肤紫癜合并上述两种以上临床表现时称为混合型过敏性紫癜。

少数患者可累及脑和脑膜血管，表现为头痛、呕吐、谵妄、抽搐、瘫痪和昏迷等。累及眼部，表现为视神经萎缩、虹膜炎、视网膜出血等。

【辅助检查】

1. 血常规 白细胞计数正常或升高，中性粒细胞和嗜酸性粒细胞可增高。血小板计数多正常。

2. 尿常规 肾型或混合型可有血尿、蛋白尿、管型尿。

3. **粪常规检查** 合并腹型者大便隐血试验可阳性。

4. **血清学检查** 肾型和合并肾型的混合型患者，可有血尿素氮增加、内生肌酐清除率下降等。血清 IgA、IgE 多增高。

5. **出凝血机制检查** 除出血时间（BT）可能延长外，其他均正常。

【诊断】

1. **诊断要点** ①发病前 1 ~ 3 周多有低热、咽痛、全身乏力或上呼吸道感染病史；②四肢出现对称分布、分批出现的紫癜，尤以下肢为主；③紫癜出现前后，可伴有腹痛、关节肿痛、血尿及水肿等；④血小板计数、功能及出凝血相关检查正常；⑤排除其他原因引起的血管炎及紫癜。

2. **临床分型** 过敏性紫癜诊断确立后，还应做出分型诊断（见临床表现）。

【治疗】

1. **一般治疗** 寻找并清除过敏原，避免进食致敏的食物，避免服用致敏的药物，控制扁桃体炎。

2. **抗过敏治疗**

（1）抗组胺药物 可选用盐酸异丙嗪、氯苯那敏、氯雷他定、西咪替丁及静脉注射钙剂等。

（2）糖皮质激素 可抑制抗原 - 抗体反应，改善毛细血管通透性。主要用于关节肿痛、严重腹痛合并消化道出血及有急进性肾炎或肾病综合征等严重肾脏病变者。常用泼尼松 1 ~ 2mg/（kg·d），顿服或分次口服；严重者可用甲泼尼龙 5 ~ 10mg/（kg·d），或地塞米松 10 ~ 15mg 每日 1 次，静脉滴注，连续 3 ~ 5 天，病情好转后改口服。糖皮质激素治疗一般不超过 30 天，肾型者可酌情延长。

（3）其他药物 改善血管通透性，如曲克芦丁、维生素 C、卡巴克洛等。

3. **免疫抑制治疗** 上述治疗效果不佳或反复发作者，可试用免疫抑制剂，特别是合并肾脏损伤者。可用环磷酰胺、硫唑嘌呤、环孢素等。

4. **抗凝治疗** 适用于肾型。初以肝素钠 100 ~ 200U/（kg·d）静脉滴注或低分子肝素皮下注射，4 周后改用华法林 4 ~ 15mg/d，2 周后改用维持量 2 ~ 5mg/d，2 ~ 3 个月，使凝血酶原时间维持在正常的 1 ~ 2 倍。

5. **对症治疗** 腹痛较重者可予阿托品或山莨菪碱（654 - 2）口服或皮下注射；关节痛酌情止痛药；呕吐严重者可予止吐药；伴发呕血、血便者可予质子泵抑制剂如奥美拉唑等治疗。

6. **中医药治疗** 以凉血、解毒、活血化瘀为主，代表方为犀角地黄汤加减。适用于慢性反复发作或肾型。

【常用药物注意事项与患者教育】

抗组胺药物 组胺是广泛存在于人体内各组织中的一种自体活性物质，合成后储存于肥大细胞和嗜碱性粒细胞的颗粒中，局部组织受到刺激和发生损伤时被迅速释放，作用于组胺受体发挥调节作用。抗组胺药物通过拮抗其受体发挥拮抗作用。拮抗 H_1 受体主要抑制支气管、胃肠、子宫平滑肌的痉挛，减轻水肿及痒感；拮抗中枢受体可产生镇吐、镇静及催眠作用；拮抗中枢 H_2 受体主要抑制胃酸分泌。临床主要用于治疗过敏性疾病、晕动病、消化性溃疡等。常用 H_1 受体拮抗剂有马来酸氯苯那敏、赛庚啶、氯雷他定、西替利嗪等。主要不良反应有头晕、嗜睡、乏力、视物模糊、便秘、尿潴留等。驾驶员与高空作业者工作时间不宜使用，妊娠期妇女忌用。常用 H_2 受体拮抗剂有西咪替丁、雷尼替丁、法莫替丁、尼扎替丁、罗沙替丁等。长期使用可致男性阳痿、乳房发育等。

第四节　原发免疫性血小板减少症

PPT

原发免疫性血小板减少症（primary immune thrombocytopenic，ITP）既往称为特发性血小板减少性紫癜，是指因血小板免疫性破坏，导致外周血中血小板减少和生成受抑制的出血性疾病。主要临床表现为广泛的皮肤黏膜出血和内脏出血。发病率为（5～10）/10万，男女发病率相近，育龄期女性发病率高于男性，60岁以上人群发病率是60岁以下人群的两倍。

【病因与发病机制】

病因尚未完全明确，发病机制如下。

1. 体液免疫和细胞免疫介导的血小板过度破坏　50%～70% ITP患者的血浆和血小板可检出一种或多种抗血小板膜糖蛋白自身抗体。自身抗体致敏的血小板被单核–巨噬细胞系统破坏。另外，ITP患者的细胞毒性T细胞也可直接破坏血小板。

2. 体液免疫和细胞免疫介导的巨核细胞数量和质量异常，血小板生成不足　自身抗体还可损伤巨核细胞或抑制巨核细胞释放血小板，导致ITP患者血小板生成不足；另外，CD8$^+$细胞毒性T细胞可通过抑制巨核细胞凋亡，使血小板生成障碍。

【临床表现】

1. 症状　成人ITP一般起病隐匿，反复出现皮肤黏膜出血如瘀点、紫癜、瘀斑及外伤后不易止血等，也可表现为鼻出血、牙龈出血、月经过多。严重内脏出血少见，可因感染等骤然出现广泛、严重的皮肤黏膜及内脏出血。部分患者仅有血小板减少而没有出血症状。ITP的另一常见症状是乏力，部分患者可有明显的乏力症状。出血过多或长期月经过多可出现失血性贫血。

2. 体征　可见皮肤紫癜或瘀斑，常见于四肢远侧端，黏膜出血以鼻出血、牙龈出血或口腔黏膜血疱多见。若病情反复发作，脾脏可有轻度肿大。

【辅助检查】

1. 血常规　血小板计数明显减少，血小板形态可正常，或出现异形血小板（表现为体积增大、畸形）；可出现正常细胞或小细胞低色素性贫血。

2. 骨髓象　骨髓巨核细胞正常或增多，幼稚型巨核细胞比例增多，巨核细胞发育成熟障碍（体积小，胞质内颗粒减少）；产板型巨核细胞显著减少（<30%）；红系、粒系及单核系正常。

3. 血清学检查　血浆血小板生成素（TPO）水平正常或轻度升高。约70%患者抗血小板自身抗体阳性，部分患者可检测到抗心磷脂抗体、抗核抗体。伴自身免疫性溶血性贫血者（Evans综合征）Coombs试验可呈阳性，血清胆红素水平增高。

4. 止血与凝血功能检查　出血时间延长，血块退缩不佳，束臂试验阳性，血清凝血酶时间及凝血时间均正常。血小板功能一般正常。

【诊断】

1. 诊断要点　①2次或2次以上检查血小板计数均减少，其他血细胞形态可正常；②往往不伴有肝、脾大；③骨髓象显示巨核细胞数正常或增多，有成熟障碍；④排除其他继发性血小板减少症。

2. 分型与分期　①新诊断的ITP：初次确诊后3个月以内的患者。②持续性ITP：确诊后3～12个月内血小板持续减低的患者。③慢性ITP：血小板减低持续超过12个月。④重症ITP：血小板<10×10^9/L，就诊时需要治疗出血症状或常规治疗过程中出现新的出血症状，需用其他提升血小板的药物或

增加现用药物剂量。⑤难治性 ITP：满足三种情况，即脾切除无效或复发，需长期治疗以降低出血的危险，除外其他病因引起的血小板减少症。

【治疗】

1. 一般治疗 注意休息，血小板 $<20\times10^9/L$ 者严格卧床休息。给予易消化、富含营养食物。做好皮肤黏膜的护理。避免外伤。

2. 新诊断患者的一线治疗

（1）糖皮质激素治疗 这是原发免疫性血小板减少症的首选治疗，在血小板 $<50\times10^9/L$ 时可予以实施。糖皮质激素能够减少血小板相关抗体生成及减轻抗原-抗体反应、抑制单核-巨噬细胞系统对血小板的破坏，降低毛细血管通透性，刺激骨髓造血及血小板向外周血的释放，近期有效率约为80%。一般情况下，泼尼松 $1.0mg/(kg\cdot d)$，分3次口服或顿服。如果病情严重可用大剂量地塞米松 $40mg/d\times4$ 天，口服用药，无效者可半个月后重复一次。治疗过程中要注意监测血压、血糖变化，预防感染，保护胃黏膜。

（2）丙种球蛋白 可用于：ITP 的紧急治疗；不耐受糖皮质激素治疗的患者；妊娠或分娩前；脾切除前准备。常用剂量 $0.4g/(kg\cdot d)\times5$ 天或 $1.0g/(kg\cdot d)\times2$ 天。IgA 缺乏、糖尿病或肾功能不全者慎用。

3. ITP 的二线治疗 适用于一线治疗无效或需要较大剂量糖皮质激素（ $>15mg/d$ ）才能维持的患者。

（1）促血小板生成药物 主要用于糖皮质激素治疗无效或难治性患者。常用药物包括重组人血小板生成素（rhTPO）、TPO 拟肽——罗米司亭以及非肽类 TPO 类似物——艾曲泊帕等。起效快，副作用小，但停药后疗效不能维持。

（2）抗 CD20 单克隆抗体（利妥昔单抗） 可清除体内 B 淋巴细胞，减少抗血小板抗体的产生。常用剂量为 $375mg/m^2$ ，每周 1 次，共 4 次，起效时间 4~6 周。

（3）免疫抑制剂 ①长春碱类：长春新碱 $1.4mg/m^2$ （最大剂量 2mg）或长春地辛 4mg，每周 1 次，共 4 次，缓慢静脉滴注。②环孢素：主要用于难治性 ITP，常用剂量 $5mg/(kg\cdot d)$ ，分次口服，维持量 50~100mg/d，用药期间应监测肝、肾功能。③其他：如硫唑嘌呤、环磷酰胺、吗替麦考酚酯等。

（4）达那唑 400~800mg/d，分次口服，3~6 个月为 1 个疗程，常与糖皮质激素联合使用，可减少后者用量。

（5）脾切除 适用于糖皮质激素正规治疗无效、泼尼松安全剂量（5mg/d）不能维持疗效、有糖皮质激素使用禁忌且 ITP 确诊 12~24 个月或以上者。

4. 急症处理 适用于伴消化系统、泌尿生殖系统、中枢神经系统或其他部位的活动性出血或需要急诊手术的重症 ITP 患者（ $Plt<10\times10^9/L$ ）。处理措施如下。

（1）甲泼尼龙 1g/d，静脉注射，3~5 天为 1 个疗程。

（2）丙种球蛋白 剂量与用法同上。

（3）促血小板生成药 如 rhTPO、艾曲泊帕及罗米司亭等。

（4）血小板输注 成人每次 10~20U（每 200ml 循环血液中采得的血小板为 1U），静脉滴注，可根据病情重复使用。

（5）重组人活化因子Ⅶ（rhFⅦa） 应用于出血严重，以上治疗无效者。

【常用药物注意事项与患者教育】

利妥昔单抗（CD20 单抗） 利妥昔单抗是一种嵌合鼠/人的单克隆抗体，该抗体与纵贯细胞膜的 CD20 抗原特异性结合。此抗原位于前 B 淋巴细胞和成熟 B 淋巴细胞，但在造血干细胞、后 B 细胞、正常血浆细胞或其他正常组织中不存在。利妥昔单抗与 B 淋巴细胞上的 CD20 抗原结合，并引发 B 细胞溶解的免疫反应。细胞溶解的可能机制包括补体依赖性细胞毒作用（CDC）和抗体依赖细胞介导的细胞毒作用（ADCC）。此外，体外研究证明，利妥昔单抗可使药物抵抗性的人体淋巴细胞对一些化疗药的细胞毒性敏感。CD20 抗原表达于 95％ 以上的 B 淋巴细胞型的非霍奇金淋巴瘤，临床已用于 B 细胞性淋巴瘤的治疗，并取得良好效果。因其有确切的外周血 B 淋巴细胞清除效应，近年来在难治性 ITP 中进行了一些临床研究。目前，美国 FDA 已经批准利妥昔单抗治疗类风湿关节炎。不良反应如下：①静脉滴注时可有发热和寒战，主要在第一次静脉滴注时，通常发生在 2 个小时内，可伴恶心、荨麻疹、皮疹、疲劳、头痛、瘙痒、支气管痉挛、呼吸困难、舌或喉头水肿、鼻炎、呕吐、暂时性低血压、皮肤潮红、心律失常等；②原有的心脏病，如心绞痛和充血性心力衰竭加重；③偶见出血性不良反应，如血小板减少、中性粒细胞减少和贫血。已知对该产品的任何成分及鼠蛋白高敏感者、妊娠及哺乳期妇女、儿童禁用。

目标检测

答案解析

1. 简述贫血按血红蛋白浓度如何进行临床分度。
2. 简述口服铁剂治疗缺铁性贫血的注意事项。
3. 试述重型再障和非重型再障临床表现区别。
4. 试述白血病的分类。
5. 简述抗组胺药物用药注意事项与患者教育。
6. 简述原发免疫性血小板减少症的诊断要点。

（李俊峰）

书网融合……

重点小结　　　微课　　　习题

第十一章 内分泌与代谢疾病

学习目标

知识目标： 通过本章的学习，应能掌握常见内分泌与代谢疾病的诊断要点、常用药物、用药注意事项与患者教育；熟悉常见内分泌与代谢疾病的临床表现；了解常见内分泌与代谢疾病的病因和发病机制、辅助检查。

能力目标： 具备指导内分泌与代谢疾病患者合理用药的能力。

素质目标： 通过本章的学习，树立内分泌与代谢疾病预防为主的观念，规范和加强健康管理，提升人民群众健康素养水平。

内分泌与代谢疾病包括内分泌疾病与代谢疾病。内分泌疾病是指内分泌器官产生激素异常及靶组织对激素反应异常所导致的疾病。常见的内分泌疾病有甲状腺功能亢进症、甲状腺功能减退症、甲状腺炎、肾上腺皮质功能亢进症、原发性醛固酮增多症等。代谢疾病是指中间代谢（营养物质进入机体后在体内合成和分解代谢过程中的一系列化学反应称为中间代谢）的某一环节出现障碍引起的疾病。常见的代谢疾病有糖尿病、痛风、低血糖等。

第一节 单纯性甲状腺肿

PPT

单纯性甲状腺肿是指由多种原因引起的非炎症性或非肿瘤性甲状腺肿大，不伴甲状腺功能失调。根据病因和发病机制可分为地方性甲状腺肿（儿童单纯性甲状腺肿的患病率超过5%）、散发性甲状腺肿。女性发病率是男性的 3~5 倍。

【病因与发病机制】

1. 碘缺乏 是地方性甲状腺肿最常见的原因。碘缺乏时甲状腺激素合成不足，反馈性引起垂体分泌过量的促甲状腺激素（TSH），刺激甲状腺增生肥大。但临床上单纯性甲状腺肿患者 TSH 往往正常或只轻度升高，而且地方性甲状腺肿可见于非缺碘地区甚至高碘地区，严重碘缺乏地区也可不发生甲状腺肿，提示甲状腺对 TSH 敏感性增加或其他因素也参与了甲状腺肿的发生。

2. 遗传和环境因素 散发性甲状腺肿的病因复杂。①遗传缺陷或基因突变可引起甲状腺激素合成障碍，导致甲状腺肿的发生。发生突变的常见基因包括钠-碘同向转运蛋白、甲状腺球蛋白（Tg）、甲状腺过氧化物酶（TPO）、双重氧化酶2、TSH 受体（TSH-R）和 PENDRIN 等。②环境因素包括食物和水中的碘化物、致甲状腺肿物质（如卷心菜、白菜、花椰菜、甘蓝等）和某些药物（如硫脲类、硫氰酸盐、高氯酸盐、锂盐等），可通过抑制甲状腺激素合成或直接引起甲状腺肿大。嗜烟酒、胰岛素抵抗等也可能与甲状腺肿发生相关。

【病理】

疾病早期，甲状腺滤泡上皮细胞增生肥大，血管丰富，甲状腺呈均匀、弥漫性增大。疾病中期，滤泡细胞呈扁平状，滤泡腔内充满胶质。疾病后期，甲状腺组织不规则增生并形成结节，可发生结节内出血、钙化或退行性变形成囊肿。

【临床表现】

1. 甲状腺肿大　是单纯性甲状腺肿的主要表现。甲状腺呈轻至中度弥漫性肿大，表面光滑，质地较软，无压痛，亦可触及结节。

2. 压迫症状　甲状腺肿大明显时，可压迫气管、食管、喉返神经等周围组织器官，表现为咳嗽与呼吸困难、吞咽困难、声音嘶哑等。

【辅助检查】

1. B超检查　首选。可明确甲状腺肿特征和程度：甲状腺肿呈弥漫性或结节性，是否压迫颈部其他结构，是否存在颈部淋巴结肿大等。

2. 甲状腺功能检查　T_3、T_4、TSH 基本在正常范围。T_3/T_4 比值增高。血清 Tg 水平正常或增高，增高的程度与甲状腺肿的体积呈正相关。TPO 抗体滴度测定有助于排除自身免疫性甲状腺炎。

3. 放射性核素扫描　核素扫描（$^{99}mTcO_4^-$、^{123}I 或 ^{131}I）可帮助了解甲状腺功能状态和病因，^{123}I 或 ^{131}I 扫描还可明确上纵隔肿块是否为甲状腺组织。

【诊断】

诊断要点：①地方性缺碘病史或者处于青春期、妊娠期或哺乳期或者食用致甲状腺肿物质和药物；②均匀、弥漫性甲状腺肿大；③甲状腺功能基本正常。

【治疗】

1. 病因治疗　碘缺乏，应进食含碘丰富食物如海带，并食用碘化食盐。摄入致甲状腺肿物质或碘摄入过多者，应少食含致甲状腺肿物质的食物如白菜、豆类，停用含碘药物。

2. 药物治疗　对先天性甲状腺激素合成障碍者，应及早予左甲状腺素治疗；摄碘功能障碍者可服用复方碘溶液，每日 2～3 滴。

3. 手术治疗　甲状腺极度肿大并产生压迫症状者可行手术切除。

4. 预防　地方性甲状腺肿流行地区根本的防治措施是补碘。补碘需遵循补碘的全民性、长期性和经常性 3 个原则。食盐加碘是最根本的预防措施。我国目前规定在食盐内加入碘酸钾，采用的碘与盐的比例多在 1:（20000～50000）。以服食盐 10g/d 计，至少可得 200μg 碘，足以满足人体对碘的需要。碘化饮水也是补碘方法之一。碘油是继碘盐后又一较方便而有效的措施，有注射针剂及口服碘油丸 2 种，目前多采用口服碘油丸替代肌内注射。在高碘地方性甲状腺肿流行地区，应给予低碘饮食，避免饮用高碘水。

· 知识链接

我国食盐加碘的发展历程

每年的 5 月 15 日是全国防治碘缺乏病日。碘缺乏病作为目前世界上唯一一种已知原因并且可以预防的造成神经发育障碍和脑损害的疾病，成为全球重点防治、限期消除的微营养不良性疾病。1994 年，我国颁布《食盐加碘消除碘缺乏危害管理条例》，规定"除高碘地区外，逐步实施向全民供应碘盐"。1996—2016 年的 20 年间，碘盐在防治碘缺乏病方面效果显著。根据 2015 年的全国居民碘营养监测，我国的碘盐覆盖率达 98.0%，合格碘盐覆盖率达 95.3%，甲状腺肿患病率得到有效控制。但在食盐加碘的进程中，国人的碘营养一度过量。碘盐政策因此几度修正，越趋灵活，从"全民食盐加碘"到"下调碘浓度"到"各省灵活选择"。新国标规定：食盐加碘标准为 20～30mg/kg，允许各省在此范围内上下浮动 30%。

【常用药物注意事项与患者教育】

　　甲状腺激素　是维持机体正常代谢、促进生长发育所必需的激素，包括甲状腺素（四碘甲状腺原氨酸，T_4）和三碘甲状腺原氨酸（T_3），主要生理、药理作用是：①维持正常生长发育；②促进代谢和产热；③提高机体交感－肾上腺系统的反应性。临床上治疗单纯性甲状腺肿是通过给予适量甲状腺激素来补充内源性甲状腺激素不足，并达到抑制 TSH 过多分泌，缓解腺体代偿性增生肥大的作用。常用甲状腺激素制剂：①干甲状腺片，家畜（猪、牛、羊等）甲状腺的干燥粉末；②左甲状腺素，人工合成的四碘甲状腺原氨酸的钠盐；③碘塞罗宁，人工合成的三碘甲状腺原氨酸的钠盐。不良反应：甲状腺激素过量可引起心悸、手震颤、多汗、体重减轻、失眠等甲状腺亢进症状，重者可致腹泻、呕吐、发热、脉搏快而不规则，甚至出现心绞痛、心力衰竭、肌肉震颤或痉挛。一旦出现上述现象，应立即停药，用 β 受体拮抗剂对抗，停药 1 周后再从小剂量开始应用。

第二节　甲状腺功能亢进症

PPT

　　甲状腺功能亢进症（简称甲亢）是指甲状腺腺体本身产生甲状腺激素过多而引起的甲状腺毒症。甲状腺毒症是指血液循环中甲状腺激素过多，引起以神经、循环、消化等系统兴奋性增高和代谢亢进为主要表现的一组临床综合征。引起甲亢的原因很多，但以 Graves 病最多见。本节介绍 Graves 病。

　　Graves 病又称毒性弥漫性甲状腺肿或 Basedow 病，是一种自身免疫性疾病。本病有遗传倾向，常因精神刺激和感染等因素诱发。发病年龄多在 20~40 岁，女性多于男性。

【病因与发病机制】

　　本病的病因与发病机制尚未完全明确，目前认为是在遗传缺陷的基础上，由精神刺激、感染等因素诱发的一种器官特异性自身免疫性疾病。患者体内抑制性 T 淋巴细胞的免疫监护和调节功能存在遗传缺陷，在外界因素刺激下，针对甲状腺组织的免疫"禁株"细胞失控，B 淋巴细胞大量增生，功能变异，在辅助性 T 淋巴细胞的辅助下分泌大量特异性抗体，其中最重要的是促甲状腺激素受体抗体（TSH - receptor antibodies，TRAb）。TRAb 包括甲状腺刺激性抗体（TSH - stimulating antibody，TSAb）和甲状腺刺激阻断性抗体（TSH - stimulating blocking antibody，TSBAb），它们与促甲状腺激素受体结合的部位可能不同。TSAb 与促甲状腺激素受体结合产生类似 TSH 的生物效应，促进甲状腺组织增生，提高合成、分泌和释放甲状腺激素的能力，大量甲状腺激素进入血液，导致一系列临床表现，是引起 Graves 病的直接原因。TSAb 是 Graves 病甲亢的致病抗体，存在于 90% 以上的患者。TSBAb 则可能与 Graves 病患者自发性出现的甲状腺功能减退有关。

【病理】

　　1. 甲状腺　甲状腺呈不同程度的弥漫性增生，甲状腺内血管扩张、增生。腺泡上皮细胞增生，腺泡内胶质减少或消失。间质组织中有大量淋巴细胞浸润，甚至出现淋巴组织生发中心。

　　2. 其他器官　部分患者有眼球后纤维组织增生，脂肪组织淋巴细胞及浆细胞浸润，眼外肌水肿、变性。胫前黏液性水肿。

【临床表现】

　　1. 甲状腺激素分泌过多症候群

　　（1）高代谢状态　表现为低热、怕热多汗、疲乏无力、消瘦。

　　（2）神经系统　表现为烦躁易怒、神经过敏、紧张多虑、失眠不安、记忆力减退。出现手指、伸舌或双手向前平举时有细颤。腱反射亢进。偶有寡言抑郁、表情淡漠。

（3）心血管系统　表现为心悸、胸闷、气短、心动过速、心尖区第一心音亢进、心律失常、心脏增大、收缩压增高等。

（4）消化系统　表现为食欲增多、大便次数增多及粪便稀薄、消化不良。

（5）其他　肌肉软弱无力，胫前黏液性水肿，女性月经不调，男性阳痿，两性生殖能力均下降。

2. 甲状腺肿大　一般呈弥漫、对称性肿大，肿大程度与甲亢轻重无明显关系。质中、无压痛，随吞咽上下移动，于腺体上下极可听到血管杂音或触及震颤，为诊断本病的重要体征。少数可触及结节。极少数无甲状腺肿大或甲状腺位于胸骨后纵隔内者，需用放射性核素扫描或 X 线检查才能确定。

3. 突眼（眼征）

（1）非浸润性突眼　又称良性突眼，占大多数，呈对称性。主要由于交感神经兴奋致眼外肌群和上睑肌张力增高所致。

（2）浸润性突眼　又称恶性突眼，较少见，眼球重度突出，伴眼球胀痛、畏光、流泪等。其形成可能与垂体产生的致突眼物质、体内产生的致突眼抗体等有关。

4. 特殊表现

（1）甲状腺危象　在甲亢过程中，结合甲状腺激素过多转化为游离甲状腺激素所致，常因精神刺激、感染、术前准备不充分等诱发。主要表现为高热（39℃以上）、心动过速（140～240 次/分）、大汗淋漓、恶心、呕吐、腹泻、烦躁不安，甚至出现休克和昏迷。

（2）淡漠型甲亢　多见于老年人，甲亢的症状不明显，而以表情淡漠、嗜睡、反应迟钝、食欲减退、乏力、明显消瘦为主要表现，亦可仅表现为阵发性或持续性房颤。

【辅助检查】

1. 实验室检查

（1）血清甲状腺激素测定　TT_3 和 TT_4、FT_3 和 FT_4升高，FT_3 和 FT_4比 TT_3 和 TT_4更为敏感。大多数情况下，TT_3、FT_3 与 TT_4、FT_4相平行，甲亢时，两者均升高。T_3 型甲亢，TT_3、FT_3升高而 TT_4、FT_4正常；T_4 型甲亢，TT_4、FT_4升高而 TT_3、FT_3下降。

（2）血清促甲状腺激素（TSH）测定　是反映甲状腺功能最敏感的指标。敏感 TSH（sTSH）已成为筛查甲亢的第一线指标，甲亢时的 TSH 通常 <0.1mU/L。

（3）甲状腺自身抗体测定　TRAb、血清甲状腺球蛋白抗体（TgAb）、甲状腺过氧化物酶抗体（TPOAb）等均升高。

2. ^{131}I 摄碘率　是诊断甲亢的传统方法，目前已被 sTSH 测定所代替。现在主要用于甲状腺毒症病因的鉴别。

3. 影像学检查　甲状腺超声检查显示甲状腺弥漫性、对称性肿大，血流丰富，呈"火海"征。

【诊断】

诊断要点：①高代谢症状和体征；②甲状腺弥漫性肿大（触诊和 B 超证实），少数病例可以无甲状腺肿大；③血清甲状腺激素水平增高、TSH 减低；④眼球突出和其他浸润性眼征；⑤胫前黏液性水肿；⑥TRAb、TPOAb 阳性。以上标准中，①②③项为诊断必备条件，④⑤⑥项为诊断辅助条件。

【治疗】

1. 一般治疗　适当休息，给予热量充足和营养丰富的饮食，避免精神刺激。

2. 抗甲状腺药物治疗（ATD）

（1）常用药物　目前临床上常用的为硫脲类的丙硫氧嘧啶（PTU）和咪唑类的甲巯咪唑（MMI）。其主要作用机制是抑制甲状腺激素的合成，另外尚有免疫抑制（减少自身抗体产生和甲状腺内淋巴细胞浸润）作用以及在外周组织抑制 T_4 转化为 T_3 的作用。

（2）适应证　①病情轻、中度；②甲状腺轻至中度肿大；③妊娠期妇女、高龄或由于其他严重疾病不适宜手术者；④手术前和 ^{131}I 治疗前的准备；⑤手术后复发且不适宜 ^{131}I 治疗者；⑥中至重度活动的 Graves 眼病者。

（3）使用方法　用药一般分为 2 个阶段，总疗程 1.5~2 年。①治疗期：MMI 10~30mg/d，每日 1 次，口服；或者 PTU 每次 50~150mg，每日 2~3 次，口服。病情严重者可增加剂量。控制甲亢症状需要 4~8 周，治疗期每 4 周监测一次甲状腺功能。②维持期：当血清甲状腺激素降至正常后开始减量。MMI 维持剂量 5~10mg/d，每日 1 次，口服或者 PTU 每次 50~100mg，每日 2~3 次，口服。维持 12~18 个月。维持期每 2 个月监测一次甲状腺功能。

（4）不良反应　①白细胞减少：多见于开始服药的 2~3 个月内，故在初治阶段每 1~2 周检查一次血常规，减量或维持阶段也要注意监测。白细胞绝对值低于 3.0×10^9/L 或粒细胞绝对值低于 1.5×10^9/L 时，应停药，同时给予维生素 B_4、鲨肝醇、利血生等升高白细胞。②药疹：轻型为多，可给予氯苯那敏等抗组胺药，亦可改换抗甲状腺药物。出现严重的剥脱性皮炎时，应立即停药，并给予糖皮质激素。③其他：中毒性肝病、血管炎、胎儿皮肤发育不良等。

3. 放射性 ^{131}I 治疗　甲状腺具有高选择性摄取 ^{131}I 的能力，口服 ^{131}I 后，大部分被甲状腺摄取，其释放的射线破坏甲状腺组织，使甲状腺激素合成减少。适用于：甲状腺肿大Ⅱ度以上；甲亢合并心脏病；甲亢伴白细胞减少、血小板减少或全血细胞减少；甲亢合并肝、肾等脏器功能损害；拒绝手术治疗或者有手术禁忌证；浸润性突眼；药物治疗无效者；严重过敏不能继续服药者。禁用于妊娠和哺乳期妇女。一般按每克甲状腺组织一次给予 ^{131}I 2.59~4.44MBq 放射量。

4. 手术治疗　手术方法为甲状腺次全切除术。适用于：中、重度甲亢；服药无效或甲状腺巨大有压迫症状者；胸骨后甲状腺肿；细针穿刺细胞学证实甲状腺癌或者怀疑恶变；ATD 治疗无效或者过敏的妊娠期妇女，手术需要在妊娠 4~6 个月施行者。禁用于妊娠前 3 个月或妊娠 6 个月后、有严重疾病不能耐受手术者。

5. 对症治疗　有心率增快、多汗、震颤等交感神经兴奋症状者可给予普萘洛尔，但伴支气管哮喘或房室传导阻滞者禁用。精神紧张、烦躁不安者可给予地西泮。补充维生素 B_1、维生素 B_6 和维生素 C。

6. 甲状腺危象治疗　①抑制甲状腺激素合成：丙硫氧嘧啶首次 500~1000mg 口服或经胃管注入，继之每次 250mg，每 4 小时口服 1 次，待症状缓解后减至一般剂量。②抑制甲状腺激素释放：服丙硫氧嘧啶 1 小时后，口服复方碘溶液，每次 5 滴，每 6 小时 1 次，一般用 3~7 天。③拮抗交感神经兴奋症状：如无心功能不全或支气管哮喘，普萘洛尔 60~80mg/d，每 4 小时口服 1 次。④使用糖皮质激素：氢化可的松首次静脉滴注 300mg，以后每次 100mg 加入 5% 或 10% 的葡萄糖液中静脉滴注，每 8 小时 1 次。⑤针对诱因治疗。⑥其他对症治疗：吸氧、抗感染、降温、纠正水或电解质紊乱、纠正酸中毒等。

7. 浸润性突眼的防治　保护眼球可采用戴墨镜、用眼罩、用抗生素眼膏等，防治结膜炎、角膜炎。高枕卧位、限制食盐及应用利尿剂能减轻水肿。活动性 Graves 眼病可予糖皮质激素治疗。亦可选用手术或球后放射治疗。

【常用药物注意事项与患者教育】

抗甲状腺药物　主要药理作用如下。①通过抑制甲状腺过氧化物酶，进而抑制酪氨酸的碘化及耦联，减少甲状腺激素的生物合成。对已合成的甲状腺激素无效，须待体内已合成的激素被消耗到一定程度后才能生效。一般症状改善常需 2~3 周，基础代谢率恢复正常需 1~2 个月。②能迅速控制血清

中生物活性较强的 T_3 水平，故在重症甲亢、甲状腺危象时，该药可列为首选。③除能控制高代谢症状外，还能降低血液循环中的甲状腺刺激免疫球蛋白，故对甲亢病因也有一定的治疗作用。主要药物有：丙硫氧嘧啶、甲硫氧嘧啶、甲巯咪唑、卡比马唑。主要不良反应有过敏反应、消化道反应、粒细胞缺乏、甲状腺肿及甲状腺功能减退症等，丙硫氧嘧啶和甲巯咪唑发生较少，故临床上常用；甲硫氧嘧啶和卡比马唑发生较多，临床已较少使用。该类药物易通过胎盘和进入乳汁，妊娠时慎用或不用，哺乳期妇女禁用；结节性甲状腺肿合并甲亢及甲状腺癌患者禁用。锂、磺胺类、对氨基水杨酸、对氨基苯甲酸、保泰松、巴比妥类、酚妥拉明、磺酰脲类、维生素 B_{12} 等药物都能不同程度地抑制甲状腺功能，如与上述药物合用，可能增加抗甲状腺效应。碘剂可明显延缓硫脲类起效时间，一般情况下不应合用。

第三节　甲状腺功能减退症

PPT

甲状腺功能减退症（简称甲减）是指由多种原因引起的甲状腺激素（TH）合成、分泌或生物效应不足所致的一种内分泌疾病。根据病变发生部位，可分为原发性甲减、中枢性甲减和甲状腺激素抵抗综合征；根据病变的原因，分为药物性甲减、手术后甲减、^{131}I 治疗后甲减、特发性甲减、垂体或下丘脑肿瘤手术后甲减等；根据甲状腺功能减低的程度，分为临床甲减和亚临床甲减。

【病因】

1. 自身免疫损伤　最常见的原因是自身免疫性甲状腺炎，包括桥本甲状腺炎、萎缩性甲状腺炎、产后甲状腺炎等。

2. 甲状腺破坏　包括手术、^{131}I 治疗。甲状腺次全切除、^{131}I 治疗 Graves 病的 10 年甲减累积发生率分别为 40%、40% ~70%。

3. 碘过量　可引起具有潜在性甲状腺疾病者发生甲减，也可诱发和加重自身免疫性甲状腺炎。含碘药物胺碘酮诱发甲减的发生率是 5% ~22%。

4. 抗甲状腺药物　如锂盐、硫脲类、咪唑类等。

【病理】

1. 甲状腺　慢性淋巴细胞性甲状腺炎、甲状腺放疗后或手术后、继发性甲减等呈萎缩性变；缺碘引起弥漫性肿大或伴结节；先天发育不全或缺如。

2. 垂体　原发性甲减时腺垂体肥大，甚至发生肿瘤；垂体性甲减时呈萎缩性变。

3. 其他　皮肤增厚，真皮层有黏多糖沉积，PAS 或甲苯胺蓝染色阳性，形成黏液性水肿。

【临床表现】

1. 一般表现　畏寒、少汗、乏力、少言懒动、表情淡漠、面色苍白、眼睑浮肿、唇厚舌肥，全身皮肤干燥、增厚、粗糙，手、脚掌呈姜黄色，指甲厚而脆。

2. 神经系统　记忆力减退，智力低下，反应迟钝，嗜睡，精神抑郁；后期痴呆，昏迷（黏液性水肿昏迷）。

3. 心血管系统　心动过缓、心音低钝，心浊音界扩大，心包积液。久病者并发冠心病。

4. 消化系统　食欲减退、腹胀、便秘。

5. 其他　肌肉软弱无力，亦可有暂时性肌强直、痉挛、疼痛。黏液性水肿患者可伴膝、手关节肥厚、强直、疼痛。男性性欲减退、阳痿，女性性欲减退、月经紊乱，两性生殖能力均下降。

【辅助检查】

1. 血清甲状腺激素测定 TT_3、TT_4、FT_3、FT_4 均下降，以 FT_4 变化最敏感。

2. 垂体促甲状腺激素（TSH）测定 原发性甲减时升高，中枢性甲减时减低或正常。

3. 甲状腺过氧化物酶抗体（TPOAb）、甲状腺球蛋白抗体（TgAb） 甲状腺抗体是确定原发性甲减病因和诊断自身免疫性甲状腺炎（包括桥本甲状腺炎、萎缩性甲状腺炎）的主要指标，其中 TPOAb 更有诊断价值。

4. 其他检查 血常规检查呈轻度或中度贫血，血脂检查胆固醇、甘油三酯、β-脂蛋白升高。

【诊断】

诊断要点如下。①甲减的症状和体征。②实验室检查血清 TSH 增高，FT_4 减低，原发性甲减即可以成立。进一步寻找甲减的病因。如果 TPOAb 阳性，可考虑甲减的病因为自身免疫性甲状腺炎。③实验室检查血清 TSH 减低或者正常，TT_4、FT_4 减低，考虑中枢性甲减。做促甲状腺激素释放激素（TRH）刺激试验证实。进一步寻找垂体和下丘脑的病变。

【治疗】

1. 一般治疗 适当休息，注意保暖，给予合理的饮食，保证热量，补充维生素 B_1、B_6 和维生素 C。

2. 替代治疗 是本病的主要治疗方法。治疗目标是将血清 TSH 和甲状腺激素水平恢复到正常范围内，需要终身服药。治疗的剂量取决于患者的病情、年龄、体重和个体差异。长期维持量左甲状腺素片为 $50 \sim 200 \mu g/d$，按照体重计算的剂量是 $1.6 \sim 1.8 \mu g/(kg \cdot d)$，每天早晨服药 1 次。起始的剂量和达到完全替代剂量的需要时间应根据年龄、体重和心脏状态确定。一般从 $25 \sim 50 \mu g/d$ 开始，每 $1 \sim 2$ 周增加 $25 \mu g$，直至达到治疗目标。使用过程中应注意药物不良反应和并发症，定期复查甲状腺激素水平，按需要调整药物剂量。

3. 对症治疗 贫血者可根据情况补充铁剂、维生素 B_{12}、叶酸。胃酸缺乏者给予 1% 稀盐酸。黏液性水肿昏迷患者即刻补充甲状腺激素（静脉注射左甲状腺素）、给予静脉滴注氢化可的松、补液、吸氧、保暖、抗休克、抗感染等。

【常用药物注意事项与患者教育】

甲状腺激素 见本章第一节。

第四节　糖尿病

PPT

情境导入

情境： 患者，男性，23 岁，8 年前无明显诱因出现多饮、多食、多尿、消瘦，被诊断为 1 型糖尿病，长期使用胰岛素治疗。5 天前因受凉诱发咳嗽、咳痰，继而食欲减退，疲乏无力，且口渴、多饮、多尿更加明显，并有呕吐、腹痛。3 小时前出现头痛、头晕、嗜睡及烦躁不安，急诊入院。

查体： T 37.9℃，P 130 次/分，R 25 次/分，BP 90/50mmHg。嗜睡，皮肤黏膜干燥，弹性差。呼吸深大，呼气有烂苹果味。心肺无异常，腹部检查阴性。辅助检查：尿糖（+++），尿酮体（+++）。

辅助检查： 未查。

思考： 1. 该患者发生了什么情况？需要再做哪些检查以帮助确诊？

2. 该患者的治疗要点是什么？

糖尿病是指由多种因素引起的以慢性高血糖为特征的代谢紊乱疾病。胰岛素的绝对不足（分泌减少）或相对不足（胰岛素作用不敏感或受体减少）均可引起糖尿病。糖尿病发病人数正随着人民生活水平的不断提高、人口老龄化、生活方式改变而迅速增加。

【分型】

根据 WHO 糖尿病专家委员会 1999 年提出的新的分类法建议主要将糖尿病分成 1 型糖尿病、2 型糖尿病、其他特殊类型糖尿病和妊娠糖尿病 4 大类型。

1. 1 型糖尿病　胰岛 β 细胞被破坏，造成胰岛素绝对不足，有酮症酸中毒倾向。它分为免疫介导和特发性两个亚型。前者由胰岛 β 细胞介导的自身免疫性损伤而引起，能够找到自身免疫的证据；后者人数很少，主要来自某些人种（如美国黑人、南亚印度人），无自身免疫证据。

2. 2 型糖尿病　从以胰岛素抵抗为主伴胰岛素进行性分泌不足，到以胰岛素进行性分泌不足为主伴胰岛素抵抗。

3. 其他特殊类型的糖尿病　本型按病因及发病机制分为胰岛 β 细胞功能的基因缺陷、胰岛素作用的基因缺陷、胰腺外分泌疾病（胰腺炎、胰腺切除术后等）、内分泌疾病（胰高血糖素瘤、库欣综合征等）、药物或化学药品所致糖尿病（苯妥英钠、噻嗪类利尿剂等）、感染（先天性风疹、巨细胞病毒等）、不常见的免疫介导性糖尿病（僵人综合征、抗胰岛素受体抗体等）和其他可能与糖尿病相关的遗传综合征 8 个亚型，临床上极为少见。

4. 妊娠糖尿病　在确定妊娠后，若发现有不同程度的糖代谢异常，均认为是妊娠糖尿病。不包括孕前已诊断或已患糖尿病者，后者称为糖尿病合并妊娠。

本节仅介绍 1 型糖尿病和 2 型糖尿病。

【病因与发病机制】

糖尿病的病因和发病机制较为复杂，至今尚未完全清楚，目前一般认为是遗传因素与环境因素共同造成。

1. 1 型糖尿病　在糖尿病易感基因的基础上，因病毒感染（多为柯萨奇病毒、腮腺炎病毒、风疹病毒等）、化学毒物、饮食等外部因素引起体内自身免疫反应，产生各种胰岛细胞自身抗体破坏胰岛 β 细胞，胰岛 β 细胞逐渐消失，胰岛素分泌不足，最终发展成临床糖尿病。病毒感染也可直接损伤胰岛 β 细胞。

2. 2 型糖尿病　在糖尿病遗传易感性基础上，加上肥胖、体力活动不足、化学毒物、应激、人口老龄化等因素共同促发。①胰岛素抵抗：胰岛素受体及受体后的遗传缺陷（受体不敏感、数量少或受体后低效应）、肥胖（胰岛素受体少且不敏感）、老龄化（受体敏感性降低）等因素造成胰岛素抵抗，胰岛代偿性分泌过多的胰岛素，过重的负担最终导致胰岛 β 细胞功能下降而发病。②胰岛素分泌缺陷：胰岛 β 细胞遗传缺陷等因素造成胰岛素分泌异常。③胰岛 α 细胞功能异常和肠促胰素分泌缺陷在 2 型糖尿病发病中也起重要作用。

【病理生理】

糖尿病主要的病理生理改变是糖、脂肪、蛋白质代谢紊乱。胰岛素的相对或绝对不足，造成葡萄糖在肝、肌肉和脂肪组织的利用减少以及肝糖原输出增多，出现高血糖症。胰岛素不足，脂肪合成减少，血清游离脂肪酸和甘油三酯升高；胰岛素极度缺乏时，脂肪大量分解，产生大量酮体，超过机体的处理能力，形成酮症和酮症酸中毒。蛋白代谢紊乱表现为蛋白合成减少、分解增强，导致负氮平衡。

【临床表现】

1. 代谢紊乱表现　糖尿病的典型表现为"三多一少"，即多尿、多饮、多食和体重减轻（消瘦）。另外，尚有皮肤瘙痒（尤其外阴瘙痒）、视物模糊（高血糖致眼房水、晶体渗透压改变而引起屈光改变）等。

2. 并发症表现

（1）急性并发症

1）糖尿病酮症酸中毒　多见于 1 型糖尿病，由感染、胰岛素治疗中断或不适当减量、饮食不当、创伤、手术、妊娠或分娩等诱发。糖尿病加重时，脂肪加速分解，产生大量酮体（β - 羟丁酸、乙酰乙酸、丙酮的总称），酮体为较强的有机酸，超过机体缓冲能力时，发生代谢性酸中毒。临床表现为先有多尿、烦渴、多饮和乏力，随后出现食欲减退、恶心、呕吐、头痛、嗜睡、烦躁不安、呼吸深快，呼气中有烂苹果味（丙酮）。病情进一步发展，出现失水、尿量减少、皮肤弹性降低、眼球下陷、脉搏细速、血压下降，至晚期各种反射迟钝甚至消失，出现昏迷。血糖多为 16.7～33mmol/L，甚至高达 55.5mmol/L。CO_2 结合力降低，pH < 7.35。

2）高渗高血糖综合征　好发于 50～70 岁患者，常因感染、急性胃肠炎、急性脑血管病、胰腺炎以及服用糖皮质激素、免疫抑制剂、利尿剂和 β 受体阻滞剂等诱发。约 2/3 患者病前无糖尿病史。主要表现为多尿、多饮，但多食不明显或食欲减退。失水随病程进展逐渐加重，出现嗜睡、幻觉、定向障碍、偏盲、扑翼震颤、癫痫样抽搐，进而昏迷。血糖高达 33.3mmol/L 以上，血钠正常或增高，血浆渗透压 320mOsm/L 以上。

3）感染　常见的感染有皮肤疖或痈，有时可出现败血症或脓毒症、足癣、真菌性阴道炎、尿路感染、肺结核等。

（2）慢性并发症　糖尿病的慢性并发症可遍及全身各重要器官，有时在糖尿病诊断之前先发现并发症，并可成为诊断糖尿病的线索。

1）大血管病变　表现为大、中、小动脉粥样硬化，常见的有主动脉硬化、冠状动脉硬化、脑动脉硬化、下肢动脉硬化。下肢动脉硬化时，可出现下肢感觉异常和间歇性跛行，重者导致肢体坏疽。

2）微血管病变　微血管是指微小动脉和微小静脉之间、管径在 $100\mu m$ 以下的血管及血管网。其典型病理改变为微循环障碍、微血管瘤形成和基底膜增厚。重要的微血管病变有糖尿病肾病和糖尿病视网膜病变。①糖尿病肾病：常见于病史超过 10 年的患者，是 1 型糖尿病死亡的主要原因。开始表现为蛋白尿，尿蛋白逐渐增加，并伴有水肿和高血压，肾功能逐渐减退，最后出现尿毒症。②糖尿病视网膜病变：见于糖尿病病史超过 10 年的患者。眼底改变逐渐发展：微血管瘤、小出血点；硬性渗出；棉絮状软性渗出；新生血管形成、玻璃体出血；纤维血管增殖、玻璃体机化；牵拉性视网膜脱离、失明。

3）神经病变　可累及中枢神经系统和周围神经，以周围神经受累常见。开始表现为手套、袜套样感觉异常伴麻木、刺痛或烧灼样痛。后期可有运动神经受累，表现为肌张力、肌力减弱以至肌萎缩和瘫痪，肌萎缩多见于手、足和大腿肌。腱反射早期亢进，后期减弱或消失。亦可出现自主神经改变，如瞳孔异常（不规则缩小、对光反射消失、调节反射存在）、排汗异常（多汗或无汗）、直立性低血压、尿失禁或尿潴留等。

4）其他　眼的其他改变有黄斑病、白内障、青光眼等；糖尿病足表现为足痛、溃疡、坏疽等。

【辅助检查】

1. 尿糖测定　尿糖阳性是诊断糖尿病的重要线索，但阴性不能排除糖尿病。并发肾脏病变时，虽然血糖升高，但尿糖阴性。肾糖阈降低时，虽然血糖正常，尿糖可阳性。

2. 血糖测定　血糖升高是目前诊断糖尿病的主要依据，同时也是判断糖尿病病情和控制情况的主要指标。

3. 口服葡萄糖耐量试验 当血糖高于正常范围而又未达到诊断糖尿病标准时可行口服葡萄糖耐量试验（OGTT）。OGTT 最好在清晨进行，成人取无水葡萄糖 75g 溶于 250～350ml 水中，5 分钟内饮完。2 小时后测静脉血糖。

4. 糖化血红蛋白 A_1 测定 其含量与血糖浓度呈正相关。能反映患者取血前 8～12 周血糖的总水平，是糖尿病控制情况的监测指标之一，正常值为 3%～6%。

5. 血浆胰岛素和 C 肽测定 胰岛素和 C 肽以等分子数从胰岛细胞生成和释放。由于 C 肽清除慢，周围血中 C 肽/胰岛素比例大于 5。正常人空腹基础血浆胰岛素水平为 35～145pmol/L（5～20mU/L），C 肽不小于 0.4nmol/L。

【诊断】

糖尿病应根据家族史、临床表现和血糖测定等做出诊断。在做出糖尿病诊断时，应考虑是否符合诊断标准、原发性或继发性、分类、有无并发症和伴发病或加重糖尿病的因素存在。目前国际上通用 WHO 糖尿病专家委员会提出的诊断标准（1999）。

1. 诊断标准 糖尿病症状加随机血糖 ≥ 11.1mmol/L（200mg/dl），或空腹血糖（FPG）≥7.0mmol/L（126mg/dl），或 OGTT 2 小时血糖（2hPG）≥ 11.1mmol/L（200mg/dl）。若无典型"三多一少"症状需重复测一次确认，诊断才能确立。

糖尿病诊断标准是基于 FPG、随机血糖或 2hPG。空腹指至少 8 小时内无任何热量摄入。随机指一天内任何时间，无论上一次进餐时间及食物摄入量。典型糖尿病症状指多食、多尿、烦渴多饮和不明原因的体重减轻。①FPG 3.9～6.0mmol/L（70～108mg/dl）为正常；6.1～6.9mmol/L（110～125mg/dl）为空腹血糖受损（IFG）；≥7.0mmol/L（126mg/dl）应考虑糖尿病。②2hPG < 7.7mmol/L（139mg/dl）为正常糖耐量；7.8～11.0mmol/L（140～199mg/dl）为糖耐量减低（IGT）；≥11.1mmol/L（200mg/dl）考虑为糖尿病。

2. 1 型糖尿病和 2 型糖尿病的主要特点（主要区别） 见表 11-1。

表 11-1 1 型糖尿病和 2 型糖尿病的主要特点

特点	1 型糖尿病	2 型糖尿病
病史特点	青少年多见，体型较瘦，起病急	中老年多见，体型较胖，起病缓
临床表现	"三多一少"明显，常有酮症	"三多一少"可不明显，少有酮症
辅助检查	胰岛素水平低下，自身抗体多阳性	胰岛素可降低、正常或升高，自身抗体多阴性
治疗	需要胰岛素治疗	可不需胰岛素治疗

【治疗】 微课

治疗目的是使血糖达到或接近正常水平，纠正代谢紊乱，消除症状，防止或延缓并发症，保障生长发育，维持良好的社会活动能力，提高生活质量，延长寿命，降低病死率。治疗原则是早期治疗、长期治疗、积极而理性、综合治疗、全面达标、治疗措施个体化。治疗要点是糖尿病教育、医学营养治疗、运动疗法、血糖监测和药物治疗。

1. 一般治疗

（1）糖尿病教育 使患者及家属了解糖尿病基本知识，如目前不能根治、需终身治疗，生活中应注意的事项，治疗药物的不良反应预防及处理等；学会简单的血糖、尿糖测量方法（如使用便携式血糖计）及胰岛素注射技术。

（2）运动疗法 是糖尿病的基础治疗之一，根据年龄、性别、体力、病情、有无并发症以及既往运动情况等，在医师指导下开展有规律的合适运动，循序渐进，并长期坚持。

2. 饮食治疗

（1）计算总热量　理想体重的估算：理想体重（kg）＝身高（cm）－105。成人正常体重者休息状态下每日每千克理想体重给予能量105～125.5kJ（25～30kcal），轻体力劳动125.5～146kJ（30～35kcal），中度体力劳动146～167kJ（35～40kcal），重体力劳动167kJ（40kcal）以上。儿童、妊娠期和哺乳期妇女、营养不良者、消瘦者以及伴有消耗性疾病者酌增，肥胖者酌减，使患者恢复到理想体重的±5%左右。

（2）食物及各营养素的比例　碳水化合物占总热量50%～60%，提倡用粗制米面和一定量杂粮，忌食葡萄糖、蔗糖、蜜糖及其制品（各种糖果、甜糕点、饼干、冰淇淋、含糖软饮料等）；蛋白质占总热量15%～20%，成年患者蛋白质摄入量为每日每千克理想体重0.8～1.2g，妊娠和哺乳期妇女、营养不良或伴有消耗性疾病者1.5～2.0g，显性蛋白尿者0.8g，GFR下降者0.6g，蛋白质至少1/2来自动物蛋白；脂肪占总热量25%～30%，其中饱和脂肪、多价不饱和脂肪和单价不饱和脂肪的比例应为1：1：1，胆固醇摄入量应在300mg/d以下。另外，各种富含可溶性食用纤维的食物可延缓食物吸收，降低餐后血糖高峰，纤维素食物25～30g/d。多食用绿叶蔬菜、豆类、块根类、粗谷物、含糖分低的水果等。

（3）餐量分配　按计算的热量和各营养素比例转化为食物重量，并根据生活习惯、病情和药物治疗情况合理安排。一般按每日三餐分配为1/5、2/5、2/5或者1/3、1/3、1/3；按每日四餐分配为1/7、2/7、2/7、2/7。

3. 口服降糖药治疗

（1）磺脲类降糖药　主要作用是促进胰岛β细胞分泌胰岛素。适用于新诊断的2型非肥胖患者、2型糖尿病经饮食治疗和运动疗法不能获得良好控制者。常见不良反应为低血糖、体重增加、皮肤过敏反应、消化道反应等。常用药物及使用方法见表11－2。

表11－2　磺脲类常用药物及使用方法

药物名称	片剂量（mg）	剂量范围（mg/d）	每日服药次数	作用时间（小时）	肾脏排泄（%）
格列本脲	2.5	2.5～15	1～2	16～24	50
格列吡嗪	5	2.5～30	1～2	8～12	89
格列吡嗪控释片	5	5～20	1	6～12	—
格列齐特	80	80～320	1～2	10～20	80
格列齐特缓释片	30	30～120	1	12～20	—
格列喹酮	30	30～180	1～2	8	5
格列美脲	1，2	1～8	1	24	60

（2）非磺脲类胰岛素促泌剂　主要作用是促进胰岛β细胞分泌胰岛素。常用药物为瑞格列奈（每次0.5～4mg，从小剂量开始，根据病情逐渐增加剂量）、那格列奈（每次60～120mg，每日3次）和米格列奈（每次10～20mg，每日3次）。本类药物在餐前或进餐时口服，不进餐不用药。

（3）双胍类降糖药　主要作用是促进组织细胞吸收和利用葡萄糖。2型糖尿病治疗一线药物。常见不良反应为消化道反应、皮肤过敏反应、乳酸酸中毒等。可单独或联用其他药物。常用药物为二甲双胍，500～1500mg/d，分2～3次口服，从小剂量开始。

（4）α-葡萄糖苷酶抑制剂　主要作用是抑制餐后肠道对葡萄糖的吸收。适用于2型糖尿病尤其是餐后高血糖者。常见不良反应为消化道反应，忌用于胃肠功能障碍者，也不宜用于孕妇、哺乳期妇女和18岁以下人群。可单独使用也可与磺脲类药、双胍类药或胰岛素合用。常用药物如下。①阿卡波糖，开始25mg，每日3次；若无不良反应，渐增至50mg，每日3次；最大剂量100mg，每日3次。

②伏格列波糖：每次 0.2mg，每日 3 次。③米格列醇：每次 50～100mg，每日 3 次。本类药物在进第一口饭时服药。

（5）胰岛素增敏剂　主要作用是增强靶组织对胰岛素的敏感性。常用药物有罗格列酮（4～8mg/d，1 次或分 2 次口服）、吡格列酮（15～30mg/d，1 次服用）。

（6）钠 - 葡萄糖共转运蛋白 2（SGLT - 2）抑制剂　通过抑制肾近端小管管腔侧细胞膜上的钠 - 葡萄糖共转运蛋白 2（SGLT - 2）的作用而抑制葡萄糖重吸收，降低肾糖阈、促进尿葡萄糖排泄，从而起到降低血糖的作用。常用药物：①达格列净，5～10mg，每日 1 次；②坎格列净，100～300mg，每日 1 次；③恩格列净，10～25mg，每日 1 次。从小剂量开始，根据血糖控制需求和是否耐受可调整至最大剂量。达格列净和恩格列净餐前或餐后服用均可，坎格列净需要在第一次正餐前口服。

（7）DDP - 4（二肽基肽酶 4）抑制剂　①西格列汀：每次 100mg，每日 1 次，口服。②沙格列汀：每次 5mg，每日 1 次，口服。③维格列汀：每次 50mg，每日 1～2 次，口服。主要用于 2 型糖尿病，可单独使用或与其他降糖药物联合使用。禁用于妊娠期妇女、儿童和对 DDP - 4 抑制剂有过敏反应者。

4. 注射制剂

（1）胰岛素

1）适应证　①1 型糖尿病；②各种严重的糖尿病急性或慢性并发症；③手术、妊娠和分娩；④新发病且与 1 型糖尿病鉴别困难的消瘦糖尿病患者；⑤新诊断的 2 型糖尿病伴有明显高血糖，或在糖尿病病程中无明显诱因出现体重显著下降者；⑥2 型糖尿病胰岛 β 细胞功能明显减退者；⑦某些特殊类型糖尿病。

2）胰岛素和胰岛素类似物的分类　根据来源和化学结构的不同，可分为动物胰岛素、人胰岛素和胰岛素类似物。按作用起效快慢和维持时间，胰岛素（包括人和动物）又可分为短效、中效、长效和预混胰岛素；胰岛素类似物分为速效、长效和预混胰岛素类似物。已在国内上市的胰岛素和胰岛素类似物制剂的特点见表 11 - 3。

表 11 - 3　已在国内上市的胰岛素和胰岛素类似物制剂的特点（皮下注射）

胰岛素制剂	起效时间	峰值时间	作用持续时间
胰岛素			
短效（RI）	0.5～1 小时	2～4 小时	5～8 小时
中效（NPH）	2.5～3 小时	5～7 小时	13～16 小时
长效（PZI）	3～4 小时	8～10 小时	长达 20 小时
预混胰岛素（HI 30R，HI 70/30）	0.5 小时	2～12 小时	14～24 小时
预混胰岛素（50R）	0.5 小时	2～3 小时	10～24 小时
胰岛素类似物			
速效胰岛素类似物（门冬胰岛素）	10～15 分钟	1～2 小时	4～6 小时
速效胰岛素类似物（赖脯胰岛素）	10～15 分钟	1.0～1.5 小时	4～5 小时
速效胰岛素类似物（谷赖胰岛素）	10～15 分钟	1.0～1.5 小时	3～5 小时
长效胰岛素类似物（甘精胰岛素）	2～3 小时	无峰	长达 30 小时
长效胰岛素类似物（地特胰岛素）	3～4 小时	3～14 小时	长达 24 小时
长效胰岛素类似物（德谷胰岛素）	1 小时	无峰	长达 42 小时
预混胰岛素类似物（预混门冬胰岛素 30）	10～20 分钟	1～4 小时	14～24 小时
预混胰岛素类似物（预混门冬胰岛素 50）	10～20 分钟	1～4 小时	14～24 小时
预混胰岛素类似物（预混赖脯胰岛素 25）	15 分钟	30～70 分钟	16～24 小时
预混胰岛素类似物（预混赖脯胰岛素 50）	15 分钟	30～70 分钟	16～24 小时

3）使用方法 ①1型糖尿病：应使用合理的组合方案达到接近生理状态下胰岛素两种分泌形式，即基础分泌和餐后高分泌。保持基础分泌量可选择睡前和早晨注射中效胰岛素，或每日注射1~2次长效胰岛素。餐后高分泌的形成可采用每餐前20~30分钟注射速效胰岛素。初次用药应审慎确定剂量，一般初始剂量为0.5~1U/（kg·d），总量的40%~50%用于维持基础分泌量，剩余的按需要分配于餐前注射。以后根据血糖及尿糖情况逐步调整，以期达到良好控制（每餐前及睡前血糖4.0~7.2mmol/L）。在疾病早期或相对稳定阶段（蜜月期），胰岛素剂量常较小，若出现感染、病情加重、手术等其他情况应增加胰岛素剂量。②2型糖尿病：空腹血糖＜7.8mmol/L时，通常不需胰岛素治疗；空腹血糖在7.8~11.1mmol/L时，若需用胰岛素，可于睡前使用，必要时，睡前、早晨注射中效胰岛素，亦可每日注射1~2次长效胰岛素，以维持基础分泌量；空腹血糖＞11.1mmol/L时，可每日注射2次中效胰岛素，或加用速效胰岛素，或用预混胰岛素制剂（速效胰岛素占30%、中效胰岛素占70%）；空腹血糖达到13.9mmol/L以上时，可采用1型糖尿病的用法。由于2型糖尿病有较明显的胰岛素抵抗，初始剂量可偏大些，待血糖控制后再减少用量。胰岛素用量＜0.3U/（kg·d）时，提示可改用口服降糖药。③其他：通过使用胰岛素容器或泵、微型计算机、血糖感受器等可行持续皮下胰岛素输注或形成人工胰，使胰岛素使用更符合生理情况。

4）不良反应 胰岛素治疗的主要不良反应是低血糖反应和过敏反应。①低血糖反应：多见于1型糖尿病患者，尤其是接受强化胰岛素治疗者，多因胰岛素注射过量或注射后未进食导致。表现为心慌、出汗、流涎、面色苍白、软弱无力、手足震颤等交感神经兴奋症状和精神不集中、头晕、迟钝、视物不清、步态不稳甚至昏迷等中枢神经系统低糖症状。血糖低于2.8mmol/L（50mg/dl）时，轻者进食糖水或糖果，重者静脉注射50%葡萄糖液60~100ml，可反复注射，直至患者清醒，并密切观察病情，必要时继续静脉滴注5%~10%葡萄糖液。②过敏反应：表现为注射部位瘙痒及荨麻疹样皮疹。出现全身性荨麻疹时，可伴恶心、呕吐、腹痛等症状。严重过敏反应（如过敏性休克）罕见。发生过敏反应后，应更换胰岛素制剂，并根据不同情况给予抗组胺药物、糖皮质激素及其他对症处理。

（2）GLP-1（胰高血糖素样肽-1）受体激动剂 ①艾塞那肽：起始剂量每次5μg，可根据情况增加至每次10μg，每日2次，于早餐前和午餐前1小时皮下注射。②利拉鲁肽：起始剂量每次0.6mg，至少1周后，增至1.2mg，部分患者可增至1.8mg，每日1次，皮下注射（注射时间无限定，但每天应固定在同一时间）。主要应用于2型糖尿病，尤其是伴有肥胖或胰岛素抵抗者。可单独使用或与口服降糖药物联合使用。两药均禁用于有胰腺炎病史者，艾塞那肽禁用于GFR＜30ml/min的患者，利拉鲁肽还禁用于有甲状腺髓样癌史或家族史及2型多发性内分泌肿瘤综合征的患者。

5. 胰腺移植和胰岛组织移植 由于移植手术的复杂性、手术并发症的严重性等问题，尚未在临床推广使用。

6. 糖尿病酮症酸中毒的治疗

（1）输液 是抢救该症的极其关键的措施。一般使用生理盐水，补量总量可按原体重10%计算，如无心力衰竭，开始补液速度应较快，前2小时内输入1000~2000ml，以补充血容量、改善周围循环和肾功能。以后根据血压、心率、每小时尿量、末梢循环情况以及必要时通过测量中心静脉压调整输液速度。再后的4小时内输入1000~2000ml，第1个24小时输入4000~5000ml，严重失水者6000~8000ml。如治疗前已有低血压或休克，快速输液不能有效升高血压，应输入胶体溶液并采用其他抗休克措施；对伴有心脏病、心力衰竭者，应在中心静脉压监护下调节输液速度和输液量。

（2）胰岛素治疗 首次负荷量静脉注射普通胰岛素10~20U（2小时血糖不降可再输注20U），然后以每小时每千克体重0.1U加入生理盐水中持续静脉滴注，当血糖降至13.9mmol/L时，改输5%葡萄糖液，并按每3~4g葡萄糖加1U普通胰岛素静脉滴注。酮症酸中毒纠正后，改为皮下注射。

（3）纠正酸中毒　轻症患者经补液和使用胰岛素后，酸中毒可逐渐纠正，不必补碱。当血 pH 降至 7.1 或 HCO_3^- 降至 5mmol/L 时，用 5% 碳酸氢钠溶液 84ml，以注射用水稀释成 1.4% 等渗溶液后静脉滴注。

（4）补钾　应用胰岛素后或患者有尿时即行补钾，每小时补氯化钾 1.5g，24 小时内补充氯化钾总量 6 ~ 10g。补钾过程中，最好用心电图监护。病情恢复后仍需继续口服钾盐数天。

【常用药物注意事项与患者教育】

1. 磺脲类降糖药　该类药物通过刺激胰岛 β 细胞释放胰岛素降低血糖。常见不良反应是皮肤过敏、胃肠不适、嗜睡及神经痛，也可引起肝损害。少数患者可有白细胞、血小板减少及溶血性贫血。主要药物相互作用：与保泰松、水杨酸钠、吲哚美辛、青霉素、双香豆素等药物竞争血浆蛋白结合部位，使游离血药浓度升高而引起低血糖反应；消耗性患者血浆蛋白低，黄疸患者血浆胆红素水平高，也能竞争血浆蛋白结合部位，发生低血糖；乙醇抑制糖异生和肝葡萄糖输出，故患者饮酒会导致低血糖；氯丙嗪、糖皮质激素、噻嗪类利尿剂、口服避孕药均可降低磺脲类的降血糖作用。

2. 双胍类降糖药　该类药物通过促进脂肪组织摄取葡萄糖、降低葡萄糖在肠的吸收及糖原异生、抑制胰高血糖素释放等而使血糖降低，降低糖尿病患者血糖，但对正常人血糖无明显影响。主要用于轻症糖尿病者，尤适用于肥胖及单用饮食控制无效者。本类药物可引起乳酸酸中毒、酮症酸中毒等严重不良反应，其他不良反应有食欲下降、恶心、腹部不适及腹泻等，发生率较磺脲类高。

3. 胰岛素　胰岛素对代谢过程具有广泛的影响，主要通过以下三方面促进肝脏、脂肪、肌肉等靶组织糖原和脂肪的储存：①增加葡萄糖的转运，加速葡萄糖的氧化和酵解，促进糖原的合成和贮存，抑制糖原分解和异生而降低血糖；②增加脂肪酸的转运，促进脂肪合成并抑制其分解，减少游离脂肪酸和酮体的生成；③增加氨基酸的转运和蛋白质的合成（包括 mRNA 的转录及翻译），同时抑制蛋白质的分解。不良反应主要如下。①低血糖：为胰岛素过量所致，是最重要也是最常见的不良反应。②过敏反应：较多见，一般反应轻微而短暂，偶可引起过敏性休克。使用高纯度制剂或人胰岛素可减少过敏反应的发生。③胰岛素抵抗：临床上只有极少数患者表现为胰岛素抵抗，即在无酮症酸中毒也无拮抗胰岛素因素存在的情况下，胰岛素需要量超过 100U/d 或 200U/d。产生急性抵抗性常发生于并发感染、创伤、手术等应激状态下。出现急性耐受时，需短时间内增加胰岛素剂量。产生慢性耐受的原因较为复杂，可能是体内产生了抗胰岛素受体抗体（AIRA），对此可用免疫抑制剂控制症状，能使患者对胰岛素的敏感性恢复正常；也可能是胰岛素受体数量的变化，如高胰岛素血症时，靶细胞膜上胰岛素受体数目减少；还可能是靶细胞膜上葡萄糖转运系统及某些酶系统失常。此时换用其他动物胰岛素或改用高纯度胰岛素，并适当调整剂量常可有效。④脂肪萎缩：见于注射部位，女性多于男性。应用高纯度胰岛素制剂后已较少见。

> ▪ **知识链接** ▪
>
> #### 联合国糖尿病日
>
> 每年的 11 月 14 日是联合国糖尿病日。其前身是世界糖尿病日（World Diabetes Day，WDD），由世界卫生组织和国际糖尿病联盟于 1991 年共同发起，旨在唤起政府、媒体及公众对糖尿病防治工作的关注，共同为糖尿病防治工作承担起各自的责任。其宗旨是引起全球对糖尿病的警觉和醒悟。2006 年底联合国通过决议，从 2007 年起，将"世界糖尿病日"正式更名为"联合国糖尿病日"，将专家、学术行为上升为各国的政府行为，促使各国政府和社会各界加强对糖尿病的控制，减少糖尿病的危害。每年的联合国糖尿病日都会有一个主题，旨在突出强调糖尿病的预防和控制重点。

第五节　痛　风

痛风是嘌呤代谢紊乱和（或）尿酸排泄障碍致血尿酸增高引起组织损伤的一组异质性疾病。根据血液中尿酸增高的原因，可分为原发性痛风、继发性痛风和特发性痛风。原发性痛风由先天性尿酸排泄障碍引起；继发性痛风因肾脏疾病、药物、肿瘤化疗或放疗使尿酸生成过多或排泄减少所致；特发性痛风原因不明。本病好发于中老年男性，受寒、剧烈运动、饮酒、进食高嘌呤食物等为常见诱因。

【病因与发病机制】

1. 病因

（1）尿酸生成过多　尿酸是嘌呤代谢的最终产物，主要由细胞代谢分解的核酸和其他嘌呤类化合物以及食物中的嘌呤经酶的作用分解而来。次黄嘌呤和黄嘌呤是尿酸的直接前体，在黄嘌呤氧化酶作用下，次黄嘌呤氧化为黄嘌呤，黄嘌呤氧化为尿酸。①与嘌呤代谢有关的酶先天异常：磷酸核糖焦磷酸合成酶（PRPP）活性增高，磷酸核糖焦磷酸酰基移换酶的浓度或活性增高，次黄嘌呤－鸟嘌呤磷酸核糖转移酶部分缺乏，黄嘌呤氧化酶活性增高。上述酶的异常引起嘌呤代谢紊乱，尿酸生成增多。②进食高嘌呤食物：含嘌呤丰富的食物有动物内脏、鱼、虾、蛤、蟹、肉类、豌豆及啤酒等，大量进食时致嘌呤过多分解，尿酸生成增多。③细胞大量破坏或细胞异常增殖：溶血、白血病、淋巴瘤等疾病因细胞大量破坏或异常增殖，大量核酸分解，尿酸生成过多。

（2）尿酸排泄减少　①先天肾排泄尿酸功能缺陷致肾排泄尿酸减少；②肾脏疾病如肾中毒、肾衰竭等使肾脏排泄尿酸能力下降。

2. 发病机制

由于尿酸生成过多或排泄减少使尿酸在血液中浓度升高，造成高尿酸血症，这是痛风发生的生物化学基础。血液中尿酸过高（37℃时，血浆尿酸饱和度 420μmol/L）时，尿酸渗到关节、皮下、肾间质等处组织，形成结晶在组织中沉积，诱发炎症反应。在尿酸排出时，受到氢离子浓度等的影响可析出形成肾及尿路结石。

【病理】

1. 关节病变

急性痛风性关节炎时，可见尿酸盐沉积于关节组织内，并被白细胞吞噬，导致白细胞坏死，释放激肽等多种炎症因子，引起关节组织水肿、渗出。慢性关节炎时，尿酸盐呈细小针状结晶在关节组织沉积，围以上皮细胞、巨核细胞，刺激滑膜囊增厚、血管翳形成、软骨退行性变、骨质侵蚀、关节周围软组织纤维化，关节畸形。

2. 痛风石

在关节周围、耳轮等处皮下组织沉积的尿酸盐结晶形成痛风石，刺激周围的纤维组织增生，形成结节。结节可向皮肤表面破溃。

3. 肾病变

肾髓质和锥体内有尿酸盐结晶沉积，周围有白细胞和巨噬细胞浸润，纤维组织增生，肾单位逐渐萎缩。

【临床表现】

多见于 40 岁以上的中老年男性，女性多在更年期后发病，常有家族遗传史。常伴有肥胖、高脂血症、糖尿病、高血压、动脉硬化、冠心病等。

1. 无症状期　痛风症状出现前，可经历长达数年甚至数十年的无症状期，仅表现为持续性或波动性的高尿酸血症。随着年龄的增长，出现痛风症状的比例升高。

2. 急性关节炎期及间歇期　此为痛风的首发表现，多为单一关节受累，最易受累的部位是第一跖趾关节，其余依次为踝、膝、腕、指、肘等关节。起病前常有受寒、劳累、饮酒、进食高嘌呤食物史。常在半夜起病，因疼痛而惊醒，受累关节红、肿、热、痛，可有关节腔积液，并出现功能障碍，可伴发热。秋水仙碱可迅速缓解症状。发作持续数小时、数天（一般不超过 2 周），可自然缓解（缓解期数月、数年），缓解时局部可出现脱屑与瘙痒。间歇期是指两次痛风发作之间的无症状期。

3. 痛风石及慢性关节炎期　①痛风石：除中枢神经外，痛风石可出现在身体的任何部位，最常见于耳廓、跖趾关节、掌指关节、指间关节等处。呈黄白色芝麻到鸡蛋大小不一的隆起，经破溃皮肤排出白色尿酸盐结晶，形成的溃疡不易愈合，但一般不继发感染。②慢性关节炎：通常累及多个关节，且多见于关节远端，关节滑膜囊肥厚，随痛风石增大，骨及软骨破坏，出现以骨质缺损为中心的关节肿胀，关节僵硬、畸形。疼痛发作频繁、剧烈，甚至不完全缓解。

4. 肾脏

（1）痛风性肾病　早期表现为间歇性蛋白尿，病情进展缓慢。随病程发展出现持续性蛋白尿、血尿、夜尿增多、等渗尿、高血压等，晚期出现肾衰竭。

（2）尿酸性肾石病　发生率在 10% ～ 25% 之间，结石为泥沙样，多无症状。结石较大时可表现为肾绞痛、血尿。结石引起梗阻和局部损伤时，可继发感染出现肾盂肾炎、肾积脓或肾周围炎表现。

【辅助检查】

1. 血尿酸检查　成年男性血尿酸值为 208 ～ 416μmol/L（3.5 ～ 7.0mg/dl），女性为 149 ～ 358μmol/L（2.5 ～ 6.0mg/dl），绝经后接近于男性。血尿酸存在较大波动，应反复监测。

2. 尿尿酸测定　限制嘌呤饮食 5 天后，尿酸排出量超过 3.57mmol（600mg）/d，可认为尿酸生成增多。

3. 尿酸结晶检查　痛风石结节破溃物或穿刺物、关节腔穿刺物在偏振光显微镜下检查，可见双折光现象的针形尿酸盐结晶。此为诊断"金标准"。

4. X 线检查　急性关节炎期，可见非特征性软组织肿胀。慢性期或反复发作后，可见受累关节软骨缘破坏，关节面不规则，邻近关节的骨质形成圆形或不整齐的穿凿样、虫蚀样透亮缺损，为痛风的特征。

5. 超声检查　关节超声检查可见"双轨征"或不均匀低回声与高回声混杂团块影，是痛风比较特异的表现。

6. 电子计算机 X 线体层显像（CT）与磁共振显像（MRI）检查　CT 在受累部位可见不均匀斑点状高密度痛风石影像；双能 CT 能特异性地识别尿酸盐结晶，可作为影像学筛查手段之一。MRI 的 T1 和 T2 加权图像呈斑点状低信号。

【诊断】

诊断要点：①好发于中老年男性，常有家族史；②关节红、肿、热、痛和功能障碍；③伴尿路结石或肾绞痛发作；④血尿酸升高；⑤关节腔穿刺物或痛风石活检检查证实为尿酸盐结晶可确诊；⑥超声检查关节肿胀者有"双轨征"，X 线检查受累关节骨质显示特征性骨侵蚀改变，双能 CT 有尿酸盐沉积可辅助诊断。

【治疗】

1. 一般治疗 注意休息，急性期应绝对卧床休息，避免受累关节负重，至疼痛缓解 72 小时后始恢复活动。调节饮食，不进食高嘌呤食物（动物内脏、沙丁鱼等），减少富含果糖饮料摄入，增加新鲜蔬菜摄入，限酒戒烟，多饮水，尿量保持在 2000ml/d 以上。防止受凉，控制体重。

2. 急性期治疗（控制急性关节炎）

（1）秋水仙碱 是治疗痛风急性发作的特效药物。1.5mg/d，口服，48 小时内用药效果好。

（2）非甾体抗炎药 常用的有吲哚美辛、萘普生、布洛芬等。吲哚美辛，每次 50mg，6～8 小时 1 次，口服；布洛芬，每次 0.3～0.6g，每日 2 次，口服；双氯芬酸，每次 50mg，每日 2～3 次，口服；依托考昔 120mg，每日 1 次。以上药物任选一种，用至症状缓解后减量，维持 5～7 天。

（3）糖皮质激素 适用于秋水仙碱或非甾体抗炎药物治疗无效或禁忌、肾功能不全者。常用药物为泼尼松，每次 20～30mg/d，疗程 3～5 天。为预防"症状反跳"，可同时给予秋水仙碱 1～2mg/d，口服。

3. 慢性期及发作间歇期治疗

（1）促进尿酸排泄 适用于尿酸排泄减少型、对别嘌醇过敏或疗效不佳者。有尿酸性结石者不宜使用。常用药物有丙磺舒（苯磺胺）、苯溴马隆。丙磺舒，开始 25mg/d，口服，最大剂量 100mg/d；苯溴马隆，开始 25mg/d，最大剂量 100mg/d。上述药物服用期间，应多喝水，并同时口服碳酸氢钠 3～6g/d 以碱化尿液。

（2）抑制尿酸合成 别嘌醇，从 50～100mg/d 开始，口服，最大剂量不超过 600mg/d；非布司他，可用于轻至中度肾功能不全者，从 20～40mg/d 开始，口服，最大剂量不超过 80mg/d。

（3）痛风石处理 痛风石较大而影响功能或破溃时可行手术剔除。

【常用药物注意事项与患者教育】

1. 秋水仙碱 通过抑制中性粒细胞、单核细胞释放白三烯 B_4、糖蛋白化学趋化因子、白细胞介素 –1 等炎症因子，同时抑制炎症细胞的变形和趋化，缓解炎症反应。主要不良反应为恶心、呕吐、厌食、腹胀和水样腹泻，还可引起白细胞减少、血小板减少等骨髓抑制表现以及脱发等。静脉给药可产生严重的不良反应，如骨髓抑制、肾衰竭、弥散性血管内凝血、肝坏死、癫痫样发作甚至死亡，国内极少静脉给药。

2. 丙磺舒 通过竞争性抑制肾小管对有机酸的转运、抑制肾小管对尿酸的再吸收，增加尿酸的排泄。本药脂溶性大，易被再吸收，排泄慢。尿液碱性时排泄增加。血浆半衰期的长短取决于剂量的大小，不良反应少见。因没有镇痛及抗炎作用，不适用于急性痛风。对磺胺过敏者禁用。

3. 苯溴马隆 通过抑制肾小管对尿酸的再吸收作用，促进尿酸排泄，从而降低血中尿酸的浓度。不良反应包括胃肠道症状、皮疹、肾绞痛、粒细胞减少等，罕见严重的肝毒性。出现粒细胞减少应定期检查血常规。极个别病例出现抗药性及持续性腹泻。

4. 别嘌醇 通过使尿酸合成受阻，血浆中尿酸浓度降低，尿中排出减少，并能使痛风患者组织内的尿酸结晶重新溶解，使痛风症状得到缓解。不良反应较少，偶见皮疹、胃肠反应、氨基转移酶升高和白细胞减少。

答案解析

目标检测

1. 简述单纯性甲状腺肿的类型。
2. 简述 Graves 病的诊断要点。
3. 简述糖尿病的临床类型。
4. 简述痛风的病因。
5. 试述 1 型糖尿病与 2 型糖尿病的区别。
6. 试述常用口服降糖药物的注意事项。

（段慧琴）

书网融合……

重点小结　　　微课　　　习题

第十二章 神经系统疾病

学习目标

知识目标： 通过本章的学习，应能掌握神经系统常见疾病的诊断要点、常用药物、用药注意事项与患者教育；熟悉神经系统常见疾病的临床表现；了解神经系统常见疾病的病因和发病机制、辅助检查。

能力目标： 具备指导常见神经系统疾病患者合理用药和人文关怀的能力。

素质目标： 通过本章的学习，树立使命担当意识，培养勇于创新的科学探索精神，做到"未病先防"。

人类神经系统具有极其复杂精细的结构与功能，由中枢神经系统和周围神经系统两大部分组成，能够感受内外环境的刺激并对其做出适当的反应，调节机体的运动、感觉及自主神经活动，参与意识、学习、记忆和综合等高级神经活动。

神经系统疾病包括感染性疾病、血管性疾病、肿瘤、外伤、变性疾病、自身免疫疾病、遗传性疾病、中毒性疾病等。

精神疾病的特征是情绪、认知、行为等方面的改变伴有痛苦体验和（或）功能障碍，通常被称为精神障碍。目前大多数精神障碍没有找到明确的病因和发病机制，这些所谓的功能性精神障碍可能与遗传有关，心理与社会因素是重要的诱发因素；在少数已知的器质性疾病中出现的精神障碍主要由感染、外伤、营养不良、缺血、中毒等造成。本章中主要介绍轻型精神障碍——神经症。

第一节　急性脑血管疾病

PPT

情境导入

情境： 患者，男性，58岁，昏迷伴偏瘫2小时。患者于清晨起床上厕所时突然昏倒，不省人事，右侧上、下肢不能活动，言语不清，大小便失禁。当时未发现头部外伤，于上午9点急诊入院。有高血压病史8年，近半个月常头晕，四肢发麻。

查体： T 38.2℃，P 78次/分，R 20次/分，BP 220/110mmHg。浅昏迷，面红气粗。颈部有一小片血肿。双侧瞳孔等大，对光反射存在。气管居中，颈稍强直，心肺无异常，腹软，肝脾未扪及，右侧巴宾斯基征（＋），右侧上、下肢瘫痪。

辅助检查： 未查。

思考： 1. 该患者考虑诊断为什么疾病？进一步做什么检查进行确诊？

　　　　2. 该患者的治疗要点是什么？

急性脑血管病（active cerebral vascular diseases）又称脑血管意外、脑中风或脑卒中，是临床常见疾病，是目前人类疾病三大死亡原因之一。依据病理性质，临床上通常分为缺血性急性脑血管病和出血性急性脑血管病两大类，前者包括短暂性脑缺血发作、脑血栓形成与脑栓塞；后者包括脑出血、蛛网膜下腔出血。缺血性卒中占70%～80%，出血性卒中占10%～30%。急性脑血管病主要导致突发的神经功能缺失，因脑及其血管系统的复杂解剖结构，临床表现具有极大的可变性。急性脑血管病的发病率随着年龄的增加而增加，当老龄人口增长时，脑卒中的数目亦增加。在我国脑卒中每年的新发病例为 250 万，而每年死于脑卒中的病例为 150 万，这意味着每 12 秒有一个中国人死于脑卒中，而在有幸存活的患者中，2/3 留下了不同程度的残疾，无疑已成为一个重大的公共卫生问题。因此，在对急性脑血管病进行有效治疗的同时，积极开展针对脑血管疾病危险因素的预防尤为重要。

一、短暂性脑缺血发作

短暂性脑缺血发作（transient ischemic attack，TIA）为局部性缺血造成的短暂性脑或视网膜的神经功能缺损，其相应的症状和体征在 24 小时内完全恢复，不遗留后遗症。

【病因与发病机制】

TIA 病因尚不完全清楚，研究发现与高血压病、动脉粥样硬化、糖尿病及肥胖等有关，可能因多种因素引起。发病机制有以下几种。

1. 微栓子栓塞　颈内动脉和椎 - 基底动脉系统动脉硬化狭窄处的附壁血栓、硬化斑块及其中的血液分解物、血小板聚集物等游离脱落后，血管内血流分层平流现象使某一来源的微栓子被反复带向同一血管分支，形成微栓塞并反射性引起周围小动脉痉挛，导致局灶性脑缺血，由于栓子较小易破裂，栓塞血管内皮细胞刺激分泌链激酶溶解微栓子，使血管再通，症状消失。

2. 颈部动脉受压　颈部动脉扭曲、过长、打结或椎动脉受颈椎骨质增生的骨刺压迫，当头颈过伸或突然向一侧扭转时椎动脉受压，导致局灶性脑缺血，体位恢复后，血管受压解除，症状消失。

3. 脑血管痉挛　颈内动脉或椎 - 基底动脉系统动脉硬化斑块使血管腔狭窄，该处产生血流旋涡流，当涡流加速时，刺激血管壁导致血管痉挛，出现短暂性脑缺血发作，旋涡减速时，症状消失。

4. 盗血综合征　颈动脉和椎 - 基底动脉系统闭塞或严重狭窄时，脑血流从交通支逆行至闭塞或严重狭窄动脉的远端，导致脑缺血。

5. 血液成分改变　红细胞增多症时红细胞在微循环中淤积，严重贫血时携氧不足，白血病时白细胞堆积，高凝状态时微血管阻塞等均可引起 TIA。

6. 心脏原因　心律失常、心肌损害等使心脏射血量一过性减少，导致脑局部血流量突然减少产生 TIA。

【临床表现】

TIA 好发于中老年人，男性多于女性，常有高血压病、糖尿病、心脏病和高脂血症病史。起病突然，迅速出现局限性神经功能或视网膜功能障碍，5 分钟左右达到高峰，持续数分钟至数小时不等，不超过 24 小时，不留后遗症状。可反复发作，每次发作的症状相对较恒定，主要出现颈动脉系统或椎 - 基底动脉系统表现。

1. 颈动脉系统表现　包括大脑半球及眼部受累的表现，前者症状出现在病灶对侧，后者出现在病灶同侧。大脑半球受累常表现为发作性偏瘫或单瘫，也可出现偏身感觉障碍、偏瘫、偏盲，主侧半球受累出现失语。眼部受累表现为短暂性单眼视力障碍，出现黑矇、失明，为颈内动脉 TIA 特征性症状。颈动脉系统 TIA 较椎 - 基底动脉系统 TIA 发作少，但持续时间较久，且易引起完全性卒中。

2. 椎 - 基底动脉系统表现　主要出现脑干、小脑、枕叶、颞叶及脊髓近端的神经缺损症状，常见为眩晕、眼球震颤、站立或行走不稳、视物模糊或变形、视野缺损、复视、恶心或呕吐、听力下降、延髓性麻痹、交叉性瘫痪，轻偏瘫和双侧轻度瘫痪等。椎 - 基底动脉系统 TIA 有 2 种特征性症状：①跌倒发作（drop attack），转头或仰头时下肢突然失去张力而跌倒，无意识丧失，常可很快自行站起，系下部脑干网状结构缺血所致；②短暂性全面性遗忘症（transient global amnesia，TG），出现短时间记忆丧失，对时间、地点定向障碍，但谈话、书写和计算能力保持，少数可有意识障碍，持续数分钟至数十分钟。椎-基底动脉系统 TIA 较颈动脉系统 TIA 多见，发作次数也多，但时间较短。

【辅助检查】

1. 影像学检查　CT 检查或 MRI 检查通常正常，部分病例 MRI 弥散加权可显示片状缺血灶。颈动脉超声检查、彩色经颅多普勒（TCD）检查、数字减影血管造影（DSA）检查可发现颅内外供血动脉狭窄、动脉粥样硬化斑块。微栓子监测适合发作频繁的 TIA 患者，TCD 发泡试验可发现右向左分流异常通道。颈椎 X 线平片等有助于发现颈椎骨质增生等。

2. 其他检查　血常规检查、血糖检查、血脂检查、血液流变学及心电图检查对本病的诊断有一定帮助。

【诊断】

突发性、反复性、短暂性和刻板性出现的典型临床症状符合血管支配区，历时数分钟或数小时，不超过 24 小时，不遗留任何后遗症，CT 或 MRI 检查正常，即可做出诊断。须与其他急性脑血管病和其他病因引起的眩晕、昏厥等相鉴别。

【治疗】

治疗目的是消除病因，减少及预防复发，采取有效的措施防止发生脑梗死。

1. 病因治疗　病因明确者应针对病因治疗，控制脑卒中危险因素，如动脉粥样硬化、高血压病、心脏病等，消除栓子来源。

2. 药物治疗

（1）抗血小板聚集　可选用下列药物。肠溶阿司匹林 50～100mg，每日 1 次；氯吡格雷 75mg，每日 1 次；双嘧达莫 50～100mg，每日 3 次。

（2）扩张血容量　低分子右旋糖酐或 706 代血浆具有扩容、改善微循环和降低血液黏度的作用，常用低分子右旋糖酐或 706 代血浆 500ml 静脉滴注，每日 1 次，14 天为 1 个疗程。

（3）抗凝治疗　对于伴发房颤和冠心病的 TIA 者，建议使用抗凝治疗；若患者发作频繁，用其他药物疗效不佳，又无出血疾病禁忌，可采用抗凝治疗；常用药物为肝素、双香豆素、达比加群酯等。肝素可用超小剂量（1500～2000U）加入 5%～10% 葡萄糖 500ml 静脉滴注，每日 1 次，7～10 天为 1 个疗程。必要时可重复应用，疗程间隔时间为 1 周，但在应用期间，要注意出血并发症。本治疗不作为 TIA 的常规治疗。

（4）保护脑细胞　缺血再灌注使钙离子大量内流引起细胞内钙超载，可加重脑组织损伤，可应用钙通道阻滞剂尼莫地平、氟桂利嗪等。

3. 手术治疗　血管检查证实为中度至重度血管狭窄病变，通过颈动脉内膜切除术可减少颈内动脉 TIA 或发生脑梗死风险。

【常用药物注意事项与患者教育】

抗血小板聚集药　①阿司匹林：是应用最早、最为广泛的抗血小板聚集药物，是唯一有循证医学证据的缺血性卒中急性期抗血小板聚集的药物。可增加氨基糖苷类抗生素的血药浓度；可降低降压药和利尿药的作用。甲氧氯普胺可增加本药的吸收；非甾体抗炎镇痛药（除外水杨酸类药）可降低其生物利用度，且胃肠道不良反应（包括溃疡和出血）增加。②氯吡格雷：选择性抑制 ADP 与血小板受体结合，继而抑制 ADP 介导的糖蛋白Ⅱb/ma 复合物的活化，从而抑制血小板聚集。常见的不良反应有皮疹、腹泻、腹痛、消化不良、颅内出血、消化道出血、严重粒细胞减少等。③双嘧达莫：通过抑制磷酸二酯酶，阻止环磷酸腺苷（cyclic adenosine monophosphate，cAMP）的失活，使血小板内的

cAMP 增多，导致细胞质内第二信使活性降低。本药的不良反应与剂量有关，不良反应持续或不能耐受者少见，停药后可消除。由于双嘧达莫可能使冠状动脉盗血，不推荐将其应用于冠心病患者。与阿司匹林合用有协同作用，故两者联用时，本药应减量；与肝素、香豆素类药、头孢孟多、头孢替坦、普卡霉素或丙戊酸等合用，可加重低凝血酶原血症，或进一步抑制血小板聚集，引起出血。

二、脑血栓形成

脑血栓形成指在脑动脉血管壁发生病理性改变的基础上形成血栓，在无足够的侧支循环支持的情况下，该动脉供血区域的脑组织发生缺血坏死。脑动脉血栓形成是急性脑血管病最常见的临床类型。多发生于 50~60 岁或以上有动脉硬化的人。

【病因与发病机制】

主要病因为动脉粥样硬化，其他病因有非特异动脉炎、药源性、钩端螺旋体病、动脉瘤、胶原性病等。由于动脉粥样硬化斑块破裂形成溃疡或其他病因造成动脉内膜损伤，血小板、血液中其他有形成分及纤维黏附于受损的粗糙的内膜上，形成附壁血栓，在血压下降、血流缓慢、血流量减少、血液黏度增加、血管痉挛等情况影响下，血栓逐渐增大，最后导致动脉完全闭塞。脑血栓形成的好发部位为颈总动脉、颈内动脉、基底动脉下段、椎动脉上段、椎 – 基底动脉交界处、大脑中动脉主干、大脑后动脉和大脑前动脉等。

【病理】

闭塞血管内可见动脉粥样硬化、血管炎改变、血栓形成。动脉完全闭塞后，脑组织由于缺血缺氧发生软化和坏死。脑梗死病灶是由中心坏死区及其周围的缺血半暗带组成，坏死区由于完全性缺血导致脑细胞死亡，周围缺血半暗带仍存在侧支循环，可获得部分血液供应，尚有大量可存活的神经元，如果血流迅速恢复使脑代谢改善，损伤仍然可逆，神经细胞仍可存活并恢复功能。因此，保护这些可逆性损伤神经元是急性脑梗死治疗的关键。

【临床表现】

常于安静时或睡眠中发病，逐渐出现脑局灶性神经症状，1~3 天内达到高峰，意识多清楚，颅内压增高不明显。一部分患者病前已有一次或多次短暂缺血发作。

脑局灶性神经症状变异较大，与闭塞血管部位、闭塞血管大小、闭塞血管阻塞的程度及侧支循环是否形成有关。

1. 颈内动脉系统

（1）颈内动脉主干血栓形成　以偏瘫、偏身感觉障碍、偏盲"三偏征"和精神症状为多见，主侧半球病变尚有不同程度的失语、失用和失认，还出现病灶侧的原发性视神经萎缩，出现特征性的病侧眼失明伴对侧偏瘫（称黑矇交叉性麻痹），Horner 征，动眼神经麻痹和视网膜动脉压下降。如颅外段动脉闭塞时，颈动脉可有触痛，呈条索状，搏动减退或消失，颈部可听到异常血管杂音。如侧支循环良好，临床上可不出现症状。

（2）大脑中动脉血栓形成　最为常见。主干闭塞时出现偏瘫、偏身感觉障碍、偏盲"三偏征"，主侧半球病变时尚有失语。中动脉表浅分支——前中央动脉闭塞时可有对侧面、舌肌无力，主侧受累时可有运动性失语；中央动脉闭塞时可出现对侧上肢单瘫或不完全性偏瘫和轻度感觉障碍；豆纹动脉外侧支闭塞时可有对侧偏瘫。

（3）大脑前动脉血栓形成　由于前交通动脉提供侧支循环，近端阻塞时可无症状；周围支受累时，常累及额叶内侧面，瘫痪以下肢为重，可伴有下肢的皮质性感觉障碍及排尿障碍；深穿支阻塞，影响内囊前支，常出现中枢性面、舌瘫及上肢轻瘫。双侧大脑前动脉闭塞时可出现精神症状伴有双侧瘫痪。

2. 椎－基底动脉系统

（1）基底动脉血栓形成　出现高热、昏迷、针尖样瞳孔、四肢软瘫及延髓麻痹。急性完全性闭塞时可迅速危及患者生命，个别患者表现为闭锁综合征。闭锁综合征又称闭锁症候群，即去传出状态。主要见于脑干的血管病变，多为基底动脉脑桥分支双侧闭塞，导致脑桥基底部双侧梗死所致。因大脑半球和脑干被盖部网状激活系统无损害，表现为意识清醒，对语言的理解无障碍；因动眼神经与滑车神经的功能保留，表现为以眼球上下示意与周围的环境建立联系；因脑桥基底部损害，双侧皮质脑干束与皮质脊髓束均被阻断，外展神经核以下运动性传出功能丧失，表现为不能讲话，眼球水平运动障碍，双侧面瘫，舌、咽及构音、吞咽运动均有障碍，不能转颈耸肩，四肢全瘫，出现病理反射。因此虽然意识清醒，但因身体不能动，不能言语，常被误认为昏迷。

（2）小脑后下动脉血栓形成　出现眩晕、眼球震颤，病灶侧舌咽、迷走神经麻痹，小脑性共济失调及 Horner 征，病灶侧面部对侧躯体、肢体感觉减退或消失即瓦伦堡（Wallenberg）综合征。

（3）小脑前下动脉血栓形成　出现眩晕、眼球震颤，两眼球向病灶对侧凝视，病灶侧耳鸣、耳聋，Horner 征及小脑性共济失调，病灶侧面部和对侧肢体感觉减退或消失。

（4）大脑后动脉血栓形成　出现枕顶叶综合征，以偏盲和一过性视力障碍如黑朦等多见，此外还可有体象障碍、失认、失用等。如累及深穿支可伴有丘脑综合征，有偏身感觉障碍及感觉异常以及锥体外系等症状。

（5）基底动脉供应脑桥分支血栓形成　可出现 3 种综合征。①脑桥旁正中综合征（Foville 综合征）：病灶侧外展不能，两眼球向病灶对侧凝视，对侧偏瘫。②脑桥腹外综合征（Millard Gubler 综合征）：病灶侧周围性面瘫及外直肌麻痹，伴病灶对侧偏瘫，可有两眼向病灶侧凝视不能。③脑桥被盖综合征（Raymond－Cestan 综合征）：病灶侧有不自主运动及小脑体征，对侧肢体轻瘫及感觉障碍，眼球向病灶侧凝视不能。

（6）腔隙性梗死　是长期高血压引起脑深部白质及脑干穿通动脉病变和闭塞，导致缺血性微梗死、缺血、坏死和液化脑组织由吞噬细胞移走形成腔隙。由于病变很小，常位于脑相对静区，许多病例临床上不能确认，多达 3/4 的尸检病例证实，生前无卒中史或检查无明确神经功能缺损证据。这是最常见的高血压性脑血管病变，CT 和 MRI 等神经影像学的广泛应用使本病临床诊断已无困难。梗死部位多位于豆状核，亦可见于皮质下、脑干和小脑。腔隙性梗死灶呈不规则圆形、卵圆形或狭长形，直径多为 3～4mm，小者 0.2mm，大者达 1.5mm。本病常见于中、老年人，男性较多，多有高血压病史。通常在白天活动中急性发病，约 20% 的病例表现 TIA 样起病。临床表现多样，有 20 种以上临床综合征，临床特点是症状较轻、体征单一、预后较好，无头痛、颅内压增高和意识障碍等。识别腔隙性卒中综合征很重要，因其可完全或近于完全恢复。临床主要有 4 种经典的腔隙综合征，分别为纯运动性轻偏瘫、纯感觉性卒中、共济失调性轻偏瘫、构音障碍－手笨拙综合征。

【辅助检查】

1. 影像学检查

（1）CT 检查　多数病例发病 24 小时后逐渐显示低密度梗死灶，发病后 2～15 天可见均匀片状或楔形的明显低密度灶。大面积脑梗死伴脑水肿和占位效应，出血性梗死呈混杂密度，应注意病后 2～3 周梗死吸收期，病灶水肿消失及吞噬细胞浸润可与脑组织等密度，CT 上难以分辨，称为"模糊效应"，增强扫描有诊断意义。梗死后 5～6 天出现增强现象，1～2 周最明显，约 90% 的梗死灶显示不均匀的病变组织，但有时 CT 不能显示脑干、小脑较小梗死灶。腔隙性梗死时，CT 检查可见内囊基底节区、皮质下白质单个或多数圆形、卵圆形或长方形低密度病灶，边界清晰，无占位效应，增强可出现轻度斑片状强化。CT 检查最好在发病 7 天内进行，以除外小量出血。

（2）磁共振检查　可清晰显示早期缺血性梗死、脑干及小脑梗死、静脉窦血栓形成等。梗死后数小时即出现 T1 低信号 T2 高信号病灶，出血性梗死显示其中混杂 T1 高信号。钆增强 MRI 较平扫敏感。功能性 MRI 弥散加权成像（DWI）可早期诊断缺血性卒中，发病 2 小时内即可显示缺血病变，为早期治疗提供重要信息。腔隙性梗死时，MRI 可显示脑干腔隙病灶，并可准确定位病灶。因受累动脉很小，脑血管造影正常，因此无须做此项检查。

（3）DSA 检查　可发现血管狭窄及闭塞部位，显示动脉炎、Moyamoya 病、动脉瘤和动静脉畸形等。

（4）经颅多普勒（TCD）检查　可发现颈动脉及颈内动脉狭窄、动脉粥样硬化斑或血栓形成。超声心动图检查可发现心脏附壁血栓、心房黏液瘤和二尖瓣脱垂。多普勒超声扫描除可发现颈动脉狭窄或闭塞外，还可见到颞浅动脉血流量呈逆向运动。

2. 其他检查　血尿常规、血沉、血糖、血脂及心电图应列为常规检查项目。脑脊液多正常。脑电图也无阳性发现。

【诊断】

诊断要点：①年龄在 50 岁以上，具有动脉硬化、糖尿病、高血脂等病史或既往有短暂性脑缺血发作史；②多在安静状态下发病，起病缓慢；③颈内动脉系统血栓形成主要表现为偏瘫、偏身感觉障碍、偏盲"三偏征"和失语等；④椎 – 基底动脉系统血栓形成主要表现为眩晕、眼球震颤、小脑性共济失调、耳聋、耳鸣、交叉性瘫痪，甚至出现高热、昏迷、针尖样瞳孔、四肢软瘫及延髓麻痹等；⑤意识多清楚，较少出现头痛、呕吐等颅内高压征象；⑥脑影像学检查，特别是 CT 检查和磁共振检查可确定诊断。

【治疗】

急性期的治疗原则：①力争发病后尽早采取最佳治疗方案；②针对脑梗死后的缺血半暗带及再灌注损伤进行综合保护治疗；③要采取个体化治疗；④要考虑脑与心脏及其他器官功能的相互影响，重症患者要积极防治并发症，并进行早期康复治疗。

1. 溶栓治疗　对严格选择的发病 3 小时内的患者应积极采用静脉溶栓治疗，发病时间在 6 小时内可采用动脉溶栓（椎 – 基底动脉血栓可适当放宽时间）。首选 rt – PA，无条件时可用尿激酶替代。

（1）适应证　尚无统一标准，以下可供参考：①年龄＜75 岁；②无意识障碍，但椎 – 基底动脉系统血栓形成因预后极差，故即使昏迷较深也可考虑；③发病在 3 小时内；④治疗前收缩压＜200mmHg 或舒张压＜120mmHg；⑤CT 排除颅内出血，且本次病损的低密度梗死灶尚未出现，证明确为超早期；⑥排除 TIA（其症状和体征绝大多数持续不足 1 小时）；⑦无出血性疾病及出血体质；⑧患者或家属同意。

（2）溶栓方法　①尿激酶 100 万～150 万 IU，溶于生理盐水 100～200ml 中，持续静脉滴注 30 分钟；②rt – PA 0.9mg/kg，先静脉推 10%（1 分钟），其余剂量连续静脉滴注，60 分钟滴完。

2. 降纤治疗　通过降解血中纤维蛋白原，增强纤溶系统活性，抑制血栓形成，适用于合并高纤维蛋白原血症者。可供选择的药物有降纤酶、巴曲酶、蚓激酶等。

3. 抗凝治疗　主要目的是防止血栓扩展为进展性卒中，防止卒中复发，并预防发生深静脉血栓及肺栓塞。临床上常用的药物有肝素、低分子肝素及华法林。用药期间也须严密注意出血倾向，出血性疾病、活动性溃疡、严重肝肾疾病、感染性血栓及高龄者忌用。

4. 抗血小板聚集药　阿司匹林 100～300mg，每日 1 次；氯吡格雷 75mg，每日 1 次，口服。可降低死亡率和复发率，但在进行溶栓及抗凝治疗时不要同时应用，以免增加出血的风险。

5. 脑保护治疗 临床常用的是依达拉奉及胞二磷胆碱。依达拉奉 30mg，以适量生理盐水稀释后滴注，每次 30 分钟内滴完，每日 2 次。

6. 手术治疗 可采用颈内动脉颅外段血栓切除术或颅内 – 外动脉吻合术。但疗效不佳，近几年应用较少。也有应用颈动脉腔内血管成形术。如系颈椎病骨质增生所致者可行骨刺清除术和颈椎侧前方减压术等。

在治疗过程中，将血压维持在适当水平，不宜偏低。对瘫痪肢体，应早期进行被动活动及按摩，以促进功能恢复，并防止肢体挛缩畸形。恢复期继续加强瘫痪肢体功能锻炼和言语功能训练。除药物外，可配合使用理疗、体疗和针灸等。

【常用药物注意事项与患者教育】

1. 降纤药物 ①降纤酶：本药系从蛇毒中提取的丝氨酸蛋白酶单成分制剂。有降低血浆凝血因子Ⅰ、降低血液黏度和抗血小板聚集的作用，不良反应较少。与抗凝血药、水杨酸类药（如阿司匹林）合用，可增强本药的作用，从而引起意外出血；与抗纤溶药合用，可拮抗本药的作用，故两者禁止联用。②巴曲酶：可降低血中纤维蛋白原的含量。静脉给药后，能降低全血黏度、血浆黏度，使血管阻力下降，增加血流量。不良反应多为轻度，主要为注射部位出血、创面出血。

2. 脑保护剂（神经保护剂） 可保护脑细胞，提高对缺血缺氧的耐受性。目前临床上常用的有依达拉奉及胞二磷胆碱。①依达拉奉：是一种抗氧化剂和自由基清除剂，国内外多个随机双盲安慰剂对照试验提示该药能改善急性脑梗死的功能结局且安全。主要不良反应有急性肾衰竭、肝功能异常、黄疸、血小板减少。与头孢类等抗生素合用时，有致肾衰竭加重的可能。②胞二磷胆碱：是一种细胞膜稳定剂，不良反应少，多为一过性低血压、恶心、皮疹、头晕、头痛、惊厥、失眠、倦怠感。

三、脑栓塞

脑栓塞是指因异常的固态、液态、气态物体（被称作栓子）沿血液循环进入脑动脉系统，引起动脉管腔闭塞，当侧支循环不能代偿时，导致该动脉供血区局部脑组织坏死。该病占急性脑血管的 15%～20%，主要为血栓栓子，最常见的血栓栓子来源于心脏。

【病因与发病机制】

心源性栓子主要见于风湿性心脏病患者，亦可见于心肌梗死、心内膜炎、心房纤颤、心脏手术等疾病或状态。非心源性栓子见于颈部动脉粥样硬化斑块脱落、外伤骨折或气胸、潜水或高空飞行减压不当、孕妇生产等。

【病理】

脑动脉栓塞后，由其供应的脑组织发生缺血、缺氧、水肿和坏死。如缺血梗死区中伴有点状出血时，称为出血性或红色梗死，否则称为缺血性或白色梗死。梗死后 8 小时脑组织灰白质界限不清，梗死区脑组织水肿，随后软化和坏死，约 1 个月时液化的脑组织被吸收，并形成胶质瘢痕或空洞。小栓子易引起脑血管痉挛，大栓子可形成脑水肿、颅内压增高，甚至发生脑疝。此外，炎性栓子还可引起局限性脑炎或脑脓肿。

【临床表现】

本病发病急骤，症状多在数分钟或短时间内达到高峰。临床表现的轻重与栓子的大小、数量、部位、心功能状况等因素有关。

1. 颈内动脉系统栓塞 主要表现为偏瘫、偏身感觉障碍、同向偏盲"三偏征"，可伴有失语、局灶性癫痫发作等，偏瘫以面部和上肢为重。

2. 椎－基底动脉系统栓塞　主要表现为眩晕、眼球震颤、小脑性共济失调、交叉性瘫痪、四肢瘫痪、饮水呛咳、吞咽困难、构音障碍等。

3. 颈内动脉或椎－基底动脉主干栓塞或多发性栓塞　迅速出现颅内压增高、昏迷表现。

【辅助检查】

1. 影像学检查

（1）CT检查　可对梗死部位、范围做出准确判断，具体表现基本同脑血栓形成。

（2）磁共振检查　起病在24~48小时以内、CT检查正常的患者可选择磁共振检查，能更为准确地显示脑梗死及脑水肿的部位、范围，并有助于脑梗死的病因诊断，具体表现基本同脑血栓形成。

2. 其他检查　血常规、尿常规、粪常规、肝肾功能检查等列为常规检查，以便了解其他脏器的功能情况。心电图、超声心动图、血脂、血细菌培养、血液学检查等对病因诊断有帮助。

【诊断】

诊断要点：①有风湿性心脏病等心源性栓子或非心源性栓子病史；②急骤发病，症状多在数分钟或短时间内达到高峰；③出现颈内动脉系统栓塞或椎－基底动脉系统栓塞等临床表现；④影像学检查，特别是CT检查和磁共振检查可确诊。

【治疗】

治疗基本同脑血栓性脑梗死。注意以下几点：①急性期应卧床数周，避免活动，减少再发的风险；②当发生出血性脑梗死时，应立即停用溶栓药、抗凝药物及抗血小板聚集药物，防止出血加重和血肿扩大；③同时治疗原发病，防止再发生栓塞；④当有心力衰竭时，应及时纠正心力衰竭、改善心功能；⑤气体栓子时，取头低侧卧位和高压氧疗法，脱水剂用量宜少，以利尿剂为主；⑥进行抗凝和抗血小板聚集治疗，预防脑栓塞发生。

【常用药物注意事项与患者教育】

抗血小板聚集药　见本节短暂性脑缺血发作。

四、脑出血

脑出血（intracerebral hemorrhage，ICH）是指原发性非外伤性脑实质内出血，约80%发生于大脑半球，以基底节区为主，其余20%发生于脑干和小脑。多见于50岁以上的中老年人，特别是有高血压病史者或脑动脉粥样硬化病史者。

【病因与发病机制】

高血压和动脉硬化是脑出血的主要因素，还可由先天性脑动脉瘤、脑血管畸形、脑瘤、血液病（如再生障碍性贫血、白血病、血小板减少性紫癜及血友病等）、感染、药物（如抗凝及溶栓药等）、外伤及中毒等所致。

高血压和动脉硬化等主要造成以下改变。①脑内小动脉壁改变：小动脉分叉处或其附近中层类纤维性坏死（内膜玻璃样变）、平滑肌细胞不规则性萎缩以至消失，呈节段性、虫蚀样，豆纹动脉处改变多见且病变严重。②微小动脉瘤：呈囊状或梭形，好发于大脑半球深部（如壳核、丘脑、尾状核）处。绝大多数微小动脉瘤位于大动脉的第一分支上。由于脑动脉壁变得薄弱，在情绪激动、体力过度等诱因下，血压急剧升高超过其血管壁所能承受的压力时，血管就会破裂出血，形成脑内大小不同的出血灶。

【病理】

脑出血一般单发，也可多发，出血灶大小不等。大脑半球出血量超过 30ml、小脑出血量超过 15ml、脑干出血量超过 5ml 一般认为出血量较大，病情重，亦出现昏迷。较大新鲜出血灶，其中心是血液或血凝块（坏死层），周围是坏死脑组织，并含有点、片状出血（出血层），再外周为明显水肿、淤血的脑组织（海绵层）并形成占位效应。如血肿较大而又发生在大脑半球深部，可使整个半球严重肿胀，对侧半球严重受挤，整个小脑幕上的脑血流量明显下降，此种继发性脑缺血又加重了脑水肿。脑室亦同时受挤、变形及向对侧移位，又加上部分血肿破入脑室系统，使已经移位变小的脑室内灌入血液并形成血凝块，造成脑室系统的脑脊液循环严重梗阻，这些继发的梗阻性单、双侧脑积水或积血，又加重了脑水肿的过程。血肿亦可以向附近皮质表面、外侧裂或小脑裂处穿破，于是血液进入蛛网膜下腔造成脑沟、脑池及上矢状窦蛛网膜颗粒阻塞，构成了继发性脑脊液回吸障碍，间接地又增加了脑水肿，减少了脑血循环量，严重的幕上脑出血多伴发患侧半球的大脑镰下扣带回疝以及钩回疝（小脑幕切迹疝），它们又继发造成了脑干扭曲、水肿及出血等。

当脑出血进入恢复期后，血肿和被破坏的脑组织逐渐被吸收，小者形成胶质瘢痕，大者形成一中间含有黄色液体的囊腔。

【临床表现】

多在情绪激动、劳动或活动以及暴冷时发病，少数可在休息或睡眠中发生，寒冷季节多发。

1. 全脑症状

（1）意识障碍　轻者躁动不安、意识模糊不清，严重者多在半小时内进入昏迷状态，眼球固定于正中位，面色潮红或苍白，鼾声大作，大汗、尿失禁或尿潴留等。

（2）头痛与呕吐　神志清或轻度意识障碍者可述头痛，以病灶侧为重；朦胧或浅昏迷者可见患者用健侧手触摸病灶侧头部，病灶侧颞部有明显叩击痛，亦可见向病灶侧强迫性头位。呕吐多见，多为喷射性，呕吐物为胃内容物，多数为咖啡色，呃逆也相当多见。

（3）去大脑强直　是病灶位于中脑水平或上位脑桥时出现的一种伴有特殊姿势的意识障碍，表现为角弓反张、牙关紧闭、双上肢伸直旋内、双下肢伸直跖屈，病理征阳性，多有双侧瞳孔散大固定。

（4）呼吸与血压　呼吸较快，病情重者呼吸深而慢，病情恶化时转为快而不规则，或呈潮式呼吸、叹息样呼吸、双吸气等。出血早期血压多突然升高，可达 200/120mmHg 以上。血压高低不稳和逐渐下降是循环中枢功能衰竭征象。

（5）体温　出血后即刻出现高热，提示丘脑下部体温调节中枢受到出血损害；早期体温正常，而后体温逐渐升高并呈现弛张热，提示合并感染（以肺部感染常见）；始终低热为出血后的吸收热；脑桥出血和脑室出血均可引起高热。

（6）瞳孔与眼底　早期双侧瞳孔可时大时小。若病灶侧瞳孔散大，对光反应迟钝或消失，是小脑幕切迹疝形成的征象；若双侧瞳孔均逐渐散大，对光反应消失，是双侧小脑幕切迹全疝或深昏迷的征象；若两侧瞳孔缩小或呈针尖样，提示脑桥出血。

（7）脑膜刺激征　见于脑出血已破入脑室或脑蛛网膜下腔时。若有颈项僵直或强迫头位而 Kernig 征不明显时，应考虑颅内高压引起枕骨大孔疝的可能。

2. 局限性神经症状

（1）大脑基底节区出血　病灶对侧出现不同程度的偏瘫、偏身感觉障碍和偏盲，病理反射阳性。双眼球常偏向病灶侧。主侧大脑半球出血者尚可有失语、失用等。

（2）脑叶出血　大脑半球皮质下白质内出血，多表现为病灶对侧单瘫或轻偏瘫，或为局部肢体抽搐和感觉障碍。

（3）脑室出血 多数昏迷较深，常伴强直性抽搐，可分为继发性和原发性两类。前者多见于脑出血破入脑室系统所致；后者为脑室壁内血管自身破裂出血引起。脑室出血本身无局限性神经症状，仅第三脑室出血影响丘脑时，可见双眼球向下方凝视，临床诊断较为困难，多依靠头颅 CT 检查确诊。

（4）脑桥出血 视出血部位和波及范围而出现相应症状。常见出血侧周围性面瘫和对侧肢体瘫痪（Millard Gubler 综合征）。若出血波及两侧时出现双侧周围性面瘫和四肢瘫，少数可呈去大脑强直。两侧瞳孔可呈针尖样，两眼球向病灶对侧偏视。

（5）小脑出血 一侧或两侧头后部疼痛，眩晕，视物不清，恶心呕吐，步态不稳，如无昏迷，可检出眼球震颤、共济失调、构音障碍、周围性面瘫、锥体束征以及颈项强直等。如脑干受压可伴有去大脑强直发作。

3. 并发症

（1）消化道出血 轻症或早期患者可出现呃逆，随后呕吐胃内容物；重者可大量呕吐咖啡样液体及排柏油样便。多为丘脑下部自主神经中枢受损，引起胃部血管舒缩功能紊乱，血管扩张，血流缓慢及淤滞而导致消化道黏膜糜烂坏死所致。

（2）脑 - 心综合征 出现急性心肌缺血或心肌梗死等，多与额叶眶面、丘脑下部、中脑网状结构损害，交感神经功能增高及血中儿茶酚胺增多等有关。

（3）呼吸道不畅与肺炎 口腔及呼吸道分泌物因昏迷不能排出，易发生呼吸道通气不畅、缺氧甚至窒息，也易并发肺炎等。少数患者亦可发生神经性肺水肿。

【辅助检查】

1. CT 检查 怀疑脑出血时，首选 CT 检查。能够清楚显示脑出血部位、血肿大小和形状、脑室有无受压移位和积血，以及出血性周围脑组织水肿等。脑出血在 CT 片上显示圆形或卵圆形高密度影，边界清楚。血肿吸收后变为低密度影或囊性变。

2. 脑脊液检查 颅内压力多增高，并呈血性，但约25%的局限性脑出血其脑脊液外观也可正常。腰穿易导致脑疝形成或使病情加重，故须慎重考虑。

3. 脑血管造影检查 可见大脑前动脉向对侧移位，大脑中动脉和侧裂点向外移位，豆纹动脉向下移位。

4. 脑电图检查 颅内压增高可出现弥散性慢波，如为大脑半脑出血，出血侧还可有局灶性慢波灶等变化。

5. 其他检查 重症脑出血白细胞计数增高，中性粒细胞百分比增高，部分患者可出现暂时性尿糖和蛋白尿。

【诊断】

诊断要点：①大多数发生在 50 岁以上有高血压病史者；②常在情绪激动或体力活动时突然发病；③病情进展迅速，具有典型的全脑症状和（或）局限性神经症状；④脑脊液检查压力增高，多数为血性；⑤CT 检查可确诊。

【治疗】

积极合理的治疗可挽救生命、减少神经功能残疾程度和降低复发。

1. 一般治疗 ①安静卧床，床头抬高，保持呼吸道通畅，定时翻身，拍背排痰，防止肺炎、压疮；②对烦躁不安者或癫痫者，应用镇静、止痉和止痛药；③用冰帽或冰水冷敷以降低脑部温度，减少脑组织的新陈代谢。

2. 调整血压 保持血压在相对正常范围内。血压较低，可使用多巴胺、间羟胺等升压药物及时升高血压；血压较高（应用脱水剂降低颅内压后）时，可给予乌拉地尔、拉贝洛尔等降压药物。但不宜在短时间内把血压降得过快、过多，以免影响脑血循环。

3. 降低颅内压　是脑出血非常关键的治疗。脑出血后脑水肿 48 小时达到高峰，颅内压增高并可导致脑疝形成，是脑出血死亡的主要原因。降低颅内压可选用下列药物：① 20% 甘露醇或 25% 山梨醇 250ml 于 30 分钟内静脉滴注完，依照病情每 2 ~ 4 小时、6 ~ 8 小时 1 次，7 ~ 15 天为 1 个疗程；②呋塞米 40 ~ 60mg 溶于 50% 葡萄糖液 20 ~ 40ml 静脉注射，6 ~ 8 小时一次，最好与脱水剂在同一天内定时交替使用，以防止脱水剂停用后的"反跳"现象；③10% 甘油溶液 250 ~ 500ml 静脉滴注，每日 1 ~ 2 次，5 ~ 10 天为 1 个疗程；④甘油果糖 500ml 静脉滴注，每日 1 ~ 2 次；⑤ 20% 人血白蛋白注射液 50 ~ 100ml 静脉滴注，每日 1 次。

4. 补充热量与保持水、电解质及酸碱平衡　昏迷患者、消化道出血或严重呕吐患者，可先禁食 1 ~ 3 天，并从静脉内补充营养和水分，总输液量以 1500 ~ 2500ml/d 为宜，补充钾盐 3 ~ 4g/d，应根据电解质及血气分析结果及时调整。如无消化道出血或呕吐者可酌情早期开始鼻饲疗法，同时减少输液。

5. 防治并发症

（1）呼吸系统并发症的防治　保持呼吸道通畅，防止吸入性肺炎或窒息，必要时给氧并吸痰，注意定时翻身、拍背，如呼吸道分泌物过多影响呼吸时应行气管切开。如有呼吸道感染时，及时使用抗生素。

（2）压疮的防治　要做到勤翻身（避免长期受压出现皮肤损伤）、勤擦洗（保持局部皮肤清洁）、勤按摩（促进局部皮肤的血液循环）、勤整理与勤更换（避免局部皮肤受到硬性刺激）。压疮的治疗：①淤血红润期：防止局部继续受压，使之悬空，避免摩擦、潮湿等刺激，保持局部干燥，增加翻身次数。②炎性浸润期：除继续加强上述措施外，对未破的小水疱应减少摩擦，防感染，让其自行吸收；对大水疱用无菌注射器抽出水疱内液体（不剪表面）后，表面涂以 2% 碘酒或用红外线照射，保持创面干燥。③溃疡期：清洁创面，祛腐生新，促其愈合。碘酊涂抹，紫草油纱布覆盖，坏死严重者，手术修刮引流，清除坏死组织，植皮修补缺损。

（3）其他并发症的防治　①尿路感染、尿潴留：可导尿或留置导尿管，并用 1：5000 呋喃西林液 500ml 冲洗膀胱，每日 2 次。②呃逆：肌内注射甲氧氯普胺 2mg，或者用筷子或压舌板直接压迫咽后壁 30 ~ 50 秒。③上消化道出血：可早期插胃管引流胃内容物，灌入止血药物，亦可用冰盐水 500ml 加入去甲肾上腺素 8 ~ 16mg，注入胃内；也可使用奥美拉唑 40mg 静脉滴注，每日 1 次；或选用其他抗纤溶止血剂。

6. 手术治疗

（1）适应证　①颅内压增高伴脑干受压体征（如脉缓、血压升高、呼吸节律变慢、意识水平下降等）；②小脑半球血肿量≥10ml 或蚓部 >6ml，血肿破入第四脑室或脑池受压消失，出现脑干受压症状或急性阻塞性脑积水征象；③重症脑室出血导致梗阻性脑积水；④脑叶出血，特别是 AVM（一团扭曲的动脉和一团扭曲的静脉形成的动 – 静脉瘘脑血管畸形）所致和占位效应明显者。

（2）禁忌证　①脑干出血、大脑深部出血、淀粉样血管病导致脑叶出血；②高龄体质差或多器官功能衰竭或脑疝晚期；③严重消化道出血以及血压过低或呼吸及循环衰竭。

（3）手术方法　①小脑减压术是高血压性小脑出血最重要的外科治疗，可挽救生命和逆转神经功能缺损，病程早期患者处于清醒状态时手术效果好；②开颅血肿清除术，清除血肿，减轻周围脑组织受压，恢复中线结构移位和初期脑疝；③钻孔扩大骨窗血肿清除术；④钻孔微创颅内血肿清除术；⑤脑室出血脑室引流术。手术治疗中，以钻孔微创颅内血肿清除术较为常用。

7. 脑保护剂　为减少脑细胞损伤，促进脑细胞的恢复，常选用吡拉西坦、胞二磷胆碱、脑活素、γ – 氨基丁酸、辅酶 Q_{10}、维生素 B、维生素 E 及扩血管药等药物，也可选用活血化瘀、益气通络，滋补肝肾、化痰开窍等中药。

8. 康复治疗　只要病情平稳，病情不再进展，康复治疗应尽早进行。最初 3 个月内神经功能恢复最快，是康复治疗的最佳时机。治疗方法主要包括功能锻炼、理疗、针灸、按摩、推拿、高压氧等。

【常用药物注意事项与患者教育】

1. 甘油果糖　是高渗制剂，通过高渗透性脱水，能使脑水分含量减少，降低颅内压。本品降低颅内压作用起效较缓，持续时间较长，作用温和，特别适用于合并慢性肾衰竭者。一般无不良反应，偶可出现溶血现象。

2. 乌拉地尔　具有外周和中枢双重降压作用。外周作用主要拮抗突触后 α_1 受体，使血管扩张，显著降低外周阻力；同时也有较弱的突触前 α_2 受体拮抗作用，拮抗儿茶酚胺的收缩血管作用。中枢作用主要为通过激动 5 - 羟色胺 - 1A（5 - HT1a）受体，降低延髓心血管中枢的交感反馈调节而产生降压作用。在降血压同时，一般不会引起反射性心动过速。可用于各种类型的高血压，亦可用于高血压危象及手术前、中、后对高血压升高的控制性降压。不良反应较少，偶见头痛、头晕、恶心、疲乏、心悸、心律失常、瘙痒、失眠等。

五、蛛网膜下腔出血

蛛网膜下腔出血是指脑底或脑浅表部位的血管破裂，血液直接进入蛛网膜下腔。各年龄均可发病，以青壮年多见，在情绪激动或过度用力时发病。

【病因与发病机制】

蛛网膜下腔出血由颅内动脉瘤、动静脉畸形、高血压动脉硬化症、脑底异常血管网（Moyamoya 病）和血液病等引起，以动脉瘤和动静脉畸形为最常见病因。动脉瘤好发于脑底动脉环的大动脉分支处，尤其是该环的前半部。动静脉畸形多位于大脑半球大脑中动脉分布区。在情绪激动、体力过度等诱因下，血压急剧升高超过其血管壁所能承受的压力时破裂的动脉瘤常常不规则或呈多囊状，破裂点常在动脉瘤的穹隆处，大动脉瘤可部分或全部充满血凝块，偶尔发生钙化。当血管破裂，血流入脑蛛网膜下腔后，颅腔内容物增加，压力增高，并继发脑血管痉挛。

【病理】

血液进入蛛网膜下腔后，血染脑脊液可激惹血管、脑膜和神经根等脑组织，引起无菌性脑膜炎反应。脑表面常有薄层凝块掩盖，其中有时可找到破裂的动脉瘤或血管。随时间推移，大量红细胞开始溶解，释放出含铁血黄素，使软脑膜呈现铁锈色并有不同程度的粘连。如脑沟中的红细胞溶解，蛛网膜绒毛细胞间小沟再开通，则脑脊液的回吸收可以恢复。

【临床表现】

蛛网膜下腔出血的典型临床表现是：突然发生剧烈头痛、呕吐、脑膜刺激征及血性脑脊液。常见的伴随症状有短暂意识障碍、项背部或下肢疼痛、畏光等。因发病年龄、病变部位、破裂血管的大小及发病次数不同，临床表现各异。轻者可无明显症状和体征，重者突然昏迷并在短期内死亡。

1. 头痛与呕吐　突发剧烈头痛、呕吐、颜面苍白、全身冷汗。多在剧烈活动中或活动后出现爆裂样局限性或全头部剧痛，其始发部位常与动脉瘤破裂部位有关。头痛局限于某处有定位意义，如前头痛提示小脑幕上和大脑半球（单侧痛），后头痛表示后颅凹病变。

2. 意识障碍　多数无意识障碍，但可有烦躁不安，危重者可有谵妄、昏迷。

3. 脑膜刺激征　绝大多数在病后数小时内出现，包括颈项强直、Kernig 征阳性、Brudzinski 征阳性。

4. 其他　低热、腰背腿痛、轻偏瘫、视力障碍，脑神经（Ⅲ、Ⅴ、Ⅵ、Ⅶ）麻痹、精神症状、癫痫等。

【辅助检查】

1. CT 检查 是诊断该病的首选方法。CT 影像显示蛛网膜下腔内呈高密度影。CT 影像可初步判断或提示颅内动脉瘤的位置。颈内动脉段动脉瘤破裂显示鞍上池不对称积血;大脑中动脉段动脉瘤破裂多显示外侧裂积血;前交通动脉段动脉瘤破裂显示前间裂基底部积血。动态 CT 检查还有助于了解出血的吸收情况,有无再出血、继发脑梗死、脑积水及其程度等。

2. 脑脊液（CSF）检查 通常 CT 检查已确诊者,腰穿不作为临床常规检查。如果出血量少或者距起病时间较长,CT 检查可无阳性发现,而临床怀疑蛛网膜下腔出血时可行腰穿检查 CSF。均匀一致血性脑脊液是蛛网膜下腔出血的特征性表现且为新鲜出血,如 CSF 黄变或者发现吞噬了红细胞、含铁血黄素或胆红素结晶的吞噬细胞等,则提示已存在不同时间的蛛网膜下腔出血。

3. 脑血管造影（DSA） 是诊断颅内动脉瘤最有价值的方法（阳性率达 95%）,可以清楚显示动脉瘤的位置、大小、与载瘤动脉的关系、有无血管痉挛等。条件具备、病情许可时应争取尽早行全脑 DSA 检查以确定出血原因和决定治疗方法、判断预后。但由于脑血管造影可造成脑缺血、动脉瘤再次破裂出血等并发症,因此,造影时机宜避开脑血管痉挛和再出血的高峰期,即出血 3 天内或 3 周后进行为宜。

4. 其他检查 CT 血管成像（CTA）和 MR 血管成像（MRA）是无创性的脑血管显影方法,主要用于有动脉瘤家族史或破裂先兆者的筛查,动脉瘤患者的随访以及急性期不能耐受 DSA 检查的患者。经颅超声多普勒（TCD）动态检测颅内主要动脉流速是及时发现脑血管痉挛（CVS）倾向和痉挛程度的最灵敏的方法。

【诊断】

诊断要点:①多在情绪激动或过度用力时发病;②突发剧烈头痛、呕吐、脑膜刺激征阳性等临床表现;③脑脊液检查可发现血性脑脊液;④头颅 CT 检查显示蛛网膜下腔呈现高密度影可确诊;⑤脑血管造影可确定颅内动脉瘤的位置。

【鉴别诊断】

各种急性脑血管病的鉴别见表 12 - 1。

表 12 - 1　急性脑血管病的鉴别

鉴别要点	脑出血	蛛网膜下腔出血	脑血栓形成	脑栓塞	短暂性脑缺血发作
年龄	中年以上	青壮年	中老年	青壮年	中老年
常见病因	高血压、动脉硬化	动脉瘤、动静脉畸形	动脉硬化	房颤、心脏病	动脉硬化、颈椎病、低血压等
发病形式	急骤,多在用力或情绪激动时发生	同脑出血	缓慢,多在安静时发生	急骤,随时发生	急骤,随时发生
意识状态	昏迷深,持续时间长	多无或仅有短暂昏迷	多清醒	昏迷轻,时间较短	可无或仅有短暂昏迷
脑膜刺激征	可有,但较轻	明显	无	无	无
局灶神经症状	三偏征,失语	无或轻偏瘫	三偏征,失语	三偏征,失语	偏瘫、单瘫或眩晕、眼球震颤
头颅 CT	高密度阴影,占位效应	高密度阴影	低密度阴影	低密度阴影	无异常或有较小低密度阴影
脑脊液	压力高,可呈血性	压力高,呈血性	正常	正常	正常

【治疗】

1. 一般治疗　绝对卧床休息 4～6 周（避免一切可能引起血压或颅内压增高的原因，如用力排便、咳嗽、喷嚏、情绪激动、劳累等）。给予适当的镇静、镇痛药物以保持安静。

2. 调控血压　既往血压正常，蛛网膜下腔出血后血压升高，将血压控制到接近正常水平；既往血压高，控制血压至接近平时血压水平。一般收缩压不宜高于 160mmHg。

3. 控制抽搐　有痫性发作者可给予抗癫痫药如苯妥英钠、卡马西平、丙戊酸钠、地西泮等。

4. 纠正低血钠　有低血钠时，给予等渗液体，血容量不足时及时补液纠正，避免使用低渗液体。

5. 降低颅内压　颅内压增高是由于血肿的占位效应和脑脊液循环通路被阻塞而致急性脑积水以及脑血管痉挛所引起的脑缺血和脑水肿所致。可给予甘露醇、呋塞米、甘油果糖、复方甘油、白蛋白、地塞米松等。

6. 止血及预防再出血　用抗纤维蛋白溶解药抑制纤溶酶原的形成，推迟血块溶解，防止再出血的发生。可选用：①6-氨基己酸，4～6g 溶于生理盐水或 5%～10% 葡萄糖注射液中静脉滴注，24g/d，持续 7～10 天，逐渐减量至 8g/d，维持 2～3 周；②氨甲苯酸（PAMBA），0.1～0.2g 缓慢静脉滴注，每日 2 次，共用 2～3 周。

7. 防治脑血管痉挛　一般选用钙通道阻滞剂，常选用：①尼莫地平注射液，10～20mg，1mg/h，缓慢静脉滴注，每日 1 次，连续 5～14 天，注意监控血压；②尼莫地平片 20～40mg，每日 3 次，口服。

8. 放脑脊液置换疗法　可根据颅压情况，每次放脑脊液 5～10ml。

9. 手术治疗　可根除病因，防止复发。DSA 发现脑动脉瘤可行动脉瘤钳闭术。

【常用药物注意事项与患者教育】

1. 抗纤维蛋白溶解药　通过抑制纤维蛋白酶原的激活因子，使纤维蛋白溶酶原不能被激活，从而抑制纤维蛋白的溶解。因本品排泄快，需持续给药才能维持有效浓度，故一般皆用静脉滴注法。代表药物有 6-氨基己酸、氨甲苯酸、氨甲环酸、抑肽酶等，其中 6-氨基己酸较为常用。这类药对慢性渗血效果较好，对癌症出血及创伤出血效果较差。常见的不良反应有头痛、头晕、恶心、呕吐、腹泻。用时要小心选择患者，必须明确有纤溶功能亢进，否则会将出血性疾病转变成致命的血栓病。老年患者慎用，有血栓性倾向和栓塞性血管病史者禁用。

2. 尼莫地平　为钙通道阻滞剂，它通过抑制钙离子进入细胞而抑制血管平滑肌细胞的收缩。尼莫地平因具较高的亲脂性而易通过血-脑屏障，从而对脑动脉有较强的作用。尼莫地平通过对与钙通道有关的神经元受体和脑血管受体的作用，保护神经元的功能；改善脑供血，增加脑的缺血耐受力。对急性脑血流障碍患者的研究表明，尼莫地平能扩张脑血管并改善脑供血，且对大脑既往损伤区灌流不足部位灌注量的增加通常高于正常区域。尼莫地平能明显地降低蛛网膜下腔出血患者的缺血性神经损伤及死亡率。由于尼莫地平可被聚氯乙烯（PVC）吸收，所以在输注尼莫地平时仅允许使用聚乙烯（PE）输液管。尼莫地平有轻微的光敏感性，应避免在太阳光直射下使用。如果输液过程不可避免暴露于太阳光下，应采用黑色、棕色或红色的玻璃注射器及输液管，或用不透光材料将输液管包裹或遵医嘱。但如果在散射性日光或人工光源下，使用本品 10 小时内不必采取特殊的保护措施。

知识链接

快速识别脑卒中——"FAST"判断法

F：即 face（脸）。笑一笑，看看是否出现脸部不对称、嘴歪、无法正常露出微笑。

A：即 arm（胳膊）。举一举，双臂举起时是否不对称，肢体是否麻木、无力。

S：即 speech（言语）和 swallow。说一说，说一句话，是否言语不清；吞一吞，吞咽是否困难。

T：即 time（时间）。记一记，务必明确记下发病时间，并立即拨打120送医。

第二节 癫 痫

癫痫（epilepsy）是指脑神经元高度同步化异常放电引起的短暂脑功能障碍的慢性脑部疾病，具有发作性、反复性、刻板性的特征。在癫痫中，具有特殊病因，由特定的症状和体征组成的特定的癫痫现象称为癫痫综合征。由于异常放电神经元所涉及的部位不同，可表现为发作性的运动、感觉、自主神经、意识及精神障碍。癫痫是多种原因引起的临床常见的症状之一。据国内流行病学调查，其发病率约为人群的1‰，患病率约为人群的5‰。

【病因】

引起癫痫的原因繁多，可分为原发性和继发性两类。

1. 原发性癫痫　又称特发性癫痫或隐源性癫痫，原因未明，目前认为主要由遗传因素所致，可为单基因或多基因遗传，可以表现为部分性发作，也可表现为全面性发作，药物治疗效果较好。虽经现代各种诊查手段检查仍不能发现明显的器质性病灶。

2. 继发性癫痫　又称症状性癫痫，指能找到明确病因的癫痫，主要由各种原因的脑损伤所致，药物疗效较差。

（1）脑部疾病

1）颅脑肿瘤　颅脑原发性肿瘤（少突胶质细胞瘤、脑膜瘤、星形细胞瘤等）、颅脑转移性肿瘤（白血病颅脑转移、鼻咽癌颅脑转移、肺癌颅脑转移等）。

2）颅脑外伤　脑挫裂伤、颅脑复合伤、产伤、颅内血肿等。

3）颅脑感染　各种细菌性、病毒性、真菌性及寄生虫性感染所引起的颅内炎症，如脑炎、脑膜炎、脑膜脑炎、脑脓肿、蛛网膜炎、脑囊虫病、脑弓形体病、脑艾滋病等。

4）脑血管病　脑出血、蛛网膜下腔出血、脑栓塞、脑血栓形成、脑动脉瘤、脑动静脉畸形、脑动脉粥样硬化等。

5）脑变性疾病　多发性硬化、老年性痴呆（Alzheimer病）、皮克（Pick）病等。

6）脑先天性疾病　结节性硬化、Sturge Weber综合征、脑穿通畸形、小头畸形等。

（2）全身或系统性疾病

1）心血管疾病　阿-斯综合征、二尖瓣脱垂、高血压脑病等。

2）内分泌疾病　甲状旁腺功能减退、糖尿病、胰岛素瘤等。

3）代谢障碍疾病　低血糖、低血钙、苯丙酮尿症、尿毒症、碱中毒、水潴留等。

4）中毒性疾病　有机磷农药中毒、某些重金属中毒、一氧化碳中毒、中枢兴奋药中毒等。

5）其他　肺性脑病、电击、淹溺等。

【发病机制】

癫痫发作的发生机制十分复杂，迄今尚未完全阐明。许多研究结果表明它的电生理本质是神经元过度同步放电的结果，与神经生化、神经生理、神经生物学、免疫学等密切相关。

1. 神经元痫性放电的发生　正常情况下，每一种神经元都有节律性的自发放电活动，但频率较低，一般为10～20Hz。在癫痫病灶的周围部分，其神经元的膜电位与正常神经元有所不同，在每次动作电位发生之后出现，称为"阵发性去极化偏移"（PDS）的持续性去极化状态，并产生高幅高频（可达 500Hz）的棘波放电。在历时数十至数百毫秒之后转入超极化状态。

2. 癫痫性放电的传播　当异常放电仅局限于大脑皮质的某一区域时，表现为部分性发作。若在此局部的反馈回路中长期传导，则导致部分性发作持续状态。通过电场效应及传播通路，也可扩及同侧其他区域甚至一侧半球，表现为杰克逊（Jackson）发作。当异常放电不仅扩及同侧半球而且扩及对侧大脑半球时，引起继发性全身性发作。当异常电位的起始部分在中央脑（丘脑和上部脑干）而不在大脑皮质并仅扩及脑干网状结构上行激活系统时，则表现为失神发作；而广泛投射至两侧大脑皮质和网状脊髓束受到抑制时则表现为全身强直 – 阵挛性发作。

3. 癫痫性放电的终止　其机制未明，可能脑内存在主动的抑制机制。即在癫痫发作时，癫痫灶内巨大突触后电位，通过负反馈的作用而激活抑制机制，使细胞膜长时间处于过度去极化状态，抑制放电过程的扩散，并减少癫痫灶的传入性冲动，促使发作放电的终止。此外，在此过程中，抑制发作的代谢产物积聚，神经胶质细胞对钾及已经释放的神经递质的摄取也起重要作用。

4. 癫痫性放电的影响因素　癫痫性放电的发作、传播和终止，与遗传、生化、电解质、免疫和微量元素等多种因素有关。具有癫痫遗传素质者其膜电位稳定性差，在后天因素及促发因素作用下容易引起癫痫性放电及临床发作。癫痫性放电与神经递质关系极为密切，正常情况下兴奋性与抑制性神经递质保持平衡状态，神经元膜稳定。当兴奋性神经递质过多或抑制性介质过少，都能使兴奋与抑制间失调，使膜不稳定并产生癫痫性放电。细胞内外钠、钾的分布也影响膜的稳定性。血清钙、镁离子减少，可使神经元兴奋性增强，微量元素铁、锌、铜、锰、锂等在癫痫发作中也起一定的作用。近来对癫痫发作与免疫因素的关系也做过许多研究，认为在致癫痫病因作用下，血 – 脑屏障破坏，脑组织抗原进入血液循环可产生抗脑抗体，后者作用于突触，封闭抑制性受体，减少抑制性冲动，亦可促成癫痫性放电。

【病理】

原发性癫痫无特征性病理改变，甚至有多年癫痫发作史者仍无重大的病理变化，常见者仅为继发的缺氧、缺血性改变。继发性癫痫的病理改变因病因不同而异，可呈现肿瘤病灶、寄生虫病灶、脓肿病灶、出血病灶、胶质瘢痕病灶或囊性病灶等。

【临床表现】

癫痫的临床发作形式繁多，常见的有如下类型。

1. 全面性强直 – 阵挛性发作　又称大发作，按其发展过程可分以下三期。

（1）先兆期　约半数患者有先兆，指在意识丧失前的一瞬间所出现的各种体验。常见的先兆可为特殊感觉性的幻视、幻嗅、眩晕，一般感觉性的如肢体麻木、触电感，内脏感觉性的如腹内气体上升或热血上涌感，运动性的如头、眼向一侧斜视，精神性的如恐怖感、奇异感等。一般持续 1 至数秒。有先兆者，可利用此段时间坐、卧，或可避开危险。同一患者其先兆症状多固定不变，常指明大脑皮质有局限性损害，故可根据先兆症状协助定位。原发性全身强直 – 阵挛性发作无先兆。

（2）痉挛期　继先兆期后，随即意识丧失，进入痉挛发作期。首先为强直性发作（强直期），表现为突然尖叫一声，跌倒在地，全身肌肉强直，上肢伸直或屈曲，双手握拳，下肢伸直，头转向一侧或后仰，眼球向上凝视。呼吸肌强直致呼吸暂停，面唇发绀。瞳孔散大，对光反应消失。唇、舌或口腔黏膜有咬伤。持续约 20 秒钟，进入阵挛期，表现为全身肌肉呈节律性抽搐，频率开始较快，随之逐渐减慢，随最后一次痉挛后抽搐停止。此后，自动呼吸恢复，面、唇发绀逐渐减轻，口腔内分泌物增多，口吐白沫或血沫。还可伴尿失禁、全身大汗。持续约 1 分钟。在痉挛发作期尚可出现心率加快、血压升高等，且由于意识障碍，突然跌倒，可致外伤、溺毙、触电、烧伤或引发火灾及各种安全事故。

（3）昏睡期 抽搐停止后进入昏睡、昏迷状态，然后逐渐清醒，部分在清醒过程中有精神行为异常，表现为挣扎、抗拒、躁动不安。醒后除先兆外，对发作过程不能回忆，并可感到头痛、全身乏力、疼痛、恶心等。持续5~10分钟。在一次发作之后意识尚未恢复又连续多次发作，称全身强直-阵挛性发作持续状态。常由于突然撤除或更换抗癫痫药物或感染等引起。由于癫痫大发作持续状态期间脑神经元能耗骤增，脑内pH下降，加之全身性缺氧，肌肉强烈而持久性收缩，酸性代谢产物增加，可导致脑缺氧、脑水肿甚至脑疝，表现为去大脑皮质综合征、昏迷甚至死亡。

2. 失神发作 又称小发作，通常有以下类型。

（1）简单性失神发作 又称典型失神发作。临床表现为突发突止的意识障碍，可在工作、活动、进食和步行等情况下发生，表现为突然动作中顿、呆立（坐）不动，手中持物跌落，呼之不应，但从不跌倒，持续5~30秒。对发作过程不能回忆，一天发作数次至上百次不等，多见于6~12岁儿童。脑电图呈爆发性、两侧对称同步性3Hz棘慢波发放，深呼吸可诱发。

（2）复杂性失神发作 又称失神（小）发作自动症。临床表现除发作性意识丧失外，还出现咂嘴、无目的的摸索、双手摩擦、徘徊等一些刻板动作，对发作期不能回忆。发作时间较短，无感觉性及精神性先兆，发作期及间歇期均无颞叶损害证据，发作时脑电图为3Hz棘慢波综合发放，而非一侧或双侧颞叶波及（或）棘波放电，过度换气容易诱发。

（3）肌阵挛性失神发作 又称肌阵挛性小发作。临床表现为两侧对称性眼、面、颈、四肢或躯干短暂肌阵挛发作，伴或不伴有短暂意识障碍。脑电图呈典型的3Hz棘慢波爆发或发作性多棘慢波综合发放。2/3的患者过度换气可诱发发作，约半数儿童患者对光敏感。

（4）运动不能性发作 又称失张力性猝倒发作。临床表现为突然出现短暂意识障碍，肌张力丧失，姿势不能维持而跌倒。脑电图表现与简单性失神发作相同。

3. 单纯部分性发作 又称局限性发作，是不伴有意识障碍的运动、感觉和自主神经症状的发作。

（1）部分运动性发作 多数呈阵挛性发作，少数呈强直性发作。常见于一侧肢体远端如手指、足趾或一侧口角或眼部，持续数秒至数十秒后自然终止。若发作持续数小时、数天、数周甚至数月者称部分性癫痫持续状态或称Koshevnikov癫痫。若发作按大脑皮质运动区排列顺序扩展，发作可从某一局部扩及整个一侧头面及肢体，但不伴有意识障碍，称Jackson发作。当发作扩及皮质下的丘脑、中脑网状结构并扩及对侧大脑皮质时可引起意识障碍及全身强直-阵挛性发作，称继发性全身性发作。若部分性运动发作持续时间长或较严重时，发作停止后可使原有瘫痪暂时加重或出现暂时性局限性瘫痪者，称Todd麻痹。

（2）部分感觉性发作 多表现为手指、足趾、口角或舌部的发作性麻木感、针刺感、触电感等。亦可与简单运动性发作一样，神经元异常放电沿大脑皮质感觉区顺序扩散，成为Jackson发作；若扩及中央前回，呈部分性运动性发作；扩及中央脑及对侧皮质，则呈继发性全身强直-阵挛性发作。

4. 复杂部分性发作 又称精神运动性癫痫，系伴有意识障碍的部分性发作。其多数病例病灶在颞叶，故又称为颞叶癫痫（发作）。但有的病灶并不在颞叶，而在额叶或边缘叶。

（1）特殊感觉性发作 多为幻觉发作。嗅幻觉者多闻及难于形容的怪味，如腐尸臭气、烧焦或霉烂气味等；若伴有意识模糊、梦境感者称钩回发作，病变多在颞叶钩回。视幻觉者表现为眼前闪光及视物变大、变小、变形、变近、变远等。听幻觉者为听到模糊或清晰的语声、噪声或乐声等。味幻觉者为尝到异味感。前庭性者有旋转感、飘浮感等。

（2）内脏感觉性发作 常表现为自感腹部或胸部有一股热气向头部方向上升，还可有心悸、腹痛、肠鸣、急便感等。

（3）记忆障碍发作 常见为对陌生的人、地有似曾相识（人物）或旧地重游（环境）的熟悉感；

或反之，对熟人、熟地有陌生感或失真实感。

（4）情感障碍发作　表现为恐惧、焦虑、不安、愤怒、忧郁或欣快等。

（5）思维障碍发作　表现为强迫思维、妄想等。

（6）自动症　发作期间意识混浊，做出一些简单或复杂的动作，分别称为简单自动症和复杂自动症。前者可表现为咂嘴、咀嚼、吞咽、流涎等（称摄食或口咽自动症），或为反复搓手、拍手、解开衣扣、掏摸衣袋等症状（称行为或习惯性自动症）。后者可分为梦游症和漫游症两种。梦游症者多在夜间睡眠中突然起床活动，做出一些不可理解或可以理解的动作及行为，如整理室内物品、清扫、洗衣、开关抽屉等，然后又复入睡，次晨对发作经过毫无所知。漫游症又称神游症，系指发作发生在白昼，表现为离开原工作岗位，无目的漫游，或搭乘车船，外出旅游等，对发作过程亦多不能回忆；有时伴有精神运动兴奋，表现为赤身裸体、无理吵闹、越墙、跳楼等；若伴有幻觉，可做出一些伤人、毁物甚至杀人、放火等危害社会治安的暴力行为；每次发作可持续数分、数时、数天乃至数月之久。

5. 功能性部分性发作　以往认为部分性（局限性）癫痫均为继发性者。但功能性部分性发作系一种原发性良性发作，多见于儿童。

（1）儿童良性中央－颞棘波灶癫痫　多在3～13岁发病，多于睡眠中发作，表现为一侧口角、齿龈的感觉异常及一侧口唇、面部、舌咽部强直性或阵挛性抽搐，伴言语困难，但意识清楚。抽搐可波及上肢，甚或发展成全身强直－阵挛性发作。因父母在患儿全身抽搐时才发现发作，故常误诊为全身强直－阵挛性发作。脑电图呈一侧或双侧中央区和颞部棘波。发作频度较低，常为数月发作一次。约占儿童癫痫的15%～20%。抗癫痫药物对其有良效，至青春期自愈，预后良好。

（2）儿童良性枕部放电灶癫痫　属原发性、良性癫痫。发病年龄自15个月至17岁，平均7岁。多表现为发作性黑矇、幻视（单纯性）、错视，继之可有偏侧肢体阵挛性抽搐或全身强直－阵挛性发作。闭目状态下脑电图可见发作性枕部高波幅棘波、尖波或棘慢波发放，睁眼时消失。

6. 其他类型

（1）婴儿痉挛症　又称West综合征，以短暂、激剧和强烈的多发性肌强直或阵挛性收缩发作为其主要表现，以"折刀样"或"鞠躬样""点头样"发作最多，亦可呈Moro反射（拥抱反射）样痉挛发作。常在婴儿期（4～6个月）起病，多伴有智力发育迟滞，脑电图呈高度失常，可由胎儿期、围生期及出生后多种原因引起。

（2）热性惊厥　是小儿急性发热性疾病伴有的一种痉挛发作。以3岁以前婴幼儿多见，多呈全身强直－阵挛性发作，与热度高低不呈正相关，有的低热即可引起，与遗传因素有一定关系。预后多良好，多数不需服用预防性抗癫痫药物，在学童期自愈。亦有一部分患儿在反复出现热性惊厥后转变为无热惊厥（癫痫）。

【辅助检查】

1. 脑电图检查　是癫痫的首选检查。脑电图不仅对确定痫性发作和判断癫痫类型有重要的诊断价值，而且对于癫痫的病因诊断也有实用意义。间歇期检查其阳性率可达50%以上。若重复检查，并适当选用过度换气、闪光刺激、睡眠及药物等诱发试验，其异常率可增加到90%。长时间脑电图监测和电视录像能进一步提高检测的阳性率。失神发作为双侧对称、同步3Hz的棘慢波发放，肌阵挛性癫痫为多棘慢波发放，部分性发作为局限性棘波、尖波、棘慢波发放，婴儿痉挛为高度失律脑电图。

2. 影像学检查　能够发现脑部的器质性病变。CT检查的临床应用，成为癫痫诊断的重要手段。根据大宗病例资料报告，非选择性癫痫患者CT检查脑部病变的阳性率一般在50%以上。MRI检查对癫痫病因诊断比 CT 更有价值。

3. 脑脊液检查 主要为排除颅内感染、颅内出血等疾病。除常规、生化、细菌培养涂片外，还应做支原体、弓形虫、巨细胞病毒、单纯疱疹病毒、囊虫病等病原体检查。

4. 血生化检查 通常检查血清钙、血清镁、血清钠、血清钾、血糖、血胆红素、血乳酸、血氨等。

【诊断】

1. 确定癫痫的诊断 诊断要点：①癫痫发作的脑功能障碍表现；②脑电图检查异常放电；③具有发作性、反复性、刻板性的特征病史。如不能确诊而又有癫痫可疑者，可试投予癫痫药物治疗，若为癫痫可减少或完全控制发作。

2. 确定癫痫的类型 癫痫的分类繁乱而复杂，目前癫痫发作的国际分类主要根据发作的临床表现及脑电图特点。根据定义，"首次临床和脑电图改变提示大脑半球某部分神经元首先被激活"的发作是部分性或局灶性发作；反之，提示双侧半球最初同时受累的发作为全面（泛化）性发作。此外还包括由于资料不充足或不完整而不能进行分类或无法归类的不能分类的发作。

（1）部分性发作 根据发作过程是否有意识障碍分为单纯部分性发作（发作时无意识障碍）和复杂部分性发作（发作时有不同程度意识障碍）。

1）单纯部分性发作 部分运动性发作、部分感觉性发作、自主神经性发作、精神性发作。

2）复杂部分性发作 单纯意识障碍、意识障碍与自动症、意识障碍与运动症状。

（2）全面性发作 全面性强直-阵挛发作（大发作）、失神发作（典型失神发作、非典型失神发作）、强直性发作、阵挛性发作、失张力性发作。

（3）不能分类的发作 新生儿表现出节律性眼动、咀嚼及游泳样运动的发作。

3. 确定癫痫的病因 确定癫痫诊断和临床类型之后，应设法查明继发性癫痫病因。病因的确定主要靠病史（家族史、产伤史、头颅外伤史、颅脑感染史）、体格检查（全身性疾病及神经系统局限体征）和适当的辅助检查（头颅影像学检查、血液生化检查等）。

【治疗】

癫痫是可治性疾病，大多数预后较好。一组癫痫患者经 20 年长期随访显示，70%～80% 患者发作可在最初 5 年内缓解，其中 50% 可完全停药。但癫痫的治疗不仅要完全控制发作，还要使患者有较高的生活质量，近年来抗癫痫药物（AEDs）治疗的进步、药代动力学研究的深入、新型 AEDs 的问世和外科手术方法的改进都为实现这一目标准备了条件。对癫痫源进行精确定位及合理选择手术治疗可望使约 80% 的难治性癫痫彻底治愈。

1. 药物治疗 是目前癫痫治疗的主要方法。

（1）一般原则

1）控制发作与病因治疗并重原则 在控制发作的同时，病因明确者应进行病因治疗，病因治疗不彻底的继续使用药物控制发作。

2）根据发作类型选择 AEDs 原则 因癫痫类型与药物治疗的关系密切，故需根据癫痫发作类型选择适当的抗癫痫药物。

3）坚持单药治疗原则 约 80% 的癫痫单药治疗有效，不良反应较小，故应提倡单药治疗，切勿滥用多种药物。药物应自小剂量开始，缓慢增量至能最大限度地控制发作而无不良反应或反应很轻的最低有效剂量。如单药无法控制发作或出现严重不良反应时，亦可采取联合用药。30% 以上患者需联合治疗才能较好地控制发作，但化学结构相同的药物，如苯巴比妥和扑痫酮，氯硝西泮和地西泮等不宜联合使用。

4）坚持长期治疗原则　AEDs 控制发作后必须坚持长期服用，除非出现严重不良反应，不宜随意减量或停药；以免诱发癫痫持续状态。特发性癫痫通常在控制发作 1~2 年后减量，减量 1 年内无发作可停药；非特发性癫痫在控制发作 4~5 年后才考虑减量，减量 0.5~1 年内无发作可停药。某些癫痫患者需要终身服药。

5）药物增减与药物转换原则　①增加药量：药物应自小剂量开始，缓慢增量至能最大限度地控制发作而无不良反应或反应很轻的最低有效剂量。②减少药量：减药一定要缓慢、逐渐进行，通常完全减掉需要 1~2 年。③更换药物：应在第 1 种药逐渐减量同时逐渐增加第 2 种药的剂量至控制发作或出现不良反应，并应监控血药浓度。

6）个体化治疗及长期监控原则　由于癫痫患者个体差异颇大，有的在较低血药浓度就已经有效，有的在治疗浓度内即出现明显的毒性反应，临床应注意监测疗效及药物毒性及不良反应，及时调整剂量以达到最佳疗效和避免不良反应。

（2）常用的抗癫痫药物　传统的抗癫痫药物有苯妥英钠、卡马西平、丙戊酸钠、苯巴比妥、氯硝西泮等，新型的抗癫痫药物有托吡酯、拉莫三嗪、加巴喷丁等。根据癫痫的发作类型选择抗癫痫药物（表 12-2）。

表 12-2　抗癫痫药物的选择

发作类型	一线药物	二线或辅助药物
①单纯及复杂部分性发作、部分性发作继发大发作	卡马西平、丙戊酸钠、苯妥英钠、苯巴比妥、扑米酮	氧异地西泮、氯硝西泮
②大发作	卡马西平、苯巴比妥、丙戊酸钠、苯妥英钠、扑米酮	乙酰唑胺、奥沙西泮、氯硝西泮
特发性大发作合并失神发作　继发性或不明原因的大发作	首选丙戊酸钠，其次为苯妥英钠或苯巴比妥　卡马西平、苯妥英钠或苯巴比妥	
③失神发作	丙戊酸钠、乙琥胺	乙酰唑胺、氯硝西泮、三甲双酮
④强直性发作	卡马西平、苯巴比妥、苯妥英钠	奥沙西泮、氯硝西泮、丙戊酸钠
⑤失张力性和非典型失神发作	奥沙西泮、氯硝西泮、丙戊酸钠	乙酰唑胺、卡马西平、苯妥英钠、苯巴比妥/扑痫酮
⑥肌阵挛性发作	丙戊酸钠、乙琥胺、氯硝西泮	乙酰唑胺、奥沙西泮、氯硝西泮、苯妥英钠
⑦婴儿痉挛症	促肾上腺皮质激素（ACTH）、泼尼松、氯硝西泮	
⑧有中央-颞部或枕部棘波的良性儿童期癫痫	卡马西平或丙戊酸	

2. 手术治疗　经 2 年以上正规的抗癫痫治疗，尽管试用所有主要的抗癫痫药物单独或联合应用，且已达到患者所能耐受的最大剂量，但每月仍有 4 次以上发作称为难治性癫痫，其中包括 20%~30% 的复杂部分性发作，用各种 AEDs 治疗难以控制发作。由于难治性癫痫可能造成患者智力及躯体损害，并带来一系列心理、社会问题，因此，应采取手术治疗。常用手术方法包括前颞叶切除术、癫痫病灶切除术、颞叶以外脑皮质切除术等。

【常用药物注意事项与患者教育】

抗癫痫药物　抗癫痫药的作用机制有多种，但可归纳为 2 种方式：A. 抑制病灶神经元过度放电；B. 作用于病灶周围正常神经组织，抑制异常放电的扩散。抗癫痫药的生物化学机制如下。①稳定细胞膜作用：增加正常脑细胞 Na^+,K^+-ATP 酶的活性，促进 K^+ 内流，抑制 Na^+、Ca^{2+} 进入神经细胞内，从而降低细胞膜的兴奋性，使动作电位不易产生；抑制癫痫病灶神经元异常放电的扩散，封闭

Na⁺通道，延长动作电位的兴奋期，使神经元降低再点燃率。②促进GABA的抑制作用：延长Cl⁻通道开放时间或增加Cl⁻通道开放频率，使Cl⁻进入细胞内，增加细胞内负电位，增强神经元的抑制性。抑制GABA转移酶，从而抑制GABA的分解，抑制突触GABA的再摄取，增加突触间GABA的含量，增强GABA能神经元的功能。③其他：拮抗谷氨酸受体，抑制兴奋性神经元的功能。临床常用的抗癫痫药如下。①苯妥英钠：对GTCS和部分性发作有效，可加重失神和肌阵挛发作。胃肠道吸收慢，半衰期长，达到稳态后成人可日服1次，儿童日服2次。因治疗量与中毒量接近，小儿更不易发现其毒性反应，故不适用于新生儿和婴儿。不良反应为剂量相关的神经毒性反应，如皮疹、齿龈增厚、毛发增生和面容粗糙，干扰叶酸代谢可发生巨幼细胞贫血，建议同时服用叶酸。②卡马西平：适应证同苯妥英钠，是单纯及复杂部分性发作的首选药物，对复杂部分性发作疗效优于其他AEDs。治疗3～4周后半衰期降低一半以上，需增加剂量维持疗效。与其他药物呈复杂而难以预料的交互作用，20%患者可发生白细胞减少。③苯巴比妥：适应证同苯妥英钠。临床常作为小儿癫痫的首选药物，对GTCS疗效好，也可用于单纯及复杂部分性发作，对少数失神发作或肌阵挛发作也有效，对热性惊厥有预防作用。不良反应常见，但较安全，价格低廉，但可致儿童兴奋多动和认知障碍，应尽量少用。④扑痫酮：适应证主要是GTCS，对单纯及复杂部分性发作也有效。经肝代谢成为具抗痫作用的苯巴比妥和苯乙基丙二酰胺。⑤丙戊酸钠：是一种广谱抗癫痫药，胃肠道吸收快，可抑制肝的氧化、结合、环氧化功能，与血浆蛋白结合力高，故与其他AEDs有复杂的交互作用。半衰期短，联合治疗时半衰期为8～9小时。可使90%失神发作和GTCS得到良好控制，也用于单纯部分性发作、复杂部分性发作及部分性发作继发GTCS，也可作为GTCS合并失神小发作的首选药物。2岁以下婴儿有内科疾病时不要用此药治疗，因有引起致死性肝病的危险。⑥乙琥胺：仅用于单纯失神发作和肌阵挛，吸收快，几乎不与血浆蛋白结合，约25%的原型由肾排泄，与其他AEDs很少相互作用。⑦加巴喷丁：不经肝代谢，以原型由肾排泄，可作为部分性发作和GTCS的添加治疗。⑧拉莫三嗪：对部分性发作、GTCS和Lennox – Gastaut综合征有效。胃肠道吸收完全，经肝代谢。起始剂量应小，经6～8周逐渐增加剂量。⑨非氨酯：对部分性发作和Lennox – Gastaut综合征有效，可用作单药治疗。胃肠道吸收好，90%以原型经肾排泄。可发生再生障碍性贫血和肝毒性，其他AEDs无效时才考虑试用。⑩氨已烯酸：不可逆性抑制γ – GT，增强GABA能神经元作用。用于部分性发作、继发GTCS和Lennox – Gastaut综合征，尤对婴儿痉挛症有效，也可用作单药治疗。经胃肠道吸收，主要经肾脏排泄。有精神病史的患者不宜应用。⑪托吡酯：为天然单糖基右旋果糖硫代物，可作为丙戊酸的替代药物。对难治性部分性发作、继发GTCS、Lennox – Gastaut综合征和婴儿痉挛症等有效。远期疗效好，无明显耐受性，大剂量也可用作单药治疗。卡马西平和苯妥英可降低托吡酯血药浓度，托吡酯也可降低口服避孕药的疗效及增加苯妥英的血药浓度。

第三节　周围神经疾病

PPT

周围神经包括嗅神经和视神经以外的脑神经和脊神经。周围神经疾病是指周围运动、感觉和自主神经的结构和功能障碍。

一、原发性三叉神经痛

原发性三叉神经痛是指三叉神经支配区域内反复发作的短暂的阵发性剧痛，有原发性、继发性2种，本节主要指前者。

【病因与发病机制】

原发性三叉神经痛的病因与发病机制尚未明确，但多数认为其病变在三叉神经的周围部分，即在三叉神经半月节感觉根内。根据显微外科和电镜观察，可能与小血管畸形、岩骨部位的骨质畸形等因素有关，三叉神经在脑桥被异行扭曲的血管压迫三叉神经根或半月神经节，三叉神经半月节及感觉根发生脱髓鞘性变，导致脱髓鞘的轴突与邻近无髓鞘纤维之间发生"短路"又转成传入冲动，再次传到中枢，使冲动迅速"总和"起来而引起疼痛发作。

【病理】

原发性三叉神经痛的病理研究较少。主要表现为三叉神经节细胞质中出现空泡，轴突不规则增生、肥厚、扭曲或消失，髓鞘明显增厚、瓦解，多数纤维有阶段性脱髓鞘改变。

【临床表现与诊断】

多见于中老年人，40岁以上者占70%～80%，女性较多。有明显的发作期与间歇期之分，间歇期如常人，发作期出现发作性疼痛，每天发作频率不等，一般病程越长，发作越频繁。疼痛发作时主要特点如下。

1. 疼痛部位 常局限于一侧，多累及一支，以三叉神经第二支最常受累。

2. 疼痛性质 疼痛呈电击样、刀割样、撕裂样剧痛，尤以电击样剧痛具有特征性。疼痛严重时，患者极为痛苦，甚至出现求死的欲望与举动。

3. 疼痛时间 每次发作疼痛持续数秒至2分钟。可几天发作1次，也可一天发作数次，甚至昼夜发作。随病程进展，发作间歇期逐渐缩短，发作次数更加频繁。

4. 疼痛诱发因素及"扳机点" 疼痛发作常由说话、咀嚼、刷牙、洗脸等动作诱发，甚至风吹或响声也能引起发作。有些患者触摸鼻旁、口周、牙龈、眉弓内端等区域即可引起疼痛发作，这些敏感区域称为"扳机点"或"触发点"。麻醉"扳机点"常可使疼痛发作暂时缓解。患者为了减免发作常常不敢洗脸、不敢大声说话甚至不敢进食。

5. 疼痛发作时伴随症状 可伴有同侧面肌抽搐、面部潮红、流泪和流涎，故又称痛性抽搐。疼痛发作时，患者常用手揉搓同侧面部，久而久之面部皮肤粗糙、增厚，眉毛脱落，再因不敢吃饭、洗脸、不修边幅，患者往往显得消瘦、面容憔悴、蓬头垢面、情绪抑郁。但经检查无三叉神经功能缺损表现及其他局限性神经体征。

【治疗】

1. 药物治疗 是本病的基本治疗，适用于初患、年迈或合并有严重内脏疾病或手术不能耐受者。

（1）控制疼痛 ①卡马西平：为首选治疗药物，对三叉神经痛有较好的疗效。一般自小剂量开始，初服100mg，每日2次，以后增加100mg/d，至疼痛控制或不能耐受时为止。通常有效剂量宜为200mg，每日3～4次。②苯妥英钠：通常剂量为0.1～0.2g，每日2～3次，总量不宜超过0.6g/d。③氯硝西泮：卡马西平或苯妥英钠无效时可以试用，剂量6～8mg/d。

（2）改善神经营养 ①B族维生素：维生素 B_1、B_6 各10～20mg，每日3次，口服，连续2～3个月；维生素 B_{12} 100～500μg，每日1次，肌内注射，10天为1个疗程，连续2～3个疗程。②山莨菪碱（654-2）：5～10mg，每日3次，口服，或10mg，每日2次，肌内注射。

2. 神经阻滞疗法 即封闭疗法，适用于药物治疗无效或有明显不良反应、拒绝手术或不适于手术者。将药物直接注入三叉神经半月节或周围支，使之发生凝固性坏死，因感觉神经受破坏而止痛。疗效可持续数月至数年。常用的注射药物有无水乙醇、甘油、平阳霉素等。

3. 半月神经节射频热凝治疗 该法优点为可选择性破坏三叉神经的痛觉纤维，而基本上不损害触觉纤维。近期疗效尚可，但容易复发。一般做 1~2 次，间隔 1~2 天。

4. 手术治疗　适用于药物和神经阻滞治疗无效者。对血管压迫所致三叉神经痛效果较好。常用的手术方法有微血管减压术、三叉神经周围支切断术、三叉神经感觉根部分切断术、三叉神经脊髓束切断术。

【常用药物注意事项与患者教育】

卡马西平　卡马西平止痛可能是通过作用于 γ - 氨基丁酸（GABA）β 受体而产生镇痛效应，并与调节钙通道有关。主要不良反应为：中枢神经系统为头晕、头痛、共济失调、嗜睡、疲劳、复视；胃肠道为恶心、呕吐；其他有白细胞减少、皮肤过敏反应。一般不严重，减量或停药可消除。与丁丙诺啡、美沙酮、对乙酰氨基酚、安替比林、曲马朵、多西环素等合用可减弱甚至消除这些药物的活性作用。

二、面神经炎

面神经炎又称 Bell 麻痹、特发性面神经麻痹，系指茎乳孔以上面神经管内面神经非特异性炎症所致的周围性面神经麻痹。

【病因与发病机制】

面神经炎的病因与发病机制尚未明了。目前推测与面部受冷风吹袭、病毒感染及自主神经不稳定致面神经的营养微血管痉挛有关。面神经经面神经管出颅，面神经管是一狭长的骨性管道，当面部受冷风吹袭、病毒感染及自主神经不稳定致面神经的营养微血管痉挛时，面神经缺血缺氧，水肿的面神经受到骨性挤压，髓鞘及轴突发生不同程度的变性，甚至坏死，出现周围性面神经瘫痪。有人认为某些人的岩骨发育异常致面神经管先天性狭窄，更易发生面神经炎。有人认为面神经炎的改变可能是一种免疫反应。

【病理】

病理变化早期主要为面神经水肿，髓鞘或轴突有不同程度的变性。晚期可有不同程度的轴突变性，以在茎乳突孔和面神经管内的部分尤为显著。

【临床表现】

可见于任何年龄，以 20~40 岁最为多见，男性略多。多为单侧，双侧者甚少。发病与季节无关。通常急性起病，一侧面部表情肌突然瘫痪，可于数小时内达到高峰。有的发病前 1~3 天患侧外耳道、耳后乳突区疼痛，常于清晨洗漱时发现或被他人发现口角歪斜。检查可见同侧额纹消失，不能皱眉，因眼轮匝肌瘫痪，眼裂增大，做闭眼动作时，眼睑不能闭合或闭合不全，而眼球则向外上方转动并露出白色巩膜，称 Bell 现象。下眼睑外翻，泪液不易流入鼻泪管而溢出眼外，称为"鳄泪征"。病侧鼻唇沟变浅，口角下垂，示齿时口角被牵向健侧。不能做噘嘴和吹口哨动作，鼓腮时病侧口角漏气，进食及漱口时汤水从病侧口角漏出。由于颊肌瘫痪，食物常滞留于齿颊之间。

若病变波及鼓索神经，除上述症状外，尚可有同侧舌前 2/3 味觉减退或消失。镫骨肌支以上部位受累时，因镫骨肌瘫痪，同时还可出现同侧听觉过敏。膝状神经节受累时除面瘫、味觉障碍和听觉过敏外，还有同侧唾液腺、泪腺分泌障碍，耳内及耳后疼痛，外耳道及耳廓部位带状疱疹，称膝状神经节综合征（Ramsay Hunt syndrome）。

面神经麻痹通常在起病 1~2 周内开始恢复，大部分患者在 1~2 个月内基本恢复正常。重者可遗留程度不同的面瘫、面肌痉挛、"鳄泪征"等。

【辅助检查】

检查面神经兴奋阈值和复合肌肉动作电位能估计预后。肌电图的面神经传导速度测定，对于鉴别面神经是暂时性传导障碍还是永久性失神经支配有帮助。

【诊断】

诊断要点：①有面部经风受寒或病毒感染史；②突然出现一侧面神经周围性瘫痪，可伴有同侧舌前 2/3 味觉减退或消失、听觉过敏、耳内及耳后疼痛等表现；③多在 1~2 个月内恢复，极少数留有后遗症。

【治疗】

早期（2 周内）以改善局部血液循环、消除面神经的炎症和水肿为主要治疗，后期（2 周后）以促进神经功能恢复为其主要治疗。

1. 早期（急性期）治疗

（1）糖皮质激素　泼尼松 20~30mg 或地塞米松 1.5~3.0mg，每日 1 次，或分 2~3 次，口服，连续 7~10 天。

（2）扩张血管或减低血液黏稠度药物　复方丹参片 4~6 片，每日 3 次，口服；妥拉苏林 25mg 或烟酸 100mg，每日 3 次，口服；706 代血浆或低分子右旋糖酐 250~500ml，每日 1 次，静脉滴注，连续 7~10 天。

（3）神经营养药物　维生素 B_1 100~200mg，每日 3 次，口服；维生素 B_{12} 100~500μg，每日 1 次，肌内注射；胞二磷胆碱 250mg 或辅酶 Q_{10} 10mg，加入 5% 葡萄糖溶液中，静脉滴注，每日 1 次，连续 10~14 天。

（4）理疗　茎乳孔附近超短波透热疗法、红外线照射、直流电碘离子导入等，可促进炎症消散。亦可用晶体管脉冲治疗机刺激面神经干，以防止面肌萎缩，减轻瘫痪侧肌受健侧肌的过度牵引。

（5）针刺治疗　取翳风、听会、太阳、地仓、下关、颊车，并配曲池、合谷等穴。

（6）保护暴露的角膜　为防止发生结膜炎或角膜炎，可采用戴眼罩、滴氯霉素药水、涂红霉素眼药膏等方法。

2. 后期（恢复期）治疗

（1）药物治疗　①继续给予神经营养药物；②地巴唑，10~20mg，每日 3 次，口服，改善血液循环；③加兰他敏，2.5~5mg，每日 1 次，肌内注射，促进面神经功能恢复。

（2）康复训练　主要是功能训练，对着镜子练习举额、皱眉、闭眼、露齿、吹口哨、鼓腮等动作，一天数次，配合面部按摩。

（3）神经移植　对长期（1~2 年后）不恢复者可考虑行神经移植治疗。一般取腓肠神经或邻近的耳大神经，连带血管肌肉，移植至面神经分支，有效率约 60%。

【常用药物注意事项与患者教育】

地巴唑　主要药理作用为：①对血管平滑肌有直接松弛作用，使血压略有下降；②对胃肠平滑肌有解痉作用；③对中枢神经系统有轻度兴奋作用。临床用于轻度（Ⅰ期）高血压、脑血管痉挛、内脏平滑肌痉挛（胃溃疡、幽门及肠痉挛）、神经疾患（脊髓灰质炎的后遗症、周围面神经麻痹）等的治疗。不良反应有多汗、头痛、发热等。禁用于血管硬化。

三、坐骨神经痛

坐骨神经是全身最长最粗的神经，由腰 4~骶 3 神经根组成，经臀部分布于整个下肢。坐骨神经痛是指沿坐骨神经根和坐骨神经干通路（腰、臀部、大腿后、小腿后外侧和足外侧）及分布区域出现的疼痛症候群。

【病因】

根据病因可分为原发性坐骨神经痛和继发性坐骨神经痛。

1. 原发性坐骨神经痛 也称为坐骨神经炎，临床上少见，多与感染（牙齿、鼻窦和扁桃体等感染）、代谢障碍（糖尿病等）有关，上述因素造成坐骨神经损伤，出现坐骨神经痛。

2. 继发性坐骨神经痛 临床上多见，一般所说的坐骨神经痛即指继发性坐骨神经痛。它是坐骨神经根和坐骨神经干通路附近组织、器官病变压迫或刺激坐骨神经根或干所致，根据病变部位分为根性坐骨神经痛和干性坐骨神经痛。

（1）根性坐骨神经痛 主要由椎管内和脊椎病变压迫坐骨神经根造成，主要原因有腰椎间盘突出症、腰椎肥大性脊柱炎（腰椎骨质增生）、腰骶硬脊膜神经根炎、腰骶段椎管内肿瘤或蛛网膜炎，其次为脊柱结核、先天性椎管狭窄、血管畸形等，以腰椎间盘突出症最常见。

（2）干性坐骨神经痛 多为腰骶丛和神经干邻近病变压迫或损伤坐骨神经干所致，主要原因有梨状肌发育异常、髋关节炎、髋关节结核或半脱位、盆腔肿瘤、子宫附件炎、妊娠子宫压迫、臀肌注射不当、臀部外伤和感染等，以各种原因造成的梨状肌孔狭窄挤压坐骨神经干最常见，又称为"梨状肌综合征"。

【临床表现】

好发于男性青壮年，一般为单侧。疼痛程度及时间常与病因及起病缓急有关。

1. 根性坐骨神经痛 具有以下特点：①常在用力、弯腰或剧烈活动等诱因下，急性或亚急性起病；②自一侧腰部开始沿臀部、股后、腘窝、小腿外侧及足部放射的烧灼样或刀割样剧烈疼痛；③咳嗽及用力时可使疼痛加剧，夜间更甚；④为避免神经牵拉、受压，常取特殊的减痛姿势（睡时卧向健侧，髋、膝关节屈曲，站立时着力于健侧、坐位时臀部向健侧倾斜等），日久造成脊柱向健侧侧弯；⑤直腿抬高试验（Lasegue sign）阳性（患者仰卧，伸直的下肢上抬不到30°即引起腿部疼痛，正常可抬高70°）；⑥坐骨神经通路各点（腰旁点——第4或5腰椎两侧，臀点——坐骨大孔上缘、腘点——腘窝中央，踝点——外踝后方及跖点）压痛；⑦压颈静脉试验（压迫颈静脉直至头感觉发胀时，出现下肢疼痛加剧）阳性；⑧可伴有臀肌张力松弛、小腿外侧和足背麻木及感觉减退、伸拇及屈拇肌力减弱、跟腱反射减弱或消失。

2. 干性坐骨神经痛 具有以下特点：①多有臀部受寒或外伤史，急性或慢性起病；②从臀部开始沿股后、腘窝、小腿后外侧及足外侧放射的烧灼样或刀割样剧烈疼痛；③行走、活动及牵引坐骨神经时疼痛加重；④脊椎侧弯多弯向患侧以减轻对坐骨神经干的牵拉；⑤直腿抬高试验（Lasegue sign）阳性；⑥坐骨神经遄路臀点、腘点、踝点及跖点压痛；⑦麦氏（Macey）试验（取坐位，固定下肢，躯干后仰时，出现下肢疼痛或疼痛加剧）阳性；⑧可伴有臀肌张力松弛、小腿外侧和足背麻木及感觉减退、伸拇及屈拇肌力减弱、跟腱反射减弱或消失。

【辅助检查】

1. 影像学检查 腰骶部X线摄片、CT摄片、MRI摄片等检查可发现腰椎间盘突出症、腰椎肥大性脊柱炎、脊柱结核、脊柱肿瘤、椎管狭窄等征象；骶髂关节与髋关节X线摄片、CT摄片、MRI摄片等检查可发现骶髂关节、髋关节病变征象。

2. 血糖检查 血糖升高且达到糖尿病标准有助于确定原发性坐骨神经炎的病因。

【诊断】

1. 坐骨神经痛的诊断要点 ①根性坐骨神经痛的疼痛特点；②干性坐骨神经痛的疼痛特点；

③辅助检查有助于病因的确定。

2. 常见疾病的诊断要点

（1）腰椎间盘突出症 ①常有较长期的反复腰痛史，或重体力劳动史，在一次腰部损伤或弯腰劳动后急性发病；②典型的根性坐骨神经痛的疼痛特点；③腰肌痉挛、腰椎活动受限和身体前屈度消失、椎间盘突出部位的椎间隙可有明显压痛和放射痛；④CT 检查或磁共振检查可确诊。

（2）马尾肿瘤 ①起病缓慢，逐渐加重；②病初常为单侧根性坐骨神经痛，逐渐发展为双侧根性坐骨神经痛，夜间疼痛明显加剧；③出现括约肌功能障碍及鞍区感觉减退；④腰椎穿刺发现蛛网膜下腔梗阻及脑脊液蛋白定量明显增高，甚至出现 Froin 征（脑脊液黄色、放置后自行凝固）；⑤磁共振检查可确诊。

（3）腰椎管狭窄症 ①多见于中年男性；②早期常有"间歇性跛行"，行走后下肢痛加重，但弯腰行走或休息后症状减轻或消失，当神经根或马尾受压严重时，也可出现一侧或两侧根性坐骨神经痛特点，病程呈进行性加重，卧床休息或牵引等治疗无效；③腰骶椎 CT 检查可确诊。

（4）腰骶神经根炎 ①有感染、中毒、营养代谢障碍、劳损、受寒等病史；②一般起病较急，且受损范围常常超出坐骨神经支配区域，表现为整个下肢无力、疼痛、轻度肌肉萎缩、跟腱反射与膝腱反射减弱或消失。

【治疗】

1. 病因治疗 是坐骨神经痛的主要治疗，应根据不同病因采取不同的治疗措施。例如腰椎间盘突出症可采用卧硬板床休息、牵引、髓核吸出、手术切除等。

2. 对症治疗 ①止痛：可选用非甾体抗炎药如阿司匹林、对乙酰氨基酚、萘普生、布洛芬、丁苯乙酸等，严重病例可使用糖皮质激素如泼尼松、地塞米松等。②肌肉痉挛：可选用地西泮、环苯扎林、氯唑沙宗等。③理疗：急性期可用超短波疗法、紫外线照射等治疗。慢性期可用短波疗法、直流电碘离子导入。

3. 其他治疗 针灸、按摩、药物封闭等。

【常用药物注意事项与患者教育】

1. 环苯扎林 骨骼肌松弛剂，主要作用于中枢神经系统脑（非脊髓水平、神经接头、骨骼肌）的水平，通过影响 γ 和 α 运动系统而降低强直躯体的运动能力，减轻局部骨骼肌痉挛，而不影响肌肉功能。临床用于缓解局部肌肉痉挛及其伴随症状，如疼痛、触痛、活动受限以及日常生活行为限制等。主要不良反应有嗜睡、口干和眩晕等。禁用于 2 周内服用过单胺氧化酶抑制剂者、急性心肌梗死、心脏传导阻滞或充血性心力衰竭、甲状腺功能亢进症、儿童、妊娠期妇女等。中枢神经系统抑制药（如催眠药、抗焦虑药、抗抑郁药等）可增强本品作用，抗胆碱药可增强本品的抗胆碱能作用；与胍乙啶及同类药物合用时，降低其抗高血压作用，与曲马朵合用可增加癫痫发作的危险性。

2. 氯唑沙宗 骨骼肌松弛剂，主要作用于脊髓和大脑皮层下中枢，抑制与致肌肉痉挛有关的多突触反射而产生肌松作用，缓解痉挛所致疼痛并增加受累肌肉的灵活性。临床用于缓解局部肌肉痉挛及其伴随症状，如疼痛、触痛、活动受限以及日常生活行为限制等。肝、肾功能不全者慎用，妊娠期妇女慎用。与对乙酰氨基酚合用产生镇痛协同效果，与吩噻嗪类、巴比妥酸类衍生物等中枢抑制药及单胺氧化酶抑制剂合用时，应减少本品用量。

第四节 帕金森病

帕金森病（Parkinson disease，PD），又称震颤麻痹（paralysis agitans），是中老年常见的神经系统

变性疾病，以黑质多巴胺（DA）能神经元变性缺失和路易小体（Lewy body）形成为特征。临床表现为静止性震颤、运动迟缓、肌强直和姿势步态异常等。由英国人 James Parkinson（1817）首先描述，因原因不明，称特发性帕金森病。65 岁以上人群患病率为 1000/10 万，男性稍多于女性，且随年龄增长而增高。

【病因与发病机制】

特发性帕金森病的病因迄今未明，发病机制可能与下列因素有关。

1. 遗传　绝大多数 PD 为散发性，约 10% 有家族史，呈不完全外显的常染色体显性遗传或隐性遗传。基因和某些线粒体 DNA 突变可能是 PD 发病的易感因素之一。

2. 环境因素　流行病学调查显示，长期接触杀虫药、除草剂或某些工业化学品等可能是 PD 发病的危险因素。PD 患者黑质区存在明显脂质过氧化，还原型谷胱甘肽显著降低，提示抗氧化机制障碍及氧化应激可能与 PD 发病和病情进展有关。

3. 年龄老化　PD 主要发生于中老年人，40 岁以前发病少见，提示老龄与发病有关。研究发现自 30 岁以后，黑质 DA 能神经元、酪氨酸羟化酶（TH）和多巴脱羧酶（DDC）活力以及纹状体 DA 递质水平随年龄增长而逐渐减低。然而，仅少数老年人患 PD，说明生理性 DA 能神经元退变不足以致病，年龄老化只是 PD 发病的促发因素。

目前普遍认为，PD 可能与遗传、环境因素和年龄老化三者共同作用有关。遗传因素可使患病易感性增加，在环境因素及衰老的相互作用下，通过氧化应激、线粒体功能衰竭、钙超载、兴奋性氨基酸毒性作用、细胞凋亡、免疫异常等机制导致黑质 DA 能神经元大量变性丢失而发病。

【病理】

主要病理改变是含色素神经元变性丢失，黑质致密部 DA 能神经元尤著，出现临床症状时此处 DA 能神经元丢失 50% 以上，症状明显时丢失更严重，残留神经元胞质中出现嗜酸性包涵体（路易小体），内含 α - 突触核蛋白和泛素（ubiquitin）。类似改变也可见于蓝斑、中缝核、迷走神经背核等，但程度较轻。PD 由于黑质 DA 能神经元变性丢失、黑质 - 纹状体 DA 通路变性，纹状体 DA 含量显著降低，造成乙酰胆碱系统功能相对亢进，是导致肌张力增高、动作减少等运动症状的生化基础。近年来发现，中脑 - 边缘系统和中脑 - 皮质系统 DA 含量亦显著减少，可能是智能减退、行为情感异常、言语错乱等高级神经活动障碍的生化基础。

【临床表现】

多于 60 岁以后发病，起病隐匿，缓慢进展。初发症状以震颤最多（60%~70%），其次为步行障碍（12%）、肌强直（10%）和运动迟缓（10%）。症状常自一侧上肢开始，逐渐波及同侧下肢、对侧上肢及下肢，常呈"N"字形进展（65%~70%），有的病例症状先从一侧下肢开始（25%~30%）。症状出现孰先孰后因人而异。

1. 静止性震颤（static tremor）　常为首发症状，多由一侧上肢远端开始，手指呈节律性伸展和拇指对掌运动，如"搓丸样"动作，频率为 4~6 次/秒，静止时出现，精神紧张时加重，随意动作时减轻，睡眠时消失。可逐渐扩展到同侧及对侧上下肢，下颌、口唇、舌及头部一般较少受累。少数患者，尤其 70 岁以上发病可不出现震颤。部分患者可合并姿势性震颤。

2. 肌强直（rigidity）　肌强直表现为屈肌与伸肌张力同时增高，关节被动运动时始终保持阻力增高，称为"铅管样强直"；肌强直与伴随的震颤叠加，检查时可感觉在均匀阻力中出现断续停顿，称为"齿轮样强直"。肌强直与锥体束受损时肌张力增高或痉挛不同，后者表现被动运动开始时阻力明显，随后迅速减弱，如同打开水果刀的折刀样感觉（折刀样强直），常伴腱反射亢进和锥体束征。

3. 运动迟缓（bradykinesia）　随意动作减少、主动运动缓慢，面部表情呆板，常双眼凝视，瞬目少，笑容出现和消失减慢，如同"面具脸"。由于肌张力增高、姿势反射障碍使起床、翻身、步行、变换方向等运动缓慢，手指精细动作如系纽扣或鞋带困难，书写时越写越小，呈现"写字过小征"。

4. 姿势步态异常 由于四肢、躯干和颈部肌强直使站立时呈特殊屈曲体位，头前倾，躯干俯屈，肘关节屈曲，腕关节伸直，前臂内收，髋和膝关节略弯曲。早期走路拖步，起步困难，迈步前身体前倾，随病情进展呈小步态，行走时自动摆臂动作消失，躯干与颈部僵硬使转弯时用连续小步。由于姿势平衡障碍导致重心不稳，晚期由坐位、卧位起立困难，行走呈"慌张步态"，即迈步后以极小的步伐前冲，愈走愈快，不能立刻停步，下坡时更明显。

5. 其他症状 反复叩击眉弓上缘产生持续眨眼反应（Myerson 征），正常人反应不持续。可有眼睑阵挛（闭合的眼睑轻度颤动）或眼睑痉挛（眼睑不自主闭合）。口、咽和腭肌运动障碍，使讲话缓慢、音量低（发音过弱）、流涎，严重时吞咽困难。常见皮脂腺、汗腺分泌亢进引起脂颜、多汗，消化道蠕动障碍引起顽固性便秘，交感神经功能障碍导致直立性低血压等，括约肌功能不受累。部分患者晚期出现轻度认知功能减退，常见抑郁和视幻觉，通常不严重。

【辅助检查】

本病的辅助检查无特异性。

1. 生化检测 采用高效液相色谱（HPLC）可检出脑脊液中多巴胺主要代谢产物——高香草酸（HVA）水平降低。

2. 基因检测 在少数家族性 PD 患者中，采用 DNA 印迹技术、PCR、DNA 序列分析等可能发现突变的基因。

3. 功能影像学检测 采用 PET 或 SPECT 用特定的放射性核素检测，疾病早期可显示脑内多巴胺转运体（DAT）功能显著降低，D_2 型 DA 受体活性在早期超敏，后期低敏，DA 递质合成减少。

【诊断】

诊断要点：①中老年发病，缓慢进行性病程；②临床表现四主征（静止性震颤、肌强直、运动迟缓、姿势步态障碍）中至少具备两项，前两项至少具备其中之一，症状不对称；③左旋多巴治疗有效；④无眼外肌麻痹、小脑体征、直立性低血压、锥体系损害和肌萎缩等。

【治疗】

疾病早期无须进行特殊治疗，应鼓励患者进行适度的活动和体育锻炼。若疾病影响患者的日常生活和工作能力，则需进行药物治疗。

1. 药物治疗 可用抗胆碱能药物阻断乙酰胆碱作用或用增强 DA 能递质功能药物，恢复纹状体 DA 与乙酰胆碱递质的平衡。但药物治疗只能改善症状，不能阻止病情发展，需要终身服药。

（1）抗胆碱能药 对震颤和强直有效，对运动迟缓疗效较差，适用于震颤突出且年龄较轻者。常用药物有：①盐酸苯海索，1～2mg，每日 3 次，口服；②开马君（kemadrin），开始 2.5mg，每日 3 次，逐渐增至 20～30mg/d，分 3 次口服。主要不良反应有口干、视物模糊、便秘和排尿困难，严重者有幻觉、妄想。青光眼及前列腺肥大患者禁用。老年患者可影响记忆功能，应慎用。

（2）金刚烷胺（amantadine） 可单独或与抗胆碱能药合用，适合于治疗早期轻症患者。100mg，每日 2 次，口服，不宜超过 300mg/d。

（3）多巴胺能药 主要为左旋多巴（L－Dopa）和复方左旋多巴。L－Dopa 是治疗 PD 最有效的药物。L－Dopa 作为 DA 合成前体可透过血－脑屏障，被脑 DA 能神经元摄取后脱羧转变成 DA，可改善 PD 所有临床症状，对运动减少有特殊疗效。为增强疗效和减少外周不良反应，将 L－Dopa 与外周多巴脱羧酶抑制剂（DCI）制成复方 L－Dopa，用量较 L－Dopa 减少 3/4。常用复方 L－Dopa 有多巴丝肼和复方卡比多巴，分别由 L－Dopa 加苄丝肼或卡比多巴组成。常规选用此剂型治疗，开始时

62.5mg（1/4 片），每日 2~3 次；可视症状控制情况增至 125mg，每日 2~3 次；最大不超过 250mg，每日 3~4 次。空腹用药效果较好。餐前 1 小时或餐后 2 小时服用（中性氨基酸影响 L–Dopa 在小肠吸收和阻碍通过血–脑屏障）。另外，尚可选用卡比多巴缓释片、弥散型多巴丝肼等。L–Dopa 类药物在闭角型青光眼、精神病患者禁用，活动性消化道溃疡患者应慎用。L–Dopa 常见急性不良反应为恶心、呕吐、低血压、不安和意识模糊等，偶出现心律失常。疾病后期 L–Dopa 迟发合并症包括症状波动、异动症和精神症状等。症状波动（motor fluctuation）包括 2 种形式。①疗效减退（wearing off）：为每次用药有效时间缩短，症状随血药浓度发生规律性波动，可增加每日服药次数或每次服药剂量、用缓释剂或者加用其他辅助药物等。②开关现象：症状在突然缓解（开期）与加重（关期）间波动，开期常伴异动症，与服药时间、血药浓度无关，处理较困难。可试用 DA 受体激动剂、控释型息宁。异动症又称运动障碍，表现为舞蹈症或手足徐动样不自主运动，可累及头面部、四肢和躯干，有时表现为单调刻板的不自主动作或肌张力障碍。精神症状表现形式多样，如生动梦境、抑郁、焦虑、错觉、幻觉、欣快、轻躁狂、精神错乱和意识模糊等。经药物调整无效可加用抗精神病药氯氮平治疗，可减轻意识模糊和精神障碍，应用氯氮平需定期监测白细胞计数。

（4）其他药物　DA 受体激动剂（溴隐亭、甲磺酸麦角脲、阿扑吗啡、米拉帕等）、单胺氧化酶 B 抑制剂（司来吉兰、雷沙吉兰等）、儿茶酚–氧位–甲基转移酶抑制剂（托卡朋、安托卡朋）等，可根据病情选用。

2. 外科治疗　①苍白球或丘脑底核毁损或切除术：丘脑手术对震颤有效，苍白球手术对运动迟缓有效。弥漫性脑血管病为手术禁忌证。②脑深部电刺激：靶点主要是丘脑底核和苍白球，原理是纠正基底节过高的抑制性输出以改善症状。适用于药物治疗失效、不能耐受或出现异动症者，对年龄较轻，症状以震颤、强直为主且偏于一侧者效果较好，术后仍需药物治疗。③细胞移植术：自体或胎儿肾上腺髓质或胎儿黑质移植至壳核或尾状核，认为可继续合成释放多巴胺，但仍处于试验阶段。

知识链接

帕金森病的外科新疗法

以往的手术治疗帕金森病是通过脑神经损毁手术——将部分脑神经损毁来控制帕金森病，但神经一旦损毁就无法复原，而且术后恢复也很困难。现在我国已经研制出一种新疗法：在脑内装入一个脑起搏器，又称脑深部电刺激术（DBS），在脑内特定的神经核团植入电极，释放高频电刺激，抑制了这些因 DA 能神经元减少而过度兴奋的神经元的电冲动，减低了其过度兴奋的状态，从而减轻帕金森病症状。该治疗可缓解帕金森病的三个主要症状：震颤、僵直和运动迟缓。脑起搏器是一套精致小巧的微电子装置，控制器埋在患者胸部的皮下组织中，埋在皮下的一根电线从控制器经脖子到达脑部，导管末端是一个能定时输出从控制器输过来的电波的机器，机器有开关，可自由控制，通过刺激患区能减轻甚至控制住患者的抖动，这种设备电池使用时间较长，而且不妨碍患者正常的生活，所以目前来说是一种比较好的治疗方案。

3. 康复治疗　进行语言、进食、走路及日常生活训练和指导，日常生活帮助如设在房间和卫生间的扶手、防滑橡胶桌垫、大把手餐具等，可改善生活质量。晚期卧床者应加强护理，减少并发症。中药或针灸对 PD 治疗有一定的辅佐作用。

【常用药物注意事项与患者教育】

1. 左旋多巴　透过血–脑屏障，在脑内转变为多巴胺，补充纹状体中多巴胺的不足，产生抗帕金森病的疗效。主要不良反应有：①胃肠道反应，出现恶心、呕吐、食欲减退等，偶见溃疡出血或穿孔；②心血管反应，轻度直立性低血压、头晕、心动过速或心律失常；③神经精神障碍，不自主异常运动（张口、咬牙、伸舌、皱眉、头颈部扭动等）、失眠、焦虑、狂躁、幻觉、妄想、抑郁等。药物相互作用有：①维生素 B_6 是多巴脱羧酶的辅基，可增强左旋多巴的外周不良反应；②抗精神病药能对抗左旋多巴的作用。

2. 金刚烷胺　通过促进神经末梢释放 DA 和减少 DA 再摄取，改善 PD 运动减少、强直和震颤等症状，适合于治疗早期轻症患者。主要不良反应有不安、意识模糊、下肢网状青斑、踝部水肿和心律失常等，但较少见。肾功能不全、癫痫、严重胃溃疡和肝病患者慎用，哺乳期妇女禁用。

第五节　痴　呆

痴呆是由于脑功能障碍而产生的获得性和持续性智能障碍综合征。智能损害包括不同程度的记忆、语言、视空间功能、人格异常及认知（概括、计算、判断、综合和解决问题）能力的降低，常常伴有行为和情感的异常，这些功能障碍导致患者日常生活、社会交往和工作能力的明显减退。

痴呆的发病率和患病率随年龄增高而增加。国外调查显示，痴呆患病率在 60 岁以上人群中为 1%，而在 85 岁以上人群中达 40% 以上；据报道，我国痴呆患病率在 60 岁以上人群中为 0.75% ~ 4.69%。随着全球人口的老龄化，痴呆的患病率还将快速上升。由于本病的患病率和致残率高、病程长和治疗开支大等，给患者的家庭和社会都会带来巨大负担和影响。通常引起痴呆的原因包括变性病性和非变性病性，前者主要包括阿尔茨海默病（Alzheimer disease，AD）、路易体痴呆、Pick 病和额颞痴呆等；后者包括血管性痴呆、感染性痴呆、代谢性或中毒性脑病等。

随着对痴呆研究的深入，痴呆的诊断也变得具有挑战性，当认知功能改变继发于某一明显的全身性疾病时，痴呆的诊断可能比较简单；但如患者并无明显的神经系统损害症状和体征，仅有认知功能改变，或患者合并某些神经系统损害症状而无特异性时，诊断就变得比较困难。

一、阿尔茨海默病 🅔微课

阿尔茨海默病是老年人最常见的神经变性疾病，由 Alzheimer 在 1907 年首先描述。AD 的发病率随年龄增高，65 岁以上患病率约为 5%，85 岁以上为 20%，妇女患病率 3 倍于男性。家族性 AD（FAD）约占 AD 患者的 10% 以下，为常染色体显性遗传，一级亲属，尤其女性危险性高，常于 70 岁前发病。

【病因与发病机制】

AD 的病因与发病机制迄今仍不清楚，一般认为可能与遗传和环境因素有关。AD 海马和新皮层胆碱乙酰转移酶（ChAT）及乙酰胆碱（acetylcholine，Ach）显著减少引起皮层胆碱能神经元递质功能紊乱，被认为是记忆障碍和其他认知功能障碍的原因之一。Meynert 基底核是新皮层胆碱能纤维的主要来源，AD 早期此区胆碱能神经元即减少，ACh 合成持续明显不足。ChAT 减少与痴呆严重性有关，同时与老年斑及神经元纤维缠结数量增多也有关。

非胆碱能递质如 5 - 羟色胺（5 - HT）、γ - 氨基丁酸（GABA）、生长抑素（somatostatin）、去甲肾上腺素（norepinephrine）及 5 - HT 受体、谷氨酸受体、生长抑素受体均减少，但这些改变是原发性还是继发于神经细胞减少尚未确定。约 10% 的 AD 患者有明确家族史，尤其是 65 岁前发病的患者。许多流行病学研究结果提示 AD 的发生亦受环境因素的影响，脑外伤、文化程度低、吸烟、重金属接触史、父母怀孕时年龄轻和一级亲属患有 Down 综合征等被认为可增加患病的危险性，而长期使用雌激素和非甾体类抗炎药物及 $ApoE_2$ 等位基因可能对患病有保护作用。

【病理】

颞、顶及前额叶萎缩，其病理改变包括老年斑（SP）、神经元纤维缠结（NFTs）、神经元减少及轴索和突触异常、颗粒空泡变性、星形细胞和小胶质细胞反应以及血管淀粉样改变。其中最重要、最特征的病理所见是老年斑和神经元纤维缠结增多，主要分布在新皮质、海马、丘脑、杏仁核。①老年斑：由一类淀粉物质为轴心，围绕以变性的轴索、树突突起、类淀粉纤维和胶质细胞及突起组成。绝大多数为球形，直径 5～200μm。β 淀粉样蛋白是构成老年斑的主要核心物质。β 淀粉样蛋白是一种称为类淀粉前体蛋白（APP）断裂产生的一种 41～43 个残基的多肽，尽管所有的细胞都有产生 APP 的潜能，但神经元是产生这种物质的主要来源。②神经元纤维缠结：主要成分是异常过度磷酸化的微管相关蛋白 Tau，以成对螺旋丝形成平行束状以细丝彼此连接成混合微丝，成对螺旋丝表现独特的不溶解性和对蛋白酶解的抵抗性。

【临床表现】

1. 记忆障碍 多为隐匿起病，早期易被患者及家人忽略，主要表现为逐渐发生的记忆障碍，当天发生的事不能记忆，刚刚做过的事或说过的话不记得，熟悉的人名记不起来，忘记约会，忘记贵重物品放在何处，词汇减少。早期出现经常性遗忘，主要表现为近记忆力受损，随后远记忆力也受损，使日常生活受到影响。

2. 认知障碍 是 AD 特征性的临床表现。掌握新知识、熟练运用知识与社交能力下降，并随时间的推移而逐渐加重。渐渐出现语言功能障碍，不能讲完整的语句，口语量减少，找词困难，命名障碍，出现错语症，交谈能力减退，阅读理解受损，但朗读可相对保留，最后完全失语。计算力障碍常表现为算错账、付错钱，最后连最简单的计算也不能。严重时出现时空定向力障碍，穿外套时手伸不进袖子，铺台布不能把台布的角和桌角对齐，迷路或不认家门，不能画最简单的几何图形，不会使用最常用的物品，如筷子、汤匙等，但仍可保留运动的肌力和协调。

3. 精神障碍 伴随的思维、心境、行为等精神障碍往往是患者就医的原因，精神症状包括抑郁、情感淡漠或失控、焦躁不安、兴奋和欣快等。主动性减少，注意力涣散，白天自言自语或大声说话，恐惧单独留在家里。部分患者出现妄想、幻觉状态和攻击倾向等，有的怀疑自己年老的配偶有外遇，有的怀疑子女偷他的钱物，把不值钱的东西也当作财宝藏匿起来。可忽略进食或贪食，多数患者有失眠或夜间谵妄。

4. 检查所见 坐立不安、易激动、少动、不修边幅、个人卫生不佳。一般视力、视野保持相对完整，无锥体束征和感觉障碍等。步态一般正常，后期可出现小步、平衡障碍等。

【辅助检查】

1. 神经心理学检查及其相应量表的使用 对痴呆的诊断及鉴别诊断起重要作用。简易精神状态检查量表（MMSE）、韦氏成人智力量表（WAIS-RC）、临床痴呆评定量表（CDR）、Blessed 行为量表（BBS）及 Hachinski 缺血积分（HIS）等是常用的量表。

2. 其他检查 CT 检查和 MRI 检查可见侧脑室扩大和脑沟增宽，尤其在额颞叶；MRI 冠状切面可显示海马萎缩；PET、SPECT 及功能性 MRI（f-MRI）可发现额、颞顶叶脑区代谢率或脑血流量减低，尤其在中、重度患者。CSF 多正常，EEG 可有广泛慢波。

【诊断】

AD 的诊断主要根据详细的病史、临床表现，结合神经精神量表检查及有关的辅助检查（神经影像学、相关基因突变检测），诊断准确性可达 85%～90%。临床应用较广泛的是 NINCDS-ADRDA 的诊断标准，此标准由美国 NINCDS-ADRDA 专题工作组（1984）推荐应用，将 AD 分类为确诊、很可能及可能 3 种。2005 年由 Dubois 和 Schehens 发起，包括国际上 15 名 AD 研究领域专家共同讨论总结后，于 2007 年提出了更符合 AD 研究现状、以促进 AD 的早期干预为目的的新的 AD 诊断标准，即改进的 NINCDS – ADRDA 诊断标准。

1. 诊断证据

（1）核心证据（A）　存在早期、显著的情景记忆损害。①持续进展的、由患者或知情者反映的记忆损害，时间超过 6 个月；②客观检测发现有情景记忆损害，包括延迟记忆受损，且经线索或多选提示改善不明显（训练后）；③情景记忆损害可在 AD 早期或进展阶段单有或合并其他认知损害。

（2）支持证据（B）　存在内侧颞叶萎缩。MRI 定性或定量分析显示海马、内嗅区、杏仁核结构的萎缩（根据年龄匹配的正常人群对照）。

（3）支持证据（C）　异常的 CSF 标志物。①$A\beta_{1-42}$ 含量降低和（或）Tau 蛋白和（或）过磷酸化 Tau 升高；②其他可能被证实的标志物。

（4）支持证据（D）　PET 等分子神经影像学提示特定脑区代谢异常。①双侧颞顶皮质糖代谢下降；②其他分子标志物 PIB 或 FDDNP 等。

（5）支持证据（E）　家族遗传性基因异常；21 号染色体（APP）、14 号染色体（早老素 1）或 1 号染色体（早老素 2）等。

（6）排除性证据（F）　①病史：突发局灶性神经功能缺损；早期出现步态异常、癫痫发作、行为异常等。②临床表现：局灶定位特征包括偏瘫、感觉障碍、视力（野）损害等；早期锥体外系表现。③可以解释记忆障碍及相关症状的其他疾病，非 AD 痴呆、抑郁、脑血管病、中毒及代谢性疾病等；癫痫、脑炎、脑血管病等导致海马、内侧颞叶的异常改变。

2. 确诊的 AD

临床支持 + 病理学符合 NIH 里根标准；临床支持 + 遗传学有染色体 1、14 或 21 号突变。

3. 临床分期

（1）临床前期 AD（preclinical AD）　指个体从第一次脑损害的发生到第一个认知障碍症状的出现这一漫长阶段，这一类个体长期认知功能正常，但认知损害逐渐加重，最终发展为 AD 型痴呆。

（2）临床早期 AD（prodromal AD）　指有认知损害但没有严重到痴呆阶段的早期阶段，通常是指遗忘型轻度认知障碍（aMCI）个体。

（3）AD 型痴呆（AD dementia）　指出现严重认知障碍的个体，即符合现阶段典型的阿尔茨海默病（AD）的诊断。

【治疗】

目前尚无特效治疗方法，主要为对症治疗。

1. 脑保护治疗　使用扩血管药物增加脑血流及脑细胞代谢药可能改善症状或延缓疾病进展。常用银杏叶提取物制剂、吡拉西坦、阿米三嗪萝巴新片等。抗氧化剂维生素 E 和单胺氧化酶抑制剂司来吉兰（丙炔苯丙胺）可延缓其进展，但仍有待于研究。

2. 改善认知功能　目前常用乙酰胆碱酯酶（AChE）抑制剂，抑制 AChE 降解并提高其活性，改善神经递质传递功能。①毒扁豆碱：从 6mg/d 开始，逐渐加量至 10～24mg/d，分 4～6 次，口服。使用时间延长，疗效降低，不良反应增加，现已少用。②他克林（tacrine）：是美国第一个批准用于治疗 AD 的药物，非选择性与 AChE 和丁酰胆碱酯酶（DChE）结合而抑制其活性，并可能抑制老年斑形成，改善患者认知功能。开始给药 40mg/d，每 6 周增加剂量 40mg/d，60～80mg/d 以上时才有效，但有较严重肝脏毒性作用。③多奈哌齐：是第二个被美国批准用于治疗 AD 的 AChE 抑制剂，选择性与 AChE 结合，不良反应明显减少，半衰期 70 小时，可每日用药一次，对认知障碍有显著改善作用。

5～10mg/d，口服。④石杉碱甲：是我国从中草药千层塔中提取的 AChE 抑制剂，作用强度大于上述药物，且对 AChE 有选择性，可改善认知功能。50～100mg/d，口服。

3. 其他治疗 ①雌激素替代疗法：流行病学研究发现，使用雌激素替代疗法的更年期妇女 AD 患病风险明显降低。小规模临床试验证实，雌激素可延缓疾病发生、改善患者认知功能。研究证实雌激素可改善海马细胞的糖转运，促进胆碱吸收和转运，增加脑血流量，促进神经元及神经突触完整性。②非甾体类抗炎药：有可能防止和延缓 AD 发生。③康复治疗及社会参与：鼓励患者尽量参加各种社会日常活动，维持生活能力，加强家庭和社会对患者的照顾、帮助和训练。有定向和视空间能力障碍的患者应尽量减少外出，以防意外。

【常用药物注意事项与患者教育】

他克林 主要作用机制：①抑制脑内 AChE，增加脑内 ACh 含量；②促进脑内 ACh 的释放；③增加大脑皮质和海马的神经受体（N-R）密度；④促进脑组织对葡萄糖的利用。临床自 1993 年开始使用，与磷脂酰胆碱合用治疗 AD 型痴呆，可延缓病程 6～12 个月，提高患者的认知能力和自理能力。最常见的不良反应为肝毒性及消化道反应。

二、血管性痴呆

血管性痴呆（vascular dementia，VD）是脑血管疾病导致的智能及认知功能障碍临床综合征。它是我国占第二位的痴呆，患病率仅次于 AD。

【病因与发病机制】

主要脑动脉闭塞引起大面积皮质梗死，梗死脑组织容积超过 80～150ml 临床即可出现痴呆，额叶、颞叶及边缘系统等部位血管源性病变更易导致痴呆，主要病因是动脉粥样硬化，或由于皮质下白质、基底节或丘脑多发性腔隙梗死所致。多梗死性痴呆（multi-infarct dementia，MID）是 VD 中最常见类型，占 VD 的 39.4%。

【病理】

脑血管病变是 VD 的基础，脑实质可见出血性或缺血性损害，以缺血性损害多见。常见病理改变为多发性腔隙性病变或大面积梗死灶及脑动脉粥样硬化等，脑组织病变可为弥漫性、局限性或多发腔隙性，以皮质损害或皮质下病变为主。多发性梗死使脑组织容积显著减少，导致脑萎缩和侧脑室扩张。

【临床表现】

多有卒中史，常表现波动性病程、阶梯式恶化、斑片状智能损害。VD 在时间及地点定向、事件或短篇故事即刻和延迟回忆、命名和复述等方面损害较轻，在执行功能方面如自我整理、计划、精细运动的协同作业等方面损害较重。认知功能障碍表现为近记忆力和计算力减低，不能胜任以往熟悉的生活、工作程序及正常交往等，以致外出迷路，不认家门，穿错衣裤，最终生活不能自理。精神症状有表情淡漠、少语、焦虑、抑郁或欣快等。多梗死性痴呆（MID）除上述表现外，常有高血压和双侧半球多次缺血性卒中病史，神经系统检查常见局灶性神经体征，常见的表现为假性延髓麻痹伴构音障碍、吞咽困难、中枢性面舌瘫、偏瘫、偏身感觉障碍、共济失调、步态异常、腱反射亢进和锥体束征。

【辅助检查】

1. CT 检查 显示双侧半球多发性梗死灶。

2. MRI 检查 可见双侧基底节、脑皮质及白质内有大小不等的病灶，呈 T1 低信号、T2 高信号，病灶周围脑组织局限性脑萎缩。皮质下白质或侧脑室旁白质广泛低密度区称为脑白质疏松症。

【诊断】

血管性痴呆的诊断主要依靠脑血管疾病病史、临床表现及辅助检查的结果。血管性痴呆中最常见的类型——多梗死性痴呆诊断标准如下：①有高血压病或糖尿病病史，呈阶梯式进展的病程和斑片状分布的神经功能缺损，痴呆伴随多次脑血管事件后突然发生，每次卒中后症状加重；②认知功能障碍伴局灶性神经功能缺损体征，如失语、轻偏瘫、偏身感觉障碍、偏盲及锥体束征等，提示皮质及皮质下多发性广泛病变；③CT 或 MRI 检查证实多发性梗死，可伴脑白质疏松改变。

【治疗】

1. 调控血压　将血压控制在适当水平，收缩压维持在 135～150mmHg 水平为宜，可改善认知功能，血压过低会使症状加重。

2. 改善脑血液循环，防止血小板凝集　改善脑血液循环可选用川芎嗪、银杏制剂等，防止血小板凝集可选用阿司匹林（50～150mg/d，一次口服）或噻氯匹定（250mg/d，一次口服）或氯吡格雷（75mg/d，一次口服）。

3. 脑保护治疗　神经保护剂可用维生素 C、维生素 E、单胺氧化酶抑制剂司来吉兰等，可能延迟痴呆进展。钙离子拮抗剂如尼莫地平、氟桂利嗪等也可试用。脑代谢剂如胞二磷胆碱、脑活素、吡拉西坦、甲氯芬酯和双氢麦角碱等，可促进脑细胞对氨基酸、磷脂及葡萄糖利用，增强反应性和记忆力。

4. 康复治疗　康复治疗和功能训练常可取得较好疗效，要鼓励患者多与外界接触，参与一定的社交活动，可提高生活质量或部分地回归社会。

【常用药物注意事项与患者教育】

神经保护剂　见本章第一节中的"二、脑血栓形成"。

第六节　神经症

神经症又称神经官能症或精神神经症，是一组主要表现为焦虑、抑郁、恐惧、强迫、疑病症状，或神经衰弱症状的精神障碍。神经症包括神经衰弱、广泛性焦虑症、惊恐症、恐惧症、强迫症、抑郁症、癔症、疑病症等。神经症有一定人格基础，起病常受心理、社会（环境）因素影响。症状没有可证实的器质性病变作为基础，与患者的现实处境不相称，但患者对存在的症状感到痛苦和无能为力，自知力完整或基本完整，病程多迁延。通常，神经症患者不会像精神病患者那样完全失去与外界现实的接触，他们对自己的病态仍然有充分的自知，并可主动寻求帮助；通常仍维持某种水平的正常生活，但需要某种专门的帮助。这一组心理疾病在病因、病理和临床表现上有着很大的区别。

一、神经衰弱

神经衰弱是指一种以脑和躯体功能衰弱为主的神经症，以精神易兴奋却又易疲劳为特征，表现为紧张、烦恼、易激惹等情感症状和肌肉紧张性疼痛、睡眠障碍等生理功能紊乱症状。这些症状不是继发于躯体或脑的疾病，也不是其他任何精神障碍的一部分。多缓慢起病，就诊时往往已有数月的病程，并可追溯导致长期精神紧张、疲劳的应激因素。偶有突然失眠或头痛起病，却无明显原因者。病程持续或时轻时重。近年来，神经衰弱的概念经历了一系列变迁，随着对神经衰弱认识的变化和各种特殊综合征和亚型的分出，在美国和西欧已不做此诊断，我国神经衰弱的诊断也明显减少。

【病因与发病机制】

1. 病因　精神因素是诱发神经衰弱的重要原因。凡能引起神经活动过度紧张并伴有不良情绪的情况都可能是神经衰弱的致病因素。如亲人死亡、家庭不睦、事业失败、人际关系紧张、生活节律颠倒及长期心理矛盾得不到解决等均可能诱发本病。个人性格特征也是重要原因，此类患者敏感、多疑、胆怯、主观、自制力差。性格特征明显者可因一般性精神刺激而发病；性格特征不显者则须较强烈或较持久的精神刺激之后才发病。

2. 发病机制　精神紧张和各种精神刺激引起高级神经活动功能失调，内抑制过程弱化，兴奋过程相对亢进。大脑皮层功能的失调削弱了对皮层下自主神经中枢的调节，从而出现自主神经功能的紊乱。

【临床表现】

1. 易兴奋与易疲劳　是神经衰弱的常见症状。易兴奋主要体现在：①联想与回忆增多，思维内容杂乱无意义，使人感到苦恼；②注意力不集中，易受无关刺激的干扰；③感觉阈值降低，对外界的声光等刺激反应敏感，情绪易激惹。易疲劳以精神疲劳为主，可伴有躯体疲劳。疲劳具有以下特点：①疲劳常伴有不良心境，如烦恼、紧张甚至苦闷、压抑感，休息不能缓解，服用滋补品也无效，但随着心境的好转而消失；②疲劳常有情境性，如一看业务书就打呵欠，眼睛看着书，脑子里却杂乱无章，昏沉沉的，但在看喜爱的电视节目时则可能没有疲劳感；③疲劳常有弥散性，往往干什么都觉得累，除非是做自己喜爱做而且能胜任的事情；④疲劳不伴有欲望与动机的减退，其欲望与动机不但没有减退，反而有"心有余而力不足"之感，在感到疲劳的同时往往伴有精神的易兴奋，欲念十分活跃，常为自己有病而不能实现自己的抱负而感到苦恼。

2. 情绪症状　主要为烦恼、易激惹与紧张。焦虑、抑郁情绪在神经衰弱的患者中一般程度较轻，不持久，甚至没有。这些情绪在健康人中也可见到，一般认为这些情绪症状必须具备以下特点才算病态：①患者感到痛苦或影响社会功能而求助；②患者感到难以自控；③情绪的强度及持续时间与生活事件或处境不相称。

3. 躯体症状　是生理功能紊乱的表现，多与患者的心理状态有关。可出现睡眠障碍、紧张性头痛、头昏、眼花、耳鸣、心慌、胸闷、腹胀、消化不良、尿频、多汗、阳痿、早泄及月经不调等。以睡眠障碍与紧张性头痛最常见。睡眠障碍多表现为入睡困难与易惊醒。而紧张性头痛最典型的描述是"头部像有一个紧箍咒，头脑发胀"，头痛往往持续存在，但程度不严重，部位不固定，似乎整个头部都不适。紧张性头痛可伴有头昏，典型的描述是"整天昏昏沉沉，云里雾里的"，这种头昏不同于头晕，患者并无眩晕感，只是感到思维不清晰，不敏捷，"渴望有一种水洗后的清新感"。

【诊断】

1. 诊断要点　①起病常与精神因素有密切关系且具有易感素质和性格特点；②有容易兴奋与疲劳、情绪症状（烦恼、易激惹、紧张等）、躯体症状（紧张性头痛、睡眠障碍及自主神经功能紊乱）表现；③对自己的病有自知力，一般有求治要求；④人格保持完整，适应现实社会能力良好；⑤排除相应的躯体疾病和精神疾病；⑥起病缓慢，具有易反复波动或迁延的特点，病程至少 3 个月。

2. 排除标准　①排除以上任何一种神经症亚型；②排除分裂症、抑郁症。

【治疗】

1. 心理治疗

（1）认知疗法　神经衰弱大多可找到一些心理冲突的原因，而心理冲突的产生除与外界因素有关外，也与患者的易感素质有关。因此，促进患者的认知转变，尤其是帮助患者调整对生活的期望，减轻现实生活中的精神压力，往往有事半功倍的效果。

（2）放松疗法　神经衰弱的患者大多有紧张的情绪，也可伴有紧张性头痛、失眠等。各种放松方法，包括气功、瑜伽、生物反馈训练，均可使患者放松、缓解紧张。

（3）森田疗法　神经衰弱的患者，部分具有疑病素质，但求生欲望强烈。森田疗法建设性地利用这一精神活力，把注意点从自身引向外界，以转移患者对自身感觉的过分关注，对消除症状有一定效果。

2. 药物治疗　目前市场上治疗神经衰弱的药物有数十种之多，但至今为止尚未发现哪一种药物有独特的疗效。药物治疗主要是对症处理。头痛给予止痛剂，易兴奋或失眠给予镇静剂，自主神经功能紊乱给予谷维素等。

（1）镇静催眠药　睡眠障碍明显者可选用三唑仑 0.25 ~ 0.5mg 或硝西泮 5 ~ 10mg 或艾司唑仑 1 ~ 2mg，每晚睡前服，连续服用 1 ~ 2 周。

（2）抗焦虑药物　常选用苯二氮䓬类，地西泮 2.5 ~ 5mg 或阿普唑仑 0.4 ~ 0.8mg 或劳拉西泮 0.5 ~ 1mg，每日 3 次，连续用药 1 ~ 2 周。

（3）三环类药物　可选用盐酸多塞平或阿米替林，25 ~ 50mg，睡前服，以缓解焦虑和抑郁情绪，延长睡眠时间。

3. 其他　调整不合理的学习或工作方式、体育锻炼、工娱疗法、旅游疗养、针灸、推拿、理疗等，中医药治疗也可产生较好的疗效。

【常用药物注意事项与患者教育】

镇静催眠药　能避免失眠对人体的严重危害，治疗失眠病，提高睡眠质量。镇静药和催眠药之间并没有明显界限，只有量的差别。小剂量的催眠药具有镇静效果。临床上应用的镇静催眠药有巴比妥类、苯二氮䓬类、非苯二氮䓬类、中药等。

（1）巴比妥类药物　是巴比妥酸（丙二酰脲）的衍生物，它能选择性地抑制丘脑网状上行激活系统，从而阻断兴奋向大脑皮层的传导。主要药物有苯巴比妥、异戊巴比妥和司可巴比妥等。由于此类药物对肝、肾产生严重毒性及不良反应，久用可产生耐受性和依赖性、蓄积中毒，故临床现已不用于治疗失眠症。

（2）苯二氮䓬类药物　具有使用安全、起效快、耐受性良好的特点，目前仍是使用最广泛的催眠药。主要作用机制：通过与中脑网状结构的苯二氮䓬受体结合，增强 γ – 氨基丁酸（GABA）能神经的功能，促进 Cl^- 内流，使神经细胞膜超极化，减弱其对网状结构的激活，促进睡眠；同时，可抑制边缘系统神经元活动，有效减轻情绪活动。临床上用于镇静催眠、抗焦虑、抗惊厥等。按药物的半衰期长短分为短效、中效、长效三类。①短效类（半衰期 < 12 小时）：三唑仑、咪达唑仑、去甲羟地西泮、溴替唑仑等。主要用于入睡困难和易醒。②中效类（半衰期 12 ~ 20 小时）：常用的有羟基地西泮、氯羟地西泮、舒乐地西泮、阿普唑仑、氯氮䓬等，主要用于入睡困难。③长效类（半衰期20 ~ 50 小时）：如地西泮、硝西泮、氯硝西泮、氟基地西泮、氟硝西泮等，对于早醒和惊醒后难以再入睡较有效。不良反应有嗜睡、困倦、轻微头痛、轻度抑制呼吸中枢、乏力、运动失调，视物模糊、皮疹、尿潴留等，长期应用可致耐受与依赖性，突然停药有戒断症状出现，宜从小剂量起用。新生儿、哺乳期妇女、妊娠期妇女（尤其妊娠开始 3 个月及分娩前 3 个月）忌用。青光眼、重症肌无力、粒细胞减少、肝肾功能不良者慎用。老年人剂量减半。

（3）非苯二氮䓬类药物　作用机制与苯二氮䓬类药物作用机制基本相同，但因具有特异选择性与苯二氮䓬受体结合的能力，故不良反应较苯二氮䓬类药物少。具有入睡快、延长睡眠时间，明显增加深睡眠，基本不改变正常睡眠生理结构，醒后无宿醉感，不易产生耐药性和依赖性等特点。这类药正逐渐被临床接受，用量逐渐增加，代表药物有唑吡坦、佐匹克隆、曲唑酮、扎莱普隆等。

二、癔症

癔症，又称歇斯底里（hysteria），大多突然发病，出现感觉、运动和自主神经功能紊乱或短暂的精神异常等表现，这些出现的临床表现具有因暗示产生、也可因暗示消失的特点，并且不能查到这些临床表现相应的病理解剖改变。癔症的发病率和症状表现随时代和环境的演变而改变。本病在居民中的患病率据国外统计为5‰，在国内神经精神门诊初诊病例中约占3‰，并有下降趋势。发病年龄多在16～30岁之间，以女性较多见。常由于精神因素或不良暗示引起发病，故有人称其为"疾病模仿家"。

【病因与发病机制】

1. 病因

（1）遗传因素　一些研究显示，癔症患者的父亲、兄弟、儿子癔症发生率分别为1.7%、2.7%和4.6%；母亲、姊妹、女儿的患病率分别为7.3%、6.0%和6.9%。全部男性亲属的患病率为2.4%，女性为6.4%，这些结果表示癔症与遗传有一定的关系。血型研究发现，癔症患者中A型血的比例大于正常人群。

（2）心理因素　精神紧张刺激引起的惊恐、气愤、委屈、悔恨、忧虑等。

（3）人格特征　癔症患者的病前个性是有强烈情感，缺少坚定理智，意志不稳定，幻想多，争强好胜，虚荣，情感不稳定，易冲动。

2. 发病机制　癔症常在特殊性格的基础上，由于急剧的或持久的精神紧张刺激作用，以及其他因素的参与而发生。精神因素包括暗示和自我暗示，常决定起病的形式、症状的特点、病程和转归。癔症性格特点为高度情感性、高暗示性、幻想丰富和以自我为中心。精神紧张刺激引起的惊恐、气愤、委屈、悔恨、忧虑等，尤其是愤怒和悲哀等不能表达时，成为导致癔症发生的重要精神因素。当患者遭受精神创伤时，身体虚弱有病、长期劳累、妇女在经期或产后，或脑外伤后等，均将助长本病的发生。目前有三种主要学说：①心理动力学派根据压抑原理，认为受到超我不完全成功压抑的愿望，采取伪装形式，通过"转换"或转化为症状；②巴甫洛夫学派从高级神经活动病理生理学观点出发，认为癔症患者的高级神经活动（特别是第二信号系统）的弱化，使受其调节和控制的第一信号系统与皮质部位的活动相对增强或脱抑制，是癔症症状发生的病理生理基础；③"反射"说学派认为癔症症状本质是一类神经系统原始的、本能的反应，这种反应可因继发性得益而强化，或因条件反射性联系而习惯化，成为主动化反应。

【临床表现】

癔症的临床表现多种多样，在躯体方面，称为转换型；在精神方面，称为分离型。

1. 躯体方面（转换型）　症状的性质和发生的部位即使在同一人也因时间不同而相异，但也有单一症状多年保持不变的。

（1）感觉障碍　以麻木较常见，而多发生于肢体，呈手套型、靴子型和半侧型等。发生部位不能以神经的解剖生理来解释。其广度和深度易受暗示而改变。感觉过敏区即使轻触也会引起剧痛或异常不舒服。特殊感官以耳聋和失明为常见。正常人的视野是愈远愈大，愈近则愈小，呈圆锥状；而有些癔症患者的视野远近都一样，形成管状视野。癔症失明常突然发生，但瞳孔对光反射仍存在，对周围光刺激尚能感知，所以患者在走路时不致碰撞。耳聋常为突然发生的完全性听力丧失，患者根据对方讲话时嘴唇的动作来了解讲话的内容。

（2）运动障碍　痉挛发作表现为倒地、抽搐，常为手足乱舞而无规律性，也有呈四肢挺直、角弓反张状。发作前，往往心情不乐、烦躁或郁闷。发作时，意识不完全丧失，故无咬伤舌头或其他外伤，大小便也不失禁。发作时间的长短取决于周围人的言语和态度。瘫痪常为单瘫、偏瘫和截瘫，为弛缓性，无肌肉萎缩（除非长期不用而出现失用性萎缩），也无病理反射。这种瘫痪与周围性神经损害或中枢性神经损害引起的瘫痪不符。

2. 精神方面（分离型）　常因精神创伤或心理矛盾的痛苦情感体验所引起。各种形式之间有联系，常难严格区分。

（1）情感爆发　患者突然哭笑不止、撞头、咬衣物、撕头发、捶胸蹬足、满地打滚。常伴有情绪急剧转变和戏剧性表现。患者的言语可反映出愤怒或其他痛苦的体验。发作时间的长短常受周围人的言语和态度的影响。发作时意识轻度模糊，发作后部分遗忘。

（2）睡行症　发作时环境意识丧失，与外界脱离接触，两眼凝视空间，说话时心情激动和难以理解，并重复做一些似乎有意义的活动。发作终止后，患者不能回忆。

（3）遗忘症　常见的是生活中一段时间内的事件遗忘（界限型），所产生的记忆脱漏患者是不知道的，除非给他提示，才能回忆起来。

（4）神游症　患者突然离开他原来的活动地点，外出漫游，可历时数天。这一发作与他当时从事的活动无关。从发作开始到记忆恢复，这一段时间的经历全部遗忘。

（5）多重人格　较睡行症和神游症更为复杂。患者在不同时间内以2种或更多种的身份出现，而每一身份出现都有他的独特人格，并决定各自行为的性质和态度。

（6）癔症性精神病　患者表现情绪激昂，言语零乱，短暂幻觉、妄想，盲目奔跑或伤人毁物，一般历时3~5天即愈。

（7）其他　癔症还有多种意识障碍。在农村常见一种癔症发作，大多为妇女，意识处于朦胧状态，她们以死去多年的亲人或邻居的口气说话，或自称是某某神仙的化身，或称进入阴曹地府，说一些"阴间"的事情，有如神鬼附体，与迷信、宗教或文化落后有关。

【诊断】

诊断要点：①大多突然起病和突然消失，而无残留症状；②急剧的或持久的精神刺激常是导致发病的重要原因，以后发病可因联想到初次发病时的情景而引起；③大多具有癔症性格特点；④躯体症状特异，常不能以神经的解剖生理来解释，精神症状常带有浓厚的情感色彩，并有表演、夸张的特点；⑤对躯体症状常泰然漠视，而精神症状阵发性发作时防御反应存在；⑥暗示和自我暗示对症状的发生和消失有明显影响。

【治疗】

癔症以心理治疗包括心理支持、暗示和催眠法为主，配合药物、针刺和物理疗法等，常取得良好的效果。

1. 心理治疗　在医生的指导下，提高患者对疾病本质的认识，消除顾虑，增强信心，以调动他们的主观能动作用，这种支持疗法的内容与治疗神经衰弱相似。结合癔症的特点，通常需进行以下疗法。

（1）暗示疗法　如治疗转换型肢体瘫痪的患者，在进行言语暗示的同时，用感应电刺激，使患者亲自看到肌肉的收缩。如属下肢瘫痪，可扶着他走，鼓励他努力走动，以后把扶持力量逐渐减少，直至他单独行走为止。也可静脉注射10%葡萄糖酸钙或应用电兴奋治疗等。在情感爆发或痉挛发作时，可采取氨水吸入或针刺等。暗示疗法的成功在于患者高度自信心和迫切期待心情。

（2）催眠疗法　用一般的言语催眠或2.5%硫喷妥钠做静脉缓慢注射，诱导患者进入催眠状态后，再进行言语暗示。如为癔症性遗忘，患者进入催眠状态后，可诱导患者将遗忘的事一一回忆起来。

2. 药物治疗 极度兴奋躁动者，可肌内注射氯丙嗪 50mg 或氟哌啶醇 5mg。病情轻者常给服抗焦虑药、地西泮或阿米替林等。

3. 其他治疗

（1）针刺 一般宜用强刺激，或电针治疗。取穴应结合具体症状。如癔症性痉挛发作，可取人中、合谷、太冲等穴；下肢瘫痪，可取涌泉、太冲、阳陵泉等穴。

（2）物理治疗 瘫痪、挛缩、呃逆等可用直流感应电兴奋治疗。躯体感觉缺失者可选用感应电刺激治疗。

【常用药物注意事项与患者教育】

苯二氮䓬类药物 见本章本节"一、神经衰弱"。

三、抑郁症

心境障碍是以显著而持久的情感或心境改变为主要特征的一组疾病。临床上主要表现为情感高涨或低落，伴有相应的认知和行为改变，可有精神病性症状，如幻觉、妄想。大多数患者有反复发作的倾向，部分可有残留症状或转为慢性。根据《中国精神疾病分类方案与诊断标准》（第三版），心境障碍包括双相障碍、躁狂症和抑郁症等类型。抑郁症（depression）是由各种原因引起的以抑郁为主要症状的一组心理障碍或情感性障碍，是一组以抑郁心境自我体验为中心的综合征。抑郁症患者有 10%～15% 面临自杀的危险。截至 2011 年，在世界范围内，抑郁性障碍的发病年龄提早，发病率增加。终身患病率在不同国家中不尽相同，有调查显示，中国的患病率约为 6%，而日本的患病率则高达 20%。

【病因与发病机制】

病因尚不清楚，大量的研究资料提示与遗传因素、性格特质因素、环境或社会因素等有关。

发病机制尚不明确，主要有以下两大学说。①神经递质学说：大脑神经递质 5 - 羟色胺和去甲肾上腺素在神经突触间的浓度相对或绝对不足，导致整体精神活动和心理功能的全面性低下状态。②神经回路学说：2007 年国际权威科学杂志《自然》发表了中国科学院上海生命科学院神经科学研究所客座研究员、美国杜克大学教授冯国平的研究成果，首度揭示了强迫、焦虑和压抑的生理机制，指出"皮质 - 纹状体 - 丘脑 - 皮质回路"出现信息传导不畅是神经症的病理原因。

【临床表现】

抑郁症大多数表现为急性或亚急性起病，好发季节为秋冬季。单相抑郁发病年龄较双相障碍晚，每次发作持续时间比躁狂症长，但也有短的，只有几天，长者可以超过 10 年，平均病程为 7 个月。病程的长短与年龄、病情严重程度以及发病次数有关。一般认为发作次数越多，病情越严重，病程持续时间越长，缓解期也相应越短。抑郁发作临床上主要表现为情感低落、思维迟缓、意志活动减退及躯体症状。

1. 情感低落 情感低落显著而持久，终日忧心忡忡、郁郁寡欢、愁眉苦脸、长吁短叹，兴趣缺乏及乐趣丧失。程度较轻者感到闷闷不乐，无愉快感，凡事缺乏兴趣，平时非常爱好的活动如看足球比赛、打牌、种花草等也觉乏味，对任何事都"提不起劲"，感到"心里有压抑感""高兴不起来"；程度较重者感到痛不欲生，悲观绝望，有度日如年、生不如死之感，常诉说"活着没有意思""心里难受"等。部分可伴有焦虑、激越症状。典型的病例其抑郁心境具有晨重夜轻的节律特点，即情绪低落在早晨较为严重，而傍晚时可有所减轻。

在情感低落的影响下，自我评价低，自感一切都不如人，将所有的过错归咎于自己，常产生无用感、无希望感、无助感和无价值感。感到自己无能力、无作为，觉得自己连累了家庭和社会。回想过去，一事无成，并对过去不重要的、不诚实的行为有犯罪感；想到将来，感到前途渺茫，预见自己的工作要失败，财政要崩溃，家庭要出现不幸，自己的健康必然会恶化。在悲观失望的基础上，产生孤立无援的感觉。因自责自罪，出现罪恶妄想；因躯体不适出现疑病妄想（怀疑自己身患绝症）；因幻觉出现被害妄想。

2. 思维迟缓　自觉"脑子好像是生了锈的机器""脑子像涂了一层浆糊一样开不动了"。表现为思维联想速度缓慢，反应迟钝，思路闭塞，主动言语减少，语速明显减慢，声音低沉，思考问题困难，工作和学习能力下降。

3. 意志活动减退　意志活动呈显著持久的抑制。表现为行为缓慢，生活被动、疏懒，不想做事，不愿和周围人接触交往，疏远亲友，回避社交，常独坐一旁，或整日卧床，不愿外出，不想去上班或上学，不愿参加平常喜欢的活动和业余爱好。严重时，连吃、喝、个人卫生都不顾，甚至发展为不语、不动、不食，呈木僵状态，称为"抑郁性木僵"。但仔细进行精神检查，仍流露痛苦抑郁情绪。伴有焦虑者，可有坐立不安、手指抓握、搓手顿足或踱来踱去等症状。严重抑郁发作者常伴有消极自杀的观念或行为。认为"结束自己的生命是一种解脱""自己活在世上是多余的人"，并会促进计划自杀，发展成自杀行为。自杀行为是抑郁症最危险的症状，应提高警惕。长期追踪发现，约15%的抑郁症最终死于自杀。自杀观念通常逐渐产生，轻者仅感到生活没意思，不值得留恋，逐渐产生突然死去的念头，随抑郁加重，自杀观念日趋强烈，千方百计试图了结自己的生命。

4. 躯体症状　主要有睡眠障碍、食欲减退、体重下降、性欲减退、便秘、身体不适或疼痛、阳痿、闭经、乏力等。睡眠障碍主要表现为早醒，一般比平时早醒 2~3 小时，醒后不能再入睡，这对抑郁发作诊断具有特征性意义。有的表现为入睡困难，睡眠不深。少数患者表现为睡眠过多。体重减轻与食欲减退不一定成比例，少数可出现食欲增强、体重增加。

5. 其他　抑郁发作时也可出现人格解体、现实解体及强迫症状。老年抑郁症除有抑郁心境外，多数有突出的焦虑、烦躁情绪，有时也可表现为易激惹和敌意。因思维联想明显迟缓以及记忆力减退，可出现较明显的认知功能损害症状，类似痴呆表现，如计算力、记忆力、理解力和判断能力下降，国内外学者将此种表现称为抑郁性假性痴呆。

【辅助检查】

临床常用于评价有无抑郁症状的量表有如下。①汉密尔顿抑郁量表（HAMD）：是目前使用最为广泛的抑郁量表，具有很好的信度和效度，它能较敏感地反映抑郁症状的变化，并被认为是治疗学研究的最佳评定工具之一，其总分能较好地反映抑郁症的严重程度，病情越轻，总分越低。②抑郁自评量表（SDS）：是使用最广泛的抑郁症测量工具之一，它的使用和计分简便易行，在住院患者中测量的效度肯定，但进一步使用需要有更多的信度数据，特别是再测信度数据。由于还未证明 SDS 对少数有严重抑郁背景的患者的测量效度，所以如用于非住院患者或非精神科领域要十分慎重，且推荐的计分标准不能代替精神科诊断。

【诊断】

以心境低落为主，并至少有下列四项、持续至少 2 周以上，排除器质性精神障碍，或精神活性物质和非成瘾物质所致者可诊断为抑郁症：①兴趣丧失，无愉快感；②精力减退或疲乏感；③精神运动性迟滞或激越；④自我评价过低、自责，或有内疚感；⑤联想困难或自觉思考能力下降；⑥反复出现想死的念头或有自伤、自杀行为；⑦睡眠障碍，如失眠、早醒或睡眠过多；⑧食欲减退或体重明显减轻；⑨性欲减退。

社会功能受损，给本人造成痛苦或不良后果者为严重抑郁症。

【治疗】

1. 药物治疗 抗抑郁药是当前治疗各种抑郁障碍的主要方法，能有效解除抑郁心境及伴随的焦虑、紧张和躯体症状。虽然抗抑郁药的维持用药在一定程度上预防抑郁症的复发，但不能防止转向躁狂发作，甚至可能促发躁狂的发作，当使用抗抑郁药物发生转躁时，即应按双相障碍治疗。

（1）选择性5-羟色胺（5-HT）再摄取抑制剂（SSRIs） 目前已在临床应用的有氟西汀、帕罗西汀、舍曲林、氟伏沙明、西酞普兰等。有效治疗剂量：氟西汀20mg/d、帕罗西汀20mg/d、舍曲林50mg/d、氟伏沙明100mg/d、西酞普兰20mg/d，口服。少数疗效欠佳者剂量可加倍，个别剂量可更大一些。由于SSRIs的半衰期都较长，大多在18～26小时，每日只需服药一次，见效需2～4周。SSRIs不良反应较少而轻微，尤其是抗胆碱能及心脏的不良反应少。常见的不良反应有恶心、呕吐、厌食、便秘、腹泻、口干、震颤、失眠、焦虑及性功能障碍等，偶尔出现皮疹，少数能诱发轻躁狂。不能与单胺氧化酶抑制剂（MAOI）合用。

（2）去甲肾上腺素（NE）和5-羟色胺（5-HT）双重摄取抑制剂（SNRIs） 疗效肯定，起效较快，有明显的抗抑郁及抗焦虑作用，对难治性病例亦有效。临床应用药物为文拉法辛，有效治疗剂量为75～300mg/d，一般为150～300mg/d，速释剂分2～3次口服，缓释剂为胶囊，每日1次口服。常见不良反应有恶心、口干、出汗、乏力、震颤和射精障碍等。无特殊禁忌证，严重肝肾疾病、高血压、癫痫患者应慎用。不能与单胺氧化酶抑制剂（MAOI）合用。

（3）去甲肾上腺素（NE）和5-羟色胺（5-HT）能抗抑郁药（NaSSAs） 代表药物是米氮平，有良好的抗抑郁、抗焦虑及改善睡眠作用，口服吸收快，起效快，抗胆碱能作用小，有镇静作用，对性功能几乎没有影响。起始剂量30mg/d，必要时可增至45mg/d，晚上顿服。常见不良反应为镇静、嗜睡、头晕、疲乏、食欲和体重增加。

（4）三环类及四环类抗抑郁药 丙咪嗪、氯丙咪嗪、阿米替林及盐酸多塞平是临床上常用的三环类抗抑郁药，主要用于抑郁症的急性期和维持治疗，总有效率约为70%，对环性心境障碍和恶劣心境障碍疗效较差。临床用药应从小剂量开始，逐渐增加，有效治疗剂量为150～300mg/d，分2次口服，也可以每晚睡前一次服用。一般用药后2～4周起效。若使用治疗剂量4～6周仍无明显疗效应考虑换药。三环类抗抑郁药的不良反应较多，主要是抗胆碱能和心血管等不良反应。常见有口干、嗜睡、便秘、视物模糊、排尿困难、心动过速、直立性低血压和心率改变等。老年和体弱者用药剂量要减小，必要时应注意监护。原有心血管疾病者不宜使用。

马普替林为四环类抗抑郁药，其抗抑郁作用与三环类药物相似，也有明显的镇静作用，但起效较快（4～7天），有效治疗剂量为150～250mg/d，不良反应较少，主要有口干、嗜睡、视物模糊、皮疹、体重增加等，偶可引起癫痫发作。

（5）其他抗抑郁药 单胺氧化酶抑制剂（MAOI）。新型的单胺氧化酶抑制剂吗氯贝胺、曲唑酮、噻奈普汀等均有较好的抗抑郁作用。

第一次抑郁发作且经药物治疗临床缓解者，药物的维持治疗时间需6～12个月；若为第二次发作，主张药物的维持治疗时间为3～5年；若为第三次发作，应长期使用药物维持治疗。维持治疗的药物剂量多数学者认为应与治疗剂量相同，亦有学者认为可略低于治疗剂量，但应定期随访。

2. 电抽搐治疗和改良电抽搐治疗 对严重抑郁症，特别是有自杀言行或抑郁性木僵者，电抽搐治疗应是首选的治疗，对使用抗抑郁药治疗无效者也可采用电抽搐治疗，6～10次为1个疗程。电抽搐治疗见效快，疗效好。电抽搐治疗后仍需用药物维持治疗。改良电抽搐治疗（无抽搐电休克治疗）适用范围可扩大。

3. 心理治疗　对有明显心理－社会因素作用的抑郁症，在药物治疗的同时常需配合心理治疗。支持性心理治疗，通过倾听、解释、指导、鼓励和安慰等帮助患者正确认识和对待自身疾病，主动配合治疗。认知治疗、行为治疗、人际心理治疗、婚姻及家庭治疗等一系列的治疗技术，能帮助患者识别和改变认知歪曲，矫正患者适应不良性行为，改善患者人际交往能力和心理适应功能，提高患者家庭和婚姻生活的满意度。

▨ 知识链接

探索抑郁症防治特色服务工作方案

《探索抑郁症防治特色服务工作方案》是为贯彻落实《健康中国行动（2019—2030年）》心理健康促进行动有关要求，加大抑郁症防治工作力度，遏制患病率上升趋势，鼓励社会心理服务试点地区探索开展抑郁症防治特色服务而制定的法规。工作目标是到 2022 年，在试点地区初步形成全民关注精神健康，支持和参与抑郁症防治工作的社会氛围；公众对抑郁症防治知识的知晓率达 80%，学生对防治知识知晓率达 85%；抑郁症就诊率在现有基础上提升 50%，治疗率提高 30%，年复发率降低 30%；非精神专科医院的医师对抑郁症的识别率在现有基础上提升 50%，规范治疗率在现有基础上提升 20%。重点任务有六项，一是加强防治知识宣教；二是开展筛查评估；三是提高早期诊断和规范治疗能力；四是加大重点人群（青少年、孕产妇、老年人群和高压职业人群）干预力度；五是强化心理热线服务；六是及时开展心理干预。

【常用药物注意事项与患者教育】

抗抑郁药物　①单胺氧化酶抑制剂：通过抑制单胺氧化酶，减少儿茶酚胺的代谢灭活，促使突触部位的儿茶酚胺含量增多，产生抗抑郁作用，并有降压作用。代表药物有肼类的苯乙肼、异羧肼、尼拉米，非肼类的反苯环丙胺。该类药物为最早发现的抗抑郁药，曾广泛应用，经长期观察，疗效不很理想，且引起高血压危象、急性黄色肝萎缩等严重不良反应，现已少用。②三环类抗抑郁药：其主要药理作用为阻滞单胺递质（主要为肾上腺素和 5-HT）再摄取，使突触间隙单胺递质含量升高而产生抗抑郁作用。对血压的影响和对心脏的毒性较大，可引起心肌损害，应密切观察心律及心电图变化。还可诱发躁狂、双手细震颤及抗胆碱能（口干、便秘、排尿困难）作用。抑郁症患者用该药 2～3 周后，会出现明显的情绪高涨和精神振奋。代表药物有阿米替林、盐酸多塞平、丙咪嗪、氯丙咪嗪、氯米帕明、去甲替林等。③新型抗抑郁药：目前临床以选择性 5-HT 再摄取抑制剂为主。代表药物有氟西汀、帕罗西汀、舍曲林、氟伏沙明、西酞普兰、艾司西酞普兰。该类药物不良反应少，主要有恶心、头痛、紧张不安和失眠，但对性功能有影响，轻者引起性快感缺失，重者可致性功能障碍如阳痿等，停药后可渐恢复正常。

▰▰▰▰ 目标检测

1. 简述急性脑血管病的临床类型。
2. 简述癫痫的病因。
3. 简述原发性三叉神经痛的临床表现。
4. 简述面神经炎的诊断要点。
5. 简述坐骨神经痛的诊断要点。

答案解析

6. 简述痴呆的临床类型。

7. 试述常见急性脑血管病的鉴别。

8. 试述控制癫痫大发作的常用药物注意事项与患者教育。

（段慧琴）

书网融合……

重点小结　　　　微课　　　　习题

第十三章 风湿性疾病

PPT

学习目标

知识目标：通过本章的学习，应能掌握常见风湿性疾病的诊断要点、常用的治疗药物、用药注意事项与患者教育；熟悉常见风湿性疾病的临床表现；了解常见风湿性疾病的病因和发病机制、辅助检查。

能力目标：具备指导临床常见的风湿性疾病患者合理用药的能力。

素质目标：通过本章的学习，树立新药研发意识和科研创新思维，关注患者的心理和社会需求。

风湿性疾病是一组累及骨、关节及其周围软组织如肌肉、肌腱、滑膜、滑囊、韧带和软骨等及其他相关组织和器官的一组慢性疾病。病因多样，发病机制尚不明确，但多数与自身免疫反应密切相关。风湿性疾病发病率高，且大多数都有致残甚至致死的风险，给社会和家庭带来沉重的负担。目前根据其发病机制、病理及临床特点，将风湿性疾病分为 10 大类近 200 种疾病，分别如下。①弥漫性结缔组织病：类风湿关节炎、红斑狼疮、多肌炎、硬皮病等。②脊柱关节病：强直性脊柱炎、银屑病关节炎等。③退行性变：骨关节炎等。④遗传、代谢和内分泌疾病相关的风湿病：痛风、Marfan 综合征等。⑤感染相关的风湿病：反应性关节炎、风湿热等。⑥肿瘤相关的风湿病：原发性（滑膜瘤等）、继发性（多发性骨髓瘤等）。⑦神经血管疾病：神经性关节病、雷诺病等。⑧骨与软骨病变：骨质疏松、软骨病、骨炎等。⑨非关节性风湿病：关节周围病变、椎间盘病变等。⑩其他有关节症状的疾病：周期性风湿病、药物相关的风湿综合征等。本章主要介绍风湿热、类风湿关节炎和系统性红斑狼疮。

第一节　风湿热

风湿热是一种因 A 组链球菌感染引起的反复发作的急性或慢性全身性结缔组织变态反应性炎症。该病具有多种临床表现，以心脏炎和关节炎为主，还可出现舞蹈症、皮下结节及边缘性红斑等。急性发作时通常以关节炎较为明显，反复发作后常遗留轻重不等的心脏损害，以瓣膜病变最为显著，形成风湿性心脏病。风湿热任何年龄均可发病，以 5~15 岁的儿童和青少年最为常见，3 岁以内的婴幼儿极少见，男女患病机会大致相等。本病多发于冬春阴雨季节，寒冷和潮湿是重要的诱因。

【病因与发病机制】

目前尚未明确。已经确定 A 组溶血性链球菌咽喉部感染是诱发风湿热的病因，但具体的机制至今尚未明了；同时风湿热和其他自身免疫疾病一样，存在遗传易感性，多种基因可能与风湿热发病密切相关。

【病理】

风湿热早期以关节和心脏受累为主，后期以心脏损害最为重要。按病变的发展过程分为以下三期。①变性渗出期：特点是结缔组织中胶原纤维分裂、肿胀，形成玻璃样和纤维素样变性，变性病灶周围有淋巴细胞、中性粒细胞等炎症细胞浸润，本期可持续 1~2 个月。②增殖期：在变性渗出期基础上出现风湿性肉芽肿即风湿小体，是风湿热的特征性病理改变，也是病理学确诊风湿热的重要依据，本期可持续2~3个月。③硬化期：风湿小体中央的变性坏死物质逐渐被吸收，渗出的炎症细胞减少，纤维组织增生，在肉芽肿部位形成瘢痕组织，本期持续2~3个月。由于本病反复发作，上述三期在疾病的发展过程中可交错存在，历时4~6个月。

【临床表现】

多数在发病前1~6周，有咽喉炎或扁桃体炎等上呼吸道感染史，可有咽痛、颌下淋巴结肿大、咳嗽等，但多数症状轻微或短暂。

1. 发热　多数为不规则的低热或中度发热，也有弛张热或持续低热者。

2. 关节炎　最常见，典型表现是呈游走性、多发性关节炎，以膝、踝、肘、肩等大关节对称性受累为主，炎症消退后不遗留关节畸形和功能障碍，但常反复发作，水杨酸制剂对缓解关节症状疗效颇佳。

3. 心脏炎　为临床上最重要的表现，儿童患者中65%~80%有心脏病变，包括心内膜炎、心肌炎、心包炎。①风湿性心内膜炎：常侵犯心脏瓣膜，二尖瓣最常受累，其次是二尖瓣和主动脉瓣同时受累，主要表现为在受累瓣膜听诊区闻及心脏杂音。②风湿性心肌炎：主要表现为心尖部第一心音低钝、心律失常、心脏增大，严重时出现心力衰竭。③风湿性心包炎：多为轻度，超声心动图可发现心包积液。心脏炎严重时可出现充血性心力衰竭。

4. 皮肤　表现皮下结节和环形红斑。①皮下结节：为稍硬、无痛性小结节，位于关节伸侧的皮下组织，尤其是肘、膝、腕、枕或胸腰椎棘突处，与皮肤无粘连，表面皮肤无红肿，发生率为2%~16%。②环形红斑：为淡红色环状红斑，中央苍白，时隐时现，骤起，数小时或1~2天消退，分布在四肢近端和躯干，发生率为6%~25%。

5. 舞蹈症　常发生于4~7岁儿童。表现为一种无目的、不自主的躯干或肢体动作，面部可表现为挤眉眨眼、摇头转颈、努嘴伸舌，这些不自主动作在情绪激动时加剧，安静时减轻，睡眠时消失。

【辅助检查】

1. 链球菌感染指标　咽拭子培养阳性，抗链球菌溶血素"O"（ASO）滴度超过1：400为阳性，可以证实近期内有链球菌感染。

2. 急性炎症反应指标与免疫学检查　80%的急性期患者红细胞沉降率（ESR）增快和C反应蛋白（CRP）升高；免疫球蛋白（IgM、IgG、lgA）急性期增高；循环免疫复合物（CIC）检测阳性及血清总补体和补体C3风湿活动时降低；抗心肌抗体（AHRA）阳性等。

3. 心电图检查　主要显示窦性心动过速、房室传导阻滞等心律失常征象。

【诊断】

1. Jones（1992年）AHA修订标准　①主要表现：心脏炎、多关节炎、舞蹈症、环形红斑、皮下结节。②次要表现：关节痛、发热、急性反应物（ESR、CRP）增高、心电图P-R间期延长。③有前驱链球菌感染的证据：咽喉拭子培养或快速链球菌抗原试验阳性、链球菌抗体效价升高。

如有前驱链球菌感染证据，并有2项主要表现或1项主要表现加2项次要表现者高度提示可能为急性风湿热。由于此标准主要是针对急性风湿热，故又对下列情况做了特殊说明，即：①舞蹈病者；②隐匿发病或缓慢出现的心脏炎；③有风湿热病史或现患风湿性心脏病，当再感染A组乙型溶血性链球菌时，有风湿热复发高度危险者，不必严格执行该标准。

2. 2002—2003年WHO修订标准　WHO对风湿热和风湿性心脏病分类诊断标准的内容强调如下。①初发风湿热：2项主要表现或1项主要及2项次要表现加上前驱A组链球菌感染证据。②复发性风湿热：不患有风湿性心脏病。2项主要表现或1项主要及2项次要表现加上前驱A组链球菌感染证据。③复发性风湿热患有风湿性心脏病：2 项次要表现加上前驱 A 组链球菌感染证据；风湿性舞蹈病，隐匿发病的风湿性心脏炎，其他主要表现或 A 组链球菌感染证据。

【治疗】

治疗原则包括：去除病因，消灭链球菌感染灶；抗风湿治疗，迅速控制临床症状；治疗并发症和合并症，改善预后；实施个体化处理原则。

1. 一般治疗 适当休息，避免劳累，风湿热活动期必须卧床休息，恢复期也应适当控制活动量 3 ~ 6 个月。

2. 抗生素的应用 目的在于消灭体内残存的链球菌，青霉素仍是目前公认的杀灭链球菌最有效的药物。一般用普鲁卡因青霉素 40 万 ~ 80 万 U，每日 1 次，肌内注射，共 10 ~ 14 天；或苯唑西林钠（苯唑青霉素钠）120 万 U，肌内注射 1 次。对青霉素过敏或耐药者，可改用头孢菌素类或红霉素、罗红霉素。

3. 抗风湿治疗 常用药物有水杨酸制剂和糖皮质激素两类。如是单纯关节受累，首选非甾体抗炎药，常用阿司匹林，开始剂量成人为 3 ~ 4g/d，小儿为 80 ~ 100mg/（kg·d），分 3 ~ 4 次口服，亦可用其他非甾体抗炎药。发生心脏炎者，一般采用糖皮质激素治疗，常用泼尼松，开始剂量成人为 30 ~ 40mg/d，小儿为 1.0 ~ 1.5mg/（kg·d），分 3 ~ 4 次口服，病情缓解后减量至 10 ~ 15mg/d 维持治疗。有心包炎、心脏炎并急性心力衰竭者可静脉注射地塞米松 5 ~ 10mg/d 或滴注氢化可的松 200mg/d，至病情改善后改口服糖皮质激素治疗。单纯关节炎治疗 6 ~ 8 周，心脏炎最少治疗 12 周。

4. 舞蹈病的治疗 抗风湿药物对舞蹈病无效。保证环境安静，避免刺激，治疗首选丙戊酸，也可使用氟哌啶醇、地西泮、巴比妥或氯丙嗪等控制不自主动作。

【常用药物注意事项与患者教育】

阿司匹林 是临床使用最为广泛和持久的水杨酸类药物，主要药理作用有如下。①解热镇痛：具有显著的解热镇痛作用，临床常用于感冒、发热、头痛、偏头痛、牙痛、神经痛、关节痛、肌肉痛和痛经等。②抗风湿：在使用最大耐受剂量（3 ~ 4g/d）时有明显抗炎、抗风湿作用，同时能明显减轻风湿性关节炎和类风湿关节炎的炎症和疼痛。③抗血栓形成：血小板聚集是血栓形成的重要环节，小剂量阿司匹林可用于预防和治疗血栓形成性疾病。阿司匹林较常见的不良反应有恶心、呕吐、上腹部不适或疼痛等胃肠道反应，较少见的不良反应有胃肠道出血或溃疡、支气管痉挛性过敏反应、皮肤过敏反应、肾功能损害等，但损害均是可逆性的，停药后可恢复。

第二节 类风湿关节炎

情境导入

情境：患者，女性，38 岁，反复关节肿痛 7 年，加重 5 个月。患者于 7 年前无明显原因出现双手近端指间关节对称性肿胀、疼痛，同时伴晨僵，持续一个多小时，无明显发热、皮疹，予双氯芬酸治疗后症状减轻。此后逐渐出现双肘、腕、掌指关节多个关节肿痛，自觉双手握力明显减退。5 个月前受凉后关节肿痛进一步加重，且出现双踝关节肿痛，行走及长时间站立疼痛加重，双手晨僵每天持续 4 小时以上。发病以来，患者自觉口干、眼干，每天饮水约 2000ml，夜尿增多。睡眠、饮食可，大便如常，体重未减轻。

查体：T 36.5℃，P 89 次/分，R 18 次/分，BP 120/70mmHg。神志清楚，未见皮疹，双肘关节伸

面可见两个直径 2cm 皮下结节，质韧，无压痛，浅表淋巴结无肿大，心、肺查体未见异常，腹平软，肝脾肋下未及。双侧腕关节、双侧第 2 至第 5 近端指间关节、双侧第 2 至第 4 掌指关节肿胀和压痛阳性，双侧踝关节肿胀。

辅助检查：血 WBC 6.7×10^9/L，Hb 103g/L，Plt 282×10^9/L；IgG 26g/L（正常范围为 7～16g/L），IgA、IgM 及补体正常；类风湿因子（RF）203U/ml（正常小于 30U/ml）。

思考：1. 该患者考虑诊断为什么疾病？

2. 如何指导患者用药？

类风湿关节炎（rheumatoid arthritis，RA）是一种以慢性、对称性、侵蚀性多关节炎为主要临床表现的全身性自身免疫性疾病。具体发病机制不明。基本病理改变为关节滑膜的慢性炎症、血管翳形成，并逐渐出现关节软骨和骨破坏，最终导致关节畸形和功能丧失。本病呈慢性、进行性、侵蚀性发展，因此早期诊断、早期治疗至关重要。本病呈全球性分布，是造成人类丧失劳动力和致残的主要原因之一。RA 可发生于任何年龄，80% 发病于 35～50 岁，以青壮年为多，女性患者 2～3 倍于男性。我国 RA 的患病率为 0.32%～0.36%，略低于 0.5%～1% 的世界平均水平。

【病因与发病机制】

尚未完全阐明，目前一般认为在遗传、感染、环境等多因素共同作用下，自身免疫反应导致的免疫损伤和修复是 RA 发生和发展的基础。

1. 遗传易感性　流行病学调查显示 RA 家族发病率比健康人群家族中高出 2～10 倍，同卵双生子发病率为 21%～32%，高于异卵双生子（发病率为 9%），提示遗传因素在 RA 发病中的作用；同时作为遗传基础的人类白细胞抗原（HLA），携带 HLA－DR4 的个体对 RA 具有易感性，除了与 RA 的发病有关外，还与 RA 的病情严重程度有关。

2. 环境因素　尚未证实有导致本病的直接感染因子，但目前认为一些感染如细菌、支原体和病毒等可能通过被感染激活的 T、B 等淋巴细胞分泌致炎因子，产生自身抗体，影响 RA 的发病和病情进展。

3. 免疫紊乱　是 RA 主要的发病机制，活化的 $CD4^+T$ 细胞和 MHC－Ⅱ型阳性的抗原提呈细胞浸润关节滑膜，此外，活化的 B 细胞、巨噬细胞及滑膜成纤维细胞等作为抗原提呈及自身抗体来源细胞，在 RA 滑膜炎症性病变的发生及演化中发挥重要作用。

【病理】

RA 的基本病理改变是滑膜炎。急性期滑膜表现为渗出和细胞浸润，病变进入慢性期，滑膜变得肥厚，形成许多绒毛样突起，突向关节腔内或侵入到软骨和软骨下的骨质，绒毛又名血管翳，有很强的破坏性，是造成关节破坏、畸形、功能障碍的病理基础。血管炎可发生在 RA 关节外的任何组织。它累及中、小动脉和（或）静脉，管壁有淋巴细胞浸润、纤维素沉着，内膜有增生，导致血管腔狭窄或堵塞。类风湿结节是血管炎的一种表现，结节中心为纤维素样坏死组织，周围有上皮样细胞浸润，排列成环状，外被以肉芽组织。肉芽组织间有大量的淋巴细胞和浆细胞。

【临床表现】

RA 临床表现多样，多为慢性起病，以对称性双手、腕、足等多关节肿痛为首发表现，常伴有晨僵，可伴有乏力、低热、肌肉酸痛、体重下降等全身症状。少数则急性起病，在数天内出现典型的关节症状。

1. 关节表现

（1）晨僵　是指晨起后病变的关节部位的僵硬和胶着感，活动后减轻，持续时间超过 1 小时者意义较大。95%以上 RA 出现晨僵。僵硬程度和持续时间常与疾病的活动程度一致，常作为观察本病活动的指标之一。也可见于多种关节炎，但 RA 最突出。

（2）关节痛与压痛 往往是最早出现的症状，最常出现的部位为腕、掌指、近端指间关节，其次是足趾、膝、踝、肘、肩等关节，多呈对称性、持续性，时轻时重，局部伴有压痛，受累关节的皮肤出现褐色色素沉着。

（3）关节肿胀 多因关节腔内积液或关节周围软组织炎症引起，受累关节均可肿胀，多呈对称性。

（4）关节畸形 见于疾病较晚期，关节周围肌肉的萎缩、痉挛使畸形更为加重。最常见的关节畸形是掌指关节的半脱位、手指向尺侧偏斜和呈"天鹅颈"样及"纽扣花样"表现。重症患者关节呈纤维性或骨性强直失去关节功能，致使生活不能自理。

（5）关节功能障碍 关节肿痛和结构破坏都会引起关节活动障碍。美国风湿病学会将因本病影响生活的程度分为 4 级：Ⅰ级，能照常进行日常生活和各项工作；Ⅱ级，可进行一般的日常生活和某种职业工作，但参与其他项目活动受限；Ⅲ级，可进行一般的日常生活，但参与某种职业工作或其他项目活动受限；Ⅳ级，日常生活的自理和参与工作的能力均受限。

2. 关节外表现

（1）类风湿结节 是本病较常见的关节外表现，30% ~ 40% 的患者可出现，可发生于任何部位，多数位于关节隆突部及受压部位的皮下，结节直径由数毫米至数厘米大小不一，质硬、无压痛，对称性分布。此外，几乎所有脏器如心、肺、胸膜、眼等均可累及，类风湿结节存在提示 RA 病情处于活动期。

（2）类风湿血管炎 可出现在身体的任何部位，整体发生率不足 1.0%。其皮肤表现各异，包括瘀点、紫癜、指（趾）坏疽、梗死、网状青斑，病情严重者可出现下肢深大溃疡。需积极应用免疫抑制剂治疗。

（3）心脏表现 可累及心肌、心瓣膜、心包，以心包炎最常见。类风湿性心包炎只有少量心包积液，临床表现不明显。

（4）肺部表现 肺受累很常见，男性多于女性，有时可为首发症状。表现为如下。①肺间质病变：是最常见的肺病变，见于约 30% 的患者，主要表现为活动后气短，肺纤维化。②胸膜炎：见于约 10% 的患者，表现为单侧或双侧少量胸腔积液，偶为大量胸腔积液。③结节样改变：肺内出现单个或多个结节，为肺内的类风湿结节表现，结节有时可液化，咳出后形成空洞。

（5）眼部表现 最常见的表现为继发干燥综合征所致的干眼症，可能合并口干、淋巴结肿大，需结合自身抗体，经口腔科及眼科检查进一步明确诊断。

（6）肾脏表现 很少累及肾，偶有轻微膜性肾病、肾小球肾炎等报道。

（7）血液系统表现 最常见的是正细胞正色素性贫血，贫血程度与关节的炎症程度相关，在患者的炎症得以控制后，贫血也可得以改善；处于病情活动期的 RA 患者常见血小板增多，与疾病活动度相关，病情缓解后可下降。

（8）神经系统表现 神经受压是 RA 患者出现神经系统病变的常见原因，最常受累的神经有正中神经、尺神经及桡神经，主要表现为渐起的双手感觉异常和力量减弱，腱反射亢进、霍夫曼征阳性。

【辅助检查】

1. 血常规 一般有轻度至中度贫血，以正细胞正色素性常见，白细胞计数及分类大多正常，在活动期血小板计数可增高。

2. 炎性标志物 红细胞沉降率和 C 反应蛋白在活动期升高，缓解期下降。

3. 自身抗体

（1）类风湿因子（RF）　可分为 IgM、IgG 和 IgA 型。在常规临床工作中主要检测 IgM 型 RF，在 RA 患者中阳性率为 75%～80%。但 RF 并非 RA 的特异性抗体，其他自身免疫性疾病也可出现 RF 阳性，RF 阴性亦不能排除 RA 的诊断。

（2）抗角蛋白抗体谱　有抗核周因子（APF）抗体、抗角蛋白（AKA）抗体、抗聚角蛋白微丝蛋白抗体（AFA）和抗环瓜氨酸肽（CCP）抗体。抗 CCP 抗体在此抗体谱中对 RA 的诊断敏感性和特异性高，已在临床中普遍使用。

4. 免疫复合物和补体检查
多数患者血清中出现各种类型的免疫复合物，尤其是活动期和 RF 阳性患者。在急性期和活动期，患者血清补体均有升高，只有在少数有血管炎者出现低补体血症。

5. 关节滑液检查
关节有炎症时滑液增多，滑液内白细胞数明显增高，达 5000～50000/μl，以中性粒细胞为主。

6. 类风湿结节的活检
典型的病理改变有助于本病的诊断。

7. 关节影像学检查

（1）X 线检查　双手、腕关节以及其他受累关节的 X 线片对 RA 诊断、关节病变分期、病变演变的监测均很重要。早期可见关节周围软组织肿胀影、关节附近骨质疏松（Ⅰ期）；进而关节间隙变窄（Ⅱ期）；关节面出现虫蚀样改变（Ⅲ期）；晚期可见关节半脱位和关节破坏后的纤维性和骨性强直（Ⅳ期）。

（2）关节 MRI　对早期诊断极有意义，较 X 线更敏感。

（3）其他　包括关节 X 线数码成像、CT 等，对诊断早期 RA 都有帮助。

【诊断】

慢性关节炎的症状和体征、实验室及影像学检查是临床上诊断 RA 的主要依据。美国风湿病学会（ACR）1987 年修订的分类标准为：①关节内或周围晨僵持续至少 1 小时；②至少同时有 3 个关节区软组织肿或积液；③腕、掌指、近端指间关节区中，至少 1 个关节区肿胀；④对称性关节炎；⑤有类风湿结节；⑥血清 RF 阳性（所用方法正常人群中不超过 5% 阳性）；⑦X 线片改变（至少有骨质疏松和关节间隙狭窄）。符合以上 7 项中 4 项者可诊断为 RA（第 1 至第 4 项病程至少持续 6 周），其敏感性为 94%，特异性为 89%。但对于早期、不典型及非活动期 RA 易漏诊。

目前普遍采用 2010 年 ACR 和欧洲抗风湿病联盟（EULAR）联合提出的 RA 分类标准和评分系统，见表13－1。该标准包括关节受累情况、血清学指标、滑膜炎持续时间和急性时相反应物 4 部分，总得分6 分以上可确诊 RA。

表 13－1　2010 年 ACR/EULAR 的 RA 分类标准

项目		评分
关节受累情况		（0～5分）
中大关节	1 个	0
	2～10 个	1
小关节	1～3 个	2
	4～10 个	3
至少一个为小关节	>10 个	5
血清学指标		（0～3分）
RF 和抗 CCP 抗体均阴性		0
RF 或抗 CCP 抗体低滴度阳性		2

续表

项目	评分
RF 或抗 CCP 抗体高滴度阳性 （正常上限 3 倍）	3
滑膜炎持续时间	（0～1 分）
<6 周	0
≥6 周	1
急性时相反应物	（0～1 分）
CRP 和 ESR 均正常	0
CRP 或 ESR 异常	1

注：关节受累指关节肿胀、疼痛。小关节包括掌指关节、近端指间关节、第 2～5 跖趾关节、腕关节，不包括拇指腕掌关节、第 1 跖趾关节和远端指间关节；大关节指肩、肘、髋、膝和踝关节。

【治疗】

目前临床上尚无根治及预防本病的有效措施，减轻关节症状、延缓病情进展、防止和减少关节的破坏、保护关节功能、最大限度地提高患者的生活质量，是目前的治疗目标。为达到上述目的，早期诊断和早期治疗是极为重要的。治疗措施包括：一般性治疗、药物治疗、外科手术治疗等，其中以药物治疗最为重要。

1. 一般治疗　包括患者教育、休息、急性期的关节制动、恢复期关节功能的锻炼、物理疗法等。卧床休息只适宜于急性期、发热以及内脏受累的患者。

2. 药物治疗　治疗 RA 的常用药物分为五大类，即非甾体抗炎药（NSAID）、改变病情抗风湿药（DMARD）、生物 DMARD、糖皮质激素（GC）及植物药制剂等。初始治疗必须应用一种 DMARD。

（1）非甾体抗炎药（NSAID）　具有镇痛抗炎作用，是缓解关节炎症状的常用药，但控制病情方面作用有限，应与 DMARD 同服。常用的如下。①塞来昔布：剂量 200～400mg/d，分 1～2 次服用，对磺胺过敏者禁用。②美洛昔康：剂量 7.5～15mg/d，分 1～2 次服用。③双氯芬酸：剂量 75～150mg/d，分 2 次服用。④吲哚美辛：剂量 75～150mg/d，分 3 次服用。⑤萘普生：剂量 0.5～1.0g/d，分 2 次服用。⑥布洛芬：剂量 1.2～3.2g/d，分 3 次服用。NSAID 胃肠道反应等不良反应较多见，应避免两种或两种以上 NSAID 同时服用。

（2）传统 DMARD　较 NSAID 发挥作用慢，需 1～6 个月，不具备明显的镇痛和抗炎作用，但可延缓和控制病情进展。RA 一经确诊，都应早期使用 DMARD，具体药物的选择和应用方案根据患者病情活动性、严重性和进展而定。①甲氨蝶呤（methotrexate，MTX）：RA 治疗的首选用药，也是联合治疗的基本药物。每周 7.5～20mg，以口服为主，亦可静脉注射或肌内注射，通常 4～6 周起效，疗程至少半年，不良反应有肝损害、胃肠道反应、骨髓抑制和口炎等。②来氟米特（leflunomide，LEF）：口服，10～20mg/d。主要不良反应有胃肠道反应、肝损伤、脱发、骨髓抑制和高血压等，有致畸作用，妊娠期妇女禁用。③抗疟药：包括羟氯喹和氯喹。前者 0.2～0.4g/d，分 2 次服；后者 0.25g/d，1 次服。长期服用可出现视物盲点，眼底有“牛眼”样改变，因此每 6～12 个月宜进行眼底检查。④柳氮磺吡啶：剂量为 1～3g/d，分 2～3 次服用，由小剂量开始，会减少不良反应，对磺胺过敏者慎用。⑤其他 DMARD：金制剂和青霉胺、硫唑嘌呤、环孢素等。

（3）生物 DMARD　目前使用最普遍的是 TNF - α 拮抗剂、IL - 6 拮抗剂，临床试验提示它们有抗炎及防止骨破坏的作用。为增加疗效和减少不良反应，本类生物制剂宜与 MTX 联合应用。

知识链接

生物 DMARD

生物 DMARD 是近 30 年来类风湿关节炎治疗的一个新进展，是针对免疫细胞或细胞因子的靶向治疗药物，是促进类风湿关节炎实现达标治疗的有效药物，具有很好的特异性。TNF－α 拮抗剂是首次获批治疗 RA 的靶向药物，还包括 IL－1 拮抗剂、IL－6 拮抗剂、CD20 单克隆抗体、细胞毒 T 细胞活化抗原－4（CTLA－4）抗体，该类药物具有快速抗炎和控制 RA 患者疾病活动度、阻止骨质破坏、缓解病情的作用。与传统 DMARD 相比，TNF－α 抑制剂治疗 RA 患者起效更快、作用更强。新型靶向药的问世标志着 RA 的治疗进入了靶向时代，对于缓解患者症状以减轻痛苦、降低致残率带来了新的希望。

（4）糖皮质激素（GC）　本药有强大的抗炎作用，能迅速缓解关节肿痛症状和全身炎症。GC 治疗 RA 的原则是小剂量、短疗程。使用 GC 必须同时应用 DMARD，低至中等剂量的 GC 与 DMARDs 药物联合应用在初始治疗阶段对控制病情有益，当临床症状好转时应尽快递减 GC 用量至停用。

（5）植物药制剂　已有多种治疗 RA 的植物药制剂，如雷公藤多苷、白芍总苷、青藤碱等，对缓解关节症状有较好作用，长期控制病情的作用尚待进一步研究证实。

3. 外科治疗　包括人工关节置换和滑膜切除手术。前者适用于较晚期有畸形并失去功能的关节；滑膜切除术可以使病情得到一定的缓解，但当滑膜再次增生时病情又趋复发，所以必须同时应用 DMARD。

【常用药物注意事项与患者教育】

1. 非甾体抗炎药（NSAID）　是指具有解热、镇痛和消炎作用而非类固醇结构的药物。临床应用极为广泛，是仅次于抗感染药的第二大类药物。NSAID 是急、慢性风湿性疾病的非类固醇一线治疗药物，主要用于炎症免疫性疾病的对症治疗，能有效缓解肌肉、关节及炎症免疫性疾病的局部疼痛、肿胀等，广泛用于腰背痛、牙痛、痛经、急性痛风、外伤或手术后疼痛、癌痛等的治疗，且无成瘾性和依赖性的特点。其药理作用机制主要是通过抑制环氧合酶，减少炎性介质前列腺素的生成，产生抗炎、镇痛、解热的作用。这类药物包括阿司匹林、对乙酰氨基酚、吲哚美辛、萘普生、萘普酮、双氯芬酸、布洛芬、尼美舒利、罗非昔布、塞来昔布等。

2. 甲氨蝶呤（MTX）　有免疫抑制与抗炎作用，可降低血沉，改善骨侵蚀。不良反应有厌食、恶心、呕吐、口腔炎、脱发、白细胞或血小板减少、药物性间质性肺炎与皮疹。

3. 青霉胺　是一种含巯基的氨基酸药物，治疗慢性类风湿关节炎有一定效果。它能选择性抑制某些免疫细胞使 IgG 及 IgM 减少。不良反应有血小板减少、白细胞减少、蛋白尿、过敏性皮疹、食欲不振、视神经炎、肌无力及氨基转移酶增高等。

4. 雷公藤多苷　为卫矛科植物雷公藤根的提取物制剂，具有与 NSAID 类似的抗炎作用，又有免疫抑制或细胞毒作用，可以改善炎症症状，使血沉和 RF 效价降低。不良反应有女性月经不调及停经、男性精子数量减少、皮疹、白细胞和血小板减少、腹痛、腹泻等，停药后可消除。

第三节　系统性红斑狼疮 🔴微课

系统性红斑狼疮（systemic lupus erythematosus，SLE）是一种侵犯皮肤和多脏器的全身性自身免疫性疾病，患者血清含有以抗核抗体为代表的多种自身抗体。我国 SLE 的患病率为 0.7～1/1000，高于西方国家报道的 1/2000，发病以女性多见，尤其是 20~40 岁的育龄期妇女。本病病程以病情缓解和急性发作交替为特点，有内脏（肾、中枢神经）损害者预后较差。近年来通过早期诊断及综合性治疗，本病的预后已较前明显改善。

【病因与发病机制】

1. 病因

（1）遗传　流行病学及家系调查资料表明 SLE 患者第 1 代亲属中患 SLE 者 8 倍于无 SLE 患者家庭，单卵双胎患 SLE 者 5~10 倍于异卵双胎，临床上 SLE 患者的家族中也常有患其他结缔组织病的亲属；同时多年研究已证明 SLE 的发病是很多易感基因异常的叠加效应。但是现已发现的 SLE 相关基因也只能解释约 15% 的遗传可能性。

（2）环境因素　紫外线使皮肤上皮细胞出现凋亡，新抗原暴露而成为自身抗原；一些药物可以使得 DNA 甲基化程度降低，从而诱发药物相关的狼疮；有些微生物病原体等也可诱发疾病的发生。

（3）雌激素　女性患病率明显高于男性，在更年期前阶段为 9∶1；儿童及老人为 3∶1。

2. 发病机制　SLE 的发病机制非常复杂，尚不明确。目前认为在遗传因素和环境因素的共同作用下，机体自身免疫耐受机制破坏、稳定功能紊乱、出现多种免疫异常，导致机体多系统、多器官的自身免疫性损伤。主要表现为：①抑制性 T 细胞减少，功能下降，辅助性 T 细胞活性增强及 B 淋巴细胞过度增殖、高度活化，产生多克隆免疫球蛋白和多种自身抗体，引起免疫复合物型及细胞毒型变态反应；②从 SLE 患者外周血分离的淋巴细胞其凋亡细胞数增加，且凋亡细胞与正常细胞的比例与 SLE 活动性成正比，凋亡的淋巴细胞导致大量核小体释放，核小体在抗核抗体的产生中具有重要意义。

【病理】

主要病理改变为炎症反应和血管异常，可以出现在身体的任何器官。中小血管因免疫复合物的沉积或抗体直接侵袭而出现管壁的炎症和坏死，继发的血栓使管腔变窄，导致局部组织缺血和功能障碍。受损器官的特征性改变是：①苏木紫小体；②洋葱皮样病变，即小动脉周围有显著向心性纤维增生，明显表现于脾中央动脉，以及心瓣膜的结缔组织反复发生纤维蛋白样变性而形成赘生物。此外，心包、心肌、肺、神经系统等亦可出现上述基本病理变化。如做免疫荧光及电镜检查，几乎所有病例都发现肾脏有病变，主要为肾小球毛细血管壁发生纤维蛋白样变性或局灶性坏死，或毛细血管襻基底膜呈灶性增厚，严重时弥漫性增厚，形成所谓"铁丝圈"损害。

【临床表现】

临床症状多样，早期症状往往不典型。

1. 全身表现　大多数疾病活动期患者出现各种热型的发热，尤以低、中度热为常见。可有疲倦、乏力、食欲缺乏、肌痛、体重下降等。

2. 皮肤与黏膜表现　80% 的患者在病程中会出现皮疹，包括颧部呈蝶形分布的红斑、盘状红斑、指掌部和甲周红斑、指端缺血、面部及躯干皮疹，其中以鼻梁和双颧颊部呈蝶形分布的红斑最具特征性。SLE 皮疹多无明显瘙痒。口腔及鼻黏膜无痛性溃疡和脱发（弥漫性或斑秃）较常见，常提示疾病活动。

3. 浆膜炎　半数以上患者在急性发作期出现多发性浆膜炎，包括双侧中小量胸腔积液，中小量心包积液。

4. 肌肉关节表现　关节痛是常见的症状之一，出现在指、腕、膝关节，伴红肿者少见。常出现对称性多关节疼痛、肿胀，可以出现肌痛和肌无力，5%~10% 出现肌炎。

5. 肾脏表现　27.9%~70% 的 SLE 患者在病程中会出现肾脏受累，称为狼疮肾炎。肾脏受累主要表现为蛋白尿、血尿、管型尿、水肿、高血压，晚期可以发生肾衰竭，是 SLE 死亡的主要原因。

6. 心血管表现　①心包炎：患者常出现心包炎，可为纤维蛋白性心包炎或渗出性心包炎，但发生心包填塞者少见。②心肌损害：有气短、心前区疼痛、心动过速、心音减弱、脉压缩小、心脏扩大等表现，严重者出现心力衰竭。③动脉炎和静脉炎：较常见的为锁骨下静脉血栓性静脉炎、四肢血栓闭塞性脉管炎及游走性静脉炎。

7. 肺部表现　约35%的患者有胸腔积液，多为中小量、双侧性；患者可发生狼疮肺炎，表现为发热、干咳、气促，肺 X 线检查可见片状浸润阴影；SLE 所引起的肺间质性病变主要是急性和亚急性期的磨玻璃样改变和慢性期的纤维化，表现为活动后气促、干咳、低氧血症。此外还有少量患者合并弥漫性肺泡出血、肺动脉高压，是 SLE 预后不良的因素之一。

8. 神经系统表现　神经精神狼疮（neuropsychiatric lupus，NP-SLE）又称"狼疮脑病"，中枢神经系统和周围神经系统均可累及。中枢神经系统病变包括癫痫、狼疮性头痛、脑血管病变、无菌性脑膜炎、脱髓鞘综合征等，周围神经系统受累可表现为吉兰-巴雷综合征、自主神经病、单神经病、重症肌无力、脑神经病变等，腰穿脑脊液检查以及磁共振等影像学检查对 NP-SLE 诊断有帮助。

9. 消化系统表现　可表现为食欲减退、腹痛、呕吐、腹泻等，部分患者以上述症状为首发。少数患者可并发急腹症，如胰腺炎、肠坏死、肠梗阻，SLE 还可出现失蛋白肠病和肝脏病变，早期使用糖皮质激素可以较好改善这些症状。

10. 血液系统表现　活动性 SLE 中血红蛋白下降、白细胞和（或）血小板减少常见；部分患者可有无痛性轻或中度淋巴结肿大；少数患者有脾大。

11. 抗磷脂综合征　可以出现在 SLE 的活动期，其临床表现为动脉和（或）静脉血栓形成、反复的自发流产、血小板减少，患者血清不止一次出现抗磷脂抗体。

12. 干燥综合征　有约30%的 SLE 患者有继发性干燥综合征并存，有唾液腺和泪腺功能不全。

13. 眼部表现　约15%患者有眼底病变，其原因是视网膜血管炎。此外血管炎可累及视神经，两者均影响视力，重者可在数天内致盲。早期治疗，多数可逆转。

【辅助检查】

1. 一般检查　不同系统受累可出现相应的血、尿常规，肝、肾功能与影像学检查等异常，血沉增快表示病情控制不佳。

2. 自身抗体　患者血清中可以检测到多种自身抗体，可以是 SLE 诊断的标记、疾病活动性的指标及提示可能出现的临床亚型。常见的自身抗体依次为抗核抗体谱、抗磷脂抗体和抗组织细胞抗体。

（1）抗核抗体谱　出现在 SLE 的如下。①抗核抗体（ANA）：见于几乎所有的 SLE 患者，由于它特异性低，它的阳性不能作为 SLE 与其他结缔组织病的鉴别依据。②抗双链 DNA（dsDNA）抗体：是诊断 SLE 的特异性抗体，是 SLE 的标记抗体，多出现在 SLE 的活动期，其含量与疾病活动性密切相关。③抗 ENA 抗体谱：是一组临床意义不相同的抗体。其中，抗 Sm 抗体是诊断 SLE 的标记抗体之一，特异性99%，但敏感性仅25%，有助于早期和不典型患者的诊断或回顾性诊断，它与病情活动性不相关；抗 RNP 抗体阳性率40%，对 SLE 诊断特异性不高，往往与 SLE 的雷诺现象和肌炎相关；抗 SSA（Ro）抗体往往出现在 SLE 合并干燥综合征时有诊断意义。此外还有抗 SSB（La）抗体、抗 rRNP 抗体等。

（2）抗磷脂抗体　包括抗心磷脂抗体、狼疮抗凝物、抗 β_2 糖蛋白 I（β_2GP I）抗体等针对自身不同磷脂成分的自身抗体。

（3）抗组织细胞抗体　包括抗红细胞膜抗体，现以 Coombs 试验测得；抗血小板相关抗体导致血小板减少；抗神经元抗体多见于 NP-SLE。

（4）其他　部分患者血清可出现 RF，少数患者可出现抗中性粒细胞胞质抗体。

3. 补体　目前常用的有总补体（CH50）、C3 和 C4 的检测。补体低下，尤其是 C3 低下常提示有 SLE 活动。

4. 狼疮带试验　采取腕上方的正常皮肤，用免疫荧光法检测皮肤的真皮和表皮交界处是否有免疫球蛋白沉积带。狼疮带试验阳性代表 SLE 处于活动期。

5. 肾活检病理　对狼疮肾炎的诊断、治疗和预后估计均有价值，尤其对指导狼疮肾炎治疗有重要意义。

6. X 线及影像学检查　有助于早期发现器官损害。如头颅 MRI、CT 对患者脑部病灶的发现；高分辨 CT 有助于早期肺间质性病变的发现；超声心动图对心包、心肌、心瓣膜病变等有较高敏感性而有利于早期诊断。

【诊断】

目前推荐使用 2012 年系统性红斑狼疮国际协作组（SLICC）或 2019 年欧洲抗风湿病联盟（EULAR）/美国风湿病学会（ACR）制定的 SLE 分类标准对疑似 SLE 者进行诊断。在 2012 年分类标准（表 13 - 2）的 11 项临床指标和 6 项免疫学指标中，诊断 SLE 要求满足 4 条标准，其中包括至少 1 条临床标准和至少 1 条免疫学标准，或者肾活检证实为狼疮性肾炎且 ANA 阳性或抗 dsDNA 阳性。2012 年分类标准灵敏度和特异度分别为 97% 和 84%。

表 13 - 2　2012 年系统性红斑狼疮国际协作组（SLICC）推荐的 SLE 分类标准

临床标准
1. 急性或亚急性皮肤狼疮
2. 慢性皮肤狼疮
3. 口腔或鼻咽部溃疡
4. 非瘢痕形成引起的脱发
5. 炎性滑膜炎：医师观察到两个或以上肿胀关节或者伴有晨僵的压痛关节
6. 浆膜炎
7. 肾脏：尿蛋白/肌酐异常（或 24 小时尿蛋白 >500mg）或红细胞管型
8. 神经系统：癫痫发作、精神异常、多发性单神经炎、脊髓炎、外周或脑神经病变、脑炎（急性精神错乱状态）
9. 溶血性贫血
10. 白细胞减少（$<4 \times 10^9$/L，至少 1 次）或淋巴细胞减少（$<1 \times 10^9$/L，至少 1 次）
11. 血小板减少（$<100 \times 10^9$/L，至少 1 次）

免疫学标准
1. ANA 高于实验室正常参考值范围
2. 抗 dsDNA 抗体高于实验室正常参考值范围（ELISA 方法则要两次均高于实验室正常参考值范围）
3. 抗 Sm 抗体阳性
4. 抗磷脂抗体阳性，包括狼疮抗凝物（梅毒血清试验假阳性）、抗心磷脂抗体（至少 2 次异常或中高滴度）、抗 β_2 GP I 阳性
5. 低补体：低 C3、低 C4、低 CH50
6. 直接 Coombs 试验阳性（非溶血性贫血状态）

【治疗】

SLE 目前尚不能根治，但合理治疗以后可以缓解。肾上腺皮质激素加免疫抑制剂依然是主要的治疗方案。治疗原则是：急性期积极用药物诱导缓解；病情缓解后调整用药，并维持缓解治疗使其保持缓解状态，保护重要脏器功能并减少药物副作用。

1. 一般治疗 ①进行心理治疗，使患者对本病保持乐观情绪；②急性活动期要卧床休息，病情稳定的慢性患者可适当工作，但避免过度劳累；③及早发现和治疗感染；④避免使用可能诱发狼疮的药物，如避孕药等；⑤避免强阳光暴晒和紫外线照射；⑥缓解期才可做防疫注射，但尽可能不用活疫苗。

2. 对症治疗 对发热及关节痛者可采用 NSAID；对有高血压、血脂异常、糖尿病、骨质疏松等者应予相应的治疗；对于 SLE 神经精神症状可给予相应的降颅内压、抗癫痫、抗抑郁等治疗。

3. 药物治疗

（1）糖皮质激素（简称激素） 一般选用泼尼松或甲泼尼龙，只有鞘内注射时用地塞米松。症状不重的，根据病情泼尼松剂量为 0.5~1mg/（kg·d），病情稳定后 2 周或 6 周后缓慢减量。如果病情允许，以 <10mg/d 泼尼松的小剂量长期维持。急性暴发性危重 SLE，应进行激素冲击治疗，即甲泼尼龙 500~1000mg，静脉滴注，每日 1 次，连用 3~5 天为 1 个疗程。如病情需要，1~2 周后可重复使用，这样能较快控制病情活动，达到诱导缓解的目的。

（2）免疫抑制剂 活动程度较严重的 SLE，应同时给予大剂量激素和免疫抑制剂，后者常用的是环磷酰胺（CTX）或硫唑嘌呤。加用免疫抑制剂有利于更好地控制 SLE 活动，保护重要脏器功能，减少 SLE 复发，以及减少激素的需要量和副作用。在有重要脏器受累的 SLE 患者中，诱导缓解期建议首选 CTX 或 MMF 治疗，如无明显副作用，建议至少应用 6 个月。在维持治疗中，可根据病情选择 1~2 种免疫抑制剂长期维持。目前认为羟氯喹应作为 SLE 的背景治疗，可在诱导缓解和维持治疗中长期应用。常用免疫抑制剂见表 13-3。

表 13-3 常见免疫抑制剂用法及副作用

名称	用法	副作用
环磷酰胺（CTX）	0.4g，每周 1 次；口服剂量为 1~2mg/（kg·d）	胃肠道反应、脱发、骨髓抑制、诱发感染、肝功能损害、性腺抑制、致畸、出血性膀胱炎，远期致癌性
吗替麦考酚酯（MMF）	1.5~2g/d	胃肠道反应、骨髓抑制、感染、致畸
环孢素（CsA）	3~5mg/（kg·d）	胃肠道反应、多毛、肝肾功能损伤、高血压、高尿酸血症、高血钾
他克莫司（FK506）	2~6mg/d	高血压、胃肠道反应、高尿酸血症、肝肾功能损伤、高血钾
甲氨蝶呤（MTX）	10~15mg，每周 1 次	胃肠道反应、口腔黏膜糜烂、肝功能损害、骨髓抑制，偶见肺纤维化
硫唑嘌呤（AZA）	50~100mg/d	骨髓抑制、胃肠道反应、肝功能损害
来氟米特（LEF）	10~20mg/d	腹泻、肝功能损害、皮疹、WBC 下降、脱发、致畸
羟氯喹（HCQ）	0.1~0.2g，每日 2 次	眼底病变、胃肠道反应、神经系统症状，偶有肝功能损害
雷公藤多苷	20mg，每日 2 次或 3 次	性腺抑制、胃肠道反应、骨髓抑制、肝肾功能损伤、皮损

（3）大剂量免疫球蛋白 适用于某些病情严重或（和）并发全身性严重感染者。对重症血小板减少性紫癜有效。一般 0.4g/（kg·d），静脉滴注，连续 3~5 天为 1 个疗程。

（4）其他治疗 血浆置换、造血干细胞或间充质干细胞移植等。另外，近年来生物制剂也逐渐应用于 SLE 的治疗。

【常用药物注意事项与患者教育】

环磷酰胺 是临床常用的烷化剂类免疫抑制剂，临床应用如下：①抗肿瘤药，用于淋巴瘤、多发性骨髓瘤、乳腺癌、小细胞肺癌、卵巢癌等多种肿瘤的联合化疗方案；②作为免疫抑制剂，用于各种自身免疫性疾病，如严重类风湿关节炎、系统性红斑狼疮、儿童肾病综合征、特发性血小板减少性紫癜等，也用于器官移植时抗排斥反应，通常与泼尼松、抗淋巴细胞球蛋白合用。不良反应有骨髓抑制、脱发、消化道反应、口腔炎、膀胱炎，长期应用在男性可致睾丸萎缩及精子缺乏，妇女可致闭经、卵巢纤维化或致畸胎，妊娠期妇女慎用。

目标检测

1. 简述风湿热的治疗原则。
2. 简述风湿热抗风湿治疗的常用药物及使用方法。
3. 简述美国风湿病学会（ACR）1987 年类风湿关节炎分类的诊断要点。
4. 简述类风湿关节炎目前的治疗目标及治疗措施。
5. 简述系统性红斑狼疮的自身抗体及其临床意义。

答案解析

（周爱民）

书网融合……

重点小结　　　微课　　　习题

第十四章 理化因素所致疾病

PPT

学习目标

知识目标：通过本章的学习，应能掌握常见理化因素所致疾病的诊断要点、常用药物、用药注意事项与患者教育；熟悉常见理化因素所致疾病的临床表现；了解常见理化因素所致疾病的病因和发病机制、辅助检查等。

能力目标：具备指导常见理化因素所致疾病的患者合理用药的能力。

素质目标：通过本章的学习，树立安全意识和创新意识，遵纪守法，守正创新。

人类所处的生活环境中，存在着很多危害身体健康的物理因素（温度、气压、电流、电离辐射、噪声和机械力等）和化学因素（强酸、强碱、化学毒物、动植物的毒性物质），所致的疾病有中毒、中暑、冻僵、高原病、电击、淹溺、晕动病等，本章介绍中毒和中暑。

第一节 中 毒

一、概述

进入人体的化学物质达到中毒量产生组织和器官损害引起的全身性疾病称为中毒，引起中毒的化学物质称毒物。根据接触毒物的毒性、剂量和时间，通常将中毒分为急性中毒和慢性中毒两类，短时间内吸收大量毒物可引起急性中毒，长时间接触小剂量毒物则引起慢性中毒。

【病因与发病机制】

1. 病因

（1）毒物种类 人类生存的环境中可以造成中毒的毒物，有工业性毒物、农业杀虫药、杀鼠药、药物、有毒动植物等。

1）工业性毒物 ①腐蚀性毒物：浓硫酸、浓硝酸、浓盐酸、氢氧化钠、氢氧化钾等。②金属类：汞、铅、镉等。③有机溶剂：甲醇、汽油、煤油、苯等。④刺激性气体：氨、氯、一氧化碳、二氧化氮等。⑤窒息性毒物：氰化钾、亚硝酸盐、苯胺、硝基苯等。

2）农业杀虫药 ①有机磷类：甲拌磷、内吸磷、敌敌畏、乐果、稻丰散等。②氨基甲酸酯类：呋喃丹、西维因、叶蝉散等。③拟除虫菊酯类：溴氢菊酯、氰戊葡酯等。④杀虫脒。

3）杀鼠药 毒鼠强、氟乙酰胺、溴鼠隆、磷化锌等。

4）药物 地西泮、氯丙嗪、阿托品、阿司匹林、异烟肼等。

5）有毒动植物 ①植物类（包括中药）：马钱子、巴豆、附子、川乌、草乌、发芽马铃薯、毒蕈等。②动物类：蟾蜍、河豚、蛇毒等。

（2）中毒原因

1）职业性中毒 由于职业关系，在生产过程中，如不注意劳动防护，暴露于有毒原料、中间产物或成品，即可发生中毒。

2）生活性中毒 如误食、意外接触毒物、用药过量、自杀或谋害等情况下，大量毒物入体可引起中毒。

2. 发病机制 毒物通常可经消化道、呼吸道或皮肤黏膜等途径进入人体引起中毒，它对机体产生毒性作用的快慢、强度和表现与毒物侵入途径和吸收速度有关。

（1）局部腐蚀作用 强酸和强碱可吸收组织中的水分，并与蛋白质或脂肪结合，造成细胞变性、坏死。

（2）缺氧 一氧化碳、氰化物、亚硝酸盐等通过阻碍氧的吸收、转运和利用造成机体缺氧。

（3）麻醉作用 有机溶剂和吸入性麻醉药有强亲脂性，它们通过血 - 脑屏障与富含脂类的脑组织结合，抑制脑功能。

（4）抑制酶活力 酶是生命活动的重要活性物质，有些毒物及其代谢物通过抑制酶活力产生毒性作用。

此外还可通过干扰细胞或细胞器的功能、竞争相关受体等对机体产生毒性。

【诊断】

通常根据毒物接触史、临床表现、实验室毒物检查分析和调查周围环境有无毒物存在，还要与其他症状相似疾病鉴别后进行诊断。

1. 毒物接触史 询问有无毒物接触史、接触方式及剂量，患者的精神状态、生活情况、服用药物情况，患者职业、工种、环境条件及防护情况。

2. 临床表现 对不明原因的突然昏迷、呕吐、惊厥、呼吸困难和休克患者或不明原因的发绀、周围神经麻痹、贫血、白细胞减少、血小板减少及肝损伤患者，都要考虑到中毒。某些毒物中毒后常呈现特殊表现，对诊断有重要提示作用，如：呼气呈大蒜味提示有机磷农药中毒；口唇呈樱桃红色提示一氧化碳中毒；皮肤呈黑色痂皮提示浓硫酸烧伤；瞳孔扩大提示阿托品和莨菪碱类中毒；瞳孔缩小可提示有机磷农药等中毒等。急性中毒起病急，变化快，慢性中毒多见于职业中毒和地方病。

3. 辅助检查 主要是实验室检查。常规留取剩余毒物或可能含毒的标本如呕吐物、胃内容物、血、尿等，通过实验室检查确定毒物种类，必要时进行毒物分析或细菌培养。对于慢性中毒，检查环境中和人体内有无毒物存在，有助于确定诊断。

【治疗】

中毒的治疗原则：立即终止接触毒物，紧急复苏和对症支持治疗，清除尚未吸收的毒物，促进已吸收毒物排出，使用解毒药，预防并发症。

1. 立即终止接触毒物 将患者立即撤离中毒现场，转到空气新鲜的地方；脱去污染的衣服，处理皮肤、头发、伤口残留的毒物。

2. 紧急复苏和对症支持治疗 目的是保护和恢复患者重要器官功能，帮助重症患者度过危险期。急性中毒昏迷者，保持呼吸道通畅、维持呼吸和循环功能，观察其观察神志、体温、脉搏、呼吸和血压等情况；严重中毒者出现呼吸循环衰竭、心搏骤停、休克时，立即采取有效急救复苏措施，稳定生命体征。

3. 清除尚未吸收的毒物

（1）清除胃肠道尚未吸收的毒物 可使病情明显改善，越早、越彻底越好。

1）催吐 适用于不能洗胃的能合作的清醒中毒者，分为物理法刺激催吐和药物催吐两种。但因此法易引起误吸和延迟活性炭应用，还可能引起食管撕裂、胃穿孔、出血等，临床上已不常规应用。

2）洗胃 适用于口服毒物 1 小时以内者，越早越好，就诊时已超过 6 小时但无特效解毒治疗的急性重症患者，仍可酌情考虑洗胃。吞服强腐蚀性毒物、食管静脉曲张、惊厥或昏迷患者，不宜进行洗胃。根据进入胃内的毒物种类的不同，选用的洗胃液不同，最常用的是温开水，亦可使用自来水，只有确定毒物种类时，才能选用具有解毒作用的洗胃液。洗胃时注意正确的操作方法，避免胃穿孔或出血，吸入性肺炎或窒息等并发症的发生。

3）导泻　洗胃后，给予泻药以清除进入肠道内的毒物，一般不用油脂类泻药，常用导泻药有甘露醇、山梨醇、硫酸镁、硫酸钠等。硫酸镁15g溶于水中，口服或由胃管注入。

4）灌肠　适用于除腐蚀性毒物中毒外，口服中毒6小时以上、导泻无效及抑制肠蠕动的毒物（巴比妥类、颠茄类、阿片类）中毒者。可用1%温肥皂水连续多次灌肠。

（2）清除皮肤上的毒物　用肥皂水、大量温水或自来水清洗皮肤和毛发，必要时，剃掉头发。

（3）清除眼内的毒物　用清水彻底冲洗眼，局部一般不用化学拮抗剂。

4. 促进已吸收毒物的排出

（1）强化利尿和改变尿液酸碱度　强化利尿的目的在于增加尿量促进毒物排出，如快速大量静脉输注或静脉注射呋塞米等强利尿剂，加速毒物的排出；同时可根据毒物溶解后酸碱度不同，选用能改变尿液酸碱度的药物而促使毒物由尿排出。

（2）氧疗　一氧化碳中毒时，吸氧可使碳氧血红蛋白解离，加速一氧化碳排出，高压氧治疗是一氧化碳中毒的特效治疗方法。

（3）血液净化　可迅速清除血液中的毒物，适用于血液中毒物浓度明显增高、中毒严重、昏迷时间长、有并发症和经积极支持疗法病情仍日趋恶化者，常用的有血液透析、血液灌流、血浆置换。

5. 常用的解毒药

（1）金属中毒解毒药　此类药物多属螯合剂，常用的有氨羧螯合剂和巯基螯合剂，其中，依地酸二钠钙治疗铅中毒，二巯基丙醇治疗汞等中毒，二巯丙磺酸钠治疗汞、铜等中毒，二巯丁二钠治疗锑、铅、汞、铜等中毒。

（2）高铁血红蛋白血症解毒药　小剂量（1～2mg/kg）亚甲蓝（美蓝）治疗亚硝酸盐等中毒引起的高铁血红蛋白血症。

（3）有机磷杀虫药中毒解毒药　包括碘解磷定、氯解磷定、双复磷等胆碱酯酶复活药和毒蕈碱受体拮抗剂阿托品。

（4）氰化物中毒解毒药　中毒后立即吸入亚硝酸异戊酯，随即3%亚硝酸钠溶液10ml缓慢静脉注射，继而用50%硫代硫酸钠50ml缓慢静脉注射。

（5）中枢神经抑制剂解毒药　阿片受体拮抗剂纳洛酮，是阿片类麻醉药的解毒药，可特异性拮抗麻醉镇痛药引起的呼吸抑制，对急性酒精中毒有催醒作用，同时对各种镇静催眠药，如地西泮等中毒也有一定疗效；氟马西尼治疗苯二氮䓬类中毒。

6. 预防并发症　惊厥时，保护患者避免受伤；卧床时间较长者，要定时翻身，以免发生坠积性肺炎、压疮或血栓栓塞性疾患等。

二、有机磷杀虫药中毒

▶▶情境导入

情境：患者，女，38岁，农民。因自服农药"甲胺磷"后神志不清2小时入院。患者因与邻里就琐事争吵而自服农药"甲胺磷"约60 ml，随后出现大汗、呕吐、大小便失禁、肌束颤动、谵语、神志不清等症状，急送入院就诊。

查体：T 36.5℃，P 88 次/分，R 24 次/分，BP 100/70 mmHg。急性病容，神志不清，呼吸有大蒜味，皮肤湿冷，嘴角有分泌物流出，双侧瞳孔等大，直径约2mm，对光反射迟钝，双下肺可闻及少许湿性啰音，心律齐，无心脏杂音，余（－）。

辅助检查：全血 ChE 活力为 28%。

思考： 1. 该患者考虑诊断为什么疾病？

2. 如何指导患者用药？

我国目前常用的农药包括杀虫药（有机磷类、氨基甲酸酯类、拟除虫菊酯类和甲脒类等）、杀鼠药和除草剂等。上述农药在生产、运输、贮存和使用过程中，被过量接触、过量残留在农作物上或被意外摄入均可引起人畜中毒。

有机磷杀虫药（organophosphorus insecticide，OPI）是农业生产过程中最常见的杀虫药，其引起的急性中毒死亡率高，严重影响人们的身体健康。

【病因与发病机制】

1. 有机磷杀虫药的分类　根据其毒性分为以下 4 类。

（1）剧毒类　甲拌磷（3911）、内吸磷（1059）、对硫磷（1605）、特普等。

（2）高毒类　甲基对硫磷、甲胺磷、谷硫磷、氧化乐果、敌敌畏等。

（3）中度毒类　乐果、乙硫磷、敌百虫、二嗪农、稻丰散、大亚仙农等。

（4）低毒类　马拉硫磷、氯硫磷、杀螟松、辛硫磷、稻瘟净等。

2. 中毒方式

（1）职业性中毒　由于职业关系，在生产、运输、保管和使用过程中，防护不当或发生意外，接触毒物引起中毒，如：在杀虫药精制、出料和包装过程中，手套破损或衣服和口罩被污染；施药人员喷洒时，药液污染皮肤被吸收；吸入空气中杀虫药。

（2）生活性中毒　在日常生活中，由于误服、故意吞服，饮用被杀虫药污染水源或食入污染食品等。

3. 中毒机制　有机磷杀虫药经消化道、呼吸道、皮肤黏膜吸收后迅速分布到全身各器官，以肝脏含量最高，有机磷杀虫药吸收后 6～12 小时血中浓度达高峰，24 小时内通过肾由尿排泄，48 小时后完全排出体外。有机磷杀虫药对人畜的毒性作用机制是抑制体内的胆碱酯酶。ChE 的主要功能是分解乙酰胆碱（ACh），ACh 是胆碱能神经的传导介质，正常情况下完成神经冲动后的 ACh 在 ChE 的参与下迅速被水解而失去活性。有机磷杀虫药进入体内后与 ChE 结合形成较稳定的磷酰化 ChE，使其失去分解 ACh 的能力，ACh 大量积聚引起胆碱能神经先兴奋后抑制，临床上出现一系列毒蕈碱样、烟碱样和中枢神经系统症状，严重者常死于呼吸衰竭。

【临床表现】

急性中毒发作的时间与毒物种类、剂量和侵入途径以及机体状态（空腹或餐后）有关。口服中毒在 10 分钟至 2 小时内发病，吸入后约 30 分钟，皮肤吸收后 2～6 小时发病。中毒后出现急性胆碱能危象，表现如下。

1. 毒蕈碱样表现　又称 M 样症状，由于 ACh 积聚，刺激副交感神经末梢过度兴奋，出现平滑肌痉挛和腺体分泌增加等类似毒蕈中毒的症状，表现为瞳孔缩小、呼吸困难、恶心、腹痛、腹泻、分泌物增加如流泪和流涎等，严重者发生肺水肿。

2. 烟碱样表现　又称 N 样症状，在横纹肌神经肌肉－接头处 ACh 蓄积过多，出现肌纤维颤动、全身肌强直性痉挛，也可出现肌力减退或瘫痪，呼吸肌麻痹引起呼吸衰竭或停止。交感神经节节后纤维末梢释放儿茶酚胺，表现为血压增高和心律失常。

3. 中枢神经系统表现　头晕、头痛、疲乏、共济失调、烦躁不安、谵妄、抽搐和昏迷。

4. 其他

（1）局部损害　有些 OPI 接触皮肤后引发过敏性皮炎、皮肤水疱或剥脱性皮炎；污染眼部时，出现结膜充血和瞳孔缩小。

（2）迟发性脑病　急性重度和中度 OPI 中毒在中毒症状消失后 2～3 周出现迟发性神经损害，表现为肢体末端病变及下肢瘫痪、四肢肌肉萎缩等神经症状。目前认为可能是 OPI 抑制神经靶酯酶并使其老化所致。

（3）中间综合征　多发生在重度 OPI 中毒后 24～96 小时及复活药用量不足患者，在急性中毒症状缓解后和迟发性脑病发生前突然发生死亡。其发生可能与 ChE 受到长期抑制，影响神经 – 肌肉接头处突触后功能有关。

【辅助检查】

1. 全血 ChE 活力测定　是诊断 OPI 中毒的特异性实验指标。以正常人血 ChE 活力值作为 100%，急性 OPI 中毒时，ChE 活力值在 70%～50% 为轻度中毒，50%～30% 为中度中毒，30% 以下为重度中毒。对长期 OPI 接触者，血 ChE 活力值测定可作为生化监测指标。

2. 毒物检测　通过对患者血、尿、粪便或胃内容物等标本的检测或尿分解产物的检测，可确定有机磷杀虫药种类。

【诊断】

1. 诊断要点　① OPI 接触史；② OPI 相关中毒症状及体征，如呼气有大蒜味、多汗、流涎、瞳孔缩小、肺水肿、肌纤维颤动和意识障碍等中毒表现；③全血 ChE 活力下降；④血、胃内容物 OPI 及其代谢物检测。此外，诊断时尚需注意乐果和马拉硫磷中毒患者，病情好转后，在数天至一周后可突然恶化，可再次出现 OPI 急性中毒症状或突然死亡，此种临床"反跳"现象可能与残留在体内的 OPI 重吸收或解毒药停用过早有关。

2. 临床分级　①轻度中毒：仅有 M 样症状，ChE 活力在 70%～50%。②中度中毒：M 样症状加重，出现 N 样症状，ChE 活力在 50%～30%。③重度中毒：具有 M、N 样症状，并伴有肺水肿、抽搐、昏迷、呼吸肌麻痹和脑水肿，ChE 活力在 30% 以下。

【治疗】

1. 立即撤离现场，迅速消除毒物　立即将患者撤离中毒现场，彻底清除未被机体吸收进入血的毒物，包括迅速脱去污染衣服，用肥皂水清洗污染皮肤、毛发和指甲；眼部污染时，用清水、生理盐水、2% 碳酸氢钠溶液或 3% 硼酸溶液冲洗；口服中毒者，用清水、2% 碳酸氢钠溶液（敌百虫忌用）或 1∶5000 高锰酸钾溶液（对硫磷忌用）反复洗胃，直至洗出液清亮为止。然后将硫酸钠 20～40g 溶于 20ml 水，口服，观察 30 分钟，无导泻作用时，再口服或经鼻胃管注入水 500ml。

2. 紧急复苏　肺水肿、呼吸肌麻痹、中枢性呼吸衰竭是 OPI 中毒者常见的死因，对于重症患者，要紧急采取复苏措施：清除呼吸道分泌物，保持呼吸道通畅，给氧，根据病情酌情考虑机械通气；肺水肿应用阿托品，不能应用氨茶碱和吗啡；心搏骤停时，行体外心脏按压复苏等。

3. 使用解毒药　清除毒物过程中，同时应用 ChE 复活药和胆碱受体拮抗剂治疗，用药原则：早期、足量、联合和重复用药。

（1）ChE 复活药　通过与磷酰化 ChE 中的磷形成结合物，使其与 ChE 的酯解部位分离，从而恢复 ChE 的活力，但对已老化的 ChE 无复活作用。常用药物有碘解磷定、氯解磷定、双复磷、双解磷等。ChE 复活药应用后可有短暂的眩晕、视物模糊、复视、血压升高等不良反应，用量过大可引起癫痫样发作和抑制 ChE 活力，应予注意。

1）氯解磷定（pyraloxime methylchloride，PAM – CI，氯磷定）　复活作用强，毒性小，水溶性

大，可供静脉或肌内注射，是临床上首选的解毒药。首次给药要足量，指征为外周 N 样症状（如肌颤）消失，血液 ChE 活性恢复至50% ～60%或以上。

2）碘解磷定（pralidoximeiodide，PAM－I，解磷定）　复活作用较差，毒性小，水溶性小，仅能静脉注射，是临床上次选的解毒药。

3）双复磷（obidoxime，DMO₄）　复活作用强，毒性较大，水溶性大，能静脉或肌内注射。

ChE 复活药对甲拌磷、内吸磷、对硫磷、甲胺磷、乙硫磷和辛硫磷等中毒疗效好，对敌敌畏、敌百虫中毒疗效差，对乐果和马拉硫磷中毒疗效不明显。ChE 复活药对中毒24～48小时后已老化的 ChE 无复活作用，ChE 复活药治疗效果不好的，加用胆碱受体拮抗剂治疗。

（2）抗胆碱药阿托品　阿托品可拮抗 ACh 对副交感神经和中枢神经系统毒蕈碱受体的作用，对缓解毒蕈样症状和对抗呼吸中枢抑制有效，但对烟碱样症状和恢复 ChE 活力没有作用。阿托品给药要达到毒蕈样症状明显好转或患者出现"阿托品化"，阿托品化是指出现口干、皮肤干燥、心率增快（90～100次/分）和肺湿性啰音消失，此时应减少阿托品剂量或停用；如出现瞳孔明显扩大、神志模糊、烦躁不安、抽搐、昏迷和尿潴留等为阿托品中毒，应立即停用阿托品。在阿托品应用过程中，应密切观察患者全身反应和瞳孔大小，并随时调整剂量；另外，对有心动过速及高热者，慎用阿托品。

4. 对症治疗　重度 OPI 中毒患者可出现脑水肿、呼吸肌麻痹、中枢性呼吸衰竭、惊厥、休克等严重症状，应根据不同情况采取积极的治疗措施。

【常用药物注意事项与患者教育】

1. 胆碱酯酶复活药　是一类能使失活的胆碱酯酶恢复活性的药物。目前常用的有氯解磷定、碘解磷定，都属于肟类化合物。作用原理是肟类化合物与磷酰化的胆碱酯酶接触后，其吡啶环中的季铵氮带正电荷，能被磷酰化胆碱酯酶的阴离子部位吸引，而其肟基结构部分则与磷酰化胆碱酯酶的磷酰基团共价结合，形成解磷定－磷酰化胆碱酯酶复合物。裂解后形成磷酰化碘解磷定，使胆碱酯酶游离而复活。但对中毒过久的老化磷酰化胆碱酯酶解毒效果差，故应及早应用胆碱酯酶复活药。胆碱酯酶复活药使用后的不良反应有短暂的眩晕、视物模糊或复视、血压升高等，用量过大，可引起癫痫样发作和抑制胆碱酯酶活力。解磷定剂量较大时，尚有口苦、咽痛、恶心。注射速度过快可导致暂时性呼吸抑制；双复磷不良反应较明显，有口周、四肢及全身发麻，灼热感、恶心、呕吐和颜面潮红。

2. 抗胆碱药阿托品　阿托品延长某些药物（如地高辛）在胃肠道内的溶解时间，从而增加它的吸收，对镇静药及其他抗胆碱药起相加作用。

三、杀鼠药中毒

杀鼠药（rodenticide）是一类可以杀灭啮齿类动物（如鼠类）的化合物，目前国内外杀鼠药有10多种，大多数杀鼠药在摄入后对人畜产生很强的毒力，国内群体和散发杀鼠药中毒事件屡有发生。

【病因与发病机制】

1. 病因　①误食、误用杀鼠药制成的毒饵；②有意服毒或投毒；③杀鼠药被动、植物摄取后，人再食用或使用中毒的动物或植物时，造成二次中毒；④在生产过程中经皮肤接触或呼吸道吸入。

2. 发病机制

（1）毒鼠强　是我国最常见的致命性杀鼠药，对人致死量为一次口服5～12mg，对中枢神经系统有强烈的兴奋性，中毒后出现剧烈惊厥。有研究显示导致惊厥的中毒机制是毒鼠强拮抗中枢神经系统抑制性神经递质 γ－氨基丁酸（GABA）。由于其剧烈的毒性和化学稳定性，易造成二次中毒，且目前无解毒药。

（2）氟乙酰胺　容易通过摄入、吸入、眼暴露、开放性伤口接触而被吸收，经口服致死量 0.1～0.5g。氟乙酰胺进入体内后经过一系列的代谢反应，最后导致柠檬酸代谢堆积，丙酮酸代谢受阻，使心、脑、肺、肝和肾脏细胞发生变性、坏死，导致肺、脑水肿。氟乙酰胺也易造成二次中毒。

（3）溴鼠隆　是全世界最常用的杀鼠药，对啮齿类动物有剧毒，但对人类的安全性较高。其干扰肝脏利用维生素 K，抑制凝血因子 Ⅱ、Ⅶ、Ⅸ、Ⅹ 及影响凝血酶原合成，导致凝血时间延长。其分解产物能严重破坏毛细血管内皮作用。

（4）磷化锌　是低成本的剧毒杀鼠药，口服后在胃酸作用下分解产生磷化氢和氯化锌。磷化氢抑制细胞色素氧化酶，使神经细胞内呼吸功能障碍；氯化锌对胃黏膜的强烈刺激与腐蚀作用导致胃溃疡。磷化锌吸入后会对心血管、内分泌、肝和肾功能产生严重损害，发生多器官功能衰竭。

【临床表现】

1. 毒鼠强　起病急，经呼吸道或消化道黏膜迅速吸收后导致严重阵挛性惊厥和脑干刺激的癫痫大发作。

2. 氟乙酰胺　潜伏期短，起病急，根据病情严重程度分为 3 型。①轻型：头痛、头晕、视物模糊、全身乏力、四肢麻木、抽动、口渴、上腹痛。②中型：除上述临床表现外，可有分泌物增多、烦躁、呼吸困难、肢体痉挛、心脏损害及血压下降等表现。③重型：昏迷、惊厥、严重心律失常、瞳孔缩小、肠麻痹、二便失禁、心肺功能衰竭。

3. 溴鼠隆　①早期：食欲不振、恶心、呕吐、腹痛、低热、情绪异常。②中晚期：皮下广泛出血、血尿、鼻和牙龈出血、咯血、呕血、便血，甚至发生心、脑、肺出血，可致失血性休克。

4. 磷化锌　①轻者：胸闷、咳嗽、鼻咽发干、呕吐、腹痛。②重者：惊厥、抽搐、肌肉抽动、口腔黏膜糜烂、呕吐物有大蒜味。③严重者：肺水肿、脑水肿、心律失常、昏迷、休克。

【辅助检查】

1. 毒鼠强

（1）毒物检测　薄层色谱法和气相色谱分析，可检出血、尿及胃内容物中的毒鼠强成分。

（2）心电图检查　心肌受损时，显示心律失常和 ST 段改变。

2. 氟乙酰胺

（1）毒物检测　巯靛反应法可检出血、尿及胃内容物中的氟乙酰胺或氟乙酸钠代谢产物氟乙酸；气相色谱法可检出氟乙酸钠。

（2）血液其他检查　血清柠檬酸增高（尿液亦可增高），血清酮体增高，血清钙降低，血清肌酸激酶可明显升高。

（3）心电图检查　心肌受损时，显示 Q-T 间期延长和 ST-T 改变。

3. 溴鼠隆

（1）毒物检测　胃内容物中可检出溴鼠隆成分。

（2）出血与凝血检查　出血时间延长，凝血时间和凝血酶原时间延长，凝血因子 Ⅱ、Ⅶ、Ⅸ、Ⅹ 减少或活动度下降。

4. 磷化锌

（1）毒物检测　从胃内容物中可检出磷化锌及其分解产物磷化氢和氯化锌。

（2）血液检查　血清磷升高，血清钙降低。心、肝受损时，可出现血清心肌酶升高和氨基转移酶升高。

【诊断】

诊断要点：①杀鼠药密切接触（误食、误吸、误用、皮肤密切接触或职业密切接触）史；②不同杀鼠药中毒的临床特点；③辅助检查检出相应杀鼠药成分或其代谢产物可确诊。

【治疗】

1. 毒鼠强

（1）综合疗法　①迅速洗胃，越早则疗效越好。②清水洗胃后，胃管内注入活性炭 50 ~ 100g 吸附毒物，20% ~ 30% 硫酸镁导泻。③静脉滴注极化液、1,6 - 二磷酸果糖和维生素 B_6 保护心肌。④禁用阿片类药。

（2）特效疗法　①抗惊厥：推荐苯巴比妥和地西泮联用，地西泮每次 10 ~ 20mg 静脉注射或 50 ~ 100mg 加入 10% 葡萄糖液 250ml 静脉滴注，总量 200mg；苯巴比妥钠 0.1g，每 6 ~ 12 小时肌内注射，1 ~ 3 天；γ - 羟丁酸钠 60 ~ 80mg/（kg · h）静脉滴注。此外还有异丙酚、硫喷妥钠、二巯丙磺钠可用于治疗惊厥。②血液净化（血液灌流、血液透析、血浆置换）：加速毒鼠强排出体外。

2. 氟乙酰胺

（1）综合疗法　①迅速洗胃，越早越好。②选用 1∶5000 高锰酸钾溶液或 0.15% 石灰水洗胃，使其氧化或转化为不易溶解的氟乙酰（酸）钙而减低毒性。③尽早应用活性炭。④支持治疗：保护心肌、纠正心律失常，惊厥患者在控制抽搐的同时应气管插管保护气道，昏迷患者考虑应用高压氧疗法。

（2）特效疗法　①特效解毒剂：乙酰胺，每次 2.5 ~ 5.0g，肌内注射，每日 3 次，重症患者首次肌内注射剂量为全日量的 1/2 即 10g，连用 5 ~ 7 天为 1 个疗程。②血液净化（血液灌流、血液透析）：用于重度中毒患者。

3. 溴鼠隆

（1）综合疗法　①立即清水洗胃、催吐、导泻。②胃管内注入活性炭 50 ~ 100g 吸附毒物。③胃管内注入 20% ~ 30% 硫酸镁导泻。

（2）特效疗法　①特效对抗剂：PT 显著延长者予维生素 K_1 5 ~ 10mg 肌内注射；出血患者予初始剂量维生素 K_1 10 ~ 20mg，稀释后缓慢静脉注射，根据治疗反应重复剂量，或静脉滴注维持。②严重出血患者同时输新鲜冷冻血浆 300 ~ 400ml。

4. 磷化锌

（1）综合疗法　①皮肤接触中毒：应更换衣服，清洗皮肤。②吸入中毒：应立即转移患者至空气新鲜处。③口服中毒：应考虑洗胃，导泻，注意洗胃前应控制抽搐和做好气道保护，反复洗至无磷臭味、澄清液为止，洗胃完毕后立即用硫酸钠 20 ~ 30g 或液体石蜡 100ml 口服导泻。④对症支持治疗。

（2）特效疗法　目前尚无磷化锌中毒特效治疗手段，临床上以支持治疗和对症治疗为主。

【常用药物注意事项与患者教育】

1. 二巯基丙磺酸钠　又名二巯基丙醇磺酸钠、二巯丙磺酸钠等。该药是一种具有 2 个活性巯基的化合物，对某些重金属的亲和力比蛋白质巯基更大，能竞争性与金属离子结合，形成稳定的络合物，经尿和胆汁排出而解毒。临床主要用于汞、砷、铬、铋、铜、锑等的中毒。不良反应有恶心、心动过速、头晕等，但持续时间短，不久可消失。

2. 异丙酚　又名丙泊酚、普鲁泊酚。该药的作用机制尚不完全明了，可能对脂膜具有非特异性作用，影响中枢神经系统多种受体及离子通道（如钠离子通道、GABA 受体等）。该药属于快速强效的全身麻醉剂，其临床特点是起效快、持续时间短、苏醒迅速而平稳，已广泛应用于临床各科麻醉及重症患者镇静。不良反应少，常见注射时疼痛，偶有恶心、呕吐和头痛。

四、急性一氧化碳中毒

含碳物质不完全燃烧可产生一氧化碳（carbon monoxide，CO）。CO是无色、无臭和无味气体，空气中CO浓度达到12.5%时，有爆炸危险，吸入过量CO引起的中毒称为急性一氧化碳中毒，俗称煤气中毒。急性一氧化碳中毒是常见的生活中毒和职业中毒。

【病因与发病机制】

1. 病因　①工业上：高炉煤气、发生炉煤气含CO 30%~35%；水煤气含CO 30%~40%。在炼钢、炼焦等工业生产过程中，如操作不当产生大量CO，吸入会导致中毒。②日常生活中：一氧化碳中毒最常见的原因是家庭中煤炉取暖及煤气泄漏，连续大量吸烟也可致CO中毒。

2. 发病机制　CO吸入后经肺毛细血管膜迅速弥散，与血液中的血红蛋白结合形成碳氧血红蛋白（COHb），CO与血红蛋白的亲和力比氧与血红蛋白的亲和力大240倍，因此吸入较低浓度CO即可产生大量COHb；又由于COHb的离解比氧合血红蛋白慢3600倍，故COHb较氧合血红蛋白更为稳定。COHb不仅本身不能携带氧，它的存在还影响氧合血红蛋白的离解，于是组织受到双重的缺氧作用，最终导致组织缺氧和二氧化碳潴留，产生中毒症状。当CO浓度较高时，还可以和还原型细胞色素氧化酶的二价铁结合，抑制细胞色素氧化酶的活性，影响细胞呼吸和氧化过程，阻碍氧的利用。CO中毒主要引起组织缺氧，对缺氧敏感的心脏和脑最易受到损害。

【病理】

急性CO中毒在24小时内死亡者，血呈樱桃红色；各器官充血、水肿和点状出血。昏迷数天后死亡者，脑明显充血、水肿；苍白球出现软化灶；大脑皮质可有坏死灶，海马区受累明显；小脑有细胞变性；心肌可见缺血性损害或心内膜下多发性梗死。

【临床表现】

1. 急性中毒　正常人血液中COHb含量可达5%~10%。急性CO中毒的症状与血液中COHb浓度有密切关系，同时也与患者中毒前的健康状况，如有无心、脑血管病及中毒时体力活动等情况有关。按中毒程度可分为3级。

（1）轻度中毒　血液中COHb浓度为10%~20%。患者有不同程度头痛、头晕、恶心、呕吐、心悸和四肢无力等。原有冠心病的患者可出现心绞痛。脱离中毒环境吸入新鲜空气或氧疗，症状很快消失。

（2）中度中毒　血液中COHb浓度为30%~40%。患者出现胸闷、气短、呼吸困难、幻觉、视物不清、判断力降低、运动失调、嗜睡、意识模糊或浅昏迷。口唇黏膜可呈樱桃红色。氧疗后患者可恢复正常且无明显并发症。

（3）重度中毒　血液中COHb浓度达40%~60%。患者迅速出现昏迷、呼吸抑制、肺水肿、心律失常或心力衰竭。患者可呈去皮质综合征状态。部分患者合并吸入性肺炎。受压部位皮肤可出现红肿和水疱。眼底检查可发现视乳头水肿。

2. 迟发型神经精神综合征（急性CO中毒迟发脑病）　10%~30%的患者在意识障碍恢复后，经过2~60天的"假愈期"，可出现下列表现之一。①精神意识障碍：呈现痴呆木僵、谵妄状态或去大脑皮质状态。②锥体外系功能障碍：震颤麻痹综合征。③锥体系神经损害：偏瘫、病理反射阳性、大小便失禁。④大脑皮质局灶性功能障碍：失语、失明、继发性癫痫。⑤脑神经及周围神经损害：如视神经萎缩、听神经损害及周围神经病变等。

【辅助检查】

1. 血液 COHb 测定 是诊断 CO 中毒的可靠方法，不仅能够明确诊断，还有助于分级和估计预后，但抽取静脉血标本送检要求在脱离中毒现场 8 小时以内完成。目前临床上常用直接分光光度法定量测定 COHb 浓度，此外也可用加碱法等。

2. 脑电图检查 可见弥漫性低波幅慢波，与缺氧性脑病进展相平行。

3. 头部 CT 检查 脑水肿时可见脑部有病理性密度减低区。

【诊断】

根据吸入较高浓度 CO 的接触史，急性发生的中枢神经损害的症状和体征，结合及时血液 COHb 测定的结果，按照国家诊断标准《职业性急性一氧化碳中毒诊断标准及处理原则》（GB 8781—1988），可做出急性 CO 中毒诊断。

【治疗】

1. 终止 CO 吸入 立即将患者转移到空气新鲜处，保持呼吸道通畅，卧床休息，保暖，密切观察生命体征及意识、瞳孔变化。

2. 氧疗 是治疗 CO 中毒的关键措施。①立即吸入高流量（7～10L/min）的纯氧或95%氧与5%二氧化碳的混合气体；②病情较重应给予高压氧舱治疗，一氧化碳中毒是高压氧的绝对适应证。

知识链接

我国高压氧医学的发展

我国高压氧医学起步于 20 世纪 50 年代，经历了潜水医学和高气压治疗两个阶段。1954 年海军医学研究所建成了首座饱和加压舱，第一次应用高压氧治疗减压病、肺气压伤以及缺氧症。1964 年福建医学院附属协和医院建成我国第一台手术治疗舱，并配合心脏外科应用于临床，标志着我国高压氧医学从探索转向临床应用。为保证医用氧舱的安全性，以原劳动部为首，会同卫生、公安和中华医学会高压氧医学分会等部门，开始了对全国范围医用氧舱设备的整顿治理工作。修订了《医用高压氧舱》（GB 12130）标准，为合规企业颁发"ARS 级压力容器制造许可证"，加强了医用氧舱使用环节的安全管理工作，保障了我国高压氧行业的健康发展。

3. 防治脑水肿 急性 CO 中毒 2～4 小时即可出现脑水肿，24～48 小时达高峰，可持续数天。在积极纠正缺氧同时给予脱水治疗，治疗使用 20% 甘露醇等脱水剂，也可注射呋塞米脱水，三磷酸腺苷、糖皮质激素（如地塞米松）也有助于缓解脑水肿。

4. 改善脑细胞代谢 给予葡萄糖液、ATP、辅酶 A、细胞色素 C、胞二磷胆碱、丹参制剂、银杏叶制剂、维生素（B、B_2、B_6、C）等药物，以促进脑细胞代谢。

5. 对症治疗 ①高热：可用冰帽、冰袋等物理降温或冬眠疗法。②呼吸停止：立即进行人工呼吸、呼吸机辅助呼吸。③昏迷：加强护理，供给足够营养，防止压疮等并发症。④感染：选择有效抗生素。

【常用药物注意事项与患者教育】

甘露醇 20% 的甘露醇注射液作为高渗性脱水剂，经静脉快速注入后能迅速提高血浆渗透压，使组织间隙水分向血浆转移而产生脱水作用。是临床抢救特别是脑部疾病抢救常用的一种药物，具有降低颅内压药物所要求的降压快、疗效准确的特点。不良反应：水和电解质紊乱最为常见；寒战、发热；排尿困难；血栓性静脉炎；头晕、视物模糊等。甘露醇可增加洋地黄毒性作用，与低钾血症有关，也可增加利尿药及碳酸酐酶抑制剂的利尿和降眼内压作用。

第二节 中 暑 ℮微课

中暑（heat illness）是在暑热天气、湿度大及无风环境中，患者因体温调节中枢功能障碍、汗腺功能衰竭和水、电解质丧失过多而出现相关临床表现的疾病。根据发病机制和临床表现的不同，通常将中暑分为热痉挛、热衰竭和热（日）射病三种。上述三种情况可顺序发展，也可交叉重叠，其中热射病是一种致命性疾病，病死率较高。

【病因与发病机制】

1. 病因 对高温环境的适应能力不足是引起中暑的主要原因。处于大气温度较高（>32℃）、湿度较大（>60%）的环境中，长时间劳作又无充分防暑降温时，极易发生中暑。促使中暑的原因如下。①环境温度过高：人体从外界环境获取热量。②人体产热增加：如从事重体力劳动、发热、甲状腺功能亢进症和应用某些药物（如苯丙胺）。③散热障碍：如湿度较大、过度肥胖或穿透气不良的衣服等。④汗腺功能障碍：见于系统性硬化病、广泛皮肤烧伤后瘢痕形成或先天性汗腺缺乏症等患者。

2. 发病机制 下丘脑体温调节中枢通过调节产热和散热的平衡来维持体温的相对恒定，体内产热过多、散热不良，以及对抗高温的代偿能力差，可导致体内温度升高，发生中暑。中暑损伤主要是体温过高对细胞的直接损伤作用及引起代谢紊乱，造成广泛性器官功能障碍。

【病理】

小脑和大脑皮质神经细胞坏死；心脏有局灶性出血，心肌细胞、坏死和溶解；肝细胞不同程度坏死和胆汁淤积；肾上腺皮质出血。劳力性热射病可见肌肉组织变性和坏死。

【临床表现】

中暑通常分为热痉挛、热衰竭和热（日）射病三种。

1. 热痉挛 在高温环境下进行剧烈运动，大量出汗，活动停止时出现骨骼肌痉挛，一般无体温升高，无神志障碍。可能与人体缺钠和过度通气有关。可以是热射病的早期表现。

2. 热衰竭 表现为疲乏、头痛、眩晕、恶心、呕吐，有心动过速、低血压、直立性晕厥等明显脱水征象，呼吸增快、肌肉痉挛、多汗，体温可轻度升高。多发生于老人、儿童和慢性病患者，在严重热应激下，体液和钠盐丢失过多所致。如不及时治疗，可发展为热射病。

3. 热（日）射病 是一种致命性急症，表现为高热（>40℃）和意识障碍。可分为劳力性和非劳力性2种。①劳力性热射病：多发于高温环境、湿度大和无风天气中进行重体力劳动或剧烈活动时，患者多为平素健康的青壮年，在劳动或活动数小时后发病。表现为持续出汗、心动过速（心率可达160~180次/分）、脉压增大，严重者出现骨骼肌溶解、急性肾衰竭、急性肝衰竭、弥散性血管内凝血、多脏器衰竭乃至死亡。由于多在烈日直射下发病，故也称为日射病。②非劳力性热射病：在高温环境下，多发生于居住拥挤和通风不良的老年居民。表现为皮肤干热无汗、发红，体温常在41℃以上。初起有各种行为异常或癫痫发作，继之出现谵妄、昏迷、瞳孔先缩小后散大，严重时出现脑水肿、肺水肿、急性肾衰竭、弥散性血管内凝血甚至死亡。

【辅助检查】

1. 紧急血生化检查 了解血清电解质（钾、钠、氯等）情况。

2. 紧急动脉血气分析　了解动脉血氧分压和血氧饱和度情况。

3. 脏器损害检查　了解肝功能损害可查血清天冬氨酸氨基转移酶、丙氨酸氨基转移酶等；了解骨骼肌损害可查肌酸激酶、醛缩酶等；了解肾功能损害可查尿常规、血肌酐及尿素氮等。

【诊断】

炎热夏季，遇有高热伴昏迷者首先考虑中暑。

【治疗】

中暑类型和病因不同，但基本治疗措施相同。

1. 降温治疗　快速降温是治疗的关键，降低劳力性热射病患者体温的时间段由原来的"黄金1 小时"改为"黄金半小时"。

（1）体外降温　将患者转移到通风良好的低温环境，脱去衣服，同时进行皮肤肌肉按摩，促进散热。无虚脱患者，迅速降温的金标准是冷水浸浴或冰水浸浴，将患者身体（除头外）尽可能多地浸入 2 ~ 14℃冷水中传导散热降温；对虚脱者采用蒸发散热降温，如用 15℃冷水反复擦拭皮肤、用电风扇或空气调节器。体温降至 39℃时，停止降温。

（2）体内降温　体外降温无效者，用冰盐水进行胃或直肠灌洗，也可用无菌生理盐水进行腹膜腔灌洗或血液透析，或将自体血液体外冷却后回输体内降温。

（3）药物降温　出现肌肉痉挛、烦躁时，可使用氯丙嗪 25 ~ 50mg 加入 5% 葡萄糖盐水 500ml 中静脉滴注 1 ~ 2 小时，用药过程中注意监测血压。

2. 并发症治疗

（1）昏迷　应进行气管内插管，保持呼吸道通畅，防止误吸。

（2）抽搐　地西泮 10mg 肌内或静脉注射，亦可用 10% 水合氯醛保留灌肠。

（3）低血压　静脉补充生理盐水或乳酸林格液，必要时静脉滴注异丙肾上腺素。注意不要使用血管收缩剂，以防影响皮肤散热。

（4）脑水肿　给予 20% 甘露醇脱水，同时使用糖皮质激素如地塞米松，补充维生素 B_1、B_2 和维生素 C，使用脑细胞代谢促进药物如胞二磷胆碱、ATP、辅酶 A 等。

（5）其他　积极处理肝衰竭、肾衰竭、弥散性血管内凝血及多脏器衰竭。

【常用药物注意事项与患者教育】

氯丙嗪　为中枢多巴胺受体的拮抗剂，具有多种药理活性。能迅速控制精神分裂症患者的躁狂症状，减少或消除幻觉、妄想，使思维活动及行为趋于正常；大剂量时又可直接抑制呕吐中枢产生强大的镇吐作用，抑制体温调节中枢，配合物理降温，使体温降低，基础代谢降低，器官功能活动减少，耗氧量减低而呈"人工冬眠"状态。能增强催眠、麻醉、镇静作用。主要不良反应有口干、视物不清、上腹部不适、乏力、嗜睡、便秘、心悸，偶见泌乳、乳房肿大、肥胖、闭经等。与乙醇或中枢神经抑制药并用时，可彼此增效；与苯丙胺类药并用时，前者的效应可减弱；与抑酸药或止泻药并用，可抑制口服吩噻嗪类药的吸收，与抗胆碱药并用时，效应彼此加强；与肾上腺素并用时，可导致明显的低血压和心动过速。

目标检测

1. 简述急性中毒的抢救原则。
2. 简述急性有机磷杀虫药中毒的主要临床表现。

答案解析

3. 简述有机磷杀虫药中毒的诊断要点。

4. 简述急性一氧化碳中毒的主要临床表现。

5. 简述中暑降温治疗的措施。

（周爱民）

书网融合……

重点小结　　　　微课　　　　习题

第三篇　外科疾病

外科疾病是指以手术或手法为主要治疗方法的疾病。在古代，外科疾病仅限于一些体表的疾病与外伤，但随着时代的发展，外科的疾病谱不断发生变化，有些外科疾病或外科疾病的某些阶段，药物也成为治疗的重要手段之一。按病因，外科疾病主要分为损伤、感染、肿瘤、畸形及其他性质疾病（器官梗阻、器官结石等）。

第十五章　外科基础

PPT

学习目标

知识目标： 通过本章的学习，应能掌握心搏骤停的诊断要点、初期复苏的基本任务、胸外心脏按压与人工呼吸的具体操作步骤、后期复苏常用药物注意事项与患者教育；熟悉常见体液失调的概念、诊断要点、常用药物注意事项与患者教育；了解休克的发病机制。

能力目标： 具备指导体液失调患者补液治疗的能力。

素质目标： 通过本章的学习，培养"敬佑生命、救死扶伤"的医者精神，培养高度的社会责任感，树立科学探索与创新意识。

外科基础主要包括无菌术、体液失调、输血、休克、麻醉、心肺脑复苏术等外科基本知识与基本操作技能、基础疾病，本章只介绍体液失调、输血、休克、心肺脑复苏术。

第一节　体液失调

体液的主要成分是水和电解质。它分为细胞内液和细胞外液两部分，其含量随性别、年龄和营养状况而异。成年男性的体液量一般占体重的60%；成年女性的体液量约占体重的55%。小儿的脂肪较少，故体液量占体重的比例较高，在新生儿，可达体重的80%。体内脂肪量随年龄而增多，14岁以后，儿童的体液量占体重的比例即与成人相近。

细胞内液绝大部分存在于骨骼肌中，细胞内液在男性约占体重的40%，女性的肌肉不如男性发达，故女性的细胞内液约占体重的35%。细胞外液在男、女性均占体重的20%。细胞外液可分为血浆和组织间液两部分。血浆约占体重的5%，组织间液约占体重的15%。绝大部分的组织间液能迅速地与血管内液体或细胞内液进行交换，取得平衡，在维持机体的水和电解质平衡上，发挥着重要的作用，故称为功能性细胞外液。另有一小部分组织间液仅有缓慢地交换和取得平衡的能力，虽也发挥着各自的生理功能，但维持体液平衡的作用甚小，故称为无功能性细胞外液。结缔组织液和所谓透细胞液，如脑脊液、关节液、消化液等都属此种无功能性细胞外液。但是，有些无功能性细胞外液在产生或丢失显著增多时，也可引起不同类型的体液平衡失调。无功能性细胞外液一般仅占组织间液的10%左右，即体重的1%～2%。

细胞外液中最主要的阳离子是 Na^+，主要的阴离子是 Cl^-、HCO_3^- 和蛋白质。细胞内液中的主要

阳离子是 K^+ 和 Na^+，主要阴离子是 HPO_4^{2-}。细胞外液和细胞内液的渗透压相等，一般为 280 ~ 310mmol/L。

一、体液平衡

体液在正常情况下有一定的容量、分布和电解质离子浓度。机体必须保持它们的平衡，才能保持内环境稳定。

（一）水平衡

机体主要通过肾脏来维持体液的平衡，保持内环境稳定。肾的调节功能受神经－内分泌反应的影响。一般先通过下丘脑－垂体后叶－抗利尿激素系统来恢复和维持体液的正常渗透压，然后通过肾素－血管紧张素－醛固酮系统来恢复和维持血容量。但是，当血容量锐减时，机体优先保持和恢复血容量，使重要生命器官的灌流得到保证，以维持其生命安全。

当体内水分丧失时，细胞外液渗透压增高，刺激下丘脑－垂体后叶－抗利尿激素系统，产生口渴，增加饮水，以及促使抗利尿激素分泌增加。肾远曲小管和集合管上皮细胞在抗利尿激素的作用下，加强水分的再吸收，于是尿量减少，保留水分于体内，使细胞外液渗透压降低；反之，出现相反变化。这种抗利尿激素分泌的反应十分敏感，血浆渗透压较正常增减 1% ~ 2% 时，即有抗利尿激素分泌的变化，使机体的水分保持动态平衡。

（二）电解质平衡

当细胞外液减少，特别是血容量减少时，血压下降，肾入球小动脉的血压也相应下降，位于管壁的压力感受器受到压力下降的刺激，使肾小球旁细胞增加肾素的分泌。同时，随着血容量减少和血压下降，肾小球滤过率也相应下降，以致流经肾远曲小管的 Na^+ 量明显减少。钠的减少能刺激位于远曲肾小管致密斑的钠感受器，引起肾小球旁细胞增加肾素的分泌。此外，全身血压下降也可使交感神经兴奋，刺激肾小球旁细胞分泌肾素。肾素作用于血浆中的血管紧张素原，使其转变为血管紧张素 I，进一步再转变为血管紧张素 II，后者引起小动脉收缩和刺激肾上腺皮质球状带，增加醛固酮的分泌，促进远曲小管对 Na^+ 的重吸收和促使 K^+、H^+ 的排泌。随着钠重吸收的增加，Cl^- 的重吸收也有增加，重吸收的水也就增多，结果是细胞外液量增加。循环血量回升和血压逐渐回升后，即反过来抑制肾素的释放，醛固酮的产生减少，于是 Na^+ 的再吸收减少，从而使细胞外液量不再增加，保持稳定。

（三）酸碱平衡

正常人的体液保持着一定的 pH（动脉血浆的 pH 为 7.35 ~ 7.45），以维持正常的生理和代谢功能。人体在代谢过程中，既产酸也产碱，故体液中 H^+ 浓度经常发生变动。但人体能通过体液的缓冲系统，即肺组织细胞和肾的调节来维持，使血液内 H^+ 浓度仅在小范围内变动，保持血液的 pH 在 7.35 ~ 7.45 之间。

血液中的 HCO_3^- 和 H_2CO_3 是最重要的一对缓冲物质。HCO_3^- 的正常值平均为 24mmol/L，H_2CO_3 平均为 1.2mmol/L，两者比值 $HCO_3^-/H_2CO_3 = 24/1.2 = 20/1$。只要 HCO_3^-/H_2CO_3 的比值保持为 20/1，则血浆的 pH 仍能保持为 7.40。就酸碱平衡的调节而言，肺的呼吸是排出 CO_2 和调节血中的 H_2CO_3。因此，机体的呼吸功能失常，既可直接引起酸碱平衡紊乱，又可影响对酸碱平衡紊乱的调节。肾是最重要的酸碱平衡调节系统，能排出固定酸和过多的碱性物质，以维持血浆 HCO_3^- 浓度的稳定。肾调节酸碱平衡的机制是：①$H^+ - Na^+$ 的交换；②HCO_3^- 的重吸收；③分泌 NH_3 与 H^+ 结合成 NH_4^+ 排出；④尿的酸化而排出 H^+。

二、水和电解质平衡失调

体液平衡失调可以表现为容量失调、浓度失调和成分失调。容量失调是指等渗性体液的减少或增加，只引起细胞外液量的变化，而细胞内液容量无明显改变。浓度失调是指细胞外液中的水分增加或减少，以致渗透微粒的浓度发生改变，也就是渗透压发生改变。由于构成细胞外液渗透微粒的90%是 Na^+，因此低钠血症或高钠血症时均可以发生浓度失调。细胞外液中其他离子的浓度改变虽能产生各自的病理生理影响，但因渗透微粒的数量小，不会造成对细胞外液渗透压的明显影响，仅造成成分失调，如低钾血症或高钾血症。

（一）水和钠平衡失调

水和钠的关系非常密切，故缺水和失钠常同时存在。引起水和钠代谢紊乱的原因不同，在缺水和缺钠的程度上也有所不同。水和钠既可按比例丧失，也可缺水多于缺钠或缺水少于缺钠，如水过多时又可发生水中毒，因而引起的病理生理变化和临床表现也各有不同。

1. 等渗性脱水　又称急性缺水或混合性缺水。外科患者最易发生这种缺水。水和钠成比例丧失，血清钠仍在正常范围，细胞外液的渗透压也保持正常。它造成细胞外液量（包括循环血量）的迅速减少。肾入球小动脉壁的压力感受器受到管内压力下降的刺激，以及肾小球滤过率下降所致的肾远曲小管液内 Na^+ 的减少，引起肾素 – 血管紧张素 – 醛固酮系统的兴奋，醛固酮的分泌增加。醛固酮促进肾远曲小管对钠的重吸收，随钠一同被重吸收的水量也有增加，使细胞外液量回升。由于丧失的液体为等渗液，基本上不改变细胞外液的渗透压。最初细胞内液并不向细胞外间隙转移，故细胞内液的量并不发生变化。但这种液体丧失持续时间较久后，细胞内液将逐渐外移，随同细胞外液一起丧失，以致引起细胞内缺水。

（1）病因　①消化液的急性丧失，如大量或频繁呕吐、肠瘘等；②体液丧失在感染区或软组织内，如腹腔内或腹膜后感染、肠梗阻等；③大量抽放胸腔积液、腹腔积液及大面积烧伤等。

（2）临床表现　出现尿少、厌食、恶心、乏力等，但不口渴。舌干燥，眼窝凹陷，皮肤干燥、松弛。如短期内体液的丧失达到体重的5%时，即丧失细胞外液的25%时，患者出现脉搏细速、肢端湿冷、血压不稳定或下降等血容量不足的症状。体液继续丧失达体重的6%～7%时（相当于丧失细胞外液的30%～35%），则出现更严重的休克表现，常伴代谢性酸中毒。如丧失的体液主要为胃液，因有 H^+ 的大量丧失，则可伴代谢性碱中毒。

（3）诊断要点　①有消化液的急性丧失及体液丧失在感染区或软组织内等病史；②有厌食、皮肤干燥、松弛但不口渴等临床表现；③血清 Na^+ 和 Cl^- 一般无明显降低；④存在血液浓缩现象；⑤尿少，尿比重增高。

（4）治疗　积极处理原因，以减少水和钠的丧失。针对细胞外液量的减少，用平衡盐溶液或等渗盐水尽快补充血容量。脉搏细速和血压下降等症状常表示细胞外液的丧失量已达体重的5%，可先从静脉给患者快速滴注上述溶液约3000ml（按体重60kg计算），以恢复血容量。如无血容量不足的表现时，则可给患者上述用量的1/2～2/3，即1500～2000ml，补充缺水量。此外，还应补给日需水量2000ml 和氯化钠4.5g。

等渗盐水含 Na^+ 和 Cl^- 各154mmol/L，而血清内 Na^+ 和 Cl^- 的含量分别为142mmol/L 和103mmol/L。两者相比，等渗盐水的 Cl^- 含量比血清的 Cl^- 含量高50mmol/L。正常人肾有保留 HCO_3^-、排出 Cl^- 的功能，故 Cl^- 大量进入体内后，不致引起高氯性酸中毒。但在重度缺水或休克状态下，肾血流减少，排氯功能受到影响。从静脉内输给大量等渗盐水，有导致血 Cl^- 过高，引起高氯性酸中毒的危险。平衡盐溶液的电解质含量和血浆内含量相仿，用来治疗缺水比较理想，可以避免输入过多的 Cl^-，并对酸中毒的纠正有一定帮助。目前常用的平衡盐溶液有乳酸钠和复方氯化钠溶液（1.86%乳酸钠溶液和复方氯化钠溶液之比为1∶2）与碳酸氢钠和等渗水溶液（1.25%碳酸氢钠溶液和等渗盐水之比为1∶2）两种。在纠正缺水后，钾的排泄有所增加，K^+浓度也会因细胞外液量增加而被稀释降低，故应注意低钾血症的发生。一般应在尿量达40ml/h后补充氯化钾。

2. 低渗性脱水　又称慢性缺水或继发性缺水。水和钠同时缺失，但缺水少于失钠，血清Na^+浓度<135mmol/L，细胞外液呈低渗状态。机体减少抗利尿激素的分泌，使水在肾小管内的重吸收减少，尿量排出增多，以提高细胞外液的渗透压。但细胞外液量反而减少，组织间液进入血液循环，虽能部分地补偿血容量，但使组织间液的减少超过血浆的减少。面临循环血量的明显减少，机体将不再顾及渗透压而尽量保持血容量。肾素－醛固酮系统兴奋，使肾减少排钠，Cl^-和水的重吸收增加，故尿中氯化钠含量明显降低。血容量下降又会刺激垂体后叶，使抗利尿激素分泌增多，水重吸收增加，导致少尿。如血容量继续减少，上述代偿功能不能维持血容量时，将出现休克。

（1）病因　①胃肠道消化液持续性丧失，如反复呕吐、长期胃肠减压或慢性肠梗阻等；②大创面慢性渗液，如大面积烧伤；③肾排出水和钠过多，例如应用排钠利尿剂（氯噻酮、利尿酸等）时，未注意补给适量的钠盐，以致体内缺钠相对地多于缺水。

（2）临床表现　随缺钠程度轻重而有不同表现。常见症状有头晕、视觉模糊、软弱无力、脉搏细速、起立时容易晕倒等。当循环血量明显下降时，肾的滤过量相应减少，以致体内代谢产物潴留，可出现神志不清、肌痉挛性疼痛、肌腱反射减弱、昏迷等。根据缺钠程度，低渗性缺水可分为3度。

1）轻度缺钠　疲乏无力、头晕、手足麻木，口渴不明显。尿中Na^+减少。血清Na^+浓度在135mmol/L以下，每千克体重缺氯化钠0.5g。

2）中度缺钠　除上述症状外，尚有恶心、呕吐，脉搏细速，血压不稳定或下降，脉压变小，浅静脉萎陷，视物模糊，站立性晕倒。尿量少，尿中几乎不含钠和氯。血清Na^+浓度在130mmol/L以下，每千克体重缺氯化钠0.5~0.75g。

3）重度缺钠　神志不清，肌痉挛性抽痛，肌腱反射减弱或消失，出现木僵甚至昏迷。常发生休克。血清Na^+浓度在120mmol/L以下，每千克体重缺氯化钠0.75~1.25g。

（3）诊断要点　①有反复呕吐、长期胃肠减压、大创面慢性渗液等病史；②有头晕、软弱无力、脉搏细速，起立时容易晕倒等临床表现；③血清Na^+浓度在135mmol/L以下；④尿Na^+、Cl^-测定常有明显减少，尿比重常在1.010以下；⑤红细胞计数、血红蛋白量、红细胞比容、血尿素氮均有增高。

（4）治疗　积极处理原发病。针对细胞外液缺钠多于缺水和血容量不足的情况，采用含盐溶液或高渗盐水静脉输注，以纠正体液的低渗状态和补充血容量。

1）轻度和中度缺钠　根据临床缺钠程度估计需要补给的液体量。以体重60kg的患者为例，测定血清钠为135mmol/L时，则估计每千克体重丧失氯化钠0.5g，共缺钠盐30g。一般可先补给一半，即15g，再加上钠的日需要量4.5g，共19.5g，可通过静脉滴注5%葡萄糖盐水约2000ml来补完。此外，还应补给日需液体量2000ml，并根据缺水程度，再适当增加一些补液量。其余一半的钠，可在第二天补给。

2）重度缺钠　对出现休克者，应先补足血容量，以改善微循环和组织器官的灌流。晶体液如乳酸钠和复方氯化钠溶液、等渗盐水，胶体溶液如羟乙基淀粉、右旋糖酐和血浆蛋白溶液等都可应用。但晶体液的用量一般要比胶体液用量大2~3倍。继而静脉滴注高渗盐水（一般为5%氯化钠溶液）200~300ml，尽快纠正血钠过低，以进一步恢复细胞外液量和渗透压，使水从水肿的细胞内移出。以后根据病情再决定是否需继续输给高渗盐水或改用等渗盐水。

一般可按下列公式计算需要补充的钠盐量：

需补充的钠盐量（mmol）＝〔血钠的正常值（mmol/L）－血钠测得值（mmol/L）〕×体重（kg）×0.6（男性）或 0.5（女性）

按 17mmol Na^+ ＝1g 钠盐计算补给氯化钠的量。当天补给一半和日需量 4.5g，其中 2/3 的量以 5% 葡萄糖氯化钠溶液补给，其余量以等渗盐水补给。以后可测定血清 Na^+、K^+、Cl^- 和进行血气分析，作为进一步治疗时的参考。

3）缺钠伴有酸中毒　在补充血容量和钠盐后，由于机体的代偿调节功能，酸中毒常可同时得到纠正，一般不需一开始就用碱性药物治疗。如经血气分析测定，酸中毒仍未完全纠正时，可静脉滴注 1.25% 碳酸氢钠溶液 100～200ml 或平衡盐溶液 200ml，以后视情况再决定是否继续补给。在尿量达到 40ml/h 后，应补充钾盐。

3. 高渗性脱水　又称原发性缺水。水和钠虽同时缺失，但缺水多于缺钠，故血清钠高于正常范围，细胞外液呈高渗状态。位于视丘脑下部的口渴中枢受到高渗刺激，患者感到口渴而饮水，使体内水分增加，以降低渗透压。另一方面，细胞外液的高渗可引起抗利尿激素分泌增多，以致肾小管对水的重吸收增加，尿量减少，使细胞外液的渗透压降低和恢复其容量。如继续缺水，则因循环血量显著减少引起醛固酮分泌增加，加强对钠和水的重吸收，以维持血容量。缺水严重时，因细胞外液渗透压增高，使细胞内液移向细胞外间隙，结果是细胞内、外液量都有减少。最后，细胞内液缺水的程度超过细胞外液缺水的程度。脑细胞缺水将引起脑功能障碍。

（1）病因　①水分摄入不足，如食管癌的咽下困难、重危患者的给水不足、鼻饲高浓度的要素饮食或静脉注射大量高渗盐水；②水分丧失过多，如高热大量出汗（汗中含氯化钠 0.25%）、烧伤暴露疗法、糖尿病未控制致大量尿液排出等。

（2）临床表现　随缺水程度而异。根据症状轻重，一般将高渗性脱水分为 3 度：轻度缺水除口渴外，无其他症状，缺水量为体重的 2%～4%；中度缺水极度口渴，唇舌干燥，皮肤弹性差，眼窝凹陷，伴有乏力、尿少和尿比重增高，常出现烦躁，缺水量为体重的 4%～6%；重度缺水者除上述症状外，出现躁狂、幻觉、谵妄甚至昏迷等脑功能障碍症状，缺水量超过体重的 6%。

（3）诊断要点　①有水分摄入不足及水分丧失过多的病史；②有口渴、乏力、尿少、躁狂、谵妄等临床表现；③血清 Na^+ 浓度在 150mmol/L 以上；④尿比重增高；⑤红细胞计数、血红蛋白量、红细胞比容轻度增高。

（4）治疗　应尽早去除病因。不能口服的患者，静脉滴注 5% 葡萄糖溶液或 0.45% 氯化钠溶液，以补充已丧失的液体。估计需要补充液体量，可根据临床表现估计丧失水量占体重的百分比来进行估算。每丧失体重的 1%，补液 400～500ml。计算所得的补水量不宜在当日一次补给，以免发生水中毒。一般可分两日补给，当日先给补水量的一半，余下的一半在次日补给。此外，还应补给日需要量 2000ml。

必须注意，血清 Na^+ 浓度虽有增高，但因同时有缺水，血液浓缩，体内总钠量实际上仍有减少，故在补水的同时应适当补钠，以纠正缺钠。如同时有缺钾需纠正时，应在尿量超过 40ml/h 后补钾，以免引起低钾血症。经过补液治疗后，酸中毒仍未纠正时，可补给 1.25% 或 5% 碳酸氢钠溶液。

4. 水中毒　又称稀释性低血钠。水过多较少发生，因机体入水总量超过排出量，以致水在体内潴留，引起血液渗透压下降和循环血量增多。

（1）病因　①抗利尿激素分泌过多；②肾功能不全，排尿能力下降；③机体摄入水分过多或接受过多的静脉输液。此时，细胞外液量增大，血清钠浓度降低，渗透压下降。

（2）临床表现　可分为两类。

1）急性水中毒　脑细胞肿胀造成颅内压增高。发病急，出现各种神经精神症状，如头痛、失语、精神错乱、定向能力失常、嗜睡、躁动、惊厥、谵妄甚至昏迷，甚至可发生脑疝。

2）慢性水中毒　可有软弱无力、恶心、呕吐、嗜睡等，但往往被原发疾病的症状所掩盖。患者的体重明显增加，皮肤苍白而湿润。有时唾液、泪液增多。一般无凹陷性水肿。

（3）实验室检查　可发现红细胞计数、血红蛋白量、红细胞比容和血浆蛋白量均降低；血浆渗透压降低以及红细胞平均容积增加和红细胞平均血红蛋白浓度降低，提示细胞内外液量均增加。

（4）诊断要点　①有抗利尿激素分泌过多、水分丧失过多、摄入水分过多等病史；②有颅内压增高及软弱无力等临床表现；③血清钠浓度降低；④尿比重降低；⑤红细胞计数、血红蛋白量、红细胞比容和血浆蛋白量均降低。

（5）治疗　立即停止水分摄入，在机体排出多余的水分后，程度较轻者，水中毒即可解除。程度较重者，除禁水外，用利尿剂促进水分排出。一般用渗透性利尿剂，如20%甘露醇或25%山梨醇250ml快速静脉滴注，以减轻脑细胞水肿和促进水分排出，也可静脉注射袢利尿剂，如呋塞米和利尿酸。尚可静脉滴注5%氯化钠溶液，以迅速改善体液的低渗状态和减轻脑细胞肿胀。

水中毒的预防很重要，对容易发生抗利尿激素分泌过多的情况，如疼痛、失血、休克、创伤和大手术等，急性肾功能不全的患者和慢性心功能不全的患者，应严格限制入水量。

5. 常用药物注意事项与患者教育

（1）复方氯化钠注射液　为复方制剂，含有氯化钠0.85%、氯化钾0.03%、氯化钙0.033%。上述离子是体液中重要的电解质，对维持正常的血液和细胞外液的容量和渗透压起着重要作用。主要用于补充体液及离子。适用于各种原因所致的缺水，包括低渗性、等渗性和高渗性缺水。输液过多、过快，可致水钠潴留，引起水肿、血压升高、心率加快、胸闷、呼吸困难，甚至发生急性左心衰竭。

（2）右旋糖酐注射液　为血容量扩充剂。静脉滴注后能提高血浆胶体渗透压，吸收血管外水分进入体循环而增加血容量，升高和维持血压。可使已经聚集的红细胞和血小板解聚，降低血液黏滞性，改善微循环，防止血栓形成，还具有渗透性利尿作用。主要用于休克、血管栓塞性疾病的治疗以及预防手术后静脉血栓形成。本品具有强抗原性。初次注射本品，有可能发生过敏反应，主要在皮肤和黏膜部位。

（3）. 5%葡萄糖注射液　葡萄糖是人体主要的热量来源之一，每1g葡萄糖可产生16.7kJ（4kcal）热能。主要用于补充体液及低血糖的治疗。当葡萄糖和胰岛素一起静脉滴注时，可降低血钾浓度，用来治疗高钾血症。长时间输入可导致静脉炎、高血糖、反应性低血糖等不良反应。糖尿病酮症酸中毒未控制者以及高血糖非酮症性高渗状态者禁用。

（4）葡萄糖氯化钠注射液　每100ml葡萄糖氯化钠注射液含葡萄糖5g、氯化钠0.9g。葡萄糖是人体主要的热量来源之一。钠和氯是机体内重要的电解质，主要存在于细胞外液，对维持人体正常的血液和细胞外液的容量和渗透压起着非常重要作用。主要用于补充热能、体液及电解质。适用于各种原因引起的进食不足或大量体液丢失。输注过多、过快，可致水钠潴留，引起水肿、血压升高、心率加快、胸闷、呼吸困难，甚至发生急性左心衰竭。

（二）钾平衡失调

1. 低钾血症
血清钾的正常值为3.5～5.5mmol/L。低于3.5mmol/L为低钾血症。📱微课

（1）病因　①长期进食不足：如禁食或补液患者长期接受不含钾盐的液体。②钾丢失过多：呕吐、持续胃肠减压、腹泻、肠瘘等胃肠道液体丢失；应用呋塞米、利尿酸等利尿剂或肾小管性酸中毒、盐皮质激素分泌过多等，使钾从肾排出增多。③钾分布异常：如代谢性碱中毒、静脉输注葡萄糖和胰岛素后钾向细胞内转移。

（2）临床表现　肌无力为最早表现，一般先出现四肢软弱无力，以后延及躯干和呼吸肌，严重时可有软瘫、腱反射减弱或消失。消化道可表现为吞咽困难、腹胀和肠麻痹等。心脏受累主要影响心

脏的除极和复极过程，典型的心电图改变为早期出现 T 波降低、变宽、双相或倒置，随后出现 ST 段降低、QT 间期延长和 U 波。此外，血清钾过低时，K^+ 由细胞内移出，与 Na^+、H^+ 交换增加（每移出 3 个 K^+，即有 2 个 Na^+ 和 1 个 H^+ 移入细胞内），细胞外液的 H^+ 浓度降低，而肾远曲小管排 K^+ 减少、排 H^+ 增多，结果为发生碱中毒。患者出现碱中毒症状，但尿呈酸性（反常性酸性尿）。

（3）诊断要点　①有长期进食不足及钾丢失过多等病史；②有肌无力、吞咽困难、腹胀等临床表现；③心电图早期出现 T 波降低、变宽、双相或倒置，随后出现 ST 段降低、QT 间期延长和 U 波；④血清钾低于 3.5mmol/L。

（4）治疗　应尽早治疗原发病，补充钾盐以纠正低钾血症。临床较难判定缺钾的程度，可根据血钾水平，每日补氯化钾 4～5g 甚至 6～8g，不宜更多输入。补钾注意事项：①能口服者尽量口服补钾；②见尿补钾，血容量不足者应尽快恢复血容量，待每小时尿量超过 40ml 后，再从静脉输给氯化钾溶液；③静脉输入时，钾的浓度不宜过高，每 500ml 液体中钾的含量不宜超过 1.5g；④静脉输入时，补钾的速度不宜过快，滴速每分钟不超过 60 滴；⑤完全纠正体内缺钾需时较长，患者能够口服后，可将注射钾盐改为口服钾盐；⑥补钾过程中，特别是静脉补钾过程中，注意观察血钾变化。

2. 高钾血症　血清钾超过 5.5mmol/L 时，即称高钾血症。

（1）病因　①进入体内（或血液内）的钾增多：如口服或静脉输入过多氯化钾，服用含钾药物，以及大量输入保存期较久的库血等。②肾排钾功能减退：如急性肾衰竭，应用保钾利尿剂（如螺内酯、氨苯蝶啶），盐皮质激素分泌不足等。③细胞内钾外移：如酸中毒、缺氧、组织损伤、大面积烧伤、脓毒症等。

（2）临床表现　一般无特异性症状，有时有轻度神志模糊或淡漠、感觉异常和四肢软弱等。严重高钾血症有微循环障碍的表现，如皮肤苍白、发冷、青紫、低血压等。常出现心跳缓慢或心律不齐，甚至发生心搏骤停。高钾血症，特别是血钾超过 7mmol/L 时，几乎都有心电图的改变。典型的心电图改变为早期 T 波高尖且基底部增宽呈"帐篷状"、Q–T 间期延长，随后出现 QRS 增宽，P–R 间期延长。

（3）诊断要点　①有进入体内（或血液内）钾增多及肾排钾功能减退等病史；②有轻度神志模糊或淡漠、感觉异常、皮肤苍白、发冷等临床表现；③心电图早期 T 波高尖呈"帐篷状"、Q–T 间期延长，随后出现 QRS 增宽，P–R 间期延长；④血清钾超过 5.5mmol/L。

（4）治疗　高钾血症患者有心搏骤停的危险，故发现患者有高钾血症后，除尽快处理原发病和改善肾功能外，同时采取如下紧急措施。

1）停止钾盐摄入　停用一切含钾的药物或溶液，以免血钾进一步增高。

2）促使 K^+ 暂时向细胞内转移　①静脉注射 5% 碳酸氢钠溶液 60～100ml 后，继续静脉滴注碳酸氢钠 100～200ml。高渗碱性溶液可使血容量增加，K^+ 得到稀释，又可使 K^+ 移入细胞内或由尿排出，同时，注入的 Na^+ 也可对抗 K^+ 的作用。②25% 葡萄糖注射液 100～200ml，每 3～4g 糖加 1U 普通胰岛素，静脉滴注。可使 K^+ 转移入细胞内，暂时降低血清钾浓度，必要时，每 3～4 小时重复给药。③10% 葡萄糖酸钙溶液 100ml、11.2% 乳酸钠溶液 50ml、25% 葡萄糖溶液 400ml，加入普通胰岛素 30U，持续静脉滴注 24 小时，每分钟 6 滴，适用于肾功能不全、不能输过多液体者。

3）减少钾的吸收　阳离子交换树脂，每日口服 2～3 次，每次 15g，可从消化道带走较多的钾离子。同时，口服山梨醇或甘露醇导泻，以防发生粪块性肠梗阻。

4）透析疗法　主要为血液透析，一般用于上述疗法仍不能降低血清钾浓度时。

5）对抗钾的毒性　当血清钾过高（>6.5mmol/L）出现心脏毒性时，立即静脉注射 10% 葡萄糖酸钙注射液 20ml，可重复使用，或 10% 葡萄糖酸钙注射液 30～40ml 加入静脉补液内滴注。钙与钾有对抗作用，能缓解 K^+ 对心肌的毒性作用。

3. 常用药物注意事项与患者教育　10%氯化钾注射液：每10ml氯化钾注射液含有氯化钾1g。钾是细胞内的主要阳离子，正常的细胞内外钾离子浓度及浓度差与细胞的某些功能有着密切的关系，如糖类代谢、心肌的兴奋性和传导性等。该注射液适用于各种原因引起的低钾血症，如进食不足、呕吐、严重腹泻、应用排钾性利尿药等。静脉滴注浓度较高，速度较快或静脉较细时，易刺激静脉内膜引起疼痛。滴注速度较快或原有肾功能损害时，应注意高钾血症的发生。一旦出现高钾血症，应紧急处理。

（三）低钙血症

在血清钙代谢过程中，临床上常见的是低钙血症。

1. 病因　发生于维生素D缺乏、急性胰腺炎、坏死性筋膜炎、肾衰竭、胰损伤、甲状旁腺功能减退或损伤、小肠瘘等。

2. 临床表现　主要由神经-肌肉兴奋性增强所引起，如容易激动、口周和指（趾）尖麻木及针刺感、手足抽搐、肌肉和腹部绞痛、腱反射亢进、Chvostek征阳性（Chvostek征的检查方法与阳性判断：用叩诊锤轻叩外耳道前2~3cm处的面神经，正常无面肌收缩。引起口角抽搐或面肌收缩为阳性反应，称为Chvostek征阳性。根据抽搐的程度分为 + ~ + + + +：+是仅可察觉的嘴角抽动，+ +是明显的嘴角抽搐，+ + +是面肌见轻微抽搐，+ + + +是面肌明显抽搐）。

3. 诊断　血清钙测定低于2.25mmol/L时，可确定诊断。

4. 治疗　应治疗原发疾病，同时用10%葡萄糖酸钙注射液20ml或5%氯化钙注射液10ml静脉注射，以缓解症状。如有碱中毒，需同时纠正，以提高血清离子钙的浓度，必要时可多次给药。需要长期治疗的患者可服乳酸钙，或同时补充维生素D。

5. 常用药物注意事项与患者教育　10%葡萄糖酸钙注射液：钙可以维持神经-肌肉的正常兴奋性，血清钙降低时可出现神经-肌肉兴奋性升高，发生抽搐。高浓度钙离子与钾离子之间存在竞争性拮抗作用。本溶液为钙补充剂，用于低血钙抽搐、荨麻疹、急性湿疹、皮炎等，也用于高钾血症时的心肌毒性。静脉给药可出现全身发热感，静脉滴注速度过快可产生心律失常、恶心、呕吐。

（四）低镁血症

在血清镁代谢过程中，临床上常见的是低镁血症。

1. 病因　长时间的胃肠道消化液丧失，如肠瘘或大部小肠切除术后，同时伴进食减少是造成缺镁的主要原因。其他原因有长期应用无镁溶液治疗、静脉高营养未加适量镁作补充和急性胰腺炎等。

2. 临床表现　主要表现为记忆力减退、精神紧张、易激动、神志不清、烦躁不安、手足徐动症样运动、面容苍白等，严重缺镁者可有癫痫发作。

3. 诊断　镁缺乏常与缺钾和缺钙同时存在，在某些低钾血症患者中，补钾后情况仍无改善时，应考虑有镁缺乏。血清镁浓度的测定对诊断低镁血症价值不大，因为镁缺乏不一定出现血清镁过低，血清镁过低也不一定表示有镁缺乏。镁负荷试验，有助于镁缺乏的诊断。正常人在静脉输注氯化镁或硫酸镁0.25mmol/kg后，注入量的90%即很快地从尿内排出；而在镁缺乏患者，注入相同量的溶液后，输入镁的40%~80%可保留在体内甚至每天从尿中仅排出镁1mmol。

4. 治疗　镁缺乏时可用氯化镁溶液或硫酸镁注射液静脉滴注，一般可按0.25mmol/（kg·d）的剂量补充镁盐。如患者的肾功能正常，而镁缺乏又严重时，可按1mmol/（kg·d）补充镁盐。患者有抽搐时，一般用硫酸镁溶液静脉滴注，可以较快地控制抽搐，剂量为每千克体重按10%硫酸镁0.5ml计算给予。静脉给镁时应避免给镁过多、过速，以免引起急性镁中毒和心搏骤停。如遇镁中毒，应立即静脉注射葡萄糖酸钙或氯化钙注射液对抗。完全纠正镁缺乏需要时间较长，故在解除症状后，仍应继续每天补镁1~3周。

5. 常用药物注意事项与患者教育　硫酸镁注射液：临床常用浓度为 10% 或 25% 硫酸镁注射液。镁离子主要通过抑制中枢神经的活动，抑制运动神经 - 肌肉接头乙酰胆碱的释放，阻断神经 - 肌肉连接处的传导，从而降低或解除肌肉收缩作用，同时对血管平滑肌有舒张作用，使痉挛的外周血管扩张，降低血压，因而对子痫有预防和治疗作用；对子宫平滑肌收缩也有抑制作用，可用于治疗早产。注射用于治疗低镁血症、妊娠期高血压疾病；外敷可局部消炎、消肿；口服为容积性泻药及利胆解痉药。应用硫酸镁注射液前须检查肾功能，如肾功能不全应慎用，用药量应减少。有心肌损害、心脏传导阻滞时应慎用或不用。每次用药前和用药过程中，定时做膝腱反射检查，测定呼吸次数，观察排尿量，抽血查血镁浓度。出现膝腱反射明显减弱或消失，或呼吸次数每分钟少于 14 次，每小时尿量少于 25～30ml 或 24 小时少于 600ml，应及时停药。外敷不良反应少。口服过量会导致严重腹泻、脱水。

三、酸碱平衡失调

正常人的体液保持着一定的酸碱度，是机体维持正常生命活动的基础。不论发生哪种酸碱平衡失调，机体都有继发性代偿反应，使 pH 恢复至正常范围，以维持内环境的稳定。原发性酸碱平衡失调有代谢性酸中毒、代谢性碱中毒、呼吸性酸中毒和呼吸性碱中毒 4 种。有 2 种或 2 种以上的原发性酸碱平衡失调同时存在的情况，称为混合型酸碱平衡失调。临床上最常见的是代谢性酸中毒。

（一）代谢性酸中毒

代谢性酸中毒在临床最为常见，由于细胞外液 H^+ 增加和（或）HCO_3^- 丢失所引起，以血浆原发性 HCO_3^- 减少为特征。

1. 病因　①丧失 HCO_3^- 过多：见于腹泻、肠瘘、胆瘘和胰瘘等，也可见于输尿管乙状结肠吻合术后，偶见于回肠代膀胱术后。②体内有机酸形成过多：组织缺血、缺氧、碳水化合物氧化不全等，产生大量丙酮酸和乳酸，发生乳酸酸中毒。在糖尿病或长期不能进食时，体内脂肪分解过多，可形成大量酮体积聚，引起酮症酸中毒。休克、抽搐、心搏骤停等同样引起体内有机酸的过多形成。③肾功能不全：肾小管功能不全，不能将内生性 H^+ 排出而积聚在体内。因治疗需要，应用氯化铵、盐酸精氨酸或盐酸过多，以致血 Cl^- 增多，HCO_3^- 减少，引起酸中毒。

2. 临床表现　轻症常被原发病的症状所掩盖，重症出现疲乏、眩晕、嗜睡、感觉迟钝或烦躁，严重时出现昏迷。最突出的表现是呼吸深而快，伴有鼾音，呼吸频率有时可达每分钟 50 次（称为酸中毒大呼吸）。酮症酸中毒者，呼气中带有酮味，面部潮红，心率加快，血压常偏低，心律不齐。有对称性肌张力减退、腱反射减弱或消失，常伴有严重缺水的症状，可发展至急性肾衰竭和休克。

3. 诊断　①根据患者有严重腹泻、肠瘘或输尿管乙状结肠吻合术等病史，出现深而快伴有鼾音的大呼吸，即应怀疑有代谢性酸中毒。②血气分析可以明确诊断，并可了解代偿情况和酸中毒的严重程度。部分代偿时，血液 pH、HCO_3^- 和 $PaCO_2$ 均有一定程度的降低；失代偿时，血液 pH 和 HCO_3^- 明显下降，$PaCO_2$ 正常。③血清 Na^+、K^+、Cl^- 等的测定，也有助于判定病情。④尿液检查一般呈酸性反应。

4. 治疗　消除引起代谢性酸中毒的原因。由于机体具有加速肺部通气以排除 CO_2 和通过肾排出 H^+，保留 Na^+ 和 HCO_3^- 等来调节酸碱平衡的能力，只要病因被消除和辅以补液纠正缺水，较轻的酸中毒（血浆 HCO_3^- 在 16～18mmol/L）常可自行纠正，一般不需应用碱剂治疗。

对血浆 HCO_3^- 低于 10mmol/L 的患者，应立刻用液体和碱剂进行治疗。常用碱性溶液为碳酸氢钠溶液。一般可稀释成 1.25% 溶液后应用。下列公式可计算拟提高血浆 HCO_3^- 所需的 $NaHCO_3$ 的量：所需 $NaHCO_3$ 的量（mmol）＝ HCO_3^-（正常值－测得值）mmol/L×体重（kg）×0.4。一般可将应输补给量的一半在 2~4 小时内输完，以后再决定是否继续输给剩下量的全部或一部分。不宜过快地使血浆 HCO_3^- 超过 16mmol/L，以免发生手足抽搐、神志改变和惊厥。过快纠正酸中毒还能引起大量 K^+ 转移至细胞内，引起低钾血症。在酸中毒时，离子化 Ca^{2+} 增多，即使患者有低钙血症，也可无手足抽搐出现。但在纠正酸中毒后，离子化 Ca^{2+} 减少，便有发生手足抽搐的可能，应及时静脉注射葡萄糖酸钙注射液予以控制。

5. 常用药物注意事项与患者教育 碳酸氢钠注射液：临床常用 5% 碳酸氢钠注射液。本品使血浆内碳酸氢根浓度升高，中和氢离子，从而纠正酸中毒。适应证：①治疗代谢性酸中毒，治疗轻至中度代谢性酸中毒，以口服为宜，重度代谢性酸中毒则应静脉滴注；②碱化尿液，用于尿酸性肾结石的预防，减少磺胺类药物的肾毒性，防止急性溶血时血红蛋白在肾小管沉积；③中和胃酸，控制十二指肠溃疡等引起的胃酸；④其他，静脉滴注对巴比妥类、水杨酸类及甲醇等药物中毒有非特异性的治疗作用。不良反应：①大量注射时可出现心律失常、肌肉痉挛、疼痛、异常疲倦、虚弱等；②剂量偏大或存在肾功能不全时，可出现水肿、精神症状、口内异味、异常疲倦、虚弱等；③长期应用时可引起尿频、尿急、恶心呕吐、异常疲倦、虚弱等。

（二）代谢性碱中毒

代谢性碱中毒由体内 HCO_3^- 增多所引起。

1. 病因 ①酸性胃液丧失过多：如严重呕吐，长期胃肠减压等，由于肠液的 HCO_3^- 未能被来自胃液的盐酸所中和，使血液中 HCO_3^- 增高。此外，大量胃液的丧失也导致钠、氯和细胞外液丢失，引起 HCO_3^- 在肾小管内的再吸收增加，K^+ 和 Na^+ 的交换及 H^+ 和 Na^+ 的交换增加，引起 H^+ 和 K^+ 丧失过多，造成碱中毒和低钾血症。②碱性物质摄入过多：几乎都是长期服用碱性药物所引起。③缺钾：低钾血症时，每 3 个 K^+ 从细胞内释出，即有 2 个 Na^+ 和 1 个 H^+ 进入细胞内，引起细胞内酸中毒和细胞外碱中毒。④某些利尿药的作用：呋塞米和利尿酸能抑制肾近曲小管对 Cl^- 和 Na^+ 的再吸收，而并不影响远曲肾小管内 Na^+ 和 H^+ 交换。因此，随尿排出的 Cl^- 比 Na^+ 多，重吸收入血的 Na^+ 和 HCO_3^- 增多，可发生低氯性碱中毒。

2. 临床表现 一般无明显症状，主要可有呼吸变浅变慢或神经精神方面的异常，如谵妄、精神错乱或嗜睡等，严重时发生昏迷。

3. 诊断 ①有酸性胃液丧失过多及碱性物质摄入过多等病史；②有呼吸变浅变慢或神经精神方面异常等临床表现；③血气分析可确定诊断。

4. 治疗 在积极处理原发疾病的基础上，纠正碱中毒。对丧失胃液所致的代谢性碱中毒，可静脉输注等渗盐水或葡萄糖盐水，恢复细胞外液量和补充 Cl^-，纠正低氯性碱中毒，使 pH 恢复正常。碱中毒时几乎都伴发低钾血症，故须考虑同时补给氯化钾，才能加速碱中毒的纠正，但补钾盐应在患者尿量超过 40ml/h 后。对缺钾性碱中毒，补充钾才能纠正细胞内外离子的异常交换和终止从尿中继续排酸。

治疗严重碱中毒时（血浆 HCO_3^- 45~50mmol/L、pH ＞7.65），可应用盐酸的稀释溶液来迅速排除过多的 HCO_3^-。输入的酸只有一半可用于中和细胞外 HCO_3^-，另一半要被非碳酸氢盐缓冲系统所中和。配制盐酸的稀释溶液的方法为：取 1mol/L 盐酸 150ml，溶入生理盐水 1000ml，即稀释成 0.15mol/L 浓度。以 25~50ml/h 速度通过导管从中心静脉缓慢滴注。

纠正碱中毒不宜过快，一般也不要求完全纠正。在治疗过程中，可以经常测定尿内的氯含量，如尿内有多量的氯，表示补氯量已足够，不需要继续补氯。

5. 常用药物注意事项与患者教育　生理盐水：为 0.9% 的氯化钠水注射液，其渗透压和正常人的血浆、组织液大致相同。适用证：①各种原因所致的失水，包括低渗性、等渗性和高渗性脱水；②高渗性非酮症糖尿病昏迷，应用等渗或低渗氯化钠可纠正失水和高渗状态；③低氯性代谢性碱中毒；④外用生理盐水冲洗眼部、洗涤伤口等；⑤用于产科的水囊引产。不良反应：输液过多、过快，可致水钠潴留，引起水肿、血压升高、心率加快、胸闷、呼吸困难，甚至发生急性左心衰竭。

（三）呼吸性酸中毒

呼吸性酸中毒系指肺泡通气功能减弱，不能充分排出体内生成的 CO_2，以致血液中 $PaCO_2$ 增高，引起高碳酸血症。

1. 病因　①全身麻醉过深、镇静剂过量、心搏骤停、气胸、急性肺水肿、支气管痉挛、喉痉挛和呼吸机使用不当等，显著地影响呼吸，使通气不足，引起急性、暂时性的高碳酸血症。②肺组织广泛纤维化、重度肺气肿等慢性阻塞性肺疾病，这些疾病有换气功能障碍或肺泡通气 – 血流比例失调，引起 CO_2 在体内潴留，导致高碳酸血症。③喉头痉挛或水肿、异物堵塞气管、溺水等可引起急性呼吸性酸中毒。

2. 临床表现　表现为呼吸困难、换气不足和全身乏力，有时有气促、发绀、头痛、胸闷。随着酸中毒的加重，可出现血压下降、谵妄、昏迷等。

3. 诊断　①有呼吸功能降低的病史。②急性呼吸性酸中毒，血气分析显示血液 pH 明显下降，$PaCO_2$ 增高，血浆 HCO_3^- 正常；慢性呼吸性酸中毒时，血气分析显示血液 pH 下降不明显，$PaCO_2$ 增高，血浆 HCO_3^- 增加。

4. 治疗　在治疗原发病的基础上，改善通气功能，通过吸痰、扩张支气管、消除支气管黏膜肿胀等手段通畅呼吸道，促进二氧化碳的排出。必要时，行气管插管或气管切开术，或使用呼吸机。如因呼吸机使用不当而发生酸中毒，则应调整呼吸机的频率、压力或容量。

（四）呼吸性碱中毒

呼吸性碱中毒系指肺泡通气过度，体内生成的 CO_2 排出过多，以致血液中的 $PaCO_2$ 降低，引起低碳酸血症。

1. 病因　癔病、精神过度紧张、发热、创伤、感染、中枢神经系统疾病、轻度肺水肿、肺栓塞、低氧血症、肝功能衰竭和使用呼吸机不当等。慢性呼吸性碱中毒在外科患者中比较少见。

2. 临床表现　一般无症状，可出现眩晕，手、足和口周麻木和针刺感，肌震颤，手足抽搐，心动过速，Trousseau 征阳性。这些症状很可能是引起碱中毒的疾病的症状，而不是碱中毒本身的症状。危重患者发生急性呼吸性碱中毒，常提示预后不良，或将发生急性呼吸窘迫综合征。Trousseau 征即陶瑟征，用止血带或血压计缚于前臂充气至收缩压以上 $20mmHg$，持续 3 分钟，使手血供减少，若诱发不出手足搐搦则为阴性反应，若诱发出手足搐搦则为阳性反应。阳性反应提示可能是碱中毒、低镁血症、低钾血症、低钙血症或者高钾血症。

3. 诊断　诊断要点：①有癔病、精神过度紧张、发热、创伤等病史；②有眩晕，手、足和口周麻木和针刺感，肌震颤，手足抽搐，心动过速，Trousseau 征阳性等临床表现；③血液 pH 增高，$PaCO_2$ 和 HCO_3^- 下降。

4. 治疗　在积极处理原发疾病的基础上，通过不同途径减少 CO_2 的排出和增加 CO_2 的吸入。用纸袋罩住口鼻，增加呼吸道死腔，减少 CO_2 的呼出和丧失，也可给予含 5% CO_2 的氧气吸入。如系呼吸机使用不当所造成的通气过度，应调整呼吸机参数。静脉注射葡萄糖酸钙注射液可消除手足抽搐。

第二节 输 血

输血是促进外科发展的三大要素（无菌术、麻醉、输血）之一。可以补充血容量、改善循环、增加携氧能力、提高血浆蛋白、增进凝血功能。正确掌握输血的适应证，合理选用各种血液制品，有效防止输血可能出现的并发症，对保证外科治疗的成功和节约血液资源有重要意义。

【适应证】

1. 大出血 是输血的主要适应证，特别是严重创伤和手术中出血。一次失血量在 500ml 以内，可由组织间液进入循环而得到代偿，在生理上不会引起不良反应。失血 500～800ml，首先考虑输入晶体液或血浆增量剂，而不是输全血或血浆。失血量超过 1000ml，要及时输血。除上述制剂外，应输给适当的全血，有时还需补充浓缩血小板或新鲜血浆。

2. 严重贫血或低蛋白血症 手术前如有严重贫血（血红蛋白 <60g/L）或血浆蛋白过低（<30g/L），应予纠正。若条件许可，血容量正常的贫血，原则上应输给浓缩红细胞；低蛋白血症可补充血浆或白蛋白。

3. 严重感染 输血可提供抗体、补体等，以增强抗感染能力。输用浓缩粒细胞，同时采用针对性抗生素，对严重感染（脓毒症、恶性肿瘤化疗后致严重骨髓抑制继发难治性感染）常可获得较好疗效。

4. 凝血异常 对凝血功能障碍的患者，手术前应输给有关的血液成分，如血友病应输抗血友病球蛋白，纤维蛋白原缺少症应输冷沉淀或纤维蛋白原制剂。如无上述制品时，可输给新鲜血或血浆。

【方法与注意事项】

1. 输血方法 静脉输血是最简便易行的常规输血途径，通常用于输液的浅表静脉均可用于输血。输血方法一般采用间接重力滴输法，对塑料血袋加压或使用专门的加压输血器，可加快输血速度。病情紧急而静脉穿刺困难或施行大手术时，可通过静脉切开，将导管插入中心静脉，进行快速输血。为防止输入的血液在进入心脏前从创伤部位流失，上肢和头颈部出血应选用下肢的静脉输血，而下肢、盆部、腹部的出血应选用上肢及颈部的静脉。输血速度需根据患者的具体情况来决定，成人一般调节在每分钟 5～10ml，老年人或心脏病患者每分钟约 1ml，小儿每分钟为 10 滴左右。对大量出血引起的休克，应快速输入所需的血量；对血容量正常的贫血，则每次输血量不可过多，以 200～400ml 为宜。

2. 注意事项 ①输血前必须仔细核对患者和供血者姓名、血型和交叉配血单，并检查血袋是否渗漏，血液颜色有无异常。②除生理盐水外，不可向全血或浓缩红细胞内加入任何药物，以免产生药物配伍禁忌或溶血（例如，加入葡萄糖液，会使输血器内剩余的红细胞发生凝集，随之发生溶血）。③输血过程中要严密观察患者有无不良反应，检查体温、脉搏、血压及尿的颜色等。④输血完毕后，血袋应保留 2 小时，以便必要时复查。

【输入血液种类】

1. 血液成分制品 由于应用血液成分输血具备许多优点，对于血液成分制品的研究迅速取得进展，并且在临床上日益受到重视和推广。血液成分可分为血细胞、血浆和血浆蛋白成分 3 大类。

（1）血细胞成分 有红细胞、白细胞和血小板 3 类。

1）红细胞 ①浓缩红细胞：即压积红细胞，其细胞压积以 70%～80% 为宜。主要用于血容量正常而需补充红细胞的贫血，如各种慢性贫血，特别是合并心功能不全者、老年人或儿童的慢性贫血。优点是不含或少含血浆，容量小而效大，不致引起不良反应或循环超负荷。②去白细胞的红细胞：

这是移除白细胞在70%以上和保留红细胞的血液，适用于多次输血后产生白细胞凝集抗体而出现发热反应的贫血。③洗涤红细胞：其80%～90%的白细胞、血小板和99%以上的蛋白已被洗除，适应证与去白细胞的红细胞相同，另外还适用于器官移植、尿毒症以及血液透析（高钾血症）。

2）白细胞　主要有浓缩粒细胞，可用于治疗因粒细胞减少而抗生素治疗无效的严重感染。但由于输注后并发症多，现已较少应用。

3）血小板　有多血小板血浆和浓缩血小板血浆等，适于治疗严重的再生障碍性贫血、输大量库存血或体外循环心脏手术后血小板锐减，以及其他血小板减少所引起的出血。

（2）血浆成分　有新鲜冰冻血浆、普通冰冻血浆和冷沉淀等。

1）新鲜冰冻血浆　其内含有各种凝血因子（特别是不稳定的凝血因子Ⅴ和Ⅷ）、白蛋白和球蛋白，适用于多种凝血因子的缺乏，如肝功能不全、DIC和输大量库存血后引起的出血倾向，也适用于免疫球蛋白缺乏感染性疾病的治疗。

2）普通冰冻血浆　新鲜冰冻血浆在－20℃或更低保存1年后，可转为普通冰冻血浆而继续保存到5年。适用于补充血容量，如在休克、烧伤和手术等情况中应用。一次输用量不宜超过100ml，否则需加用新鲜冰冻血浆。

3）冷沉淀　是血浆内在低温下不溶解的物质，内含纤维蛋白原及凝血因子Ⅷ、Ⅻ（纤维蛋白稳定因子），适用于特定凝血因子缺乏所引起的疾病，包括血友病、获得性凝血因子缺乏、纤维蛋白原缺乏等。

（3）血浆蛋白成分　是以血浆为原料，应用物理和化学方法加工而成的制品。目前外科应用的主要是白蛋白制剂，其他尚有免疫球蛋白和各种凝血因子制品。

1）白蛋白制剂　通常有两类。第一类是高纯度（95%以上）的白蛋白低盐溶液，蛋白浓度为25%、20%或5%，临床常用5%溶液，除能提高血浆白蛋白以外，尚可补充血容量。浓缩白蛋白液（20%或25%）具有脱水作用。第二类是含白蛋白并含少量球蛋白的5%溶液，其主要用途是补充血容量。

2）免疫球蛋白制剂　有正常人免疫球蛋白、静脉注射丙种球蛋白、特异性免疫球蛋白等。专供肌内注射的正常人免疫球蛋白，大都用于某种传染病的预防，静脉注射丙种球蛋白主要与抗生素合用，以治疗用抗生素不能控制的感染，一次输注量为4～8g。

3）凝血因子制品　有浓缩抗血友病因子（AHF）、浓缩凝血酶原复合物（凝血因子Ⅸ复合物）、浓缩凝血因子Ⅻ、抗凝血酶Ⅲ和纤维蛋白原制剂等，适用于血友病和各种有关凝血因子缺乏所引起的出血，其中浓缩凝血因子Ⅻ还能形成纤维蛋白聚合物，有利于促进伤口愈合。抗凝血酶Ⅲ则可用于抗凝血酶Ⅲ缺乏所引起的血栓栓塞症的防治。

2. 全血　将人体内血液采集到采血袋内所形成的混合物称全血。全血由液态血浆和血细胞组成。主要用于急性大失血、体外循环和换血治疗。由于输注全血弊端很多，除上述适应证外已较少使用。

3. 血浆增量剂　是天然或人工合成的高分子物质制成的胶体溶液，可以代替血浆扩充血容量。目前常用的和不良反应较少的是右旋糖酐和羟乙基淀粉。

【并发症与防治】

输血一般是安全的，但有时可能出现各种反应和并发症，发生率达12%。严重者可危及患者生命，必须采取必要预防措施。

1. 发热反应　为最常见的早期输血并发症之一，发生率为2%～10%。发热反应多发生在输血后15分钟至2小时内，往往先有发冷或寒战，继以高热，体温可高达39～40℃，伴有皮肤潮红、头痛，多数血压无变化。症状持续少则十几分钟，多则1～2小时后缓解。但要注意其他反应，也可首先表现为发热。

主要原因如下。①致热源：细菌的代谢产物或死亡的细菌等污染保存液或输血用具，输血后即可引起发热反应。②免疫反应：患者血内有白细胞凝集素、粒细胞特异性抗体或血小板抗体，输血时对输入的白细胞和血小板发生作用，引起发热。

处理措施：发热反应症状出现后，要立即减慢输血速度，严重者须停止输血。抑制发热反应的常用药物有阿司匹林，初始剂量为 1g，以后每小时 1 次，共 3 次。有寒战时，肌内注射异丙嗪 25mg 或哌替啶 50mg。

预防措施：采用无热源技术配制保存液，严格清洗、消毒采血及输血用具，或用一次性处理输血器，可去除致热源。输血前进行白细胞交叉配合试验，选用洗涤红细胞或用尼龙滤柱过滤血液移除大多数粒细胞和单核细胞，可以减少免疫反应所致的发热。

2. 过敏反应 多发生在输血数分钟后，亦可发生在输血中或输血后。发生率约 3%。主要表现为皮肤红斑、荨麻疹和瘙痒，严重者出现呼吸困难（支气管痉挛与会厌水肿所致）、面色潮红、腹痛、腹泻、意识障碍、过敏性休克等，可危及生命。

主要原因如下。①过敏体质：具有过敏体质的患者对血中蛋白类物质或其他物质过敏。②血清病反应：因多次输血，体内已产生了抗血清免疫球蛋白抗体；再次输血时，输入血液中的免疫球蛋白便与被输入者血液中的抗血清免疫球蛋白抗体发生反应而出现过敏表现。

处理措施：密切观察，若 30 分钟内症状无改善，立即停止输血。保持静脉输液畅通，根据不同情况给予处理。首先给予抗过敏药物，轻者，苯海拉明 25mg，口服；重者，异丙嗪 25mg、地塞米松 10mg 肌内注射；出现过敏性休克时，皮下注射 1∶1000 肾上腺素，0.5 ~ 1ml，必要时做气管切开。

3. 溶血反应 是输血最严重的并发症。典型症状是输入几十毫升血型不合的血后，出现寒战、高热、呼吸困难、腰背酸痛、心前区压迫感、头痛、血红蛋白尿、异常出血等，甚至出现休克，可致死亡。麻醉中的手术患者唯一最早的征象是伤口渗血和低血压。

主要原因：绝大多数是免疫性的，即输入 ABO 血型不合的红细胞所致；少数是非免疫性的，如输入低渗液体、冰冻或过热破坏红细胞等。

处理措施：怀疑有溶血反应时，即应停止输血，核对受血者与供血者姓名和血型。并立即抽静脉血以观察血浆色泽，正常血浆肉眼观察呈澄明黄色，只要输入异型血超过 8 ~ 10ml，血浆游离血红蛋白增至 250mg/dl，血浆即呈粉红色，可协助诊断。观察患者每小时尿量，同时做尿血红蛋白测定。取供血者血袋内血和受血者输血前后血样本重新检查血型和进行交叉配血试验，同时做细菌涂片和培养，以排除细菌污染反应。此外，还要检查有无非免疫性溶血反应的原因。治疗重点如下。①抗休克：静脉注射地塞米松，输入血浆、右旋糖酐或 5% 白蛋白液等来纠正低血容量，维持血压，同时需纠正电解质失调和酸中毒。溶血原因查明后，可输同型新鲜血液，以补充凝血因子和纠正溶血性贫血。②保护肾功能：可给予 5% 碳酸氢钠 250ml 静脉滴注，使尿液碱化，促使血红蛋白结晶溶解，防止肾小管阻塞。血压稳定时，可用呋塞米或 20% 甘露醇等利尿，防止肾衰竭，后期如无尿、氮质血症或高钾血症等出现，可用腹膜透析或血液透析等治疗。③防治弥散性血管内凝血（DIC）：输入血型不合血量超过 200ml 时，要考虑使用肝素治疗。④换血疗法：能去除循环血内不合的红细胞及其破坏的有害物质和抗原 – 抗体复合物。

预防措施：主要在于加强工作责任心，严格核对患者和供血者姓名、血袋号和配血报告有无错误，采用同型输血。

4. 细菌污染反应 较少见，发病率为 1% ~ 5%，但后果严重。污染血液的细菌，品种繁多，可以是非致病菌或致病菌，后者大多数是革兰阴性菌，如大肠埃希菌等。这类细菌可在 4 ~ 6℃ 冷藏温度中迅速滋生。如果污染血液的是非致病菌，由于毒性小，可能只引起一些类似发热反应的症状。但因多数是毒性大的致病菌，即使输入 10 ~ 20ml，也可立刻发生休克。库存低温条件下生长的革兰阴性杆菌，其内毒素所致的休克，可出现血红蛋白尿和急性肾衰竭。简单而快速的诊断方法是对血袋内剩余血做直接涂片检查，同时进行患者血和血袋血浆的细菌培养。必要时，患者的血、尿需重复做多次培养。

处理措施：与感染性休克的治疗相同。

预防措施：从采血到输血的全过程中，各个环节都要严格遵守无菌操作。凡血袋内血浆混浊，有絮状物或血浆呈玫瑰红色（溶血）或黄褐色，以及血浆中有较多气泡者，均应认为有细菌污染可能而废弃不用。

5. 循环超负荷　主要表现为心力衰竭，甚至出现急性肺水肿。早期症状是头部剧烈胀痛、胸部发紧等。右心衰竭出现全身水肿、颈静脉怒张、肝脏肿大、发绀、静脉压升高等表现；左心衰竭与急性肺水肿出现呼吸困难、咳嗽、咳大量粉红色泡沫痰、肺部闻及湿性啰音与哮鸣音等表现。

主要原因：发生在心脏代偿功能减退的患者，如心脏病患者、老年人、幼儿或慢性严重贫血患者（红细胞减少而血容量增多者），输血过量或速度太快。

处理措施：立即停止输血，按心力衰竭处理。

6. 其他

（1）出血倾向　大量快速输血可发生创面渗血不止或术后持续出血等凝血异常表现。主要原因是患者体内凝血因子被稀释，凝血因子Ⅴ、Ⅷ和Ⅸ的消耗以及血小板因子减少等。大量出血时，在损失大量血小板和凝血因子的同时，剩下的血小板和凝血因子又将在止血过程中被消耗。处理措施：可根据凝血因子缺乏的情况，补充有关血成分，如新鲜冰冻血浆、凝血酶原复合物、多血小板血浆等。

（2）酸碱平衡失调　主要由于库存血保存时间较长，细胞溶解，钾离子从细胞内释放所致。大量输血常有一过性代谢性酸中毒和高钾血症，若机体代偿功能良好，酸中毒和高钾血症可迅速纠正。但对已有高钾血的患者（如挤压伤合并肾功能不全），机体不能代偿，需采取治疗措施。大量输血时，其中的枸橼酸盐代谢后产生碳酸氢钠，可引起代谢性碱中毒，发生低钾血症。根据不同情况采取不同的治疗措施。

（3）疾病传播　输血或输血液制品都可能传播疾病，其中最常见而严重的是输血后肝炎，我国发生率达 7.6% ~19.7%，主要有乙型肝炎和丙型肝炎。近年来迅速蔓延的艾滋病（AIDS），也可经输血传播。此外，疟疾、梅毒、巨细胞病毒感染、黑热病、回归热和布鲁菌病等，均可通过输血传播。预防输血传播疾病的主要措施有：①严格掌握输血适应证，避免不必要的输血；②对献血者进行血液和血液制品病原学检测；③在血液制品生产过程中采用加热或其他有效方法灭活病原体；④鼓励自体输血。

【常用药物注意事项与患者教育】

羟乙基淀粉　为复方制剂，由羟乙基淀粉 130 和氯化钠构成。静脉滴注后可以较长时间停留于血液中，提高血浆渗透压，迅速增加血容量，并增加细胞膜负电荷，使已聚集的细胞解聚，降低全血黏度。属血容量补充剂，临床用于失血性、烧伤性等低容量性休克。偶可发生输液反应，少数出现荨麻疹、瘙痒。

第三节　休　克

情境导入

情境：患者，男性，38 岁，汽车撞伤左季肋区 4 小时入院。

查体：神志模糊，T 37.5℃，脉搏细弱，BP 60/40mmHg，睑结膜苍白，腹部膨隆，全腹压痛，轻度反跳痛，移动性浊音阳性。

辅助检查：腹部B超提示腹腔内大量积血。

思考：1. 患者目前初步诊断是什么？

2. 应采取的急救措施有哪些？

休克是机体对有效循环血量锐减、组织灌注不足、细胞缺氧反应的一种临床综合征，最终导致机体代谢紊乱、器官功能受损。氧供给不足和需求增加是休克的本质，产生炎性介质是休克的特征。因此，恢复组织细胞的供血，促进其有效利用氧气，重建氧的供需平衡和保持正常的细胞功能是休克治疗的关键环节。现代观点视休克为一序贯事件，是一个亚临床阶段的组织灌注不足向多器官功能障碍综合征（MODS）或多器官功能衰竭（MOF）连续发展的过程。

知识链接

休　克

1731年法国医生 Le Dran 观察到由于弹伤打击造成的休克现象，首次在英文翻译中使用了"shock"一词，表示打击或震荡的意思。19世纪末，Warren 和 Crile 对休克患者的临床表现做了经典描述：面色苍白，四肢湿冷，脉搏细数，脉压缩小，尿量减少，神志淡漠，低血压。20世纪80年代，通过不断的临床研究，临床学者们从低血容量性休克转向感染性休克，提出全身炎症反应综合征等概念，并不断完善。医学家们做出的伟大贡献，为我们逐渐深入地认知休克疾病提供了无可替代的帮助，他们的伟大精神依然在鼓舞我们不断探索和前进！

【病因与分类】

按照引起休克的原因，将休克分为低血容量性休克、感染性休克、心源性休克、神经源性休克和过敏性休克五类。低血容量性和感染性休克在外科最常见。

1. 低血容量性休克　主要见于以下情况。①急性大出血：如胃十二指肠溃疡大出血、门静脉高压症所导致的食管胃底曲张静脉破裂大出血、外伤性肝破裂、外伤性脾破裂、外伤性大动脉（股动脉、腹主动脉等）刺破等，临床上称为失血性休克。②大量血浆丧失：如严重烧伤时，大量血浆样体液丧失，临床上称为失液性休克。③脱水：如急性肠梗阻、高位肠瘘等，由于剧烈呕吐，大量体液丢失。④创伤：由严重创伤（如骨折、挤压伤、大手术等）引起的，通常称为创伤性休克，引起创伤性休克的原因是综合性的，包括血管破裂、组织损伤后大量体液渗出、疼痛、细菌及细菌毒素等。

2. 感染性休克　由严重的细菌感染引起，多见于烧伤并发感染、脓毒症、重症胰腺炎、急性梗阻性化脓性胆管炎、急性腹膜炎等。感染的细菌主要为革兰阴性杆菌，也可见革兰阳性菌、霉菌、病毒和立克次体。临床上按其血液动力学改变分为低排高阻型（低动力型、心输出量减少、周围血管收缩）和高排低阻型（高动力型、心输出量增加、周围血管扩张）两种类型。低排高阻型休克在血液动力学方面的改变，与一般低血容量性休克相似；高排低阻型休克的主要特点是血压接近正常或略低，心输出量接近正常或略高，外周总阻力降低，中心静脉压接近正常或稍高，动静脉血氧分压差缩小。

3. 心源性休克　由于急性心肌梗死、严重心律失常、心包填塞、肺动脉栓塞等使左心室收缩功能减退或舒张期充盈不足，致心输出量锐减。

4. 神经源性休克　由于剧烈的刺激（如疼痛、外伤等），引起强烈的神经反射性血管扩张，周围阻力锐减，有效循环血量相对不足。

5. 过敏性休克　某些物质如药物、异体蛋白等，使人体发生过敏反应致全身血管骤然扩张、毛细血管通透性增加，引起休克。

【病理生理】

有效循环血量锐减、组织灌注不足以及产生炎性介质是各类休克共同的病理生理变化基础，这是一个连续性的病理过程，按照微循环变化可将休克分为三期。

1. 微循环收缩期　当循环血量锐减时，血压下降，主动脉弓和颈动脉窦的压力感受器反射性使延髓循环中枢和交感神经兴奋，作用于心脏、小血管和肾上腺等靶器官，使心跳加快提高心搏出量，肾上腺髓质和交感神经节后纤维释放大量儿茶酚胺，使周围皮肤、骨骼肌和内脏（肝、脾等）的小血管和微血管的平滑肌（包括毛细血管前括约肌）强烈收缩，动-静脉短路和直捷通路开放。结果是微动脉的阻力增高，毛细血管的血流减少，保持一定的静脉回心血量，血压维持不变或基本不变，重要生命器官（脑、心、肾）仍得到较充足的血液灌流。由于毛细血管的血流减少，使血管内压力降低，血管外液体进入血管内，血容量得到部分补偿。此期又称为休克代偿期，脏器功能和结构基本正常。

2. 微循环扩张期　在微循环收缩期的基础上，由于长时间、广泛的微动脉收缩、动-静脉短路及直捷通路开放，使进入毛细血管的血流量持续减少，组织灌流更加不足，氧和营养不能进入组织，出现组织代谢紊乱。无氧代谢所产生的酸性物质（如乳酸、丙酮酸等）增多，又不能及时清除，形成酸中毒，使毛细血管前括约肌失去对儿茶酚胺的反应能力。此时，微动脉及毛细血管前括约肌舒张，但毛细血管后小静脉对酸中毒的耐受性较大，仍处于收缩状态，以致大量血液滞留在毛细血管网内，循环血量进一步减少。毛细血管网内的静水压增高，水分和小分子血浆蛋白渗至血管外，血液浓缩、血液黏稠度增加。同时，组织缺氧后，毛细血管周围的肥大细胞受缺氧的刺激而分泌出大量的组胺，促使处于关闭状态的毛细血管网扩大开放范围，甚至全部毛细血管同时开放。这样，毛细血管容积剧增，血液滞留其中，使回心血量锐减，心搏出量进一步降低，血压下降。此期脏器功能下降。

3. 微循环衰竭期　滞留在微循环内的血液，由于血液黏稠度增加和酸性血液的高凝特性，使红细胞和血小板容易发生凝集，在毛细血管内形成微血栓，出现弥散性血管内凝血，使血液灌流停止，组织细胞缺氧加重，细胞内的溶酶体崩解，释放出蛋白溶解酶。蛋白溶解酶除直接消化组织蛋白外，还可催化蛋白质形成各种激肽，造成细胞自溶，并且损伤其他细胞，引起各器官的功能性和器质性损害。弥散性血管内凝血消耗各种凝血因子，且激活纤维蛋白溶解系统，结果为出现严重出血倾向。此期脏器功能明显下降，脏器结构受损。

休克继续发展，各重要器官组织可发生广泛的缺氧和坏死，出现多器官功能障碍综合征。①肺：缺氧使毛细血管内皮细胞和肺泡上皮细胞受损。血管壁通透性增加，肺泡表面活性物质生成减少，使肺泡内液-气界面的表面张力升高，促使肺泡萎缩，造成肺不张，肺泡内有透明膜形成。临床上出现进行性呼吸困难等一系列症状，这种急性呼吸衰竭称为急性呼吸窘迫综合征。②肾：肾缺血超过3小时，可发生肾实质的损害，出现急性肾衰竭，表现为少尿、无尿、高氮质血症。③脑：因动脉压过低和脑血流量降低致脑缺氧。持续性低血压中引起脑的血液灌流不足，使毛细血管周围胶质细胞肿胀，同时由于毛细血管通透性升高，血浆外渗至脑细胞间隙，引起脑水肿和颅内压增高。④心：冠状动脉灌流量主要发生于舒张期。进入休克抑制期，心搏出量和主动脉压力降低，舒张期血压也下降，可使冠状动脉灌流量减少，心肌缺氧受损，造成心功能不全。此外，低氧血症、代谢性酸中毒及高血钾也可损害心肌。心脏微循环内血栓，可引起心肌局灶性坏死，进一步发展为心力衰竭。⑤肝脏及胃肠：休克时，内脏血管发生痉挛，肝脏血流减少，引起肝脏缺血、缺氧、血液淤滞，肝血窦和中央静脉内微血栓形成，造成肝小叶中心坏死，甚至发生大块坏死，使肝脏受损。肝脏代谢和解毒功能不全，导致肝功能衰竭。胃肠道缺血、缺氧，引起黏膜糜烂出血，肠黏膜屏障功能受损。

【临床表现】

根据临床表现分为休克代偿期（休克早期）和休克抑制期（休克期）。

1. 休克代偿期 表现为精神紧张、兴奋、烦躁不安、皮肤苍白、四肢厥冷、心率加快、呼吸加快、脉压下降、尿量下降等。此时，如得到及时治疗，休克很快得到纠正。否则，将进入休克抑制期。

2. 休克抑制期 表现为表情淡漠、意识逐渐模糊乃至昏迷；皮肤黏膜苍白、潮湿，有时可出现发绀、肢端发凉、出血斑；血压进行性下降，脉搏细弱无力，桡动脉、足背动脉等周边动脉触摸不清；尿量减少，甚至出现尿闭。

病情继续发展，出现多脏器衰竭表现。

【辅助检查】

1. 血液检查 通过红细胞计数、血红蛋白和红细胞压积检查，了解血液稀释或浓缩情况；通过血浆电解质测定，了解钾、钠、氯等的含量；通过血气分析，了解血液氧合、二氧化碳潴留和酸碱变化情况；通过血小板计数和血液凝血功能（纤维蛋白原含量、凝血酶原时间及其他凝血因子等）测定，了解血液黏稠度、凝血与出血情况。

2. 尿液检查与肾功能检查 通过尿液一般检查和血尿素氮、肌酐、内生肌酐清除率等检查了解肾实质损害的程度，判断休克的严重程度。

3. 肝功能检查 通过血清氨基转移酶、胆红素及蛋白质含量的检查，了解肝脏损害的程度，判断休克的严重程度。

4. 中心静脉压测定 中心静脉压（central venous pressure，CVP）是指右心房或上、下腔静脉胸腔段内的压力。中心静脉压测定是判断血容量、心功能和血管张力等综合情况的一种有效方法。休克时，通过测定 CVP，可以鉴别低血容量性休克或非低血容量性休克，尤其是心源性休克；同时，对休克的治疗有重要的指导作用。CVP 正常值为 $50 \sim 100 mmH_2O$（$10 mmH_2O = 0.098 kPa$）。①若休克患者 CVP $< 50 mmH_2O$，表示血容量不足，立即补充血容量；②若经补充血容量后，CVP $> 100 mmH_2O$，患者仍处于休克状态，则应考虑有无容量血管过度收缩或心功能不全的可能，应控制输液速度及输液量，严密观察病情，分析原因，并即时做出相应处理；③若 CVP $> 150 mmH_2O$，则提示有容量负荷过重或心力衰竭、急性肺水肿的可能，应严格控制入量或停止补液，并根据具体情况静脉注射快速洋地黄制剂、利尿剂或静脉滴注血管扩张剂。

5. 其他检查 X 线检查、心电图检查、细菌学检查、肺动脉压和肺动脉楔压监测等对休克的诊断和治疗均具有一定价值。

【诊断】

当有交感神经－肾上腺功能亢进征象时，即应考虑休克的可能。

1. 早期症状诊断要点 ①血压基本正常而脉压减少；②心率增快；③口渴；④皮肤潮湿、黏膜发白、肢端发凉；⑤皮肤静脉萎陷；⑥尿量减少至 $25 \sim 30 ml/h$。

2. 确定诊断要点 存在下列征象时，则可肯定休克诊断。

（1）收缩压 $< 80 mmHg$，脉压 $< 20 mmHg$。

（2）有组织血灌注不良的临床表现，如表情淡漠、烦躁不安、肢体湿冷、皮肤苍白或发绀等。

（3）尿量明显减少（$< 25 ml/h$）。

（4）出现代谢性酸中毒，SB 低于 $22 mmol/L$ 或动脉血乳酸量超过 $15 mg/dl$。

3. 休克严重程度的临床估计 根据临床表现一般将休克分为轻度、中度和重度，见表 15 - 1。

表 15 - 1 休克的临床分度

分期	程度	神志	口渴	皮肤黏膜 色泽	皮肤黏膜 温度	脉搏	血压	体表血管	尿量	估计失血量*
休克代偿期	轻度	神志清楚,伴有痛苦表情,精神紧张	口渴	开始苍白	正常,发凉	100 次/分以下,尚有力	收缩压正常或稍升高,舒张压增高,脉压缩小	正常	正常	20% 以下(800ml 以下)
休克失代偿期	中度	神志尚清楚,表情淡漠	很口渴	苍白	发冷	100 ~ 200次/分	收缩压为 90 ~ 70mmHg,脉压小	表浅静脉塌陷,毛细血管充盈迟缓	尿少	20% ~40%(800 ~1600ml)
休克失代偿期	重度	意识模糊,甚至昏迷	非常口渴,可能无主诉	显著苍白,肢端青紫	厥冷(肢端更明显)	速而细弱,或摸不清	收缩压在 70mmHg 以下或测不到	毛细血管充盈非常迟缓,表浅静脉塌陷	尿少或无尿	40% 以上(1600ml 以上)

注:* 为成人的低血容量性休克。

【治疗】

治疗原则是尽早去除病因,尽快恢复有效循环血量,纠正微循环障碍,增进心脏功能和恢复人体正常代谢。

1. 一般措施

(1)放置适宜的体位 休克时的体位一般采取仰卧位,头和胸部抬高 20°～30°,下肢抬高 15°～20°。此种体位可以增加回心血量,减轻呼吸的负担。

(2)保持呼吸道通畅与吸氧 及时清除呼吸道分泌物,必要时可做气管插管或气管切开。间断吸氧,增加动脉血氧含量,减轻组织缺氧。

(3)镇静与保暖 避免过多搬动,保持安静与身体温暖。通常不用镇静剂,以免加重休克甚至造成死亡。

2. 病因治疗 根据休克的不同原因进行病因治疗。门静脉高压症所导致的食管或胃底曲张静脉破裂大出血可先给予垂体后叶素静脉滴注,亦可采用三腔二囊管压迫止血;必要时,在内镜直视下将硬化剂(5%鱼肝油酸钠、1%乙氧硬化醇、5%油酸氨基己酸等)注射至曲张的静脉,或用皮圈套扎曲张的静脉。胃十二指肠溃疡大出血先静脉给予西咪替丁和奥美拉唑等胃酸分泌抑制剂,进一步的治疗为使用胃镜(高频电灼、激光、止血夹等)止血,必要时行手术治疗。外伤性肝破裂和外伤性脾破裂给予手术修补或切除。外伤性大动脉(股动脉、腹主动脉等)刺破给予结扎与缝合。在快速补充有效循环量后,应抓紧时机施行手术去除原发病变,才能从根本上控制休克。在紧急止血方面,可先用暂时性止血措施,待休克初步纠正后,再进行根本的止血手术。若暂时性止血措施难以控制出血,应一面补充血容量,一面进行手术止血。

3. 补充血容量 补充血容量,及时恢复血流灌注,是抗休克的根本措施。故应在连续监测动脉血压、尿量、CVP 的基础上,结合患者尿量、脉搏、收缩压、脉压、呼吸、神志状态、四肢温度、末梢循环充盈情况,判断补充血容量的效果。首先输入平衡盐溶液,根据情况给予容量扩增剂,并同时采血配血,必要时进行成分输血或输全血。

4. 纠正酸碱平衡失调 休克时,由于组织灌注不足和细胞缺氧常有不同程度的酸中毒,而酸性内环境对心肌、血管平滑肌和肾功能均有抑制作用。在休克早期,可能因过度换气,引起低碳酸血症、呼吸性碱中毒。按照血红蛋白氧合解离曲线的规律,碱中毒使血红蛋白氧离曲线左移,氧不易从血红蛋白释出，可使组织缺氧加重，故不主张早期使用碱性药物；而酸性环境有利于氧与血红蛋白解离，从而增加组织供氧。机体在获得充足血容量和微循环改善后，轻度酸中毒常可缓解而不需再用碱性药；而重度休克合并酸中毒经扩容治疗不满意时，仍需使用碱性药物。用药前须保证呼吸功能正常，以免引起 CO_2 潴留和继发呼吸性酸中毒。纠正酸中毒常用 5% 碳酸氢钠注射液静脉滴注。

5. 应用血管活性药物　严重休克时，单用扩容治疗不易迅速改善循环和升高血压。若血容量已基本补足但循环状态仍未好转，则应选用下列血管活性药物。

（1）血管收缩剂　去甲肾上腺素、间羟胺和多巴胺等。去甲肾上腺素是以兴奋 α 受体为主、轻度兴奋 β 受体的血管收缩剂，能兴奋心肌，收缩血管，升高血压及增加冠状动脉血流量，作用时间短。常用量为 0.5~2mg，加入 5% 葡萄糖溶液 100ml 内静脉滴注。间羟胺间接兴奋 α、β 受体，对心脏和血管的作用同去甲肾上腺素，但作用弱，维持时间约 30 分钟。常用量为 2~10mg 肌内注射或 2~5mg 静脉注射，也可 10~20mg 加入 5% 葡萄糖溶液 100ml 静脉滴注。多巴胺是最常用的血管收缩剂，具有兴奋 α、$β_1$ 和多巴胺受体作用，其药理作用与剂量有关。小剂量 [$<10\mu g/(min \cdot kg)$] 时，主要是 $β_1$ 和多巴胺受体作用，可增强心肌收缩力，并扩张肾和胃肠道等内脏器官血管；大剂量 [$>15\mu g/(min \cdot kg)$] 时，则为 α 受体作用，增加外周血管阻力。抗休克时主要取其强心和扩张内脏血管的作用，宜采取小剂量。为提升血压，可将小剂量多巴胺与其他缩血管药物合用，而不增加多巴胺的剂量。

（2）血管扩张剂　包括 α 受体拮抗剂和抗胆碱能药两类。前者包括酚妥拉明、酚苄明等，能解除去甲肾上腺素所引起的小血管收缩和微循环淤滞，并能增强左室收缩力。酚妥拉明作用快，持续时间短，多用 0.1~0.5mg/kg 加于 5% 葡萄糖溶液 100ml 内静脉滴注。酚苄明是一种 α 受体拮抗剂，兼有间接反射性兴奋 β 受体的作用；能轻度增加心脏收缩力、心搏出量和心率，同时能增加冠状动脉血流量，降低周围循环阻力和血压；作用可维持 3~4 天，用量为 0.5~1.0mg/kg，加入 5% 葡萄糖溶液或 0.9% 氯化钠溶液 100~200ml 内静脉滴注，1~2 小时滴完。抗胆碱能药物包括阿托品、山莨菪碱和东莨菪碱。临床上较多用于休克治疗的是山莨菪碱（人工合成品为 654-2），可对抗乙酰胆碱所致平滑肌痉挛使血管舒张，从而改善微循环；还可通过抑制花生四烯酸代谢，降低白三烯、前列腺素的释放而保护细胞，是良好的细胞膜稳定剂。尤其是在外周血管痉挛时，其对提高血压、改善微循环、稳定病情等效果较明显。用法是每次 10mg，每 15 分钟 1 次，静脉注射，或 40~80mg/h 持续泵入，直到临床症状改善。

休克时血管活性药物的选择应结合当时的病情与临床表现。休克初期，未补充血容量之前，为保证重要脏器的供血，可皮下注射 1:1000 的去甲肾上腺素；补充血容量后，微血管痉挛时，静脉给予扩血管药物，恢复微循环的血液供应；微循环、微动脉充分扩张而微静脉和小静脉仍痉挛时，采用血管扩张剂和血管收缩剂配合使用。

6. 应用糖皮质激素　皮质类固醇可用于感染性休克和其他较严重的休克。其作用主要有：①拮抗 α 受体兴奋作用，使血管扩张，降低外周血管阻力，改善微循环；②保护细胞内溶酶体，防止溶酶体破裂；③增强心肌收缩力，增加心搏出量；④增进线粒体功能和防止白细胞凝集；⑤促进糖异生，使乳酸转化为葡萄糖，减轻酸中毒。一般主张应用大剂量静脉滴注，一次滴完，为了防止多用皮质类固醇后可能产生的不良反应，一般只用 1~2 次。临床常用氢化可的松 200~300mg 或地塞米松 10~20mg 加入 5% 葡萄糖溶液中静脉滴注。

7. 处理 DIC　对诊断明确的 DIC 可用肝素抗凝，一般 1.0mg/kg，6 小时 1 次，成人首次可用 10000U（1mg 约相当于 125U）。还使用抗纤溶药如氨甲苯酸、氨基己酸，抗血小板黏附和聚集药阿司匹林、潘生丁和小分子右旋糖酐。

8. 保护重要脏器　出现心力衰竭时，给予强心剂，可选用多巴胺和多巴酚丁胺，亦可使用小剂量强心苷（一般选用去乙酰毛花苷），增强心肌收缩力，减慢心率。出现肾衰竭时，给予呋塞米等强利尿剂。出现脑水肿和颅内压升高时，给予20%甘露醇快速加压滴注。

【常用药物注意事项与患者教育】

1. 去甲肾上腺素 为肾上腺素去掉N-甲基后形成的物质，属于儿茶酚胺类。主要激动α受体，对β受体激动作用很弱，具有很强的血管收缩作用，使全身小动脉与小静脉都收缩（但冠状血管扩张），外周阻力增高，血压上升，保证对重要器官（如脑、心）的血液供应。兴奋心脏及抑制平滑肌的作用比肾上腺素弱。主要用于治疗各种休克（但失血性休克禁用）。使用时间不宜过长，否则可引起血管持续强烈收缩，使组织缺氧情况加重。使用过程中药液外漏可引起局部组织坏死。过量时可出现严重头痛及高血压、心率缓慢、呕吐甚至抽搐。

2. 酚妥拉明 为α受体拮抗剂，通过拮抗α受体和间接激动β受体，迅速使周围血管扩张，可显著降低外周血管阻力，增加外周血容量，改善微循环。本品对心脏有兴奋作用，使心肌收缩力增加、心率加快、心输出量增加。主要用于治疗肺充血或肺水肿的急性心力衰竭、血管痉挛性疾病、手足发绀症、感染性休克及嗜铬细胞瘤的诊断试验等。不良反应有直立性低血压、鼻塞、瘙痒、眩晕、胃肠道反应，严重者可出现心率加速、心律失常和心绞痛。

3. 多巴胺 为去甲肾上腺素生物合成的前体，具有兴奋β受体、α受体和多巴胺受体的作用，兴奋心脏β受体可增加心肌收缩力，增加心输出量。兴奋多巴胺受体和α受体使肾、肠系膜、冠状动脉及脑血管扩张、血流量增加。对周围血管有轻度收缩作用，升高动脉血压，本药的突出作用为使肾血流量增加，肾小球滤过率增加，从而促使尿量增加，尿钠排泄也增加。用于各种类型的休克，尤其适用于休克伴有心肌收缩力减弱、肾功能不全者。不良反应有胸痛、呼吸困难、心悸、心律失常（尤其用大剂量时）、全身软弱无力感。长期大剂量应用或小剂量用于外周血管病，可出现手足疼痛或发凉。使用过量时可出现血压升高，此时应停药，必要时给予α受体拮抗剂。

第四节 心肺脑复苏术

心肺脑复苏术（CPCR）指当任何原因引起呼吸和心搏骤停时，为恢复呼吸、心跳及神经系统（主要是脑）功能所实施的一系列基本急救操作和措施。心搏骤停是指各种原因导致的心脏射血功能突然终止。呼吸骤停是指自主呼吸突然停止。心脏性猝死是指未能预料的于突发心脏症状1小时内发生的心脏原因死亡。心搏骤停不治是心脏性猝死最常见的直接死因。

心肺脑复苏术是抢救生命最基本的医疗技术和方法，包括心脏按压、人工通气、电除颤以及药物治疗等。

知识链接

心肺复苏周

"黄金4分钟"是指心跳停止4分钟内进行心肺复苏救活率可达50%，而超过这一时间，被救活的希望就很渺茫。医学研究表明，如果出现呼吸、心搏骤停，人的脑细胞在常温下对缺氧的耐受极限通常为4分钟，超过4分钟，脑细胞出现不可逆性损害；超过8分钟，抢救成功的可能性非常小；超过15分钟，抢救成功的概率几乎为0。为进一步提高公众急救意识，普及心肺复苏技术及心脏除颤知识，提高我国院外心搏骤停救治成功率，改善我国急救现状，自2019年起，我国将每年的6月1—7日定为"心肺复苏周"。

【心搏骤停的原因】

1. 各种意外 溺水、触电、麻醉意外。

2. 呼吸系统 窒息、气管异物阻塞、喉痉挛。

3. 神经系统 颅脑外伤、癫痫持续状态、脑炎和脑膜炎引起的脑水肿及脑疝。

4. 循环系统 休克、心律失常、心肌炎、心肌病、先天性心脏病等。

5. 药物过敏 青霉素过敏等。

6. 各种中毒 一氧化碳中毒、有机磷中毒、地高辛中毒等。

7. 代谢及电解质紊乱 代谢性酸中毒、高钾血症、低钾血症、低钙血症等。

【心搏骤停的临床表现】

心搏骤停表现为意识突然丧失、呼吸动作停止和大动脉搏动消失的"三联征"。

【心搏骤停的诊断】

诊断要点：①意识突然丧失，面色可由苍白迅速呈现发绀；②大动脉搏动消失，触不到颈、股动脉搏动；③呼吸停止或开始叹息样呼吸，逐渐缓慢，继而停止；④双侧瞳孔散大；⑤可伴有短暂抽搐、大小便失禁、全身松软；⑥心电图表现为心室颤动、无脉性室性心动过速、心室静止、无脉性心电活动（指的是心脏组织有电活动存在，但无有效的机械活动）。

【心肺脑复苏】

随着医学的发展，复苏的内容和概念已发生变化：现代医学将有关抢救各种危重患者所采取的措施都称为复苏。早年所谓的"复苏"主要是指"心肺复苏"，即针对心跳和呼吸骤停所采取的抢救措施。以人工呼吸替代患者的自主呼吸，以心脏按压形成暂时的人工循环并诱发心脏的自主搏动。但是，心肺复苏成功的关键不在于是自主呼吸和心跳的恢复，更重要的是中枢神经系统功能的恢复。从心搏骤停到细胞坏死的时间以脑细胞最短，因此，维持脑组织的灌流是心肺复苏的重点。从心肺复苏开始就积极防治脑细胞的损伤，力争脑功能的完全恢复，故将"心肺复苏"扩展为"心肺脑复苏"。心肺脑复苏过程可分为3个阶段：初期复苏、后期复苏和复苏后治疗。脑复苏成功的关键是时间。在心搏骤停后4分钟内开始初期复苏、8分钟内开始后期复苏者的恢复出院率最高。因此早期开始复苏是提高存活率和脑功能完全恢复率的基础。

1. 初期复苏 又称心肺复苏，是呼吸、循环骤停时的现场急救措施。主要任务是迅速有效地恢复生命器官（特别是心脏和脑）的血液灌流和供氧。初期复苏的任务和步骤可归纳为CAB：C（circulation）指建立有效的人工循环，A（airway）指保持呼吸道顺畅，B（breathing）指进行有效的人工呼吸。心脏按压和人工呼吸是初期复苏时的主要措施。

（1）心脏按压 是指间接或直接按压心脏以形成暂时的人工循环的方法。心搏骤停时丧失其排血能力，全身血液循环处于停止状态。心搏骤停可表现为三种形式：①心室停顿，心脏完全处于静止状态；②心室纤颤，心室呈不规则蠕动而无排血功能；③心肌电-机械分离，心电图显示有心电活动，但无机械收缩和排血功能。当出现神志突然丧失，大动脉搏动消失（触诊颈总动脉或股动脉）及无自主呼吸时，即可诊断为心搏骤停。切忌反复测血压或听心音、等待心电图，延迟复苏时间。心搏骤停使全身组织细胞失去血液灌流和缺氧，而脑细胞经受4~6分钟的完全性缺血缺氧，即可引起脑组织不可逆性损伤。因此，尽早建立有效的人工循环对预后可产生明显影响。有效的心脏按压能维持心脏的充盈和搏出，诱发心脏的自律性搏动，并可能预防生命重要器官（如脑）因较长时间的缺血缺氧而导致的不可逆性改变。心脏按压分为胸外心脏按压和开胸心脏按压2种方法。

1）胸外心脏按压 在胸外心脏按压时，胸内压力明显升高并传递到胸内的心脏和血管，再传递到胸腔以外的大血管，驱使血液流动。当按压解除时，胸内压下降并低于大气压，静脉血又回流到心脏，称为胸泵机制。近来研究认为，压迫胸壁所致的胸内压改变起着主要作用，但无论其机制如何，只要正确操作就能建立暂时的人工循环。动脉压可达 80～100mmHg，足以防止脑细胞的不可逆损害，施行胸外心脏按压时，患者必须平卧，术者立于或跪于患者一侧。沿季肋摸到剑突，选择剑突以上 4～5cm 处，即胸骨上 2/3 与下 1/3 的交接处为按压点。亦可选择患者双侧乳头连线中点部位。将一手掌根部置于按压点，另一手掌根部覆于前者之上。手指向上方翘起，两臂伸直，凭自身重力通过双臂和双手掌，垂直向胸骨加压，使胸骨下陷至少 5cm，然后立即放松，使胸廓自行恢复原位但双手不离开胸壁。如此反复操作，按压时心脏排空，松开时心脏再充盈，形成人工循环。按压与松开的时间比为 1∶1 时，心搏出量最大，推荐胸外按压频率为 100～120 次/分，按压不应被人工呼吸打断。胸外按压与人工呼吸的比例，现场急救人员不管是成人还是儿童都为 30∶2，专业人员急救时儿童为 15∶2。如果已经气管内插管，人工呼吸频率为 10 次/分，可不考虑是否与心脏按压同步的问题。

心脏按压有效时可以触及颈动脉或股动脉的搏动。监测呼气末 CO_2 分压（$ETCO_2$）用于判断胸外心脏按压的效果更为可靠，$ETCO_2$ 升高表明心搏出量增加，肺和组织的灌注改善。心脏按压过程中如果瞳孔立即缩小并有对光反射者，预后较好，如无药物的影响而瞳孔始终完全散大且角膜呈灰暗色者，预后一般不良。但瞳孔的变化只能作为复苏效果的参考，不宜根据瞳孔的变化来决定是否继续复苏。

胸外心脏按压较常见的并发症是肋骨骨折，肋骨骨折可损伤内脏，引起内脏的穿扎、破裂及出血等，尤以心、肺、肝和脾较易遭受损伤，应尽量避免。老年人由于骨质较脆而胸廓又缺乏弹性，更易发生肋骨骨折，应倍加小心。

2）开胸心脏按压 虽然胸外心脏按压可使主动脉压升高，但右房压、右室压及颅内压也升高。因此，冠脉的灌注压和血流量并无明显改善，脑灌注压和脑血流量的改善也有限。而开胸直接心脏按压更容易刺激自主心跳的恢复，且对中心静脉压和颅内压的影响较小，因而有效增加心肌和脑组织的灌注压和血流量，有利于自主循环的恢复和脑细胞的保护。但开胸心脏按压在条件和技术上的要求都较高，且难以立即开始，可能会延迟复苏时间。因此，开胸心脏按压不作为首选。下列情况可首选开胸心脏按压：①胸廓严重畸形、胸外伤引起的张力性气胸、多发性肋骨骨折、心包填塞和胸主动脉瘤破裂需要立即进行体外循环者；②心搏骤停发生于已行开胸手术者；③胸外心脏按压效果不佳并超过 10 分钟且具备开胸条件者。如果心搏骤停发生在手术室内，应于胸外心脏按压的同时，积极做开胸的准备，一旦准备就绪而胸外心脏按压仍未见效时，应立即行开胸心脏按压。

（2）人工呼吸 保持呼吸道通畅是进行人工呼吸的先决条件。因此，首先应保持呼吸道通畅，同时以耳靠近患者的口和鼻，以听或感觉是否有气流，并观察胸廓是否有起伏，以判断呼吸是否停止。如胸廓无起伏亦无气流，表示呼吸已经停止，应立即进行人工呼吸。昏迷患者很容易因各种原因而发生呼吸道梗阻，其中最常见原因是舌后坠和呼吸道内的分泌物、呕吐物或其他异物引起呼吸道梗阻。因此，在施行人工呼吸前必须清除呼吸道内的异物或分泌物，利用托下颌或（和）将头部后仰的方法可消除由于舌根后坠引起的呼吸道梗阻。有条件时（后期复苏）可通过放置口咽或鼻咽通气道、气管内插管、气管切开等方法，保持呼吸道通畅。

有效的人工呼吸，应该能保持 PaO_2 和 $PaCO_2$ 接近正常。人工呼吸方法可分为两类：一类是徒手人工呼吸法，其中以口对口人工呼吸最适于现场复苏；另一类是利用器械或特制的呼吸器以求得最佳的人工呼吸，主要用于后期复苏和复苏后处理，须有专业人员使用。施行口对口人工呼吸时，先将其头后仰，并一手将其下颌向上、后方勾起以保持呼吸道顺畅，另一手压迫于前额保持头部后仰位置，同时以拇指和食指将鼻孔捏闭。然后术者深吸一口气，对准患者口部用力吹入（图 15-1）。开始时可连续吹入 3～4 次，然后以每 6 秒钟吹气一次的频率进行。每次吹毕即将口移开并深吸气，此时患者凭其胸肺的弹性被动地完成呼气。施行过程中应观察胸壁是否起伏，吹气时的阻力是否过大，否则应重新调整呼吸道的位置或清除呼吸道内的异物或分泌物。施行口对口人工呼吸的要领是每次深吸气时必须尽量多吸气，吹出时必须用力。

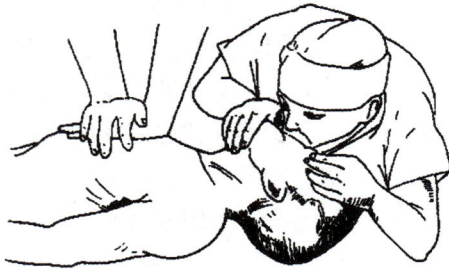

图 15 - 1　口对口人工呼吸

必须注意：心脏按压与人工呼吸几乎是同步进行的，如两人同时实施，按固定比例，各司其职；如一人实施，按固定比例，交替进行。现将心搏骤停后现场判断、胸外心脏按压与口对口人工呼吸的具体操作步骤分五步描述如下。

第一步：确定心搏骤停的诊断。

将患者移至安全地带，下列检查结果可确定诊断：①呼叫无应答；②呼吸停止，颈动脉或股动脉搏动消失，瞳孔散大；③心音消失。

第二步：保持呼吸道通畅。

将患者仰卧于坚实平面，清除口腔异物（包括假牙等），头后仰，下颌上抬。

第三步：胸外心脏按压与人工呼吸。

单人操作：①胸外心脏按压：先用手握拳猛击患者心前区 1 ~ 2 下，继之以左手掌根部紧贴胸骨中段 1/3 与下段 1/3 交界处，右手掌根重叠放在左手背上，使全部手指脱离胸壁，双臂伸直，双肩在患者胸部正上方，垂直向下用力按压，按压要平稳、规则、不间断、下压与放松的时间大致相等，按压频率 100 ~ 120 次/分，按压深度使成人胸骨下移至少 5cm。②口对口人工呼吸：一手抬下颌仰头（压额抬颏法），另一手小鱼际肌处压住额头，手指捏鼻，用力向患者的口内做快而深的吹气，每次吹气 1 秒，吹至胸部上抬。③两者交替进行：先按压，再吹气，按压/通气比例为 30 : 2。

双人操作：①一人进行胸外心脏按压：先用手握拳猛击患者心前区 1 ~ 2 下，继之以左手掌根部紧贴胸骨中段 1/3 与下段 1/3 交界处，右手掌根重叠放在左手背上，使全部手指脱离胸壁，双臂伸直，双肩在患者胸部正上方，垂直向下用力按压，按压要平稳、规则、不间断、下压与放松的时间大致相等，按压频率 100 ~ 120 次/分，另一手小鱼际肌处压住额头，按压深度使成人胸骨至少下移 5cm。②另一人进行口对口人工呼吸：一手抬下颌仰头（抬颏仰头法），另一手小鱼际肌处压住额头，手指捏鼻，用力向患者的口内做快而深的吹气，每次吹气 1 秒，吹至胸部上抬。③两者同时进行：按压/通气比例为 30 : 2。

第四步：复苏效果观察。

每 5 个循环观察呼吸和脉搏一次，复苏有效指征是：自主呼吸出现，触到颈动脉或股动脉搏动，面色及口唇由苍白、青紫变红润，眼球活动，手足抽动，呻吟（检查复苏时间为 10 秒之内）。

第五步：复苏效果观察后处理。

①复苏成功：继续进行监护和综合治疗（后期复苏）。②复苏未成功：继续重复人工呼吸与胸外心脏按压，抢救总时间为 30 分钟。

2. 后期复苏（advanced life support，ALS）　是初期复苏的继续，是借助器械和设备、先进的复苏技术和知识以争取最佳疗效的复苏阶段。后期复苏的内容包括：继续生命支持；借助专用设备和专门技术建立和维持有效的肺泡通气和循环功能；监测心电图，识别和治疗心律失常；建立和维持静脉输液，调整体液、电解质和酸碱平衡失衡；采取一切必要措施（药物、电除颤等）维持患者的循环功能稳定。因此，承担后期复苏任务的必须是受过专门训练的专业人员且具备足够的复苏专用仪器设备。接诊时应首先检查患者的自主呼吸和循环是否已经恢复，否则应继续进行心肺复苏。然后进行必要的生理功能监测。根据监测结果进行更具有针对性的处理，包括药物治疗、电除颤、输液输血以及其他特殊治疗。

（1）呼吸道的管理 需行心肺复苏的患者中，约有90%的患者呼吸道都有不同程度的梗阻。托下颌的方法虽可保持呼吸道的通畅，但往往难以持久。放置口咽或鼻咽通气道，适用于自主呼吸已恢复者。为了获得最佳肺泡通气和供氧，或需要行机械通气治疗者，应施行气管内插管。而对于不适宜气管内插管者，可施行气管切开术以保持呼吸道的通畅。

（2）呼吸器的应用 利用器械或呼吸器进行人工呼吸，其效果较徒手人工呼吸更有效。呼吸囊－活瓣－面罩装置为最简单且有效的人工呼吸器，已广泛应用于临床。应用时将面罩紧扣于患者口鼻部，另一手将呼吸囊握于手掌中挤压，将囊内气体吹入患者肺内。当松开呼吸囊时，胸廓和肺被动弹性回缩而将肺内气体"呼"出。由于单向活瓣的导向作用，呼出气体只能经活瓣排入大气。呼吸囊在未加压时能自动膨起，并从另一活瓣吸入新鲜空气，以备下次挤压所用。呼吸囊上还附有供氧的侧管，能与氧气源连接，借以提高吸入氧浓度。多功能呼吸器是性能完善、结构精细的自动机械装置、可按要求调节多项呼吸参数，并有监测和报警系统，使用这种呼吸仪器不仅能进行有效的机械通气，而且能纠正患者的某些病理生理状态，起到呼吸治疗的作用，主要在重症监测治疗室或手术室等固定场所使用。

（3）心电监测与其他监测 心电图可明确心搏骤停的形式，并能随时呈现复苏效果和复苏过程中还可能出现的其他心律失常，故应尽早应用。在后期复苏期间，除应用心电监测外，还应重视呼吸、循环和肾功能的监测。通过动脉血气分析监测 PaO_2 和 $PaCO_2$，在人工呼吸或机械通气时，PaO_2 应维持在正常范围，至少不低于 8kPa（60mmHg），$PaCO_2$ 应维持在 4.8 ~ 5.3kPa（36 ~ 40mmHg）。通过血压测量，保持血压稳定。通过留置导尿管并取样监测尿量、尿比重、尿蛋白、尿糖、尿细胞、尿管型等的情况，以帮助判断肾的灌注和肾功能改变，也为输液提供参考。循环难以维持稳定者，为便于给药和输液，应放置中心静脉导管监测 CVP。

（4）电除颤 复苏的第一步都是进行人工呼吸和心脏按压。但在心搏骤停中以心室纤颤的发生率最高，在医院外发生心搏骤停者，85%以上的患者开始都有室性心动过速，很快转为室颤。而电除颤是目前治疗室颤的唯一有效方法，对于室颤者，如果除颤延迟，除颤的成功率明显降低，室颤后 4 分钟内、心肺复苏 8 分钟内除颤可使其预后明显改善，发生室颤后几分钟内即可发展为心室停顿，复苏也更加困难。因此，凡具备除颤条件者，应尽快施行电除颤。室颤有细颤和粗颤之分，如不能将细颤转变为粗颤，治疗效果不佳。初期复苏的各种措施再加注射肾上腺素，一般均能使细颤转变为粗颤。电除颤是以一定量的电流冲击心脏使室颤终止的方法。如果已开胸，可将电极板直接放在心室壁上进行电击，称胸内除颤。将电极板置于胸壁进行电击者为胸外除颤。直流电除颤时，所需的电能储存于除颤器的电容器内，通过导线和电极板导向患者放电，即电击。胸外除颤时将一电极板放在靠近胸骨右缘第 2 肋间处，另一电极板置于左胸壁心尖部，电极下应垫以盐水纱布或导电糊并紧压于胸壁，以免局部烧伤和降低除颤效果。胸外除颤所需电能，成人为 200J，小儿为 2J/kg；胸内除颤所需电能，成人为 20 ~ 80J，小儿为 5 ~ 50J。操作时先进行充电，并检查电极板放置无误后，令所有人员与患者脱离接触，然后按放电钮即完成一次电除颤。一次除颤未成功者，应立即行胸外心脏按压和人工呼吸。除颤器重新充电，准备重复除颤。再次除颤时应适当加大电能，最大可到 360 ~ 400J。对于足以影响血流动力稳定或（和）对其他治疗无反应的室上性或室性心动过速，可以电转复治疗，但所需要的电能较低。一般来说，治疗室性心动过速所需电能不超过50J，治疗心房扑动只需25J，治疗阵发性室上性心动过速和心房纤颤则需要75~100J。

（5）药物复苏 复苏时用药的目的是激发心脏复跳并增强心肌收缩力，防止心律失常，调整酸碱失衡，补充体液和电解质。复苏时给药务必做到迅速准确，常用的给药途径有心内注射、静脉注射、中心静脉给药（中心静脉置管者）、气管内给药（气管内插管者）等，可根据不同情况具体选择。由于心内注射引起的并发症较多，只有当静脉或气管内注药途径仍未建立时，才采用心内注射。常用的复苏药物如下。

1）肾上腺素 该药是心肺复苏的首选药物，具有 α 与 β 肾上腺能受体兴奋作用，有助于自主心律的恢复。其 α 受体兴奋作用可使外周血管阻力增加，而不增加冠状动脉和脑血管的阻力，因而可增加心肌和脑的灌流量，能增强心肌收缩力，使心室纤颤由细颤转为粗颤，提高电除颤成功率，在心脏按压的同时用肾上腺素能使冠状动脉和心内、外膜的血流量明显增加，并增加脑血流量。每次静脉用量为 0.5~1.0mg 或 0.01~0.02mg/kg，必要时每5分钟可重复一次。

2）阿托品 该药能降低心肌迷走神经的张力，提高窦房结的兴奋性，促进房室传导，对窦性心动过缓有较好疗效，尤其适用于有严重窦性心动过缓合并低血压、低组织灌注或合并频发室性早搏者。心动显著过缓时，异位心电活动亢进，可诱发室颤。阿托品使心率增快达60~80次/分，不仅可防止室颤的发生，而且可增加心搏出量。心搏骤停时阿托品用量为 1.0mg 静脉注射，心动过缓时的首次用量为 0.5mg，每隔5分钟可重复注射，直到心率恢复达60次/分以上。

3）氯化钙 该药可使心肌收缩力增强，延长心脏收缩期，并可提高心肌的激惹性。交感神经兴奋药对心脏的作用也是通过钙离子起效的。如果使用肾上腺素和碳酸氢钠之后仍未能使心搏恢复，可以静脉注射氯化钙。尤其适用于因高血钾或低血钙引起心搏骤停者，在电-机械分离时，氯化钙也有一定疗效。成人常用10%氯化钙 2.5~5ml 缓慢静脉注射。

4）利多卡因 该药是治疗室性心律失常的有效药物，尤其适用于治疗室性早搏或阵发性室性心动过速。对于除颤后反复心室纤颤需重复除颤的病例，利多卡因可使心肌的应激性降低，或可防止心室纤颤的复发。常用剂量为 1~1.5mg/kg，缓慢静脉注射，必要时可重复应用，亦可以 2~4mg/min 的速度连续静脉滴注。

5）碳酸氢钠 该药为复苏时纠正急性代谢性酸中毒的主要药物。心搏骤停后可引起呼吸性及代谢性酸中毒，当 pH 低于 7.20 时，容易发生顽固性室颤，使心肌收缩力减弱，心肌对儿茶酚胺类药物的作用减弱，因而影响复苏效果。在复苏早期主要依靠过度通气来纠正呼吸性酸中毒，如果心搏骤停时间短暂（1~2分钟），不需要使用碳酸氢钠。如果心搏骤停发生之前已证实存在代谢性酸中毒，就应使用碳酸氢钠。临床一般根据血液 pH 及动脉血气分析结果来指导碳酸氢钠的使用，当碱剩余（SBE）达到 -10mmol/L 以上时，是使用碳酸氢钠的指标。用量可按以下公式计算：碳酸氢钠（mmol）＝SBE×体重（kg）/4。复苏期间若不能测知 pH 及血气分析值，首次碳酸氢钠的剂量可按 1mmol/kg 给予，然后每10分钟给 0.5mmol/kg。静脉注射碳酸氢钠的速度不宜过快，一般主张静脉匀速输注，成人注射5%碳酸氢钠以 15ml/min 左右的速度为宜。在使用碳酸氢钠的同时，应进行过度通气以免 CO_2 蓄积。

6）其他 多巴胺适用于低血压或（和）心功能不全者。多巴胺对心血管的作用与用量有关，用量为 1~3μg/（kg·min）时主要兴奋多巴胺受体，对肾及内脏血管有扩张作用，而不增加心率和血压；用量为 4~10μg/（kg·min）时，主要兴奋 β 肾上腺能受体，可使心率增快，心肌收缩力增强和心搏出量增加，外周及肺血管阻力增加不明显；用量为 10μg/（kg·min）以上时，可兴奋 α 肾上腺能受体，明显增加外周和肺血管阻力，导致肾血管收缩、心动过速和心搏出量降低。开始以 2~5μg/（kg·min）

的速度静脉输注，并根据血流动力学的改变进行调节。去甲肾上腺素适用于外周血管阻力降低合并明显低血压者，开始以 $0.04\mu g/(kg \cdot min)$ 速度静脉输注，并根据血压高低来调节。异丙肾上腺素主要用于治疗房室传导阻滞，以 $2\sim20\mu g/min$ 的速度静脉输注，将心率维持在 60 次/分左右即可。严重窦性心动过缓且对阿托品治疗无反应者，也可以使用异丙肾上腺素治疗。在复苏时应用上述血管活性药物务必慎重，一般只宜视为暂时性提高血压的措施，不宜作为长时间维持血压的方法。

（6）体液治疗　低血容量时可降低心脏充盈压，也严重影响心肌的收缩性。在心肺复苏过程中，低血容量对于自主心跳的恢复和维持循环稳定也是很不利的，对血管活性药也不敏感。由于血液循环停止而引起全身组织的缺血缺氧，无氧代谢增加和酸性代谢产物蓄积，可使血管平滑肌麻痹和血管扩张，引起外周血管阻力降低，使毛细血管壁的通透性增加导致不同程度的血管内液外渗，引起相对或绝对的血容量不足。为了防治脑水肿而采取的脱水、利尿措施，则进一步加重低血容量。因此，积极恢复有效循环血量是复苏工作中一项基本的也是十分重要的任务。监测 CVP，对扩容有一定指导意义。一般来说，心搏骤停后适当扩容才能保持循环功能的稳定，扩容以晶体液（生理盐水、林格液等）为主，适当输入胶体液（右旋糖酐、羟乙基淀粉等），但一般不主张输血，除非有明显的失血。适当的血液稀释可降低血液黏稠度，有利于改善组织灌流。

3. 复苏后治疗　心搏骤停使全身各组织器官立即缺血缺氧，但心、脑、肺、肾和肝脏缺氧损伤的程度对于复苏的转归起到决定性意义。心脏缺氧损害是否可逆，决定患者是否能存活，中枢神经功能的恢复取决于脑缺氧损伤的程度，而肺、肾和肝功能的损害程度决定整个复苏和恢复过程是否平顺。对于病情较轻，初期复苏及时（4分钟内）和非常有效者，其预后较好，无须进行特殊治疗，但必须加强监测以防再发生心搏骤停。病情较重或初期复苏延迟者，即使循环功能和呼吸功能已经恢复并基本稳定，但脑、心、肾、肺等重要器官的病理生理改变，特别是脑的病理生理改变不仅难以恢复，而且可能会继续恶化。防治缺氧性脑损伤和多器官功能衰竭是复苏后治疗的主要内容。而在防治多器官功能衰竭时，首先应保持呼吸和循环功能的良好和稳定。

（1）维持良好的呼吸功能　心肺复苏后应对呼吸系统进行详细检查并检查胸部 X 线片，以判断气管内插管的位置、有无肋骨骨折、气胸及肺水肿。如果自主呼吸未恢复、有通气或氧合功能障碍者，应进行机械通气治疗，并根据血气分析结果调节呼吸器以维持良好的 PaO_2、$PaCO_2$ 及 pH。氧合功能对复苏后治疗尤其是对心、脑功能的恢复十分重要。如果发生低氧血症，可直接影响对心、脑的供氧，应对其原因进行判断，并进行相应治疗。维持良好的通气功能有利于降低颅内压，可借助轻度过度通气，维持 $PaCO_2$ 在 $3.3\sim4.7kPa$（$25\sim35mmHg$）之间，以减缓脑水肿的发展。

（2）确保循环功能的稳定　循环功能的稳定是一切复苏措施之所以能奏效的先决条件，复苏后期必须严密监测循环功能。如循环功能不稳定，表现为低血压和组织器官灌流不足（如少尿、意识障碍），应对有效循环血容量及左心室功能进行评估，并及时纠正。血流动力学监测十分必要，重症患者应监测心电图（ECG）、动脉压、CVP 及尿量，必要时应放置 Swan-Ganz 漂浮导管监测肺动脉楔压或肺毛细血管楔压（PCWP），可以反映肺静脉、左心房和左心室的功能状态，正常值为 $0.8\sim2kPa$（$6\sim15mmHg$）。PCWP 增高反映左心房压力增高，如急性肺水肿，此时即使中心静脉压（CVP）正常，也应该限制输液量以免加重肺水肿；PCWP 低于正常值时，反映血容量不足。应避免发生低血压，即使轻度低血压也可影响脑功能的恢复。维持血压在正常或稍高于正常水平为宜，有利于脑内微循环血流的重建。复苏后期可能仍需要应用某些药物来支持循环功能，其目的是给其他更重要的治疗措施创造条件，但不能完全依赖药物，并应及早脱离这些支持。只有在不需要任何药物的支持就能保持循环功能正常时，才能认为循环功能确已稳定。

（3）脑复苏　为了防治心搏骤停后缺氧性脑损伤所采取的措施称为脑复苏。人脑组织按重量计算虽只占体重的2%，而脑血流量却占心搏出量的15%～20%，需氧量占全身的20%～25%，葡萄糖消耗量占全身的 65%。脑组织的代谢率高，氧耗最大，但能量储备很有限。当脑完全缺血 10～15 秒时，脑的氧储备即完全消耗，意识丧失；20 秒后自发和诱发脑电活动停止，细胞膜离子泵功能开始衰竭；1 分钟后脑干的活动消失，呼吸几乎停止，瞳孔散大；4～5 分钟内脑的葡萄糖及糖原储备和 ATP 即被耗竭；大脑完全缺血 5～7 分钟以上，即发现有多发性、局灶性脑组织缺血的形态学改变。当自主循环功能恢复、脑组织再灌注后，缺血性改变仍然继续发展。脑细胞发生不可逆性损害是在再灌注后，相继发生脑充血、脑水肿及持续低灌流状态，结果为使脑细胞继续缺血缺氧，导致细胞变性和坏死，称为脑再灌注损伤。脑细胞从缺血到完全坏死的病理变化过程是非常复杂的。有人观察到，在心跳停止 5 分钟后，以正常压力恢复脑的灌注，可见到多灶性"无再灌注现象"，可能与红细胞凝聚、血管痉挛、有害物质的释放等有关。

缺氧性脑损伤主要表现为：意识障碍、抽搐、体温上升、肌张力的改变等，肌张力完全丧失（即"软瘫"）时，病情往往已接近"脑死亡"的程度。脑复苏的原则在于防止或缓解脑组织肿胀和水肿。脱水、降温和肾上腺皮质激素治疗是现今较为行之有效的防治急性脑水肿的措施。

脑复苏的主要任务是防治脑水肿和颅内压升高，以减轻或避免脑组织的再灌注损伤，保护脑细胞的功能。

1）应用脱水剂　脑复苏时的脱水应以减少细胞内液和血管外液为主，血管内液不仅不应减少和浓缩，还应保持正常或高于正常并适当稀释。脱水应以增加排出量来完成，不应使入量低于代谢需要。脱水时应维持血浆胶体渗透压不低于 20kPa（150mmHg），血浆清蛋白在 30g/L 以上，维持血液渗透压在 280～330mmol/L。脱水治疗一般以渗透性利尿为主，快速利尿药（如呋塞米）为辅助措施。甘露醇是最常用的渗透性利尿药，用量为每次 20% 甘露醇 0.5～1g/kg 静脉滴注，每日 4～6 次，必要时加用呋塞米 20～40mg 保持有效利尿。如颅内压突然剧增或疑有脑疝发生时，可一次快速注入 20% 甘露醇 50～60ml（1ml/kg）。白蛋白的利尿作用缓和且持续，可与甘露醇同时使用。于两次甘露醇用药之间，静脉注射 50% 葡萄糖溶液 50ml，可弥补甘露醇药效难以持续的不足。脑水肿一般在第 3～4 天达到高峰，因此脱水治疗应持续 5～7 天。

2）低温疗法　低温可降低脑细胞的氧耗量，维持脑氧供需平衡，起到脑保护作用。体温每降低 1C° 可使代谢率下降 5%～6%。心搏骤停未超过 3～4 分钟或患者已呈软瘫状态时，不是低温疗法的适应证；心跳停搏时间较久，或患者呈现体温升高或肌张力增高者，应给予降温治疗。如果心搏骤停的时间不明，应密切观察，若患者出现体温升高趋势或有肌紧张及痉挛表现时，应立即降温。低温治疗的具体方法有头部戴冰帽（直接降低脑部温度，降温效果较好）、将冰袋置于大血管经过部位（颈侧、腋窝、腹股沟和腘窝等）、冬眠疗法（哌替啶 100mg、氯丙嗪 50mg、异丙嗪 50mg）等，开始降温时宜将体温迅速降到预期水平，一般为 33～35℃。

3）糖皮质激素　在脑复苏中的应用虽在理论上有很多优点，但临床应用仍有争议。实验研究中激素能缓解神经胶质细胞的水肿，临床经验认为激素对于神经组织水肿的预防作用似较明显，但对于已经形成的水肿，其作用则难以肯定。激素的应用宜尽早开始，开始为氢化可的松 100～200mg/24h，静脉滴注，以后改用地塞米松 20～30mg/24h，静脉滴注。一般使用 3～4 天即可全部停药。

4）脑细胞营养剂　可使用胞二磷胆碱注射液、磷酸果糖注射液、肌苷等细胞营养药物，增加脑组织能量，改善脑细胞代谢。

（4）防治肾衰竭　心搏骤停可能损害肾功能，严重者可发生肾衰竭。肾衰竭常使整个复苏工作陷于徒劳，必须强调预防，最有效的预防方法是维持循环稳定，保证肾脏的灌注压。尽量避免应用使肾血管严重收缩及损害肾功能的药物，纠正酸中毒及使用肾血管扩张药物（如小剂量多巴胺）等都是保护肾功能的措施。复苏后应监测肾功能，包括每小时尿量、血尿素氮、血肌酐及血、尿电解质浓度等，必要时，给予呋塞米（速尿）等强利尿剂。

【常用药物注意事项与患者教育】

1. 20%甘露醇　为单糖，在体内不被代谢，经肾小球滤过后在肾小管内甚少被重吸收，起到组织脱水及渗透利尿作用。适应证：①组织脱水药，用于治疗各种原因引起的脑水肿，降低颅内压，防止脑疝；②降低眼内压，可有效降低眼内压，应用于其他降眼内压药无效时或眼内手术前准备；③渗透性利尿药，用于鉴别肾前性因素或急性肾衰竭引起的少尿，亦可应用于预防各种原因引起的急性肾小管坏死；④促进毒物排泄，在某些药物（巴比妥类、水杨酸盐、锂剂、溴化物等）过量或毒物中毒时，可加速排泄，并防止肾毒性；⑤冲洗剂，应用于经尿道内做前列腺切除术。主要不良反应有：①水和电解质紊乱，最为常见；②寒战、发热、排尿困难、血栓性静脉炎；③外渗可致组织水肿、皮肤坏死。

2. 地塞米松　又名氟美松，属糖皮质类激素。与其他糖皮质激素一样，具有抗炎、抗内毒素、抑制免疫、抗休克及增强应激反应等药理作用。主要用于过敏性与炎症性疾病，还用于预防新生儿呼吸窘迫综合征、降低颅内高压以及库欣综合征的诊断。并发感染为主要的不良反应。本品较大剂量易引起糖尿病、消化道溃疡和类库欣综合征症状，对下丘脑－垂体－肾上腺轴抑制作用较强。

目标检测

1. 简述输血的适应证。
2. 简述输血的种类。
3. 简述休克的病因分类。
4. 简述休克的病理分期。
5. 试述胸外心脏按压和人工呼吸的具体操作方法。

答案解析

（刘南南）

书网融合……

重点小结　　　微课　　　习题

第十六章 外科感染

PPT

学习目标

知识目标: 通过本章的学习,应能掌握常见外科感染的主要临床表现与患者用药教育;熟悉外科感染的诊断要点;了解外科感染的分类及病因。

能力目标: 具备规范使用抗生素的能力。

素质目标: 通过本章的学习,树立外科感染的防控意识和科学的预防观念,坚定制度自信。

感染是由病原体侵入机体并在体内生长繁殖所引起的炎症反应。外科感染是指需要外科治疗的感染性疾病和并发于创伤、手术、烧伤后的感染。外科感染是外科疾病的重要组成部分,在临床上非常多见,占所有外科疾病的1/3~1/2。其病原菌构成复杂,治疗困难,须高度重视,正确处理。

第一节 概 述

外科感染的特点为:①常为多种细菌所致的混合感染;②以内源性感染为主,即致病菌多来自自身皮肤、口咽、鼻腔、肠道和前泌尿生殖道;③常有明显而突出的局部症状;④局部病变为组织坏死、化脓,愈合后形成瘢痕组织,严重者引起功能障碍;⑤通常需要手术处理原发病灶才能有效控制其进展。

【分类】

1. 按致病菌种类分类 可分为非特异性感染和特异性感染。

(1)非特异性感染 亦称为化脓性感染或一般感染。此类感染由化脓性细菌所引起,占外科感染的大多数。其特点为:①同一种致病菌可引起多种化脓性感染,而同一种化脓性感染疾病又可由多种细菌所致;②感染后一般先有急性炎症反应,继而发展为局部化脓;③防治原则和方法基本相似。常见有疖、痈、急性淋巴结炎、急性手部感染、急性乳腺炎、急性骨髓炎、急性腹膜炎等。手术后切口感染也多属此类。

(2)特异性感染 不同于一般的化脓性感染。此类感染的特点是一种致病菌只能引起一种特定的感染,每一种特异性感染都有各自不同的致病菌,其病程演变和防治方法也各有特点。如结核病、破伤风、气性坏疽、炭疽以及人体抵抗力低下时所发生的真菌感染等。

2. 按病程分类 根据病程不同,外科感染可分为急性、亚急性和慢性感染等3种。病程在3周之内,为急性感染,一般化脓性感染大多属此类;病程超过2个月者为慢性感染;介于两者之间者为亚急性感染。

【病因】

外科感染是否发生,取决于机体抵抗力和病原菌数量以及细菌毒力等综合因素的影响。

1. 机体抗感染能力削弱

(1)局部抵抗力减弱 ①皮肤或黏膜的屏障作用破坏,如各种开放性损伤、烧伤、胃肠道破裂、手术、穿刺等,使细菌易于入侵;②管腔阻塞致使内容物淤积、压力升高造成黏膜受损,致病原菌滞留并繁殖侵袭组织，如乳腺导管阻塞致乳汁淤积所发生的急性乳腺炎，粪石或寄生虫阻塞阑尾腔所发生的急性阑尾炎等；③局部组织血供障碍或组织水肿、积液等，削弱机体局部防御和修复能力；④留置体腔内或血管内的导管因处理不当为病原菌入侵开放了通道；⑤皮肤或黏膜本身存在原发病变，如足癣常继发淋巴管（结）炎或丹毒，口腔溃疡继发的细菌或真菌感染。

（2）全身抵抗力减弱　①严重的创伤、大面积烧伤或休克，使机体抗感染能力降低；②糖尿病、尿毒症、肝功能损害等，降低机体免疫力；③长期使用免疫抑制剂、肾上腺皮质激素以及抗癌的化疗药物和放射疗法等，抑制和削弱抗感染的能力；④长期营养不良、维生素缺乏、贫血、低蛋白血症、白细胞减少症等易遭受感染；⑤高龄老人免疫力下降或婴幼儿免疫力不足；⑥先天性或后天获得性免疫缺陷（艾滋病）等。

2. 常见致病菌　包括化脓性感染的病原菌和特异性感染的致病菌两大类。一般来说，侵入机体致病菌的种类越多、数量越大、毒力越强，发生外科感染的机会越高。

（1）葡萄球菌　革兰阳性菌，定植于人的鼻、咽部黏膜和皮肤及其附属腺体上。其中金黄色葡萄球菌的毒力最强，能产生多种毒素和血浆凝固酶，损害人体的防御功能，故而可引起多种感染。其特点是感染易于局限化，脓液为黄色、稠厚、无臭，若致全身性感染常伴有转移性脓肿。表皮葡萄球菌为条件致病菌，但在医院内的感染力很强，并对多种抗生素耐药，常引起尿路感染或全身性感染。

（2）链球菌　革兰阳性菌，广泛定植于人体的皮肤、上呼吸道、消化道、女性外生殖道等部位。链球菌的种类较多，根据其溶血与否和溶血的性质，将其分为溶血性链球菌、甲型溶血性链球菌和粪链球菌等3种。①乙型溶血性链球菌：毒性最强，可产生溶血素和多种酶，如透明质酸酶、链激酶等，能溶解破坏细胞间质的透明质酸和纤维素，故感染不易局限而迅速扩散。其脓液稀薄、量多、淡红色。常见的感染是急性蜂窝织炎、丹毒、淋巴管炎等，也可引起全身性感染，但一般不发生转移性脓肿。②甲型溶血性链球菌：为条件致病菌，常引起急性扁桃体炎和亚急性心内膜炎，也可成为胆道感染或腹腔感染的病原菌。③粪链球菌（肠球菌）：一般无致病性，但可成为肠道或阑尾穿孔后所致的混合感染的病原菌之一。

（3）大肠埃希菌　革兰阴性菌，大量存在于肠道内，参与维生素K的合成，单独致病力不强。单纯由大肠埃希菌感染所产生的脓液黄色稠厚并无臭味。但常和其他致病菌（厌氧菌类杆菌、粪链球菌）一起造成混合感染，此时脓液稠厚并有特殊的粪臭味。

（4）铜绿假单胞菌　革兰阴性菌，常存于肠道内和皮肤上，有极强的耐药性，常致大面积烧伤的创面感染和脓毒症。脓液的特点是淡绿色，有特殊的甜腥味。

（5）变形杆菌　革兰阴性菌，常广泛分布于周围环境中，并定植于人体肠道和前尿道。常为尿路感染、急性腹膜炎和大面积烧伤感染的病原菌之一。因其有广泛的耐药性，故在应用抗生素治疗混合感染后，可转变为单纯的变形杆菌感染。脓液具有特殊的恶臭味。

（6）厌氧类杆菌　属革兰阴性无芽孢专性厌氧菌，广泛存在于口腔、胃肠道和外生殖道。厌氧类杆菌是人体内源性感染最主要的致病菌，常与其他需氧细菌一起形成混合感染，为阑尾穿孔和胃肠道手术后感染的重要致病菌，亦可引起浅表感染、深部脓肿、化脓性血栓性静脉炎和全身性感染等。脓液特点为灰褐色、较稠厚、有恶臭，涂片检查可见细菌，但普通培养则无细菌生长。

（7）破伤风梭菌　革兰阳性厌氧性芽孢杆菌。侵入局部伤口内生长繁殖，产生毒素而致病，造成特异性感染——破伤风。

（8）产气荚膜梭菌　一类革兰阳性厌氧性梭状芽孢杆菌。该类病菌的毒性很强，一般侵入深部创口后可引起严重的局部感染和全身中毒症状。其特点是肌肉广泛坏死，并有水肿和产气，分泌物有恶臭味，造成特异性感染——气性坏疽。

（9）结核分枝杆菌　典型结核分枝杆菌为细长微弯曲或直的、两端钝圆的杆菌，革兰染色阳性，是专性需氧菌，抗酸染色能使菌体染成红色，但不被酸性乙醇脱色，故称为抗酸杆菌。典型的病理特征为结核结节的形成和干酪样坏死，液化后可形成寒性脓肿（不发热、局部无压痛），造成特异性感染——结核病。

（10）真菌　主要有放线菌、白色念珠菌（白假丝酵母菌）等。前者常引起软组织慢性化脓性感染，其特征是常形成窦道或瘘管，并排出硫黄样颗粒；后者多为因使用广谱抗生素或联合使用抗生素造成菌群失调或人体抵抗力降低时常见的继发性感染，常引起皮肤和黏膜浅部的感染。其典型表现是病程迁延，持续发热，口腔黏膜出现霉斑，一般抗生素治疗无效。

【临床表现】

1. 局部表现　①急性化脓性感染：在炎症及其周围区域出现红、肿、热、痛及功能障碍的典型表现。范围小、炎症弱或位置较深的感染，局部表现轻；范围大而位置表浅或（和）炎症强的感染，局部表现重；浅部感染形成脓肿时，可触及波动感。波动感检查方法：用食指轻按脓肿一侧，同时在水平线的对侧，用另一示指稍用压力或轻轻叩击，对侧示指就感到液体的波动感。在垂直方向再做一次，两个方向均有波动感。②特异性感染：气性坏疽表现为伤部剧痛，局部进行性肿胀并有气泡、局部捻发感；结核病局部可发生寒性脓肿；真菌感染局部可发生溃疡、脓肿、瘘道，其分泌物奇特。

2. 全身症状　急性感染中毒症状表现为畏寒、寒战、发热、头痛、乏力、全身不适、食欲减退等；慢性或长期感染可出现营养不良、贫血、消瘦或低蛋白水肿。革兰阴性杆菌所致的全身性严重感染，极易引起水、电解质平衡失调和代谢性酸中毒，并可发展为中毒性休克及多器官功能不全综合征（MODS）；破伤风表现为全身横纹肌持续收缩和阵发性痉挛等典型表现；结核病常表现为结核中毒症状。

【辅助检查】

1. 血常规　化脓性细菌感染，白细胞总数明显增加，中性粒细胞百分比明显增加，可出现核左移与中毒颗粒。

2. 病原菌检查　直接涂片或细菌培养可发现相应的病原菌，细菌培养时，做药敏试验可指导临床选用抗菌药物。对疑有全身性感染的患者，一次血培养结果阴性者，可做多次培养检查；如若多次血液细菌普通培养仍为阴性者，可抽血做厌氧菌培养。

3. 其他检查　对深部感染，采用一般方法对其诊断仍有困难时，可酌情选用 X 线检查、超声检查、CT 检查、MRI 检查等。

【治疗】

外科感染的治疗原则是消除感染病因和毒性物质（脓液、坏死组织等），增强人体的抗感染能力和修复能力。

1. 局部疗法

（1）保护患部和制动休息　保护患部不受挤压损伤，局部制动、抬高、休息，必要时加以固定，能减轻疼痛和减少毒素吸收，更有利于炎症消散或局限化。

（2）物理疗法　有改善局部血液循环，增强局部抵抗力，促进炎症吸收或局限化的作用。主要有局部热敷、红外线照射、超短波照射等。

（3）局部外敷　有改善局部血液循环，消炎止痛，加速感染局限化，以及促进肉芽组织生长等作用。该方法大多适用于浅部感染，但有时也可用于部位深在的感染，并要尽早应用。常用方法：①新鲜蒲公英、紫花地丁、马齿苋、败酱草等捣烂外敷，在浅部感染初期有效；②50% 硫酸镁溶液湿敷，可用于蜂窝织炎、淋巴结炎等；③金黄散、玉露散、双柏散等用醋调外敷，适用于浅部或稍深的感染初期或中期；④鲫鱼膏、千捶膏、鱼石脂软膏适用于疖等较小的感染中期；⑤八二丹、生肌玉红膏、红油膏等可用于已破溃后脓肿的外敷。

（4）局部封闭或药物注射　某些急性化脓性感染的初期，如急性乳腺炎可采用1%普鲁卡因加抗生素溶液，于病灶周围和乳房后封闭；急性化脓性关节炎，可于关节腔穿刺抽脓后注入抗生素；对于寒性脓肿者，可于局部潜行穿刺抽脓后注入抗结核药物。

（5）手术疗法　①脓肿切开或穿刺置管引流术：急性化脓性感染，一旦形成脓肿应及时切开引流；某些位置较深在的脓肿，可在B超或X线引导下穿刺置管引流；脓肿虽已破溃，但引流不畅者可行扩大引流术；对于颈部或肢体的感染虽未成脓，但局部炎症剧烈，扩展迅速或全身中毒症状明显者，可行切开减压。②病灶切除术：将炎症组织或坏疽的脏器切除，常为控制外科感染的关键环节。③病灶清除术：通过刮除等方式清理局部坏死组织，多用于骨髓炎和结核病等。

2. 全身疗法　适用于感染较重，特别是全身性感染的患者。主要包括改善患者的全身情况和应用抗菌药物控制感染等两个方面。

（1）一般与支持疗法　目的是改善患者的全身情况和增强抗病能力。①休息：保证患者有充分的休息和睡眠，必要时使用镇静、止痛药物。②饮食：给予高热量和易消化的饮食，补充多种维生素，尤其是维生素B、C。不能正常进食者，应经静脉补充机体所需的热量，并纠正水、电解质代谢和酸碱平衡失调。③降温：高热时应采取降温措施，包括物理降温（冰片冷敷、乙醇擦浴）、针刺（可选曲池穴）降温、药物（对乙酰氨基酚）降温，最好先选用物理降温。④输血：对贫血、低蛋白血症或严重全身性消耗者，应予输血，特别是败血症时，多次适量地输入新鲜血液，可补充抗体、补体和白细胞等，对增强抵抗力、恢复体质有很大帮助。⑤使用免疫球蛋白：严重感染者可给予胎盘球蛋白、丙种球蛋白或康复期血清肌内注射，以增加免疫能力。⑥使用糖皮质激素：严重感染者，在给予足量有效抗生素并进行严密观察的基础上，静脉滴注氢化可的松或地塞米松。

（2）抗菌药物的应用　正确合理地应用抗菌药物是治疗和预防外科感染的重要措施。应用抗菌药物必须有一定的适应证，如使用不当，不仅使耐药菌株增加，还可引起过敏、中毒以及二重感染（二重感染，又称重复感染或者菌群失调症，是指长期使用广谱抗生素，使得敏感菌群被杀灭或者受到抑制，而另一些不敏感细菌或者霉菌等则乘机生长繁殖而产生的新感染）等严重并发症。对炎症较轻或较局限的感染，给予局部处理，一般可不用抗菌药物；对炎症较重、范围广或有扩展的感染，则需全身用药。需强调的是"抗菌药物不能取代外科治疗"的基本原则。

1）抗菌药物使用适应证　①治疗性用药：通常用于全身性感染、深部感染或较重的感染（急性蜂窝织炎、丹毒、急性淋巴管炎或急性淋巴管结炎、手部感染、急性化脓性骨髓炎与关节炎、急性腹膜炎、肝脓肿、脓毒症、气性坏疽等）而无局限趋向者。②预防性用药：严重创伤或创口污染严重、空腔脏器破裂穿孔或严重烧伤、大肠手术前的肠道准备、急症手术患者而身体其他部位有化脓性感染者、全身情况极差（营养不良、免疫功能低下）或正在接受激素治疗或使用抗癌化疗药物而需手术者、重大手术（人造物植入术、心脏换瓣以及器官移植等手术）可能被细菌污染者。

2）抗菌药物使用选择　①经验性选择：如无条件做细菌培养或培养尚无结果时，可根据临床表现、脓液特点、感染来源和脓液涂片检查等来判断致病菌的种类，选择有效的抗菌药物。②根据药敏试验选择：这是目前选择抗菌药物最可靠的依据，应用抗菌药物前最好先做药敏试验。

3）抗菌药物给药方法　①给药时间：一旦确定外科感染，则应尽早给药。②给药剂量：一开始即应给予足够的剂量。剂量不足，不仅疗效差，而且可导致细菌产生耐药性；剂量过大，不仅造成药源浪费，还可增加抗菌药物的毒性反应。③给药途径：一般感染可通过口服或肌内注射途径给药；对于重症感染，应通过静脉途径给药。④停药指征：急性感染一般宜在症状、体征消失，体温和白细胞计数恢复正常后3天酌情停药。

【常用药物注意事项与患者教育】

1. 维生素类 维生素是人体六大营养要素之一，主要作用机制是参与机体多种代谢过程，特别是能量代谢过程。肝脏是机体代谢的重要场所，肝硬化时，肝功能下降，适当补充维生素可促进肝脏代谢功能。另外，感染、损伤、组织坏死等情况时，适当补充维生素，可促进机体抗感染、抗损伤、加快组织修复的能力。维生素按理化特性分为脂溶性（A、D、E、K 等）和水溶性（C、B_1、B_2、B_6、B_{12}、叶酸等）两类。脂溶性维生素摄入过量蓄积体内可致中毒，水溶性维生素在肾功能完好的情况下会迅速排出。

2. 抗生素 是细菌、霉菌或其他微生物产生的次级代谢产物或人工合成的类似物，主要用于治疗各种细菌感染或致病微生物感染类疾病。目前，所使用抗生素主要有青霉素类、先锋霉素（头孢菌素）类、大环内酯类、氨基糖苷类、喹诺酮类等。临床上可根据不同类细菌感染选取不同抗生素，革兰阳性菌感染时可选取青霉素类药物，革兰阴性菌感染时可选取氨基糖苷类药物，头孢菌素类对革兰阴性菌感染和革兰阳性菌感染均有效。

第二节　浅部组织的化脓性感染

情境导入

情境： 患者，女性，45 岁，因发热不适伴双小腿红肿 1 天就诊。既往有足癣病史多年。

查体： 双小腿部分皮肤鲜红色，局部烧灼样、疼痛感，双小腿前方红肿明显处压痛。

辅助检查： 未查。

思考： 1. 患者目前初步诊断是什么？
　　　　 2. 应采取什么治疗方案？

一、疖 🅔 微课

疖是单个毛囊及其周围组织（皮脂腺）的急性化脓性感染。

【病因】

常见致病菌为金黄色葡萄球菌或表皮葡萄球菌。皮肤不洁、损伤以及机体抵抗力降低易诱发。

【病理】

疖的好发部位为毛囊、皮脂腺丰富的头面、颈、背和臀部。病原菌自毛囊或汗腺侵入，引起毛囊及其所属皮脂腺的急性炎症，继而炎症扩展，组织、细胞破坏并混有菌体成分等而形成脓性物质。由于金黄色葡萄球菌所含凝固酶的毒性作用，故而脓栓形成是其病理特征。多个疖同时反复发生于身体不同部位，称为疖病，常见于营养不良的患者或糖尿病患者。

【临床表现】

初起局部皮肤出现红肿、疼痛的小硬节，以后逐步肿大呈锥形隆起，有时可自行吸收消散。否则在数日后，结节中央因组织坏死而变软，顶部出现黄白色的小脓栓，结节周围伴有炎症反应。再过数日，表面皮肤自行破溃，脓栓脱落，排出脓液，炎症逐渐消失而愈。疖一般无明显的全身症状，但有时可引起淋巴管（结）炎。

面部疖有一定危险性，特别是鼻、唇部（所谓"危险三角区"）的疖尤其危险，如遇挤压或挑刺，感染极易经内眦静脉和眼静脉进入颅内海绵窦，引起化脓性海绵窦炎，表现为眼部及其周围的组织进行性红肿、硬结和压痛，并出现头痛、寒战、高热甚至昏迷等严重症状。

【诊断】

诊断要点：①有皮肤不洁、损伤以及机体抵抗力降低等病史；②有局部皮肤出现红肿、疼痛的小硬节，逐步肿大呈锥形隆起，进而中央组织坏死破溃的临床表现；③白细胞计数及中性粒细胞百分比升高。

【治疗】

治疗原则为力争尽早消退炎症，成脓者及时排出脓液，切忌挤压，防止感染扩散。

1. 局部治疗 疖以局部治疗为主。早期局部可采用热敷或其他物理疗法，外敷可用鱼石脂软膏或中草药制剂，以促进炎症吸收消退。已有脓头时，可在其顶部点涂苯酚烧灼，并用针头或刀尖将脓栓剔出；若有脓肿形成应切开引流，但面部疖应尽量避免做切开引流；切忌挤压病灶部位，以免造成感染扩散。

2. 全身治疗 面部疖或有全身症状的疖以及疖病，应给予抗菌药物治疗，一般选用青霉素、头孢拉定等。如有糖尿病或免疫力低下者应同时积极治疗。

【常用药物注意事项与患者教育】

1. 鱼石脂软膏 为消毒防腐药，具有抑菌、消炎、抑制分泌和消肿等作用。主要成分是鱼石脂（每克含 0.1g），辅料为凡士林。疖病时外敷本药，可有效抑菌、消炎、消肿。不良反应少，与酸、碱、生物碱、碘化物、铁和铅盐有配伍禁忌。

2. 头孢拉定 为第一代头孢菌素，对不产青霉素酶和产青霉素酶的金黄色葡萄球菌、凝固酶阴性葡萄球菌、A 组溶血性链球菌、肺炎链球菌和甲型溶血性链球菌等革兰阳性球菌的部分菌株具良好抗菌作用。厌氧革兰阳性菌对本品多敏感。脆弱拟杆菌对本品呈现耐药。耐甲氧西林葡萄球菌属、肠球菌属对本品耐药。适用于敏感菌所致的呼吸道感染、泌尿生殖道感染及皮肤软组织感染等。不良反应较轻，主要为胃肠道反应。

二、痈

痈是多个相邻毛囊及其周围组织（皮脂腺）的急性化脓性感染，或由多个相邻的疖融合而成。

【病因】

致病菌常为金黄色葡萄球菌。感染的发生多与皮肤不洁、损伤、糖尿病等免疫力降低有关，其中以中老年人多见。

【病理】

痈好发于皮肤厚韧的颈、背部，也可发生于上唇和腹壁等处。感染常先从一个毛囊底部开始，由于皮肤的阻碍，此时的感染仅能沿着阻力较小的皮下组织向四周扩散，然后再向上侵及周围的毛囊群而形成多个脓栓，形同"蜂窝"。

【临床表现】

初发时皮肤表面呈现大片暗红色炎症浸润区，略高出皮肤，质地坚韧，界限不清，水肿及触痛明显。继而在中心部位出现多个脓栓，破溃后状似蜂窝。进而中央部皮肤坏死溶解、塌陷形成溃疡，形似火山口状，溢出脓血性分泌物。患处剧痛，区域性淋巴结肿大，全身症状也较为明显。炎症扩散极易并发全身性感染。发生在颈部和上唇的痈危险性更大，可发展为致命的颅内感染。

【诊断】

诊断要点：①有皮肤不洁、损伤、糖尿病等免疫力降低等病史；②初起皮肤表面呈现大片暗红色炎症浸润、隆起，进而出现脓栓、破溃等的临床表现；③白细胞计数及中性粒细胞百分比升高；④脓液或血液的细菌培养和药物敏感试验以及尿糖和血糖测定可以帮助诊断并指导临床治疗。

【治疗】

1. 局部治疗　除唇痈外，大多数痈都因病变范围较大，坏死组织多，引流不畅，感染不易控制而需要及早做切开引流术。一般采用"＋"字或"＋＋"字切开。切口的长度应超过病变皮肤边缘，深达筋膜，将皮瓣翻起，清除坏死组织，充分减压和排除脓液。创面用3%过氧化氢溶液冲洗后，填以碘伏或等渗盐水纱布，以后坚持换药直至愈合。如创面过大，可在健康肉芽组织形成后进行植皮，以加速伤口愈合。唇痈一般不宜手术，可在全身治疗的基础上，将病变处敷以药膏，待其自破而排脓消退。

2. 全身治疗　选用足量有效的抗菌药物，可选用青霉素、头孢拉定、阿莫西林克拉维酸等。有糖尿病或白细胞减少症者给予相应治疗。

【常用药物注意事项与患者教育】

1. 碘伏　具有穿透有机物的作用，杀菌作用强。碘伏渗入菌体内后，能破坏线粒体，抑制呼吸酶导致能量代谢障碍；能破坏细胞内其他结构，影响DNA复制；能导致芽孢肿胀、变形、凹陷或局部破损；还能引起菌体内多种酶的活性下降。用碘伏纱布填入切开排脓后的伤口，可杀灭各种微生物，促进伤口愈合。不良反应少。

2. 阿莫西林克拉维酸　为阿莫西林和克拉维酸钾的复方制剂。阿莫西林为广谱青霉素类抗生素，克拉维酸钾本身只有微弱的抗菌活性，但具有强大的广谱β-内酰胺酶抑制作用。两者合用可保护阿莫西林免遭β-内酰胺酶水解。本品对产酶金黄色葡萄球菌、表皮葡萄球菌、凝固酶阴性葡萄球菌及肠球菌均具良好杀菌作用，对某些产β-内酰胺酶的肠杆菌科细菌、流感嗜血杆菌、卡他莫拉菌、脆弱拟杆菌等也有较好抗菌活性。适用于敏感菌引起的各种感染，如各种上呼吸道感染、下呼吸道感染、泌尿系统感染、皮肤和软组织感染（疖、脓肿、蜂窝组织炎、伤口感染、腹内脓毒症）等。不良反应主要为胃肠道反应及皮疹。

三、急性蜂窝织炎

急性蜂窝织炎是指皮下、筋膜下、肌间隙或深部疏松结缔组织的急性弥漫性化脓性感染。

【病因】

致病菌主要为溶血性链球菌，其次为金黄色葡萄球菌，也可为大肠埃希菌或厌氧类杆菌。感染可由皮肤、黏膜或软组织损伤后引起，也可由化脓性感染扩散，以及经血液或淋巴传播而发生。溶血性链球菌释放透明质酸酶和链激酶，厌氧类杆菌产生胶原酶和透明质酸酶，使炎症易于扩散而少有局限倾向。本病进展迅速，有时可并发脓毒症等严重的全身性感染。

【临床表现】

常因机体条件、致病菌的种类、毒力作用和感染部位的深浅不同而有所差异。

浅表急性蜂窝织炎，局部明显红肿、剧痛，并迅速向四周扩散，与正常组织界限不清，中央部位因缺血常出现组织坏死；深部组织急性蜂窝织炎，局部红肿多不明显，但局部水肿和深压痛较为明显。常有畏寒、发热、头痛、乏力等全身表现，深部感染者全身表现尤为突出。口底、颌下和颈部的蜂窝织炎，可发生喉头水肿或压迫气管，引起呼吸困难甚至窒息。厌氧类杆菌以及多种肠道杆菌所致的蜂窝织炎，因局部产气，可有捻发音，又称之为捻发音性蜂窝织炎。多发生于被胃肠内容物污染的腹部或会阴部伤口，且病变扩展迅速，包括皮肤在内的局部组织进行性坏死，脓液恶臭，全身中毒症状较为严重。

【诊断】

诊断要点：①有皮肤、黏膜或软组织损伤或化脓性感染等病史；②有明显红肿、剧痛、边界不清等局部症状和畏寒、发热、头痛、乏力等全身临床表现；③白细胞总数明显增高及核左移；④有脓性分泌物者涂片可查到相应致病菌；⑤B超检查可以明确病变部位和范围；⑥局部穿刺检查可帮助确诊。

【治疗】

局部制动休息，防止受压，炎症早期热敷或物理疗法，以促进炎症吸收或局限。使用足量有效的抗菌药物控制感染，可选用青霉素、头孢拉定、阿莫西林克拉维酸、头孢匹罗等。如经上述处理无效，病变迅速扩散或全身症状不断加重者，应及时做广泛的切开减压及引流。

值得注意的是，口底、颌下、颈部的急性蜂窝织炎，若经短期内积极治疗无效者，应及早切开减压，以防发生喉头水肿或压迫气管；对捻发音性蜂窝织炎应及早做广泛的切开，彻底清除坏死组织，并用3%过氧化氢溶液或甲硝唑溶液冲洗或湿敷伤口。

【常用药物注意事项与患者教育】

1. 头孢匹罗　为半合成第四代头孢菌素，主要通过阻断细胞壁多聚体——肽聚糖的合成而发挥作用。因其可迅速穿透细菌的细胞壁并且与靶酶（青霉素结合蛋白）高亲和力的结合，因此在低浓度水平即可对革兰阴性与革兰阳性病原菌具有杀菌作用。适用于下呼吸道感染（支气管肺炎及大叶性肺炎）、泌尿道感染、皮肤及软组织感染（蜂窝织炎，皮肤脓肿及伤口感染）等的治疗。不良反应主要为超敏反应及胃肠道反应。

2. 甲硝唑　对厌氧菌有强大的抗菌作用，广泛用于厌氧菌感染的治疗；对滴虫、阿米巴原虫、蓝氏鞭毛虫亦有很强的杀灭作用，也用于阿米巴痢疾与滴虫性阴道炎的治疗。急性蜂窝织炎疑有肠道菌类感染时加用甲硝唑，或细菌培养后根据结果调整用药。对捻发音性蜂窝织炎可用甲硝唑溶液冲洗或湿敷伤口。主要不良反应有：①胃肠道不适、恶心、呕吐；②大剂量用药可出现感觉异常、头痛、头晕、癫痫。肝功能减退者和妊娠期妇女慎用。服药期间应禁止饮酒，防止发生因乙醛脱氢酶抑制而造成的急性乙醛大量蓄积而引发的生命危险。

四、丹毒

丹毒是乙型溶血性链球菌引起的皮内网状淋巴管的急性炎症感染。

【病因】

致病菌主要为乙型溶血性链球菌，好发于下肢（小腿）和面部。致病菌常从皮肤、黏膜的破损处或糜烂处入侵而致病。其汇流病变区域的淋巴结常伴有炎症，并有明显的全身反应。丹毒蔓延极快，但很少发生组织坏死或化脓。

【临床表现】

起病急，患者常有寒战、高热、乏力、谵妄等全身表现。初起时局部表现为片状红疹，色鲜红、压之退色、境界清楚，高于正常皮肤，局部有灼热及疼痛。红肿向四周蔓延，中央部位红色消退而呈棕黄色，常有轻度脱屑，有时可发生血性水疱。附近的淋巴结常有肿大和疼痛。发生在下肢的丹毒，应高度警惕足癣或丝虫感染所致，若久治不愈或反复发作，则可导致淋巴管阻塞，从而引起下肢水肿甚至象皮肿。

【诊断】

诊断要点：①有皮肤、黏膜破损或糜烂等病史；②局部为片状红疹，以后向四周蔓延，中央部进而呈棕黄色伴脱屑及血性水疱，全身有寒战、高热、乏力、谵妄等全身表现；③白细胞计数及中性粒细胞百分比升高。

【治疗】

休息，患肢抬高制动，局部可用50%硫酸镁溶液湿热敷，并酌情外敷中草药膏。同时应用足量有效的抗生素治疗，可选用青霉素、头孢匹胺等。在全身和局部症状消失后，仍需继续应用抗生素1周，以免复发。如患有足癣或其他相关疾病应予以积极治疗。

【常用药物注意事项与患者教育】

头孢匹胺　系半合成的第三代头孢菌素类抗生素，对革兰阳性菌有很强的抗菌活性，对包括革兰阴性菌在内的细菌亦有广谱抗菌活性，对铜绿假单胞菌等葡萄糖非发酵革兰阴性杆菌亦有很强的抗菌活性。本品为杀菌药，并对各种细菌产生的 β - 内酰胺酶稳定。适用于各种敏感菌所致的感染。主要不良反应为皮疹、荨麻疹、瘙痒及发热等过敏症状。过敏性休克、伪膜性肠炎罕见。

五、急性淋巴管炎和淋巴结炎

急性淋巴管炎是指细菌感染皮下管状淋巴管及其周围组织引起的急性炎症，细菌引流到相应淋巴结，造成急性淋巴结炎。

【病因】

致病菌主要为金黄色葡萄球菌和溶血性链球菌，皮肤黏膜破损常为其诱因。

【病理】

致病菌可从破损的皮肤及黏膜入侵，或从原发感染病灶（如疖或手足癣等）蔓延到邻近的淋巴管内引起急性炎症，致使淋巴管壁及其周围组织充血、水肿，管腔内充满细菌、凝固的淋巴液和脱落的内皮细胞。如炎症继续扩散，以及原发感染病灶中的细菌沿淋巴管侵及淋巴结，则可引起急性淋巴结炎。

【临床表现】

1. 急性淋巴管炎　按其发生部位可分为浅、深两种。浅层淋巴管炎常在感染灶近侧皮肤出现一条或数条"红线"，状如条索，硬而具有压痛；深层淋巴管炎，因其病变的淋巴管位置较深，一般不出现红线，仅表现为患肢肿胀、疼痛和压痛。两种淋巴管炎常伴有全身发热、畏寒、头痛、肌肉酸痛、乏力等全身反应。

2. 急性淋巴结炎　轻者局部淋巴结肿大并有压痛；重者局部淋巴结肿大，红、肿、热、痛，并伴有明显的全身表现；多个淋巴结发炎可相互粘连成团，甚至坏死形成脓肿。

【诊断】

诊断依据：①有皮肤、黏膜破损或有疖病及手足癣等病史；②浅层淋巴管炎感染灶附近出现一条或数条"红线"，深层淋巴管炎出现患肢肿胀、疼痛和压痛等，急性淋巴结炎出现淋巴结肿大并有压痛或红、肿、热、痛及形成脓肿；③白细胞计数及中性粒细胞百分比升高。

【治疗】

积极治疗原发病变，患肢抬高制动休息。发现皮肤有红线时，用呋喃西林等溶液湿敷，如红线向近心侧发展快，可于皮肤消毒后用粗针头沿红线分点垂直刺入皮下，再用抗菌药液湿敷。应用足量有效的抗菌药物控制感染，可选用青霉素、头孢吡肟等。一旦脓肿形成，及时切开引流。如果忽视原发病灶的治疗，急性淋巴结炎则反复发作而转变成为慢性淋巴结炎。

【常用药物注意事项与患者教育】

1. 呋喃西林溶液 局部抗菌药，常用浓度为0.02%。主要通过干扰细菌氧化酶系统而发挥抑菌或杀菌作用，外敷用于多种革兰阳性菌与革兰阴性菌引起的感染。急性淋巴管炎和淋巴结炎时，外敷呋喃西林溶液可起到抗菌、消炎作用。不良反应少，主要为过敏性皮炎。

2. 头孢吡肟 为第四代半合成头孢菌素。抗菌谱和抗菌活性与第三代头孢菌素相似，但抗菌谱有了进一步扩大。对革兰阳性菌和革兰阴性菌，包括肠杆菌属、铜绿假单胞菌、嗜血杆菌属、奈瑟淋球菌属、葡萄球菌及链球菌（除肠球菌外）都有较强抗菌活性，对 β - 内酰胺酶稳定。主要用于各种严重感染如呼吸道感染、泌尿系统感染、胆道感染、皮肤软组织感染、败血症等。本品耐受性良好，不良反应轻微且多短暂，终止治疗少见。

第三节 急性乳腺炎

急性乳腺炎是指乳腺的急性化脓性感染，绝大部分发生在产后哺乳的妇女，尤以初产妇多见，发病常在产后3~4周。

【病因】

在机体抵抗力降低的基础上，先有乳汁淤积，再有细菌侵入。

1. 乳汁淤积 此为发病的重要原因，淤积的乳汁为细菌的生长繁殖提供了有利条件。乳汁淤积的原因有：乳头发育不良（过小或内陷）妨碍哺乳；乳汁分泌过多或婴儿吸乳少，致乳汁不能完全排空；乳房受压，乳管不通，影响排乳。

2. 细菌侵入 致病菌主要是金黄色葡萄球菌。感染的主要途径是：①细菌沿淋巴管侵入；②细菌从乳管直接进入。

【临床表现】

初期乳房肿胀疼痛，患处出现压痛性硬块，表面皮肤红热。随着炎症的继续发展，除上述症状加重外，同时可出现寒战、高热、脉搏加快等全身症状。此时，局部疼痛可呈搏动性，患侧腋窝淋巴结常肿大，并有压痛。炎症肿块常在数日内因组织坏死液化形成脓肿，表浅的脓肿可触及波动，深部的脓肿需穿刺才能确定。乳房脓肿可为单房性的，也可因未及时引流而扩展为多房性的，或自行向外穿破皮肤，或破溃入乳管形成乳头溢脓，同一乳房也可同时存在数个病灶而形成多个脓肿。深部脓肿除缓慢向外破溃外，也可向深部穿至乳房与胸肌间的疏松组织中，形成乳房后脓肿。严重急性乳腺炎可导致乳房组织大块坏死，甚至并发脓毒血症。

【诊断】

诊断依据：①有乳头发育不良、乳管不通、乳头破裂、婴儿口腔感染等诱因；②有乳房肿胀疼痛，出现压痛性硬块、表面皮肤红热、波动感等局部表现，有寒战、高热等全身表现；③B超检查可以明确病变部位与范围；④白细胞计数明显升高、中性粒细胞百分比升高及核左移。

【治疗】

1. 非手术治疗

（1）患侧乳房暂停哺乳 由于乳汁是细菌的良好培养基，因此，一旦感染发生，患侧乳房应停止哺乳，并用吸乳器吸尽乳汁，使乳汁通畅排出。托起乳房，改善乳房血液循环。

（2）局部外敷　患处及其周围热敷，有明显水肿者可用25%硫酸镁湿热敷。

（3）局部封闭　可将青霉素100万U加在生理盐水20ml中在炎性肿块周围封闭，必要时可每4~6小时重复注射一次。亦可采用0.5%普鲁卡因溶液60~80ml在乳房周围和乳房后做封闭，可减轻疼痛，促使早期炎症消散。

（4）全身抗感染　静脉注射或滴注青霉素、头孢菌素或红霉素等抗生素。

（5）中医药治疗　辨证施治，常选用蒲公英、野菊花等清热解毒类药物。

2. 手术治疗　急性乳腺炎脓肿形成期，其治疗原则是及时切开引流，排出积脓。切开引流时除要有良好的麻醉外，还应注意如下要点。①若炎症明显而未见明显波动时，不应消极等待，应在压痛最明显处进行穿刺，以便及早发现深部脓肿。②为避免手术直接损伤乳管而形成乳瘘，切口应按轮辐方向做放射状切开，至乳晕处为止。乳晕下脓肿，应做沿乳晕边缘的弧形切口；深部脓肿或乳房后脓肿，可沿乳房下缘做弧形切口，经乳房后间隙引流，既可避免乳管损伤，亦有利于引流排脓（图16-1）。③脓肿切开后，应以手指深入脓腔，轻轻分离脓肿的多房纤维间隔，以利引流彻底。④为使引流通畅，可在探查脓腔时，找到脓腔的最低部位，另加切口做对口引流。⑤局部感染严重或脓肿引流后并发乳瘘时，应停止泌乳。

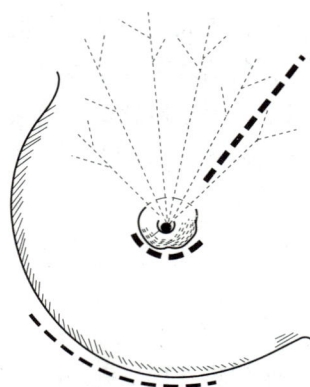

图16-1　乳房脓肿的切口

停止泌乳（退乳）可选择下列方法：①炒麦芽60g，用水煎后分2次服，每日1剂，连服2~3天；②己烯雌酚，1~2mg，每日3次，口服，共2~3天；③溴隐亭1.25mg，每日2次，口服，共7~14天；④苯甲酸雌二醇2mg，每日1次，直至乳汁分泌停止。

【常用药物注意事项与患者教育】

1. 普鲁卡因溶液　作用于外周神经，产生传导阻滞作用，依靠浓度梯度以弥散方式穿透神经细胞膜，在内侧阻滞钠离子通道，使神经细胞信息传递被阻断，具有良好的局部麻醉作用。0.25%~0.5%普鲁卡因溶液主要用于局部浸润麻醉（急性乳腺炎通过浸润麻醉达到止痛作用）；1%~2%普鲁卡因溶液主要用于神经阻滞，蛛网膜下腔阻滞常用1.5%~5%普鲁卡因溶液。本品可发生过敏反应，剂量过大，吸收速度过快或误入血管可致中毒反应，个别可出现高铁血红蛋白血症。用药前应常规做过敏试验。

2. 红霉素　是大环内酯类的代表性抗菌药物。通过与敏感菌核糖体50S亚基结合抑制蛋白质合成，从而抑制细菌生长。主要对抗革兰阳性菌，是青霉素类药物过敏时的替代品。不良反应主要有胃肠道反应、过敏反应及肝脏损害。

3. 己烯雌酚　是人工合成的非甾体雌激素，具有与天然雌二醇相同的药理作用与治疗作用。急性乳腺炎时使用本药，可以帮助回乳。不良反应较多，如恶心、呕吐、食欲不振、头痛。长期使用可使子宫内膜增生过度而致子宫出血和肥大。

第四节　破伤风

破伤风是由破伤风杆菌侵入人体伤口，并在局部伤口内生长繁殖和产生毒素所引起的一种急性特异性感染。典型表现为全身或局部肌肉持续性收缩和阵发性痉挛。

【病因】

致病菌：破伤风杆菌。该菌为革兰阳性的专性厌氧性梭状芽孢杆菌。广泛存在于泥土和人畜粪便中。其芽孢抵抗力极强，能耐煮沸，一般不易杀灭。

任何皮肤黏膜破损都有可能发生破伤风杆菌的污染，包括各种开放性损伤、烧伤、冻伤、虫蛇咬伤、木刺或锈钉刺伤后等，脐带消毒不严的新生儿、不洁人工流产、产后感染、摘除异物、直肠或会阴部手术后也可发生，尤其是局部伤口窄而深、缺血、坏死组织多或异物存留、引流不畅、绑扎过紧，以及合并其他需氧菌混合感染时，伤口缺氧或伤口内残留的氧气被消耗掉，则极易发生破伤风。

【病理】

在局部缺氧环境中，破伤风杆菌在伤口内迅速生长繁殖，产生大量外毒素。外毒素有 2 种：一种为痉挛毒素，对神经组织具有特别亲和力，是引起肌肉紧张和痉挛的主要毒素；另一种为溶血毒素，仅引起局部组织坏死和心肌损害。痉挛毒素进入血液循环后即与脊髓前角的运动细胞和脑干运动神经核的联络神经细胞的突触结合，抑制突触释放抑制性神经递质。运动神经元因失去中枢抑制而兴奋性增强，从而引起具有特征性的全身随意肌持续收缩和阵发性痉挛。痉挛毒素亦可阻断脊髓对交感神经的抑制，使交感神经兴奋，引起心率增快、血压增高、出汗、体温增高等。

【临床表现】

根据破伤风的临床演变过程可分为 3 个阶段。

1. 潜伏期　一般为 7 ~ 14 天，短者可在 1 ~ 2 天发病，长者可达数月或数年。潜伏期越短，其症状越重，预后越差。个别伤者可在数月或数年后因清除病灶或异物而发病。

2. 前驱期　是指最初出现前驱症状至典型发作的这一阶段，一般经历 1 ~ 2 天。主要表现为全身兴奋性增高、反射亢进等。患者感乏力、头痛、咀嚼无力、局部肌肉有牵拉感，继之有咀嚼肌酸胀不适、张口不便等。

3. 典型表现期　出现肌肉强直性收缩和阵发性痉挛。

（1）肌肉强直性收缩　首先发生于咀嚼肌，以后顺序为面肌、颈项肌、背肌、腹肌、四肢肌，最后是膈肌和肋间肌。出现相应的征象为：①患者开始感咀嚼不便，张口困难，随后牙关紧闭；②面部表情肌痉挛，而呈现独特的"苦笑"面容；③颈项肌持续收缩，出现颈项强直，头略后仰，背腹肌同时收缩，因背肌收缩力强大，致使腰部前凸，头和足后屈，形似背弓，称为"角弓反张"；④四肢肌肉收缩时，因屈肌力量强大，形成屈膝、弯肘、半握拳等痉挛姿态。

（2）阵发性痉挛　任何轻微刺激，如光、声音、触碰身体、饮水时，均可诱发抽搐发作致全身肌肉发生阵发性痉挛和抽搐。发作时面色发绀、呼吸急促、口吐白沫、头频频后仰、四肢抽动不止、大汗淋漓。神志始终清楚，表情极为痛苦。每次发作可持续数秒钟甚至数分钟，间歇期长短不等，病情重者发作频繁，持续时间长，间歇时间短。持续的肋间肌和膈肌痉挛，可造成呼吸骤停。强烈的肌痉挛收缩，可使肌、肌腱断裂，甚至导致骨折。膀胱括约肌痉挛可引起尿潴留。

破伤风病程一般为 3 ~ 4 周，自第 3 周开始，抽搐发作的次数逐渐减少，症状也有所减轻，缓解期历时约 1 周。某些肌群的紧张和反射亢进仍可持续一段时间。恢复期间还可出现一些精神异常表现，如幻觉、行动错乱等。值得注意的是，少数破伤风仅表现为受伤部位肌肉持续性强直。

破伤风患者体温一般在 38℃ 左右，如体温过高多为肺部感染所致。肺部感染、窒息、营养不良、循环衰竭等并发症是导致破伤风患者死亡的主要原因。

【诊断】

诊断要点：①明确皮肤黏膜外伤史（不论伤口大小、深浅）；②凡伤后出现肌紧张、扯痛，张口困难、颈部发硬、反射亢进等，均提示破伤风的可能性，特征性表现为肌肉强直性收缩和阵发性痉挛，神志清醒；③排除化脓性脑膜炎（虽有"角弓反张"和颈项强直等症状，但无阵发性痉挛抽搐，具有剧烈头痛、高热、喷射性呕吐、皮肤黏膜出血点、神志不清等）、狂犬病（有狗或猫咬伤史，以咽肌痉挛为主，听见水声或看见水即可诱发，喝水不能咽下，大量流涎）、颞颌关节炎（无外伤史，病程较长，局部肿胀压痛，张口受限，无牙关紧闭、苦笑面容和全身抽搐）、癔病（无外伤史，多与情绪变化有关，症状变化多端，不因声、光、风等刺激而抽搐发作，张口不困难）。

【治疗】

治疗原则为控制和解除痉挛，确保呼吸道通畅，中和游离毒素和预防并发症发生。

1. 控制和解除痉挛　为治疗的重要措施，控制痉挛有利于减轻患者痛苦，降低人体内消耗和防止窒息等并发症发生。其措施如下。

（1）隔离治疗　患者入院后，应住进隔离室，保持环境安静，避免声、光等外界刺激，以防止和减少抽搐和痉挛发作。

（2）镇静、解痉　病情轻者可使用镇静剂或安眠药，一般首选地西泮 10～20mg，每日 1 次，肌内注射或静脉滴注，亦可选苯巴比妥钠 0.1～0.2g，肌内注射。病情较重者，可用冬眠合剂 1 号（氯丙嗪、异丙嗪各 50mg，哌替啶 100mg）加入 5% 的葡萄糖溶液 250ml 中，静脉缓慢滴注，每日 1 次（血容量过低者忌用），目前多主张使用地西泮 10～20mg/kg 加入 5% 葡萄糖溶液 500～1000ml 静脉滴注，每日 1 次。痉挛抽搐频繁难以控制者，可用 2.5% 硫喷妥钠 0.5～1.0g，肌内注射或加入 5% 葡萄糖溶液中静脉滴注，应警惕发生喉肌痉挛和呼吸抑制。当上述措施仍不能控制抽搐时，可使用肌松剂，但须在气管切开和控制呼吸的前提下使用。

2. 应用破伤风抗毒素　目的是中和游离毒素。一旦毒素与神经组织结合，破伤风抗毒素则无中和作用，故应尽早使用。一般用量为 1 万～6 万 U，分别给予肌内注射与静脉滴注（加入 5% 葡萄糖溶液中缓慢滴入）。用药前应常规做过敏试验。连续或超剂量用药并无意义，且可发生过敏反应或血清病。人体破伤风免疫球蛋白在早期应用疗效显著，一般用 3000～6000U，深部肌内注射一次即可。

3. 应用抗生素　大剂量抗生素既可杀灭破伤风杆菌，又可防治肺部感染。首选青霉素，每次 80 万～160 万 U，肌内注射，每 4～6 小时 1 次，或大剂量静脉滴注。其次可用甲硝唑 2.5g/d，分次口服或静脉滴注，持续 7～10 天。如伤口为混合感染，则选用相应抗菌药物。

4. 伤口的处理　及时正确的伤口处理能消除毒素来源。应在控制痉挛和使用破伤风抗毒素之后，选择良好的麻醉，对伤口进行彻底清创，清除坏死组织和异物，伤口敞开充分引流，并采用 3% 过氧化氢溶液或 0.1% 高锰酸钾溶液冲洗或湿敷伤口。

5. 支持疗法　注意营养，补充维生素和多种氨基酸，维持体液平衡。病情严重时，可输血浆或全血，必要时给予管饲，或采用深静脉肠外营养。还可利用高压氧舱辅助治疗。

6. 防治并发症　对频繁抽搐，可能发生窒息者，应尽早行气管切开，改善通气；防止发生坠床、骨折、咬伤舌头等并发症。

▶ 知识链接

践行国家规范与指南，促进我国破伤风防治工作的规范发展

我国自 1978 年开始实行儿童计划免疫，常规接种百白破疫苗，至 2012 年已基本消除了新生儿破伤风，但非新生儿破伤风仍是一个严重的公共卫生问题。外伤后破伤风是非新生儿破伤风的主要类型。采用破伤风主动免疫制剂（疫苗）可预防破伤风，使外伤后破伤风发病率极低。因此，诊疗中

不应仅采取破伤风被动免疫制剂（破伤风抗毒素、破伤风免疫球蛋白）来预防外伤后破伤风，而忽视主动免疫的作用。2019 年国家出台《外伤后破伤风疫苗和被动免疫制剂使用指南》和《非新生儿破伤风诊疗规范》，使破伤风防控变被动为主动、变盲目为精准，提出破伤风诊疗应早发现、强化干预、填补缺口。贯彻破伤风防治核心理念，将为降低我国非新生儿破伤风发病率做出贡献。

【常用药物注意事项与患者教育】

1. 人工冬眠合剂 1 号　由氯丙嗪 50mg、异丙嗪 50mg、哌替啶 100mg 3 种药物组成。氯丙嗪对体温中枢的抑制作用使体温降低，组织耗氧量降低。在其他 2 种药物的配合下，使机体进入一种类似变温动物"冬眠"的深睡状态，此即人工冬眠。人工冬眠可降低机体对各种病理刺激的反应，提高机体组织对缺氧的耐受力。破伤风时，机体痉挛、抽搐，处于衰竭状态，此时应用人工冬眠合剂 1 号可使患者处于冬眠状态，度过危险阶段，延长救治时间。

2. 肌松剂　能选择性地作用于运动神经终板膜上的 N_2 受体，阻断神经冲动向骨骼肌传递，导致肌肉松弛。破伤风时，本类药可以松弛肌肉、缓解痉挛，解除患者紧张状态。肌松剂分为去极化型和非去极化型 2 大类。常用去极化型肌松药，如琥珀胆碱；非去极化型不良反应多，较少使用。

·····目标检测

答案解析

1. 简述外科感染常见的致病菌。
2. 简述外科感染的分类。
3. 抗菌药物使用的适应证有哪些?
4. 破伤风的治疗原则是什么?
5. 丹毒的临床表现是什么?

（刘南南）

书网融合……

重点小结　　　微课　　　习题

第十七章 损 伤

学习目标

知识目标：通过本章的学习，应能掌握损伤的诊断要点、损伤入院后的处理、常用药物注意事项与患者教育；熟悉损伤的分类、损伤的临床表现、现场急救和转运；了解损伤的病因和病理。

能力目标：具备对损伤患者进伤情判断和急救的能力。

素质目标：通过本章的学习，树立医学人文理念，培养勇于在损伤诊疗中持续创新的科学精神。

情境导入

情境：患者，男性，30 岁。1 小时前被电动车撞伤后出现胸痛、气促、呼吸困难。

查体：T 36.5℃，P 130 次/分，R 28 次/分，BP 80/50 mmHg。神志清楚，表情痛苦，睑结膜苍白，颈静脉怒张不明显，气管移向右侧。左胸廓饱满，呼吸运动较右侧减弱，未见反常呼吸，左胸壁第 4、5、6 肋有骨擦音，局部压痛明显。自颈部、胸部直至上腹部均可触及皮下气肿，左胸叩诊鼓音，左肺呼吸音消失，右肺呼吸音较粗，双肺未闻及啰音。左心界叩不清，HR 130 次/分，律齐，心音减弱。腹部平软，无压痛或肌紧张，肠鸣音正常，肝脾未及。

辅助检查：未做。

思考：1. 该患者最可能的诊断是什么？

2. 应如何进行治疗？

损伤是指各种机械性、物理性、化学性等致伤因子作用于人体引起组织结构破坏和功能障碍。损伤无论在战场与工作生活场所均可发生，是外科学领域的重要部分。

【病因】

1. 机械性因素 由机械力引起，见于交通事故等发生的撞击、挤压、锐器切割、火器伤等。

2. 物理性因素 由温度、压力、光、电等引起的损伤，见于烧伤、冻伤、电击伤、辐射伤等。

3. 化学性因素 由化学物质或药物引起的损伤，见于强酸、强碱致伤、中毒等。

4. 生物性因素 由毒蛇、狂犬、毒虫咬蜇致伤等。

【分类】

损伤的分类除可根据上述致伤因素分类外，还可根据受伤部位、伤后皮肤完整性和严重程度分类。通过这些分类，有助于确保伤员获得准确的诊断，从而能够迅速且高效地接受治疗，提升了救治工作的时效。

1. 按受伤部位分类 一般按解剖分为颅脑伤、颌面颈伤、脊柱脊髓伤、胸部伤、腹部伤、上肢伤、下肢伤、骨盆伤。如多部位或多器官损伤则称为多发伤。

2. 按伤后皮肤完整性分类 分为闭合伤和开放伤。闭合伤皮肤完整，如挤压伤、扭伤、挫伤、冲击伤等；开放伤皮肤破损，如切割伤、擦伤、刺伤、火器伤等。

3. 按严重程度分类 分为轻度伤、中度伤、重度伤、特重度伤。

【病理生理】

致伤因素作用于机体后会立即引起病理反应，包括局部反应和全身性防御反应。机体反应因损伤不同而异，适当的应激反应可以对抗致伤因子的危害、维持内环境稳定和促进机体康复。但过于强烈的反应将对机体造成影响，需要给予控制和调整。

1. 局部反应　由于组织结构破坏、微循环障碍或异物存留等所致，主要表现为炎症反应。炎症反应是机体对损伤的一种非特异性防御反应，其病理生理过程与一般炎症反应相同。损伤后，局部血管扩张、充血，血液流动加快，血管通透性增高，水分、电解质和血浆蛋白渗入组织间隙，导致局部组织出现红肿现象。伤后血液中的激肽、补体和凝血因子等发生变化，可产生缓激肽、补体碎片（C3a）、纤维蛋白降解物（FDP）等。同时，损伤部位的组织细胞释放出多种炎症介质，如前列腺素（PG）、白三烯（LT）等，引起局部组织的疼痛和炎症反应。损伤严重时，伤口污染、异物存留、局部微循环障碍及各种化学物质生成造成继发性损伤，使局部炎症反应更严重，血管通透性及渗出增加，炎症持续时间可能更长，对机体造成更大影响。

2. 全身反应　主要表现为致伤因素所致的一系列神经内分泌活动增强及各种功能和代谢改变的综合性复杂过程，是一种非特异性应激反应。在神经内分泌系统作用下，引起基础代谢率增高、免疫系统激活、凝血和抗凝血机制的激活等表现。损伤初期，由于疼痛、精神紧张、失血等使下丘脑–脑垂体–肾上腺皮质轴和交感神经–肾上腺髓质轴产生大量的儿茶酚胺、肾上腺皮质激素、抗利尿素、生长激素和胰高血糖素。肾素–血管紧张素–醛固酮系统也被激活，上述三个系统相互协调，动员机体代偿能力，提高基础代谢率，加速蛋白质和脂肪分解，加强糖异生作用，引起应激性高血糖、高乳酸血症。同时，尿素氮排出增加，出现负氮平衡。损伤还会激活凝血和抗凝血机制，形成血栓，防止血液过多流失，同时也有利于损伤部位的修复。

3. 组织修复　在炎症反应的基础上，损伤部位由伤后增生的细胞和细胞间质通过再生增殖来充填、连接或替代缺损组织。

（1）组织修复的类型　根据修复细胞的性质分为两种。①完全修复：组织缺损完全由原来性质的细胞来修复，恢复原有的结构和功能。这种修复是理想的修复，但由于人体各种组织细胞固有的再生增殖能力不同，如骨骼肌的增生能力较弱，不能完全实现完全修复。②不完全修复：组织损伤不能由原来性质的细胞修复，而是由其他性质细胞（常是成纤维细胞）增生替代来完成，是创伤后多见的组织修复方式。虽然形态和功能不能完全复原，但仍能修复创伤，有利于内环境稳定。

（2）组织修复的基本过程　①局部炎症反应阶段：创伤发生后立即启动，常可持续 3 ~ 5 天。此阶段主要涉及血管和细胞的反应、免疫系统的响应、血液凝固以及纤维蛋白的溶解，目的在于清除损伤或坏死的组织，为组织再生和修复奠定基础。②细胞增生和肉芽组织生成阶段：局部炎症开始不久，即可有新生细胞出现。成纤维细胞、上皮细胞、血管内皮细胞等增殖、分化、迁移，分别合成、分泌组织基质（主要为胶原）和形成新生毛细血管，并共同构成肉芽组织，填充组织裂隙。最终肉芽组织转变成纤维组织，形成瘢痕，连接伤口。细胞增殖产生的胶原纤维，增强新组织的张力和韧性，达到初步修复。此过程中巨噬细胞能释放多种因子（如纤维组织生长因子、上皮生长因子、转化生长因子等）促进细胞增生，而且能释出酶类影响基质的增减。③组织塑形阶段：新生组织如纤维组织，在数量和质量方面并不一定能达到结构和功能的要求，机体需要对新生的组织进行调节，如瘢痕内多余的胶原和其他基质部分被降解转化吸收，使瘢痕软化但仍保持张力强度等。

（3）影响创伤愈合的因素　感染是破坏组织修复最常见的原因。金黄色葡萄球菌等细菌会破坏细胞与组织基质，导致炎症迁延不愈，甚至形成化脓性病灶阻碍愈合。当伤口较大、坏死组织较多，或存在异物时，新生细胞和基质的介入使伤口边缘往往无法直接闭合，阻碍愈合。局部血液循环的障碍会导致组织缺氧，而不当的处理方法（如制动不足、包扎或缝合过紧、止血带束缚过久）可能使局部缺血，影响愈合。全身性因素包括营养不良、使用细胞增生抑制剂（如糖皮质激素、细胞毒药物）、免疫功能低下等，使细胞增生缓慢，影响组织修复。

（4）创伤愈合类型　依据损伤程度、有无感染及治疗情况分为 3 种类型。①一期愈合：组织修复以原来的组织细胞为主，局部无感染，再生修复过程迅速，结构与功能恢复良好。2～3 周创口完全愈合，仅留一条线形瘢痕。多见于损伤轻、创缘整齐、无感染、经清创后对合良好的开放伤或无菌手术切口的缝合。②二期愈合：以纤维组织修复为主，常伴有感染，再生过程较缓慢，结构与功能不能完全恢复。愈合时间显著延长，瘢痕明显。见于损伤较重、组织缺损较多、创缘不整齐或有感染的创口。③三期愈合：开放伤口清创后经 4～7 天再行延期缝合，或 8 天后行二期缝合，以缩短愈合时间。

总之，损伤的病理生理反应是机体对损伤的一种复杂的防御和修复过程，局部反应和全身反应共同作用，以保护机体免受损伤，并促进损伤的愈合。

创伤的诊断应明确损伤部位、损伤性质、受伤程度、全身变化和并发症等。为了对伤员做出及时、全面、正确的诊断，医生需要进行全面的体格检查和必要的辅助检查。

创伤的处理原则包括确保伤员生命安全、尽可能保存或修复损伤的组织与器官，并恢复其功能，以及积极防治全身与局部各种并发症。具体的处理方法包括止血、清创、缝合、固定和药物治疗等。

【临床表现】

创伤的临床表现包括局部表现和全身表现。

1. 局部表现

（1）疼痛　疼痛程度与创伤轻重、创伤部位及炎症反应的状态相关。创伤后即可出现疼痛，一般 2～3 天缓解，疼痛持续或加重表示可能并发感染。疼痛部位可提示受伤部位，因此在诊断尚未确定前应慎用麻醉止痛药，以免掩盖伤情，导致漏诊或误诊。

（2）肿胀　创伤后，肿胀作为一种常见的临床表现，主要源于局部出血及炎性渗出的作用，通常在伤后 2～3 周内逐渐缓解。受伤部位较浅表时，可有触痛、皮下瘀斑，有血肿形成时能触摸到波动感。严重肿胀由于组织内张力增高影响血液回流，导致远端肢体肿胀，甚至皮肤苍白、温度下降。

（3）功能障碍　组织结构破坏可直接造成功能障碍。例如：创伤性气胸影响正常呼吸功能。骨折或脱位的肢体不能正常运动。局部疼痛也常限制正常运动。

（4）伤口或创面　为开放性创伤突出表现。伤口有出血，出血情况由受伤的血管口径或是否已止血所决定。伤口或创面还可能有泥沙、木刺等异物存留。

2. 全身表现

（1）发热　一般在 38℃ 左右。为损伤组织出血及其他组织成分的分解产物吸收所引起。体温过高见于脑损伤（中枢性高热）或由继发感染所致。

（2）循环系统　伤后儿茶酚胺释放增多，可使心率和脉搏加快。周围血管收缩，舒张压上升，收缩压可接近正常或稍高，脉压缩小。如发生大出血或休克，则心搏出量明显减少，血压降低，脉搏细弱。

（3）呼吸系统　轻度创伤呼吸多无明显改变。较重的创伤常出现呼吸加快，与疼痛、换气不足、失血或休克等有关。

（4）其他变化　口渴、尿少、疲惫、无力、焦虑、失眠、食欲不振等。

3. 并发症

（1）感染　常见于开放性创伤，多由于伤口污染处理不及时或处理不当导致。伤口红肿、触痛、有脓性分泌物。闭合性创伤如伤及呼吸道或消化道，也会并发感染。较深的创口混杂有泥土、异物，可发生厌氧菌感染，如破伤风梭菌感染发生破伤风或产气荚膜梭菌感染后可发生气性坏疽。

（2）休克　创伤早期因精神紧张、剧烈疼痛、应激刺激，可发生创伤性休克。因失血失液，使血容量急剧减少，微循环障碍，发生低血容量性休克。还可能由于心包填塞、纵隔移位或摆动等，导致心输出量降低、血压下降，出现心源性休克。

（3）器官功能衰竭 重度创伤并发感染或（和）休克后可由于免疫反应、缺血缺氧、炎症因子等作用继发多系统器官功能衰竭（MSOF），如急性呼吸窘迫综合征（ARDS）、急性肾衰竭（ARF）、应激性溃疡等。

【诊断】

诊断应通过详细询问病史、体格检查和必要的辅助检查明确损伤部位、损伤性质、受伤程度、全身变化和并发症，以便及时、全面、正确做出诊断，密切观察病情演变，避免误诊、漏诊。

1. 损伤病史 详细的损伤史有助于了解损伤机制和估计伤情发展。包括受伤原因、受伤时间、受伤地点、受伤类型、性质、程度和姿势，伤后局部表现和全身表现（有无昏迷、抽搐等）、处理经过等。还有伤前是否饮酒，有无糖尿病等基础疾病，对于判断伤后恢复情况非常必要。

2. 体格检查 首先快速判断是否存在威胁生命和肢体安全的状态，检查呼吸、脉搏、血压、体温、生命体征与意识状态，判断有无致命性大出血和失血性休克，然后对各系统逐一做全面检查。对开放伤要了解伤口形状、大小、深度、出血情况、污染程度、有无异物存留以及组织器官损伤情况等。对闭合伤要查明深部重要组织器官有无损伤。

3. 辅助检查 依据伤情进行相应检查，可进行血液和尿液常规检查，血液生物化学检查判断电解质紊乱、肝肾功能。还可进行常规心电图检查、X线检查、CT检查、磁共振检查、超声检查。诊断性穿刺可判断是否有血胸、气胸、内脏出血等。

4. 严密观察伤情变化 某些闭合性损伤造成的内部器官与组织损害，在外部检查时不易发现。某些创伤造成的器官与组织损害，其临床表现需要一定时间才能表现出来。某些创伤造成患者反应能力低下或迟钝，尤其不可忽视异常安静的患者。在伤后一段时间内需密切观察病情变化，及时发现问题。

【治疗】 微课

损伤治疗原则如下。①其基本原则是先救命，后治伤，确保伤员生命安全居首位。②尽可能保存或修复损伤的组织与器官，并恢复其功能。③积极防治全身与局部各种并发症。④在抢救工作中应争分夺秒，必须同时防止加重或增加创伤；如疑有脊柱骨折，搬动时应注意防止脊髓的损伤；倘若遇到同时有大批伤员，则需按病情的轻重分类治疗。

1. 急救和转运 创伤发生于工地、厂矿、农村或战地时，首先要组织现场急救。如抢救塌方压伤的伤员，先搬离现场，按上述原则进行抢救，然后迅速转运。现场抢救急需的器材，应因地制宜、灵活采用。

（1）心肺复苏 对呼吸、心跳已经完全停止的伤员，应就地立即进行胸外心脏按压及口对口人工呼吸。有条件时用呼吸面罩及手法加压给氧或气管插管接呼吸机支持呼吸。

（2）通气 抢救重伤员的程序，首先是治疗窒息以防致死。可用手指直接掏出血凝块、组织块、呼吸道分泌物等阻塞物，或用双手抬起伤员两侧下颌角。如无效可用行环甲膜穿刺或切开、气管插管或切开。呼吸道通畅后应将伤员头偏向一侧或取侧卧位。

（3）止血 常用的止血方法有指压法、加压包扎法、填塞法和止血带法等。指压法系用手指压迫动脉经过骨骼表面的部位，达到止血目的。适用于头面部及四肢出血。开放性伤口用无菌急救包和纱布覆盖伤口，并缠上绷带。出血较多时，可采取加压包扎。止血带一般用于四肢大动脉出血。束缚松紧度适宜，标注绑扎时间，每隔1小时放松一次，每次1~2分钟，以免肢体因长时间缺血引起缺血性组织坏死。

（4）包扎　常用三角巾、绑带和四头带包扎，如无相应用物可就地选择干净毛巾、手绢、衣物等。

（5）固定　骨关节损伤或较重的软组织损伤均需固定，以减轻疼痛，避免损伤血管和神经。四肢骨折采用夹板固定，也可采用木板、树枝等替代。

（6）搬运　可采用担架或徒手搬运。脊柱骨折的伤员需卧床板，以免造成或加重脊髓损伤。已判明无合并颅脑损伤及无腹部内脏损伤而疼痛剧烈的伤员，可先注射哌替啶或吗啡止痛以减轻疼痛，防止休克。昏迷伤员，特别是头颈部或胸部受伤者，须保持呼吸道通畅，防止舌根后坠阻塞呼吸道。可把伤者的下颌骨向前上方托起，或用手指垫纱布或手帕将舌拉出。长时间牵拉易致疲劳，则用一只安全别针穿过舌尖中部，别针别在口外。

2. 入院后的全身处理

（1）体位和制动　可选用绷带、夹板、石膏、支架等制动。较重伤员应卧床休息，抬高受伤的肢体，受伤的局部适当制动，以减轻肿胀、缓解疼痛，促进组织修复。

（2）维持体液平衡和营养代谢　有口渴和尿量减少提示体液不足，应及时检查和输液补充，必要时输血。对不能正常进食的伤员给予要素饮食或静脉营养法支持，补充机体能量消耗。

（3）镇痛、镇静和心理治疗　适当选用药物镇痛、镇静，使伤员可以安静休息和恢复生活起居。个别伤员由于恐惧、焦虑等发生精神异常，适当进行心理疏导治疗。

（4）防治感染　凡有开放性创伤，感染概率较大，应重视防治。胸内、腹内组织器官受损的闭合性创伤和组织破坏较重的开放性损伤需选用有效抗生素，并注射破伤风抗毒血清。

（5）防治其他并发症　包括全身和局部的并发症，如休克、多器官功能衰竭等。重型损伤或制动过久者还应进行必要的功能训练，尽量达到完全康复。

2. 入院后的局部处理

（1）闭合伤处理原则　早期局部冷敷以减轻肿胀，24小时后用热敷、理疗等，以促进消肿和损伤愈合。可口服或局部外敷活血化瘀、消肿止痛的中草药。合并重要脏器伤或血管伤需紧急手术处理。

（2）开放伤处理原则　一般伤口分为清洁伤口（无菌手术切口）、污染伤口和感染伤口。开放伤主要为后两者。

污染伤口是指伤口沾染细菌但尚未发展成感染的伤口。一般伤后8小时以内进行伤口处理，对新鲜污染伤口应及时彻底清创。头面部伤口因局部血液循环良好，伤后12小时或更多时间仍可按污染伤口处理。处理污染伤口的方法称为清创术。目的是使其转变成或接近于清洁伤口，当即缝合或延期缝合，争取达到一期愈合。感染伤口是指伤口有渗出液、脓液、坏死组织，周围皮肤常有红肿的伤口。感染伤口要保持引流通畅，然后做其他处理。伤口须经过换药逐渐达到二期（瘢痕组织）愈合。

清创术是清除伤口内的污物和异物，切除损伤或坏死组织，彻底止血，促进健康组织能够直接对合，利于伤口一期愈合。清创术的步骤是：①先用无菌敷料覆盖伤口，用无菌刷和肥皂液清洗周围皮肤；②去除伤口敷料后可取出明显可见异物、血块及脱落的组织碎片，用生理盐水反复冲洗；③常规消毒铺巾；④沿原伤口切除创缘皮肤1~2mm，必要时可扩大伤口，但肢体部位应沿纵轴切开，经关节的切口应做"S"形切开；⑤由浅至深，切除失活的组织，清除血肿、凝血块和异物，对损伤的肌腱和神经可酌情进行修复或仅用周围组织掩盖；⑥彻底止血；⑦再次用生理盐水反复冲洗创腔，污染重者可用3%过氧化氢溶液清洗后再以生理盐水冲洗；⑧彻底清创后，伤后时间短和污染轻的伤口可予缝合，但缝合不宜过密、过紧，以伤口边缘对合为度。缝合后消毒皮肤，外加包扎，必要时固定制动。

知识链接

清创术简史

法国的乔利阿克（Guy de Chauliac）于 1363 年主张清创并扩大伤口以促进引流。法国的 Gersdorff 于 1517 年创制了一种钳子，可以去除伤口内枪弹和异物。法国著名军医巴累 1579 年发文告诫外科医师必须清除伤口内所有异物，还应切开深筋膜，扩大伤口以利脓液的引流。法国慈善医院外科主任戴佐（Pierre Joseph Desault）主张用刀修整挫灭创缘，切除所有失活组织和异物。俄国军医 Carl Reyher 1878 年研究阐明，清创术和抗菌剂可显著降低死亡率和截肢率，主张清创后的伤口仅用敷料填塞，不做延期缝合。1898 年德国莱比锡的 Friederic 通过动物实验证实，对污染伤口进行清创的最有效的时限为伤后 6 小时。1917 年协约国《战伤治疗原则》会议上确定切除坏死组织，去除异物，伤口敞开，不加缝闭。初期缝合只适用于 8 小时内的创口。后来学者们都主张开放性骨折和截肢伤口一般不宜初期缝合，确定了战伤伤口的处理原则。

【常用药物注意事项与患者教育】

3%过氧化氢溶液 俗称双氧水。外观为无色透明液体，是一种氧化性消毒剂，遇光、热易分解变质。在过氧化氢酶的作用下迅速分解，释放新生氧，对细菌组分发生氧化作用，干扰其酶系统而发挥抗菌作用，但作用时间短暂。局部涂抹冲洗后能产生气泡，有利于清除肿块、血块及坏死组织。适用于化脓性外耳道炎和中耳炎、文森口腔炎、齿龈脓漏、扁桃体炎及清洁伤口。不可与还原剂、强氧化剂、碱、碘化物混合使用。

目标检测

答案解析

1. 简述损伤的分类。
2. 简述损伤的局部表现。
3. 简述损伤的并发症。
4. 简述损伤的处理原则。
5. 简述清创术的步骤。

（杨国华）

书网融合……

重点小结　　　微课　　　习题

第十八章 肿 瘤

PPT

学习目标

知识目标：通过本章的学习，应能掌握肿瘤的分类与命名、良恶性肿瘤的区别；熟悉肿瘤常用药物注意事项与患者教育；了解肿瘤的病因和病理。

能力目标：具备指导肿瘤患者合理用药的能力。

素质目标：通过本章的学习，树立人文关怀意识和崇高的职业伦理观念，激发在肿瘤诊疗中勇于挑战的创新精神。

情境导入

情境：患者，男性，70岁，3个月前出现上腹部隐痛，进食后明显，伴饱胀感，食欲差，无明显恶心、呕吐，无呕血及黑便。未诊治。近1个月来症状加重，疲乏无力，大便发黑，体重下降5kg。既往否认高血压、冠心病等病史。吸烟40年，约20支/日。无毒物、粉尘接触史。家族史无特殊。

查体：T 36.5℃，P 95次/分，R 20次/分，BP 110/70mmHg，睑结膜苍白，皮肤巩膜无黄染，浅表淋巴结未触及。腹平坦，未见胃肠型或蠕动波，上腹部轻度压痛，无反跳痛和肌紧张，腹部未触及包块，肠鸣音正常。直肠指检无异常。

辅助检查：1天前县医院上消化道造影示胃窦小弯侧直径2.5cm壁内龛影，周围黏膜僵硬有中断。

思考：1. 该患者考虑诊断为什么疾病？

2. 应如何进行治疗？

肿瘤是指人体正常细胞在内外致瘤因素长期作用下产生的细胞过度增生和异常分化所形成的新生物，形成的新生物不受生理调节，且破坏正常组织和器官。恶性肿瘤的发病率与死亡率逐年升高，成为威胁人类生命的主要疾病。我国常见的恶性肿瘤有肺癌、胃癌、肝癌、肠癌、乳腺癌与食管癌。

【病因】

肿瘤的病因尚未完全清楚，目前发现其病因错综复杂，是由内因、外因共同作用的结果。

1. 遗传因素 肿瘤有遗传倾向，具有这种遗传素质的人在环境因素的作用下易发生癌变，称为"遗传易感性"。如结肠息肉病、神经纤维瘤、视网膜母细胞瘤都有明显的遗传易感性。很多结直肠癌患者家族中存在癌症的聚集性。

2. 环境因素 长期接触致癌的化学物质、放射线、污水等均可发生癌症。亚硝酸盐与食管癌、胃癌和肝癌的发生有关。烷化剂、多环芳香烃类化合物（沥青、煤焦油及煤炭不完全燃烧的产物）、石棉纤维、镍、铬、砷均与肺癌有关。

3. 生物因素 霉菌、病毒、寄生虫等与恶性肿瘤发生相关。黄曲霉素可致肝癌、肾癌、胃与结肠癌。乙型肝炎病毒增加肝癌患病率。华支睾吸虫与肝癌有关，日本血吸虫与大肠癌有关。

4. 免疫因素 先天或后天免疫缺陷者容易发生恶性肿瘤，如获得性免疫缺陷综合征（艾滋病）、丙种球蛋白缺乏症、肾移植术后长期使用免疫抑制剂者等肿瘤发病率明显增高。

5. 疾病因素 皮肤慢性溃疡可并发皮肤鳞癌。慢性胃溃疡可并发胃癌。慢性溃疡性结肠炎可并发结肠癌。

6. 生活习惯及其他　不良的生活习惯是肿瘤的重要诱因之一。长期吸烟可能增加肿瘤的发生风险。精神压力、情绪波动等心理因素也可能对肿瘤的发生产生一定影响。

【分类】

1. 根据肿瘤细胞生物学行为　根据肿瘤细胞生物学行为和对机体的影响不同，可分为良性、恶性、交界性肿瘤三大类。

（1）良性肿瘤　一般称为瘤，对机体器官功能无大的影响。

（2）恶性肿瘤　包括癌和肉瘤，呈浸润生长，侵袭邻近组织器官或发生远处转移。来源于上皮组织的恶性肿瘤称为"癌"。来源于间叶组织的恶性肿瘤称为"肉瘤"。同时具有癌和肉瘤两种成分的恶性肿瘤称为癌肉瘤。胚胎性肿瘤称为母细胞瘤，如肾母细胞瘤、视网膜母细胞瘤。

（3）交界性肿瘤　生物形态上显示为良性与恶性之间，常呈浸润性生长，切除后易复发，称临界性或交界性肿瘤。

2. 根据解剖部位　可分为肺部肿瘤、乳腺肿瘤、结肠肿瘤等。相同器官或组织可发生不同细胞形态的肿瘤，如肺鳞状细胞癌与肺腺癌，胃腺癌与胃类癌等。

【病理】

肿瘤是不受机体控制而异常增生的新生物，其细胞有其独特的分裂增生方式，构成其独特的生物学行为。

1. 肿瘤的发生与发展　可分为癌前病变、原位癌、浸润癌 3 个阶段。癌前病变在致癌因素的作用下经过 30～40 年可恶变为原位癌。胃溃疡、慢性萎缩性胃炎、黏膜白斑、交界痣等均为癌前病变。原位癌经过 3～5 年可进展成浸润癌，浸润癌进展迅速，病程一般在 1 年左右。

2. 肿瘤的分化与生长　肿瘤的分化是指肿瘤组织在形态和功能上与某种正常组织的相似之处，相似的程度称为肿瘤的分化程度。肿瘤细胞的生长不受机体调控，呈过度分裂增殖，且失去分化成熟能力。

良性肿瘤的细胞分化成熟，接近正常细胞，只是瘤体结构与正常的同种组织不同，有的良性肿瘤细胞可维持正常生理功能。良性肿瘤呈膨胀性生长，生长缓慢，包膜较完整，可压迫或阻塞周围组织器官，通过手术易完整切除，术后极少复发。

恶性肿瘤细胞与正常细胞有明显的差异，根据分化程度可分为高分化、中分化、低分化（或未分化）3 类，或称 I、II、III 级。分化程度不同，其恶性程度也不同。高分化或 I 级分化细胞接近正常分化程度，恶性程度低。未分化或 III 级分化，核分裂较多，恶性程度高。恶性肿瘤呈浸润性生长，肿瘤细胞沿组织间隙和毛细淋巴管向外扩张，包膜不完整，境界不清，增殖较快，破坏所在器官结构与功能，手术时易残留肿瘤细胞，术后极容易复发。

3. 肿瘤的转移　良性肿瘤不转移，恶性肿瘤可发生转移。转移方式有以下四种方式。①直接浸润：肿瘤细胞直接蔓延至相邻的组织器官。②淋巴转移：是肿瘤细胞的主要转移途径，多为区域淋巴结转移，但也可出现跳跃式，即不经区域淋巴结而转移至"第二、第三站"淋巴结。③血行转移：肿瘤细胞经血液循环向全身播散。④种植转移：胸、腹内脏器的癌细胞脱落后，可黏附在胸、腹等部位的浆膜上，形成种植性癌结节。

4. 肿瘤的分期　国际上广泛采用 TNM 分期系统。T 指肿瘤原发灶的情况，Tis 代表原位癌；随着肿瘤体积的增加和邻近组织受累范围的增加，依次用 T_1～T_4 来表示。N 指区域淋巴结受累情况；淋巴结未受累时，用 N_0 表示；随着淋巴结受累程度和范围的增加，依次用 N_1～N_3 表示。M 指远处转移（通常是血道转移），没有远处转移者用 M_0 表示，有远处转移者用 M_1 表示。在此基础上，用 TNM 三个指标的组合划出特定的分期。

【临床表现】 微课

肿瘤的临床表现因其类型、部位、发展阶段及个体差异而有所不同，早期临床表现不明显。

1. 局部表现

（1）肿块　是肿瘤最常见症状，也常是最早出现的症状。肿瘤的性质不同，其肿块硬度和移动性也不同。良性肿瘤边界清楚，表面光滑。恶性肿瘤边界不清，表面凹凸不平，容易发生转移。深部或空腔脏器内的肿块可出现脏器受压和空腔脏器梗阻，如胃肠道、胆道、呼吸道梗阻，引起呼吸困难、腹胀、呕吐、黄疸等梗阻症状。

（2）疼痛　多数肿瘤早期无疼痛症状，当肿瘤生长侵犯、压迫末梢神经，或破溃、感染刺激神经，可导致疼痛。疼痛的性质和程度因肿瘤类型和部位而异，可呈隐痛、刺痛、跳痛、灼热痛或引起放射痛。晚期往往疼痛剧烈，难以忍受，夜间尤为显著。空腔脏器肿瘤可致痉挛而产生绞痛。

（3）溃疡　若肿瘤生长过快，血供不足，常发生中央坏死和溃疡。继发感染也可形成溃疡，有恶臭及分泌物。

（4）出血　肿瘤生长过程中破溃，血管破裂出血。上消化道出血可表现为呕血或黑便，肺癌可有咯血，宫颈癌可表现为血性白带或阴道不规律出血。严重者可出现失血性休克。

（5）转移症状　如区域淋巴结肿大，相应部位静脉回流受阻，导致肢体水肿或静脉曲张。肺癌、肝癌、胃癌可致癌性胸腔积液、腹腔积液。骨转移可发生病理性骨折。

2. 全身表现　良性肿瘤无明显全身症状。不明原因的体重下降是恶性肿瘤的常见症状，与肿瘤消耗机体营养有关。中晚期恶性肿瘤还会出现贫血、低热、乏力等表现。晚期全身极度衰竭，呈恶病质表现。某些部位的肿瘤可表现出相应的功能亢进或低下，继发全身性改变。如甲状旁腺瘤引起骨质改变，肾上腺嗜铬细胞瘤引起高血压等。

【辅助检查】

1. 实验室常规检查　包括血、尿及粪常规检查。胃肠道肿瘤患者可有贫血及大便隐血；白血病血液中可见大量幼稚白细胞；肾癌与膀胱癌尿常规中可见红细胞与癌细胞；多发性骨髓瘤血液中丙种球蛋白增高，尿中出现本 – 周（Bence – Jones）蛋白。

2. 肿瘤标志物检查　通过生化方法检测出的肿瘤自身或受累器官、组织产生的抗原和生物活性物质被称为"肿瘤标志物"，主要有各种酶、激素、糖蛋白、胚胎性抗原或肿瘤代谢产物，可在肿瘤组织、体液、排泄物中检出。目前肿瘤标志物尚不具有特异性，对肿瘤诊断有参考意义，也可以作为疗效判断和随访指标。

（1）酶学检查　碱性磷酸酶广泛分布于人体的肝脏、骨骼、肠、肾等组织，经肝脏向胆管外排出。肝癌、骨肉瘤时碱性磷酸酶升高，黄疸性肝炎、阻塞性黄疸时也会升高。前列腺癌酸性磷酸酶升高。前列腺癌骨转移伴增生性骨反应，酸性和碱性磷酸酶均可增高。

（2）糖蛋白检查　肺癌血清中 α 酸性糖蛋白增高，消化系统癌 CA19 – 9 增高。

（3）激素类检查　内分泌器官肿瘤生长可出现激素分泌增加。如垂体肿瘤抗利尿激素或生长激素升高，绒毛膜上皮癌绒毛膜促性腺激素升高。

（4）免疫学检查　一些胚胎抗原反映肿瘤的发生，可通过制备特异抗体等方法获得特异性诊断。如甲胎蛋白（AFP）是胎儿期由卵黄囊、肝、胃肠道产生的一种球蛋白，原发生肝癌、卵巢及睾丸胚胎癌时升高。国内用此法作为原发性肝癌筛查手段，阳性诊断率较高。

3. 影像学和内镜检查

（1）X 线检查　采用透视、摄片可显示肺部、骨骼等部位的肿瘤形状。各种造影（钡剂造影、血管造影、注气造影、碘剂造影等）检查，可发现肿瘤所致组织脏器缺损、狭窄及血管影响。钼靶 X 线可检测乳腺癌肿块大小。

（2）电子计算机断层扫描（CT）检查　在短时间内快速成像，可呈现某部位横切面高分辨率图像，根据显示的密度及 CT 值，判断肿块性质。常用于颅内肿瘤、脊髓肿瘤、实质性脏器肿瘤等的诊断。

（3）放射性核素检查　放射性核素^{99m}Tc、^{131}I 等注入人体后，常选择性聚集于某一器官内，应用扫描仪测定脏器对放射性核素的吸收及分布情况，一般可显示直径在 2cm 以上的病灶。常用于甲状腺肿瘤、肝肿瘤、脑肿瘤等的诊断。

（4）磁共振成像（MRI）检查　是利用人体内大量存在于氢离子核中的质子在强磁场作用下，被激发引起共振，产生的电磁波被接收线圈接收并做空间定位，形成 MRI 图像，显示人体组织的生理或病理状态下的图像。常用于神经系统及软组织等肿瘤的诊断。

（5）超声检查　常用于肝、胆、胰、脾、子宫及其附件等部位肿瘤的检查，能确定肿块性质、大小与范围。可以发现肿瘤所致胸腔积液、腹腔积液。

（6）内镜检查　能直视空腔器官内肿瘤的病变情况，并可做活组织检查，也可用于息肉切除及止血治疗。常用的有食管镜、胃镜、膀胱镜、结肠镜、乙状结肠镜、支气管镜、子宫镜、阴道镜等，用于相应部位肿瘤的检查。

4. 病理学检查　是诊断肿瘤直观而可靠的方法，常作为肿瘤诊断的金标准，决定肿瘤治疗方式。检查标本可取体液脱落细胞（如胃液、痰液和尿液或胸腔积液、腹腔积液中脱落的肿瘤细胞）、病变部位的刮出物（如宫颈、食管和直肠肿块的刮出物）或细针穿刺、内镜钳取、手术切取肿瘤的活组织，通过涂片或病理切片查找癌细胞。手术过程中取下组织后立即做快速冰冻切片检查，对于肿瘤的诊断有重要意义。

5. 肿瘤分子诊断　病理组织免疫组织化学检查可检测肿瘤组织中特定抗原的表达情况，可以区分不同类型肿瘤的形态与功能，特异性较高。

【诊断】

早期诊断对于提升恶性肿瘤的治疗效果至关重要。诊断应通过详细询问病史、全面体格检查和辅助检查明确肿瘤部位、确定良恶性、肿瘤分期及全身变化情况，综合分析判断。

1. 病史　凡以肿块为主诉的患者，不明原因的食欲下降、消瘦、长期低热、出血、贫血、咳嗽、黄疸、梗阻、大便形状改变等症状者应警惕肿瘤可能，详细询问病史。尤其高龄、有不良生活习惯与嗜好者，要询问致癌物质接触史、家族肿瘤相关病史、既往糖尿病、溃疡等病史。

2. 体格检查　检查身体有无肿块，肿块有无压痛、边界是否清楚，肿块大小、质地、活动度、有无溃疡面及出血。注意有无发热，有无贫血貌，浅表淋巴结有无肿大。

3. 辅助检查　除常规血液、尿液、粪便检查外，注意肿瘤标志物筛查，根据个体情况选择影像学及内镜检查，有条件者尽量行病理检查。

【治疗】

1. 手术治疗　是目前良性肿瘤、交界性肿瘤和大多数早期恶性肿瘤治疗的首选方法。对家族性结肠息肉等癌前病变也提倡早期预防性手术治疗，防治恶变。

（1）良性肿瘤和交界性肿瘤　为避免肿瘤复发及恶变，应尽早彻底切除肿瘤，术后常规行病理学检查。良性肿瘤手术后可治愈。

（2）恶性肿瘤　其手术治疗方式选择与肿瘤部位、体积、分期等有关。正确选择手术方式对后续治疗、预后及患者生活质量均有较大影响。①根治性手术：以根除肿瘤为目的，将原发癌所在器官的部分或全部、周围可能受累的组织和区域淋巴结整块切除。②扩大根治术：发生淋巴结转移时，在根治术基础上，适当扩大切除原发性肿瘤周围邻近的器官及扩大区域淋巴结的清除范围。③姑息性手术：对晚期癌症患者，以手术解除或减轻症状，维持营养、尽可能延长患者生命为目的。如晚期胃癌伴幽门梗阻时行胃空肠吻合术。④减瘤手术：肿瘤体积较大，单纯手术无法根治，大部切除术后辅以其他非手术治疗，诸如化疗、放疗、生物治疗等以控制残留的肿瘤细胞，称为减瘤手术（减量手术）。

2. 化学治疗 简称化疗，常用于手术辅助治疗，减少手术范围，或与放疗联合治疗肿瘤。目前可单独用于一些恶性肿瘤如绒毛膜上皮癌、睾丸精原细胞癌、Burkitt 淋巴瘤等。

（1）常用抗癌药物 ①细胞毒素类：烷化剂，如环磷酰胺、白消安、氮芥、卡莫司汀（卡氮芥）、洛莫司汀（环己亚硝脲）等。②抗代谢类：如氟尿嘧啶、甲氨蝶呤、替加氟（呋喃氟尿嘧啶）、阿糖胞苷等。③抗生素类：如放线菌素 D、丝裂霉素、阿霉素、博来霉素等。④生物碱类：如长春新碱、喜树碱、羟喜树碱、依托泊苷、替尼泊苷等。⑤激素和抗激素类：如他莫昔芬（三苯氧胺）、黄体酮、己烯雌酚、丙酸睾酮、甲状腺素、泼尼松及地塞米松等。⑥其他类：如甲基苄肼、羟基脲、L-天冬酰胺酶、卡铂、顺铂、抗癌锑、三嗪咪唑胺等。

（2）常见给药方式 常用方法包括静脉滴注、静脉注射、肌内注射和口服。为了提高药物在肿瘤局部的浓度，可采用局部涂抹、肿瘤内注射、腔内注射、动脉内注入或者局部灌注方法。

（3）不良反应 因为抗癌药物对正常细胞也有一定的影响，尤其是生长增殖旺盛的正常细胞，用药后可能出现各种不良反应。常见的有：①骨髓抑制，白细胞、血小板减少；②消化道反应，如恶心、呕吐、腹泻、口腔溃疡等；③肾功能损害，可引起出血性膀胱炎及尿毒症；④毛发脱落；⑤免疫功能降低，容易并发细菌或真菌感染。

3. 分子靶向治疗 简称靶向治疗，是在细胞分子水平上，靶向药物进入体内特异地与肿瘤细胞表面的靶点结合，作用于肿瘤信号转导途径，抑制肿瘤细胞增殖和抑制新生血管生成，诱导肿瘤细胞凋亡，而对肿瘤周围的正常组织细胞无影响。贝伐珠单抗是一种重组人源化单克隆抗体，可选择性结合血管内皮生长因子（VEGF）并阻断其生物活性，从而阻断 VEGF 介导的肿瘤血管生成，延缓肿瘤生长，被用于胆管癌、结直肠癌等的治疗。靶向治疗药物因具有特异性抗肿瘤作用且不良反应少等优点，日益受到临床重视，具有较广阔的应用前景。

4. 放射治疗 简称放疗。在手术切除后，放疗常被用作辅助治疗手段，以杀灭体内可能残留的癌细胞，提高治疗效果。对于一些无法手术切除的晚期癌症，放疗成为主要的治疗方法，能够减轻患者症状，提高生存质量。常用的放射线包括电离辐射和粒子辐射（如 α 射线、β 射线、质子射线、中子射线）两种。治疗的方法有外照射（用各种治疗机）与内照射（如组织内插植镭针）。

根据放疗的肿瘤对放射线的敏感性分为以下 3 种。①高度敏感：淋巴造血系统肿瘤、多发性骨髓瘤、性腺肿瘤等低分化肿瘤。②中度敏感：鳞状上皮癌及部分未分化癌，如基底细胞癌、肺癌、鼻咽癌、乳癌、食管癌、宫颈鳞癌等。③低度敏感：胃肠道腺癌、软组织肉瘤及骨肉瘤等。放疗的不良反应主要有骨髓抑制（白细胞减少、血小板减少）、皮肤黏膜改变及胃肠道反应等。治疗中必须常规检测白细胞和血小板，发现白细胞降至 $3 \times 10^9/L$，血小板降至 $80 \times 10^9/L$ 时须暂停治疗。

5. 免疫治疗 应用细胞免疫等方法激活或增强机体免疫系统，使其能够识别和攻击肿瘤细胞，达到直接治疗的作用。目前在肺癌、胃癌、肝癌、乳腺癌等肿瘤治疗中发挥了一定作用。免疫治疗方法包括肿瘤的非特异性免疫疗法，如接种卡介苗、短棒状杆菌、麻疹疫苗等。特异性免疫疗法有接种自身或异体的瘤苗、肿瘤免疫核糖核酸等。免疫系统具有能够识别人体内正常细胞和外来异物的能力，因此免疫细胞在进攻外来细胞的同时能准确地保证正常细胞不受损害。为了实现这种识别，免疫系统使用了某些免疫细胞上被激活（或灭活）的分子来启动免疫反应，这种分子被称为免疫"检查点"。来自肿瘤的免疫抑制信号利用免疫"检查点"实现免疫逃逸。免疫检查点抑制剂（ICI）疗法作为新兴的抗肿瘤免疫治疗，阻断肿瘤细胞的免疫逃逸，调节免疫检查点蛋白的活性，增加其摧毁癌细胞的能力。程序性死亡受体-1（PD-1）是T细胞表面的免疫检查点，能与肿瘤细胞表面的PD配体-1（PD-L1）结合，抑制T细胞活性并促进肿瘤逃逸。纳武利尤单抗（Nivolumab）和帕博利珠单抗（Pembrolizumab）是针对PD-1的两种抗体，已获批用于肝癌治疗。

6. 中医中药治疗　应用扶正、祛邪、化瘀、软坚、散结、祛湿、化痰、清热解毒及通经活络、以毒攻毒等原理，以中药补益气血、调理脏腑。目前中医中药治疗的主要目的是减轻化学治疗和放射治疗的不良反应。

【常用药物注意事项与患者教育】

烷化剂类抗癌药物　是细胞周期非特异性药物，即对静止期和整个增殖周期的瘤细胞均有杀伤作用，是一种广谱抗癌药物。主要药理作用是影响细胞的DNA、RNA、酶及蛋白质，导致细胞死亡。这类药物的共同缺点是选择性不强，对生长旺盛的正常细胞如骨髓细胞、胃肠上皮细胞、生殖系统细胞、皮层毛囊细胞的核分裂均有抑制作用，并能抑制机体的免疫反应。所以，用药期间须每周查血常规，血常规低于正常值的低限时则及时停药，并可应用升白细胞药物。

目标检测

1. 简述肿瘤的分类。
2. 简述恶性肿瘤的转移方式。
3. 简述肿瘤的局部临床表现。
4. 简述肿瘤的检查方法。
5. 简述恶性肿瘤的手术方式。

答案解析

（杨国华）

书网融合……

重点小结　　　微课　　　习题

第十九章　外科急腹症

学习目标

知识目标：通过本章的学习，应能掌握常见外科急腹症的病因及其诊断要点；熟悉常见外科急腹症的治疗措施与患者教育；了解常见外科急腹症的发病机制和预防。

能力目标：具备快速判断病情、给出诊疗措施、挽救患者生命的能力。

素质目标：通过本章的学习，树立爱伤意识和"以患者为中心"的理念，勇于探索未知。

外科急腹症是指以急性腹痛为突出表现，需要紧急处理的一类腹部疾病的总称。该类疾病起病急、进展快、变化大、病情重、死亡率高。

第一节　急性腹膜炎

PPT

情境导入

情境：患者，男性，22 岁，4 小时前无明显诱因出现上腹部疼痛，后疼痛转移并固定于右下腹部，伴恶心、呕吐，呕吐物为胃内容物。遂来诊。

查体：T 38.6℃，痛苦表情，麦氏点压痛、反跳痛。

辅助检查：血常规 WBC 12×10^9/L，N 0.90；超声示：阑尾肿胀、周围可见液性暗区，阑尾管腔内可见粪石。

思考：1. 根据患者表现，可能的诊断是什么？

2. 诊断依据有哪些？

急性腹膜炎是腹膜脏层或壁层受到致病因素的刺激或损害引起的急性炎症反应。急性腹膜炎是外科常见急腹症之一，腹痛是其主要症状，压痛、反跳痛、腹肌紧张为其特征性体征。腹膜炎按发病机制分为原发性腹膜炎和继发性腹膜炎；按腹腔内感染范围分为弥漫性腹膜炎和局限性腹膜炎；按临床经过分为急性、亚急性和慢性腹膜炎；按病因可分为细菌性腹膜炎和非细菌性腹膜炎。

【病因】

1. 继发性腹膜炎　指腹腔脏器穿孔、损伤、吻合口渗漏或手术污染等所引起的腹膜化学性与细菌性炎症，临床上一般所说的腹膜炎即为继发性腹膜炎。继发性化脓性腹膜炎是临床最常见的腹膜炎，主要致病菌为大肠埃希菌，其次是厌氧菌和链球菌，大多数是混合性感染。胃十二指肠溃疡急性穿孔、急性阑尾炎穿孔、急性胆囊炎穿孔及腹外伤后造成的肠管破裂、膀胱破裂等是急性继发性化脓性腹膜炎最常见的原因。急性胰腺炎、女性生殖器官化脓性感染等也可在腹腔内扩散引起腹膜炎。其他如腹部手术中的腹腔污染，胃肠道、胆管、胰腺吻合口渗漏，腹前、后壁的严重感染也可引起腹膜炎（图 19 - 1）。

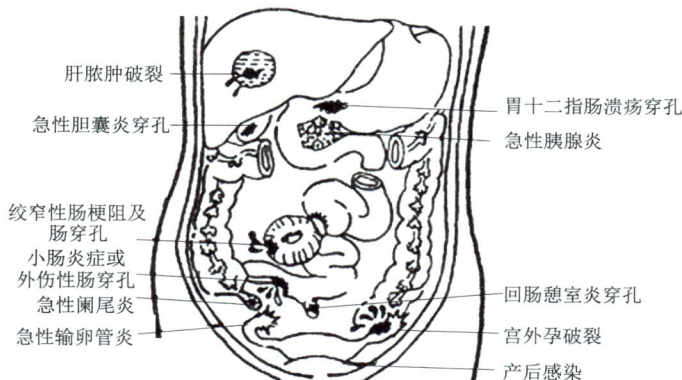

图 19-1 急性腹膜炎的常见原因

2. 原发性腹膜炎 又称自发性腹膜炎，临床上少见。原发性腹膜炎是指腹腔内无原发病灶而发生的腹膜炎。致病菌多为溶血性链球菌、肺炎链球菌或大肠埃希菌。细菌可通过血行播散、上行性感染、直接扩散、透壁性感染等途径导致腹膜炎，临床上多见于 10 岁以下儿童。

【病理】

腹膜由相互连续的壁层腹膜和脏层腹膜组成。壁层腹膜和脏层腹膜之间的潜在间隙称为腹膜腔。男性腹膜腔是密闭的，女性腹膜腔则通过输卵管、子宫、阴道与外界间接相通。腹膜腔分为大、小腹膜腔两部分，即腹腔和网膜囊，经由网膜孔相通。正常情况下，腹膜腔内有 75～100ml 黄色澄清液体。腹膜具有润滑、渗出与吸收、防御和修复作用。壁层腹膜贴附于腹壁、横膈脏面、盆壁的内表面，受体神经（肋间神经和腰神经的分支）支配，故痛觉敏感、定位准确，刺激腹膜前壁时可产生明显的压痛、反跳痛与腹肌紧张。刺激膈腹膜时，由膈神经反射引起肩部放射性疼痛和呃逆。脏层腹膜受自主神经（交感神经和副交感神经末梢）支配，对牵拉和胃肠腔内压力增加或炎症所致组织内压增高等张力刺激较为敏感，常表现为钝痛，定位差，刺激较重时可引起心率缓慢、血压下降和肠麻痹。

腹膜受细菌、肠内容物、血液和尿液刺激后，立即产生炎症反应，表现为腹膜充血、水肿，失去光泽，并产生大量浆液性渗出以稀释腹腔内毒素。同时因大量巨噬细胞、中性粒细胞的出现，加上坏死组织、细菌和凝固的纤维蛋白，使渗出液由清晰变混浊，最后成为脓液。

腹膜炎较重时，腹膜严重充血水肿并渗出大量液体引起缺水及电解质紊乱，腹腔内器官浸泡在大量脓液之中，引起麻痹性肠梗阻，肠腔内大量积液，加之高热、呕吐引起血容量明显减少。同时，肠管因麻痹扩张使膈肌抬高，影响心肺功能。细菌入侵和毒素吸收易致感染性休克，严重者引起死亡。腹膜炎较轻时，病灶被大网膜包裹，炎症局限，形成局限性腹膜炎，渗出物被腹膜吸收，炎症消散而痊愈。如脓液积聚在膈下、盆腔、肠袢间，可形成腹腔脓肿。

【临床表现】

由于病因不同，腹膜炎可以突然发生，也可以逐渐出现。空腔脏器的破裂或穿孔引起的腹膜炎发病较突然，而急性阑尾炎、急性胆囊炎穿孔等引起的腹膜炎多先有原发病症状，以后才逐渐出现腹膜炎的表现。

1. 症状

（1）腹痛 是急性腹膜炎最主要的症状。常于原发病灶开始，逐渐扩散而延及全腹，但仍以原发病变部位较为显著。腹痛剧烈，以持续性疼痛为特点，深呼吸、咳嗽或变动体位时疼痛加剧，常采取平卧位或蜷曲侧卧位，不愿改变体位。

（2）恶心、呕吐 是常见的最早期症状。早期由于腹膜受刺激致反射性呕吐，吐出胃内容物。如呕吐物为黄绿色胆汁样甚至棕褐色粪水样，则提示出现麻痹性肠梗阻。

（3）感染中毒症状　可出现高热、冷汗、口渴、脉细速、呼吸浅快等症状。进一步发展可出现面色苍白、四肢厥冷、皮肤干燥、眼窝凹陷、呼吸急促、血压下降、神志不清、脉细微弱等重度脱水、代谢性酸中毒和感染性休克等表现。

2. 体征　主要表现为腹部压痛、反跳痛和腹肌紧张，即腹膜刺激征。

（1）视诊　腹部膨隆，腹式呼吸减弱或消失，腹胀越来越重，提示病情逐渐恶化，主要与肠麻痹有关。

（2）触诊　腹部出现压痛、反跳痛和腹肌紧张，三者合称为腹膜刺激征，是急性腹膜炎的标志性体征。其程度和范围能准确反映腹膜受累情况，并随腹膜炎的加重而加重，也随腹膜炎的减轻而减轻。只要有腹膜炎存在，均有压痛，且病灶区最明显。炎症波及壁层腹膜时出现反跳痛和腹肌紧张。腹肌紧张的程度取决于腹膜受刺激的强弱和腹肌的反应情况，胃十二指肠溃疡急性穿孔，腹壁可呈"板样"强直，临床上称为"板状腹"。幼儿、老人或极度衰弱者腹肌紧张较轻或不明显。

（3）叩诊　肠麻痹时，腹部叩诊呈鼓音；胃肠道穿孔时，肝浊音界可缩小或消失；腹腔内有较多积液时，可叩出移动性浊音。

（4）听诊　肠鸣音可能减弱或消失。

【辅助检查】

1. 实验室检查　血常规可见白细胞计数升高，中性粒细胞百分比升高；但病情危重或机体抵抗力低下时，白细胞计数可不增多，仅中性粒细胞百分比增高，并出现中毒颗粒。

2. 影像学检查

（1）X线检查　胃肠穿孔时可见膈下游离气体。肠麻痹时，腹部立位X线平片可见小肠普遍胀气并呈多个气液平面。

（2）B超检查　显示腹腔内有不等量的液体，对膈下、盆腔、肠间脓肿均能较好地显示，可在B超引导下通过腹腔穿刺抽液或腹腔灌洗帮助确定积液的性质。

（3）CT检查　腹腔脓肿显示为边界清楚的圆形或椭圆形低密度影，对腹腔脓肿诊断准确率在90%以上，还可在CT引导下，做腹腔穿刺引流脓肿，对诊断腹腔内实质性脏器病变和腹腔内渗液的评估也有较大帮助。

（4）磁共振（MRI）检查　可用于腹腔内脓肿诊断，但清晰度不如CT，对腹膜后病变检查效果较好。

3. 腹腔穿刺　以脐与髂前上棘连线的中、外1/3处作穿刺点，常规皮肤消毒，用20ml注射器垂直、缓慢穿刺入腹腔抽液。根据抽出的液体可判断病因。抽出液体分为透明、浑浊、脓性、血性及含食物残渣、尿液、粪便等情况。上消化道穿孔抽出液为黄绿色混浊液，含有胃液、胆汁，饱食后穿孔时可含食物残渣；急性阑尾炎穿孔抽出液为稀薄带有臭味的脓液；绞窄性肠梗阻肠坏死抽出液为血性，臭味重；急性出血坏死性胰腺炎可抽出血性液体，且淀粉酶含量高；抽出液为不凝血，应想到腹腔内出血。另外，抽出液还可进行涂片镜检及细菌培养。

4. 腹腔镜的应用　非典型腹膜炎诊断困难时，可用腹腔镜协助诊断。必要时还可处理腹腔病灶，冲洗和引流腹腔。

5. 其他　直肠指检发现直肠前壁饱满、触痛，提示盆腔已有感染或形成脓肿。已婚女性可经阴道检查或经后穹窿穿刺检查。

【诊断】

1. 诊断要求　①确定急性腹膜炎的诊断；②确定是原发性腹膜炎还是继发性腹膜炎；③确定急性腹膜炎的范围；④确定急性腹膜炎的原发病灶。

2. 诊断要点　①多有消化性溃疡、急性阑尾炎、急性胆囊炎、腹部外伤等原发病病史；②突然出现的腹痛、腹膜刺激征、感染中毒症状等临床表现；③血液检查白细胞计数升高，中性粒细胞百分比升高；④CT检查、腹腔穿刺液检查等可协助诊断。

【治疗】

治疗原则：消除病因、局部引流腹内感染、促进吸收、纠正感染所致的病理生理改变。治疗措施分为手术疗法和非手术疗法，大多数需要以手术为主的综合治疗。具体治疗方法的选择应根据病情确定。

1. 非手术疗法 适应证：①继发性腹膜炎早期，感染较轻且局限；②继发性腹膜炎后期，炎症已经趋于局限；③原发性腹膜炎或盆腔感染引起的腹膜炎；④腹膜炎病因未明，病变局限，全身情况良好。

（1）体位 无休克患者取半卧位，促使脓液流向盆腔，以减少毒素吸收。鼓励经常活动双腿，适时改变受压部位，避免下肢静脉血栓形成和压疮发生。休克患者取头、躯干抬高15°～20°，下肢抬高20°～30°的体位。

（2）禁食、胃肠减压 对胃肠道穿孔者绝对禁食、禁口服药物，同时行胃肠减压抽吸肠内积气、积液，以减轻腹胀，促进胃肠道功能恢复。

（3）补液、输血 主要是为了纠正低血容量，改善循环，纠正缺水、电解质失调和酸碱平衡失调。病情严重的应输血浆、白蛋白，以补充因腹腔内渗出大量血浆引起的低蛋白血症，贫血可输血。注意监测脉搏、血压、尿量、中心静脉压、心电图、血细胞比容、肌酐以及血气分析等，以调整输液的成分和速度，维持每小时尿量30～50ml。并补充热量和营养，在输入葡萄糖供给热量的同时也可根据病情输入氨基酸和脂肪乳。

（4）抗生素使用 是控制感染的主要措施。必须早期、有针对性、足量和联合使用抗生素。若已经做细菌培养，可根据细菌培养的菌种及药敏结果选用抗生素。需要强调的是，抗生素治疗不能替代手术治疗，有些病例单独通过手术就可获得痊愈。

（5）镇静、止痛、吸氧 已确诊、治疗方案确定和术后患者，可用盐酸哌替啶镇静、止痛。诊断不明确或需观察的患者，暂不用止痛剂，以免掩盖病情。视病情给予鼻导管吸氧。

2. 手术治疗 适应证：①腹膜炎病因不明，病情逐渐恶化；②保守治疗6～12小时，症状、体征不缓解反而加重者；③腹腔内原发病严重，坏死组织需及时清除如绞窄性肠梗阻肠坏死、坏疽性阑尾炎穿孔等；④弥漫性腹膜炎，腹腔积液多，肠麻痹严重，或中毒症状明显，无局限趋势者，一般情况较差，尤其出现休克者。

（1）手术方法 ①治疗原发病，坏疽性阑尾炎行阑尾切除，胃十二指肠溃疡穿孔行胃大部切除或穿孔修补及肠破裂修补等；②清理腹腔，消除病因后，吸尽腹腔内脓液，清除腹腔内异物，可用甲硝唑及生理盐水反复冲洗腹腔，直至腹腔清洁；③腹腔引流，清理腹腔后，应放置引流管充分引流，引流管须放在病灶附近及最低位，防止折曲，且腹腔内段需剪多个侧孔，大小应与引流管内径接近，必要时可放两根以上引流管。

（2）术后处理 继续禁食和胃肠减压至胃肠功能恢复。继续应用抗生素，若抗菌治疗效果不明显，应根据脓液的细菌培养和药物敏感试验结果选择或更换抗生素。继续补液和营养支持治疗。密切观察引流情况，保证引流管通畅。引流量小于10ml/d且引流液呈非脓性，无发热与无腹胀时可拔除引流管。

【常用药物注意事项与患者教育】

镇痛药 是作用于中枢神经系统，治疗剂量时能选择性地缓解或解除各种疼痛的一类药物。该类药物在镇痛的同时，能够减轻伴随疼痛的紧张、烦躁不安等情绪，但不影响其他感觉，也不影响意识状态。镇痛药通过激动脑的阿片受体产生镇痛效果。主要药理作用如下。①对中枢神经系统的作用：镇痛、镇静、欣快感、抑制呼吸、催吐、缩瞳等。②对心血管系统的作用：直立性低血压。③兴奋平滑肌：胃肠道痉挛、胆道平滑肌和括约肌痉挛、支气管平滑肌痉挛、膀胱括约肌痉挛（尿潴留）。

④对免疫系统的作用：抑制细胞免疫和体液免疫。代表药物有吗啡、哌替啶、芬太尼、美沙酮等。该类药物镇痛作用强，但连续使用可引起成瘾，故不宜长期应用，疼痛一旦消失，应及早停药。

第二节　急性阑尾炎 ⓔ微课

急性阑尾炎是由多种原因引起的阑尾急性化脓性感染，是最常见的外科急腹症，好发于青壮年。转移性右下腹疼痛是急性阑尾炎最主要的症状，右下腹局限压痛、反跳痛、腹肌紧张是急性阑尾炎最主要的体征。手术治疗是急性阑尾炎主要治疗方法，绝大多数患者通过早期手术治疗，能够顺利恢复。延误诊断和治疗，可出现严重的并发症，甚至造成死亡。

阑尾（图 19－2）为盲肠后内侧的蚓状盲管，阑尾尖端指向有 6 种类型：①回肠前位；②盆位；③盲肠后位；④盲肠下位；⑤盲肠外侧位；⑥回肠后位。沿升结肠的纵带朝回盲部追寻即到达阑尾根部，腹壁投影相当于麦氏（McBurney）点（右髂前上棘与脐连线的中、外 1/3 交界处）。阑尾动脉是回结肠动脉的分支，为无侧支的终末动脉，出现血运障碍时，易致阑尾坏死。阑尾静脉与阑尾动脉伴行，最终回流入门静脉。阑尾的淋巴管与系膜内血管伴行，引流到回结肠淋巴结。阑尾的神经由交感神经腹腔丛和内脏小神经传入，由于其传入的脊髓节段在第 10、11 胸节，因此当阑尾梗阻或炎症早期，常表现为脐周的牵涉痛，属内脏性疼痛。阑尾是一个淋巴器官，参与 B 淋巴细胞的产生和成熟，起免疫监督作用。阑尾的淋巴组织在出生后 2 周就开始出现，12～20 岁时达高峰期，有 200 多个淋巴滤泡。30 岁后淋巴滤泡明显减少，60 岁后完全消失。所以成人切除阑尾，机体的免疫功能不受影响。阑尾黏膜深部有嗜银细胞，是发生阑尾类癌的组织学基础。

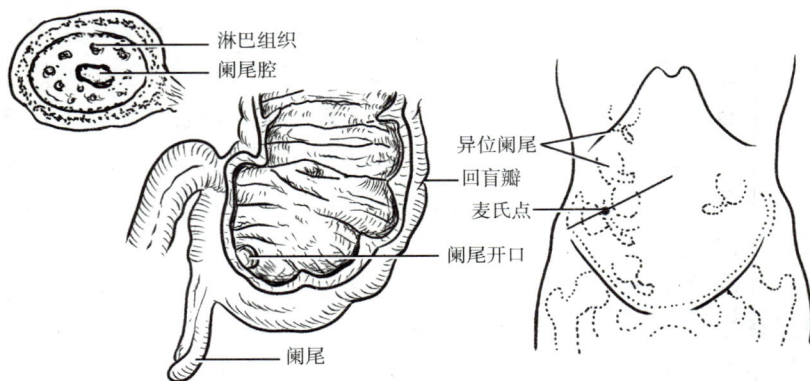

图 19－2　阑尾的解剖图及体表定位

【病因】

1. 阑尾管腔梗阻　是急性阑尾炎的最常见原因。阑尾梗阻大多由淋巴滤泡明显增生造成，约占60%，多见于年轻人；粪石造成的阻塞约占 35%；异物、炎性狭窄、食物残渣、蛔虫、肿瘤等亦可造成。阑尾管腔细长、弯曲且为盲管，蠕动缓慢，这些解剖生理特点是造成阑尾管腔易发生梗阻的基础。阑尾腔梗阻后，腔内压力增高，导致水肿而发生炎症。

2. 细菌感染　阑尾腔发生梗阻和炎症后，细菌繁殖，产生内毒素和外毒素，进一步损伤黏膜，加重感染。阑尾壁间质压力升高，阻碍动脉血流，造成阑尾缺血、梗死和坏疽。致病菌多为革兰阴性杆菌（大肠埃希菌等）和厌氧菌。

【病理】

1. 急性单纯性阑尾炎　阑尾轻度肿胀，浆膜充血，附有少量纤维蛋白性渗出物，腔内少量渗液。

病变局限在黏膜或黏膜下层，临床症状和体征较轻，体温和白细胞总数轻度升高。

2. 急性化脓性阑尾炎　主要为蜂窝组织的化脓性炎症，故亦称急性蜂窝织炎性阑尾炎。阑尾显著肿胀、增粗，病变扩展到肌层及浆膜层，浆膜高度充血，表面覆盖脓性渗出物，腔内积脓，发炎的阑尾可被网膜包裹。临床症状和体征较重。体温和白细胞总数明显升高。

3. 坏疽性及穿孔性阑尾炎　阑尾壁部分坏死或全层坏死，阑尾黏膜溃烂，腔内脓液呈血性，浆膜呈暗红色或紫黑色，坏疽穿孔可引起弥漫性腹膜炎，穿孔部位多在阑尾根部和尖端。此期临床症状和体征明显加重，体温和白细胞总数显著升高。

4. 阑尾周围脓肿　阑尾坏疽或穿孔后，脓液被大网膜包裹粘连可形成阑尾周围脓肿。

急性阑尾炎的转归如下。①炎症消退：部分单纯性阑尾炎经及时抗感染治疗后炎症消退，不留解剖学上的改变；部分转为慢性阑尾炎，容易复发。②炎症局限化：化脓、坏疽或穿孔性阑尾炎被大网膜包裹粘连，炎症局限，形成阑尾周围脓肿或局限性炎症包块。③炎症扩散：急性阑尾炎在未被网膜包裹之前发生穿孔或未及时手术，可引起急性弥漫性腹膜炎，细菌栓子随阑尾静脉回流至门静脉系统，可以发展为化脓性门静脉炎、细菌性肝脓肿、感染性休克等。

【临床表现】

1. 临床症状

（1）腹痛　多起于脐周和上腹部，数小时（6~8小时）后转移并局限在右下腹。70%~80%的患者具有这种转移性右下腹痛的特点，是急性阑尾炎的最主要症状。部分病例发病开始即出现右下腹痛。不同类型的阑尾炎其腹痛性质也有差异，单纯性阑尾炎表现为轻度隐痛，化脓性阑尾炎呈阵发性胀痛和剧痛，坏疽性阑尾炎呈持续性剧烈腹痛，穿孔性阑尾炎腹痛可暂时减轻，但出现腹膜炎后，腹痛又会持续加剧。不同位置的阑尾炎，其腹痛部位也有区别，如盲肠后位阑尾炎疼痛在右侧腰部，盆位阑尾炎腹痛在耻骨上区，肝下区阑尾炎可引起右上腹痛，极少数左下腹部阑尾炎呈左下腹痛。

（2）胃肠道症状　恶心、呕吐发生较早，但程度较轻。有时可发生腹泻。盆腔位阑尾炎，炎症刺激直肠和膀胱，可引起排便、里急后重症状。弥漫性腹膜炎时可引起麻痹性肠梗阻。

（3）全身症状　早期一般无明显的全身症状，部分可有乏力、轻度头痛等症状。炎症加重时出现发热、明显乏力、心率增快等中毒症状。单纯性阑尾炎，体温常在37.5~38℃，化脓性阑尾炎、坏疽性阑尾炎合并穿孔后，出现高热。

2. 体征

（1）右下腹压痛　右下腹固定而明显的局限性压痛点是急性阑尾炎最常见的体征，压痛点通常位于麦氏（McBurney）点，也可随阑尾的变异而改变，压痛的程度与病变的程度有关。当腹痛尚未转移至右下腹以前，压痛已固定在右下腹，这在诊断上具有重要意义。

（2）腹膜刺激征　局部出现压痛、反跳痛、腹肌紧张，提示阑尾炎症累及壁层腹膜，形成局限性腹膜炎。但在老人、小儿、妊娠期妇女、肥胖、虚弱者或盲肠后位阑尾炎时腹膜刺激征可不明显。

（3）右下腹包块　右下腹饱满，触及固定而边界不清的压痛性包块时，应考虑阑尾周围脓肿形成。

（4）其他体征　①结肠充气试验（Rovsing征）：取仰卧位，检查者先以右手压住降结肠下部，然后用左手在其上方反复按压，将气体赶向阑尾处，气体冲击发炎的阑尾，引起右下腹痛为该试验阳性。②腰大肌试验（Psoas征）：取左侧卧位，使右大腿向后过伸，引起右下腹痛者为该试验阳性，表明发炎阑尾位于腰大肌前方，盲肠后位或腹膜后位。③闭孔内肌试验（Obturator征）：取仰卧位，右髋、膝关节前屈并被动内旋，引起右下腹痛者为该试验阳性，提示发炎阑尾靠近闭孔内肌。④直肠指检：出现直肠壁压痛提示发炎阑尾为盆位，直肠指检触及痛性包块或波动感提示形成盆腔脓肿。⑤阑尾穴压痛试验：该穴位在足三里下 2~4cm 处。左、右侧穴位均可以出现压痛，但以右侧明显而多见。

【辅助检查】

1. 实验室检查 大多数急性阑尾炎患者有不同程度的白细胞计数和中性粒细胞百分比增高，严重时发生核左移。尿液检查一般无阳性发现，如尿中有少数红细胞，说明发炎阑尾与输尿管或膀胱相接邻。

2. B超检查 在诊断急性阑尾炎中具有一定的价值，其典型图像为阑尾呈低回声管状结构，较僵硬，其横切面呈同心圆似的靶样显影，直径≥7mm。

3. CT检查 与B超检查效果相似，尤其有助于阑尾周围脓肿的诊断。

【诊断】

诊断要点：①有典型转移性右下腹痛，或伴恶心、呕吐；②右下腹出现固定而明显的局限性压痛、反跳痛及腹肌紧张；③发热、白细胞总数与中性粒细胞升高；④B超、CT检查可以发现肿大的阑尾或阑尾周围脓肿。

【治疗】

绝大多数急性阑尾炎一旦确诊，应早期行阑尾切除术。

1. 手术治疗 急性阑尾炎可以自行消退，但约3/4患者将复发，因此在诊断明确后及早行阑尾切除术（图19-3）。早期手术操作比较简单，术后并发症少。如阑尾化脓坏疽或穿孔后再行手术，操作困难且术后并发症明显增加。

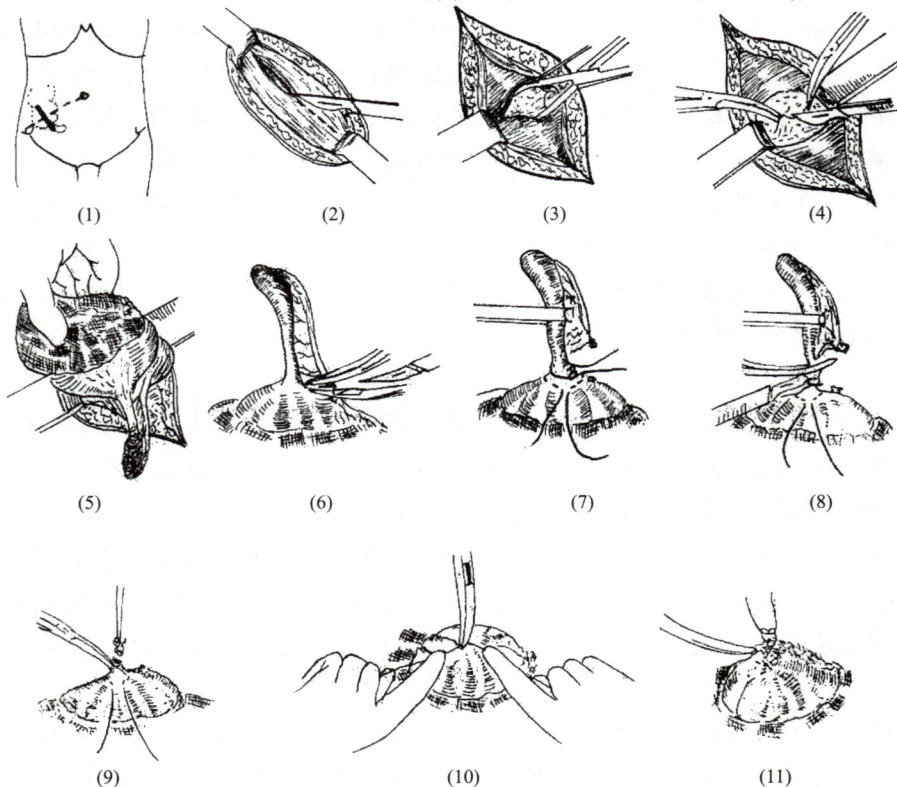

(1)　　　　　　(2)　　　　　　(3)　　　　　　(4)

(5)　　　　　　(6)　　　　　　(7)　　　　　　(8)

(9)　　　　　　(10)　　　　　　(11)

图 19-3　阑尾切除术

(1) 阑尾切口；(2) 切开皮肤皮下及腱膜；(3) 分离肌组织；(4) 切开腹膜；(5) 寻找阑尾；

(6) 阑尾系膜结扎；(7) 切断系膜，做荷包缝合；(8) 阑尾切除，残端内翻；

(9) 处理阑尾残端；(10) 收紧荷包线结扎；(11) 检查荷包

（1）手术方法选择　①急性单纯性阑尾炎：行阑尾切除术，有条件时，可采用经腹腔镜阑尾切除术。②急性化脓性阑尾炎或坏疽性阑尾炎：行切除阑尾术，仔细清除腹腔内脓液后关腹，但要注意保护切口，避免污染。③穿孔性阑尾炎：切除阑尾，清除腹腔脓液后，根据情况放置腹腔引流条或引流管。术后积极行支持疗法和抗菌治疗。④阑尾周围脓肿：脓肿尚未溃破穿孔按急性化脓性阑尾炎处理；阑尾穿孔已被包裹形成阑尾周围脓肿，病情较稳定，可用抗生素治疗或同时联用中药治疗促使炎症消散，观察 2～3 个月后酌情施行阑尾切除术，也可在 B 超引导下穿刺抽脓或置管引流。保守治疗后脓肿扩大，无局限趋势者，症状明显，行脓肿切开引流，是否切除阑尾应视术中情况而定。术后加强支持治疗，合理使用抗生素。

（2）阑尾切除术要点　①麻醉：常采用硬脊膜外麻醉，也可采用局部麻醉。②切口：多采用右下腹麦氏切口，当急性阑尾炎诊断不明确或弥漫性腹膜炎疑为阑尾穿孔所致时，可采用右下腹经腹直肌切口。③寻找阑尾：多数阑尾就在切口下，容易显露。沿着三条结肠带向盲肠顶端寻找，即能找到阑尾。另一种方法是沿末端回肠追踪盲肠，找到阑尾根部。如仍未找到阑尾，应考虑盲肠后位阑尾，可切开盲肠外侧腹膜寻找。④处理阑尾系膜：找到阑尾后，尽量将其置于切口中部或提出切口以外。如系膜菲薄，可于阑尾根部处结扎切断，若阑尾系膜肥厚或水肿明显，应分次钳夹、切断或缝扎系膜，阑尾系膜结扎要确实。⑤处理阑尾根部：在距阑尾根部 0.5cm 处结扎并切断，用碘酒、乙醇涂擦消毒，收紧缝合的荷包将其包埋于盲肠壁内。

（3）术后并发症防治　①出血：术后 24 小时内的出血为原发性出血，多因阑尾系膜动脉结扎线松脱或阑尾系膜止血不完善所致。主要表现为腹腔内出血的症状如腹痛、腹胀、休克和贫血等，应立即输血、补液并再次紧急手术止血。部分出血可自行停止，但可继发感染形成脓肿，需要手术切开引流。②切口感染：为术后最常见的并发症。多见于化脓性或穿孔性阑尾炎，多数发生在术后 2～3 天，也有少数在 2 周后才出现。主要表现为切口处有跳痛，局部红肿伴压痛，体温再度升高。应立即拆除缝线，引流脓液，将坏死组织清除，定期换药，待伤口内肉芽新鲜时再行二期缝合。③粘连性肠梗阻：也是阑尾切除术后较常见的并发症，与手术损伤、术后卧床、局部炎症重等多种因素有关。常先行非手术治疗，无效时再手术治疗。④粪瘘：较少见。可因阑尾残端结扎线脱落、盲肠部位存在结核或癌症、盲肠组织水肿、术中损伤附近肠管等有关。主要表现为伤口感染久治不愈，可有气体或粪便溢出。多数行保守治疗，粪瘘可愈合。⑤阑尾残株炎：阑尾残端超过 1cm 时，可发生残株炎，仍为阑尾炎表现，症状较重时应再次手术切除阑尾残株。

随着腹腔镜应用于阑尾切除，可缩短住院时间，早期恢复术后活动，是目前治疗急性阑尾炎手术治疗可供选择的方法之一。

2. 非手术治疗　适用于单纯性阑尾炎或急性阑尾炎早期且客观条件不允许或不愿意接受手术治疗者，或伴有其他严重器质性疾病不宜手术者。

（1）抗生素　选择有效的抗生素治疗是非手术治疗的主要措施，可采用氨苄西林、庆大霉素与甲硝唑联合应用。亦可采用头孢菌素或其他新型 β‑内酰胺类抗生素与甲硝唑联合应用。

（2）中药　以大黄牡丹皮汤（大黄、丹皮、桃仁、冬瓜子、芒硝）辨证加减。急性单纯性阑尾炎可用阑尾化瘀汤（金银花、川楝子、延胡索、牡丹皮、桃仁、木香、大黄），每天 1 剂，分 2 次服。急性化脓性阑尾炎可用阑尾清化汤（金银花、蒲公英、牡丹皮、大黄、赤芍药、川楝子、桃仁），每天 1～2 剂，分 3～4 次服。

（3）针灸　适用于单纯性阑尾炎或轻型化脓性阑尾炎。取足三里、阑尾（双侧）、天枢及阿是穴。用泻法，伴其他征象时，随证选穴。呕吐加内关、中脘；发热加合谷、曲池、内庭；腹胀加大肠俞、次髎；肿块加天枢。

【常用药物注意事项与患者教育】

1. β-内酰胺类抗生素 是指化学结构中具有 β-内酰胺环的一大类抗生素，包括临床最常用的青霉素与头孢菌素，以及新发展的头孢霉素类、甲砜霉素类、单环 β-内酰胺类等其他非典型 β-内酰胺类抗生素。此类抗生素具有杀菌活性强、毒性低、适应证广及临床疗效好等优点。本类药化学结构的改变，特别是侧链的改变，形成了许多具不同抗菌谱和抗菌作用以及各种临床药理学特性的抗生素。

2. 头孢菌素类抗生素 见第六章第五节。

第三节　肠梗阻

PPT

肠腔内容物不能正常运行或顺利通过肠道称为肠梗阻。肠梗阻是外科常见急腹症，临床发展迅速，若处理不及时，可危及生命。

一、概述

【分类】

1. 按病因分类

（1）机械性肠梗阻　最为常见。是由各种原因引起的肠腔狭窄，使肠内容物通过发生障碍。常见原因有：①肠腔堵塞，如寄生虫、结石、粪块、异物等；②肠壁病变，如肠套叠、先天性肠道畸形、炎症性狭窄、肿瘤等；③肠管受压，如粘连带压迫、腹外疝嵌顿、肠管扭转、肠外肿瘤压迫等。

（2）动力性肠梗阻　神经反射或毒素刺激引起肠管麻痹或痉挛，致肠内容物不能正常运行，肠道本身无器质性病变。常见原因有：①麻痹性肠梗阻，最多见，肠壁肌肉正常蠕动能力减弱造成，见于急性弥漫性腹膜炎、腹部大手术、腹膜后血肿、低钾血症等；②痉挛性肠梗阻，少见，肠壁肌肉强烈痉挛、肠蠕动失常造成，见于慢性铅中毒、肠易激综合征等。

（3）血运性肠梗阻　肠管血液循环障碍，缺血造成肠管运动功能丧失，见于肠系膜血管栓塞或血栓形成等。

2. 按肠壁有无血运障碍分类

（1）单纯性肠梗阻　指无肠管壁血运障碍的肠梗阻。

（2）绞窄性肠梗阻　是指肠管壁有血运障碍的肠梗阻。肠管壁血运障碍如不及时解除，则很快出现肠壁坏死穿孔。

3. 按梗阻的部位分类

（1）高位梗阻　空肠上段梗阻。

（2）低位梗阻　回肠末段和结肠梗阻。

4. 按其他方法分类　根据梗阻程度分为完全性肠梗阻和不完全性肠梗阻；根据发展过程可分为急性肠梗阻和慢性肠梗阻。若一段肠管两端均发生梗阻，称闭祥性肠梗阻，闭祥肠管内压力不断升高，易发生肠坏死和穿孔。多种原因引起的不同类型的肠梗阻，在一定条件下常可以互相转化。

【病理】

肠梗阻发生后，既可影响肠管本身，又可导致全身生理功能紊乱。

1. 局部改变　不同类型肠梗阻的病理变化不完全一致。单纯机械性肠梗阻一旦发生，梗阻以上的肠管因大量积液积气而扩张，而梗阻以下的肠管由于肠内容物通过受阻则瘪陷、空虚或仅存积少量粪便。扩张和瘪陷肠管交界处即为梗阻所在，对手术寻找梗阻部位至为重要。为了克服肠内容物运行时的阻力，上部肠管势必逐渐增强蠕动，以求通过梗阻处。若阻力过大，肠壁肌能量消耗过大而疲劳，蠕动减弱，待疲劳恢复后蠕动重新增强，出现阵发性疼痛。肠管顺蠕动无法克服梗阻时，将转化为逆蠕动，引起呕吐。急性完全性肠梗阻时，肠管高度膨胀，肠壁变薄，肠腔内压不断升高，最终可导致静脉回流受阻，同时由于缺氧和毛细血管通透性增加，可致肠壁水肿，肠腔和腹腔内渗出液增多。随着血运障碍的发展继而出现动脉血运受阻，最后肠管因缺血而坏死。

2. 全身改变 主要由肠管膨胀、体液丢失、毒素吸收和感染引起。

（1）体液改变 由于不能进食、频繁呕吐，肠黏膜再吸收障碍，大量消化液不断聚积在第三间隙和梗阻以上肠腔，造成严重的缺水，并导致电解质紊乱和酸碱失衡。

（2）感染和中毒 梗阻以上的肠腔内细菌大量繁殖而产生多种强烈的毒素，同时由于肠壁的血运障碍和失去活力，肠道细菌和毒素渗透入腹腔或肠壁血管内引起严重的腹膜炎和中毒。当肠壁坏死穿孔时，全身中毒表现更加严重。

（3）休克 因严重缺水、血容量减少、电解质紊乱、酸碱平衡失调、感染、中毒等均可引起休克。

（4）呼吸、循环功能障碍 由于肠管膨胀使腹内压增加，膈肌上升，腹式呼吸受限，影响肺内气体交换，同时由于下腔静脉回流受阻，引起呼吸、循环功能障碍。

【临床表现】

1. 基本表现 肠梗阻的共同表现是腹痛、呕吐、腹胀及肛门停止排气排便，通常简称为"痛、吐、胀、闭"。

（1）腹痛 机械性肠梗阻表现为梗阻部位以上阵发性绞痛，疼痛呈波浪式由轻而重，然后又减轻，缓解一段时间后再次发作。若腹痛发作间歇缩短，以至成为持续性腹部剧痛，或持续性腹痛伴阵发性加重，可能已经发展为绞窄性肠梗阻。麻痹性肠梗阻多为持续性胀痛。

（2）呕吐 早期呈反射性呕吐，后期多为反流性。呕吐物的性质和量与梗阻的部位有关，高位肠梗阻呕吐早而频繁，呕吐物主要为胃内容物；低位肠梗阻呕吐出现晚而少，呕吐物可以呈粪样；结肠梗阻到晚期才出现呕吐；闭袢性肠梗阻虽容易发生绞窄，但呕吐并不严重；绞窄性肠梗阻的呕吐物呈血性或咖啡样；麻痹性肠梗阻的呕吐常为溢出性。

（3）腹胀 与梗阻部位和梗阻程度有关。如高位肠梗阻腹胀较轻，有时可见肠型；低位或麻痹性肠梗阻腹胀显著，可遍及全腹。结肠梗阻呈周边性腹胀。腹部隆起不均匀对称，是肠扭转等闭袢性肠梗阻的特点。

（4）肛门停止排气排便 不完全性肠梗阻排便排气减少，完全性肠梗阻排气排便停止。梗阻早期，或高位性肠梗阻可有少量排气排便，绞窄性肠梗阻可排出少量血性黏液便。

2. 腹部体征

（1）视诊 机械性肠梗阻，可见到肠型和蠕动波。麻痹性肠梗阻腹胀多均匀对称，肠扭转时腹部呈不对称隆起。此外，可见腹式呼吸减弱或消失。

（2）触诊 单纯性肠梗阻可有轻度压痛，无反跳痛和肌紧张；绞窄性肠梗阻可有明显压痛、反跳痛和腹肌紧张。触及腹部包块对提示梗阻的病因与类型具有重要意义。触及条索状团块，提示蛔虫性肠梗阻；触及"腊肠样"包块，提示肠套叠；触及痛性包块且有固定压痛和腹膜刺激征时，提示绞窄性肠梗阻。

（3）叩诊 多呈明显鼓音。绞窄性肠梗阻时可有移动性浊音。

（4）听诊　机械性肠梗阻时肠鸣音亢进，有气过水声或金属音；麻痹性肠梗阻时肠鸣音减弱或消失。

3. 其他表现

（1）全身表现　早期常无明显全身症状，随着病情进展可出现脱水、电解质失调和酸碱平衡紊乱。发生绞窄性肠梗阻时，可出现休克表现。

（2）直肠指诊　正常直肠是空虚的。检查时，如触及肿块，应考虑直肠肿瘤或低位肠腔外肿瘤；若指套染血，则可能为结肠肿瘤、肠套叠或肠系膜血管栓塞等。

【辅助检查】

1. 实验室检查　早期变化不明显，后期可有尿比重增高，红细胞计数、血红蛋白及红细胞比容增高。绞窄性肠梗阻还可出现白细胞计数明显升高及中性粒细胞百分比明显增高。呕吐物和粪便检查有大量红细胞或大便隐血试验阳性，提示出现血运障碍。血气分析和血电解质、肌酐、尿素氮检测，可显示不同程度的酸碱失衡、电解质紊乱和肾功能状况。

2. X 线检查与 CT 检查　在肠梗阻的诊断中具有较大的价值。立位或侧卧位腹部透视或摄片可见阶梯状的液平面及胀气的肠袢，多出现于肠梗阻发生后 4~6 小时，但无此征象时也不能排除肠梗阻的可能。梗阻部位不同，X 线表现也各有特点：空肠胀气可见"鱼肋骨刺"状的环形黏膜纹；结肠胀气位于腹部周边，并显示结肠袋形；绞窄性肠梗阻，可见孤立、突出胀大的肠袢，不因时间而改变位置。当怀疑肠套叠、乙状结肠扭转或结肠肿瘤时，可做钡灌肠或 CT 检查帮助诊断。

【诊断】

1. 诊断要点　①具有腹痛、呕吐、腹胀、肛门停止排气排便 4 大典型症状；②腹部有肠型及蠕动波，触及条索状或"腊肠样"包块等，肠鸣音亢进、减弱或消失等体征；③ X 线检查显示胀气的肠管并有多个气液平面。

2. 诊断分型　根据以上诊断要点确定肠梗阻后，应进一步做出肠梗阻的分型。单纯性肠梗阻与绞窄性肠梗阻的明确判断对于确定治疗方案有极为重要的意义。出现下列情况时应考虑绞窄性肠梗阻的诊断：①腹痛剧烈、部位固定或性质由阵发性转为持续性，有时出现腰背部痛，呕吐出现早、剧烈而频繁；②病情发展迅速，早期出现休克，抗休克治疗后改善不明显；③有明显腹膜刺激征和感染中毒征象，如体温升高、脉率增快、白细胞计数增高、中性粒细胞百分比增高并出现中毒颗粒；④腹胀不对称，腹部有局部隆起或触及有压痛的胀大肠袢；⑤呕吐物、胃肠减压抽出液、肛门排出物为血性，或腹腔穿刺抽出血性液体；⑥腹部 X 线检查见孤立、突出且位置固定的胀大肠袢，有假肿瘤状阴影或肠间隙增宽；⑦经积极非手术治疗而症状体征无明显改善。

需要注意的是，若已经确诊为绞窄性肠梗阻，不必为了病因诊断而再进行复杂的诊断性检查，应及时手术治疗，以免耽误治疗时机。

【治疗】

肠梗阻的治疗原则是解除梗阻和矫正全身生理紊乱。

1. 基础疗法　不论采用非手术治疗还是手术治疗均需应用。

（1）胃肠减压　不但能吸出胃内的液体和气体降低胃肠内的压力，减轻腹胀，还能减少肠腔内的细菌及毒素，改善局部和全身情况。常采用较短的单腔胃管。对低位肠梗阻，采用较长的双腔 M－A管，减压效果较好。

（2）禁食　禁止所有食物和水从口腔摄入。

（3）静脉输液　补充水和电解质，纠正水、电解质紊乱和酸碱失衡是治疗肠梗阻的重要一环。所补液体的量和性质根据病情与血清钾、钠、氯和血气分析监测结果确定。

（4）防治感染　除早期单纯性肠梗阻外，均宜早期应用有效的抗生素。

（5）对症治疗 单纯性肠梗阻可经过胃管注入液状石蜡或通便泻下的中药，疼痛剧烈的患者可用止痛、解痉药物，但应遵循急腹症治疗的用药原则。

2. 解除梗阻 可分为手术疗法和非手术疗法。

（1）手术疗法 绞窄性肠梗阻、肿瘤及先天性肠道畸形引起的肠梗阻，以及非手术治疗无效者均应手术治疗。手术疗法的原则和目的是在最短的时间内，以最简单的方法解除梗阻或恢复肠腔的通畅。

手术疗法可归纳为以下4种。

1）去除梗阻原因 如粘连松解术、肠内异物切开取出术、肠套叠或肠扭转复位术等。

2）肠切除肠吻合术 切除肠管肿瘤、炎症性狭窄或局部已经坏死的肠襻等，行肠吻合术。梗阻原因解除后，判断肠管有无生机至关重要。有下列情况提示肠管已无生机，应行肠切除：①肠壁呈黑色并塌陷；②肠壁已失去张力和蠕动能力，肠管呈麻痹、扩大、对刺激无收缩反应；③相应的肠系膜终末小动脉无搏动。

3）短路手术 当梗阻原因既不能简单解除又不能切除时，可行梗阻近端与远端肠襻的短路手术。

4）肠造口或肠外置术 病情危重或局部病变所限不能耐受复杂手术者，可用此术式解除梗阻。若有肠坏死，行肠切除术，可将两断端外置行造口术。

（2）非手术疗法 主要适用于单纯性粘连性肠梗阻、麻痹性或痉挛性肠梗阻、蛔虫或粪块堵塞引起的肠梗阻、肠结核等炎症引起的不完全性肠梗阻、肠套叠早期等。除前述基础疗法外，根据不同病因，采用口服或胃肠道灌注生植物油、低压空气或钡灌肠、经乙状结肠镜插管、颠簸疗法、中医中药疗法、针刺疗法等各种复位方法。治疗过程中，严密观察病情变化，若无好转或反而加重应及时进行手术治疗。

二、粘连性肠梗阻

粘连性肠梗阻是指肠粘连或腹腔内粘连带所致的肠梗阻，临床较为常见。

【病因】

粘连性肠梗阻的直接原因是腹腔内粘连的存在，仅有粘连，梗阻不一定就会发生。在腹腔内粘连的基础上，暴饮暴食、肠功能紊乱、体位突然改变等常可诱发粘连性肠梗阻。

临床上可分为先天性或后天性两种。先天性少见，主要因发育异常或胎粪性腹膜炎所致。后天性多见，常由于腹腔内炎症、手术、出血、创伤、异物等引起。临床上以术后所致的粘连性肠梗阻最多见。

【病理】

肠粘连引起的肠梗阻呈现形式有：肠襻间紧密粘连成团或固定于腹壁，使肠腔变窄；肠管牵扯扭曲成角；粘连带压迫肠管（图19-4）；肠襻套粘连带形成内疝；肠襻以粘连处为支点发生扭转等。

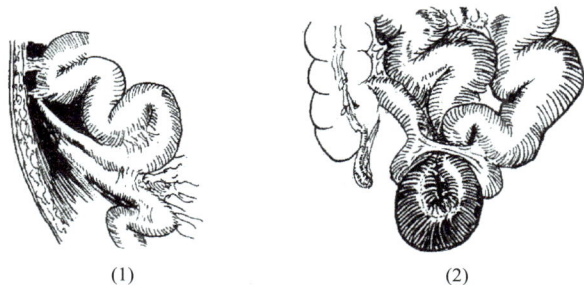

图 19-4 粘连性肠梗阻
（1）粘连牵扯肠管成角；（2）粘连带压迫肠管

【临床表现】

急性粘连性肠梗阻主要是小肠机械性肠梗阻表现。主要特点：①多有腹部手术、外伤或感染史；②反复发作；③发作时可为不完全性或完全性梗阻。

粘连性肠梗阻常为单纯性梗阻，但部分长期无症状，若突然出现急性梗阻症状，腹痛较重，并有腹部局部压痛甚至腹肌紧张者，即应考虑是粘连带等引起的绞窄性肠梗阻。

【辅助检查】

参见本节"一、概述"。

【诊断】

诊断要点：①多有腹腔手术、创伤或感染的病史；②典型的机械性肠梗阻表现；③腹部 X 线检查可见多个气液平面。

【治疗】

1. 非手术治疗 目前认为是治疗粘连性肠梗阻的首选方法。因多为单纯性肠梗阻，一般采用禁食、胃肠减压、输液、应用抗生素即可缓解，必要时可采用中医中药、口服或灌注生植物油、肥皂水灌肠等方法多解除梗阻。

2. 手术治疗

（1）适应证 ①粘连性肠梗阻经非手术治疗不见好转甚至病情加重；②绞窄性肠梗阻；③反复发作的粘连性肠梗阻。

（2）手术方法 根据粘连情况选用不同手术方法：①粘连带和小片粘连可施行简单的切断和分离；②广泛粘连但并未引起梗阻的肠管不分离，或广泛粘连而屡次引起梗阻者，可行折叠排列术；③若一组肠管紧密粘连成团引起梗阻，可将此段肠管切除行肠吻合术，若无法切除则将梗阻近、远端肠管行侧 – 侧吻合。

三、肠扭转

肠扭转是指一段肠袢沿其系膜长轴旋转而造成的闭袢型肠梗阻，常见的肠扭转有部分小肠、全部小肠和乙状结肠扭转。

【病因与病理】

肠袢过长而其系膜根部缩窄是引起肠扭转的解剖基础。肠内容物骤增、肠管蠕动异常、体位的突然改变等是肠扭转的常见诱因。肠扭转可有不同方向，但以顺时针方向旋转多见，肠扭转180°可造成肠梗阻，严重的可扭转 540°～720°，扭转程度越大，肠梗阻和绞窄程度越重。因系膜血管受压，属于绞窄性肠梗阻。

【临床表现】

肠扭转表现为急性机械性肠梗阻，根据其发生的部位，临床上各有特点。

1. 小肠扭转（图 19 – 5） ①多见于青壮年，常在饱食后立即进行剧烈活动时发病。②表现为突然发作的脐周剧烈绞痛，常为持续性疼痛伴阵发性加重，可牵涉到腰背部；呕吐频繁，腹胀不显著或者某一部位特别明显，有时可扪及压痛扩张的肠袢，可以没有高亢的肠鸣音；严重者有明显的腹膜刺激征、移动性浊音、肠鸣音消失，有发生休克的危险。

2. 乙状结肠扭转（图 19 – 5） ①多见于老年男性，常有便秘习惯，或以往有多次腹痛发作经排便、排气后缓解的病史。②临床表现主要为腹部绞痛和高度腹胀，呕吐一般不明显；如做盐水低压灌肠，灌入量往往不足 500ml 即不能再灌入。

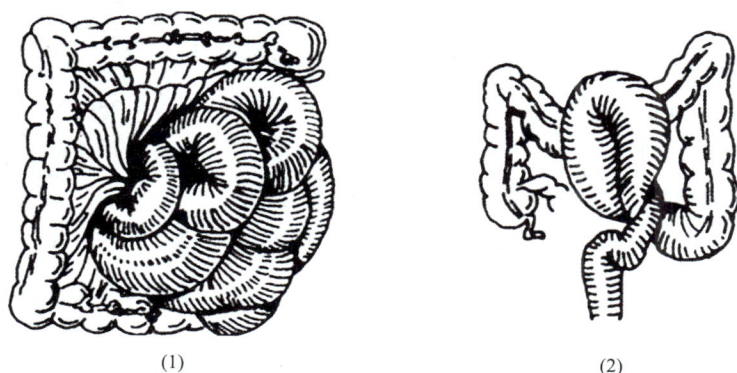

图 19－5　全小肠扭转与乙状结肠扭转
（1）小肠扭转；（2）乙状结肠扭转

【辅助检查】

1. 小肠扭转　腹部 X 线平片常显示有假肿瘤征、咖啡豆征和腹腔内积液等绞窄性肠梗阻的征象，定位检查可见空肠和回肠换位，或排列成多种形态的小跨度蜷曲肠袢等特有的征象。

2. 乙状结肠扭转　腹部 X 线平片则显示马蹄状巨大的双腔充气肠袢，圆顶向上，两肢向下，立位可见两个液平面。钡剂灌肠 X 线检查见扭转部位钡剂受阻，钡影尖端呈"鸟嘴状"阴影。

【治疗】

肠扭转是一种严重的机械性肠梗阻，可在短时间内发生肠绞窄、坏死，一般应及时行手术治疗，仅少数可先试行非手术疗法。

1. 手术治疗　①扭转复位术：将扭转的肠袢按其扭转的相反方向回转复位。复位后若肠系膜血运恢复良好，肠管未失去生机，则尚需预防复发。如为移动性盲肠引起的盲肠扭转，可将其固定于侧腹壁；过长的乙状结肠可将其平行折叠，固定于降结肠内侧，也可行二期手术将过长的乙状结肠切除吻合。②肠切除术：小肠坏死可行一期切除吻合。乙状结肠坏死一般切除坏死肠段后行肠造口术，二期手术再行肠吻合术。

2. 非手术治疗　早期乙状结肠扭转，可在乙状结肠镜下，将肛管插过扭转部位以上扩张肠管进行减压，如有气体及粪便排出，症状迅速好转，可望肠管自行复位。但应用该法，必须在严密的观察下进行，一旦怀疑有肠绞窄，必须及时改行手术治疗。

四、肠套叠

一段肠管套入其相连的肠管腔内称为肠套叠。本病多发生于 2 岁以下的男性肥胖健壮幼儿，偶尔也可发生于成年人。

【病因】

肠套叠可分为急性肠套叠与慢性肠套叠两类。

1. 急性肠套叠　婴幼儿多发，一般认为与小儿肠功能紊乱有关，多发生在哺乳幼儿开始添加副食品或断乳之后。

2. 慢性肠套叠　多见于成人，常继发于肠道器质性病变，如肠息肉、肠肿瘤等，造成肠功能紊乱。

【病理】

肠套叠由三层肠壁构成,外层称鞘部,内二层则称套入部,多数情况是近端肠管套入远端肠管。按照肠套叠部位的不同,肠套叠可分为回盲部肠套叠(回肠套入结肠)、小肠套叠(小肠套入小肠)与结肠套叠(结肠套入结肠)等类型。临床上最多见的是回肠末端套入结肠(图19-6)。肠套叠发生后,不仅造成肠腔梗阻,而且使套入肠管出现血运障碍,从而发生肠坏死,故肠套叠属绞窄性肠梗阻。

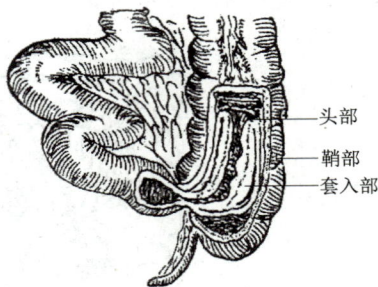

图19-6 回肠末端套入结肠

头部
鞘部
套入部

【临床表现】

1. 急性肠套叠 主要特点:腹痛、呕吐、排黏液血便及腹部包块。

(1)腹痛 为突然发作的阵发性剧烈腹痛。发作时哭闹不安、面色苍白、出汗,可持续数分钟,间歇期安静如常,或表现为精神萎靡。

(2)呕吐 早期呕吐较频繁,呕吐物为胃内容物。常拒乳或拒食。发展为完全性肠梗阻时,呕吐物可为带有臭味的粪样物。

(3)黏液血便 起病4~12小时后即可排出果酱样黏液血便,直肠指诊指套上可染有血迹。

(4)腹部包块 入睡时于腹部可扪及"腊肠样"肿块,表面光滑,质地较软,可稍活动。腹痛发作时,肿块明显,肠鸣音亢进,右下腹有"空虚感"。

2. 慢性肠套叠 多呈反复发作的不完全性肠梗阻。表现为阵发性腹痛,症状较轻,便血较少见,常伴有可消散的腹部痛性包块。套叠可自行复位而症状消失。

【辅助检查】

急性肠套叠行空气或钡剂灌肠X线检查,可见空气或钡剂在结肠受阻,阻端钡剂呈"杯口状"阴影,或呈"弹簧状"阴影。慢性肠套叠钡剂灌肠或纤维结肠镜检查可发现套叠部位或肠道病变存在。

【诊断】

1. 急性肠套叠诊断要点 ①多发于2岁以内的男性健壮儿童;②有腹痛、呕吐、黏液血便与腹部包块四大特点;③空气或钡剂灌肠X线检查见空气或钡剂在结肠受阻,阻端钡剂呈"杯口状"阴影,或呈"弹簧状"阴影。

2. 慢性肠套叠诊断要点 ①多见于成人,多呈反复发作的不完全性肠梗阻;②症状较轻,便血较少见,套叠可自行复位而症状消失;③钡剂灌肠或纤维结肠镜检查可发现病变所在。

【治疗】

1. 急性肠套叠

(1)低压灌肠或钡剂灌肠 疗效可达90%以上。一般空气压力先用60mmHg左右,经肛管灌入结肠内,在X线透视下明确诊断后,继续加压至75mmHg左右,直至套叠复位,一旦复位即有大量气体和粪便喷射而出,情况好转,安静入睡。

(2)推拿按摩 取仰卧位,术者双手掌涂上滑石粉,轻而有力地紧贴腹壁按摩。先按顺时针或逆时针方向进行短时间内按摩,然后按患者自觉舒服乐于接受的方向继续进行。如疼痛反而加剧,应立即改变推拿方向。

(3)颠簸疗法 取膝肘卧位,充分暴露腰部,术者双手掌轻托其腹部两侧,由上至下或左右震荡,震度由小渐大,以能忍受为度,每次进行5~10分钟,根据病情可反复应用。

（4）手术治疗

1）适应证 ①空气或钡剂灌肠复位失败或复位后出现腹膜刺激征及全身情况恶化者；②病程超过48小时，疑有肠坏死者；③反复多次发作的复发性肠套叠。

2）手术方法 ①手术复位：开腹找到肠套叠后，将套入部肠管挤出，然后将其固定缝合在侧腹壁或附近的盲肠壁上。②肠切除吻合术：对已发生坏死的套叠肠管行肠切除一期吻合术，如全身情况不良，则先将坏死近端肠管外置，以后择期行二期肠吻合术。

2. 慢性肠套叠 因多继发于肠道器质性疾病，故以手术治疗为主。对无坏死的肠套叠，先行手术复位后，检查如无器质性病变，可将复位后肠段靠拢缝合固定或固定在侧腹壁；如套叠肠段有器质性病变，或已发生坏死者，应一期切除行肠吻合术。

五、肠蛔虫堵塞

肠堵塞是指蛔虫团、胆石、粪便或其他异物等堵塞肠腔。肠蛔虫堵塞则是指因蛔虫结聚成团并引起局部肠管痉挛而致的肠腔堵塞。该病多是一种单纯性机械性肠梗阻，最多见于儿童，农村发病率较高。

【病因与病理】

驱虫治疗不当常为诱因，较多见蛔虫缠绕成团而致肠腔堵塞（图19-7）。蛔虫团堵塞肠腔后，分泌毒素，刺激肠管而引起痉挛，故可引起阵发性腹痛和呕吐等症状。少数可因蛔虫团过大而引起肠壁坏死穿孔，大量蛔虫进入腹腔后可引起腹膜炎。

【临床表现】

主要表现为脐周阵发性腹痛和呕吐。堵塞的部位常见于回肠，梗阻多为不完全性，一般腹胀不显著，也无腹肌

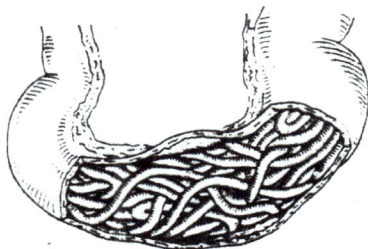

图19-7 蛔虫团性肠梗阻

紧张，腹部检查常可扪及可以变形、变位的条索状团块，并且可能随肠管收缩而变硬，肠鸣音可亢进或正常，体温多正常。

【辅助检查】

1. 实验室检查 白细胞计数多正常。

2. X线检查 腹部X线平片偶见小肠充气或有液平面，有时可见到肠腔内成团的虫体阴影。

【诊断】

诊断要点：①多有驱虫治疗不当的诱因，有便蛔虫或吐蛔虫病史；②脐周阵发性腹痛和呕吐，腹胀不显著；③无腹肌紧张，常可扪及可以变形、变位的条索状团块，肠鸣音亢进或正常，体温多正常；④腹部X线平片偶见小肠充气或有液平面，或见到肠腔内成团的虫体阴影。

【治疗】

1. 非手术治疗 目前认为是治疗单纯性蛔虫堵塞的首选方法。除采用禁食、输液外，可口服生植物油，也可口服枸橼酸哌嗪等驱虫；腹痛剧烈，可用解痉剂，或配以针刺、腹部轻柔按摩等。症状缓解后行驱虫治疗。

2. 手术治疗

（1）适应证 ①经非手术治疗无效；②并发肠扭转；③出现腹膜刺激征。

（2）手术方法 肠壁切开取虫术。需尽量取尽且术后应继续驱虫治疗。

PPT

第四节　胆道感染

胆道感染是指胆道系统的细菌性感染，常与胆石症并存，两者多互为因果关系。胆石症可引起胆道梗阻，导致胆汁淤滞，细菌繁殖，而致胆道感染；胆道感染的反复发作又是胆石形成的重要致病因素和促发因素。胆道感染按发病部位可分为胆囊炎和胆管炎 2 类；按发病急缓和病程经过可分为急性、亚急性和慢性炎症 3 种。本节介绍急性胆囊炎和急性梗阻性化脓性胆管炎。

一、急性胆囊炎

胆囊发生急性细菌性感染称急性胆囊炎，是常见外科急腹症之一。约 5% 的急性胆囊炎未合并胆囊结石，称非结石性胆囊炎，男性多见；约 95% 的急性胆囊炎合并胆囊结石，称结石性胆囊炎，女性多见。临床上发现急性非结石性胆囊炎形成胆囊坏死和穿孔的发生率高于急性结石性胆囊炎。

【病因】

1. 胆囊管阻塞　最常见的原因是胆囊结石，其他因素为胆囊管狭窄、肿块压迫、蛔虫堵塞等使胆汁排出受阻，胆汁滞留，胆汁浓缩诱发炎症。

2. 细菌感染　主要通过胆道逆行感染，也可经血行、淋巴途径引起感染。致病菌主要是革兰阴性杆菌，以大肠埃希菌最常见，其次有肠球菌、铜绿假单胞菌等。厌氧菌也可引起感染。最近也有幽门螺杆菌（Hp）引起胆道感染的报告。

【病理】

根据病理变化，可分为以下类型。

1. 单纯性胆囊炎　为急性胆囊炎初期，胆囊肿大，腔内压力升高，胆囊黏膜层充血、水肿、渗出。

2. 化脓性胆囊炎　胆囊壁明显增厚，血管扩张，浆膜面可有纤维素和脓性渗出物。炎症波及胆囊壁各层，有较多中性多核细胞浸润，有片状出血灶。胆囊腔内充满脓液，胆囊与周围组织粘连。

3. 坏疽性胆囊炎　胆囊内压力继续上升，胆囊极度膨胀，压迫胆囊壁致血运障碍，有散在出血、灶性坏死，小脓肿形成，或全层坏死，呈坏疽改变。坏疽胆囊常发生穿孔致急性腹膜炎，穿孔部位多在胆囊底部或颈部。

若急性胆囊炎病变过程中胆囊管梗阻解除，炎症可逐渐消退，大部分组织恢复原来结构。如急性胆囊炎反复发作，可呈慢性胆囊炎改变，甚至发生萎缩。

【临床表现】

1. 症状　急性胆囊炎常有典型的发病过程，多在饱餐、进食油腻食物后或在夜间发病。主要表现为突发右上腹剧烈绞痛，阵发性加剧且向右肩背部放射，并伴恶心、呕吐、厌食等消化道症状。多有轻度发热，通常无寒战，胆囊化脓时出现高热表现，体温可高达 40℃。胆囊坏死穿孔后可有弥漫性腹膜炎表现。

2. 体征　体格检查可见右上腹饱满，右上腹局限压痛、反跳痛、腹肌紧张，墨菲（Murphy）征阳性，并在右上腹触到肿大的胆囊。很少有黄疸或仅有轻度黄疸，若黄疸较重且持续，表示可能是胆总管结石引起梗阻。部分可表现为 Mirizzi 综合征，即反复发作的胆囊炎、胆管炎及梗阻性黄疸。

【辅助检查】

1. 实验室检查　多数血白细胞计数及中性粒细胞百分比增高。血清氨基转移酶和血清总胆红素可有轻度升高。

2. 超声检查 是首选诊断方法，能显示胆囊增大，囊壁增厚（＞4mm）甚至有"双边"征，部分可探及胆囊内结石影。

3. 其他 放射性核素胆囊扫描，如^{99m}Tc – EHIDA 检查和 CT 检查对诊断都有一定帮助。

【诊断】

诊断要点：①常在饱餐、进食油腻食物后诱发；②突发右上腹剧烈绞痛，阵发性加剧且向右肩背部放射，右上腹压痛、反跳痛和腹肌紧张，Murphy 征阳性；③血白细胞计数及中性粒细胞百分比增高，超声检查显示胆囊增大，囊壁增厚甚至有"双边"征。

【治疗】

目前对于该病的治疗方法主要是手术治疗。手术时机及方法选择应根据具体情况而定。

1. 非手术治疗

（1）适应证 ①病程短、无全身中毒症状、局部体征轻者；②病程超过 72 小时、症状开始减轻、炎症逐渐局限者。

（2）治疗方法 既可用于治疗，又可作为术前准备。①禁食或进流质饮食，必要时行胃肠减压；②纠正水、电解质及酸碱代谢失衡，加强全身支持疗法；③腹痛剧烈者选用维生素 K、阿托品、山莨菪碱、哌替啶等解痉止痛，不宜单独使用吗啡止痛；④选用对革兰阴性菌、革兰阳性菌及厌氧菌均有作用的广谱抗生素或联合用药；⑤中药治疗，可选用疏肝利胆、化湿清热、通里攻下等汤剂加减，如柴胡汤（柴胡、黄芩、半夏、木香、郁金、生大黄）加减，热重者加板蓝根、银花、连翘；便秘者重用大黄、芒硝、川朴；疼痛重加元胡、川楝；呕吐加半夏、竹茹。密切观察全身和局部变化，以便随时调整治疗方案。一般经非手术治疗后，病情能够控制，待以后择期手术。

2. 手术治疗

（1）适应证 ①发病在 48～72 小时以内者；②非手术治疗无效且病情恶化者；③并发胆囊穿孔、急性化脓性胆管炎、弥漫性腹膜炎、急性坏死性胰腺炎等；④对于年老体弱的高危者，应争取在身体情况处于最佳状态时手术。

（2）手术方法 主要有胆囊切除术和胆囊造口术。如全身情况、胆囊局部及周围组织的病理改变允许，应行腹腔镜胆囊切除或传统胆囊术式切除。病情严重、有生命危险者，或局部炎症水肿、粘连重，解剖关系不清者，特别是在紧急情况下，应选用胆囊造口术减压引流，待 3 个月后病情稳定再行胆囊切除术。当胆囊壁广泛坏死无法切除或胆囊位置过深，周围广泛粘连，胆囊三角解剖关系不清时，可考虑胆囊部分切除或大部切除，但需注意清除残留胆囊黏膜。

【常用药物注意事项与患者教育】

1. 胆碱受体拮抗剂 分为 M 胆碱受体拮抗剂、N_1胆碱受体拮抗剂（神经节阻断药）和 N_2胆碱受体拮抗剂（骨骼肌阻断药）三类。

（1）M 胆碱受体拮抗剂 临床常用的有阿托品、东莨菪碱、山莨菪碱（654–2）、樟柳碱、颠茄合剂等，通过拮抗 M 受体主要产生以下药理作用：①抑制腺体分泌，出现口干、皮肤干燥、眼干等；②松弛内脏平滑肌，抑制胃肠道强烈痉挛，缓解胃肠道绞痛，亦可缓解胆绞痛；③对眼的作用，扩瞳、升高眼压、调节麻痹；④对心血管系统作用，心率加快、皮肤血管扩张（较大剂量）；⑤对中枢神经系统作用，兴奋延髓呼吸中枢及兴奋大脑。临床除用于治疗各种内脏绞痛外，还用于抗休克、解除心脏传导阻滞、解救有机磷中毒等。东莨菪碱还用于治疗帕金森病、晕动病。由于本药作用广泛，当某一药效作为治疗作用时，其他作用变成为不良反应。青光眼、前列腺肥大禁用。

（2）N_1胆碱受体拮抗剂 通过选择性拮抗神经节 N_1受体发挥作用，由于同时阻断交感神经节和副交感神经节，故作用面广，不良反应多，作用强度不易控制，除用于高血压危象抢救、某些手术中控制性降压外，临床几乎不再使用。代表药物有美加明、阿方那特等。

（3）N_2胆碱受体拮抗药　通过选择性拮抗神经－肌肉接头处N_2受体，使骨骼肌松弛。肌松药主要用作全身麻醉的辅助药，根据作用方式不同可分为去极化型和非去极化型两类。①去极化型肌松药：代表药物为琥珀胆碱，与N_2受体结合后使其持续兴奋，随后受体失去兴奋性产生肌松作用。作用快而短暂，适用于气管内插管、气管镜、食管镜等短时操作。主要不良反应有心率减慢、长时间肌肉松弛、腺体分泌增加等。琥珀胆碱与氟烷合用时可致恶性高热（体温突然上升超过42℃）。禁用于高血钾、青光眼。②非去极化型肌松药：代表药物为筒箭毒碱，小剂量时通过拮抗N_2受体产生肌松作用，大剂量时可通过干扰乙酰胆碱的释放产生肌松作用。外科手术时，用作全身麻醉的辅助药。剂量加大可导致血压下降和心率加快，还可引起风团、腺体分泌增加等。中毒时可用新斯的明抢救。

2. 氨基糖苷类抗生素　为一类易溶于水、性质稳定、用途较广的抗生素，这一类药物的主要药理特点是：①抗菌谱较广，对许多革兰阳性菌、革兰阴性菌及结核杆菌均具有较强大的抗菌作用，但对厌氧菌无效；②作用机制主要是抑制细菌蛋白质的合成，低浓度时有抑菌作用，高浓度时有杀菌作用，在碱性环境中作用较强；③可逐渐产生耐药性，同类间可出现交叉耐药现象；④胃肠道不吸收，大部分以原型经肾脏排出，肾功能减退时，本类抗生素的血清半衰期延长，必须减少用药量，否则易引起毒性反应；⑤本类抗生素的毒性普遍较大，主要对第Ⅷ对脑神经有较强的毒性作用，对肾脏也有较强的毒性，特别是对儿童与青少年，应用时必须注意。代表药有链霉素、庆大霉素、卡那霉素、丁胺卡那霉素、新霉素等。

二、急性梗阻性化脓性胆管炎

急性梗阻性化脓性胆管炎（AOSC）又称急性重症胆管炎（ACST），是由于急性完全性胆管梗阻和严重化脓性感染所致。本病发病急，病情凶险，常伴有中毒性休克，死亡率高。

【病因】

急性梗阻性化脓性胆管炎是急性胆管完全梗阻并发严重感染。

1. 急性胆管梗阻　胆管结石是最常见的梗阻因素，其他因素有胆道蛔虫、胆管狭窄、肿瘤、原发性硬化性胆管炎等。胆肠吻合术后、经T管造影或PTC术后亦可引起。

2. 严重胆道感染　致病菌多为革兰阴性杆菌（大肠埃希菌、克雷伯杆菌、变形杆菌）和厌氧菌，亦可见革兰阳性菌（粪链球菌、肠球菌），可形成混合感染。细菌多从胆道逆行感染，亦可经血行、淋巴入侵。常并发脓毒血症、胆源性肝脓肿、感染性休克及多器官功能不全综合征。

【病理】

胆管完全性梗阻和胆管内化脓性感染后引起胆管扩张，胆管壁充血、水肿、增厚，胆管黏膜上皮糜烂脱落，形成溃疡。肝脏充血肿大，晚期出现大片肝组织坏死和多发性肝脓肿。大量细菌和内毒素可经肝静脉进入体循环引起全身化脓性感染和多脏器功能损害。细菌进入血流与胆道压力有关，当胆道内压力超过（20cmH$_2$O）时，就有发生胆血反流的可能；当超过（25cmH$_2$O）时，血细菌培养阳性率明显高于胆压较低者。

【临床表现】

本病发病急骤，病情危重，进展迅速。以夏柯（Charcot）三联征（腹痛、寒战高热、黄疸）或瑞罗茨（Reynolds）五联征（腹痛、寒战高热、黄疸、休克、中枢神经系统抑制）为主要表现。突发性剑突下或右上腹剧痛，疼痛可放射至腰背及肩部，继之出现寒战、高热、恶心、呕吐等症状。病情迅速发展，很快出现黄疸，有时在黄疸出现前已发生神志淡漠、嗜睡、昏迷等中枢神经抑制症状。病情继续发展，则出现全身发绀、血压下降等休克表现，严重者可在短期内死亡。剑突下及右上腹有不同程度的压痛或腹膜刺激征象。肝脏肿大，肝区叩击痛，可触到肿大的胆囊。

【辅助检查】

1. 实验室检查　血液白细胞计数明显升高，可达 $20 \times 10^9/L$ 以上，中性粒细胞百分比升高，胞内可出现中毒颗粒。血小板计数降低，最低可达 $(10 \sim 20) \times 10^9/L$，凝血酶原时间延长。血细菌培养可阳性。尿中出现蛋白及管型，尿胆红素阳性。

2. 影像学检查　以 B 超或彩超最为常用，可明确胆道梗阻部位、病变性质及肝内外胆管扩张情况。如病情允许时可做 CT 检查、磁共振胰胆管造影（MRCP）检查。

【诊断】

诊断要点：①有胆道疾病发作史和胆道手术史；②有典型的夏柯三联征或瑞罗茨五联征表现；③有上述实验室及影像学检查阳性结果。

对不具备典型五联征者，当其体温持续在 39℃ 以上，脉搏 >120 次/分，白细胞 $>20 \times 10^9/L$，血小板计数降低，即应考虑急性梗阻性化脓性胆管炎。

【治疗】

治疗原则：紧急手术解除胆道梗阻，减压并引流。临床经验证实，只有解除胆管梗阻，才能控制胆道感染，制止病情进展。对病情较轻者也可选用非手术疗法，病情缓解后择期手术治疗。

1. 非手术治疗　既是治疗手段，又可作为术前准备。非手术时间应控制在 6 小时以内，如治疗后病情继续恶化，立即行紧急手术治疗。非手术治疗包括：①联合应用足量有效的抗生素，常用的有氨苄青霉素 + 庆大霉素 + 甲硝唑，环丙沙星 + 甲硝唑，第二代头孢菌素或第三代头孢菌素 + 甲硝唑；②纠正水、电解质和酸碱平衡紊乱；③使用肾上腺皮质激素、维生素，必要时使用血管活性药物等纠正休克；④改善通气功能，纠正低氧血症；⑤对症与支持治疗，如降温、吸氧、支持疗法等。

2. 手术治疗　目的是切开胆管减压，抢救患者生命。手术应力求简单有效，必须在梗阻以上切开胆管，才能达到治疗目的，并尽可能地仔细探查胆管，力争解除梗阻上段胆管内病变。因胆囊病变多为继发，一般不做急症切除，待二期手术处理。

对于病情特别危重者可采用经皮肝穿刺胆管引流术（PTCD），或经内镜自十二指肠乳头插管引流，待病情好转、胆道感染控制后择期手术。

【常用药物注意事项与患者教育】

1. 肾上腺皮质激素　按照生理活性可分为 2 类，即盐皮质激素和糖皮质激素，两者具有相似的化学结构，都是皮质醇，主要区别是盐皮质激素在 17 - 位碳上无羟基，糖皮质激素在 17 - 位碳上加上一个羟基。①盐皮质激素：主要有醛固酮和去氧皮质酮，作用于远曲小管，可引起水、钠潴留及钾排泄以维持机体水及盐的平衡。②糖皮质激素：天然糖皮质激素，主要是可的松与氢化可的松，可使蛋白质分解，使氨基酸转变为葡萄糖（糖异生作用）以及对抗炎症反应，对水盐平衡的控制作用较轻，合成代用品有泼尼松与氢泼尼松、地塞米松等，糖异生作用更强，对水盐平衡影响更弱。其生理剂量常用于补充肾上腺皮质功能缺乏，药理剂量则能抑制免疫过程中的多个环节，缓解炎症等。肾上腺皮质激素药物主要有抗炎、抗免疫、抗毒素和抗休克作用。

2. 血管活性药物　通过调节血管舒缩状态，改变血管功能和改善微循环血流灌注以达到抗休克目的。包括血管收缩药和血管扩张药。血管收缩药的作用是收缩皮肤、黏膜血管和内脏血管，增加外周阻力，使血压回升，从而保证重要生命器官的微循环血流灌注。其中肾上腺素能受体激动剂占有重要地位，以去甲肾上腺素、肾上腺素、多巴胺为代表。血管扩张药包括 α 肾上腺素能受体拮抗剂、M - 胆碱能受体拮抗剂及直接作用于血管平滑肌的血管扩张药，能解除血管痉挛，增加微循环灌注，从而改善组织器官缺血、缺氧及功能衰竭状态。以酚妥拉明、654 - 2 为代表。

PPT

第五节　胆石症

　　胆道系统内发生的结石称胆石症。胆石症是一种常见疾病，国内尸检报告胆石发生率为 7%，随年龄的增长，发病率呈增高趋势。胆石症按胆石所在部位分为胆囊结石、肝外胆管结石和肝内胆管结石（图 19 - 8）。①胆囊结石：多数是胆固醇结石或以胆固醇为主的混合性结石，占全部胆石症的 50% 左右。②肝外胆管结石：常为胆红素结石或以胆红素为主的混合性结石，多为原发性结石，小部分为自胆囊排出至胆总管的胆固醇结石。③肝内胆管结石：是原发性胆管结石，占全部胆石症的 20% ~ 30%，多见于肝左外叶及右后叶，也可分布在两侧肝胆管内，多为胆红素结石或以胆红素为主的混合性结石。

　　胆石症按所含成分分为胆固醇结石、胆红素结石和混合性结石（图 19 - 8）。①胆固醇结石：结石中胆固醇的成分占 80% 左右，主要存在于胆囊内；呈白黄、灰黄或黄色，质硬，表面多光滑，形状和大小不一，圆形或椭圆形，剖面呈放射性条纹状，X 线检查多不显影。②胆红素结石：结石成分以胆红素为主，结石呈棕黑色或棕褐色，剖面呈层状，可有或无核心，质地松软易碎，大小不一，形似泥沙，又称泥沙样结石；75% 胆红素结石发生于胆管内，多与胆道感染密切相关。另一种黑色胆红素结石，由不溶性的黑色胆红素多聚体、各种钙盐和黏液糖蛋白组成，几乎均发生于胆囊内，常见于肝硬化和溶血病。由于钙含量少，X 线检查多不显影。③混合性结石：由胆红素、胆固醇、钙盐等多种成分混合组成，约 60% 发生在胆囊内，40% 发生在胆管内。根据其所含成分的比例不同而呈现不同的形状和颜色，剖面呈层状，有的中心呈放射状而外周呈层状。因含钙盐较多，X 线检查常可显影。

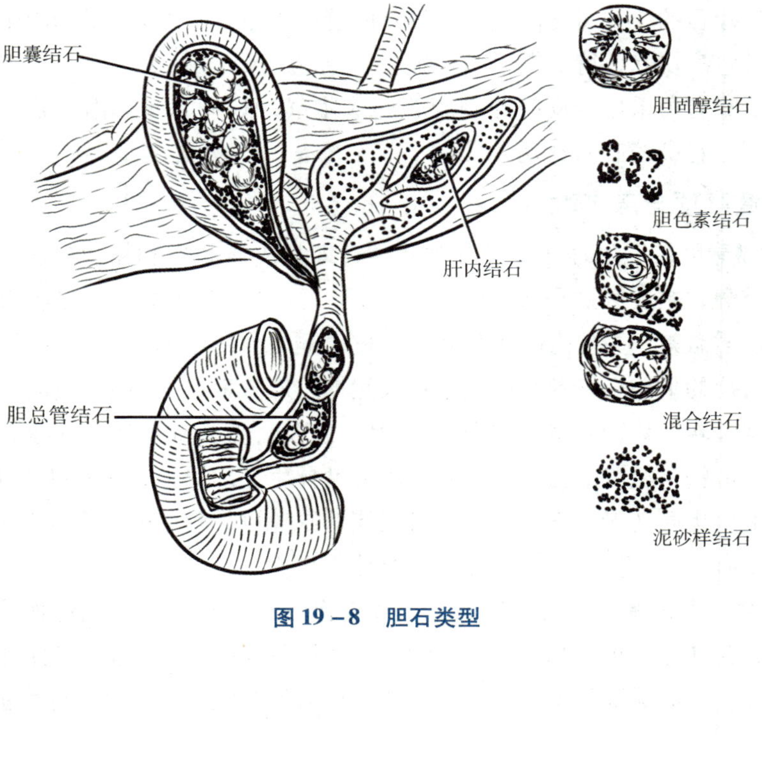

胆囊结石
胆固醇结石
肝内结石
胆色素结石
胆总管结石
混合结石
泥砂样结石

图 19 - 8　胆石类型

一、胆囊结石

胆囊结石占全部胆石症总数的半数左右，主要为胆固醇结石或以胆固醇为主的混合性结石。多见于成年人，男女之比约为1∶3，以经产妇和服用避孕药者为常见。但随着年龄增长其性别差异减少，50岁时男女之比为1∶15，老年人男女发病率基本相等。

【病因】

胆囊结石的成因复杂，目前认为胆汁的成分和理化性质发生改变是胆囊结石形成的基本因素。胆汁中的胆固醇呈过饱和状态，易于沉淀析出结晶而形成结石。另外，胆囊结石患者的胆汁中可能存在一种促成核因子，分泌大量的黏液糖蛋白促使成核和结石形成。胆囊收缩能力减低，胆囊内胆汁淤滞也是结石形成的因素。

【病理】

胆囊结石梗阻，胆囊内容物不能充分排出，造成急性胆囊炎，可演变为化脓、坏疽、穿孔等导致腹膜炎。结石反复刺激胆囊壁，纤维组织增生，囊壁增厚，可引起慢性胆囊炎，也可引起胆囊积液或积脓。结石进入胆总管，可引起急性胆管炎、急性胰腺炎等系列并发症。较大结石压迫致胆囊肠道瘘，结石进入肠道可致肠梗阻。某些人胆囊管和胆总管并行一段后再汇入胆总管，如胆囊管或颈的结石嵌顿，可压迫胆总管导致胆总管部分梗阻及炎症水肿，造成反复发作的胆管炎。结石反复刺激胆囊可诱发胆囊癌。

【临床表现】

1. 症状　取决于结石的部位、大小、有无梗阻和炎症以及胆囊的功能等。约30%的胆囊结石患者，可终身无明显症状，而在其他检查、手术或尸体解剖时被偶然发现，称为静息性胆囊结石。

（1）胃肠道症状　大多数患者在进食后，特别是进食油腻食物后，出现右上腹闷胀不适、饱胀，伴嗳气、呃逆等。

（2）胆绞痛　当胆囊结石嵌顿在胆囊壶腹或颈部时出现，大多发生于饱餐、油脂餐后或夜间。主要表现为上腹部或右上腹阵发性绞痛，可向右肩背部放射，多伴有恶心、呕吐，如合并感染可有发热。胆绞痛是胆囊结石的典型表现。

（3）Mirizzi综合征　结石持续嵌顿、压迫胆囊壶腹部和颈部，可引起肝总管狭窄或胆囊胆管瘘，导致反复发作的胆囊炎、胆管炎及梗阻性黄疸，称Mirizzi综合征。解剖学变异，尤其是胆囊管与肝总管平行是发生本综合征的重要条件。

（4）胆囊积液　胆囊结石嵌顿，不但胆绞痛症状加剧，而且胆汁中的胆红素被胆囊黏膜吸收，并分泌黏液性物质而致胆囊积液。积液透明无色，称为"白胆汁"。

2. 体征　右上腹局限压痛、反跳痛和腹肌紧张，Murphy征阳性。胆囊积液或积脓时，可在右上腹触到肿大的触痛的胆囊。

【辅助检查】

1. B超检查　正确诊断率在96%以上，是胆囊结石首选的检查方法。可显示胆囊内结石和胆囊壁水肿。

2. 口服法胆囊造影　对诊断有一定帮助，可了解胆囊的功能情况。

3. CT检查与MRI检查　必要时行CT检查和MRI检查。CT检查对含钙结石的敏感性很高，可以发现直径2mm的结石，正确率在80%～100%。MRI检查的正确率基本同CT检查。

【诊断】

诊断要点：①进食油腻食物后，出现右上腹闷胀不适、饱胀、嗳气、呃逆等胃肠道症状；②上腹部或右上腹部阵发性绞痛，可向右肩背部放射；③右上腹局限压痛、反跳痛和腹肌紧张，Murphy 征阳性等；④B 超检查可确定诊断。

【治疗】

1. 手术治疗 手术切除胆囊治疗胆囊结石疗效确切，对于有症状和（或）并发症的胆囊结石，应及时行胆囊切除术。手术时机最好在急性发作后缓解期。对于静息状态的胆囊结石，一般认为不需立即行胆囊切除，只需观察和随诊，但有下列情况时应考虑手术切除：①口服胆囊造影剂胆囊不显影；②结石直径 2~3cm；③合并瓷化胆囊（即瓷性胆囊，胆囊壁因钙化而形成质硬、易碎和呈淡蓝色的特殊形状的胆囊，易癌变）；④伴有胆囊息肉≥1cm；⑤胆囊壁增厚（>3mm）即伴有慢性胆囊炎。

行胆囊切除时，如有下列情况应同时行胆总管探查术：①术前已证实或高度怀疑有胆总管结石；②手术中扪及胆总管内有结石、蛔虫或肿块，或发现胆总管扩张，直径 1cm 以上，管壁增厚；③胆囊结石小，可通过胆囊管进入胆总管，或发现有胰腺炎表现或行胆管穿刺抽出脓性、血性胆汁或泥沙样胆色素颗粒。因胆总管探查后需做 T 管引流，可发生一定的并发症。因此有条件者应常规行术中胆管造影，以确定是否行胆总管探查。有条件和病情适合做腹腔镜胆囊切除术者行腹腔镜胆囊摘除。

2. 非手术治疗

（1）基础疗法 给予流质饮食，呕吐剧烈者应禁食。纠正水、电解质和酸碱平衡失调。有胆囊积液或积脓时，使用有效抗生素。

（2）利胆疗法 通过促进胆汁分泌和排泄减少结石形成和加快结石自行排出。利胆醇，每次 0.1~0.2g，每日 3 次，口服；去氢胆酸，每次 0.2~0.4g，每日 3 次，口服。

（3）溶石疗法 主要适应于胆囊结石直径在 2cm 以下、含钙较少的结石，且胆囊管通畅、肝功能正常、无明显慢性腹泻史者。多采取熊脱氧胆酸单用或与鹅脱氧胆酸联用。鹅脱氧胆酸总量为 15mg/（kg·d），分 3 次口服。熊脱氧胆酸总量为 8~10mg/（kg·d），分 3 次餐后或晚餐后 1 次口服。疗程 1~2 年。

（4）碎石疗法 体外震波碎石（ESWL）主要适用于有临床症状、胆囊管通畅、胆囊内胆固醇结石直径不超过 3cm，胆囊收缩功能良好者。术后可发生急性胆囊炎或出现胆绞痛、急性胆管炎等。

知识链接

微创发展——腹腔镜的前世今生

1987 年法国医生施行了世界首例腹腔镜胆囊切除术，从此微创外科蓬勃发展，腹腔镜胆囊切除术被迅速推广到世界各地。1991 年始，我国开展腹腔镜胆囊切除术，并保持着与国际同步发展水平。时至今日，以超声刀为代表的各种新一代能量平台的应用，使腹腔镜下各类手术的解剖、游离与止血技术更加游刃有余。高清、超高清的腹腔镜显示和录像设备，乃至新一代 3D 腹腔镜的应用，推动"外科微创化、微创功能化、手术精准化"。腹腔镜手术的升级版——机器人手术也适时在我国开展，减孔、单孔、迷你、针型、经自然腔道等手术在我国得到尝试与应用。微创外科作为现代外科大家族中的后起之秀，在追求创新的同时，我们亦应当严格把握适应证。

【常用药物注意事项与患者教育】

1. 利胆药 按病理作用的不同分为两大类：一类是促进肝脏分泌胆盐、胆色素等固体成分的药物，即固体利胆药，它不刺激水分的分泌；另一类是促使肝脏分泌富含水分的胆汁，即水分利胆药，而固体成分的总量并不增加。前一类药物产生的胆汁的比重不下降，而后一类药物产生的胆汁的比重、黏度和固体浓度均降低。固体利胆药除有利胆作用外，还有改善肝功能的作用。常用的固体利胆药有胆维他、利胆醇（苯丙醇）等；常用的水分利胆药有去氢胆酸、非布丙醇、柳胺酚等。

2. 溶石药 主要通过降低人体胆汁内胆固醇及胆固醇酯的克分子数和胆固醇的饱和指数，从而使结石中的胆固醇逐渐溶解，结石减小甚至消失。长期应用该类药物还可增加胆汁酸的分泌，减少胆固醇的沉积。目前临床上常用的溶石药为熊脱氧胆酸和鹅脱氧胆酸。该类药物除能溶解胆固醇结石外，对中毒性肝损害、胆囊炎、胆汁性消化不良也有一定的治疗效果。主要不良反应有腹泻、瘙痒、头痛、头晕等。妊娠期妇女、胆道完全阻塞者禁用。

二、肝外胆管结石

肝外胆管结石较为常见，是指发生在左、右肝管汇合部以下的胆管结石。根据来源可分为原发性和继发性两种。原发性肝外胆管结石多位于胆总管下端，是原发于胆管系统内的结石，主要为胆红素结石或混合性结石；继发性胆管结石主要是指胆囊内结石排至胆总管，多为胆固醇结石。

【病因】

本病发生的原因比较复杂，主要与胆道感染、胆汁淤滞和胆道寄生虫等有关。

1. 胆道感染 主要致病菌为大肠埃希菌、厌氧菌。进入胆道的细菌可使胆汁变为酸性，使胆固醇容易沉淀，同时由于大肠埃希菌感染而产生大量的 β - 葡萄糖醛酸酶，将结合性胆红素水解成为非结合性胆红素，易聚结析出与钙结合形成胆红素钙，促发胆红素结石的形成。

2. 胆汁淤滞 胆道梗阻，胆汁排空受限，胆汁淤滞变稠，容易形成结石。

3. 胆道寄生虫 肠道蛔虫或华支睾吸虫进入胆道后，其虫体或虫卵作为核心，引起其他物质逐渐在此沉积，形成结石。

【病理】

肝外胆管结石的病理变化主要如下。

1. 胆管梗阻 多为不完全性，梗阻近侧胆管有不同程度扩张和管壁增厚，常伴胆汁淤滞，易致细菌感染。

2. 细菌感染 感染发生后，胆管壁充血、水肿，使胆管梗阻程度加重，导致梗阻性化脓性胆管炎。胆管内压增高，脓性胆汁逆流入血而发生脓毒症，也可因胆管门静脉瘘导致胆道大出血。

3. 其他改变 ①梗阻并感染可引起肝细胞损害，甚至发生肝细胞坏死及形成胆源性肝脓肿，也可导致胆汁性肝硬化；②胆石嵌顿于壶腹时可引起胆源性胰腺炎；③胆管长期受结石、炎症及胆汁中致癌物质的刺激可发生癌变。

【临床表现】

1. 症状 取决于有无感染及梗阻。平时可无症状，当结石梗阻胆管并继发感染时，出现腹痛、寒战高热和黄疸，即 Charcot 三联征。

（1）腹痛 多发生在进食油腻食物和体位改变后，常位于剑突下或右上腹，呈阵发性绞痛，或持续性疼痛伴阵发性加剧，并向右肩背部放射，伴恶心、呕吐。这是由于结石嵌顿于胆总管下端或壶腹部，引起胆管梗阻，胆总管平滑肌及 Oddi 括约肌痉挛所致。

（2）寒战高热 约 2/3 在绞痛发作后出现寒战高热，体温可达 39 ~ 40℃，多为弛张热。这是因为胆管感染逆行扩散，致病菌和毒素通过肝窦反流入血引起全身感染中毒症状。

（3）黄疸　胆管梗阻后可出现黄疸，黄疸的轻重、持续时间取决于胆管梗阻程度、是否并发感染、有无胆囊结石等因素。如梗阻为部分或间歇性，黄疸程度较轻且呈波动性；完全性梗阻，特别是合并感染时，则黄疸重，且呈进行性加深；在有胆囊且功能良好者，即使胆管完全梗阻，也多在 48 ~ 72 小时才出现黄疸；如胆囊切除或有严重病变，则在梗阻后 8 ~ 24 小时内发生黄疸。胆石梗阻所致黄疸多呈间歇性和波动性。

2. 体征　剑突下和右上腹部可有深压痛，右上腹腹直肌较紧张，有时可触及肿大的肝脏和胆囊。并发肝内胆管感染时可有肝区叩击痛。

【辅助检查】

1. 实验室检查　胆道梗阻时，血清胆红素、碱性磷酸酶和胆固醇均增高，尿中胆红素升高，尿胆原降低或消失，粪中尿胆原减少。并发胆管感染时，血白细胞计数和中性粒细胞百分比升高。

2. 影像学检查　首选 B 超检查，可发现胆管内结石及胆管扩张影像。必要时可加做 MRCP、ERCP 或 PTC 检查，可明确结石的部位、数量、大小以及胆管梗阻的部位和程度。CT 检查一般只在上述检查结果有疑问或不成功时才考虑使用。

【诊断】

诊断要点：①典型的 Charcot 三联征（腹痛、寒战高热和黄疸）；②B 超检查发现胆管内结石及胆管扩张影像，必要时加行 MRCP、ERCP、PTC 或 CT 检查可进一步明确诊断。

【治疗】

1. 非手术治疗

（1）基础疗法　给予低脂、高糖、高维生素易消化的流质或半流质饮食，肝功能正常者可给予富含蛋白质饮食，较重者应禁食，纠正水、电解质和酸碱平衡失调；腹胀明显及需要手术者考虑胃肠减压；补充维生素 B 和维生素 C，有黄疸和凝血机制障碍者应加用维生素 K；曾经发生过胆源性休克者，术前常规使用有效的广谱抗生素。

（2）总攻排石疗法

1）适应证　①肝内、外胆管泥沙样结石，或结石直径在 1cm 左右；②较大的胆总管结石，但无严重并发症；③肝内广泛小结石，手术难以取尽者；④手术前、后用以排出泥沙样或小块结石，有利于手术进行并预防复发。

2）措施与方案　以中药排石汤 6 号为主要排石药物，其组成包括枳壳、木香、元胡、栀子、虎杖、金钱草、大黄。临床和实验研究证明，排石汤 6 号具有利胆、抑菌、增加胆道排胆汁频率和松弛胆道括约肌、开放十二指肠乳头等作用。临床上用排石汤 6 号与其他措施共同组成胆石总攻疗法方案，见表 19 - 1。

表 19 - 1　胆石总攻疗法方案

时间		措施
8：30	排石汤 6 号 200ml	口服
9：30	吗啡 5g	皮下注射
10：10	亚硝酸异戊酯 1 支	吸入
10：15	33% 硫酸镁 40ml	口服
10：20	0.5% 稀盐酸 30ml	口服
10：25	脂餐（油煎鸡蛋 2 ~ 3 个）	食入
10：30	电针：右胆俞（阴极）	日月、梁门、太冲（阳极）半小时

3）原理 首先服用疏肝利胆中药，增加胆汁的分泌；注射小剂量吗啡，使 Oddi 括约肌收缩以关闭胆总管下端，使胆道潴留大量胆汁，胆囊胀大，胆压升高；再用药物、脂餐及电针等以开放括约肌，同时收缩胆囊，使胆汁大量排出，一举攻下结石。

4）疗程 每次总攻约需 25 小时。总攻次数及间隔应根据患者体质及攻后反应决定。一般体质强，反应轻者可隔日总攻 1 次，每周 2～3 次；体质弱，反应重者可每周 1 次，总攻 4～6 次为 1 个疗程。

5）总攻排石规律 症状发作的初发阶段，宜采用总攻疗法。但发作时间长，局部炎症重者，则应先用中药疏肝利胆、理气开郁、清热解毒或同时应用抗生素，然后总攻为宜。泥沙样结石排出时，多无任何反应；块状结石排出时，则有排石反应，如胆绞痛，随之出现发热、脉速。如果上述反应之后，腹痛突然消失，热度下降，是结石排出征象。

总攻疗法的实施过程中可能突然发生病情恶化而需要紧急中转手术，故该疗法仅限于在有手术条件的医疗单位使用。

2. 手术治疗 肝外胆管结石的治疗采用以手术治疗为主的综合疗法。手术时机和手术方法根据患者病情和术中探查发现来决定。对于症状轻、初次发作、胆管不完全梗阻，经治疗后病情好转者，可待急性发作后择期手术治疗。对于反复发作或结石复发者，应在发作间歇期择期手术。但在结石发生完全梗阻、病情危重、非手术治疗不能控制时，应急诊手术。手术治疗的原则是尽可能取尽结石、解除狭窄和梗阻、保证术后胆汁引流通畅，预防胆石再发。

（1）胆总管切开取石加 T 管引流术 可采用开腹手术或腹腔镜手术。适用于单纯胆管结石，胆管上、下端通畅，胆管无狭窄或其他病变者。有条件者可采用术中胆道造影，术中 B 超或纤维胆道镜检查以避免结石残留。手术中应妥善固定 T 管，防止受压、扭曲或脱落。术后观察每天引流胆汁的量、颜色、性质及有无沉淀物并记录。T 管引流胆汁量为 200～300ml/d，如超过此量，表示胆总管下端有梗阻，量过少可能因为 T 管阻塞或肝功能衰竭所致。如胆汁正常且流量逐渐减少，手术后 10 天左右，经夹管 2～3 天，患者无腹痛、发热等不适可先行经 T 管造影，若无异常发现，造影 24 小时后，可再次夹管 2～3 天，仍无症状可拔管。注意：①拔 T 管前应常规行 T 管造影；②造影后开放 T 管引流 24 小时以上；③拔管时切忌使用暴力，以免撕裂胆管形成瘘管；④对长期使用激素、低蛋白血症及营养不良、老年人或一般情况差者，应延迟拔管时间；⑤宜采用胶质 T 管，尽量不用硅胶 T 管；⑥如造影发现结石残留，则需保留 T 管 4～8 周或以上，待窦道形成坚固后，再拔除 T 管，经窦道行胆道镜取石。

（2）胆肠吻合术 亦称胆肠内引流术。适用于：①胆总管扩张≥25cm，下端有炎性狭窄等梗阻性病变，用手术方法难以解除，上段胆管通畅无狭窄者；②结石呈泥沙样不易取尽，有结石残留或结石复发者。常用手术方式为胆管空肠 Roux-en-Y 吻合术。若年老体弱，而又需行胆肠内引流者，亦可行胆总管十二指肠吻合术，但术后易发生反流性胆管炎，且远期吻合口狭窄发生率较高。行胆肠内引流术时，无论胆囊有无病变，必须同时切除胆囊。

（3）Oddi 括约肌成形术 适应证同胆肠吻合术，特别是胆总管扩张程度较轻而不适于行胆肠吻合术者。

（4）内镜下括约肌切开取石术 适用于胆石嵌顿于壶腹部和胆总管下端良性狭窄，尤其是已行胆囊切除者。但若胆总管内结石数超过 5 个，或结石大于 1cm，或狭窄段过长，该手术效果不佳，宜行开腹手术。其禁忌证为：①已行 Billroth Ⅱ式手术；②有出血倾向和凝血功能障碍；③近期内发生过胰腺炎；④乳头区及附近有十二指肠憩室。

三、肝内胆管结石

肝内胆管结石是指左右肝管汇合部以上的结石，多为胆红素结石，在我国较常见。多原发于肝内胆管系统，结石可局限于肝内胆管的某个区域，也可广泛分布于肝内胆管，以左肝外叶及右肝后叶多见。

【病因】

肝内胆管结石形成与肝外胆管结石相同，原因与肝内感染、胆汁淤滞、胆道蛔虫等因素有关，具体请参阅本节"二、肝外胆管结石"。

【病理】

肝内胆管结石常合并肝外胆管结石，除具有肝外胆管结石病理改变外，还有：①肝内胆管狭窄，肝总管上段及 1~2 级肝管狭窄常见，狭窄近端胆管可呈囊状、纺锤状、圆桶状甚至呈哑铃状扩张，其内充满胆红素性结石及胆泥；②胆管炎，主要表现为慢性增生性或慢性肉芽肿性胆管炎，在此基础上易并发急性感染而发生急性化脓性胆管炎；③肝胆管癌，胆管长期受结石、炎症及胆汁中致癌物质的刺激，可发生癌变。

【临床表现】

1. 症状　多不具特异性，合并肝外胆管结石时，其表现与肝外胆管结石相似。未合并肝外胆管结石者，可多年无症状或仅有肝区和胸背部胀痛不适。肝内胆管结石一般不会发生黄疸，除非双侧肝内胆管有梗阻或胆汁性肝硬化晚期。合并感染时可出现寒战、高热，甚至出现急性梗阻性化脓性胆管炎表现，也可引起胆源性肝脓肿，肝脓肿穿破膈肌和肺则可形成胆管支气管瘘，咳出黄色味苦的胆汁样痰液。晚期因胆汁性肝硬化而出现门静脉高压症的表现。对病史较长，近期内频繁发作胆管炎，伴进行性黄疸，腹痛及发热难以控制，出现消瘦等症状者，特别是年龄在 50 岁以上者，应怀疑合并肝胆管癌的可能。

2. 体征　主要表现为肝脏不对称性肿大，肝区有压痛及叩痛。合并感染和并发症时，则出现相应体征。

【辅助检查】

1. 实验室检查　血常规检查及肝功检查可协助并发感染及肝功能改变的判断。

2. 影像学检查　B 超、PTC 检查可显示肝内胆管结石的分布和肝胆管的狭窄和扩张情况，对确定诊断和指导治疗有重要意义，PTC 的 X 线特征有：①肝总管或左右肝管处有环形狭窄，狭窄近端胆管扩张，其中可见结石影；②左右肝管或肝内某部分胆管不显影；③左右叶肝内胆管呈不对称性、局限性、纺锤状或哑铃状扩张。

【诊断】

诊断要点：①多有肝内感染、胆道蛔虫、胆汁淤滞等病史；②临床表现不典型，间歇期仅有右上腹持续不适或隐痛，急性发作期有寒战发热和右上腹胀痛，晚期可出现门静脉高压表现；③B 超、PTC 检查对确定诊断和指导治疗有重要意义。

【治疗】

治疗原则：以手术为主的综合治疗。

手术治疗过程中，尽可能取净结石，解除胆管狭窄及梗阻，去除肝内感染性病灶，建立和恢复通畅的胆汁引流以及预防复发。解除狭窄是手术治疗的关键。手术方法如下。①高位胆管切开取石：解剖肝门，在较高位置显露肝内胆管至1~2级肝管，直视下切开矫正肝胆管狭窄及取出结石；切除病损严重的肝段，切除后经肝断面胆管开口与肝门区胆管切口会师取石；对远离肝门部位并可在肝表面触及的浅表性肝内胆管结石，可直接经肝实质切开胆管取石；如为泥沙样结石，可于肝断面胆管开口部或肝实质切开胆管处置管冲洗。②胆肠内引流：常用术式为肝管或肝（胆）总管与空肠 Roux - en - Y 胆肠内引流手术；应用该方法时，应确保胆肠吻合口上方无狭窄、梗阻及肿瘤存在，否则易发生肝内感染、结石再生，并使再次手术处理困难；需注意的是，胆肠内引流术绝不能代替对胆管狭窄、结石等病灶的有效手术处理。③切除肝内感染性病灶：肝内胆管结石反复并发感染而形成局限性病灶，同时有肝叶纤维化、萎缩和功能丧失者，可行病变肝叶切除术，常见于左肝外叶和右肝后叶。④机械排石治疗：胆道手术后T管造影发现胆管内有残余结石，可通过T管窦道插入胆道镜，用取石钳、网篮等直视下取石；如结石过大，可采用激光碎石、微爆破碎石或其他方法将残石破裂成小块分别取出。

另外，可采用溶石、消炎、利胆、止痛等其他综合治疗。

目标检测

答案解析

1. 简述急性腹膜炎的手术指征。
2. 简述急性阑尾炎的病理类型。
3. 简述急性阑尾炎的典型临床表现。
4. 简述肠梗阻的临床表现。
5. 简述胆石症的主要临床表现。
6. 简述夏柯三联征。

（宋桂红）

书网融合……

重点小结　　　　微课　　　　习题

第二十章　周围血管疾病

知识目标：通过本章的学习，应能掌握常见周围血管疾病的诊断要点和常用药物注意事项与患者教育；熟悉常见周围血管疾病的临床表现；了解常见周围血管疾病的病因。

能力目标：具备指导常见周围血管疾病患者合理用药的能力。

素质目标：通过本章的学习，在周围血管疾病领域树立预防为先的理念，提升人文关怀能力。

周围血管疾病通常在临床上指除心脑血管病以外的血管疾病的统称，包括动脉、静脉及淋巴三个系统的疾病。周围血管疾病发病率高，病程迁延，是一种危害性极强的常见病。病情呈进行性发展，重者将导致截肢致残，甚至危及生命。

第一节　下肢静脉曲张 ⓔ微课

情境导入

情境：患者，55岁，男性，农民，左下肢浅静脉迂曲、扩张15年，伴皮肤色素沉着1年。15年前患者站立时发现左小腿浅静脉迂曲、扩张，主要在小腿内侧，呈团块状，久站或劳动后明显，休息后减轻。1年前出现左下肢皮肤色素沉着，伴发痒，为进一步诊治来院就诊。

查体：左小腿下段胫前及内侧浅静脉迂曲、扩张，伴皮肤色素沉着，左下肢胫前无水肿，Trendelenburg试验阳性，Perthes试验阴性。

辅助检查：B超检查示左侧大隐静脉静脉瓣功能不全，内径增宽，左侧腘窝及小腿内侧皮下浅静脉迂曲扩张，来自大隐静脉侧支，深静脉血流通畅。

思考：1. 根据患者表现，可能的诊断是什么？

　　　　2. 给出诊断依据？

下肢静脉曲张（varicose veins of lower extremities，VVLE）是一种常见的慢性静脉疾病，主要表现为下肢浅表静脉的扩张、迂曲和功能不全。该病不仅影响患者的外观，还可能导致严重的并发症，如静脉炎、溃疡和出血。近年来，随着生活方式的改变和人口老龄化的加剧，该疾病的发病率呈现上升趋势，且患者群体逐渐年轻化。根据流行病学调查，女性的发病率高于男性，这可能与妊娠和激素水平变化有关。

下肢静脉由浅静脉、深静脉、交通静脉和肌肉静脉组成。①浅静脉：位于皮下，主要是大隐静脉和小隐静脉两条主干。大隐静脉是人体最长的静脉，起自足背静脉网的内侧，经内踝前方沿小腿和大腿内侧上行至腹股沟韧带下方的卵圆窝注入股总静脉。在膝平面下，大隐静脉分别由前外侧和后内侧分支与小隐静脉交通。注入股总静脉前，有5个主要分支，即阴部外静脉、腹壁浅静脉、旋髂浅静脉、股外侧静脉和股内侧静脉（图20-1）。小隐静脉起自足背静脉网的外侧，逐渐转至小腿屈侧中线并穿过深筋膜，多数注入腘静脉，少数上行注入大隐静脉。②深静脉：小腿深静脉由胫前、胫后静脉和腓静脉组成。胫后静脉与腓静脉合成胫腓干后，与胫前静脉合成腘静脉，进入大腿为股浅静脉。

在小粗隆平面，股深静脉与股浅静脉汇合为股总静脉，在腹股沟韧带下方延续为髂外静脉。③小腿肌肉静脉：分为腓肠肌静脉和比目鱼肌静脉，直接汇入深静脉。④交通静脉：穿过深筋膜连接深、浅静脉。小腿内侧的交通静脉，多数位于距足底（13±1）cm处、（18±1）cm和（24±1）cm处；小腿外侧的交通静脉大多位于小腿中段；大腿内侧的交通静脉大多位于大腿中、下1/3处。

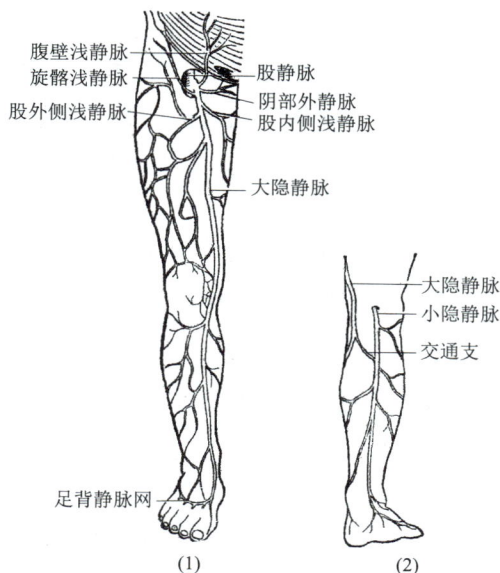

图 20 – 1　下肢浅静脉
（1）大隐静脉及其分支；（2）小隐静脉及其分支

【病因】

常见的下肢静脉曲张的原因有以下几点。

1. 静脉瓣膜功能不全　静脉瓣膜的损伤或功能不全是导致静脉曲张的主要原因。正常情况下，静脉瓣膜可以防止血液倒流；但当瓣膜功能受损时，血液会在静脉内倒流，导致静脉内压力增高，最终引发静脉曲张。

2. 静脉壁薄弱　静脉壁的结构异常或薄弱也会导致静脉曲张。静脉壁的弹性减弱，使其无法有效抵抗血液压力，从而发生扩张。

3. 长期站立或久坐　职业因素如长期站立或久坐会增加下肢静脉的压力，导致静脉曲张的发生。

4. 肥胖　会增加下肢静脉的负担，导致静脉曲张的风险增加。

5. 妊娠　妊娠期间，子宫增大压迫下腔静脉，导致下肢静脉压力增高。此外，妊娠期间的激素变化也会影响静脉壁的弹性。

6. 家族史　静脉曲张具有一定的遗传倾向，如果家族中有静脉曲张病史，个体患病的风险会增加。

单纯性静脉曲张，又称原发性下肢静脉曲张，指病变范围仅位于下肢浅静脉者。大多发生在大隐静脉，少数合并小隐静脉曲张或单独发生在小隐静脉。先天性静脉壁薄弱和静脉瓣膜结构不良是发病的主要原因，多发生于持久从事站立工作和体力劳动的人群。本节仅叙述单纯性下肢静脉曲张病。

【病理】

下肢静脉曲张的病理机制主要涉及静脉瓣膜的损伤和静脉壁的扩张。静脉瓣膜功能不全导致血液倒流，使静脉内压力增高，静脉壁在长期高压下逐渐扩张、变薄，最终形成静脉曲张。此外，静脉内皮细胞的损伤和炎症反应也在静脉曲张的发生和发展中起重要作用。

【临床表现】

单纯性下肢静脉曲张最常见的是大隐静脉曲张，单独的小隐静脉曲张较少，以左下肢多见但双侧下肢可先后发病。下肢静脉曲张的临床表现多种多样，主要包括以下各方面。

1. 外观改变 常表现为患侧下肢浅静脉的扩张、迂曲，严重者出现明显静脉团块。

2. 临床症状 最常见的症状是下肢乏力、沉重、酸胀、疼痛和夜间痉挛，尤其在久站或久坐少动后上述症状加重，抬高患肢后，症状有所缓解。病程较长者小腿前内侧浅静脉增粗、隆起、迂曲、扩张甚至扭曲成团，站立时更加明显。如病程继续发展，当交通静脉瓣膜破坏后可出现踝部轻度肿胀和足靴区皮肤营养性障碍。

3. 皮肤改变 主要表现包括皮肤萎缩、脱屑、瘙痒、色素沉着、皮肤和皮下组织硬结、湿疹和溃疡形成等，溃疡面可经久不愈。若出现恶臭、菜花样改变提示有继发感染和恶变可能。

【辅助检查】

为了准确诊断和评估下肢静脉曲张，常用的辅助检查方法如下。

1. 多普勒超声 是评估静脉功能和血流情况的首选方法，可以检测静脉瓣膜功能和血液倒流情况。

2. 静脉造影 通过注射造影剂，显示静脉的解剖结构和病变情况，适用于复杂病例的评估。

3. 磁共振成像（MRI） 可以提供高分辨率的静脉图像，有助于评估静脉的解剖结构和病变范围。

【诊断】

下肢静脉曲张，根据病史及典型的临床表现，结合辅助检查往往诊断不难，主要诊断要点包括以下几个方面。

1. 病因 下肢静脉瓣膜功能不全和静脉壁薄弱，或其他各种原因引起的浅静脉内压力升高。

2. 病理变化 出现下肢静脉迂曲、扩张，局部皮肤萎缩、脱屑、色素沉着、溃疡等。

3. 大隐静脉瓣膜功能试验（Trendelenburg 试验） 检测大隐静脉瓣膜的功能。取平卧位，抬高患肢使静脉排空，在大腿根部扎止血带，阻断大隐静脉，但不要过紧，以免压迫深静脉，然后让其站立 10 秒钟，释放止血带，若见大隐静脉自上而下迅速充盈，提示瓣膜功能不全。应用同样原理，在腘窝部扎止血带，可以检测小隐静脉瓣膜的功能。如在未放开止血带前，止血带下方的静脉在 30 秒内已充盈，则表明有交通静脉瓣膜功能不全。

4. 深静脉通畅试验（Perthes 试验） 检查深静脉是否通畅。用止血带在大腿上部阻断浅静脉主干，嘱其用力踢腿或做下蹲活动连续 10 余次。若充盈的浅静脉消退，表示深静脉通畅；若活动后浅静脉曲张更为明显，张力增高，甚至有胀痛，则表明深静脉不通畅。

5. 交通静脉瓣膜功能试验（Pratt 试验） 检测交通支静脉瓣膜的功能。取仰卧位，抬高患肢，在大腿根部扎止血带。然后从足趾向上至腘窝缚缠第一根弹力绷带，再自止血带处向下缠绕第二根弹力绷带，让其站立，一边向下解开第一根弹力绷带，一边向下继续缚缠第二根弹力绷带，若在两条弹力绷带之间的间隙内出现曲张静脉，即表明该处有功能不全的交通静脉（图 20-2）。

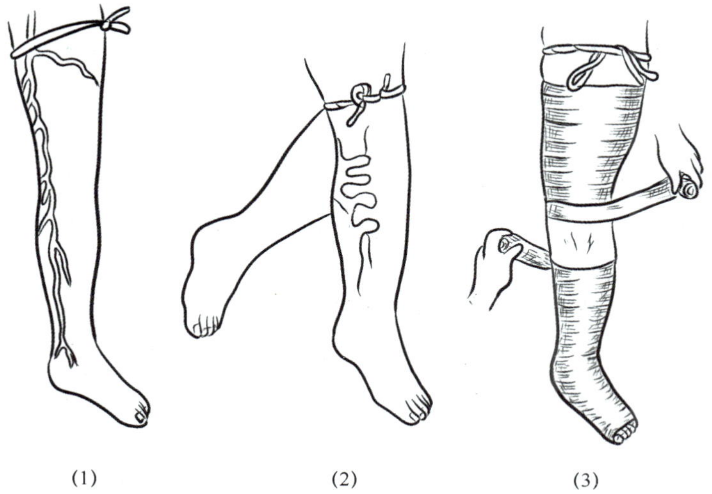

（1）　　　　　　　　（2）　　　　　　　　（3）

图 20-2　下肢静脉瓣膜功能试验

（1）Trendelenburg 试验；（2）Perthes 试验；（3）Pratt 试验

【治疗】

1. 非手术治疗　适用于：①病变局限症状较轻者；②妊娠期间发病，分娩后症状有可能消失者；③症状明显，手术耐受力极差者。非手术疗法主要包括压力治疗、药物治疗和生活方式干预。压力治疗通过穿戴弹力袜或弹力绷带，帮助静脉回流，减轻症状。药物治疗主要使用静脉活性药物，改善静脉功能。生活方式干预包括避免久站或久坐，间歇抬高患肢，适当运动，控制体重等。

知识链接

下肢静脉曲张患者日常注意 10 个事项

1. 避免长期站或坐，应常让脚做抬高、放下运动，可能的话小走一番。

2. 应养成每日穿弹力袜运动腿部的习惯，促进下肢静脉血回流。

3. 应养成一日数次做躺下将腿抬高高过心脏的姿势动作。

4. 保持正常体重，因过重会使腿部静脉负担增加。

5. 避免提超过 20 磅（约 9.1kg）的重物。

6. 不可使用 40℃ 以上的高温水长时间泡脚。

7. 保持脚及腿部清洁，并避免受外伤造成皮肤破溃。

8. 每晚睡时，将腿垫高，并保持最舒适的姿势即可。

9. 坚持穿循序减压弹力袜，于每日早起下床前即穿上弹力袜。

10. 注意其弹性功能是否改变，当弹力袜失去弹性之时应立即更换。

2. 硬化剂注射和压迫疗法　适用于：①少量、局限的静脉曲张；②作为辅助疗法，用于治疗手术后残余的静脉曲张及手术后复发；③小腿交通静脉瓣膜关闭不全伴有皮肤并发症者。常用的硬化剂为 5% 鱼肝油酸钠。注射时取平卧位，选用细针穿刺进入静脉，穿刺点上下各用手指压迫，使注射静脉段处于空虚状态。继之注入硬化剂 0.5ml，维持手指压迫 1 分钟后，局部用纱布卷压迫，然后自足踝至注射处近侧穿弹力袜或缠绕弹力绷带后，立即嘱患者开始主动活动大腿，正常行走。维持压迫 2~3 周，注意避免硬化剂渗漏造成组织炎症、坏死或进入深静脉并发血栓形成。

3. 手术治疗　手术是治疗下肢静脉曲张的根本方法，有症状且无禁忌证者都应手术治疗。手术基本方法有三种：①高位结扎大隐静脉或小隐静脉；②剥脱大隐静脉或小隐静脉；③结扎功能不全的交通支。近年来，关于下肢静脉曲张的研究取得了显著进展。内镜下静脉剥脱术和射频消融术逐渐应用于临床，显示出良好的疗效和较低的复发率。

4. 并发症处理

（1）血栓性浅静脉炎　曲张的静脉内血流缓慢，易引起血栓形成，并可伴继发感染性静脉炎及曲张静脉周围炎。处理方法有：①穿弹力袜维持日常活动；②休息时应用抗生素及局部热敷；③症状消退后可施行静脉曲张手术治疗。

（2）溃疡形成　踝周及足靴区皮肤易发生营养障碍改变，在皮肤损伤破溃后引起经久不愈的溃疡，易并发感染且愈合后常复发。处理方法：①抬高患肢，创面用 3% 硼酸溶液和等渗盐水湿敷；②有明显感染时使用抗生素；③炎症消退后可手术治疗，必要时清创植皮以缩短创面愈合期。

（3）曲张静脉破裂出血　多发生于足靴区及踝部，表现为皮下瘀血或皮肤破溃时出血，常因静脉压力高而出血速度快。处理方法：抬高患肢和局部加压包扎，必要时可以缝扎止血，或手术治疗。

第二节　血栓闭塞性脉管炎

血栓闭塞性脉管炎（Buerger 病）是中、小动脉和部分浅表静脉的炎症性血栓，引起远端肢体动脉缺血和浅表血栓性静脉炎，以炎症性、节段性、周期性发作性为特点的血管闭塞性疾病。本病起病隐匿，进展缓慢，症状和体征包括跛行，不能愈合的足部溃疡，静息痛和坏疽。多发生于男性青壮年，烟草是主要的危险因素。

【病因】

本病的确切病因至今尚不清楚，相关因素有：①外部因素，主要有吸烟、寒冷与潮湿的生活环境、慢性损伤、感染、营养不良等；②内在因素，主要有自身免疫功能紊乱、性激素和前列腺激素失调以及遗传因素等。上述因素中，主动或被动吸烟可能是本病发生和发展的重要环节。多数患者有吸烟史，而戒烟可使病情缓解，再度吸烟又可使病情复发。

【病理】

血栓闭塞性脉管炎表现为肢体的中、小动脉及浅表静脉的节段性炎症伴管腔内血栓形成和阻塞。主要特征有：①病变主要侵犯下肢血管，进展期可侵犯上肢，通常始于动脉，然后累及静脉，由远而近发展；②血管壁全层呈非化脓性炎症改变，节段性病变血管之间有内膜正常的管壁；③病变部位有淋巴细胞、内皮细胞或纤维细胞增生，偶见巨细胞；④病变后期炎症消退，血栓机化，新生毛细血管形成，动脉周围广泛纤维化，包绕静脉、神经而形成纤维索条；⑤虽有侧支循环逐渐建立，但不足以代偿，因而神经、肌肉和骨骼等均可出现缺血性改变。

【临床表现】

主要表现有患肢皮肤苍白或发绀、温度降低、疼痛、感觉异常、游走性浅静脉炎、动脉搏动减弱或消失、局部营养障碍及局部溃疡或坏疽，临床上按肢体缺血程度分为 3 期。

1. 局部缺血期　病变早期，患肢皮温低、发凉、苍白、麻木及足背动脉搏动减弱，部分可发生雷诺综合征。可发生游走性浅静脉炎和间歇性跛行，以功能性改变为主。

2. 营养障碍期　患肢持续静息痛，夜间抱膝而坐，难入眠。足背动脉搏动消失，出现皮肤干燥、脱屑、肌萎缩、趾（指）甲增厚等营养性障碍表现，以器质性病变为主。

3. 组织坏死期　患肢明显水肿，有持续性疼痛，患趾可发生溃疡、坏疽，如继发感染或坏死物质吸收可伴高热、畏寒等症状，此期动脉完全闭塞。

【辅助检查】

1. 彩色超声多普勒检查　①超声多普勒可以实时显示动脉的形态、管径、流速等，并可以通过超声多普勒记录动脉血流波形，波形幅度降低或呈直线状，表示动脉血流减少，或动脉已经闭塞。②超声心动图可以排除心脏栓子所致血管阻塞可能。③同时，超声还可做节段性测压，了解病变部位和缺血严重程度。踝/肱指数，即踝压（踝部胫前或胫后动脉收缩压）与同侧肱动脉压之比，正常值>1.0。如果在0.5~1之间，应视为缺血性疾病；如果<0.5即可确诊。

2. 动脉造影（数字减影血管造影，DSA）检查　可明确动脉阻塞的部位、范围、程度及侧支循环的建立情况。患肢中小动脉多节段狭窄或闭塞是血栓闭塞性脉管炎的典型X线征象。最常累及小腿的3支主干动脉（胫前、胫后动脉及腓动脉）或其中1~2支，后期可以波及腘动脉和股动脉。动脉滋养血管显影，形如细弹簧状，沿闭塞动脉延伸，是重要的侧支动脉，也是本病的特殊征象。

3. 肢体血流图　利用容积描记仪测定并记录搏动血流量，血流波形平坦或消失，表示血流量明显减少，动脉严重狭窄。

4. 血液检查　通过检查如抗核抗体、类风湿因子、补体、抗着丝点抗体、抗硬皮病70抗体排除其他原因所致的血管炎。

【诊断】

诊断要点：①多见于有吸烟嗜好的青壮年男性；②存在肢体发冷、疼痛、感觉异常、间歇性跛行、静息痛、足部溃疡和坏疽等肢体缺血性表现；③患肢足背动脉、胫后动脉搏动减弱或消失；④有游走性浅静脉炎病史；⑤一般无高血压、高血脂、糖尿病等易致动脉硬化的因素。

【治疗】

治疗原则：防止病变进展，改善和增进下肢血液循环。

1. 一般治疗　①严格戒烟；②避免寒冷和外伤，尤其是避免穿不适合脚的鞋子；③避免使用血管收缩药物；④适当保暖，但不能热疗，以免增加组织耗氧量而加重症状；⑤疼痛严重者，可用止痛剂及镇静剂；⑥患肢进行适度锻炼，以利于建立侧支循环。

2. 药物治疗

（1）血管扩张药　妥拉苏林每次25mg，每日3次，口服，或25mg肌内注射，每日2次；25%硫酸镁溶液100ml静脉滴注，每日1次，15天为1个疗程，间隔2周后可再进行第2个疗程。

（2）改善微循环药　低分子右旋糖酐500ml静脉滴注，每日1次，10~15天，间隔7天，可重复使用；羟乙基淀粉500ml静脉滴注，每日1次，用10~15天，间隔7天，可重复使用。

（3）抗生素　并发溃疡感染者，应选用广谱抗生素；或根据细菌培养及药物敏感试验，选用有效抗生素。

（4）中医中药　①脉络寒凝证：患趾（指）喜暖怕冷，肤色苍白冰凉，麻木疼痛，遇冷痛剧，步履不利，多走则疼痛加剧，小腿酸胀，稍歇则痛缓（间歇性跛行），苔白腻，脉沉细，趺阳脉减弱或消失。治宜温经散寒，活血通络，以阳和汤（熟地黄、白芥子、炮姜炭、麻黄、甘草、肉桂、鹿角胶）加减。②脉络血瘀证：患趾（指）酸胀疼痛加重，步履沉重乏力，活动艰难。患趾（指）肤色由苍白转为暗红，下垂时更甚，抬高则见苍白，小腿可有游走性红斑、结节或硬索，疼痛持续加重，彻夜不能入眠，舌质暗红或有瘀斑，苔白，脉弦或涩，趺阳脉消失，治宜活血化瘀，通络止痛，以活血通脉汤（当归、赤芍、土茯苓、桃仁、金银花、川芎）加减。③脉络瘀热证：皮肤干燥，毫毛脱落，趾（指）灼热肿痛，遇热加重，肌肉萎缩，趾（指）干性坏疽，舌红，苔黄，脉弦数，治宜清热利湿，活血化瘀，以四妙勇安汤（玄参、当归、金银花、甘草）加减。④脉络热毒证：患肢剧痛，日轻夜重，喜凉怕热，局部皮肤紫暗、肿胀，渐变紫黑，浸润蔓延，溃破腐烂，气味臭秽，创面肉色不鲜，甚则五趾相传，波及足背，或伴有发热等症，舌红，苔黄，脉弦细数，治宜清热解毒，凉血活血，以四妙勇安汤加减。⑤气血两虚证：面容憔悴，萎黄消瘦，精神倦怠，坏死组织脱落后创面久不愈合，肉芽暗红或淡红而不鲜，舌质淡胖，脉细无力，治宜益气养血，活血止痛，以八珍汤（人参、白术、茯苓、甘草、当归、白芍、地黄、川芎）加减。

3. 高压氧治疗 在高压氧舱内，通过血氧量的提高，增加肢体的血氧弥散，改善组织缺氧状态。方法是每日 1 次，每次 3 ~ 4 小时，10 次为 1 个疗程，间隔 5 ~ 7 天后，再进行 2 疗程，一般可进行 2 ~ 3 个疗程。

4. 手术治疗 手术目的是重建动脉供血、促进血运，以改善缺血所引起的后果。

（1）腰交感神经切除术　适用于腘动脉远端动脉狭窄者。切除范围应包括同侧 2、3、4 腰交感神经节和神经链。近期效果尚满意，但远期疗效不理想。

（2）动脉重建术　①旁路转流术：适用于主干动脉闭塞，但在闭塞动脉的近端和远端仍有通畅的动脉通道者。②血栓内膜剥脱术：适用于短段的动脉阻塞。③大网膜移植术：可用于动脉广泛性闭塞，即腘动脉远端三支动脉均已闭塞时。手术时，整片取下大网膜后裁剪延长，将胃网膜右动、静脉分别与股动脉和大隐静脉进行吻合，经皮下隧道拉至小腿与深筋膜固定，借建立侧支循环为缺血组织提供血运。④分期动、静脉转流术：原理是首先在患肢建立人为的动 - 静脉瘘，意图利用静脉途径逆向灌注，来为严重缺血肢体提供动脉血。4 ~ 6 个月后，再次手术结扎瘘近端静脉。尽管目前已取得不同程度成功，但应慎重考虑后方可试用。

5. 创面处理 干性坏疽创面，应予消毒包扎，预防继发感染，感染创面可做湿敷处理；组织已坏死且有明确界限者，或严重感染引起毒血症时需做截肢（趾、指）术。

【常用药物注意事项与患者教育】

1. 妥拉苏林 又名妥拉唑林、苄唑啉，为短效 α 受体拮抗剂，通过拮抗 α 受体，扩张血管，解除痉挛血管。不良反应主要有腹痛、腹泻、恶心、呕吐。注射量较大时，可引起心动过速、心绞痛及直立性低血压，消化性溃疡与冠心病慎用，严重动脉硬化及肾功能不全者禁用。

2. 低分子右旋糖酐 属于血容量扩充药（血浆代用品），静脉滴入后可提高血液的胶体渗透压而扩充血容量，同时能降低血黏稠度，改善微循环，抑制血小板聚集。临床常于用低血容量性休克、心肌梗死、脑血栓形成、血栓闭塞性脉管炎、突发性耳聋等的治疗。偶见发热、胸闷、呼吸困难等过敏反应。严重肾病、充血性心力衰竭和有出血倾向者禁用。

第三节　动脉栓塞

动脉栓塞是指来自心脏、近端动脉壁，或者其他来源的栓子随动脉血流冲入并栓塞远端直径较小的分支动脉，造成血流阻塞，继而引起此动脉供血的组织器官或肢体发生急性缺血的疾病。本病具有起病急骤、症状明显、进展迅速、预后严重的特点。本节主要介绍外周动脉栓塞相关疾病。在周围动脉栓塞中，下肢较上肢多见，下肢常见易发的有股总动脉、髂总动脉、腘动脉和腹主动脉分叉部位；而在上肢则常见于肱动脉、腋动脉和锁骨下动脉。

【病因】

动脉栓塞的栓子构成主要是血栓，此外，空气、脂肪、癌栓以及导管折断等异物也能成为栓子。栓子的来源主要有心源性、血管源性和医源性。其中，心源性最多见。①心源性：在风湿性心脏病、冠状动脉粥样硬化性心脏病、细菌性心内膜炎、二尖瓣狭窄、心房纤颤、心肌梗死和人工心脏瓣膜时，易在心内膜，特别是二尖瓣瓣膜上形成血栓，血栓脱落，进入周围动脉。②血管源性：动脉瘤或人工血管腔内的血栓脱落、动脉粥样硬化斑块脱落等。③医源性：动脉穿刺插管时，导管折断成异物或内膜撕裂继发血栓形成并脱落等。

【病理】

栓子可随血流冲入脑部、内脏和肢体动脉，一般停留在动脉分叉处。早期动脉痉挛以后发生内皮细胞变性，动脉退行性变；动脉腔内继发血栓形成；严重缺血 6 ~ 12 小时后，组织可以发生坏死，肌肉及神经功能丧失。

【临床表现】

急性动脉栓塞的症状轻重取决于栓塞部位、栓塞程度及侧支循环的建立情况等。特征性的临床表现可以概括为"5P"征，即疼痛（Pain）、麻痹（Paralysis）、感觉异常（Paresthesia）、无脉（Pulselessness）和苍白（Pallor）。

1. 疼痛　是最早出现的症状，大多数表现为患侧肢体剧烈疼痛，主要是由栓塞动脉痉挛和近端动脉内压突然升高引起。疼痛部位主要取决于栓塞部位，疼痛从栓塞平面处开始，延及远侧，呈持续性剧痛。当被动活动或改变体位时可使疼痛加剧，故患肢体位呈强迫轻度屈曲位。已有良好侧支循环的患者，肢体疼痛可不明显。

2. 皮肤色泽和温度改变　由于动脉缺血，皮下静脉丛血液排空，皮肤呈苍白色，下静脉丛的某些部位如积聚少量血液，则可见苍白皮肤间散在的青紫斑块，栓塞远侧肢体因供血不足，皮肤温度降低且有冰冷感觉。用手指自趾（指）端向近侧顺序检查，常可扪及骤然改变的变温带，平面一般要比栓塞平面低一手宽的距离，对栓塞部位的定位有一定的临床意义。如腹主动脉末端栓塞者，约在双侧大腿和臀部；髂总动脉栓塞者，约在大腿上部；股总动脉栓塞者，约在大腿中部；腘动脉栓塞者，约在小腿中部。

3. 动脉搏动减弱或消失　栓塞远端肢体动脉搏动明显减弱甚至消失，栓塞近侧的动脉搏动部分可能增强。

4. 感觉和运动障碍　由于周围神经缺血，引起栓塞平面远侧肢体呈袜套样皮肤感觉异常、麻木甚至丧失。感觉减退区低于动脉栓塞平面。严重缺血时出现麻痹，深感觉丧失。运动功能障碍以及不同程度的足或腕下垂，最终出现肌肉坏死而表现为运动功能完全丧失时，提示患肢即将出现不可逆转的改变。

5. 全身影响　栓塞动脉管腔越大，全身反应越严重。伴有心脏病者可出现血压下降、休克和心力衰竭，甚至造成死亡。栓塞也可引起严重的代谢障碍，表现为高钾血症、肌红蛋白尿和代谢性酸中毒，最终导致肾衰竭。

【辅助检查】

1. 超声多普勒检查　不仅能探测动脉搏动，且可精确地做出栓塞的定位。

2. 动脉造影　是确定栓塞部位的最准确的方法，能明确栓塞的部位，远侧动脉是否通畅，侧支循环状况，有否继发性血栓形成等情况。

3. 皮肤测温试验　应用皮肤测温计，能精确指示皮温开始降低的位置以及降低的幅度。另外，尚需对能引起动脉栓塞的病因做相应的检查，如心电图、心脏 X 线、生化和酶学检查等，以利于制订全身治疗方案。

【诊断】

诊断要点：①有心脏病史伴有心房纤颤或心肌梗死等病史；②突然出现"5P"特殊征象；③超

声多普勒检查、动脉造影发现血栓或动脉闭塞、血流中断可以确诊。

【治疗】

本病进展迅速，后果严重，诊断明确后，必须立即采取积极有效的治疗措施。

1. 非手术治疗

（1）适应证 ①适用于早期、肢体功能障碍较轻、栓塞不完全的患者；②小动脉栓塞，如下肢胫腓干远端动脉栓塞、上肢肱动脉远端的动脉栓塞；③手术的辅助治疗；④全身情况严重，不能耐受手术者；⑤肢体已出现明显的坏死征象，手术已不能挽救肢体。

（2）治疗措施 ①保持患肢低于心脏平面，一般下垂15°，不可热敷及冷敷，以免加重局部耗氧；②争取在发病3天内使用溶栓、抗凝、扩血管药物。目前最常用的溶栓药物是尿激酶，每次40万U，每日2次，静脉内注射或栓塞动脉近端注射以及经动脉内导管利用输液泵持续给药。抗凝治疗可选用肝素或华法林等药物防止继发血栓形成及蔓延。

（3）注意事项 治疗期间，必须严密观察凝血功能，及时调整用药剂量或中止治疗，防止出现重要脏器出血等并发症。

2. 手术治疗 手术取栓是治疗下肢动脉栓塞的首选方法。凡是动脉栓塞，除非肢体已发生坏疽或有良好的侧支建立可以维持肢体的存活，在全身情况允许的情况下，应及时行手术取栓。发病后12小时内手术效果最佳。发病时间越短，取栓效果越好。需要注意的是由于动脉栓塞时常伴有严重的心血管疾病，因此对于施行急症取栓术者要重视手术前适应证的评估和围手术期的处理。取栓术有两种方法：①切开动脉直接取栓；②利用Fogarty球囊导管取栓。导管取栓不仅简化操作，缩短手术时间，而且创伤小，只要备有球囊导管都应采用该法取栓。术后除了严密观察肢体的血供情况外，同时也需要抗凝治疗，防止血栓形成。抗凝一般选择肝素或低分子肝素，辅以低分子右旋糖酐，共1周。围手术期尤其需要重视患肢再通后肌肉损伤物质吸收入血所致肾脏损伤防治。如不及时处理，将出现不可逆性肾功能损害，甚至出现急性肾衰竭。术后患肢出现肿胀、肌组织僵硬、疼痛，应及时行肌筋膜间隔切开术；肌组织已有坏死者，需行截肢术。

【常用药物注意事项与患者教育】

1. 溶栓药 见第七章第三节。

2. 抗凝血药 通过影响血液凝固过程中的不同环节而发挥作用，防止血栓形成。

（1）肝素 见第七章第三节。

（2）低分子量肝素 利用化学或酶裂解方法制备，抗凝机制、临床应用与肝素相同。抗血栓作用强于肝素，但对血小板的影响较肝素小，出血的危险也较肝素低。临床常用制剂有那曲肝素、依诺肝素、达肝素、低分子肝素钙等。

（3）香豆素类抗凝剂 通过拮抗维生素K使肝脏合成凝血酶原及凝血因子Ⅶ、Ⅸ和Ⅹ减少而抗凝，因为用药开始体内仍有足量凝血因子，故只有当这些因子耗尽后才能发挥抗凝作用，所以其作用开始较慢，但作用持续时间较长。临床用于：①防治心房颤动和心脏瓣膜病时的血栓形成和栓塞发生；②心脏瓣膜修复术后的抗凝维持；③肺栓塞与深部静脉血栓形成溶栓后的维持。出血是主要不良反应（可为轻微局部瘀斑至大出血），与其他抗血小板聚集药物同时使用可增加出血风险。临床常用药物有双香豆素、醋硝香豆素和华法林。华法林适用于伴发房颤和冠心病的TIA患者以及其他需较长时间抗凝者。华法林使用过程中需监测患者的凝血指标INR，INR在2.0~3.0之间时，抗凝效果最好而出血风险小。

第四节　动脉硬化性闭塞症

动脉硬化性闭塞症是动脉粥样硬化病变累及周围动脉，形成动脉粥样斑块及其内部出血或斑块破裂导致继发性血栓形成，而产生管腔狭窄或闭塞，最终导致患肢缺血的一种慢性周围性血管疾病。多见于腹主动脉下端的大、中型动脉。随着我国人口的老龄化和饮食结构改变，发病率呈上升趋势，45 岁以上的男性中老年人高发。

【病因与病理】

病因与发病机制尚未完全阐明，目前认为脂质代谢的紊乱、血流动力学的改变、动脉壁的功能障碍以及凝血和纤溶系统的紊乱是其重要因素。脂质代谢异常可导致动脉硬化，内膜出现粥样硬化斑块，中膜变性或钙化腔内有继发血栓形成，最终导致管腔狭窄，甚至完全闭塞，患肢可因缺血导致肢端坏死。常与高血脂、高血压、肥胖、糖尿病等疾病相关。病变主要累及腹主动脉远侧及髂 – 股 – 腘动脉，后期累及腘动脉远侧主干。

【临床表现】

动脉硬化性闭塞症的症状主要由于动脉狭窄或闭塞引起肢体局部血供不足所致。根据血管闭塞发生部位来看，病变部位在腹主 – 髂动脉者可出现下腹部、臀部、髂部、大腿后侧或腓肠肌等部位疼痛伴阳痿；病变发生在股 – 腘动脉者，疼痛发生在小腿肌，同时伴远端动脉（足背动脉）搏动减弱或消失。同时症状表现轻重与病变进展的速度、侧支循环的多寡密切相关。早期主要表现为患肢冷凉、麻木、间歇性跛行。病情进一步发展，出现静息痛、麻木和异常感觉加重、肢体营养障碍（皮肤发亮、肌萎缩、毫毛脱落、趾甲增厚变形等）；最后由于长期缺血发生肢端溃疡坏死，易感染导致全身中毒表现。

【辅助检查】

1. 血脂与血糖检查　血脂升高，尤以胆固醇升高明显，高密度脂蛋白降低，血糖升高。

2. 超声多普勒检查　可显示血管狭窄部位、管腔狭窄形态及血流情况，是临床首选的检查手段。

3. 动脉造影检查　可显示血管病变部位、范围、程度、侧支循环和闭塞动脉主干的情况，对选择手术方法具有重要意义。

4. 其他检查　节段性动脉压测定、电阻抗容积描记、核素血流图、磁共振血管造影（MRA）和数字减影血管造影（DSA）等检查均可显示受累动脉的病变部位，临床上可根据需要和条件选择使用。

【诊断】

诊断要点：①好发于 45 岁以上有高血压、高血脂、糖尿病和（或）其他内脏如脑、心、肾等动脉粥样硬化等病史的中老年男性；②出现患肢皮温低、疼痛、麻木、间歇性跛行或静息痛，伴患肢营养障碍、溃疡、感染等临床表现；③动脉造影检查显示动脉血管存在广泛不规则性狭窄和节段性闭塞，血管扭曲延长。

【治疗】

1. 非手术治疗　适用于稳定型间歇性跛行者。目的在于降低血脂和血压，解除血液高凝状态。具体措施包括严格禁烟、适宜运动，肥胖者减轻体重、降脂、溶解纤维蛋白、抗凝。常用药物有烟酸肌醇、双嘧达莫、阿司匹林、前列腺素等。

2. 手术治疗　手术的关键在于选择正确的手术适应证和熟练掌握血管外科技术。方法包括内膜剥脱术、经皮动脉腔内血管成形术、旁路转流术等。

（1）内膜剥脱术　主要适用于短段的主髂动脉闭塞病变者。将增厚的内膜、粥样斑块、继发血栓予以剥除。

（2）经皮腔内血管成形术　用于单个或多处短段狭窄。将带球囊导管经皮插入动脉狭窄段，用适当压力使球囊膨胀，使狭窄的管腔扩大，恢复血流。

（3）旁路转流术　用人造血管或自体静脉在闭塞血管两端之间搭桥转流。

【常用药物注意事项与患者教育】

1. 烟酸肌醇　该药从胃肠道吸收后，在体内缓慢代谢，逐渐水解成烟酸和肌醇。然后通过此两者发挥作用，能缓和、持久地舒张外周血管，改善脂质代谢异常，溶解纤维蛋白，溶解血栓和抗凝。可用于冠心病及各种末梢血管痉挛性疾病（如肢端动脉痉挛症、闭塞性动脉硬化症、偏头痛等）的辅助治疗。

2. 阿司匹林　见第十三章第一节。

目标检测

答案解析

1. 简述单纯性下肢静脉曲张的临床表现。
2. 简述 Perthes 实验的方法。
3. 下肢静脉曲张的常用治疗方式有哪些？
4. 简述急性动脉栓塞症的特征性临床表现。
5. 简述临床常用的抗凝药物。

（程　壕）

书网融合……

重点小结　　　　微课　　　　习题

第二十一章　妇科疾病

学习目标

知识目标：通过本章的学习，应能掌握常见妇科疾病的病因、诊断要点、常用药物、用药的注意事项与患者教育；熟悉妇科疾病的临床表现；了解妇科疾病的发病机制、辅助检查。

能力目标：具备指导妇科常见疾病患者合理用药的能力。

素质目标：通过本章的学习，树立全心全意为患者服务的职业意识，具有尊重患者、关爱生命的人文素养，养成细致、认真、负责的工作作风。

女性生殖系统包括女性的外生殖器和内生殖器。外生殖器是指生殖器官的外露部分，由阴阜、大阴唇、小阴唇、阴蒂、阴道前庭组成；内生殖器由阴道、子宫、输卵管、卵巢组成。妇科疾病是指女性生殖器官的疾病，临床上常见的疾病种类有炎症、肿瘤、外伤、月经不调等。

第一节　排卵障碍性异常子宫出血

PPT

情境导入

情境：患者，女性，15 岁，初潮后出现月经周期紊乱，经期长短不一的症状持续 5 个月，曾进行治疗，症状改善不明显。现阴道出血 10 余天伴乏力。

查体：患者贫血貌、精神欠佳，第二性征发育良好，行肛查未发现明显异常。

辅助检查：血常规 Hb 80g/L，凝血功能正常。B 超检查提示子宫正常大小，子宫内膜厚 0.2cm，肌层回声均匀，双侧卵巢正常大小，附件区未探及明显肿物。

思考：1. 该患者考虑诊断为什么疾病？

2. 如何指导患者合理用药？

异常子宫出血（abnormal uterine bleedin，AUB）是指与正常月经周期频率、规律性、经期长度、经期出血量不同，源自子宫腔内的异常出血。AUB 是以子宫异常出血为临床表现的症状群。

AUB 根据病因分为器质性和非器质性两类，9 个亚型。其中，排卵障碍性异常子宫出血（AUB-O）曾称为功能失调性子宫出血，属于 AUB 病因分类系统中的非器质性中的一种。AUB-O 分为无排卵性和有排卵性，前者是因排卵障碍致稀发排卵、无排卵，而后者主要是黄体功能异常所致。

一、无排卵性异常子宫出血

【病因与病理生理】

正常月经周期受性腺轴的调节，周期性子宫内膜功能层崩解脱落而出血。其调节具有规律性及自限性的特点。当机体受内部和外界各种因素，如精神紧张、营养不良、代谢紊乱、慢性疾病、环境及气候骤变、饮食紊乱、过度运动、酗酒以及其他药物等影响时，可通过大脑皮质，使下丘脑-垂体-卵巢的性腺轴功能失调或靶器官效应异常而导致月经异常。

常见于青春期、绝经过渡期，也可发生在育龄期。青春期主要原因是下丘脑-垂体-卵巢轴间的反馈调节机制尚未成熟，无促排卵性 LH 峰形成。绝经过渡期主要原因是卵巢功能衰退，卵泡几乎耗尽，剩余的卵泡对 FSH 的反应性低下，不形成排卵前 LH 峰。而育龄期的女性可因应激、肥胖、多囊卵巢综合征（PCOS）等因素影响引起无排卵的发生。各种原因引起的无排卵均可导致子宫内膜受单一雌激素作用却无孕酮对抗而发生雌激素突破性出血。另外，无排卵性 AUB 还与子宫内膜出血自限机制缺陷有关。

【病理】

根据体内雌激素水平高低和持续作用时间长短，以及子宫内膜对雌激素反应的敏感性，子宫内膜发生不同程度增生性改变，少数呈萎缩性改变。

1. 增殖期子宫内膜 在月经周期后半期甚至月经期时仍表现为增殖状态。

2. 子宫内膜增生 根据 WHO 女性生殖系统肿瘤组织学分类（2020 年），基于结构和细胞形态学分为以下几种。

（1）子宫内膜不伴有不典型的增生 指子宫内膜腺体过度增生，超出正常子宫内膜增殖期晚期。包括既往所称的单纯型增生和复杂型增生，发生子宫内膜癌的风险极低。

（2）子宫内膜不典型增生/子宫内膜样上皮内瘤变 指子宫内膜增生伴有细胞不典型。子宫内膜腺体比例超过间质，具有相同或相似于高分化子宫内膜样癌的细胞学特征，但缺乏明确的间质浸润。其发生子宫内膜癌的风险较高，属于癌前病变。

3. 萎缩型子宫内膜 内膜菲薄萎缩，腺体和间质均减少，胶原纤维相对增多。AUB-O 患者这一类型少见。

【临床表现】

常见症状是月经紊乱，即出血间隔长短不一，出血量多少不一。出血的类型取决于血雌激素水平及其下降速度、雌激素对子宫内膜持续作用的时间及子宫内膜的厚度。

【辅助检查】

1. 血常规检查 评估出血严重程度，必要时行凝血功能等检查。

2. 妊娠试验检测 排除妊娠相关疾病。

3. 超声检查 了解子宫内膜厚度及回声，明确宫腔是否有占位性病变及其他生殖道器质性病变等。

4. 诊断性刮宫 目的是明确子宫内膜病理诊断，具止血和诊断双重作用。对于有性生活史、药物治疗无效、存在子宫内膜癌高危因素、长期不规则阴道流血及超声检查提示子宫内膜过度增厚且回声不均者尤其适用。

5. 宫腔镜检查 直接观察宫颈管、子宫内膜的情况，并通过直视下活检，提高活检诊断的准确率。

6. 激素测定 测定血孕酮及血 LH、FSH、催乳素（PRL）、雌二醇（E_2）、睾酮（T）、促甲状腺激素（TSH）水平，以了解无排卵的病因。

7. 基础体温测定（BBT） 是诊断无排卵性 AUB 最常用手段。其基础体温呈单相型（图 21-1）。

日期　4/6 8 10 12 14 16 18 20 22 24 26 28 30 5/2 4 6 8 10 12 14 16 18 20 22 24 26 28

体温

37℃

36℃

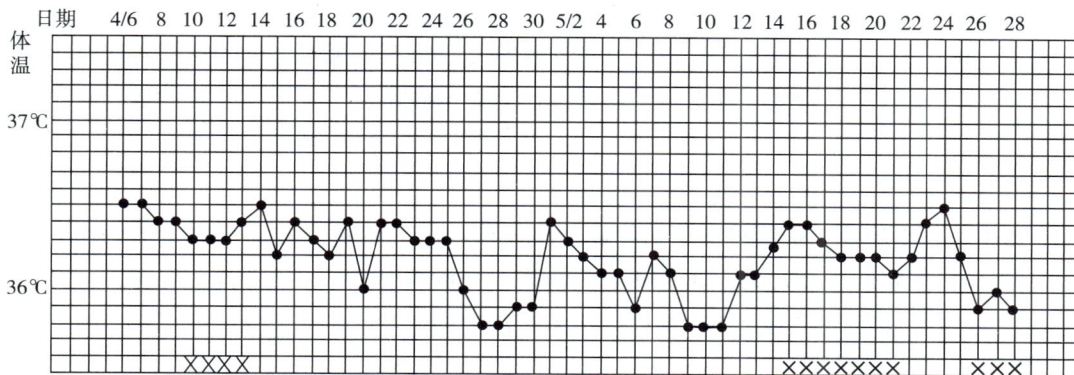

图 21-1　基础体温单相型（无排卵性异常子宫出血）

【诊断】

诊断前必须排除外生殖道或全身器质性病变所致，再结合病史、体格检查、辅助检查后，才能做出初步诊断，而辅助检查可以进行鉴别诊断和确定病情程度等。

【治疗】

根据不同的病因进行处理。结合患者病情决定其治疗方案。原则是迅速止血、纠正贫血、维护正常生理状态；调整月经周期，防止子宫内膜病变和 AUB 复发。青春期以止血、调整月经周期为主；育龄期以止血、调整月经周期、促排卵为主；绝经过渡期需止血、调整月经周期，尤其需要排除子宫内膜癌变。

1. 止血

（1）性激素　为首选止血药物，治疗过程应严密观察。

1）孕激素内膜脱落法　又称"药物刮宫"。适用于体内已有一定雌激素水平、血红蛋白 >90g/L、生命体征平稳的患者。具体方法：地屈孕酮片 10mg，口服，每日 2 次，共 10 天。急性 AUB，黄体酮 20~40mg，肌内注射，每日 1 次，共 3~5 天。约在停药 3 天后出现撤退性出血，约 1 周内血止。亦可选择其他孕激素制剂。

2）孕激素内膜萎缩法　为高效合成孕激素，有止血疗效。治疗出血量较多时，选用炔诺酮，首剂剂量 5mg，每 8 小时 1 次，血止后每隔 3 天递减 1/3 量，直至维持量为 2.5~5.0mg/d；连续用药 10~21 天或以上，至贫血纠正，希望月经来潮时停药即可，停药后 3~7 天发生撤退性出血。也可用甲羟孕酮 10~30mg/d，血止后按同样原则减量。

3）复方短效口服避孕药　适用于青春期和育龄期的患者，有避孕药禁忌证的患者禁用。目前常用的复方短效避孕药包括炔雌醇环丙孕酮片、屈螺酮炔雌醇片、屈螺酮炔雌醇片（Ⅱ）等，用法为 1 片/次，急性 AUB 多使用 2~3 次/日，大多数出血可在 1~3 天完全停止，继续维持原剂量治疗 3 天以上仍无出血可开始减量，每 3~7 天减 1 片至 1 片/天，维持至血红蛋白正常，希望月经来潮时停药即可。

4）雌激素内膜修复法　适用于血红蛋白 <90g/L 的青春期患者，因不良反应较重，目前临床较少使用。

5）GnRH-a　能达到止血的目的，但不能立即止血，多用于难治性 AUB。适用于合并重度贫血的子宫肌瘤或子宫腺肌病患者，止血的同时为后续处理做准备。虽达到止血的目的，但不能立即止血，多用于难治性 AUB。

（2）刮宫术　适用于大量出血且药物治疗无效需立即止血或需要做子宫内膜病理组织学检查或有药物治疗禁忌的患者。可了解内膜病理，排除恶性病变，尤其对病情长和绝经过渡期患者可首选。刮宫术能有效地止血，且可通过将刮出组织送病理而明确诊断。对于无性生活史的青少年，不要轻易选择刮宫术。

（3）辅助治疗

1）一般止血药物治疗　选用抗纤溶药物和促凝血药物，二者均有减少出血量的辅助作用，配合性激素治疗可达到更好的止血效果。如抗纤溶药物氨甲环酸静脉注射或静脉滴注，每次 0.25~0.5g，0.75~2g/d；口服，每次 500mg，每日 3 次；还可以用酚磺乙胺、维生素 K、咖啡酸片等。

2）改善凝血功能　必要时补充凝血因子，如纤维蛋白原、血小板、新鲜冰冻血浆。

3）纠正贫血　中、重度贫血者在上述治疗的同时应补充铁剂、叶酸，严重贫血者需输血治疗。

4）预防感染　流血时间长、严重贫血、抵抗力低或存在感染的临床征象时，及时给予抗菌药物治疗。

2. 调整周期　在止血后需要调整月经周期，这是治疗无排卵性 AUB 的关键步骤。目的是巩固疗效，避免复发。根据病情选用适当的调整周期的方法。

（1）雌、孕激素序贯疗法（人工周期）　模仿自然月经周期中卵巢的内分泌变化，将雌、孕激素序贯应用。适用于青春期及内源性雌激素水平较低的育龄期、绝经过渡期患者。具体用法：雌激素自撤退性出血第 5 天起用药。如：结合雌激素 1.25mg 或雌二醇 2mg，每晚 1 次，连服 21 天，服雌激素第 12 天加用甲羟孕酮，10mg/d，连用 10 天，停药后 3~7 天内出现撤退性出血。自出血后第 5 天再重复用药，连续 3 个周期为 1 个疗程。用药 2~3 周后一般会恢复自发排卵，如果正常月经周期未能正常建立，可以再重复使用上述方法（图 21-2）。

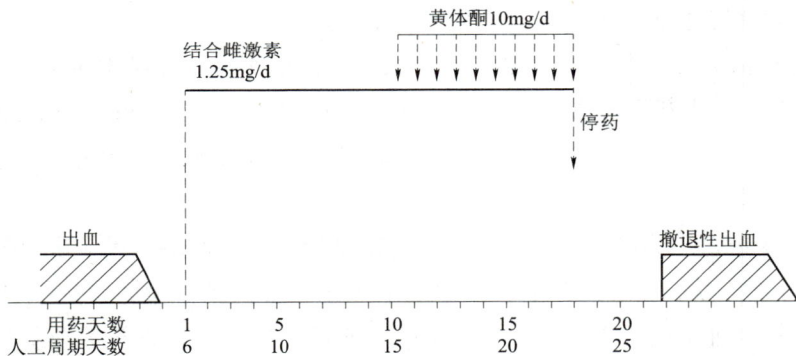

图 21-2　雌、孕激素序贯疗法示意图

（2）复方短效口服避孕药　适用于经量多、痛经、痤疮、多毛、经前期综合征，尤其适用于有避孕需求的患者。一般在止血用药撤退性出血后，周期性使用口服避孕药 3 个周期，病情反复者可适当延至 6 个周期。

（3）孕激素后半周期疗法　适用于体内有一定量雌激素的患者。于月经周期后半期（撤退性出血的第 15 天起）口服地屈孕酮，10~20mg/d，连用 10~14 天为 1 个周期，视病情需要应用 3~6 个周期。

（4）左炔诺孕酮宫内缓释系统（LNG-IUS）　适应于生育期、围绝经期或已无生育要求的患者。既能避孕，又能抑制子宫内膜生长，长期保护子宫内膜，显著减少出血量，全身的副作用较小。

3. 促排卵　适用于育龄期的妇女，尤其是有怀孕意向的患者。一般经过调整月经周期的部分患者会恢复排卵，有利于调整月经周期。

（1）氯米芬　月经周期第 5 天起，每晚 50mg，连用 5 天，一般停药 7～9 天排卵。若排卵失败，可重复用药。

（2）绒促性素（hCG）　适用于体内 FSH 有一定水平、雌激素中等水平者。一般与其他促排卵药联用。超声监测卵泡发育接近成熟时，可大剂量肌内注射 hCG 5000～10000U 诱发排卵。

（3）尿促性素（hMG）　每支含 FSH 及 LH 各 75U。月经期第 5 天起，每天肌内注射 hMG 1～2 支，直至卵泡成熟后停用 hMG，加用 hCG 5000～10000U，肌内注射，以提高排卵率。应警惕用 hMG 时并发卵巢过度刺激综合征，故仅适用于对氯米芬效果不佳、要求生育、尤其是不孕患者。

（4）来曲唑（LE）　从自然月经或撤退性出血的第 2～5 天开始，2.5mg/d，共 5 天；如无排卵，则每周期增加 2.5mg，直至 5.0～7.5mg/d。由于来曲唑尚无促排卵治疗适应证，应在患者知情同意下使用。

4. 手术治疗　适用于药物治疗无效、有药物禁忌、无生育要求的患者，若年龄大难随访亦可手术治疗。

（1）子宫内膜切除术　通过宫腔镜，使用电切割、激光切割、冷刀切割或滚动球电凝或热疗等方法，使子宫内膜和浅肌层被破坏。术前需排除癌或癌前病变。

（2）子宫切除术　经各种方法治疗效果不佳、无生育要求患者，并了解所有药物治疗方法后，让患者及其家属知情选择后可施行子宫切除。

5. 中医中药治疗　无排卵性 AUB 属中医学"崩漏"范畴。治疗原则：急则治其标，缓则治其本，辨证施治。根据不同证型，选择相应的中药方剂或中成药。

二、排卵性异常子宫出血

较无排卵 AUB 少见，多发生于育龄期，主要是黄体功能异常所致。黄体功能异常包括黄体功能不足和子宫内膜不规则脱落。

（一）黄体功能不足

月经周期中卵巢有发育及排卵，但黄体期孕激素分泌不足或黄体过早衰退导致子宫内膜分泌反应不良和黄体期缩短。

【影响因素】

卵泡期 FSH 缺乏、LH 排卵高峰分泌不足、LH 排卵高峰后低脉冲缺陷、卵泡发育不良、青春期早期、分娩后、绝经过渡期等多种因素造成。

【病理】

子宫内膜有分泌期的表现，腺体分泌不良，间质水肿不明显或间质腺体发育不同步，活检提示分泌反应落后 2 天。

【临床表现】

一般表现为月经周期缩短，有时周期虽然正常，但卵泡期延长、黄体期缩短，导致不易受孕或容易在早孕期间流产。

【诊断】

根据病史、妇科检查无引起异常子宫出血的生殖器官器质性病变；基础体温双相型，但高温相短于 11 天；子宫内膜活检显示子宫内膜分泌反应落后至少 2 天（图 21-3）。

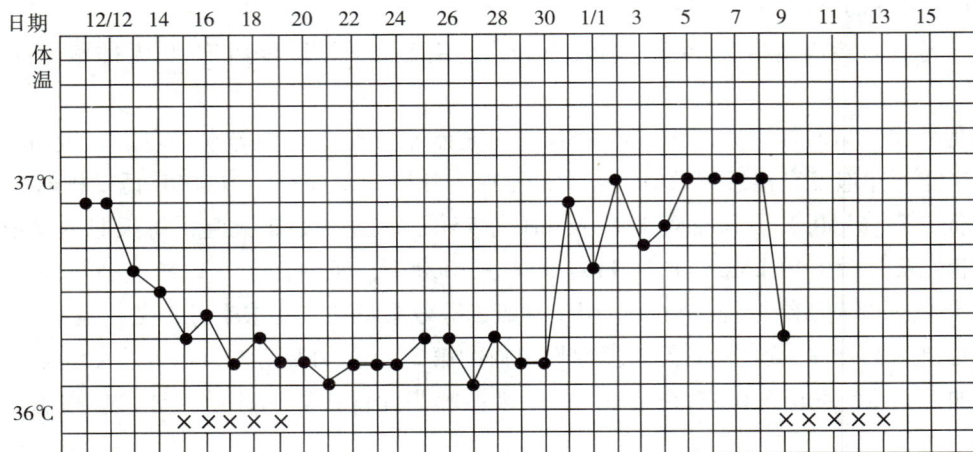

图 21 - 3　基础体温双相型（黄体期短）

【治疗】

1. 促进卵泡发育　有生育要求者可予促排卵治疗，有利于改善卵泡发育和黄体功能。可选用氯米芬、来曲唑、hMG 等。

2. 促进月经中期 LH 峰形成　卵泡成熟后，予 hCG 5000～10000U 肌内注射。

3. 黄体功能刺激疗法　基础体温上升后开始，隔日肌内注射 hCG 1000～2000U，共 5 次。

4. 黄体功能补充疗法　自排卵后开始肌内注射黄体酮 10mg/d，共 10～14 天。亦可选用天然黄体酮制剂口服。

5. 口服避孕药　周期性口服避孕药 3 个周期，病情反复可适当延长至 6 个周期，适用于有避孕需求的患者。

（二）子宫内膜不规则脱落

月经周期有排卵，黄体发育良好，但萎缩过程延长，导致子宫内膜不规则脱落。

【病理】

正常月经期的第 3～4 天，分泌期内膜全部脱落；而在子宫内膜不规则脱落时，月经期的第 5～6 天子宫内膜仍有处于分泌状态的情况，常表现为混合型子宫内膜。

【临床表现】

表现为月经周期正常，但经期延长，长达 9～10 天且出血量多少不一。

【诊断】

根据临床表现，结合基础体温双相型（高温相延长，下降缓慢）（图 21 - 4）及经期诊刮子宫内膜尚有分泌期改变，可确诊。

【治疗】

1. 孕激素　排卵后第 1～2 天开始，口服地屈孕酮 10mg/d，10～14 天或肌内注射黄体酮注射液。其后孕激素撤退导致子宫内膜集中剥脱出血。

2. hCG　促进黄体功能，用法同黄体功能不足。

3. 复方短效口服避孕药　抑制排卵，控制周期。

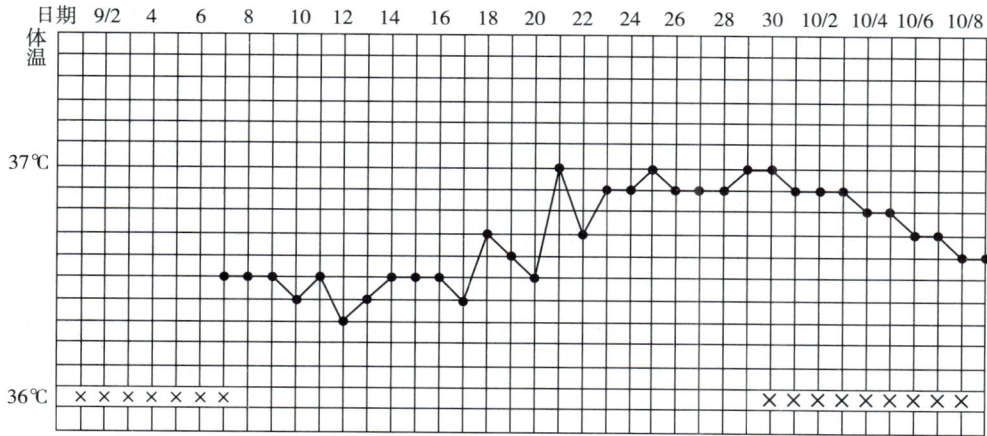

图 21 – 4　基础体温双相型（子宫内膜不规则脱落）

【常用药物注意事项与患者教育】

1. 雌激素　是卵巢合成的主要甾体激素之一，不仅具有促进和维持女性生殖器官和第二性征的生理作用，还对机体的代谢、心血管系统、骨骼的生长及皮肤等都有显著的影响。雌激素的止血作用是使内膜增生，覆盖子宫内膜脱落后的出血创面，此外尚有升高纤维蛋白原水平、增加凝血因子，促使血小板凝聚和使毛细血管通透性降低等作用。目前临床常用药物有苯甲酸雌二醇（注射剂）、孕马雌酮、戊酸雌二醇等，长期应用雌激素可能会增加心脑血管疾病及妇科肿瘤的风险，大剂量口服合成雌激素常会引起恶心、呕吐、头晕、乏力等，现已经少用。天然雌激素常无不良反应，在雌激素作用基础上，应用大剂量孕激素可导致内膜结构稳定，两者同时撤退时，内膜容易全部脱落，可使出血量减少，持续时间缩短，大剂量雌激素可加重三环类抗抑郁药的不良反应并降低其疗效，卡马西平、苯巴比妥、苯妥英钠及利福平等可降低雌激素疗效，雌激素可降低抗凝药物及降压药物的疗效。对于存在血栓性疾病史或血液高凝状态的患者禁止大剂量雌激素止血。

2. 孕激素　是卵巢合成的另一类重要的甾体激素，其与雌激素协调作用共同维持女性的第二性征及生理周期，对于有子宫的闭经可在雌激素作用的基础上促进子宫内膜由增生期转为分泌期，促进月经来潮，常用药有醋酸甲羟孕酮（安宫黄体酮）、炔诺酮（妇康片）、黄体酮（注射剂）、地屈孕酮等，主要不良反应有突破性出血、点滴出血、经量改变、闭经、水肿、体重变化（增加或减少）、胆汁淤积性黄疸、恶心、过敏反应等，可显著抑制氨鲁米特的生物利用度。

3. 氯米芬　与雌激素竞争受体，作用于下丘脑、垂体和卵巢，使促性腺激素增加，启动或促使卵泡生长；由于其影响子宫内膜和肌层生长，同时应用雌激素可消除其不利影响，对于有生育要求的异常子宫出血患者可以提高其妊娠率。最常见的不良反应是多胎妊娠，其他可出现卵巢增大、潮热、腹部不适甚至卵巢过度刺激综合征，用药后行超声卵泡监测尤为重要。

第二节　闭　经

PPT

闭经（amenorrhea）是指无月经或月经停止 6 个月，是妇科疾病中最常见的症状之一。根据既往有无月经来潮，分为原发性闭经和继发性闭经两类。原发性闭经是指年龄超过 13 岁，第二性征未发育；或年龄超过 15 岁，第二性征已发育，月经还未来潮。继发性闭经是指曾有月经、以后月经停止，包括原来月经频率正常者停经 3 个月或原来月经稀发者停经 6 个月。青春期前、妊娠期、哺乳期及绝经后的月经不来潮属生理性闭经。

【分类】

按照病变发生部位，闭经主要分为下丘脑性闭经、垂体性闭经、卵巢性闭经、子宫性闭经。按促性腺激素（Gn）水平又可分为低促性腺激素性闭经和高促性腺激素性闭经，前者是由于下丘脑或垂体的问题引发促性腺激素水平低下导致卵巢功能低下而闭经，后者是由于卵巢本身功能减退导致的闭经。世界卫生组织（WHO）将闭经归纳为 3 型：Ⅰ 型，内源性雌激素（雌二醇）产生不足，卵泡刺激素（FSH）水平正常或低下，催乳素（PRL）水平正常，无明显下丘脑垂体区域病变证据；Ⅱ 型，内源性雌激素产生且高于早卵泡期水平，FSH 及 PRL 水平正常；Ⅲ 型，内源性雌二醇水平低、FSH水平升高，提示卵巢功能衰竭。

【病因】

正常月经的建立和维持有赖于下丘脑－垂体－卵巢轴的功能正常、靶器官子宫内膜对性激素的周期性反应和下生殖道的通畅，其中任何一个环节发生障碍均可导致闭经。

1. 原发性闭经　少见。多因遗传学因素或先天发育缺陷引起。根据第二性征的发育情况，分两类：①第二性征存在的原发性闭经，如 MRKH 综合征、生殖道闭锁、雄激素不敏感综合征、真两性畸形、卵巢抵抗综合征；②第二性征缺乏的原发性闭经，包括低促性腺激素性性腺功能减退和高促性腺激素性性腺功能减退。

2. 继发性闭经　多见，病因复杂。根据控制正常月经周期的 4 个主要环节，分为下丘脑性闭经、垂体性闭经、卵巢性闭经、子宫性闭经，以下丘脑性闭经最常见。

（1）下丘脑性闭经　最常见。是中枢神经系统包括下丘脑各种功能性、器质性疾病引起，以功能性原因为主。属低促性腺激素性闭经。精神应激、体重下降和神经性厌食、运动过度、药物、器质性疾病及炎症等均可引起。

（2）垂体性闭经　因腺垂体器质性病变或功能失调使促性腺素分泌受到影响而影响卵巢功能。希恩综合征、垂体肿瘤、空蝶鞍综合征、垂体炎症等均可引起。

（3）卵巢性闭经　因卵巢本身原因引起的闭经，属高促性腺激素性闭经。卵巢功能衰退、卵巢功能性肿瘤、多囊卵巢综合征等均可引起。

（4）子宫性闭经　因各种因素造成子宫内膜基底层受损及宫腔和宫颈管粘连导致的闭经。

【辅助检查】

育龄期妇女闭经首先排除妊娠。通过病史及体格检查，寻找闭经的原因及确定病变部位，再选择性通过辅助检查明确为哪种疾病导致。

1. 功能试验

（1）孕激素试验　评估体内雌激素水平。常用外源性孕激素，如黄体酮、地屈孕酮或醋酸甲羟孕酮。停药后出现撤退性出血（阳性反应），提示子宫内膜已受一定水平雌激素影响，且流出道通畅；停药后 2 周内无撤退性出血（阴性反应），则可能存在内源性雌激素水平低下、子宫—下生殖道病变所致闭经、妊娠等情况。排除妊娠后应进一步行雌孕激素序贯试验。

（2）雌孕激素序贯试验　适用于孕激素试验阴性的闭经患者。每晚睡前戊酸雌二醇 2mg 或结合雌素 1.25mg，连服 21 天，最后 10 天加用地屈孕酮或醋酸甲羟孕酮。两药停药后发生撤退性出血者为阳性，提示子宫内膜功能正常，可排除子宫性闭经，应进一步寻找原因；无撤退性出血者为阴性，应重复一次试验，若仍无出血，提示子宫内膜有缺陷或受损，可诊断为子宫性闭经。

（3）垂体兴奋试验　了解垂体对 GnRH 的反应性。

2. 激素测定　是最重要的检查，激素水平的解读需结合患者病情和其他检查综合判断。

（1）性激素测定　包括雌二醇（E_2）、孕酮（P）、睾酮（T）测定。如怀疑有其他内分泌器官疾病，应同时检查。血 P 水平升高，提示有排卵。血 E_2 水平低，提示卵巢功能不正常或衰竭。T 水平高，提示可能为多囊卵巢综合征或卵巢支持 – 间质细胞瘤等。一般检测为血清总睾酮水平，故睾酮水平正常不能排除多囊卵巢综合征诊断，需结合症状体征判断。

（2）垂体分泌激素测定　血清催乳素升高，提示垂体瘤可能。PRL、TSH 同时升高，提示甲状腺功能减退引起的闭经。FSH、LH 水平低下，尤其是 LH < 5IU/L 提示下丘脑 – 垂体功能障碍。FSH 水平升高提示高促性腺激素性性腺功能减退，注意排除排卵期生理性 FSH 峰情况。FSH 水平在正常范围内需结合其他检测结果综合判断。

（3）其他检测　肥胖、多毛、痤疮者还需行胰岛素、雄激素测定、口服葡萄糖耐量试验、胰岛素释放试验等，以确定是否存在胰岛素抵抗、高雄激素血症或先天性肾上腺皮质增生症等。

如患者服用相关激素类药物，建议停用药物至少 2 周后行激素测定。

3. 影像学检查

（1）超声检查　观察盆腔有无子宫，子宫形态、大小及内膜厚度，卵巢大小、形态、卵泡数目、有无卵巢肿瘤等。

（2）子宫输卵管造影　了解有无子宫发育异常、宫腔病变和宫腔粘连。

（3）CT 或 MRI 检查　用于盆腔及头部蝶鞍区检查，了解盆腔肿块和中枢神经系统病变性质。

4. 宫腔镜检查　诊断是否有宫腔粘连。

5. 其他检查　如：染色体检查、骨密度检查、基础体温测定、子宫内膜活检等。

【诊断】

详问病史和体格检查，初步排除器质性病变，再通过妇科检查和辅助检查确定闭经的原因。临床上，若为原发性闭经，按原发性闭经诊断步骤（图 21 – 5）进行诊断；若为继发性闭经，按继发性闭经诊断步骤（图 21 – 6）进行诊断。

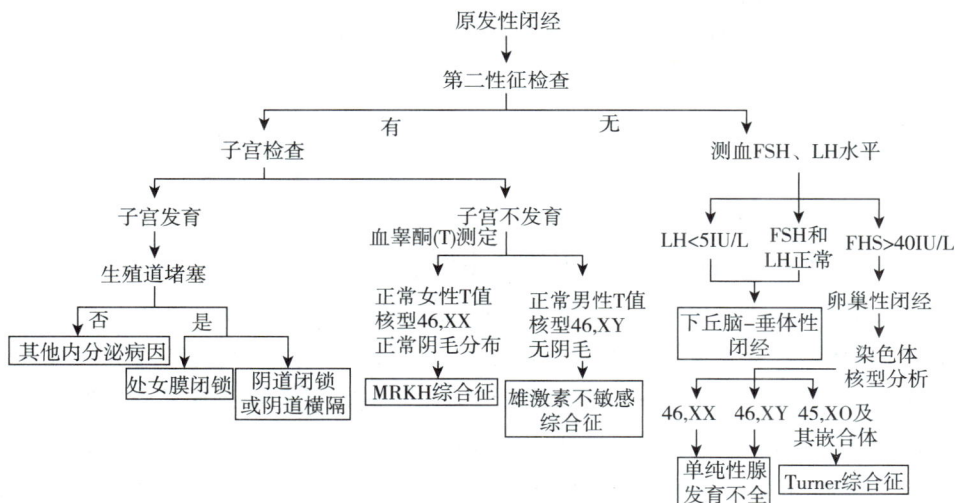

图 21 – 5　原发性闭经的诊断步骤

继发性闭经

妊娠试验 ——————————————— 阳性

阴性 → 妊娠或相关疾病

测血TSH、PRL水平

PRL大于30μg/L
(1.36nmol/L)，TSH正常

PRL水平升高，
TSH水平升高

均正常

孕激素试验

PRL≤100μg/L
（4.55nmol/L）

PRL>100μg/L

甲状腺功能减退

有撤退性出血

无撤退性出血

酌情

MRI检查是否存在
头颅和蝶鞍部位肿瘤
否

雌、孕激素试验

特发性高PRL血症

有撤退性出血

无撤退性出血

子宫性闭经

检测FSH、LH水平

LH<5IU/L

FSH>40IU/L

中枢-下丘脑性或
垂体性闭经

卵巢性闭经

排除中枢器质性病变

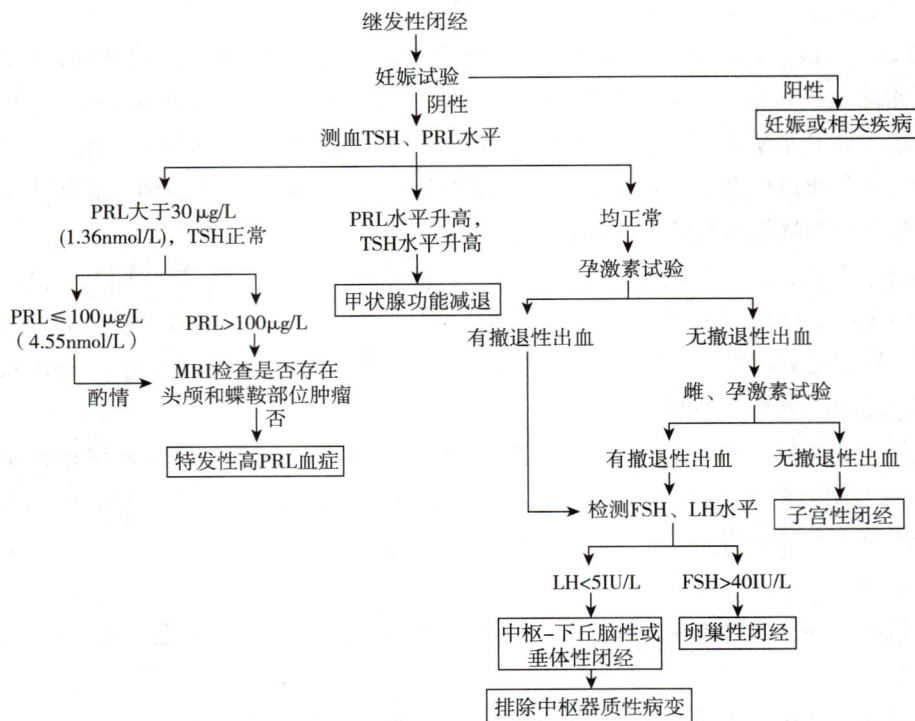

图 21-6 继发性闭经的诊断步骤

【治疗】

病因治疗为先，性激素治疗为主，促进第二性征发育，恢复月经，帮助生育，维持女性生殖健康及全身健康。

1. 全身治疗 全身性疾病需积极治疗，提高体质，供给适当营养，保持标准体重。运动性闭经应适当减少运动量。对应激或精神因素所致闭经，应进行耐心的心理治疗，消除精神紧张和焦虑。肿瘤等疾病引起的闭经，需积极治疗。

2. 内分泌治疗 明确病变环节及病因后，给予相应激素治疗以补充机体激素不足或拮抗其过多，恢复机体平衡，达到治疗目的。

（1）性激素补充治疗 维持女性全身健康及生殖健康是主要目的；促进和维持第二性征和月经。主要治疗方案如下。

1）雌激素补充治疗 戊酸雌二醇1mg/d，微粒化17β-雌二醇1~2mg/d或皮肤涂抹雌二醇凝胶1.25~2.5g/d。青春期性幼稚患者，治疗起始应从小剂量开始。

2）人工周期疗法 适用于有子宫者，上述雌激素连服21天，后10天同时予地屈孕酮10~20mg/d或微粒化黄体酮200~300mg/d或醋酸甲羟孕酮6~10mg/d。

3）孕激素疗法 适用于体内有一定内源性雌激素水平的闭经患者，在月经周期后半期（或撤退性出血第14~20天）服用孕激素，建议使用天然或接近天然的孕激素口服，每周期用药10~14天。

4）口服避孕药 既可避孕又可治疗无排卵性闭经，可供有避孕需求女性选择。有明显高雄激素血症或体征的PCOS患者也可采用。

（2）促排卵 适用于有生育要求者，根据情况可选择氯米芬、hMG联合hCG等方案。

（3）其他药物 溴隐亭适用于垂体催乳素瘤患者中的敏感者，在服药3个月后肿瘤明显缩小，一般不用手术。肾上腺皮质激素适用于先天性肾上腺皮质增生所致的闭经。甲状腺素适用于甲状腺功能减退引起的闭经。

3. 辅助生殖技术　适用于有生育要求，但诱发排卵后未成功妊娠、合并输卵管问题、男方因素不孕者。需要评估患者的生育风险。

4. 手术治疗　针对各种器质性病因，采用相应的手术治疗。

（1）生殖器畸形　如处女膜闭锁、阴道横隔或阴道闭锁，均可通过手术切开或成形。子宫颈发育不良者若无法手术矫正，则应行子宫切除术。

（2）Ashermana 综合征（人工流产术后宫颈或宫腔粘连）　多采用宫腔镜直视下分离粘连，随后加用大剂量雌激素和放置宫腔内支撑的治疗方法，口服戊酸雌二醇 2~4mg/d，连服 21 天，后 10 天加服孕激素，根据撤药出血量，重复上述用药 3~6 个月。宫颈狭窄和粘连可以通过宫颈扩张治疗。

（3）肿瘤　卵巢肿瘤一经确诊，应行手术治疗。对于垂体肿瘤，应根据肿瘤部位、大小及性质确定治疗方案。出现药物治疗无效或瘤体过大产生压迫症状时可用手术治疗。其他中枢神经系统肿瘤多采用手术和（或）放疗。

5. 患者教育和长期管理　针对疾病诊断、长期影响和治疗选择方面给予患者充分的咨询，激素治疗需要长期管理。

【常用药物注意事项与患者教育】

1. 雌激素　见本章第一节。

2. 孕激素　见本章第一节。

3. 溴隐亭　是人工合成的多肽类麦角生物碱，其结构与多巴胺极为相似，故与多巴胺受体有较强的亲和力，为多巴胺受体激动剂，通过直接和间接的途径抑制 PRL 分泌，恢复排卵。不良反应以恶心、呕吐最为常见，大剂量可出现嗜睡、失眠、幻觉、精神错乱、口干、便秘等，为减少不良反应，应从小剂量开始，并在进餐中服药或配伍维生素 B_6。

第三节　外阴及阴道炎

PPT

一、阴道毛滴虫病

> **情境导入**

情境：患者，女性，48 岁，糖尿病史 7 年，主诉外阴痒 2 月余，阴道分泌物增多，无异味。

妇科检查：外阴已产型，阴道畅，黏膜充血，阴道分泌物多，呈凝乳块状，宫颈光滑。

辅助检查：10% KOH 湿片法检查发现芽孢和假菌丝。

思考：1. 该患者考虑诊断为什么疾病？

2. 如何指导患者用药？

阴道毛滴虫病是由阴道毛滴虫引起的一种常见阴道炎，是常见的性传播性疾病。

【病因与传播方式】

1. 病原体　阴道毛滴虫适宜在温度 25~40℃、pH 5.2~6.6 的潮湿环境中生长，但在 pH 5.0 以下的环境不生长。月经前后阴道 pH 发生变化，经后接近中性，此时滴虫易于繁殖，故阴道毛滴虫病常在月经前后发作。另外，滴虫能消耗氧，易致厌氧菌繁殖，约60%患者同时合并细菌性阴道病。

2. 传播方式 ①经性交传播：为主要传播方式。男女双方有一方泌尿生殖道带有滴虫，均可传播给对方，但男方因感染后常无症状而成为传染源。②间接传播：经公共浴池、浴巾、浴盆、游泳池、坐便器、污染的衣物及器具等传播。

【临床表现】

1. 主要症状 阴道分泌物增多及外阴瘙痒，间或有外阴灼热、疼痛或性交痛。分泌物的典型特征是稀薄脓状、泡沫状，有异味。瘙痒部位主要是阴道口及外阴。若合并尿道感染，可有尿频、尿痛、血尿等，阴道毛滴虫能吞噬精子，并能阻碍乳酸生成，影响精子在阴道内存活，可导致不孕。

2. 妇科检查 见阴道黏膜充血，严重者有散在出血点，宫颈甚至有出血斑点，形成"草莓样"宫颈，部分带虫者可无症状，阴道黏膜亦无异常改变。

【诊断】

根据病史、临床表现可做出初步诊断，阴道分泌物发现阴道毛滴虫即可确诊。最简单的方法是湿片法，此法敏感性为40%~70%。

【治疗】

1. 全身治疗 因阴道毛滴虫病可同时合并尿道、尿道旁腺、前庭大腺的滴虫感染，故需全身用药。首选用甲硝唑0.4g，每日2次，连服1周。也可选用替硝唑2g，单次顿服。

2. 性伴侣治疗 性伴侣需同时进行治疗，并告知患者及性伴侣治愈前避免无保护性行为。

3. 随访及治疗失败的处理 因阴道毛滴虫病患者再感染率很高，最初感染3个月内需要追踪，若治疗失败并排除再次感染者可增加药物剂量和疗程，建议行药敏试验。方案：甲硝唑或替硝唑2g，单次口服，每日1次，连用1周。若再次失败，口服替硝唑2g，每日1次，并联合替硝唑0.5g阴道用药，每日2次，连服14天。为避免重复感染，治疗期间对密切接触的用品如内裤、毛巾等建议高温消毒。

【常用药物注意事项与患者教育】

硝基咪唑类药物 为硝基咪唑衍生物，对厌氧微生物有强大杀灭作用，它在人体中还原时生成的代谢物也具有抗厌氧菌作用，抑制细菌的脱氧核糖核酸的合成，从而干扰细菌的生长、繁殖，最终致细菌死亡。临床常用药物为甲硝唑、替硝唑、奥硝唑和塞克硝唑。甲硝唑不良反应为胃肠道反应，如恶心、呕吐等，偶见头痛、皮疹、白细胞减少等，一旦发现应停药；替硝唑、奥硝唑和塞克硝唑不良反应较甲硝唑为少，可以选用。甲硝唑用药期间及停药24小时内，替硝唑用药期间及停药72小时内禁止饮酒，哺乳期用药不宜哺乳。另外，甲硝唑可透过胎盘，但未发现妊娠期应用甲硝唑会增加胎儿畸形或机体细胞突变的风险；而替硝唑在妊娠期应用的安全性尚未确定，应避免应用。

■ 知识链接

以爱关怀，用心服务

某发药窗口前来了一位满面愁容的女士，药师手里拿着"甲硝唑"，耐心地对她进行用药交代：①甲硝唑不良反应是胃肠道方面，如恶心、呕吐、头痛、食欲欠佳、皮疹等，但不影响治疗效果；②如果服药后出现不适或不良反应，先停药，再咨询医生；③可能引起头晕、幻觉等视觉障碍，用药后不要驾车，不要做需要精神集中的工作；④甲硝唑用药期间及停药24小时内，禁止饮酒；⑤不要担心，按医嘱用药，很快就恢复健康……这只是医院里的一个缩影。药师做好药物咨询不仅是一种医学行为，更是对公民生命健康权的尊重和保障，体现了尊重生命、以人为本、科学精神、社会责任等核心价值，是做一名有温度的医务工作者的具体表现。

二、外阴阴道假丝酵母菌病 📱微课

外阴阴道假丝酵母菌病（VVC）是假丝酵母菌引起的常见外阴阴道炎症。由于该致病菌旧称念珠菌，故该病过去通常被称为念珠菌性阴道炎。

【病因与传播方式】

1. 病原体 最常见的病原体为白假丝酵母菌。酸性环境适合该菌生长，有假丝酵母菌感染的阴道 pH 多在 4.0～4.7，常 <4.5。该菌对热的抵抗力不强，但对干燥、日光、紫外线及化学制剂等抵抗力较强。该菌为条件致病菌，部分正常妇女和妊娠期妇女阴道中有此菌寄生，但不引起症状。当全身及阴道局部细胞免疫力下降，假丝酵母菌大量繁殖并转变为菌丝相，才出现症状。发病的常见诱因有长期应用广谱抗生素、妊娠、糖尿病、大量应用免疫抑制剂以及接受大量雌激素治疗等，胃肠道假丝酵母菌感染者粪便污染阴道、穿紧身化纤内裤及肥胖使外阴局部温度与湿度增加，也是发病的影响因素。

2. 传播方式 ①内源性传播：为主要传播方式。假丝酵母菌除存在于阴道外，也可寄生于人的口腔、肠道，一旦条件适宜，则可互相传染。②经性交传播：占少数。③极少经过接触感染的衣物而传播。

【临床表现】

主要表现为外阴阴道瘙痒、阴道分泌物增多，呈豆腐渣样或凝乳状。外阴阴道瘙痒症状明显，严重者坐立不安，夜晚更加明显，部分患者可出现外阴部烧灼痛、性交痛以及尿痛。妇科检查见外阴常有充血、水肿，可伴有抓痕，阴道黏膜充血、水肿，小阴唇内壁和阴道壁黏膜上可附有白色块状物，擦掉后可见红肿的黏膜面，严重者可见糜烂及浅表溃疡。

外阴阴道假丝酵母菌病（VVC）分为单纯性 VVC 和复杂性 VVC（表 21－1）。后者占 10% ～20%。单纯性 VVC 包括非妊娠期妇女发生的散发性、白假丝酵母菌所致的轻或中度 VVC；复杂性 VVC 包括非白假丝酵母菌所致的 VVC、重度 VVC、复发性 VVC、妊娠期 VVC 或其他特殊患者如未控制的糖尿病、免疫低下者所患 VVC。根据 VVC 临床评分标准（表 21－2）划分，评分 <7 分为轻、中度 VVC，评分 ≥7 分为重度 VVC。

表 21－1 单纯性 VVC 与复杂性 VVC

	单纯性 VVC	复杂性 VVC
发生频率	散发或非经常发作	复发性
临床表现	轻至中度	重度
真菌种类	白假丝酵母菌	非白假丝酵母菌
宿主情况	免疫功能正常	免疫力低下或应用免疫抑制剂或未控制的糖尿病、妊娠

表 21－2 VVC 临床评分标准

评分项目	0	1	2	3
瘙痒	无	偶有发作，可被忽略	能引起重视	持续发作，坐立不安
疼痛	无	轻	中	重
阴道黏膜充血水肿	无	轻	中	重
外阴抓痕、皲裂、糜烂	无	—	—	有
分泌物量	无	较正常稍多	量多无溢出	量多有溢出

【辅助检查】

实验室检查中查到假丝酵母菌的芽生孢子或假菌丝即可确诊。首选革兰染色涂片法。而培养法加药敏试验适用于有症状而多次湿片法检查阴性或治疗效果不好的难治性 VVC 病例。

【诊断】

根据病史、临床表现尤其是典型的白色豆渣状或凝乳状阴道分泌物可做出初步诊断，在阴道分泌物中查到假丝酵母菌的芽生孢子或假菌丝即可确诊。

【治疗】

1. 消除诱因　积极治疗糖尿病，及时停用抗生素或激素类药物。用过的内裤、盆及毛巾等要用开水烫洗。

2. 单纯性 VVC　常采用唑类抗真菌药物。

（1）局部用药　选用以下药物置于阴道深部。①克霉唑制剂：克霉唑阴道片 0.5g，单次用药；克霉唑栓剂 0.15g，每晚 1 次，连用 1 周；1% 克霉唑乳膏 5g，每日 1 次，连用 1~2 周。②咪康唑制剂：咪康唑 1.2g，单次用药；每晚 0.4g，连用 3 天；每晚 0.2g，连用 1 周。③制霉菌素 10 万 U，每晚 1 次，连用 2 周。

（2）全身用药　常用氟康唑 0.15g，顿服。

3. 复杂性 VVC

（1）重度 VVC　在单纯性 VVC 治疗的基础上延长 1 倍的治疗时间。若为口服或局部用药的一日疗法方案，可在 72 小时后加用 1 次；外阴症状严重者，涂抹低浓度糖皮质激素软膏或唑类霜剂。

（2）复发性外阴阴道假丝酵母菌病（RVVC）　若 1 年内有症状并经真菌学证实的 VVC 发作 4 次或以上，称为 RVVC。治疗方案分为强化治疗与巩固治疗，根据培养和药物敏感试验选择药物。强化治疗治愈后，巩固治疗半年。

1）强化治疗　①局部用药：可选用下列药物放置于阴道深部。克霉唑阴道片 0.5g 或咪康唑 1.2g，第 1、4、7 天应用；咪康唑 0.4g，每晚 1 次，共 6 天；制霉菌素 10 万 U，每晚 1 次，共 2 周。②全身用药：氟康唑 0.15g，第 1、4、7 天口服。

2）巩固治疗　口服氟康唑 0.15g，每周 1 次，连续 6 个月；阴道用药咪康唑 1.2g 或克霉唑阴道片 0.5g，每周 1 次，连续 6 个月；制霉菌素 10 万 U，每晚 1 次，在月经前后各用 7 天，连续 6 个月。RVVC 患者治疗结束后分别在 7~14 天、1 个月、3 个月和 6 个月各随访 1 次，在 3 个月及 6 个月时建议同时进行真菌培养。

【常用药物注意事项与患者教育】

1. 制霉菌素　与真菌菌膜上的固醇结合，改变其渗透性，破坏菌体而达到杀菌目的，但其仅对体表及阴道感染有效，对深部感染无效，口服无效，只能局部用药。其代表药物为制霉菌素泡腾片，是妊娠 3 个月内最常应用的药物。

2. 咪唑类抗真菌药

（1）咪康唑　是对多种真菌深、浅感染均有效的咪唑类抗真菌药物，常用制剂有栓剂和霜剂，如硝酸咪康唑栓、硝酸咪康唑霜，其治疗效果好，不良反应轻。

（2）其他咪唑类抗真菌药　包括益康唑、克霉唑等，均适合局部用药，妊娠 4 个月后可用克霉唑。

（3）三唑类抗真菌药　不能耐受局部用药者、未婚妇女及不愿采用局部用药者可选用此类口服药物，常用药物有氟康唑、伊曲康唑等，主要不良反应有胃肠道不适、皮疹等，妊娠及哺乳期妇女禁用，1 周岁以内的婴儿禁用。

三、细菌性阴道病

细菌性阴道病（BV）是阴道内正常产生 H_2O_2 的乳杆菌减少或消失，而厌氧菌增多所致的阴道内源性感染。

【病因】

正常阴道内菌群以乳杆菌占优势，菌群失调时，乳杆菌减少甚至消失，其他厌氧微生物大量繁殖，其中以加德纳菌、其他厌氧菌等为主要病原体，导致阴道微生态失调。促使阴道菌群失调变化的病因不清楚，可能与过度清洗外阴阴道、频繁性交等因素有关。

【临床表现】

典型特征是带有鱼腥臭味的阴道分泌物增多，可伴有轻度外阴瘙痒或烧灼感，性交后尤甚，但也有 10%～40% 患者无症状。妇科检查见阴道黏膜无炎症表现，分泌物呈灰白色，均匀一致，稀薄状，常黏附于阴道壁，易拭去。

【诊断】

下列 4 项中有 3 项阳性即可临床诊断。

1. 匀质、稀薄、灰白色、鱼腥臭味阴道分泌物。

2. 阴道分泌物 pH > 4.5。

3. 胺试验阳性：取少许阴道分泌物放在玻片上，加入 10% 氢氧化钾液 1～2 滴，如产生一种烂鱼肉样腥臭味，则胺臭味试验阳性。

4. 线索细胞阳性：线索细胞是阴道脱落鳞状上皮细胞表面及周围黏附大量加德纳菌及其他厌养菌而成。严重者镜下线索细胞数量占鳞状上皮细胞比例 > 20%。

【治疗】

有症状者均需进行治疗。治疗选用抗厌氧菌药物，主要有甲硝唑、替硝唑、克林霉素。甲硝唑能抑制厌氧菌生长而不影响乳杆菌生长，是首选药物。

1. 全身治疗　口服用药。首选甲硝唑 0.4g，每日 2 次，连服 1 周。其次，可选用替硝唑 2g，每日 1 次，连用 2 天；替硝唑 1g，每日 1 次，连用 5 天；克林霉素 0.3g，每日 2 次，连服 1 周。

2. 局部治疗　阴道给药。首选 0.75% 甲硝唑凝胶 5g，每日 1 次，连用 5 天；甲硝唑阴道泡腾片 0.2g 或 2% 克林霉素软膏 5g，每晚 1 次，连用 1 周。其次，可选克林霉素栓剂 0.1g，每晚 1 次，连用 3 天。

【常用药物注意事项与患者教育】

1. 甲硝唑　见本章第三节"一、阴道毛滴虫病"。

2. 克林霉素　属于林可酰胺类抗生素，作用机制及抗菌谱与大环内酯类抗生素类似，用于革兰阳性菌及厌氧菌引起的各种感染性疾病，包括口服制剂和油膏制剂，妊娠期可用，不良反应主要是消化道症状，也可引起过敏反应，偶可引起伪膜性肠炎。

四、萎缩性阴道炎

萎缩性阴道炎是因雌激素水平下降，导致阴道抵抗力低下继发以需氧菌感染为主的阴道炎，多见于自然或人工绝经后的妇女，也可见于产后闭经、接受药物假绝经治疗的妇女。

【病因】

绝经后妇女因卵巢功能衰退或缺失，此时体内雌激素水平降低，使阴道壁萎缩，黏膜变薄，上皮细胞内糖原含量减少，导致阴道内 pH 增高，乳杆菌不再是优势菌，局部抵抗力下降，以需氧菌为主的其他致病菌大量繁殖所致。

【临床表现】

主要症状为外阴瘙痒、灼热感，伴有性交痛。妇科检查见阴道皱襞萎缩、菲薄，黏膜充血，可有散在小出血点或小出血斑，有时可见浅表溃疡，阴道内可见稀薄状分泌物，呈淡黄色，感染严重可呈脓血性状。

【诊断】

根据绝经史或卵巢手术、盆腔放射治疗史和临床表现可做出初步诊断，但仍需排除其他疾病。阴道分泌物镜检见大量白细胞而未见滴虫、假丝酵母菌等致病菌。对于有血性分泌物者，应排除生殖道恶性肿瘤。阴道壁发现溃疡及肉芽组织时，应行局部活组织检查，以排除阴道癌。

【治疗】

治疗原则：补充雌激素，增加局部抵抗力；适时使用抗生素抑制病菌生长。

1. 雌激素治疗　全身或阴道局部给予雌激素是针对病因的治疗。首选阴道局部应用雌激素制剂，如雌三醇乳膏、结合雌激素软膏、普罗雌烯乳膏、氯喹那多 – 普罗雌烯阴道片等。需要性激素补充治疗者，可同时口服雌激素。

2. 其他治疗　阴道局部用抗菌药物，也可选用中成药阴道制剂，如保妇康栓或微生态调节剂，改善阴道微生态。

【常用药物注意事项与患者教育】

雌激素　见本章第一节。

第四节　子宫肌瘤

PPT

子宫肌瘤是女性生殖器官最常见的良性肿瘤，主要是平滑肌及纤维结缔组织组成。常见于 30 ～ 50 岁女性，因其多无症状，故临床报道发病率比实际发病率低。子宫肌瘤患病率也存在种族差异。

【病因】

子宫肌瘤是性激素依赖性肿瘤，但确切发病机制尚不清楚。子宫肌瘤多发生于生育年龄妇女，青春期少见，绝经后停止生长或萎缩，提示其发生与女性激素有相关性。另外，孕激素有促进子宫肌瘤细胞有丝分裂、刺激子宫肌瘤生长的作用。

【分类】

1. 按肌瘤所在部位　可分为宫体肌瘤（90%）和宫颈肌瘤（10%）。

2. 根据肌瘤与子宫肌壁的关系　分为 3 类（图 21 – 7）。

（1）肌壁间肌瘤　占 60% ～ 70%，肌瘤位于子宫肌壁内，周围均被肌层包围。

（2）浆膜下肌瘤　约占 20%，肌瘤突起于子宫表面，表面覆盖浆膜。当瘤体继续向浆膜外生长，仅有一蒂与子宫相连，则成为带蒂浆膜下肌瘤；若蒂部扭转断裂，肌瘤脱落至盆腹腔，形成游离性肌瘤；若肌瘤向阔韧带内生长，

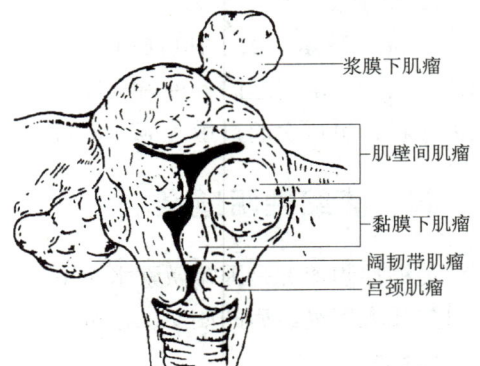

浆膜下肌瘤
肌壁间肌瘤
黏膜下肌瘤
阔韧带肌瘤
宫颈肌瘤

图 21 – 7　各类子宫肌瘤示意图

突入阔韧带两叶之间，称为子宫阔韧带肌瘤。

（3）黏膜下肌瘤 占 10% ~15%，肌瘤向宫腔内生长，突出于宫腔，表面被覆子宫内膜。黏膜下肌瘤易形成蒂，在宫腔内生长如同异物，刺激子宫收缩，使肌瘤挤出至宫颈外口，脱出至阴道内。

各种类型子宫肌瘤发生于同一子宫，子宫肌瘤常为多个，称为多发性子宫肌瘤。

【病理】

子宫肌瘤的病理诊断名称是子宫平滑肌瘤，与其组分有关。

1. 大体形态 肌瘤为实质性球形结节，质地比子宫肌层硬，表面光滑，因压迫周围肌壁纤维而形成假包膜，肌瘤与假包膜间隙疏松，故容易剥离。肌瘤多为白色、质硬，切面呈漩涡状结构。

2. 镜下形态 子宫肌瘤来自子宫肌层的平滑肌细胞或肌层血管壁的平滑肌细胞，肌瘤由皱纹状排列的平滑肌纤维相互交叉组成，呈漩涡状，细胞大小均匀，呈卵圆形或杆状，核染色较深。

3. 肌瘤变性 即肌瘤失去其原有典型结构。包括以下几种。

（1）玻璃样变性 又称透明变性，最常见。肌瘤变性部分呈灰色，剖面的漩涡状结构消失，由均匀的透明样物质取代，镜下见病变区肌细胞消失，为均匀粉红色无结构的胶原纤维。

（2）囊性变 常为玻璃样变性发展、梗死而发生囊性变。此时子宫肌瘤质软，肌瘤内多个囊腔，囊内为清亮无色液体或凝固成胶冻状。

（3）红色变性 常见于妊娠期或产褥期，是一种特殊类型的坏死。可能与肌瘤内小血管破裂引起血栓、溶血，有血红蛋白渗入肌纤维间有关。患者有剧烈腹痛伴恶心、呕吐、发热，白细胞升高，检查发现子宫肌瘤增大、局部压痛。变性子宫肌瘤剖面呈暗红色，质软，漩涡状结构消失。

（4）肉瘤样变 即肌瘤恶变，少见，占 0.4% ~0.8%。绝经后女性肌瘤增大要高度怀疑恶变可能。

（5）钙化 较少见，多见于蒂部狭小、血供不足的浆膜下肌瘤及绝经后妇女的肌瘤。影像学检查可清楚看到钙化影。

【临床表现】

1. 症状 常无症状，多在体检时发现。症状与肌瘤的大小、部位、生长速度、是否变性相关。

（1）月经改变 经量增多及经期延长是最常见症状。多见于体积大的肌壁间肌瘤及黏膜下肌瘤。若肌瘤发生坏死感染，则有不规则阴道出血或血性脓样排液增多。长期经量增多可继发贫血。

（2）下腹部肿块 肌瘤增大使子宫超过孕 3 月大时，可自我触及。

（3）阴道分泌物增多 黏膜下肌瘤伴感染时，可有血性或脓血性、伴臭味的阴道流液。肌壁间肌瘤使宫腔面积增大，内膜腺体分泌增多，致使阴道分泌物增多。

（4）压迫症状 如肌瘤较大，向前压迫膀胱可出现尿频、排尿困难等症状，向后压迫直肠可出现便秘、大便不尽等症状。

（5）不孕 1% ~2% 的不孕是由子宫肌瘤引起，其中以黏膜下肌瘤最常见。

（6）其他 常见症状为下腹坠胀、腰背酸痛等。浆膜下肌瘤发生蒂扭转时，出现急性腹痛；肌瘤发生红色变性时，发生急性下腹痛伴发热等。

2. 体征 与肌瘤的大小、部位、生长速度、是否变性相关。肌瘤较大时，可在下腹部触及质硬的实性包块。妇科检查时子宫增大，有时可触及结节状肿块突出于子宫表面。浆膜下肌瘤可触及质硬的球状物，并有一蒂与子宫相连。黏膜下肌瘤脱出于宫颈外口时，可见粉红色肿物脱出在阴道内。

【诊断】

根据病史、临床表现和超声检查，一般可做出初步诊断，超声检查是常用辅助检查方法。对于难以诊断的肌瘤，可借助宫腔镜、腹腔镜、子宫输卵管造影等协助诊断。

【治疗】

治疗方案应根据患者年龄、临床表现、生育要求及肌瘤的情况等全面考虑。

1. 观察 无症状肌瘤一般不治疗，尤其是近绝经期的女性治疗应全面考虑。每 3～6 个月复查 1 次，若出现症状，则需进一步治疗。

2. 药物治疗 适用于有症状、一般情况不良不宜手术者，也可用于围绝经期女性，或者术前应用纠正贫血等。

（1）促性腺激素释放激素激动剂（GnRH - a） 抑制垂体 FSH 和 LH 分泌，降低雌激素使瘤体缩小，但停药后病情反复。适应证：①术前用药控制症状，纠正贫血，利于手术；②围绝经期患者。副作用为围绝经期综合征，不宜长期使用。

（2）促性腺激素释放激素拮抗剂（GnRH - ant） 同样可导致可逆的、剂量依赖性的促性腺激素和性激素抑制，从而发挥治疗作用。

（3）选择性孕激素受体调节剂（SPRM） 如米非司酮等，缩小肌瘤体积，改善症状，可术前用药或提前绝经使用，但不宜长期使用。

（4）性激素类药物 如复方口服避孕药、左炔诺孕酮宫内释放系统（LNG - IUS）等，可使月经过多等症状缓解，但肌瘤体积无明显缩小。WHO 推荐子宫肌瘤控制经量过多时可以使用口服避孕药。

（5）其他药物 ①止血药：如氨甲环酸，适用于肌瘤合并经量过多者。②非甾体抗炎药：如布洛芬、对乙酰氨基酚等，缓解痛经并减少经量。③活血化瘀类中药制剂也可有一定疗效。

3. 手术治疗 是子宫肌瘤最有效的方法。

（1）适应证 ①月经过多致继发贫血；②出现疼痛或压迫症状；③肌瘤体积大；④因肌瘤造成不孕；⑤肌瘤恶变可能。

（2）手术方式

1）肌瘤切除术 适用于要求保留生育功能的患者。需注意术后有子宫肌瘤残留及复发可能。

2）子宫切除术 适用于肌瘤多而大、症状明显、无生育要求或怀疑子宫肌瘤恶变者。

【常用药物注意事项与患者教育】

1. 促性腺激素释放激素激动剂（GnRH - a） 为人工合成的十肽类化合物。其作用与体内GnRH相同，抑制垂体分泌促性腺激素，导致卵巢激素水平明显降低，出现暂时性闭经，此疗法又称为药物性卵巢切除。副作用主要是潮热、阴道干燥、性欲减退和骨质丢失等绝经症状，停药后多可消失。

2. 选择性孕激素受体调节剂（SPRM） 此类药物有更强的与孕激素受体（PR）结合的能力，通过与PR结合，阻断孕激素对促进肌瘤细胞生长及扩张肌瘤血管的作用，主要药物米非司酮可以抑制排卵，用药后可出现闭经，对月经周期正常、经量增多、贫血重或不愿手术治疗者，能在短时间内控制症状，减少出血；对于绝经前的子宫肌瘤，不仅可控制肌瘤生长，而且可促发机体提前绝经，使肌瘤进一步缩小。但不宜长期服用，其主要不良反应是出现轻度更年期症状，用药期间需监测肝功能。

第五节　卵巢肿瘤

卵巢肿瘤是临床妇科常见肿瘤，各个年龄段均可发生。卵巢肿瘤不仅组织学类型繁多，还分为良性、交界性、恶性。卵巢肿瘤组织学类型中，以上皮性肿瘤占多数，尤以浆液性肿瘤最常见。卵巢恶性肿瘤早期不容易发现，发现时常为临床晚期。故其致死率居妇科恶性肿瘤首位。

【病因】

尚未明确，有人认为遗传因素、内分泌因素、环境因素等是卵巢癌的危险因素，5%～10%卵巢上皮性癌有家族史或遗传史。

【病理】

1. 组织学分类　主要组织学类型为上皮性肿瘤、生殖细胞肿瘤、性索间质肿瘤及转移性肿瘤（表21-3）。

表21-3　卵巢肿瘤主要组织学类型分类及占比

分类	比例
上皮性肿瘤	50%～70%
生殖细胞肿瘤	20%～40%
性索间质肿瘤	5%～8%
转移性肿瘤	5%～10%

2. 恶性肿瘤的转移途径　盆腹腔种植转移和淋巴转移是主要转移途径。转移特点是盆、腹腔内广泛转移灶，包括横膈、大网膜、盆腹腔脏器表面、壁腹膜及腹膜后淋巴结转移等。即使原发部位外观为局限的肿瘤，也可发生广泛转移，其中以上皮性癌表现最典型。

【临床表现】

1. 良性肿瘤　肿瘤较小时多无症状，多在妇科体检时发现。肿瘤增大后，可在腹部扪及肿块或有腹胀感。检查见腹部膨隆，叩诊实音，无移动性浊音。妇科检查时，常于子宫一侧或双侧触及肿块，多为囊性或实性，表面光滑，可活动，与子宫无粘连。若肿瘤增大充满盆、腹腔时，常出现压迫症状，可出现尿频、便秘、气急、心悸等。

2. 恶性肿瘤　早期常无症状，但发展快。妇科检查可在盆腔触及活动度差的实性或囊实性肿物，多为双侧，表面不平，常伴有腹腔积液，有时可在腹股沟、锁骨上等部位触及肿大的淋巴结。晚期主要表现为腹胀、食欲差、腹隐痛等，也可出现恶病质表现。

3. 并发症

（1）蒂扭转　是妇科常见的急腹症，常发生于瘤蒂长、中等大、活动度好、密度不均匀的肿瘤，如成熟畸胎瘤。其主要症状为体位改变后，突发的一侧下腹剧痛，常伴恶心、呕吐甚至休克等。妇科检查时，可在盆腔内扪及压痛的包块，以蒂部最明显。若为不全扭转，可自然复位，腹痛随之缓解。本病一经确诊，立即手术（图21-8）。

（2）破裂　分为自发性破裂和外伤性破裂，其症状轻重取决于破裂口大小、流入腹腔的囊液的性质和量。小囊肿或浆液性囊腺瘤破裂时，仅感轻微腹痛；大囊肿或成熟畸胎瘤破裂后，常出现剧烈腹痛，伴恶心、呕吐。破裂也可出现内出血、腹膜炎及休克等，体格检查有腹部压痛、腹肌紧张等相应的临床表现。如诊断肿瘤破裂后应立即手术，术中尽量吸净囊液，彻底冲洗盆腹腔，切除标本送病理检查。

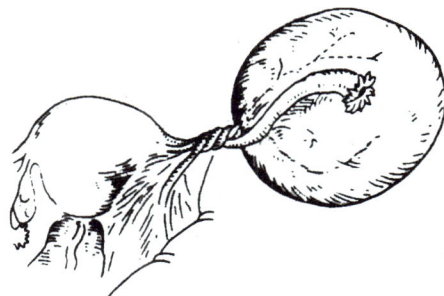

图21-8　卵巢肿瘤蒂扭转

（3）感染　较少见。多继发于蒂扭转或破裂。表现为发热、腹痛、腹部压痛及反跳痛，腹肌紧张、腹部包块及白细胞升高。治疗原则，抗感染后，手术切除肿物。

（4）恶变 肿瘤短期内生长迅速，尤其双侧者，应考虑恶变征象，尽早手术。

【辅助检查】

1. 影像学检查 ①超声检查：可检测肿物的部位、大小、形状、囊实性等，诊断符合率约90%。②放射学检查：根据情况不同可选择胸或腹X线片、CT、MRI、PET/CT等检查，进一步了解肿瘤的性质、形状、部位、与周围脏器的关系、淋巴结情况等。

2. 肿瘤标记物测定 ①血清CA125：80%的卵巢上皮性癌患者血清CA125水平升高，但不单独用于早期诊断，常用于监测病情和评估疗效。②血清AFP：卵巢卵黄囊瘤的标记物，在其他生殖细胞肿瘤的诊断中也有重要价值。③血清hCG：对非妊娠性绒癌有特异性。④CA19 - 9和CEA：在卵巢上皮性癌中可升高，对卵巢黏液性癌最有诊断价值。⑤性激素：卵巢颗粒细胞瘤、卵泡膜细胞瘤可产生较高水平雌激素，浆液性、黏液性囊腺瘤或布伦纳瘤有时分泌少量雌激素，支持 - 间质细胞瘤分泌雄激素。

3. 腹腔镜检查 直视腹腔内情况，了解病变情况等，同时可以取活检，还可对手术的可行性进行评估。

4. 细胞学检查 抽取腹腔积液或腹腔冲洗液和胸腔积液，行细胞学检查，对明确患者病变性质、分期及选择治疗方案具有意义。

【诊断】

根据年龄、病史、临床表现及辅以必要的辅助检查可以做出初步诊断，尤其注意对卵巢的良、恶性做出初步估计（表21 - 4），卵巢肿瘤确诊依据组织病理学检查。必要的辅助检查能初步确定：①肿块是否来自卵巢；②肿块性质是否为肿瘤；③肿块是良性还是恶性；④肿块可能的组织学类型；⑤恶性肿瘤的转移范围。

表21 - 4 卵巢良、恶性肿瘤的鉴别

鉴别内容	良性肿瘤	恶性肿瘤
病史	病程长，逐渐增大	病程短，迅速增大
体征	多为单侧，活动，囊性，表面光滑，常无腹腔积液	多为双侧，固定；实性或囊实性，表面不平，结节状；常有腹腔积液，多为血性，可查到癌细胞
一般情况	良好	恶病质
超声	液性暗区，可有间隔光带，边缘清晰	液性暗区内有杂乱光团、光点；囊实性、囊壁乳头突起，或肿块边界不清，血流信号丰富；或伴腹腔积液、腹膜结节

【治疗】

一经发现，行手术治疗。术中应剖检肿瘤，行快速冷冻组织学检查以明确诊断。恶性肿瘤患者术后应根据其组织学类型、组织学分级、手术病理分期和残余病灶大小等决定是否进行辅助性治疗，化疗是最主要的辅助治疗，与手术治疗同等重要。

恶性卵巢肿瘤易复发，应长期随访与监测。一般治疗后2年内，每3个月随访1次；3～5年每4～6个月随访1次；5年后每年随访1次。监测内容：询问病史、体格检查、肿瘤标记物测定、影像学检查等，超声是首选影像学检查。若发现异常，可进一步检查。

第六节 子宫颈癌

PPT

子宫颈癌是原发于子宫颈部的上皮性恶性肿瘤，是我国最常见的妇科恶性肿瘤，高发年龄为

50～55岁，近年有年轻化趋势。发现癌前病变和早期癌的有效方法是子宫颈癌筛查。预防子宫颈癌的发生可接种 HPV 疫苗。因此，子颈癌变成一种可预防、筛查、早诊早治甚至被消除的恶性肿瘤。

【病因】

人乳头瘤状病毒（HPV）是本病的主要病因，子宫颈癌主要病因是高危型 HPV 持续感染。其他高危因素包括多个性伴侣、吸烟、营养不良、口服避孕药和免疫功能低等。

知识链接

怀念英雄，激励后辈

世界上第一个有效预防癌症的疫苗——宫颈癌疫苗的问世，是千万女性的福音。HPV 病毒颗粒很"狡猾"，体外难合成，使体外合成 HPV 病毒颗粒成为宫颈癌疫苗研究的关键一步。为了解决这个世界难题，中国科学家周健夜以继日地不懈努力，经历了无数次的失败后，终于在 1990 年的年底，这颗在"异想天开"的想法和认真的尝试中复制的世界第一个体外合成 HPV 病毒颗粒诞生，而他因日夜操劳，积劳成疾，在宫颈疫苗还没问世时，就与世长辞。

当我们在为医学的进步、为加速消除宫颈癌而欢呼时，请不要忘记那些对科学不懈追求以及为人类健康事业做出巨大贡献的开路者以及共同发明人。他们孜孜以求的奉献精神、坚持不懈的科研观、不畏困难的人生观是值得被传承和发扬的。

【病理】

子宫颈癌好发于子宫颈转化区，即宫颈外口的鳞－柱交界部。

1. 大体形态 随着病变发展，可形成以下4种类型（图21－9）。

（1）外生型 病灶向外生长，状如菜花，又称菜花型，触之易出血，最常见。

（2）内生型 癌灶向宫颈深部浸润。宫颈肥大而硬，使子宫颈呈桶状。

（3）溃疡型 上述两型癌灶继续发展，癌组织坏死脱落形成凹陷性溃疡或空洞样，形如火山口。

（4）颈管型 癌灶隐蔽在宫颈管内，易漏诊，常侵入子宫下段。

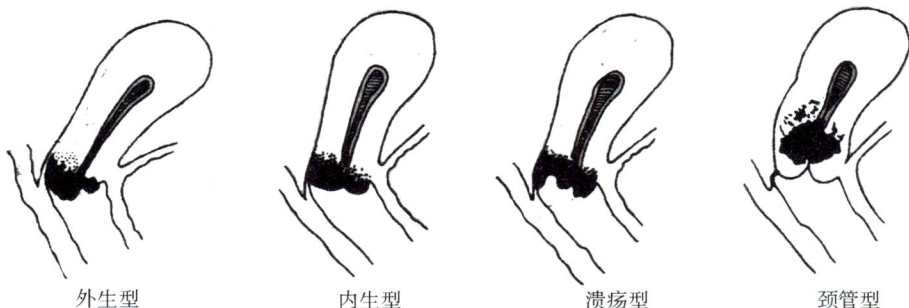

外生型　　　　内生型　　　　溃疡型　　　　颈管型

图21－9 子宫颈癌类型

2. 组织学

（1）子宫颈鳞状细胞癌 占子宫颈癌的 75%～85%，多数源于鳞－柱交接部。根据与 HPV 感染的关系，分为 HPV 相关和非 HPV 相关2类。

1）微小浸润癌 在高级别鳞状上皮内病变基础上，发现癌细胞小团呈小滴状或锯齿状穿破基底膜，进而向间质浸润，深度不超过 5mm。

2）浸润癌 指癌灶浸润间质的范围已超出微小浸润癌。根据癌细胞分化程度分为角化型和非角化型。角化型：细胞体积大，有明显角化珠形成。非角化型：更常见，由多角形边界清楚的鳞状细组成，可有细胞间桥但无角化珠。

（2）子宫颈腺癌 占子宫颈癌的 15% ~ 20%。多数子宫颈腺癌与高危型 HPV 感染相关，根据 HPV 感染相关性分为 HPV 相关和非 HPV 相关 2 类。根据腺体的分化，可分为高、中、低分化腺癌。HPV 相关子宫颈腺癌包括普通型腺癌、黏液型腺癌，以普通型最常见。非 HPV 相关子宫颈腺癌包括胃型腺癌、透明细胞癌、中肾管腺癌以及子宫内膜样癌等组织学亚型。所有胃型腺癌侵袭性强，预后差。

（3）子宫颈腺鳞癌 较少见，占子宫颈癌的 3% ~ 5%。来源于子宫颈管黏膜储备细胞，癌组织中含有腺癌和鳞癌两种成分。

（4）其他类型 如神经内分泌癌、癌肉瘤等，预后极差。

【转移途径】

1. 直接蔓延 最常见，癌组织局部浸润，并向邻近器官及组织扩散，可向阴道壁、宫体、主韧带、宫旁组织、阴道旁组织、骨盆壁、膀胱、直肠等侵犯。

2. 淋巴转移 最早转移的淋巴结为子宫旁、宫颈旁、闭孔、髂内、髂外、髂总、骶前淋巴结，其次为腹主动脉旁、腹股沟淋巴结，远处转移至纵隔淋巴结和锁骨上淋巴结。

3. 血行转移 少见，发生于肿瘤晚期，可发生远处转移，如肺、肝等。

【临床表现】

宫颈癌早期常无症状和体征，随着病情的加重，可能出现以下宫颈癌的表现。

1. 症状

（1）阴道出血 常在性交后或妇科检查后出现接触性出血，也可表现不规则阴道流血或经期、经量的改变。老年患者表现多为绝经后不规则阴道流血。

（2）阴道排液 常有阴道排液增多，白色或血性，稀薄如水样或米泔状，有腥臭味，随着癌组织破溃、坏死、感染，有大量脓性或米汤样恶臭分泌物，

（3）其他 晚期癌可出现不同继发症状，如尿频、尿急、便秘、贫血、恶病质等症状。

2. 体征

微小浸润癌无明显局部病灶，宫颈光滑或糜烂样改变。随病情的进展，外生型可见宫颈上的赘生物呈菜花样，触之易出血；内生型可见宫颈管膨大呈桶状；晚期癌组织坏死脱落形成溃疡或空洞伴恶臭；阴道壁受累时，可见赘生物生长或阴道壁变硬；宫旁组织受侵时，妇科检查可发现宫旁组织增厚，结节状，质地与癌组织相似，有时浸润达盆壁，形成冰冻骨盆状。

【辅助检查】

1. 阴道镜检查 是子宫颈上皮内病变及早期子宫颈癌诊断的重要环节，可明确病变部位并指导活检和治疗。

2. 宫颈和宫颈管活组织检查 是确诊子宫上皮内病变和宫颈癌的依据。若子宫颈病变明显，可直接在病变区取材；若子宫颈外观病变不明显，可依次行醋酸染色和碘染色后，在醋酸发白区或碘未着色区取材行活检。怀疑宫颈管有病变时，可用小刮匙搔刮宫颈管，刮出物送病理检查。

3. 子宫颈锥切术 若宫液基细胞学检查多次阳性而活检结果阴性，或活检为高级别鳞状上皮内病变或阴道镜不满意，但临床又不能排除浸润癌者，均行宫颈锥切术并送组织病理学检查。

4. 影像学检查 病理检查确诊后，应根据患者具体情况，选择胸部 X 线摄片、超声、CT、磁共振成像、PET/CT、静脉肾盂造影、膀胱镜、直肠镜等检查评估病情。

【诊断】

早期无症状患者，常在宫颈病变筛查后明确诊断。根据病史、临床表现，尤其是接触性出血者，

经过规范的妇科检查可初步诊断。在做出临床诊断的同时，可进行子宫颈癌的分期。初治患者手术前期的分级可改变。目前一般采用国际妇产科联盟（FIGO，2018 年）分期（图 21 - 10，表 21 - 5）。

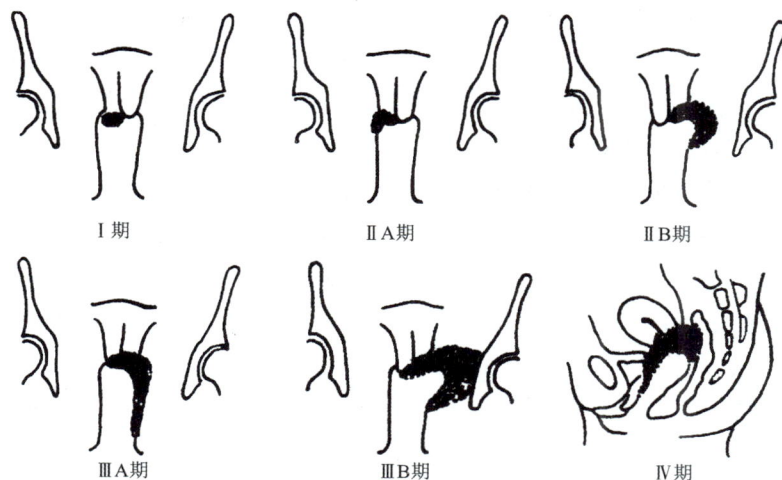

图 21 - 10　子宫颈癌临床分期示意图

表 21 - 5　子宫颈癌临床分期（FIGO，2018 年）

期别	肿瘤范围
Ⅰ 期	宫颈癌局限在宫颈（包括累及子宫体）
Ⅰ A 期	镜下浸润癌，最大间质浸润深度≤5mm
Ⅰ A1 期	间质浸润深度≤3mm
Ⅰ A2 期	间质浸润深度＞3mm，但≤5mm
Ⅰ B 期	癌灶局限于宫颈，间质浸润深度＞5mm（超过Ⅰ A 期）
Ⅰ B1 期	癌灶浸润深度＞5cm，最大径线≤2cm
Ⅰ B2 期	癌灶最大径线＞2cm，但≤4cm
Ⅰ B3 期	癌灶最大径线＞4cm
Ⅱ 期	肿瘤超越子宫，但未达骨盆壁或未达阴道下 1/3
Ⅱ A 期	癌灶累及阴道上 2/3，无宫旁受累
Ⅱ A1 期	癌灶最大径线≤4cm
Ⅱ A2 期	癌灶最大径线＞4cm
Ⅱ B 期	有宫旁组织受累，但未达骨盆壁
Ⅲ 期	癌灶扩展到骨盆壁，和（或）累及阴道下 1/3，和（或）引起肾盂积水或肾无功能，和（或）累及盆腔和（或）主动脉旁淋巴结
Ⅲ A 期	癌灶累及阴道下 1/3，没有扩展到骨盆壁
Ⅲ B 期	癌灶扩展到骨盆壁和（或）引起肾盂积水或肾无功能
Ⅲ C 期	不论肿瘤大小和扩散范围，癌灶累及盆腔和（或）主动脉旁淋巴结
Ⅲ C1 期	仅盆腔淋巴结转移
Ⅲ C2 期	腹主动脉旁淋巴结转移
Ⅳ 期	癌灶累及膀胱黏膜或直肠黏膜（活检证实）和（或）超出真骨盆（泡状水肿不属于Ⅳ期）
Ⅳ A 期	癌灶侵犯邻近器官
Ⅳ B 期	癌灶扩散到远处器官

【治疗】

应结合临床分期、年龄、婚育状况、全身情况、医疗技术水平等综合考虑个性化治疗措施，常用的方法有手术、放射治疗、化学治疗等。早期子宫颈癌以手术治疗为主，晚期子宫颈癌以放化疗为主。

1. 手术治疗 主要用于ⅠA～ⅡA1期的早期患者，其优点是对年轻患者可保留卵巢及阴道功能。

2. 放射治疗 主要包括：①根治性放疗，适用于部分ⅠB3、ⅡA2及ⅡA2期以上患者，或不适宜手术患者；②辅助性放疗，适用于术后有中、高危因素的患者，放疗是必要的辅助治疗措施；③姑息性放疗，晚期复发/转移患者可以选择。

3. 化学治疗 常采用同期放化疗，但对于子宫颈癌灶≥4cm的局部晚期患者可行新辅助化疗后行手术切除。对于晚期转移/复发癌，化疗既可用于其一线治疗，也可用于后线或姑息性治疗。子宫颈癌常用化疗药物有顺铂、卡铂、紫杉醇、托泊替康、伊立替康、吉西他滨等，铂类药物首选顺铂，不能耐受顺铂者可以选用卡铂。常用化疗方案有顺铂（放疗增敏）、顺铂/卡铂＋紫杉醇、顺铂＋托泊替康、顺铂＋吉西他滨等。

4. 靶向治疗和免疫治疗 对于晚期转移/复发子宫颈癌可以显著延长生存时间。

子宫颈癌出院后需随访和复查。治疗后2年内应每3～6个月复查1次；3～5年内每6～12个月复查1次；第6年开始每年复查1次。高风险子宫颈癌患者（如合并免疫功能缺陷者）建议完成治疗后2年内每3个月复查1次；3～5年每6个月复查1次。随访内容可包括妇科检查、高危型HPV检测、阴道脱落细胞学检查、血清肿瘤标志物和影像学检查等。

【常用药物注意事项与患者教育】

子宫颈癌化疗药物 常用的有顺铂、卡铂、紫杉醇、托泊替康、伊立替康、吉西他滨等，其中铂类药物是目前治疗宫颈癌最有效的化疗药物，单独使用反应率达23%～50%。宫颈癌化疗包括放疗或手术前后及同时进行的辅助化疗，其目的是缩小肿瘤体积，降低癌细胞活力，减少肿瘤负荷和乏氧细胞，减少亚临床病灶，利于手术及放疗效果。化疗药不良反应主要是消化道症状和肾毒性，甲氧氯普胺片和地塞米松可以减少其不良反应。

第七节　子宫内膜癌

PPT

子宫内膜癌是原发于子宫内膜的上皮性恶性肿瘤，是女性生殖道三大恶性肿瘤之一，占女性全身恶性肿瘤的7%，占女性生殖道恶性肿瘤的20%～30%。子宫内膜癌早期患者居多，总体预后较好，5年生存率达80%以上。近年来，本病发病率在世界范围内呈上升趋势。

【病因】

确切病因不清。可能与下列因素有关。

1. 性激素因素 雌激素的刺激，如功能性卵巢肿瘤、无孕激素拮抗的雌激素暴露以及他莫昔芬的使用，与子宫内膜癌发病关系越来越明确。在缺乏孕激素拮抗的雌激素长期作用下，子宫内膜发生异常增生，继而癌变。

2. 代谢因素 患者常伴有肥胖、糖尿病、高血压，统称子宫内膜癌"三联征"，是代谢相关性肿瘤，预后较好。

3. 遗传因素 少数子宫内膜癌为遗传性，约占5%，其中关系最密切的是林奇综合征（Lynch syndrome）。

4. 其他因素 不孕不育、月经因素（初潮早、绝经晚）与子宫内膜癌相关。

【病理】

1. 大体观　分为弥漫型和局限型。①弥漫型：子宫内膜大部或全部被癌组织侵犯，癌组织呈菜花样生长并充满宫腔甚至脱出于宫口外，常伴出血、坏死；癌灶可侵入深肌层或宫颈。②局限型：癌灶局限于宫腔某部位，多见于宫底或宫角，呈息肉或小菜花状。

2. 病理类型　子宫内膜癌组织学类型主要为子宫内膜样癌，是最常见的类型。其他为特殊组织学类型，侵袭性强，包括浆液性癌、透明细胞癌、未分化癌、混合性癌、癌肉瘤、中肾腺癌、中肾样腺癌、鳞状细胞癌和胃肠型黏液性癌等。

【转移途径】

1. 直接蔓延　癌灶沿子宫内膜蔓延生长，向上经宫角至输卵管，向下至宫颈管、阴道。主要是向肌层浸润，甚至穿透浆膜达盆壁，并广泛种植在盆腔腹膜、直肠子宫陷凹及大网膜等。

2. 淋巴转移　为主要转移途径。当癌肿浸润至深肌层，或扩散至宫颈管，或癌组织分化不良时，易发生淋巴转移，其转移途径与癌灶生长部位有关。

3. 血行转移　晚期可经血行转移到肺、肝、骨等各器官。

【临床表现】

1. 症状

（1）异常阴道出血　为最主要症状，常表现为绝经后阴道出血，约90%患者出现此症状。而未绝经者可表现为月经周期紊乱、经期延长或经量多，或不规则少量阴道出血等。

（2）阴道排液　约90%患者出现阴道排液增多，多为血性液性或浆液血性，晚期合并感染则有脓血性排液，并伴恶臭味。

（3）下腹疼痛　癌肿浸润周围组织或压迫神经可引起下腹及腰骶部酸痛。肿瘤累及子宫颈内口而致宫腔积脓者，下腹部可出现胀痛或痉挛样痛。

（4）全身症状　晚期可出现贫血、消瘦、恶病质等。

2. 体征　妇科检查，早期无明显异常，随病情进展，子宫增大、变软，合并宫腔积脓时有压痛，偶见癌组织自宫颈管脱出，质脆，触之易出血。若癌组织向周围浸润，子宫活动度差或可在盆腔内或宫旁扪及不规则结节状物。

【辅助检查】

1. 活组织病理检查　为确诊依据。①诊断性刮宫：是最常用的诊断方法。分段诊刮可同时获得子宫腔内膜组织和子宫颈组织进行病理诊断。病灶较小者，诊断性刮宫也会漏诊。②宫腔镜检查：观察宫颈和宫腔情况，并可在直视下取标本做病理检查。

2. 影像学检查　①超声检查：了解子宫情况如子宫大小、子宫腔形态、子宫腔内有无赘生物、子宫内膜厚度、肌层有无浸润及深度，可对异常子宫出血的原因做出初步判断。②磁共振成像和CT检查：评估肿瘤位置和累及范围，磁共振成像对肌层浸润深度和子宫颈间质浸润判断较准确，CT协助判断是否出现宫外转移。③PET/CT检查：可实现肿瘤组织功能显像，常用于晚期和复发性患者的定性和定位诊断。

3. 其他检查　还可进行子宫内膜细胞学或微量组织学检查、肿瘤标志物检测、基因检测和分子分型，有利于选择治疗方案。

【诊断】

根据病史特别是绝经后阴道流血、绝经过渡期月经紊乱患者，均应排除子宫内膜癌后再按良性疾病处理。出现以下异常子宫出血者应警惕子宫内膜癌：①有子宫内膜癌发病高危因素，如肥胖、糖尿病等代谢综合征者；②不孕、绝经延迟者；③长期应用雌激素、他莫昔芬或雌激素增高疾病史者；④有子宫内膜癌、结直肠癌、乳腺癌家族史或林奇综合征患者。辅助检查，特别是通过子宫内膜活组织病理检查可确诊。在做出术前评估时，应明确临床分期。不能手术者一般采用国际妇产科联盟（FIGO）1971 年的临床分期（表 21 - 6）。另外，对手术后患者要做出手术病理分期（表 21 - 7）。

表 21 - 6　子宫内膜癌临床分期（FIGO，1971 年）

分期	肿瘤范围
0 期	腺瘤样增生或原位癌（不列入治疗效果统计）
Ⅰ期	癌局限于宫体
Ⅰa 期	宫腔长度≤8cm
Ⅰb 期	宫腔长度＞8cm
	Ⅰa 期及Ⅰb 期又为 3 个亚期：G1 高分化腺癌；G2，中分化腺癌；G3，未分化癌
Ⅱ期	癌已侵犯宫颈
Ⅲ期	癌扩散至子宫以外盆腔内（阴道或宫旁组织可能受累），但未超出真骨盆
Ⅳ期	癌超出真骨盆或侵犯膀胱黏膜或直肠黏膜，或有盆腔以外的播散
Ⅳa 期	癌侵犯附近器官，如直肠、膀胱
Ⅳb 期	癌有远处转移

表 21 - 7　子宫内膜癌手术病理分期（FIGO，2009 年）

分期	肿瘤范围
Ⅰ期	肿瘤局限于子宫体
ⅠA 期	肿瘤浸润深度＜1/2 肌层
ⅠB 期	肿瘤浸润深度≥1/2 肌层
Ⅱ期	肿瘤侵犯宫颈间质，但无宫体外蔓延
Ⅲ期	肿瘤局部和（或）区域扩散
ⅢA 期	肿瘤累及子宫浆膜和（或）附件
ⅢB 期	肿瘤累及阴道和（或）宫旁组织
ⅢC 期	盆腔淋巴结和（或）腹主动脉旁淋巴结转移
ⅢC1 期	盆腔淋巴结转移
ⅢC2 期	腹主动脉旁淋巴结转移伴（或不伴）盆腔淋巴结转移
Ⅳ期	肿瘤侵及膀胱和（或）直肠黏膜，和（或）远处转移
ⅣA 期	肿瘤侵及膀胱和（或）直肠黏膜
ⅣB 期	远处转移，包括腹腔内和（或）腹股沟淋巴结转移

【治疗】

根据病情，结合体质情况、病理类型、病灶侵及的范围等因素综合考虑治疗方案。治疗原则是以手术治疗为首选。有复发危险因素者术后需行辅助治疗；晚期转移/复发患者需行综合治疗；早期低危年轻患者可以采用保留生育功能的药物治疗。

1. 保留生育功能治疗　首选药物为高效孕激素。需严格掌握适应证：①年龄在 45 岁以下，有强烈的生育愿望；②病理组织学类型为子宫内膜样癌，低级别（G1）；③影像学检查证实肿瘤局限在子宫内膜；④无孕激素治疗禁忌证；⑤治疗前经遗传学和生殖医学专家评估，无其他生殖障碍情况；⑥签署知情同意书，并有较好的随访条件。

高效孕激素药物治疗后 3~6 个月活检评估疗效，若治疗 6 个月后仍无反应或进展，建议终止药物治疗，行手术治疗。

保留生育功能治疗后有复发、进展可能。完全缓解者应积极助孕，完成生育后，应建议手术切除子宫；如患者强烈要求继续保留子宫，则需严密随访。

2. 手术治疗　为首选治疗方法。早期患者实施全面分期手术，晚期患者行肿瘤细胞减灭术。首选腹腔镜手术。术后辅助治疗前需行复发风险分层，根据年龄、病理类型、分化程度、淋巴脉管间隙浸润、肌层浸润、子宫颈间质受侵、淋巴结转移和（或）子宫外转移等因素进行风险分层。①低危患者：ⅠA期，低级别，内膜样癌。②中危患者：年龄≥60岁或灶性淋巴脉管间隙浸润的低危患者；ⅠB期，低级别，内膜样癌；ⅠA期，高级别，内膜样癌；ⅠA期无肌层浸润的特殊病理类型。③高中危患者：低危或中危患者伴广泛淋巴脉管间隙浸润；ⅠB期，高级别，内膜样癌；Ⅱ期，内膜样癌。④高危患者：特殊病理类型伴肌层浸润；Ⅲ/Ⅳ期的任何分化、任何病理类型。低危患者，不需要辅助治疗，仅随访观察；中危患者，近距离放疗或观察；高中危患者，盆腔外照射±化疗；高危患者，化疗±放疗。

3. 放射治疗　是有效的治疗方法，分为近距离照射和体外照射两种，包括根治性放疗、新辅助放疗、术后辅助放疗。

4. 内分泌治疗　常选用高效、药物剂量大的孕激素治疗，是晚期癌或复发癌的综合治疗方法，也适用于要求保留生育功能的早期患者。常用药物为醋酸甲羟孕酮250～500mg/d，醋酸甲地孕酮160～320mg/d。另外，还有抗雌激素制剂他莫昔芬20～40mg/d；芳香化酶抑制剂来曲唑2.5mg/d；子宫腔内局部使用左炔诺孕酮宫内释放系统（LNG-IUS）。

5. 化学治疗　晚期不能手术、高危患者术后或治疗后复发者可考虑使用铂类药物化疗，是全身用药。常用化疗药物有顺铂、多柔比星、紫杉醇等。多联合使用。首选化疗方案是以铂类联合紫杉醇。

6. 靶向治疗和免疫治疗　贝伐珠单抗与化疗联合用于复发性子宫内膜癌可提高疗效，特别是p53异常型。晚期转移/复发子宫内膜癌一线治疗中，在化疗基础上加用免疫检查点抑制剂（帕博利珠单抗）可显著改善生存。

【常用药物注意事项与患者教育】

1. 孕激素　属于内膜癌的辅助治疗，用药后临床症状改善、延长无瘤间期、防止复发，适用于病理分化好的子宫内膜腺癌，特别对孕激素受体阳性者反应较好。常用孕激素类药物包括甲地孕酮、甲羟孕酮、己酸孕酮。其不良反应为恶心、呕吐、困倦、头晕、食欲减退等，长期使用出现水钠潴留、药物性肝炎等，停药后恢复。有血栓性疾病史者慎用。

2. 抗雌激素制剂　适用证同孕激素制剂，常用药为他莫昔芬（三苯氧胺），可改善孕酮作用，与孕酮类药物合用治疗子宫内膜癌，其不良反应主要有食欲不振、恶心、呕吐等。

第八节　子宫内膜异位症

PPT

子宫内膜组织出现在子宫体以外的部位时称子宫内膜异位症（以下简称内异症），是目前常见的妇科疾病之一。内异症在形态学上为良性表现，但临床上具有侵袭性生长、易复发的特点。异位内膜可侵袭身体的任何部位，最常见的部位是盆腔脏器和腹膜，以卵巢、子宫骶韧带最常见（图21-11）。内异症是激素依赖性疾病，在绝经、妊娠或使用药物抑制卵巢功能时，可暂时阻止疾病发展。

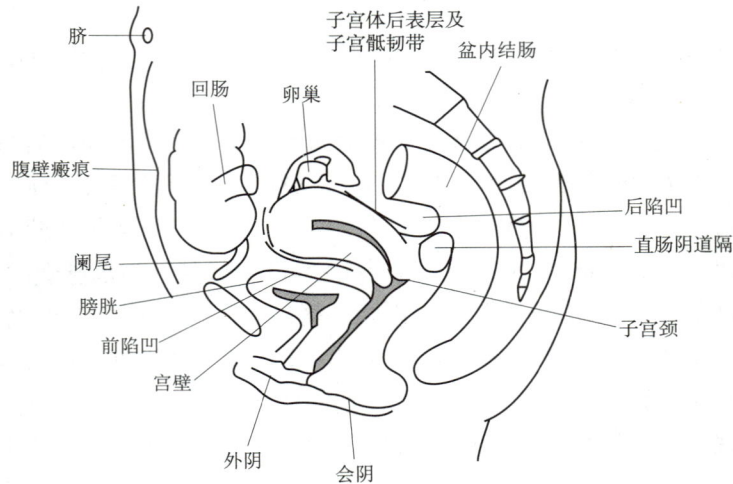

图 21-11　子宫内膜异位症的发生部位

【病因与发病机制】

异位子宫内膜来源至今尚未阐明，目前关于内异症的来源主要有以下几种学说。

1. 子宫内膜种植学说　妇女在经期时子宫内膜腺上皮和间质细胞随经血倒流，经输卵管进入腹腔，种植于盆腔脏器表面，或在手术过程中将子宫内膜组织种植于腹壁等部位，或子宫内膜经淋巴或静脉播散到远离盆腔部位的器官，如肺等。

2. 体腔上皮化生学说　卵巢表面上皮、盆腔腹膜都是由具有高度化生潜能的体腔上皮分化而来，在炎症等因素的持续刺激下，腹膜或卵巢表面上皮可转化为子宫内膜。

3. 诱导学说　未分化的腹膜组织在内源性生化因素诱导下可发展为子宫内膜组织。

4. 遗传因素　内异症具有一定的遗传易感性和家族聚集性。此外，有研究发现内异症与谷胱甘肽硫转移酶、半乳糖基转移酶和雌激素受体的基因多态性有相关性。

5. 免疫与炎症因素　免疫调节异常在内异症的发生、发展各环节起重要作用，表现为免疫监视功能、免疫杀伤细胞的细胞毒作用减弱而不能有效清除异位内膜。内异症患者腹腔液中巨噬细胞、促炎性细胞因子、生长因子、促血管生成物质增加；前列腺素 E_2（PGE_2）促使芳香化酶表达异常，形成局部炎症、促进内异症病变进展。

6. 其他因素　郎景和提出"在位内膜决定论"，认为在位子宫内膜的生物学特性是内异症发生的决定因素，局部微环境是影响因素。

【病理】

内异症的主要病理变化为异位的子宫内膜随卵巢的功能变化而发生周期性出血，造成其周围纤维组织增生、粘连等形成，最终发展成大小不等的紫褐色实性包块。内异症根据发生的部位不同，有不同的病理类型。

1. 大体形态　类型多种，有卵巢型内异症、腹腔型内异症、深部浸润型内异症等，以卵巢型内异症最常见。

（1）卵巢型内异症　分两种类型。①微小病变型：表现为卵巢浅表层的红色、蓝色或棕色等斑点或小囊，内有黏稠咖啡样液体，病灶仅数毫米，常造成卵巢与周围组织粘连。②典型病变型：又称囊肿型。卵巢内的异位内膜因周期性反复出血而形成单个或多个大小不一的灰蓝色囊肿，囊肿内含暗褐色黏糊状陈旧血，状似巧克力，称为卵巢子宫内膜异位囊肿。囊肿直径在 5~20cm。囊内容物破裂流出常造成卵巢与周围器官、组织发生严重粘连。

（2）腹膜型内异症　早期病变时，病灶局部有散在紫褐色出血点或颗粒状散在结节，分布在盆腔腹膜和各脏器表面，以子宫骶韧带、直肠子宫陷凹和子宫后壁下段浆膜最为常见。随病变发展，是导致不孕的原因之一。

（3）深部浸润型内异症　指病灶浸润深度≥5mm的内异症，常见于宫骶韧带、直肠子宫陷凹、阴道穹窿、直肠阴道隔、直肠或者结肠壁、膀胱壁和输尿管等。

（4）其他部位的内异症　包括瘢痕内异症（如腹壁切口、会阴切口等）以及其他少见的远处内异症，如肺、胸膜等部位的内异症。

2. 镜下形态　典型病灶中可见到子宫内膜腺体、间质、纤维素及红细胞/含铁血黄素细胞4种成分，但上述变化较难发现，故可出现临床和病理不一致的现象。镜下找到少量内膜间质细胞或红细胞/含铁血黄素细胞是诊断内异症的依据。肉眼正常的盆腔腹膜，在镜下发现子宫内膜的腺体和间质称为镜下内异症，发生率在10%～15%。

【临床表现】

内异症的临床表现具有个体化。虽均与月经周期密切相关，但仍有25%患者无症状。

1. 症状

（1）下腹痛和痛经　是内异症的主要症状，表现为痛经、慢性盆腔痛、性交痛及急腹痛。

1）痛经　表现为继发性痛经、进行性加重；疼痛多发生于月经开始前1～2天；多发生在下腹、腰骶，偶可放射至会阴部、肛门及大腿，疼痛严重程度与病灶大小不一定成正比。但仍有27%～40%患者无痛经，因此痛经不是内异症诊断的必需症状。

2）慢性盆腔痛　为少数患者的表现，经期加重。

3）性交痛　因性交时的碰撞、子宫收缩和向上提升而引起疼痛。一般表现为深部性交痛，月经来潮前性交痛最明显。

4）急腹痛　较大卵巢子宫内膜异位囊肿出现大破裂时可引起突发性剧烈腹痛，伴恶心、呕吐和肛门坠胀。破裂多发生在经期前后或经期，破裂前多由性生活或其他腹压增加的情况诱发。

（2）不孕　因盆腔组织粘连、子宫位置改变、输卵管粘连、伞端闭锁、蠕动减弱、卵巢功能失调等原因，不孕率可达50%。

（3）月经异常　表现为经量增多、经期延长或月经淋漓不断、经前期点滴出血。原因可能为卵巢病变、无排卵、黄体功能异常等。

（4）其他　脐部、腹壁切口等处的内异症，可在月经期明显增大，出现周期性局部疼痛；肺部、肠道、膀胱的内异症，可发生周期性咯血、便血、血尿。

2. 体征　不同位置内异症的表现各不相同。典型的内异症在盆腔检查时发现因盆腔粘连而造成子宫后倾固定，直肠子宫陷凹、子宫骶韧带或子宫后壁下段等部位扪及痛性结节，一侧或双侧附件区可触及与子宫相连的囊性包块，不活动，有轻压痛。若病变累及直肠阴道间隙，在阴道后穹窿见到蓝色斑点，并可触及痛性结节。

【辅助检查】

1. 腹腔镜检查　是确诊盆腔内异症的标准。通过腹腔镜检查不仅可以对可疑病变进行病理学诊断，而且还可以对病变进行内异症临床分期、分型及进行生育力评估。

2. 影像学检查　对卵巢异位囊肿及膀胱、直肠内异症的诊断有重要作用。阴道和腹部B超检查可明确结节或肿块的大小、位置、与周围组织的关系、卵巢巧克力囊肿的具体情况等。盆腔CT及磁共振成像检查对评估累及肠管、膀胱或输尿管的深部内异症病灶的范围有诊断价值，但不作为初选的诊断方法。早期内异症病灶影像学检查多难发现，因此即使超声或磁共振成像检查正常，也不排除内异症的诊断。

3. 生物标志物检查 目前，尚无能准确诊断内异症的生物标志物。重度内异症、深部异位病灶的血清 CA125 可升高，而其值变化很大，多用于监测病情变化、评估治疗效果和复发情况。若药物或手术治疗有效，CA125 值下降，复发时升高。

4. 病理检查 妇科检查或辅助检查中发现的病灶，一经取下必须送病理检查以明确病变性质，协助诊断。

【诊断】

目前内异症的诊断分为临床诊断和手术诊断。凡育龄期的妇女，有继发性痛经且进行性加重、不孕或慢性盆腔痛、性交痛，妇科检查子宫位置后倾、固定，盆腔可触及痛性结节，子宫的一侧或两侧触及囊实性不活动的肿块等即可临床诊断为内异症。影像学、生物标志物检查有利于诊断，腹腔镜检查是目前国际公认的内异症手术诊断的最佳方法。

【治疗】

内异症的治疗原则：应根据年龄、症状、病变部位、范围和对生育的要求等情况综合考虑，进行个体化治疗；在临床诊断基础上，可尽早开始经验性药物治疗；掌握手术指征、规范手术时机和术式类型，注意保护卵巢功能和生育功能；术后进行综合治疗、预防复发；定期复查，警惕发生恶变；重视对内异症的长期管理。治疗内异症的目的是消除病灶，减轻疼痛，促进生育，减少复发。

1. 药物治疗 治疗目的是抑制卵巢功能，使异位的子宫内膜萎缩，阻止内异症的发展。适用于痛经、慢性盆腔痛、有生育要求、无卵巢囊肿形成的患者。常用药物如下。

（1）非甾体抗炎药（NSAID） 主要作用机制是通过抑制前列腺素的合成，减轻疼痛。根据需要应用，间隔不少于 6 小时。

（2）孕激素 如地诺孕素，2mg/d，口服，月经第 2～5 天；甲羟孕酮，30mg/d，口服，月经第 2～5 天；地屈孕酮，10～20mg/d，口服，月经第 5～25 天；左炔诺孕酮宫内释放系统（LNG－IUS）。其中地诺孕素日剂量低，因对肝肾功能及代谢影响小，耐受性好，所以作为内异症长期管理的首选药物。

（3）口服避孕药 长期连续服用避孕药造成类似妊娠的人工闭经，称"假孕疗法"。治疗目的是使子宫内膜和异位内膜萎缩，缓解痛经和减少经量。具体方法：低剂量高效孕激素和炔雌醇复合制剂，每日 1 片，连用 6～9 个月。此疗法适用于轻度内异症者。

（4）促性腺激素释放激素激动剂（GnRH－a） 是"药物性卵巢切除"疗法。具体方法：亮丙瑞林，3.75mg，月经第 1 天皮下注射后，每隔 28 天注射 1 次，共 3～6 次；戈舍瑞林，3.6mg，用法同前。一般用药后第 2 个月开始闭经，可使痛经缓解，停药后在短期内排卵可恢复。

（5）孕激素受体拮抗剂 米非司酮与子宫孕激素受体的亲和力是孕酮的 5 倍，具有强抗孕激素作用，口服 25～100mg/d，造成闭经，使病灶萎缩。长期疗效有待证实。

（6）雄激素衍生物 孕三烯酮和达那唑。孕三烯酮是一种假绝经疗法。具体方法：每周用药 2 次，每次 2.5mg，于月经第 1 天开始服药，连用 6 个月为 1 个疗程。达那唑抑制 FSH、LH 峰，导致子宫内膜萎缩，出现闭经。目前临床上已经很少使用。

2. 手术治疗 适用于药物治疗后症状不缓解或合并不孕或内膜异位包块直径≥4cm 者。首选腹腔镜手术。手术方式有保留生育功能手术、保留卵巢功能手术和根治性手术。

（1）保留生育功能手术 切净或破坏异位内膜病灶，但保留子宫、双侧或一侧卵巢，适用于年轻有生育要求者，特别是采用药物治疗无效者。术后 6～12 个月是妊娠最佳时期；如暂时无生育计划，应药物治疗并长期管理。

（2）保留卵巢功能手术　将盆腔内病灶及子宫予以切除，保留至少一侧卵巢或部分卵巢，适用于年龄在 45 岁以下且无生育要求者及中、重症患者。

（3）根治性手术　将子宫、双附件及盆腔内所有异位子宫内膜病灶予以切除和清除，适用于 45 岁以上的重症内异症患者。

【常用药物注意事项与患者教育】

1. 非甾体抗炎药（NSAID）　是一类不含糖皮质激素的抗炎、解热、镇痛药物。副作用主要是胃肠道反应，偶有肝肾功能异常。长期应用要警惕胃溃疡的可能。

2. 孕激素　单用人工合成高效孕激素，通过抑制垂体促性腺激素分泌，造成无周期性的低雌激素状态，并与内源性雌激素共同作用，造成高孕激素性闭经和内膜蜕膜化形成假孕。副作用有恶心、轻度抑郁、水钠潴留、体重增加及阴道不规则点滴流血等。

3. 口服避孕药　副作用主要是恶心、呕吐，并应警惕血栓形成风险。

4. 促性腺激素释放激素激动剂（GnRH－a）　详情见本章第四节。

5. 孕三烯酮　为 19－去甲睾酮甾体类药物，有抗孕激素、中度抗雌激素和抗性腺效应，能增加游离睾酮含量，减少性激素结合球蛋白水平，抑制 FSH、LH 峰值，使体内雌激素水平下降，异位内膜萎缩、吸收，也是一种假绝经疗法。不良反应较轻，对肝功能影响较小且可逆，很少因氨基转移酶过高而中途停药，且用量少、方便。

6. 达那唑　是一种合成的 17α－乙炔睾酮衍生物，具有轻度雄激素效应，在下丘脑－垂体水平抑制中期 FSH、LH 峰，亦直接作用于卵巢，抑制卵巢功能，导致本位和异位内膜萎缩、闭经。不良反应为毛发增多、声音低沉、乳房变小、痤疮等男性化反应及潮热、多汗、阴道干涩等卵巢抑制反应，还可出现水肿、肝功能受损等，故高血压病、心肝肾疾病者禁用。

目标检测

答案解析

1. 青春期患者使用雌、孕激素调经时，可能出现的不良反应有哪些？
2. 闭经时使用溴隐亭的用药注意事项与患者教育有哪些内容？
3. 细菌性阴道病的首选治疗药物是什么？此药物有哪些不良反应？如何指导患者用药？
4. 对于患子宫肌瘤的围绝经期患者，常选用哪种药物进行治疗？用药时的注意事项有哪些？
5. 试述卵巢肿瘤并发症的诊断和处理。
6. 简述宫颈癌的症状。
7. 子宫内膜癌的临床表现有哪些？
8. 子宫内膜异位症常选用哪些药物治疗？用药期间有哪些注意事项？

（何庆华）

书网融合……

重点小结　　　微课　　　习题

第二十二章 儿科疾病

学习目标

知识目标：通过本章的学习，应能掌握小儿的年龄分期、生长发育的特点、喂养的方式，常见儿科疾病的病因、常见儿科疾病的诊断要点；熟悉常见儿科疾病治疗的常用药物注意事项与患者教育；了解常见儿科疾病的病理与辅助检查。

能力目标：具备指导常见儿科疾病患者合理用药的能力。

素质目标：通过本章的学习，培养爱心、耐心、细心、责任心，树立安全用药意识，守护儿童健康。

儿科疾病是指自胎儿至青春期阶段小儿所患的疾病。儿科疾病可分为呼吸系统疾病、消化系统疾病、循环系统疾病、血液系统疾病、神经精神肌肉疾病、内分泌疾病等，但最具特色的疾病是营养和营养障碍疾病、遗传代谢性疾病及新生儿疾病。本章在介绍小儿生长发育基本知识的基础上，重点讲述小儿营养不良、小儿肥胖症、小儿腹泻、维生素 D 缺乏性佝偻病、先天性心脏病等小儿常见疾病。

第一节　小儿生长发育基本知识

PPT

小儿生长发育是小儿不同于成人的重要特点。生长是指小儿整体和各器官的长大，可测出其量的增加；发育是指细胞、组织、器官的分化与功能的成熟，是质的改变。生长发育常统称为发育，是一个连续渐进的动态过程。在这个过程中，不同年龄阶段有其不同的特点，并表现出不同的规律性。

（一）小儿年龄分期 微课

1. 胎儿期　从受精卵形成到胎儿出生为止，共 40 周，称胎儿期，胎儿的周龄即为胎龄。此期生长发育迅速，营养完全依赖母体。母体的健康、营养、情绪、环境、疾病等对胎儿的生长发育影响极大，母体如受到外界不利因素的影响，包括感染、创伤、滥用药物、吸食毒品、接触放射性物质以及缺乏营养、严重疾病和心理创伤等都可影响胎儿的正常发育，导致流产、畸形或宫内发育不良等。

2. 新生儿期　自出生后脐带结扎起至出生后 28 天内，称新生儿期。此期时间实际上包含在婴儿期内。由于此期在生长发育和疾病方面具有明显的特殊性，是生命遭受最大危险的时期，因此将其单独列出。此期，内外环境发生巨大变化，但其生理调节和适应能力不够成熟，发病率高、死亡率高。因此，加强护理和保健十分重要。

3. 婴儿期　自出生到满 1 周岁之前称为婴儿期，又称乳儿期。此期是小儿出生后生长发育最迅速的时期，对热量、蛋白质及其他各种营养素的需求量相对较高，如不能满足，易发生营养缺乏。此时，消化吸收功能尚不够完善，易发生消化紊乱和营养不良，提倡母乳喂养和合理的营养指导十分重要；后半年因其体内从胎盘所获得的被动免疫力逐渐消失，自身免疫功能尚未成熟，故易患感染性疾病。需要有计划地进行预防接种，完成基础免疫程序。

4. 幼儿期　1 周岁以后到满 3 周岁之前为幼儿期。此期生长发育速度较前减慢，但活动范围增大，智能发育迅速，语言、思维和应人应物能力增强，但对危险事物识别能力差，故应注意防止意外创伤和中毒。此期小儿饮食从乳汁为主逐渐向成人型饭菜过渡，营养的需求仍相对较高，而其消化功能仍不完善，故适宜的喂养仍然是保持正常生长发育的重要环节。由于活动范围增大而自身免疫功能尚不够健全，仍应注意防止传染病。

5. 学龄前期　自 3 周岁至 6～7 周岁入学前为学龄前期。此期生长发育速度较前减慢，处于稳步增长的时期，智能发育更趋完善，好奇心重，模仿力强，可塑性大。应注意良好的道德品质与生活习惯的培养。此期小儿抗病能力有所增强，但因接触面广，仍可发生传染病，且易患免疫性疾病，如急性肾炎、风湿热等。

6. 学龄期　从 6～7 周岁入学起到 12～14 周岁进入青春期为止称为学龄期。此期生长发育处于相对缓慢的稳步增长时期。除生殖系统外，其他器官发育均已接近成人。脑的形态发育基本完成，智能发育基本成熟，是接受文化教育的关键时期。此期应注意预防近视眼和龋齿。

7. 青春期　女孩从 11～12 周岁开始到 17～18 周岁，男孩从 13～14 周岁开始到 18～20 周岁称为青春期。但个体差异较大，也有种族差异，有的可相差 2～4 岁。此阶段由于性激素的作用，生长发育速度明显增快，体重、身高增长幅度加大，第二性征逐渐明显，生殖器官迅速发育趋向成熟。女孩出现月经，男孩发生遗精。此期由于神经内分泌调节不稳定，有时可出现良性甲状腺肿、高血压等；而且外界的影响越来越大，易引起心理及精神方面的不稳定。应进行生理、心理卫生和性知识教育，使其培养良好的道德情操，树立正确的人生观，保证青少年的身心健康。

（二）小儿生长发育的规律性及其影响因素

1. 小儿生长发育的规律性

（1）生长发育的连续性和阶段性　在整个小儿时期，生长发育不断进行，但各年龄生长发育速度并非一致，且各年龄阶段生长发育有一定的特点。如体重和身长在生后第 1 年，尤其在生后 3 个月增加很快，第 1 年为生后第 1 个生长高峰。第 2 年以后生长速度逐渐减慢，至青春期生长速度又加快，出现第 2 个生长高峰。

（2）各系统器官生长发育不平衡　各系统的发育遵循一定的规律，各有先后，快慢不同。如神经系统发育较早，生殖系统发育较晚，其他系统器官如心、肝、肾、肌肉的发育基本与体格生长平行。

（3）生长发育的一般规律　生长发育遵循由上到下、由近到远、由粗到细、由低级到高级、由简单到复杂的规律。如出生后运动发育的规律是：先抬头，后抬胸，再会坐、立、行（自上而下）；先抬肩、伸臂，再双手握物，先会控制腿，再会控制脚的活动（由近到远）；先全掌抓握到手指拾取（从粗到细）；先会画直线，后画圆圈、图形（简单到复杂）；先会看、听和感觉事物，认识事物，再发展到有记忆、思维、分析、判断（低级到高级）。

（4）生长发育的个体差异　儿童生长发育虽按一定的规律发展，但一定范围内由于受遗传、营养、环境、教育等因素的影响而存在较大的个体差异。体格上的个体差异随年龄增长而越来越显著，青春期差异更大。因此，所谓评价生长发育的正常值不是绝对的，必须考虑个体的不同影响，才能做出正确的判断。

2. 小儿生长发育的影响因素　小儿生长发育受遗传、环境、性别等多种因素影响，遗传因素和环境因素是两个最基本因素。

（1）遗传因素　小儿生长发育的特征、潜力、趋向、限度等都受种族、家族等父母双方遗传因素的影响，如皮肤和头发的颜色、面部特征、身材高矮、性成熟的早晚及对疾病的易感性等都与遗传有关。在异常情况下，严重影响生长的遗传代谢缺陷、内分泌障碍、染色体畸形等，更直接与遗传有关。

（2）环境因素

1）营养 合理的营养是小儿生长发育的物质基础，年龄越小，受营养的影响越大，包括宫内胎儿生长发育，也需要充足的营养等。宫内营养不良，不仅体格生长落后，脑的发育也迟缓；生后营养不良，特别是第1~2年的严重营养不良，首先导致体重不增甚至下降，继而影响身高的增长及智能发育，使机体的免疫、内分泌、神经调节等功能低下。另一方面，儿童摄入过多热量所致的肥胖也会对其生长发育造成严重影响。

2）孕母情况 胎儿在宫内的发育受孕母生活环境、营养、情绪、健康状况等各种因素的影响。如妊娠早期感染风疹病毒、带状疱疹病毒、巨细胞病毒，可导致胎儿先天畸形；孕母有严重营养不良，可引起流产、早产和胎儿体格生长以及脑的发育迟缓；孕母接受药物、放射线辐射、环境毒物污染和精神创伤等，可使胎儿发育受阻。宫内发育阻滞可影响小儿出生后的生长发育。

3）生活环境 良好的居住环境、卫生条件如阳光充足、空气新鲜、水源清洁、无噪声、住房宽敞等能促进小儿生长发育，反之则带来不良影响。健康的生活方式、科学的护理、正确的教养、适当的锻炼和完善的医疗保健服务都是保证小儿体格、神经心理发育达到最佳状态的重要因素。

4）疾病 疾病对小儿生长发育的影响十分明显。急性感染常使体重减轻；长期慢性疾病则同时影响体重和身高的增长；内分泌疾病常引起骨骼生长和神经系统发育迟缓；先天性疾病如先天性心脏病、21-三体综合征等，对体格和神经心理发育的影响更为明显。了解小儿生长发育规律及内、外因素的影响，可使医护人员根据不同年龄小儿的发育特点，创造有利条件，预防不利因素，同时又可较正确地判断和评价小儿生长发育情况，及时发现偏离和不足，追查原因予以纠正，以保证小儿正常生长发育。

（3）性别 性别也可造成生长发育的差异。如女孩的青春期开始较男孩早约2年，但至青春期末其平均身高、体重较同龄男孩为小，这是因为男孩青春期虽开始较晚，但延续的时间较女孩为长，故最终体格发育明显超越女孩。又如女孩的骨化中心出现较早，骨骼较轻，骨骼较宽，肩距较窄，皮下脂肪丰满，而肌肉却不如男孩发达。因此在评价小儿生长发育时应分别按男、女标准进行。

（三）小儿体格生长

1. 体格生长常用指标 体格生长应选择易于测量、有较大人群代表性的指标来指示。一般常用的形态指标有体重、身高（长）、坐高（顶臀长）、头围、胸围、上臂围、皮下脂肪等。

2. 体格生长规律

（1）体重 体重为各器官、系统、体液的总重量。体重易于准确测量，是最易获得的反映儿童生长与营养状况的指标。儿科临床中用体重作为计算药量、静脉输液量的依据。

新生儿出生体重与胎次、胎龄、性别以及宫内营养状况有关。我国2015年9市城区调查结果显示，平均男婴出生体重为3.38±0.40，女婴为3.26±0.40，出生后体重增长应为胎儿宫内体重生长的延续。生后1周内如摄入不足，加之水分丢失、胎粪排出，可出现暂时性体重下降，称生理性体重下降，约在生后3~4日达最低点（3%~9%），以后逐渐回升，至出生后第7~10日应恢复到出生时的体重。如果体重下降超过10%或至第10天还未恢复到出生时的体重，则为病理状态，应分析其原因。如生后及时合理喂哺，可减轻或避免生理性体重下降的发生。小儿年龄越小，体重增长越快。我国1975年、1985年、1995年、2005年、2015年调查资料显示，正常足月婴儿生后第1个月体重增加可达1.0~1.5kg，生后3个月体重约等于出生时体重的2倍，第1年内婴儿前3个月体重的增加值约等于后9个月内体重的增加值，即12个月龄时婴儿体重约为出生时的3倍（10kg），是生后体重增长最快的时期，系第1个生长高峰。生后第2年体重增加2.5~3.5kg，2岁时体重约为出生时的4倍（12kg）。2岁至青春前期体重增长减慢，年增长值约2kg。进入青春期后体格生长又加快，体重猛增，每年可达 4~5kg，持续 2~3 年，呈现第 2 个生长高峰。正常儿童体重、身高估计公式见表 22-1。

表 22-1　正常儿童体重、身高估计公式

年龄	体重（kg）	年龄	身高（cm）
3~12 个月	［年龄（月）+9］/2	12 个月	75
1~6 岁	年龄（岁）×2+8	2 岁	85
7~12 岁	［年龄（岁）×7-5］/2	3~12 岁	年龄（岁）×7+75

（2）身高（长）　身高指头部、脊柱与下肢长度的总和；多数 3 岁以下儿童立位测量不易准确，应仰卧位测量，称为身长。立位与仰卧位测量值相差 1~2cm。身高（长）的增长受遗传、内分泌、宫内生长水平的影响较明显，短期的疾病与营养波动不易影响身高（长）的生长。身高（长）的增长规律与体重相似，年龄越小，增长最快，也出现婴儿期和青春期两个生长高峰。出生时身长平均为50cm；生后第 1 年身长增长最快，约为 25cm；前 3 个月身长增长 11~12cm，约等于后 9 个月的增长值，1 岁时身长约 75cm；第 2 年身长增长速度减慢，约 10cm，即 2 岁时身长约 85cm；2 岁以后身高每年增长 6~7cm。2 岁以后每年身高增长低于 5cm，为生长速度下降（表 22-1）。

（3）坐高　由头顶至坐骨结节的长度称为坐高；3 岁以下儿童仰卧位测量，称顶臀长。坐高代表头颅与脊柱的发育，由于下肢生长速度随年龄增长而加快，坐高占身高的百分比则随年龄增加而下降，由出生时的 67% 降至 14 岁时的 53%。此百分比显示了身躯上、下部比例的改变，比坐高绝对值更有意义。

（4）指距　是两上肢水平伸展时两中指指尖距离，代表上肢长骨生长。

（5）头围　经眉弓上方、枕后结节绕头一周的长度为头围，与脑的发育密切相关。胎儿时期脑发育最快，故出生时头围相对较大，为 33~34cm。头围在 1 岁以内增长较快，前 3 个月和后 9 个月都增长约 6cm，故 1 岁时约为 46cm。1 岁以后头围增长明显减慢，2 岁时 48cm，5 岁时 50cm，15 岁时为 54~58cm（接近成人头围）。头围测量在 2 岁前最有价值。较小的头围（$<\bar{X}-2SD$）常提示脑发育不良，头围增长过快则提示脑积水。

（6）胸围　沿乳头下缘水平绕胸一周的长度为胸围，其大小与肺、胸廓的发育密切相关。出生时胸围比头围小 1~2cm，约 32cm。1 岁时头围、胸围相等，以后则胸围超过头围，头围和胸围的增长曲线形成交叉。头围、胸围增长曲线的交叉时间与儿童营养和胸廓发育有关，肥胖儿由于胸部皮下脂肪厚，胸围可于 3~4 个月时暂时超过头围；营养较差、佝偻病、锻炼不够的小儿，胸围超过头围的时间可推迟到 1.5 岁以后。1 岁至青春前期，胸围超过头围的厘米数约等于小儿年龄减 1。

（7）上臂围　沿肩峰与尺骨鹰嘴连线中点的水平绕上臂一周的长度为上臂围，代表上臂骨骼、肌肉、皮下脂肪和皮肤的发育水平。常用以评估小儿营养状况。生后第 1 年内上臂围增长迅速，尤其前半年为快。1~5 岁期间增长缓慢。在测量体重、身高不方便的地区，可测量上臂围以普查 <5 岁小儿的营养状况。>13.5cm 为营养良好；12.5~13.5cm 为营养中等；<12.5cm 为营养不良。

（8）身体比例与匀称性　在生长过程中，身体的比例与匀称性生长有一定规律。①头与身长比例：头在子宫内与婴幼儿期领先生长，而躯干、下肢生长则较晚，生长时间也较长。这样，头、躯干、下肢长度的比例在生长过程中发生变化。头长占身长（高）的比例在婴幼儿为 1/4，到成人后为1/8（图 22-1）。②身材匀称：以坐高（顶臀长）与身高（长）的比例表示，反映下肢的生长情况。坐高（顶臀长）占身高（长）的比例由出生时的 0.67 下降到 14 岁时的 0.53。③指距与身高：正常时，指距略小于身高（长）。如指距大于身高 1~2cm，对诊断长骨的异常生长有参考价值，可见于蜘蛛样指（趾），即马方综合征。

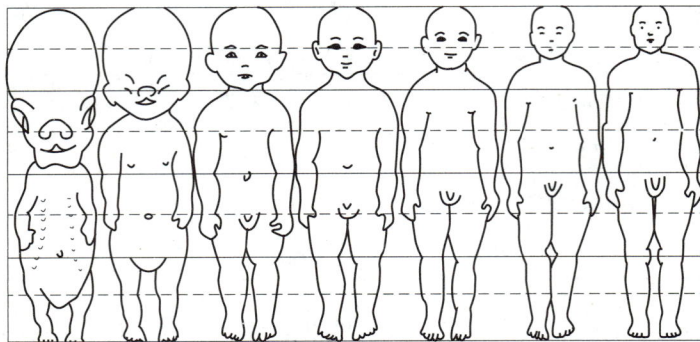

图 22 - 1　头与身长比例

（四）小儿骨骼与神经精神发育

1. 骨骼的发育

（1）颅骨的发育　除通过头围的大小判断颅骨的发育情况外，还可通过囟门和骨缝的改变判断颅骨的发育情况。前囟为额骨和顶骨形成的菱形间隙，其两对边中点的连线长度出生时为 1.5～2.0cm，生后数月随头围的增大而增大，6 个月后逐渐骨化而变小，一般 1～1.5 岁闭合，最迟于 2 岁闭合。后囟是两顶骨和枕骨形成的三角形间隙，出生时有的已闭或很小，一般到出生后 6～8 周即闭合；骨缝在出生时可稍分开，3～4 个月时闭合。前囟检查在儿科临床有重要意义，早闭见于头小畸形，晚闭见于佝偻病、甲状腺功能减退症及脑积水。对于前囟未闭的婴儿还应检查是否凹陷或膨隆。前囟饱满膨隆，为颅内压增高的重要体征（中医谓之囟填，为惊风之先兆），见于脑炎、脑膜炎、脑积水等；前囟凹陷见于脱水及严重营养不良。

（2）脊柱的发育　脊柱的增长反映脊椎骨发育的情况。生后一年内脊柱的增长较快，1 岁后增长的速度落后于四肢。新生儿的脊柱仅轻度后凸；生后 3 个月左右婴儿抬头时颈椎前凸，出现第一个弯曲；6 个月左右婴儿能坐时胸椎后凸，出现第二个弯曲；1 岁左右开始行走时腰椎前凸，出现第三个弯曲。在脊柱的发育过程中，出现的三个生理弯曲于 6～7 岁时被韧带固定，能保持身体的直立及平衡。脊柱发育不良（如佝偻病）和不良的姿势均可影响脊柱的正常弯曲，造成过度后凸、前凸或侧弯。

（3）牙齿的发育　牙齿的发育情况亦可反映骨骼的发育。小儿乳牙共 20 颗，一般萌出时间是 4～10 个月，最迟应在 2～2.5 岁时出齐，2 岁以内乳牙的颗数为月龄减 4～6。6 岁左右开始萌出恒牙，17～30 岁出齐，恒牙出齐共 32 颗。若有佝偻病、营养不良、甲状腺功能减退症等，出牙延迟，且牙质欠佳。出牙是一种生理现象，个别小儿可有暂时性流涎、烦躁、睡眠不安及低热等症状。

2. 神经精神发育

（1）运动的发育　与骨骼肌肉的发育及神经系统特别是中枢神经系统的发育密切相关。小儿运动的发育有一定的规律，即由上到下，由近及远，先正面后反面（如先会握物而后放手，先能前进而后能后退），由粗到细，由不协调到协调。小儿出生后 1 年内逐渐掌握各种运动的基本动作，通过这些基本动作出现的早迟，可以初步估计小儿运动功能的发育情况。新生儿开始有无规律、不协调的动作；2 个月在直立及俯卧时能抬头；4 个月时能扶坐；5 个月时能抓索物品并可两手各握持一物品；6～7 个月能独坐并能翻身；8～9 个月能站立；10～11 个月能爬并能扶椅行走；1 岁时可独自行走。以后随着年龄的增长而能跑步、跳跃、用汤勺吃饭、洗手、穿衣、穿鞋等，而且动作逐渐有力、准确、精细、协调。

（2）感觉的发育　新生儿即有瞳孔对光反射，能看清 15～20cm 内的物体；2 个月时能注视物品；3 个月头眼能随着寻视物体做协调运动；4～5 个月能分辨亲人及陌生人面容并能初步分辨颜色。新生儿于生后3~7天即有相当好的听力；3个月即能转头向声源；7~9个月能对语言有反应；1岁后能分清自己及亲人的名字；4岁时听觉发音完善。新生儿对甜、酸、苦等即有不同反应；4~5个月对食物微小味道的改变已很敏感，此时应添加各类辅食以适应不同口味的食物；7~8个月开始对芳香气味有反应。新生儿已有痛觉，但较迟钝；2个月后才逐渐完善；2~3岁才能通过皮肤的触觉分清物体的软、硬、冷、热等属性。

（3）语言的发育　语言与智能密切相关，是儿童全面发育的标志。新生儿即可用哭声表达饥饿及不适；2~3个月会笑；4个月会笑出声音；5~6个月发出"呀呀"的声音；7~8个月会发"爸爸""妈妈"等复音；10个月以上能懂比较复杂音的词意；1岁后能说日常生活用字；2岁左右能开始简单交谈。语言的发育不仅与神经发育密切相关，且与听觉、发音器官及教育、训练亦密切相关。

（4）神经反射的发育　新生儿即有先天性反射，如觅食、吸吮、拥抱、握持、踏步等反射。若神经系统有病变，以上反射可消失；若以上反射数月后仍不消失，说明大脑发育不全。新生儿和婴儿腱反射较弱，提睾反射和腹壁反射不易引出。3~4个月前，小儿肌张力高，凯尔尼格（Kernig）征可为阳性，2岁以下小儿巴宾斯基（Babinski）征阳性亦为生理现象。

（五）小儿呼吸、脉搏、血压

1. 呼吸　小儿代谢旺盛，需氧量多，但由于解剖特点，功能尚未健全，使呼吸受到一定限制，只有增加呼吸频率才能满足机体代谢的需要。小儿年龄越小，呼吸越快。

2. 脉搏　小儿新陈代谢旺盛，组织需氧量多，需要较多的血液供应，而心脏每搏输出量有限，只有增加搏动的频率来补偿不足，且因婴儿迷走神经兴奋性较低，故心搏加速。脉搏反映心率，年龄越小，脉搏越快。

小儿年龄与呼吸、脉搏次数的关系见表22-2。

表22-2　小儿年龄与呼吸、脉搏的关系

年龄	呼吸（次/分）	脉搏（次/分）	呼吸∶脉搏
新生儿	40~45	120~140	1∶3
≤1岁	30~40	110~130	1∶（3~4）
2~3岁	25~30	100~120	1∶（3~4）
4~7岁	20~25	80~100	1∶4
8~14岁	18~20	70~90	1∶4

3. 血压　小儿心搏出量较少，血管口径相对较粗，动脉壁柔软，故血压较低，其后随年龄增长而逐渐升高。小儿年龄越小，血压越低。各年龄期小儿正常血压可用下列公式推算：收缩压（mmHg）=年龄×2+80，舒张压为收缩压的1/2~2/3。

（六）婴儿喂养

1. 婴儿的营养需要　人体的营养素包括碳水化合物（糖）、脂肪、蛋白质、维生素、矿物质和水，其中碳水化合物、脂肪、蛋白质是人体供应能量的三大营养要素。小儿对能量的需要包括基础代谢、食物的特殊动力作用、活动所需、生长所需以及排泄消耗等5个方面，其总和即为总需热量。婴儿每日总需热量按体重计为460kJ/kg（110kcal/kg），以后每3年递减42kJ/kg（10kcal/kg），3岁时每日418kJ/kg（100kcal/kg），15岁时约为每日250kJ/kg（60kcal/kg）。

（1）蛋白质　是构成人体细胞和组织的基本成分。人体每天需要的热量有10%~15%来自蛋白质。小儿生长发育迅速，对蛋白质的需要量相对较高。若蛋白质长期缺乏，可发生营养不良性疾病，使小儿生长发育迟缓、免疫功能低下。动物蛋白的利用率比植物蛋白利用率高；但若蛋白质类食物补充过多，可发生小儿消化不良和便秘。

（2）脂肪　是供给机体能量的重要来源，占人体每天所需总热量的 25% ~ 30%。脂肪可提供必需脂肪酸以防止皮肤角化、促使伤口迅速愈合、促进生长、保持心肌收缩力等功能；脂肪还可防止散热、协助脂溶性维生素的吸收、对机体起机械保护作用。但若脂肪摄入过多，亦可引起消化不良，出现腹泻、厌食等。

（3）碳水化合物　是供给人体能量的主要来源，占人体每天所需总热量的 50% ~ 60%。它还能与脂肪酸或蛋白质结合，构成人体的细胞和组织。但若碳水化合物进食过多，可发酵，刺激肠蠕动引起腹泻；长期过多进食碳水化合物可致肥胖症。

（4）维生素和矿物质　并不产生能量，但为维持人体正常生理功能所必需。脂溶性维生素有维生素 A、D、E、K；水溶维生素有维生素 B 族及维生素 C。矿物质有铁、钙、磷、锌、铜、镁、碘等十余种，对构成骨骼及牙齿、造血、维持神经 - 肌肉正常的兴奋性、促进食欲、提高机体免疫力以及调节机体内分泌功能都起重要的作用。各种维生素及矿物质存在于各种食物中，故婴幼儿应及时添加辅食，防止挑食及偏食，才能保证各种维生素及矿物质的合理供给，预防因其缺乏而导致的疾病。

（5）水　是维持生命所必需的重要营养素，是人体体液的主要成分，所有新陈代谢及体温调节都须有水的参与。小儿年龄越小，对水的需要量越大。正常婴儿每日需水量为 100 ~ 150ml/kg；1 ~ 3 岁每日需 110ml/kg；以后每 3 年递减 25ml/kg；成人需水量为每日 50ml/kg。

（6）膳食纤维素　是植物性食物中的一组碳水化合物，为植物的杆、茎、叶和根等组织的构成成分，人类体内没有分解该纤维素的酶，故基本不能被吸收。膳食纤维素对人体有 3 种作用。①吸水作用：通过吸水使摄入的食物体积膨胀，影响其在消化道通过的时间，改变各种营养素的吸收程度。②结合作用：与肠道中的胆固醇、胆盐、矿物质及微量元素结合，使其从粪便中排出，可减低体内胆固醇，但同时导致矿物质及微量元素的丢失。③酵解作用：通过大肠中的益生菌可被酵解为短链脂肪酸，为身体利用。

2. 婴儿的喂养方式

（1）母乳喂养　是婴儿最佳的喂养方式。它的优点如下。①营养丰富，结构合理：母乳是最完全的食品，其蛋白质、脂肪、碳水化合物比例适当，且含有多种维生素、矿物质、酶及免疫成分。其中蛋白质以乳白蛋白多，酪蛋白少，因而在胃内形成的凝块小，脂肪颗粒也小，且含有脂肪酶，均使其易于消化吸收。②增强免疫，抵抗感染：母乳中的碳水化合物乙型乳糖，能促进双歧杆菌的生长并把乳糖分解为乳酸，使大便呈酸性，可抑制大肠埃希菌生长；母乳中含有大量分泌型 IgA（SIgA），此抗体不易被酶破坏，其抗病原微生物感染的能力可持续 9 个月之久；母乳中含有乳铁蛋白、溶菌酶、补体、B 及 T 淋巴细胞、双歧因子等，这些均可对大肠埃希菌、白假丝酵母菌（白色念珠菌）产生抑制作用。③温度适宜，安全可靠：母乳几乎无菌，不含致敏物质，温度与婴儿相适宜且经济方便。④增进感情，母婴互惠：母乳喂养使母子接触更加频繁，促进母婴情感交流，一方面有利于婴儿的生长发育，另一方面有利于母亲子宫复原且有一定避孕作用。

母乳喂养时应注意以下方面。①保持乳腺及乳头的卫生，母亲患急性乳腺炎或其他急慢性传染病、心肾疾病等应禁止哺喂。②哺喂时，母亲取坐位，以食指和中指夹乳头两旁以免乳头堵住鼻孔，应先吸空一侧再吸另一侧；哺喂后应将小儿直抱并轻拍其背，使胃中空气排出，以免溢乳。③按需哺乳：小儿出生半小时内即可开始哺喂，按需哺乳，不定时，不定量，以婴儿的需要满足为标准，但一般 2 个月以前每天哺喂 6 ~ 7 次，3 ~ 4 个月每天 6 次左右，以后渐减。吸吮时能听到咽奶的声音，哺喂后小儿能安静入睡或活动自如，体重逐渐增加，说明奶量充足，哺喂得当。④应于 6 个月起添加辅食，特别是添加富含铁及维生素类食物，WHO 建议母乳喂养应至 2 岁及以上。

（2）人工喂养　是指由于母乳缺乏或不能哺乳者，完全用动物乳或其他代乳品喂养的方法。

1）配方奶粉 是以牛乳为基础的改造奶制品，使宏量营养素成分尽量"接近"人乳，使之适合婴儿的消化能力和肾功能，如降低其酪蛋白、无机盐的含量等；添加一些重要的营养素，如乳清蛋白、不饱和脂肪酸、乳糖；强化婴儿生长时所需要的微量营养素，如核苷酸、维生素 A、维生素 D、β - 胡萝卜素和微量元素铁、锌等。不能母乳喂养时首选配方奶粉。使用时按年龄选用。

2）鲜奶喂养 一般用牛奶。牛奶与母乳相比，其蛋白质含量多，含钙亦较丰富。但牛奶存在不足，蛋白质以酪蛋白为多，在胃中形成凝块大，不易消化吸收；含钙虽多，但钙磷的比例不适宜（牛奶为 1:1，母乳为 2:1），不利于吸收；含不饱和脂肪酸少，且缺少溶脂酶，脂肪不易消化；乳糖含量少，热量不足；含甲型乳糖多，有利于大肠埃希菌生长；缺乏各种免疫因子，且易受污染。故用牛奶喂养的小儿易发生胃肠道疾病及其他传染病。牛奶的以上不足可通过适当调配而克服。调配的方法是稀释、煮沸及加糖。稀释可使其中矿物质的浓度接近人乳，避免蛋白质在胃内形成较大的凝块，还可防止其在肠道内发酵。稀释可用水或米汤，若用米汤稀释，还能增加热量。稀释比例可根据小儿月龄的大小，生后 1~2 周用 2:1 奶（即 2 份牛奶 1 份水），以后逐渐增加至 3:1 或 4:1 奶，满月后即可用全奶。加糖并非为了调味，而是为提高牛奶的热量，使牛奶中的营养要素比例接近母乳，便于吸收，一般 100ml 牛奶中加蔗糖 5~8g。煮沸不仅可以灭菌，还可使其蛋白质变性，在胃中不易形成较大的凝块，易于消化吸收；但煮沸时间不宜过长，否则可使其中的酶及维生素遭到破坏。

婴儿每日所需奶量可按每日总需热量及总需水量计算。婴儿每天总需热量为 110kcal/kg，每 100ml 牛奶加 8g 糖可产热量 100kcal。婴儿每天总需水量为 100~150ml/kg（应扣除全日所需奶量）。例如 3 个月婴儿，体重约为 5kg，全日总需热量为 110kcal/kg × 5kg = 550kcal，故需含 8% 糖的牛奶 550ml。总需水量为 150ml/kg × 5kg = 750ml，扣除全日所需奶量，除牛奶外还应另喂水 200ml，可给温开水，亦可给果汁。全日奶量可分 5 次给予。

3）全脂奶粉喂养 在无鲜奶供应的地区，可以用全脂奶粉加水稀释喂养。全脂奶粉经加工后变细，易于消化。稀释法可按容量比或重量比。按容量为 1:4（即 1 份奶粉 4 份水）；按重量为 1:8（即 1 份奶粉 8 份水）。按容量配制较方便。

4）其他代乳品喂养 其他代乳品有代乳粉、豆浆、米浆等。其碳水化合物较多，脂肪及蛋白质含量不足，不宜长期单独应用。特别是 3 个月以下婴儿因胰淀粉酶活性较低，故不宜过早喂淀粉类食物。

（3）混合喂养 由于母乳不足而加用牛奶或其他代乳品的喂养方式。混合喂养有补授法与代授法两种方式。

1）补授法 因母乳不足，每次哺乳后再补充牛奶或其他代乳品的方法。这种方法可因婴儿在每次吸吮时都能刺激母乳而维持母乳的分泌。

2）代授法 因不能按时哺乳，可在两次哺乳之间增加一次牛奶或其他代乳品的方法。亦可根据情况每日增加数次，但为了防止母乳因缺乏刺激而分泌减少，每天哺乳的次数不得少于 3 次。

3. 辅食的添加 不论是何种喂养方式，均应从出生 2 周后开始添加鱼肝油和维生素 C，但不作辅食对待，6 个月应按时添加辅食，以满足婴儿生长发育营养的需要及预防各种营养性疾病，并可增强婴儿的消化吸收功能，为断奶打下基础。添加辅食应遵循由少到多、由稀到稠、由细到粗、由单一到多样的原则。具体实施时还应根据婴儿的消化情况而定。若有呕吐、腹泻等应暂停添加。出生后 2 周至 3 个月应服用鱼肝油及添加菜汤、水果汁以补维生素 D 及维生素 C 的不足，鱼肝油应服用到 1.5~2 岁，以预防佝偻病；6 个月可添加米汤、米粥，还应注意补充含铁的食物，如蛋黄、肉汤、动物血等，以预防营养性缺铁性贫血；7~9 个月可添加全蛋、鱼、肉、菜泥、水果泥、肝泥、米粥、烂面条、馒头、饼干、软饭等；10~12 个月可加碎菜、碎果、肉末、全蛋、稀饭、面条、软饭等。

（七）小儿医学特点

1. 小儿基本医学特点　①个体差异、性别差异和年龄差异大；②对疾病造成损伤的恢复能力较强；③自身防护能力较弱。

2. 小儿基础医学特点

（1）解剖　从出生到长大成人，小儿在外观上不断发生变化，如体重、身长（高）、头围、胸围、臂围等的增长，身体各部分比例的改变，骨骼发育如颅骨缝和囟门的闭合、牙齿的萌出和更替均有一定的规律，内脏器官如心、肝、肾、脾等的大小、位置，皮肤、肌肉、神经、淋巴等系统均随年龄的增加而变化。

（2）功能　小儿各系统器官的功能随年龄增长而不断发育成熟，不同年龄的小儿有不同的生理、生化正常数值，如心率、呼吸、血压常随年龄的增长而有所改变，新生儿期外周血的红、白细胞计数及白细胞分类的正常值有其特点。另外，某年龄阶段的功能不成熟常是疾病发生的内在因素。婴儿代谢旺盛而肾功能较差，故比成人更容易发生水和电解质紊乱。小儿贫血时易出现髓外造血，恢复胎儿期的造血功能等。

（3）病理　机体对病原体的反应因年龄的不同而有差异，如：肺炎链球菌所致的肺部感染在婴儿常为支气管肺炎，而年长儿则发生大叶性肺炎；维生素 D 缺乏，婴儿生长发育迅速的骨骼即出现佝偻病病理改变，而成人则表现为骨软化症等。

（4）免疫　小年龄儿童的非特异性免疫、体液免疫和细胞免疫功能均不成熟，因此抗感染的能力比成人和年长儿低下，如婴儿时期 SIgA 和 IgG 水平均较低，容易发生呼吸道感染和消化道感染。

（5）心理　儿童时期是心理、行为形成的基础阶段，可塑性非常强，应及时发现小儿的天赋、气质特点，通过训练因势利导促进发育。根据不同年龄儿童的心理特点，提供合适的环境和条件，给予耐心的引导和正确的教养，可以培养儿童良好的个性和行为习惯。

3. 小儿临床医学特点

（1）疾病种类　儿童疾病发生的种类与成人有很大的区别，如心血管疾病，儿童以先天性心脏病为主，而成人则以冠心病为多。此外，不同年龄儿童的疾病种类也有很大差距，如新生儿疾病常与先天遗传和围生期因素有关，婴幼儿疾病中感染性疾病占多数等。

（2）临床表现　其特殊性主要集中在小年龄儿童，小儿的病情发生发展较快，而且临床表现往往不典型，变化多端，病情易于恶化，必须密切观察，才能妥善处理。

（3）诊断　小儿病史的描述往往需要其父母或其他人代诉，常不准确或有一定的片面性，体格检查往往不能很好配合，所以对儿科疾病的临床诊断，必须详细地收集病史，全面准确地进行体格检查，还要结合发病年龄、季节、流行病学史、不同年龄儿童检查正常值不同等，全面考虑，综合判断。

（4）治疗　强调综合治疗，在治疗主要疾病时，不能忽略并发症，有时并发症可能是致死的原因。要根据小儿药物治疗原则来选择药物，计算药量。密切观察全身情况，加强护理，及时发现病情变化，制订和实施新的治疗方案和措施。

（5）预后　儿童疾病往往来势凶猛，病情变化快，但如能及时救治，恢复也快，中医称之为"随拨随应"。因此，临床的早期诊断和治疗特别重要。

第二节　小儿营养不良

PPT

小儿营养不良指小儿蛋白质－能量营养不良（PEM），是由于缺乏能量和（或）蛋白质所致的一种营养缺乏症，主要见于 3 岁以下婴幼儿。临床上以体重明显减轻、皮下脂肪减少和皮下水肿为特征，常伴有各器官系统的功能紊乱。急性发病者常伴有水、电解质紊乱，慢性者常有多种营养素缺乏。临床常见以能量供应不足为主的消瘦型、以蛋白质供应不足为主的浮肿型以及介于两者之间的消瘦 – 浮肿型。

【病因】

1. 摄入不足　小儿处于生长发育的阶段，对营养素尤其是蛋白质的需要相对较高，下列情况可致摄入不足。①喂养不当：是导致营养不良的重要原因，见于母乳不足而未及时添加其他富含蛋白质的食品，奶粉配制过稀，突然停奶而未及时添加辅食，长期以淀粉类食品（粥、米粉、奶糕）喂养等。②饮食习惯不良：如偏食、挑食、吃零食过多、不吃早餐等。

2. 消化吸收不良　消化吸收障碍，见于消化系统解剖或功能上的异常，如唇裂、腭裂、幽门梗阻、慢性腹泻、过敏性肠炎、肠吸收不良综合征等，影响食物的消化和吸收。

3. 需要量增加　急、慢性传染病（如麻疹、伤寒、肝炎、结核）的恢复期，生长发育快速阶段等均可因需要量增多而造成营养相对缺乏，糖尿病、大量蛋白尿、发热性疾病、甲状腺功能亢进症、恶性肿瘤等均可使营养素的消耗量增多而导致营养不足。先天不足和生理功能低下如早产、双胎，因追赶生长而需要量增加可引起营养不足。

【病理生理】

1. 新陈代谢异常

（1）蛋白质　由于蛋白质摄入量不足或蛋白质丢失过多，使体内蛋白质代谢处于负平衡。当血清总蛋白浓度 <40g/L、白蛋白 <20g/L 时，便可发生低蛋白性水肿。

（2）脂肪　能量摄入不足时，体内脂肪大量消耗以维持生命活动的需要，故血清胆固醇浓度下降。肝脏是脂肪代谢的主要器官，当体内脂肪消耗过多，超过肝脏的代谢能力时可造成肝脏脂肪浸润及变性。

（3）碳水化合物　由于食入不足和消耗增多，故血糖偏低，轻度时症状并不明显，重者可引起低血糖昏迷甚至猝死。

（4）水、盐代谢　由于脂肪大量消耗，故细胞外液容量增加，低蛋白血症可进一步加剧而呈现浮肿。另外，营养不良可致 ATP 合成减少，影响细胞膜上 Na^+,K^+ – ATP 酶的运转，钠在细胞内潴留，细胞外液一般为低渗状态，易出现低渗性脱水、酸中毒、低钾血症、低钠血症、低钙血症和低镁血症。

（5）体温调节能力下降　营养不良患儿体温偏低，可能与热能摄入不足、皮下脂肪菲薄散热快、血糖降低、氧耗量低和周围循环量减少等有关。

2. 各系统功能低下

（1）消化系统　由于消化液和酶的分泌减少、酶活力降低，肠蠕动减弱，菌群失调，致消化功能低下，易发生腹泻。

（2）循环系统　心脏收缩力减弱，心搏出量减少，血压偏低，脉搏细弱。

（3）泌尿系统　肾小管重吸收功能减低，尿量增多而尿比重下降。

（4）神经系统　烦躁不安、表情淡漠、反应迟钝、记忆力减退、条件反射不易建立。

（5）免疫功能　非特异性免疫功能（如皮肤黏膜屏障功能、白细胞吞噬功能、补体功能）和特异性免疫功能均明显降低。患儿结核菌素等迟发性皮肤反应可呈阴性，常伴 IgG 亚类缺陷和 T 细胞亚群比例失调等。

【临床表现】

1. 体重低下　体重不增是营养不良的早期表现，随之体重逐渐下降。

2. 消瘦　皮下脂肪逐渐减少以至消失，皮下脂肪消耗的顺序首先是腹部，其次为躯干、臀部、四肢，最后为面颊。随着病情加重，额部出现皱纹如老人状。

3. 水肿　为血浆白蛋白降低所致，水肿呈凹陷性，皮肤紧张发亮，严重时可破溃、感染形成慢性溃疡。

4. 生长发育迟缓及各系统功能减退　骨骼生长减慢，身高低于正常；皮肤干燥、苍白，逐渐失去弹性；肌张力逐渐降低、肌肉松弛，肌肉萎缩呈"皮包骨"，四肢可有挛缩；无食欲、腹泻与便秘交替等；心肌收缩力弱，脉搏细弱，血压低；精神萎靡、反应力差等。

5. 并发症

（1）营养性贫血　贫血与缺乏铁、叶酸、维生素 B_{12}、蛋白质等造血原料有关，以小细胞低色素性贫血最为常见。

（2）各种感染　反复出现呼吸道感染、鹅口疮、肺炎、结核病、中耳炎、尿路感染等。

（3）自发性低血糖　可突然出现面色灰白、神志不清、脉搏减慢、呼吸暂停、体温不升、无抽搐等低血糖表现，若不及时诊治，可致死亡。

【辅助检查】

营养不良的早期往往缺乏特异、敏感的诊断指标。血浆白蛋白浓度降低为其特征性改变，但其半衰期较长而不够灵敏。前白蛋白和视黄醇结合蛋白较敏感，胰岛素样生长因子 1（IGF－1）不受肝功能影响，被认为是早期诊断的灵敏、可靠的指标。

【诊断】

1. 诊断要点

（1）多见于 3 岁以下婴幼儿，常有喂养不当史。

（2）有体重低下、消瘦或水肿、生长发育迟缓等临床表现。

（3）血清白蛋白和前白蛋白降低。

2. 分型和分度

（1）体重低下　其体重低于同年龄、同性别参照人群值的均数减 2 个标准差为轻度，介于均数减 2～3 个标准差之间为中度，低于均数减 3 个标准差为重度。

（2）生长迟缓　其身长低于同年龄、同性别参照人群值均数减 2 个标准差为轻度，介于均数减 2～3 个标准差之间为中度，低于均数减 3 个标准差为重度。

（3）消瘦　其体重低于同性别、同身高参照人群值均数减 2 个标准差为轻度，介于均数减 2～3 个标准差之间为中度，低于均数减 3 个标准差为重度。

临床常综合应用以上指标来判断 5 岁以下患儿营养不良的类型和严重程度。上述 3 项指标可以同时存在，也可仅符合其中 1 项。只要符合 1 项即可诊断小儿营养不良。

【治疗】

营养不良的治疗原则是祛除病因、调整饮食、促进消化、对症支持。

1. 祛除病因　在查明病因的基础上，积极治疗原发病，如纠正消化道畸形，控制感染性疾病，根治各种消耗性疾病、改进喂养方法等。

2. 调整饮食　PEM 患儿的消化道因长期摄入过少，已适应低营养的摄入，过快增加摄食量易出现消化不良、腹泻，故饮食调整的量和内容应根据实际的消化能力和病情逐步完成，不能操之过急。

轻度营养不良可从每日 250～330kJ/kg（60～80kcal/kg）开始，中、重度可参考原来的饮食情况，从每日 165～230kJ/kg（40～55kcal/kg）开始，逐步少量增加；若消化吸收能力较好，可逐渐加到每日 500～727kJ/kg（120～170kcal/kg），并按实际体重计算热能需要。母乳喂养儿可根据患儿的食欲哺乳，按需哺喂。人工喂养儿从给予稀释奶开始，适应后逐渐增加奶量和浓度。除乳制品外，可给予蛋类、肝泥、肉末、鱼粉等高蛋白食物，必要时也要添加酪蛋白水解物、氨基酸混合液或要素饮食（要素饮食由氨基酸、葡萄糖、中链甘油三酯、多种维生素和微量元素组合而成）。蛋白质摄入量从每日 1.5～2.0g/kg 开始，逐步增加到 3.0～4.5g/kg，过早给予高蛋白食物可引起腹胀和肝肿大。食物中应含有丰富的维生素和微量元素。

3. 促进消化　可给予 B 族维生素和胃蛋白酶、胰酶等以助消化。锌制剂可提高味觉敏感度，有增加食欲的作用，每日可口服元素锌 0.5～1mg/kg。蛋白质同化类固醇制剂如苯丙酸诺龙能促进蛋白质合成，并能增加食欲，每次肌内注射 10～25mg，每周 1～2 次，连续 2～3 周，用药期间应供给充足的热量和蛋白质。对食欲差的患儿可给予胰岛素注射，降低血糖，增加饥饿感以提高食欲，通常每日 1 次皮下注射胰岛素 2～3U，注射前先服葡萄糖 20～30g，每 1～2 周为 1 个疗程。另外，参苓白术散能调整脾胃功能、改善食欲，针灸、推拿、抚触、捏脊等也有一定疗效。

4. 对症支持　严重营养不良常发生危及生命的并发症，如严重脱水和电解质紊乱、酸中毒、休克、肾衰竭、自发性低血糖、继发感染、严重贫血等，应根据不同情况给予支持对症治疗。此外，充足的睡眠、适当的户外活动、纠正不良的饮食习惯和良好的护理亦很重要。

【常用药物注意事项与患者教育】

1. B 族维生素　为水溶性维生素，是参与体内糖、氨基酸、脂肪、组织呼吸等代谢的重要辅酶，其中某些是合成血红蛋白和红细胞分类所必需的。主要有维生素 B_1、维生素 B_2、维生素 B_6、维生素 B_{12}、烟酰胺、烟酸、泛酸钙及复合制剂复合维生素 B、干酵母等。临床主要用于 B 族维生素缺乏症或作为某些疾病的辅助治疗，其中维生素 B_{12} 常用于巨幼细胞贫血、末梢神经病的治疗。本类药物在肾功能正常时几乎无毒性。

2. 消化酶　①胃蛋白酶：主要作用是分解蛋白质和多肽，常与稀盐酸合用治疗胃蛋白酶缺乏症和消化功能减退。禁与碱性药物配伍。②胰酶：内含胰脂肪酶、胰蛋白酶、胰淀粉酶，主要作用是分解脂肪、蛋白质及淀粉。临床用于治疗消化不良、食欲不振、胰液分泌不足引起的消化障碍。酸性环境中易被破坏，故为肠溶片制剂。不宜嚼服，以免消化口腔黏膜引起口腔溃疡。③干酵母：含有 B 族维生素，常用于食欲不振、消化不良及维生素 B 缺乏症的辅助治疗。宜嚼碎吞服，剂量过大可引起腹泻。

3. 苯丙酸诺龙　为雄激素同化激素，属于该类药物的还有葵酸诺龙、美雄酮、司坦唑醇等。主要药理作用是增加蛋白合成、促进肌肉发育、增加食欲。临床用于营养不良、再生障碍性贫血、老年性骨质疏松等的治疗。长期使用有雄激素不良反应，女性可出现轻度男性化现象，并可引起水钠潴留。肾炎、心力衰竭和肝功能减退者慎用，妊娠期妇女与前列腺癌患者禁用。

4. 锌制剂　锌为体内微量元素之一，参与核糖核酸和脱氧核糖核酸的合成，促进生长、促进伤口愈合、促进含锌酶的功能。临床用于缺锌引起的营养不良、生长发育迟缓、厌食、异食癖、口腔溃疡、痤疮等。常用制剂有硫酸锌、葡萄糖酸锌、蛋白锌。主要不良反应为胃部不适、恶心、呕吐等胃肠道刺激症状。过量服用可影响铜、铁离子的代谢。忌与四环素、多价磷酸盐、青霉胺同服。

第三节　小儿肥胖症

　　小儿肥胖症是由于长期能量摄入超过人体的消耗，使体内脂肪过度积蓄、体重超过一定范围的一种营养障碍性疾病。体重超过同性别、同身高参照人群均值的20%即可称为肥胖。小儿肥胖症在我国呈逐步增多的趋势，目前占5%～8%。肥胖可延续至成人，不仅影响儿童的健康，还将成为成人高血压病、糖尿病、冠心病、胆石症、痛风等疾病的诱因。对本病的防治应引起社会及家庭的重视。

【病因】

1. 单纯性肥胖　占肥胖的95%～97%，不伴有明显的内分泌和代谢性疾病。

（1）能量摄入过多　摄入的营养超过机体代谢需要，多余的能量便转化为脂肪贮存在体内，导致肥胖。

（2）活动量过少　活动过少和缺乏适当的体育锻炼是发生肥胖的重要原因，即使摄食不多，也可引起肥胖。肥胖儿童大多不喜爱运动，形成恶性循环。

（3）遗传因素　肥胖有高度的遗传性，目前认为肥胖与多基因遗传有关。肥胖双亲的后代发生肥胖者高达70%～80%；双亲之一肥胖者，后代肥胖发生率为40%～50%；双亲正常的后代发生肥胖者仅10%～14%。

（4）其他　如进食过快，或饱食中枢和饥饿中枢调节失衡以致多食；精神创伤（如亲人病故或学习成绩低下）以及心理异常等因素亦可致儿童过量进食。

2. 继发性肥胖　3%～5%的小儿肥胖症继发于各种内分泌代谢病和遗传综合征，肥胖小儿不仅体脂的分布特殊，且常伴有肢体或智力异常。

【病理】

　　肥胖为脂肪细胞数目增多或体积增大。人体脂肪细胞数量的增多主要在出生前3个月、生后第1年和11～13岁这3个阶段。若肥胖发生在这3个时期，即可引起脂肪细胞数目增多性肥胖，治疗较困难且易复发；而不在这些脂肪细胞增殖时期发生的肥胖，脂肪细胞体积增大而数目正常，治疗较易奏效。肥胖小儿生理代谢有一定特点：对外界温度的变化反应不敏感，用于产热的能量消耗较正常小儿少，故有低体温倾向；血浆甘油三酯、胆固醇、极低密度脂蛋白及游离脂肪酸增加，高密度脂蛋白减少；嘌呤代谢异常，血尿酸水平增高；血清甲状腺激素、甲状旁腺激素、生长激素、性激素、糖皮质激素和胰岛素等激素水平常出现异常。

【临床表现】

　　肥胖可发生于任何年龄，但最常见于婴儿期、5～6岁和青春期。患儿食欲旺盛且喜吃甜食和高脂食物。明显肥胖儿童常有疲劳感，用力时气短或腿痛。严重肥胖者由于脂肪的过度堆积而限制胸廓和膈肌运动，使肺通气量不足、肺泡换气量减少，造成低氧血症，表现为呼吸浅快、气急、发绀、心脏扩大或出现充血性心力衰竭甚至死亡，称肥胖－换氧不良综合征。

　　体格检查可见皮下脂肪丰满，但分布均匀，腹部膨隆下垂，严重者可因皮下脂肪过多，使胸腹、臀部及大腿皮肤出现皮纹。因体重过重，走路时两下肢负荷过重，可致膝外翻和扁平足。女孩胸部脂肪堆积应与乳房发育相鉴别，后者可触到乳腺组织硬结。男性肥胖儿因大腿内侧和会阴部脂肪堆积，阴茎可隐匿在阴阜脂肪垫中而被误诊为阴茎发育不良。

　　肥胖小儿性发育常较早，故最终身高略低于正常小儿。由于怕被别人讥笑而不愿与其他小儿交往，故常有自卑、胆怯、孤独等心理障碍。

【辅助检查】

1. 血清检查　甘油三酯、胆固醇大多增高，严重者血清β-白蛋白也增高，胰岛素增高，生长激素水平减低，生长激素刺激试验的峰值也较正常小儿为低。

2. 肝脏超声检查　显示脂肪肝。

【诊断】

小儿体重超过同性别、同身高参照人群均值10%～19%者为超重；超过20%者即可诊断为肥胖症，其中，20%～29%者为轻度肥胖，30%～49%者为中度肥胖，超过50%者为重度肥胖。

体重指数（BMI）是评价肥胖的另一种重要指标。BMI是指体重（kg）/身长的平方（m^2），小儿BMI因年龄、性别不同而有差异，评价时可查阅图表，如BMI值在P_{85}～P_{95}为超重，超过P_{95}为肥胖。

【治疗】

小儿肥胖症的治疗原则是减少产热能食物的摄入和增加机体对热能的消耗，使体内脂肪不断减少，体重逐步下降。饮食疗法和运动疗法是两项最主要的措施，药物或外科手术治疗均不宜用于小儿。

1. 饮食疗法　鉴于小儿正处于生长发育阶段以及肥胖治疗的长期性，故多推荐低脂肪、低碳水化合物和高蛋白食谱。低脂肪饮食可迫使机体消耗自身的脂肪储备，但也会使蛋白质分解，故需同时供应优质蛋白质。碳水化合物分解成葡萄糖后会强烈刺激胰岛素分泌，从而促进脂肪合成，故必须适量限制。食物的体积在一定程度上会使患儿产生饱腹感，故应鼓励其多吃体积大而热能低的蔬菜类食品，其纤维还可减少糖类的吸收和胰岛素的分泌，并能阻止胆盐的肠肝循环，促进胆固醇排泄，且有一定的通便作用。萝卜、胡萝卜、青菜、黄瓜、番茄、莴苣、苹果、柑橘、竹笋等均可选择食用。

良好的饮食习惯对减肥具有重要作用，如避免晚餐过饱，不吃夜宵，不吃零食，少吃多餐，细嚼慢咽等。

2. 运动疗法　适当的运动能促使脂肪分解，减少胰岛素分泌，使脂肪合成减少，蛋白质合成增加，促进肌肉发育。肥胖小儿常因动作笨拙和活动后易累而不愿锻炼，可鼓励患儿，选择患儿喜欢、有效且易于坚持的运动，如晨间跑步、散步、做体操等，每天坚持至少运动30分钟，活动量以运动后轻松愉快、不感到疲劳为原则。运动要循序渐进，不要求之过急。如果运动后疲惫不堪、心慌气促以及食欲大增，均提示活动过度。

知识链接

《中国儿童肥胖报告》发布

2017年北京大学公共卫生学院和联合国儿童基金会联合发布了《中国儿童肥胖报告》。该报告指出，最近30年来，我国的肥胖儿童越来越多，如果不加控制，2030年，我国0～7岁儿童肥胖检出率将达到6.0%，肥胖儿童数将增至664万人；7岁及以上学龄儿童超重及肥胖检出率将达到28.0%，超重肥胖的儿童数将增至4948万人。报告指出，儿童期肥胖不仅会对其当前的身体发育造成严重影响，而且还将增加成年后肥胖相关慢性病的发病风险。报告强调，肥胖一旦发生，逆转较为困难。因此，人群肥胖防控必须要及早、从小抓起，从母亲妊娠期开始预防，由政府主导、社会参与，建立以"学校—家庭—社区"为主的防控网络。

PPT

第四节　小儿腹泻

情境导入

情境： 患儿，男，6个月。因呕吐、腹泻伴发热2天入院。2天前无明显诱因出现频繁呕吐，10次/天。腹泻，大便6~7次/天，黄色，蛋花汤样，无腥臭。伴发热，体温为38.0℃，尿量明显减少。

体检： T 38.5℃，P 120次/分，BP 90/60mmHg，前囟、眼眶明显凹陷，哭时泪少，皮肤干燥，弹性差，口唇黏膜干燥，四肢稍凉。

辅助检查： 血常规：Hb 126g/L，WBC 7.5×10^9/L，N 30%，L 70%；粪常规：黄色，稀，少许黏液，WBC 2~3个/HP；电解质：Na^+ 135mmol/L，K^+ 3.5mmol/L。

思考： 1. 该患儿的诊断是什么？

2. 为明确诊断需进一步做哪些检查？

3. 该患儿入院当晚已排尿3次，脱水征消失，但又呕吐一次，大便3~4次，突然两眼上翻全身抽搐。应考虑发生了什么？怎样处理？

小儿腹泻，或称腹泻病，是一组由多病原、多因素引起的以大便次数增多和大便性状改变为特点的消化道综合征，是我国婴幼儿最常见的疾病之一。6个月至2岁婴幼儿发病率高，是造成小儿营养不良、生长发育障碍和死亡的主要原因之一。

【病因与发病机制】

1. 感染性因素

（1）病毒感染　寒冷季节的婴幼儿腹泻80%由病毒感染引起。主要为轮状病毒，其次有肠道病毒（包括柯萨奇病毒、埃可病毒、肠道腺病毒）、诺伏克病毒、冠状病毒、星状病毒和杯状病毒等。各种病毒侵入肠道后，在小肠绒毛顶端的柱状上皮细胞复制，使细胞发生空泡变性和坏死，绒毛肿胀变短、脱落，致使小肠黏膜回吸收水分和电解质的能力受损，肠液在肠腔内大量积聚而起腹泻。同时，发生病变的肠黏膜细胞分泌双糖酶不足，活性降低，使食物中糖类消化不全而积滞在肠腔内，并被细菌分解成小分子的短链有机酸，使肠液的渗透压增高，双糖的分解不全亦造成微绒毛上皮细胞钠转运功能障碍，两者均造成水和电解质的进一步丧失。

（2）细菌感染（不包括法定传染病）　引起感染的细菌包括：①致腹泻大肠埃希菌，根据能引起腹泻的大肠埃希菌的不同致病性和发病机制，已知的菌株可分为5大组，包括致病性大肠埃希菌、产毒性大肠埃希菌、侵袭性大肠埃希菌、出血性大肠埃希菌、黏附-积聚性大肠埃希菌；②空肠弯曲菌；③耶尔森菌；④其他，沙门菌（主要为鼠伤寒和其他非伤寒、副伤寒沙门菌）、嗜水气单胞菌、难辨梭状芽孢杆菌、金黄色葡萄球菌、铜绿假单胞菌、变形杆菌等。细菌感染的发病机制包括肠毒素性肠炎和侵袭性肠炎。①肠毒素性肠炎：产毒性大肠埃希菌、空肠弯曲菌、金黄色葡萄球菌等侵入肠道后，在肠腔中释放2种肠毒素，一种为不耐热肠毒素，另一种为耐热肠毒素，使肠上皮细胞减少对Na^+和水的吸收、促进Cl^-分泌。两者均使小肠液总量增多，超过结肠的吸收限度而发生腹泻。②侵袭性肠炎：志贺菌属、沙门菌属、侵袭性大肠埃希菌、空肠弯曲菌、耶尔森菌可直接侵袭小肠或结肠肠壁，使黏膜发生充血、水肿、炎症细胞浸润、溃疡等改变，引起腹泻。另外，某些细菌兼有产毒和侵袭双重作用。

（3）真菌感染　致腹泻的真菌有念珠菌、曲菌、毛霉菌，小儿以白色念珠菌多见。

（4）寄生虫　常见为蓝氏贾第鞭毛虫和隐孢子虫等。

2. 非感染因素　主要由饮食不当引起，当进食过量或食物成分不恰当时，消化过程发生障碍，食物不能被充分消化和吸收而积滞在小肠上部，使肠腔内酸度降低，有利于肠道下部的细菌上移和繁殖，使食物发酵和腐败（即所谓内源性感染），分解产生的短链有机酸使肠腔内渗透压增高（渗透性腹泻），并协同腐败性毒性产物刺激肠壁使肠蠕动增加，导致腹泻、脱水和电解质紊乱。

（1）食饵性腹泻　多为人工喂养儿，常因喂养不定时，饮食量不当，突然改变食物品种，或过早喂给大量淀粉或脂肪类食品引起。

（2）症状性腹泻　中耳炎、上呼吸道感染、肺炎、肾盂肾炎、皮肤感染或急性传染病等，可因发热和病原体的毒素作用而并发腹泻。

（3）过敏性腹泻　对牛奶、豆浆等蛋白性食物过敏而引起腹泻，牛奶过敏者较多。

（4）其他　原发性或继发性双糖酶缺乏，活力降低（主要为乳糖酶），肠道对糖的消化吸收不良，使乳糖积滞引起腹泻；气候突然变化、腹部受凉肠蠕动增加引起腹泻；天气过热、消化液分泌减少等都可能诱发消化功能紊乱引起腹泻。

3. 生理因素

（1）婴幼儿消化系统发育不完善　胃酸和消化酶分泌少，酶活力偏低，不能适应食物质和量的较大变化；生长发育快，所需营养物质相对较多，胃肠道负担重，容易发生消化道功能紊乱。

（2）机体防御功能差　①婴儿胃酸偏低，胃排空快，对进入胃内的细菌杀灭能力较弱；②血清免疫球蛋白（尤其是 IgM、IgA）和胃肠道分泌型 IgA 均较低；③新生儿生后尚未建立正常肠道菌群，或由于使用抗生素等引发肠道菌群失调。

【临床表现】

不同病因引起的腹泻，其临床特点和临床过程常不同，临床上可根据其病程长短、病情轻重来观察。连续病程在 2 周以内的腹泻为急性腹泻，病程在 2 周至 2 个月内的腹泻为迁延性腹泻，病程在 2 个月以上的为慢性腹泻。

1. 急性腹泻

（1）胃肠道症状　食欲减退，溢奶，大便次数增多，每日数次至数十次，可为稀便、黄色水样便或蛋花样便（多为病毒感染）、黏液便或脓血便（多为细菌感染），严重者出现呕吐、拒食。

（2）水、电解质及酸碱平衡紊乱症状

1）脱水　①脱水程度：可分为轻度、中度和重度脱水 3 种类型。其中轻度脱水失水量约为体重的 3%～5%（50ml/kg），精神不振或不安，皮肤稍干燥，弹性稍差，眼窝及前囟略凹陷，哭有泪，口腔黏膜干燥，尿量稍减少。中度脱水失水量为体重的 5%～10%（50～100ml/kg），精神萎靡或烦躁不安，皮肤苍白，干燥，弹性较差，眼窝及前囟凹陷明显，哭时泪少，口腔黏膜干燥，四肢稍凉，脉搏减弱，尿量明显减少。重度脱水失水量约为体重的 10% 以上（100～120ml/kg），精神极度萎靡，表情淡漠，嗜睡，朦胧或昏迷，皮肤发灰，干燥，四肢发凉，脉搏细速减弱，皮肤出现花斑等休克征象。②脱水性质：有等渗性、低渗性和高渗性脱水 3 种。等渗性脱水表现为烦躁，嗜睡，眼窝及前囟凹陷，皮肤弹性低，黏膜干燥，血压下降，脉搏增快，四肢发凉，尿量减少。大多营养状况良好，腹泻时间短，血钠为 130～150mmol/L。低渗性脱水表现为软弱，嗜睡，惊厥，昏迷，眼窝及前囟凹陷明显，皮肤弹性极差，黏膜略干燥，血压极低，脉快细弱，四肢发凉，尿减少或无尿。大多营养较差，吐泻严重，病程长，血钠低于 130mmol/L。高渗性脱水表现为烦躁不安，剧烈口渴，高热，肌张力高，惊厥，眼窝及前囟稍凹陷，皮肤弹性尚好，黏膜明显干燥，血压稍低，四肢热或冷，尿少而比重高。多发生于供水不足、出汗或曾口服大量含钠液的情况下，血钠高于 150mmol/L。

2）电解质失调 ①低钾血症：表现为精神萎靡，四肢无力，肌张力低下，腱反射消失，严重者表现为瘫痪。肠蠕动减少，故肠鸣音弱，腹胀，肠麻痹可致肠梗阻。心音低钝，心率减慢，心律不齐，严重者心力衰竭，心电图出现 T 波低平、ST 段下移、Q-T 间期延长及 U 波。②低钙血症：表现为烦躁，惊跳，手足搐搦或惊厥。③低镁血症：极少数久泻和营养不良者出现缺镁症状，常在脱水及电解质紊乱纠正后出现，表现为烦躁，震颤，惊厥，血清镁低于 0.75mmol/L。

3）酸碱平衡紊乱 主要是代谢性酸中毒，表现为精神萎靡，呼吸深快，但无鼻翼扇动，新生儿及小婴儿呼吸改变不明显，可见口唇樱红，如有循环衰竭可表现为口唇发绀，严重者出现昏迷。

（3）发热 轻者出现低、中度发热，重者可出现高热或超高热。

2. 慢性腹泻 表现为腹泻迁延不愈或腹泻反复出现，病程超过 2 个月。腹泻次数和性状常不稳定，严重者亦可出现水、电解质紊乱及酸碱平衡失调。持续日久可出现消瘦、贫血、继发感染。

【诊断】

1. 诊断依据 根据大便呈水样稀便、黏液便或脓血便（必备条件），大便次数增多等临床表现即可做出腹泻的诊断。

2. 病原学诊断 有条件时应进行病原学检查，确定病原体。

3. 病程诊断 根据病程做出急性腹泻或慢性腹泻的诊断。

【治疗】

腹泻病的治疗原则是：调整饮食；预防和纠正脱水；合理用药；加强护理，预防并发症。

1. 急性腹泻

（1）饮食疗法 根据疾病的特殊病理生理状况、个体消化吸收功能和平时的饮食习惯进行合理调整。母乳喂养儿继续哺乳，暂停辅食；人工喂养儿可喂等量米汤或稀释的牛奶或其他代乳品，由米汤、粥、面条等逐渐过渡到正常饮食。有严重呕吐者可暂时禁食 4~6 小时（不禁水），待好转后继续喂食，由少到多，由稀到稠。病毒性肠炎多有双糖酶缺乏（主要是乳糖酶），对疑似病例可暂停乳类喂养，改为豆制代乳品，或发酵奶，或去乳糖奶粉以减轻腹泻，缩短病程。腹泻停止后继续给予营养丰富的饮食，并每日加餐 1 次，共 2 周。

（2）纠正水、电解质紊乱及酸碱失衡

1）口服补液 口服补液盐（ORS）可用于腹泻时预防脱水及纠正轻、中度脱水。轻度脱水 50~80ml/kg，中度脱水 80~100ml/kg，于 8~12 小时内将累计损失量补足。脱水纠正后，可将 ORS 用等量水稀释，按病情需要随时口服。因 ORS 为 2/3 张液，故有明显呕吐、腹胀、休克、心肾功能不全等的新生儿不宜采用口服补液。

> **知识链接**
>
> **口服补液盐（ORS）**
>
> 口服补液盐是 WHO 于 1967 年制定的配方，其成分是氯化钠 3.5g、碳酸氢钠 2.5g、氯化钾 1.5g 和葡萄糖 20g，加水至 1000ml 后饮用，用于治疗小儿消化不良和秋季腹泻引起的轻度及中度脱水。1984 年 WHO 将配方更改为氯化钠 1.75g、氯化钾 0.75g、枸橼酸钠 1.45g、无水葡萄糖 10g；2006 年 WHO 公布新配方为氯化钠 2.6g、氯化钾 1.5g、枸橼酸钠 2.9g、无水葡萄糖 13.5g。此疗法不但适用于医疗条件较好的城市，也适宜于边远地区。在世界范围内，口服补液盐疗法的推广应用每年可挽救数十万患者的生命。口服补液盐虽有许多优点，但也不能滥用。口服补液盐应用不当会加重病情，甚至导致不良后果，其原因在于消化不良和急性胃肠炎患者的消化道黏膜有炎性水肿，吸收功能很差，

短时间内大量快速服用补液盐，不但难以吸收，而且会促使胃肠蠕动加快，引起吐泻加剧，脱水及电解质紊乱加重。

2）静脉补液　适用于中度以上脱水、吐泻严重或腹胀的患儿。输用溶液的成分、量和滴注持续时间须根据不同的脱水程度和性质决定，同时要注意个体化，结合年龄、营养状况、自身调节功能而灵活掌握。

第 1 天补液：①总量：包括补充累积损失量、继续损失量和生理需要量。累积损失量一般轻度脱水为 90～120ml/kg、中度脱水为 120～150ml/kg、重度脱水为 150～180ml/kg，对少数营养不良，肺炎或心、肾功能不全的患儿，应根据具体病情分别做较详细的计算。②溶液种类：溶液中电解质溶液与非电解质溶液的比例应根据脱水性质（等渗性、低渗性、高渗性）分别选用，一般等渗性脱水用 1/2 张含钠液、低渗性脱水用 2/3 张含钠液、高渗性脱水用 1/3 张含钠液。若临床判断脱水性质有困难，可先按等渗性脱水处理。③输液速度：主要取决于脱水程度、继续损失量及速度。对严重脱水有明显周围循环障碍者应先快速扩容，按 20ml/kg 等渗含钠液，30～60 分钟内快速输入。累积损失量（扣除扩容液量）一般在 8～12 小时内补完，每小时 8～10ml/kg。脱水纠正后，补充继续损失量和生理需要量时速度宜减慢，于 12～16 小时内补完，约每小时 5ml/kg。若吐泻缓解，可酌情减少补液量或改为口服补液。④纠正酸中毒：因输入的混合液中已含有一部分碱性溶液，输液后循环和肾功能改善，酸中毒即可纠正。也可根据临床症状结合血气分析测定结果，另加碱性液纠正。对重度酸中毒可用 1.4% 碳酸氢钠扩容，兼有扩充血容量及纠正酸中毒的作用。⑤纠正低血钾：有尿或来院前 6 小时内有尿即应及时补钾，补钾量每日 0.2～0.3g/kg，即每日 10% 氯化钾 2～3ml/kg，用其 1/2 量加入溶液中静脉滴注，浓度一般为 0.2%～0.3%，不超过 0.3%（即每 100ml 溶液中最多加 10% 氯化钾 3ml）。输入速度不宜过快，约每分钟 10 滴，每日静脉补钾时间不应少于 8 小时；切忌将钾盐静脉推入，否则导致危及生命的高钾血症。细胞内的钾浓度恢复正常要有一个过程，因此纠正低钾血症需要有一定时间，一般静脉补钾要持续 4～6 天。能口服时可改为口服补充。⑥纠正低钙、低镁：出现低钙症状时可用 10% 葡萄糖酸钙（每次 1～2ml/kg，最大量≤10ml）加 5%～10% 葡萄糖 20～40ml 稀释后缓慢静脉注射。低镁者用 25% 硫酸镁每次按 0.1ml/kg 深部肌内注射，每 6 小时 1 次，每日 3～4 次，症状缓解后停用。

第 2 天及以后的补液：经第 1 天补液后，脱水和电解质紊乱已基本纠正，第 2 天及以后主要是补充继续损失量（防止发生新的累计损失）和生理需要量，继续补钾，供给热量。一般可改为口服补液。若腹泻仍频繁或口服量不足者，仍需静脉补液。补液量需根据吐泻和进食情况估算，并供给足够的生理需要量，用 1/5～1/3 张含钠液补充。继续损失量按"丢多少补多少""随时丢随时补"的原则，用 1/3～1/2 张含钠溶液补充。将这两部分相加，于 12～24 小时内均匀静脉滴注。

（3）控制感染　①水样便腹泻（约占 70%）多为病毒或产毒素性细菌感染，一般不用抗生素。②如伴有明显中毒症状，不能用脱水解释者，选用抗生素治疗。③黏液脓血便者（约占 30%）多为侵袭性细菌感染，可选用庆大霉素或丁胺卡那霉素、黄连素、复方新诺明、多黏菌素 E 等，一般只选用一种，不主张联用。如用药 48～72 小时病情未见好转，可能有耐药，再考虑换另一种抗生素。婴幼儿选用氨基糖苷类或其他不良反应较明显的抗生素时应慎重。④金黄色葡萄球菌肠炎、假膜性肠炎，应立即停用原用抗生素，选甲硝唑、万古霉素、利福平等口服。⑤真菌性肠炎首先停用抗生素，选用制霉菌素、酮康唑、克霉唑等抗真菌药物。⑥蓝氏贾第鞭毛虫肠炎选用甲硝唑。⑦隐孢子虫肠炎选用大蒜素。

（4）保护肠黏膜　通过吸附病原体和毒素，并与肠道黏液糖蛋白相互作用增强其屏障功能，促使肠黏膜再生，恢复正常功能。常用蒙脱石粉。

（5）微生态疗法　有助于恢复肠道正常菌群的生态平衡，抑制病原菌定植和侵袭，有助于控制腹泻。可选用双歧杆菌乳杆菌三联活菌片、双歧杆菌三联活菌散、双歧杆菌活菌胶囊等。

（6）补锌治疗　对于急性腹泻患儿，应每日给予元素锌20mg（ > 6 个月；6 个月以下婴儿每日补10mg），疗程 10 ~ 14 天。

2. 慢性腹泻

（1）病因治疗　因迁延性与慢性腹泻常伴有营养不良和其他并发症，病情较为复杂，必须积极寻找病因，针对病因进行治疗，切忌滥用抗生素，避免顽固的菌群失调，同时预防和治疗脱水，纠正水、电解质和酸碱平衡紊乱。

（2）饮食治疗　此类患儿多有营养障碍，继续喂养对促进腹泻的恢复是必要的治疗措施，禁食是有害的。①继续母乳喂养。②调整饮食：6 个月以下婴儿用牛奶加等量米汤或水稀释，或用发酵奶（即酸奶），也可用奶 – 谷类混合物，每天喂 6 次，以保证足够热量。6 个月以上婴幼儿可用已习惯的平常饮食，如选用加有少量熟植物油、蔬菜、鱼末或肉末的稀粥、面条等，由少到多，由稀到稠。双糖不耐受（也称糖原性腹泻）患儿可采用豆浆（每100ml 鲜豆浆加 5 ~ 10g 葡萄糖）、酸奶、去乳糖配方奶粉。应用无双糖饮食后腹泻仍不改善时，需考虑过敏性腹泻的可能性，如对牛奶或大豆蛋白过敏，应改用其他饮食。③使用要素饮食：要素饮食由氨基酸、葡萄糖、中链甘油三酯、多种维生素和微量元素组合而成，是肠黏膜损伤患儿最理想的食物，即使在严重黏膜损害、胰消化酶和胆盐缺乏的情况下仍能吸收与耐受。④静脉营养：严重患儿不能耐受口服营养物质，可采用静脉高营养。

（3）药物治疗

1）抗生素　仅适用于分离出特异病原体的患儿，应根据药物敏感试验结果选择药物。

2）微生态疗法　目的在于恢复肠道正常菌群的生态平衡，抵御病原菌定殖侵袭，有利于控制腹泻，可选用双歧杆菌乳杆菌三联活菌片、双歧杆菌三联活菌散、双歧杆菌活菌胶囊等。

3）补充微量元素与维生素　给予锌、铁、维生素 PP、维生素 A、维生素 B_{12} 和叶酸等，有助于肠黏膜的修复。

（4）中医治疗　中医辨证论治有良好疗效，并可配合推拿、捏脊、针灸等治疗。

【常用药物注意事项与患者教育】

1. 微生态制剂　是利用正常微生物或促进微生物生长的物质制成的活的微生物制剂，通过促进肠道益生菌生长或抑制有害菌繁殖，快速构建肠道微生态平衡，起到治疗腹泻的作用。该类制剂中的活菌进入人体后可黏附在肠壁（也称定植），迅速生长繁殖，一方面占据了有害菌的生存空间，另一方面产生乳酸和乙酸，降低肠道的 pH，改善内部微环境，能抑制有害菌的生长。常用的制剂有：①双歧杆菌乳杆菌三联活菌片，内含长双歧杆菌、保加利亚乳杆菌、嗜热链球菌、促菌因子、低聚糖、脱脂奶粉；②地衣芽孢杆菌活菌胶囊，内含地衣芽孢杆菌无毒菌株活菌；③双歧杆菌三联活菌散、双歧三联活菌胶囊，内含双歧杆菌、嗜酸乳酸杆菌和粪链球菌；④米雅 BM，内含酪酸菌芽孢活菌；⑤双歧杆菌活菌胶囊，内含双歧杆菌；⑥口服凝结芽孢杆菌活菌片，内含凝结芽孢杆菌 TBC – 169 菌株。

2. 多黏菌素 E　从多黏杆菌培养液中提得，为一种结构简单的碱性肽，为阳离子型表面活性剂。通过破坏细菌的细胞外膜脂质双层结构，使细胞成分外漏致细胞死亡。临床用于大肠埃希菌、沙门菌、肠杆菌及铜绿假单胞菌等革兰阴性杆菌的感染。注射给药有强烈肾毒性。

3. 大蒜素　由百合科葱属植物大蒜的鳞茎（大蒜头）提取而得，又名大蒜新素。大蒜素具有较强的抗菌消炎作用，对多种球菌、杆菌、真菌、病毒等均有抑制或杀灭作用。可用于治疗急性细菌性痢疾、百日咳、婴儿腹泻、大叶性肺炎、肺结核、伤口化脓、沙眼等。大蒜素抗菌作用机制是大蒜素分子中的氧原子与细菌生长繁殖所必需的半胱氨酸分子中的巯基相结合而抑制细菌的生长和繁殖，抗真菌作用是非竞争性地抑制真菌内某些酶的活性。另外，大蒜素尚有降血糖、降血脂、抗衰老、抗氧化、抗肿瘤及增强人体免疫力等作用。临床常用的大蒜素制剂有大蒜素片、大蒜素胶囊、大蒜素注射液等。大蒜素不良反应较少。

第五节 维生素 D 缺乏性佝偻病

PPT

维生素 D 缺乏性佝偻病是由于儿童体内维生素 D 不足致使钙、磷代谢失常的一种慢性营养性疾病，以正在生长的骨骺端软骨板不能正常钙化、造成骨骼变形为其特征。婴幼儿，特别是小婴儿生长快、户外活动少，容易发生维生素 D 缺乏，故本病主要见于 2 以下婴幼儿。近年来，随着我国卫生保健水平的提高，维生素 D 缺乏性佝偻病的发病率逐年降低，且多数患儿属轻症。我国北方冬季较长，日照短，佝偻病患病率高于南方。维生素 D 不足使成熟骨钙化不全则表现为骨质软化症。

【病因与发病机制】

1. 病因

（1）日照不足 皮肤内 7 - 脱氢胆固醇需经紫外线照射转化为维生素 D_3，若缺乏户外活动、高大建筑阻挡日光照射以及大气污染如烟雾、尘埃等均会减少紫外线吸收，容易造成维生素 D 缺乏。

（2）摄入不足 天然食物中含维生素 D 较少，乳类含维生素 D 量更少，母乳中钙磷比例适宜，钙易被吸收。但母乳喂养儿若缺少户外活动，或不及时补充鱼肝油、蛋黄、肝泥等富含维生素 D 的辅食，亦易患佝偻病。

（3）生长过速 早产或双胎婴儿体内贮存的维生素 D 不足，且出生后生长速度快，需要维生素 D 量多，易发生维生素 D 缺乏性佝偻病。

（4）疾病因素 多数胃肠道疾病或肝胆疾病，如婴儿肝炎综合征、先天性胆道狭窄或闭锁、脂肪泻、胰腺炎、慢性腹泻等会影响维生素 D 的吸收，严重肝、肾损害亦可致维生素 D 羟化障碍、生成量不足而引起佝偻病。

（5）药物影响 长期服用抗惊厥药物，如苯妥英钠、苯巴比妥等可提高肝细胞微粒体氧化酶系统的活性，使维生素 D 和 25 -（OH)D 加速分解为无活性的代谢产物。糖皮质激素能对抗维生素 D 转运钙。

2. 发病机制

（1）维生素 D 的来源及转化 天然维生素 D 可来源于植物（植物油）和动物，其生理作用基本相同。人类和动物皮肤中的 7 - 脱氢胆固醇经日光中紫外线照射变为胆骨化醇，即内源性维生素 D_3，为人类维生素 D 的主要来源。植物中麦角固醇经紫外线照射后变为可被人体吸收的麦角骨化醇，即维生素 D_2。这两种形式的维生素 D 均无生物活性，它们被摄入血液循环后与血浆中的维生素 D 结合蛋白（DBP）结合转运至肝，经肝细胞 25 - 羟化酶的羟化作用转变为 25 - 羟维生素 D[25 -（OH)D]，方有抗佝偻病活性，但作用不强，需再转移至肾，在近端肾小管上皮细胞线粒体内 1α - 羟化酶的作用下再次羟化，生成抗佝偻病活性很强的 1,25 - 二羟维生素 D[1,25 -（OH)$_2$D]，经血液循环到达主要靶器官（肠、肾、骨）。

（2）维生素 D 的生理功能 25 -（OH)D 和 1,25 -（OH)$_2$D 的主要功能在于：①促进小肠黏膜对钙、磷的吸收；②促进旧骨溶解，增加细胞外液钙、磷的浓度，有利于骨盐沉着；③促进肾小管对钙、磷的重吸收，减少尿磷的排泄。

（3）维生素 D 缺乏的影响 维生素 D 缺乏造成肠道吸收钙、磷减少和低钙血症，以致甲状旁腺功能代偿性亢进，甲状旁腺素（PTH）分泌增加以动员骨钙释放，使血清钙维持在正常或接近正常的水平，但 PTH 同时也抑制肾小管重吸收磷，使尿磷排出增加、血磷降低，骨样组织因钙化过程受阻，破坏了软骨细胞增殖、分化和凋亡的正常程序，骨骺端骨样组织局部堆积，成骨细胞代偿增生，碱性磷酸酶分泌增加，临床即出现一系列佝偻病症状和血生化改变。

【病理】

骨骼临时钙化带失去正常的形态，成为参差不齐的阔带，骺端增厚、向两侧膨出，形成临床所见的肋骨"串珠"和"手镯、足镯"等征。扁骨和长骨骨膜下的骨质也钙化不全，骨皮质被骨样组织替代，骨膜增厚，骨质疏松，容易受肌肉牵拉和重力影响而发生弯曲变形。颅骨变薄和软化，骨样组织堆积出现"方颅"。

【临床表现】

本病好发于 3 个月至 2 岁小儿，主要表现为生长中的骨骼改变、肌肉松弛和非特异性神经精神症状。骨骼变化在维生素 D 缺乏几个月后出现，患有骨软化症的乳母哺喂的小儿可在生后 2 个月内即出现佝偻病症状。重症佝偻病患儿可见消化功能紊乱、心肺功能障碍并可影响智能发育及免疫功能等。佝偻病在临床上分为初期、激期、恢复期、后遗症期，其中初期和激期统称为活动期。

1. 初期 多见于 6 个月以内，特别是 3 个月以内婴儿，主要表现为易激惹、烦躁、睡眠不安、夜间惊啼等非特异性神经精神症状。常伴与室温或季节无关的多汗，头部显著，致婴儿常摇头擦枕，出现枕秃。此期常无明显骨骼改变，可持续数周或数月，若未经适当治疗，可发展为激期。

2. 激期 除初期症状外，主要表现为骨骼改变和运动机能发展迟缓。因小儿身体各部骨骼的生长速度随年龄不同而异，佝偻病骨骼改变往往在生长快的部位最明显，故不同年龄有不同骨骼表现。

（1）骨骼系统改变

1）头部 ①颅骨软化。最常见于 3~6 个月婴儿，手指轻压颞骨或枕骨中央部位时可感觉颅骨内陷，随手放松而弹回，恰似压乒乓球的感觉；在约 1 岁时，尽管佝偻病仍在进展，颅骨软化逐渐消失。②方颅：多见于 7~8 个月或以上患儿，由于骨样组织增生致额骨及顶骨双侧呈对称性隆起，形成方颅，重者可呈鞍状、十字状。③前囟增大及闭合延迟：重者可延迟至 2~3 岁方才闭合。④出牙延迟：可迟至 1 岁出牙，3 岁才出齐，有时出牙顺序颠倒，牙齿缺乏釉质，易患龋齿，正在钙化过程中的恒牙也可受到影响，恒切牙、尖牙、第 1 磨牙常缺乏釉质。

2）胸廓 胸廓畸形多见于 1 岁左右小儿。①肋骨串珠（串珠肋）：肋骨和肋软骨交界处可触及或看到钝圆形隆起，系该处骨样组织堆积膨大所致，以两侧第 7~10 肋最明显，上下排列如串珠状。因膨大的肋软骨向胸腔内隆起而压迫肺组织，故患儿易罹患肺炎。②肋膈沟（赫氏沟）：膈肌附着处的肋骨受膈肌牵拉而内陷，同时其下部因腹部膨隆而外翻，形成一条沿肋骨走向的横沟。③鸡胸或漏斗胸：由于肋骨骺部内陷，以致胸骨向外突出，形成鸡胸，如胸骨剑突部向内凹陷，则形成漏斗胸，两者均影响呼吸功能。

3）四肢 ①腕踝畸形：多见于 6 个月以上小儿，在手腕、脚踝处可扪及甚至看到肥厚的骨骺，形成钝圆形环状隆起，称为佝偻病"手镯"或"脚镯"。由于此种腕踝畸形由软骨及未钙化的骨样组织形成，因而 X 线片不能清楚显示。②下肢畸形：见于小儿开始站立、行走后，由于骨质软化和肌肉关节松弛，在立、走的重力影响下可出现股骨、胫骨、腓骨弯曲，形成严重膝内翻（"O"形腿）或膝外翻（"X"形腿）。因 1 岁内小儿可有生理性弯曲和轻微的姿势变化，如足尖向内或向外等以后会自然矫正，须予以鉴别。

4）其他 小儿学坐后可致脊柱后突或侧弯；重症者骨盆前后径变短形成扁平骨盆，女婴成年后可致难产。

（2）全身肌肉改变　肌肉发育不良，肌张力低下，韧带松弛，表现为头项软弱无力，坐、立、行等运动机能发育落后；肝、脾韧带松弛，常能触及肝脾，系肝脾下移所致；大关节易过度伸展；腹肌张力低下致腹部膨隆如蛙腹。

（3）其他　重症者脑发育亦受影响，条件反射形成缓慢，表情淡漠，语言发育迟缓，免疫力低下，易伴发感染。

3. 恢复期　经适当治疗后临床症状减轻或消失，精神活泼，肌张力恢复。血清钙磷浓度数天内恢复正常，钙磷乘积也渐恢复正常。碱性磷酸酶4～6周恢复正常。X线表现于2～3周后即有改善，临时钙化带重新出现，逐渐致密并增宽，骨质密度增浓，逐步恢复正常。

4. 后遗症期　多见于3岁以后小儿，临床症状消失，血生化及骨骺X线检查正常，仅遗留不同程度的骨骼畸形。轻中度佝偻病治疗后很少留有骨骼改变。

【辅助检查】

1. 血生化检查　活动期，血钙浓度正常或减低，血磷浓度降低，钙磷乘积降低（正常 >40），碱性磷酸酶正常或增高，血清 $25-(OH)D_3$ 及 $1,25-(OH)_2D_3$ 降低。

2. X线检查　活动期，干骺端临时钙化带模糊或消失，呈毛刷样，并有杯口状改变，骨骺软骨明显增宽，骨骺与干骺端的距离加大，骨龄落后，骨质普遍稀疏，密度减低，可有骨干弯曲或骨折。

【诊断】

诊断要点：①多见于3个月至2岁的小儿；②出现颅骨软化、囟门增大及闭合延迟、方颅、出牙延迟、串珠肋、肋膈沟、鸡胸、佝偻病"手镯"或"脚镯"、"O"形腿或"X"形腿等典型骨骼表现；③血清 $25-(OH)D_3 < 8\mu g/ml$（正常 $10\sim50\mu g/ml$）；④X线检查呈现典型表现。

【治疗】

营养性维生素D缺乏性佝偻病是一种自限性疾病。本病治疗的目的在于控制病情活动、防止骨骼畸形。治疗应以口服维生素D为主，剂量为每日 $50\sim100\mu g$（$2000\sim4000IU$），或 $1,25-(OH)_2D_3$（骨化三醇）$0.5\sim2.0\mu g$，根据临床和X线骨片改善情况于2～4周后改为维生素D预防量，每日 $10\mu g$（400IU）。对有并发症的佝偻病，或无法口服者可一次肌内注射维生素 D_3 20万～30万 IU，2～3个月后口服预防量。治疗一个月后应复查效果，如临床表现、血生化检测和骨骼X线改变无恢复征象，应与维生素D依赖性佝偻病相鉴别。对已有严重骨骼畸形的后遗症期患儿可考虑外科手术矫治。

除采用维生素D治疗外，应注意加强营养，及时添加其他食物，坚持每日户外活动。如果膳食中钙摄入不足，应适当补充钙剂。

【常用药物注意事项与患者教育】

维生素D　维生素 D_2 和维生素 D_3 经肝脏、肾脏被转化为活性强的 $1,25-$ 双羟维生素 D_2 和 D_3，促进肠道钙磷吸收和骨的钙化。临床适用于预防和治疗维生素D缺乏症。临床常用药物有维生素 D_2（麦角骨化醇）、维生素 D_3（胆骨化醇）、骨化三醇。维生素D大量久用可引起高钙血症，表现为眩晕、恶心、呕吐、便秘、腹痛、肌无力、骨痛等；若肾功能损害，可出现烦渴、多尿，严重者出现心律不齐。巴比妥、苯妥英钠、扑米酮可降低其效应，长期应用应补充维生素D。大剂量钙剂或利尿药与常用量的维生素D合用，有发生高钙血症的危险。考来烯胺、考来替泊、矿物油、硫糖铝可减少小肠对维生素D的吸收。洋地黄类与维生素D合用易诱发心律失常。高血钙、高血磷伴肾性佝偻病者禁用。小儿对维生素D耐受性有较大差异，使用时应注意观察毒性反应。

PPT

第六节　先天性心脏病

人胚胎发育时期（妊娠初期，2~3个月内），由于心脏及大血管的形成障碍而引起的局部解剖结构异常，或出生后应自动关闭的通道未能闭合造成的心脏病，称为先天性心脏病。先天性心脏病是小儿最常见的心脏病，其发病率占活产婴儿的 6‰~10‰。以心功能不全、发绀以及发育不良等为主要临床表现，绝大多数需手术治疗，随着心血管医学的快速发展，许多常见的先天性心脏病得到准确的诊断和合理的治疗，病死率已显著下降。

【病因】

1. 环境因素

（1）感染　妊娠前3个月患病毒或细菌感染，尤其是风疹病毒和柯萨奇病毒宫腔内感染可影响心脏的发育。这是造成先天性心脏病最重要的原因。

（2）化学物品与药物　妊娠前和妊娠中母体较长时间接触有害的化学制品苯、二氧化硫、汞、镉等，妊娠早期使用阿司匹林、四环素、避孕药、细胞毒药物等。

（3）放射线　母体妊娠早期接受 X 线、电辐射等照射。

（4）疾病　母体患营养不良、糖尿病、苯丙酮尿症、高血钙等疾病。

（5）其他　羊膜病变、胎儿受压、妊娠早期先兆流产等。

2. 遗传因素　先天性心脏病具有一定程度的家族发病趋势，因父母生殖细胞、染色体畸变所引起，根据遗传方式可分单基因病、多基因病、染色体病、线粒体病和体细胞遗传病。遗传学研究认为，多数的先天性心脏病是由多个基因与环境因素相互作用所形成。

3. 其他因素　高原低氧、母亲高龄（>35 岁）、母亲酗酒等。

【临床类型】

先天性心脏病的种类很多，临床上根据血液分流和是否发绀的情况分为以下 3 类。

1. 血液由左向右分流型（潜在青紫型）　常见的有室间隔缺损、房间隔缺损、动脉导管未闭等。由于早期左半心压力高于右半心，一般情况下，左半心的血液通过缺损流向右半心，故不出现青紫表现。晚期右半心压力超过左半心时，右半心的血液流向左半心，出现青紫表现。当临床出现持久性青紫表现时，称艾森曼格综合征。

2. 血液由右向左分流型（青紫型）　常见的有法洛四联症、大动脉转位等。由于右半心的血液可直接流入左半心或主动脉，早期即出现青紫表现。

3. 血液无分流型（无青紫型）　常见的有主动脉狭窄、肺动脉瓣狭窄等。由于左半心和右半心之间无异常通道，血液无分流，故不出现青紫现象。

临床上最常见的先天性心脏病是室间隔缺损。

【病理】

1. 室间隔缺损　心室间隔缺损，左、右心室出现异常交通，约占先天性心脏病的 50%。根据缺损位置的不同，可分为以下 4 种类型：①位于室上嵴上方，肺动脉瓣或主动脉瓣下，又称干下型缺损；②位于室上嵴下方；③位于三尖瓣的后方；④位于室间隔肌部。缺损可以只有 1 个，也可同时存在几个缺损。

2. 房间隔缺损　心房间隔缺损，左、右心房出现异常交通，占先天性心脏病的 20%~30%，女性较多见。根据解剖病变的不同可分为卵圆孔未闭、第 1 孔未闭型缺损、第 2 孔未闭型缺损。

3. 动脉导管未闭 动脉导管是连接胎儿主动脉弓与肺动脉之间的血管通道，于生后 10 ~ 15 小时在功能上关闭，多数婴儿于生后 3 个月左右在解剖上亦完全关闭。若持续开放并出现左向右分流者即为动脉导管未闭。占先天性心脏病的 15% ~ 20%，女性较多见。根据未闭的动脉导管大小、长短和形态，一般分为管型、漏斗型、窗型 3 型。

4. 法洛四联症 由以下 4 种畸形组成：①肺动脉狭窄（以漏斗部狭窄多见）；②室间隔缺损；③主动脉骑跨（主动脉骑跨于室间隔之上）；④右心室肥厚（为肺动脉狭窄后右心室负荷增加的结果）。占先天性心脏病的 10% ~ 15%。

【临床表现】

1. 室间隔缺损 临床表现取决于缺损的大小。

（1）小型缺损（缺损 <0.5cm） 因分流量较小，可无明显症状，生长发育不受影响。可在胸骨左缘第 3 ~ 4 肋间听到响亮粗糙的全收缩期杂音，肺动脉第二心音稍增强。

（2）中型缺损（缺损在 0.5 ~ 1.0cm） 由左向右分流多，体循环血流量减少，影响生长发育。主要症状是消瘦、乏力、气短；体格检查发现心浊音界扩大、胸骨左缘第 3 ~ 4 肋间闻及粗糙的全收缩期杂音并可在杂音最响处触及收缩期震颤、肺动脉第二音增强，易导致心力衰竭。

（3）大型缺损（缺损 >1.0cm） 伴有肺动脉高压者，右心室压力亦显著增高，此时右心室肥大较明显，分流减少，当出现右向左分流时，出现青紫，此时心脏杂音较轻而肺动脉第二心音明显亢进。

室间隔缺损易并发支气管炎、支气管肺炎、充血性心力衰竭、肺水肿和亚急性细菌性心内膜炎。

2. 房间隔缺损 缺损小者可无症状，体格检查在胸骨左缘第 2 ~ 3 肋间闻及收缩期杂音。缺损大者，体循环血量减少，影响生长发育。出现消瘦、乏力、气短，易哭闹、患肺炎或心力衰竭时出现暂时性青紫；体格检查发现浊音界扩大，胸骨左缘第 2 ~ 3 肋间可闻及收缩期杂音，肺动脉瓣区第二心音增强或亢进，并呈固定分裂。

3. 动脉导管未闭 导管较细者无症状，体格检查在胸骨左缘第 2 肋间及其附近闻及 "机器样" 连续性心脏杂音。导管较粗者，除闻及心脏杂音外，还出现气急、咳嗽、乏力、多汗、消瘦等症状。有显著肺动脉高压者可出现下半身青紫。偶见扩大的肺动脉压迫喉返神经而引起声音嘶哑。

4. 法洛四联症

（1）发绀 又称青紫，为其主要表现。出生后不久即青紫，常于唇、球结膜、口腔黏膜、耳垂、指（趾）等毛细血管丰富的部位明显。在吃奶、哭闹、走动等活动时加重，并伴呼吸困难。

（2）蹲踞 是该病的特征性表现。每于行走或活动时，因气急而主动下蹲片刻再行走。蹲踞时下肢屈曲，使静脉回心血量减少，减轻了心脏负荷，同时下肢受压，体循环阻力增加，使右向左分流减少，从而使缺氧症状暂时得以缓解。

（3）杵状指（趾） 由于长期缺氧，致使指、趾端毛细血管扩张增生，局部软组织和骨组织也增生肥大，随后指（趾）末端膨大如鼓槌状，称杵状指（趾）。

（4）缺氧发作 少数由于脑缺氧可有头晕、头痛。婴儿有时在吃奶或哭闹后出现阵发性呼吸困难，严重者可引起突然昏厥、抽搐，这是由于在肺动脉漏斗部狭窄的基础上，突然发生该处肌肉痉挛，引起一时性肺动脉梗阻，使脑缺氧加重所致，称缺氧发作。

（5）心脏表现 胸骨左缘第 2 ~ 4 肋间可闻及喷射性收缩期杂音，一般以第 3 肋间最响，肺动脉第二心音减弱或消失，心前区可隆起。

（6）其他 发育落后，重者智能亦落后。

法洛四联症常见并发症为脑血栓、脑脓肿和亚急性细菌性心内膜炎。

【辅助检查】

1. 胸部 X 线检查

（1）室间隔缺损　小型缺损无明显改变。中、大型缺损心脏增大，以左心室增大为主，左心房也常增大，晚期可出现右心室增大。肺动脉段突出，肺血管影增粗。

（2）房间隔缺损　心脏外形呈轻、中度扩大，以右心房、右心室增大为主，肺动脉段突出，肺门血管影增粗，可见肺门"舞蹈"征，肺野充血，主动脉影缩小。

（3）动脉导管未闭　左心室和左心房增大，肺动脉段突出，肺门血管影增粗，肺野充血。出现肺动脉高压时，右心室亦增大，主动脉弓往往有所增大。

（4）法洛四联症　典型心影呈靴形，系由右心室肥大使心尖上翘和漏斗部狭窄使心腰凹陷所致。肺门血管影缩小，肺纹理减少，透亮度增加。

2. 心电图检查

（1）室间隔缺损　小型缺损无改变或显示轻度左心室肥大。中、大型缺损显示左心室肥大或伴右心室肥大。

（2）房间隔缺损　典型心电图表现为电轴右偏和不完全性右束支传导阻滞，部分病例尚有右心房和右心室肥大。

（3）动脉导管未闭　导管较细者心电图无改变，导管较粗者显示左心室肥大和左心房肥大，合并肺动脉高压时显示右心室肥大。

（4）法洛四联症　典型改变显示心电轴右偏，右心室肥大，亦可显示右心房肥大。

3. 超声检查　是目前确诊先天性心脏病的首选检查。

（1）室间隔缺损　超声心动图可见左心室、左心房和右心室内径增大，主动脉内径缩小。二维超声心动图可显示室间隔回声中断，并可提示缺损的位置和大小。多普勒彩色血流显像可直接见到分流的位置、方向和区别分流的大小，还能确诊多个缺损的存在。

（2）房间隔缺损　超声心动图显示右心房和右心室内径增大。二维超声心动图可见房间隔回声中断，并可显示缺损的位置和大小。多普勒彩色血流显像可观察到分流的位置、方向且能估测分流的大小。

（3）动脉导管未闭　超声心动图显示左心房和左心室内径增宽，主动脉内径增宽。二维超声心动图有时可显示肺动脉与降主动脉之间有导管的存在。多普勒彩色血流显像可直接见到分流的方向和大小。

（4）法洛四联症　二维超声心电图可显示主动脉内径增宽并向右移位，右心室内径增大，流出道狭窄，左心室内径缩小。多普勒彩色血流显像可见右心室直接将血液注入骑跨的主动脉。

4. 右心导管检查　作为诊断性检查，目前已基本被多普勒彩色血流显像替代，但在进一步了解畸形程度、是否合并其他心脏异常以及制定手术方案方面仍有一定帮助。

（1）室间隔缺损　右心室血氧含量明显高于右心房，右心室和肺动脉压力升高。少有心导管可通过缺损进入左心室。

（2）房间隔缺损　可发现右心房血氧含量高于上、下腔静脉平均血氧含量。心导管可由右心房通过缺损进入左心房。

（3）动脉导管未闭　肺动脉血氧含量高于右心室，证明肺动脉部位由左向右分流。肺动脉和右心室的压力可正常或不同程度升高。部分人心导管可通过未闭的动脉导管，由肺动脉进入降主动脉。

（4）法洛四联症 导管较易从右心室进入主动脉，有时能从右心室入左心室。心导管从肺动脉向右心室退出时，可记录到肺动脉和右心室之间的压力差。根据压力曲线可判断肺动脉狭窄的类型。股动脉血氧饱和度降低，证明由右向左分流。

【治疗】

1. 手术治疗 是先天性心脏病治疗的基本方法。

（1）室间隔缺损 缺损小者不一定需要治疗，但应定期随访。中型缺损临床上有症状者宜于学龄前期在体外循环心内直视下做修补术。大型缺损在 6 个月以内发生难以控制的充血性心力衰竭和反复罹患肺炎，生长缓慢者应予以手术治疗；6 个月至 2 岁的婴幼儿，虽然心力衰竭能控制，但肺动脉压力持续升高、大于体循环的 1/2，或 2 岁以后肺循环血量与体循环血量的比 >2∶1，亦应及时通过手术修补缺损。

（2）房间隔缺损 缺损较大影响生长发育者宜于学龄前（2~6 岁）做房间隔缺损修补术，亦可通过介入性心导管用扣式双盘堵塞装置、蚌状伞或蘑菇伞关闭缺损。

（3）动脉导管未闭 手术结扎或切断缝扎导管即可治愈，宜于学龄前施行，必要时任何年龄均可手术。亦可应用介入技术，选择微型弹簧伞堵塞动脉导管。

（4）法洛四联症 以根治手术治疗为主。手术年龄一般在 2~3 岁或以上。在体外循环下做心内直视手术，切除流出道肥厚部分，修补室间隔缺损，纠正主动脉右跨。如肺血管发育较差不宜做根治手术，则以姑息分流手术为主，以增加肺血流量，待年长后一般情况改善时再行根治术。

2. 药物治疗

（1）早产儿动脉导管未闭 吲哚美辛，在出生后 10 日内使用。剂量为 0.2mg/kg，静脉滴注或口服，间隔 24 小时给药，共 3 次。

（2）法洛四联症缺氧发作 皮下注射吗啡 0.1~0.2mg/kg，并及时吸氧和纠正酸中毒，此外可口服普萘洛尔 1~3mg/kg 预防其发作。

（3）其他 继发肺部感染时选择敏感抗生素进行抗感染治疗，出现心力衰竭时可使用强心苷治疗。

【常用药物注意事项与患者教育】

1. 吲哚美辛 为吲哚乙酸类解热镇痛抗炎药，具有较强的环氧合酶抑制作用，通过抑制该酶，阻止前列腺素的合成，抵消其扩张动脉导管的作用，促使导管收缩闭合。主要不良反应有：①恶心、呕吐、腹泻、诱发或加重溃疡病；②头痛、眩晕、精神异常；③红细胞减少、白细胞减少、血小板减少；④皮疹、支气管哮喘。禁与阿司匹林合用。

2. 吗啡 主要药理作用是镇痛、抑制呼吸、镇咳、催吐、兴奋平滑肌，具有特别强大的镇痛作用，通过镇痛消除由疼痛引起的焦虑、紧张等情绪反应，并可产生镇静和欣快感。主要作用机制是激动阿片受体。临床主要用于镇痛、止泻、控制心源性哮喘。吗啡通过减慢呼吸、扩张外周血管减轻心脏负担，起到缓解缺氧的作用。主要不良反应有：①治疗量可出现恶心、呕吐、眩晕、意识模糊、便秘、尿潴留、低血压、鼻周围瘙痒、荨麻疹和呼吸抑制等；②连续多次应用易产生耐受性和成瘾性（一般连续使用不超过 1 周）；③急性中毒时出现昏迷、呼吸麻痹、针尖样瞳孔缩小、血压下降甚至休克。禁用于分娩止痛、哺乳期妇女止痛、支气管哮喘、肺心病等。

目标检测

答案解析

1. 简述小儿的年龄分期。
2. 简述小儿的喂养方式。
3. 简述小儿肥胖症的诊断与临床分度。
4. 简述维生素 D 缺乏性佝偻病的诊断要点。
5. 简述先天性心脏病的常见类型。
6. 试述治疗小儿腹泻的微生态制剂的注意事项与患者教育。

（黄小凤）

书网融合……

重点小结　　　　微课　　　　习题

第二十三章　传染病

学习目标

知识目标：通过本章的学习，应能掌握传染病流行过程的三个基本环节，传染病的临床特征、诊断、治疗原则及预防措施，常见传染病的诊断要点；熟悉常见传染病的病因、治疗的常用药物注意事项与患者教育；了解传染病的发病机制。

能力目标：具备指导常见传染病患者合理用药的能力。

素质目标：通过本章的学习，树立积极防控传染病的理念，勇于创新。

第一节　概　述

PPT

感染性疾病是指由病原体感染所致的疾病，包括传染性疾病和非传染性疾病两大类。传染病是指由病原微生物（包括病毒、细菌、真菌、支原体、衣原体、立克次体、螺旋体、朊粒等）和寄生虫（包括蠕虫和原虫）感染人体后产生的有传染性、在一定条件下可造成流行的疾病。传染病学是一门研究传染病在人体内外环境中发生、发展、传播和防治规律的科学。在人类历史上，传染病不仅威胁着人类健康和生命，而且影响着人类文明的进程，甚至改写人类历史。至今传染病与人类之间的斗争从未停歇，甚至愈演愈烈。因此，了解传染病的基本知识，学习常见传染病的病原学、流行病学、发病机制、临床表现、诊治与预防，具有十分重要的意义。传染病研究也一直是国家重大科研项目和药物开发的重点领域。

知识链接

特殊"微生物"的发现

朊粒（prion）是一种不含核酸、有感染性的蛋白质，它能引起人和动物中枢神经系统的慢性退行性脑病，即传染性海绵状脑病（TSE），俗称疯牛病，其潜伏期长，临床表现为痴呆、共济失调、震颤，最终导致死亡。该类疾病目前尚无特异性治疗手段，关键是加强预防。预防措施主要包括：①严禁从疯牛病疫区进口动物源性饲料、生物制品和与牛相关制品；②加强对本土羊瘙痒病的筛查，监测疯牛病；③预防医源性感染。1982年美国生物化学家斯坦利·普鲁辛纳宣布发现了这种足以颠覆中心法则的"微生物"，并因此获得了1997年的诺贝尔生理学或医学奖。

一、感染的概念与结局

（一）感染的概念

感染是指病原体进入人体，与人体相互作用、相互斗争的过程。引起感染的病原体可来自宿主体外，也可来自宿主体内。来自体内的病原体在长期的发展过程中，与宿主形成了共生状态，一般不引起感染，只有在机体抵抗力过度低下（如长期使用抗生素等造成菌群失调）或病原体离开原来生存的环境到达新的环境（如大肠埃希菌从肠道进入泌尿道、肺炎链球菌从上呼吸道进入肺泡）才引起感染，这种感染通常称为机会性感染。来自体外的病原体通过一定方式从一个宿主个体到达另一个宿主个体引起的感染称为传染。

（二）感染的结局（又称感染谱）

致病性病原体达到人体后，便开始了入侵，与此同时，人体的防御机制也开始了反入侵的斗争。由于致病性病原体的数量、毒力、入侵途径的不同和人体抵抗力强弱的差异可产生以下五种不同的结局。

1. 病原体被清除　由于人体的非特异性免疫和特异性免疫的作用，使得侵入的病原体被消除，没有造成人体损害。例如，通过口入侵的痢疾杆菌可被胃酸完全杀死；破伤风梭菌可因皮肤完整（未破损）而被机械性阻挡在体外；麻疹病毒侵入血液后可被特异性免疫抗体结合而消除。

2. 病原携带状态　病原体侵入人体后，在某些特定部位生长繁殖，人体的免疫系统不能将其消灭，但病原体对机体也不能造成明显的损害，无临床表现，但可不断向体外排出病原体。按其携带病原体的种类不同可分为带病毒者、带菌者、带虫者等，例如，乙型肝炎病毒携带者、伤寒沙门菌携带者、阿米巴原虫携带者。按其携带病原体时间，携带时间短于3个月为急性病原携带者，携带时间长于3个月为慢性病原携带者；发生于显性感染潜伏期的病原携带者为潜伏期病原携带者；发生于显性感染之后的病原携带者为恢复期病原携带者；发生于隐性感染之后的病原携带者为健康病原携带者。

3. 潜伏性感染　病原体侵入人体后，在人体的某些特定部位潜伏下来，但无病原体排出体外。人体的免疫系统不能将其消灭，但可使其局限化而不引起机体的组织损害。当机体免疫力下降时，病原体迅速繁殖，造成机体组织损害，出现临床表现，形成显性感染。例如单纯疱疹、带状疱疹、结核病、疟疾等。

4. 隐性感染　又称亚临床感染，是指病原体侵入人体后，由于其致病力弱（数量少、毒性低等）或机体的抵抗力强，不引起或只引起组织轻微损伤即被消灭，临床上无任何表现。通过隐性感染，诱发了机体的特异性免疫应答，故病后可获得程度不同的特异性免疫。在传染病流行期间，很多人仅有隐性感染，少数人出现显性感染。

5. 显性感染　又称临床感染，是指病原体侵入人体后，通过病原体本身的作用或机体的变态反应，导致组织损伤，引起病理改变和临床表现。显性感染过程结束后，多数患者体内病原体可被清除；少数转化为病原携带者，称恢复期病原携带者，如伤寒沙门菌携带者。

一般说来，上述五种结局中，以隐性感染最常见，病原携带状态次之，显性感染占比最少。此五种表现形式不是一成不变的，在一定条件下可相互转化，同一种感染性疾病在不同阶段也可以有不同的表现形式。

二、传染病的流行过程

传染病在人群中发生、发展和转归的过程称为传染病的流行过程。研究和了解传染病的流行过程对传染病的预防和治疗具有重要的意义。

（一）传染病流行过程的三个基本环节

传染病在人群中发生、发展和转归的三个基本环节是传染源、传播途径和易感人群。

1. 传染源　指体内有病原体生长、繁殖并不断将其排出体外的人和动物。传染源有传染病患者、隐性感染者、病原携带者和受感染的动物，后者包括患病动物和病原携带动物。

2. 传播途径　指病原体从传染源到达易感人群所经过的途径。不同的传染病，其传播途径也不相同。一种传染病可以仅有一条传播途径，也可以有多条传播途径。常见的传播途径有以下几种。

（1）**呼吸道传播** 病原体通过空气、飞沫、尘埃进入呼吸道发病，如流行性感冒、麻疹、流行性脑脊髓膜炎等。

（2）**消化道传播** 病原体污染水、食物、餐具后，易感者进食时发生感染，如细菌性痢疾、伤寒、甲型病毒性肝炎等。

（3）**接触传播** 指通过手等直接接触和通过被污染的玩具、毛巾等间接接触引起的传播。水痘、乙型病毒性肝炎、沙眼等可通过该途径传播。破伤风、炭疽、钩虫病等也可通过该途径传播。

（4）**虫媒传播** 常见的传播疾病的吸血节肢动物有蚊、蚤、白蛉、蜱、恙虫等，可传播疟疾、斑疹伤寒、森林脑炎等。

（5）**血液、体液传播** 乙型病毒性肝炎、丙型病毒性肝炎、梅毒、艾滋病等可通过该途径传播。

（6）**医源性感染** 指在医疗工作中人为造成的某些传染病的传播。如输注凝血因子Ⅷ引起的艾滋病等。

另外，母体通过血液或产道等将传染病传播给胎儿或新生儿又称为母婴传播或垂直传播。淋病、梅毒等可发生母婴传播或垂直传播。婴儿出生前已从母亲或父亲获得的感染称为先天性感染，如梅毒、弓形虫病。

3. 易感人群 指对某一传染病无特异性免疫力的人群。大量易感人群的存在容易造成传染病的流行。普遍推行人工自动免疫以减少易感人群是目前我国采取的控制传染病的积极有效的方法。

（二）传染病流行过程的影响因素

1. 自然因素 自然环境中的各种因素，包括地理、气候和生态等条件对流行过程的发生和发展起着重要的影响。寄生虫病和虫媒传染病对自然条件的依赖性尤为明显。传染病的地区性和季节性与自然因素有密切关系，例如，我国北方有黑热病地方性流行区，南方有血吸虫病地方性流行区，乙型脑炎严格的夏秋季发病特性都与自然因素有关。自然因素可直接影响病原体在外环境中的生存能力，例如，钩虫病少见于干旱地区。机体非特异性免疫力的降低也可促进流行过程的发展，如寒冷可减弱呼吸道抵抗力，炎热可减少胃酸的分泌等。某些自然生态环境为传染病在野生动物之间的传播创造良好条件，如鼠疫、恙虫病、钩端螺旋体病等，人类进入这些地区时亦可受感染，称为自然疫源性传染病或人畜共患病。

2. 社会因素 包括社会制度、经济状况、生活条件与文化水平等，对传染病流行过程有决定性的影响。公平、合理、法制健全的社会制度使人民摆脱贫困落后，走向共同富裕道路，也导致许多传染病被控制或消灭。社会因素对传播途径的影响是最显而易见的，钉螺的消灭、饮水卫生、粪便处理的改善，使血吸虫病、霍乱、钩虫病等得到控制就是证明。在国家有计划、有规划的建设中，开发边远地区，改造自然，改变有利于传染病流行的生态环境，有效地防治自然疫源性传染病（以野生动物为传染源传播的传染病，如鼠疫），说明社会因素又作用于自然因素而影响流行过程。

3. 个人因素 人类自身不文明、不科学的行为和生活习惯，也可能造成传染病的发生与传播，如捕食野生动物等。

三、传染病的特征

（一）基本特征

传染病与其他疾病的主要区别在于其有以下四个基本特征。

1. 病原体 每一种传染病都是由其本身特异的病原体引起的，例如，伤寒沙门菌引起伤寒，痢疾杆菌引起痢疾，麻疹病毒引起麻疹，阿米巴原虫引起阿米巴痢疾，钩虫引起钩虫病等。

2. 传染性　是指传染病患者排出的病原体能够通过某种途径感染其他机体。传染病患者有传染性的时期称为传染期，每一传染病的传染期相对固定，根据传染期确定传染病的隔离期。例如，流行性乙型脑炎从发病起隔离至体温降至正常；麻疹从发病之日起隔离至退疹时或出疹后 5 天；戊型肝炎自发病之日起隔离 3 周等。

3. 流行病学特性　主要包括流行性、地方性、季节性和外来性。流行性是指病原体能够在人群中连续传播的能力，根据流行强度可分为散发、流行、大流行、暴发流行。散发是指某一传染病在某一地区维持在近年来发病率的一般水平；流行是指某一传染病在某一地区发病率显著高于近年来发病的一般水平；大流行是指某一传染病流行范围超出国界或洲界；暴发流行是指某一传染病在某一地区短时间内集中出现大量病例。地方性是指某些传染病有相应的地域分布，主要与某些传染病的病原体适应于某一地区的生存条件有关。例如，我国长江流域及其以南的江苏、浙江、安徽、江西、湖北、湖南、广东、广西、福建、四川、云南、上海 12 个省、自治区、直辖市适宜血吸虫的中间宿主钉螺繁殖，故血吸虫病集中在这些地区；我国的贵州、云南等热带地区适宜疟原虫的中间宿主蚊子繁殖，故疟疾在这一带发病率显著增高等。季节性是指某些传染病有明显的季节分布，例如，冬末春初为呼吸道传染病的高发季节，易发生麻疹、流行性感冒、流行性脑脊髓膜炎等；夏秋季为消化道传染病的高发季节，易发生细菌性痢疾、伤寒、霍乱等。外来性是指本地原来不存在，从外地或外国传来的传染病（如我国的艾滋病）。另外，传染病在人群中的分布不同也是传染病的流行病学特性之一，例如，伐木工人易发生森林脑炎，牧民易发生布鲁菌病、绦虫病等，农民易发生钩虫病等。

4. 获得特异性免疫　人体感染病原体后，激发机体特异性免疫系统而产生特异性免疫。感染后免疫属自动免疫，流行性腮腺炎、流行性乙型脑炎、伤寒等可获得持久免疫或终身免疫；细菌性痢疾、钩端螺旋体病、阿米巴痢疾等获得的保护性免疫维持时间较短，仅为数月至数年；流行性感冒维持时间很短；蠕虫性传染病如血吸虫病、钩虫病、蛔虫病等通常不产生保护性免疫，因而往往重复感染。

（二）临床特征

1. 病程发展的阶段性　传染病的发病过程通常分为四个阶段。

（1）潜伏期　指从病原体侵入人体至出现非特异性临床表现的这一段时间。每一种传染病的潜伏期都有一个范围，是检疫工作观察、留验接触者的重要依据。有的潜伏期很短，如沙门菌食物中毒（2~24 小时）、流行性感冒（1~3 天）；有的潜伏期较长，如乙型病毒性肝炎（2~3 个月）；有的范围跨动很大，如艾滋病（9 天至 10 年以上）、狂犬病（5 天至 10 年以上）。

（2）前驱期　指从出现非特异性临床表现至出现特异性临床表现（明显症状）之前的这段时间。一般持续 1~3 天。例如麻疹出疹前的上呼吸道症状、眼结膜炎症状均属于前驱期表现。

（3）症状明显期　指出现本病特异性临床表现的这段时间。例如：麻疹的出疹期、流行性腮腺炎的腮腺肿大期、狂犬病的兴奋期等。

（4）恢复期　指从临床表现基本消失至恢复到发病前状态的这段时间。部分患者可能遗留后遗症，不能恢复至发病前状态。

有些疾病患者在病程中可出现再燃或复发。传染患者进入恢复期，体温尚未稳定降至正常，再度发热，称为再燃。传染患者已进入恢复期，在稳定退热一段时间后，因潜伏于体内的病原体再度繁殖，使初发病的症状再度出现，称为复发，见于伤寒、疟疾、细菌性痢疾等。

2. 临床分型　根据起病情况和病程，某一传染病可分为急性、亚急性、慢性。例如，急性乙型肝炎是指起病较急、病程在半年之内的乙型肝炎，病程超过半年则称为慢性乙型肝炎；起病急，病程在 2 个月以内的称为急性细菌性痢疾，超过 2 个月的则称为慢性细菌性痢疾。根据病情严重程度，某一传染病可分为轻型、中型、重型、极重型（暴发型）。例如，流行性乙型脑炎可分为轻型（发热 38~39℃，神志清楚，无抽搐）、中型（发热 39~40℃，嗜睡或昏迷，偶有抽搐）、重型（发热 40℃以上，昏迷、反复或持续抽搐，可有肢体瘫痪或呼吸衰竭）和极重型（体温 1~2 天内升至 40℃ 以上，深度昏迷，迅速出现中枢性呼吸衰竭、脑疝而死亡，少数幸存者遗留严重并发症）。根据临床表现是否明显表现出本病的特征性表现，某一传染病又分为典型和非典型，前者出现本病的典型表现；而后者则表现不典型，可很轻或极严重，例如伤寒的轻型、逍遥型。

3. 临床表现

（1）发热　是许多传染病共同具有的表现，但不同的传染病其发热的程度和热型不同。按发热程度可分为低热、中等度热、高热和超高热。不同的疾病可表现为不同的热型，对诊断有一定的价值。例如，伤寒常为稽留热，疟疾常为间歇热，布鲁菌病多为波状热，回归热表现为回归热，黑热病表现为双峰热等。

（2）皮疹　是许多传染病常有的表现，但皮疹的形态、颜色及出现部位、数目等表现各异。根据皮疹形态可分为斑疹、丘疹、斑丘疹、玫瑰疹、疱疹、瘀点等，例如，麻疹的皮疹呈淡红色斑丘疹，伤寒可在腹部出现玫瑰疹，水痘可出现疱疹，流行性脑脊髓膜炎出现瘀点等。

（3）感染中毒症状　由病原体产生的毒素及代谢产物引起。常见的表现有乏力、肌肉酸痛、头痛、恶心、呕吐、食欲不振等，严重者出现感染性休克、脑中毒等。

（4）单核 – 巨噬细胞系统反应症状　病原体及代谢产物刺激单核 – 巨噬细胞系统引起，表现为肝、脾、淋巴结肿大。

四、传染病的诊断

对传染病做出早期、正确的诊断，既能使患者得到及时、有效的治疗，又能尽早隔离，防止扩散。特别是鼠疫、霍乱等烈性传染病以及艾滋病，首例诊断尤其重要。其诊断依据以下三方面资料进行综合分析。

1. 流行病学资料　是参考依据，包括年龄、籍贯、职业、地区、季节、传染病接触史、预防接种史、卫生习惯及当时当地的疫情动态等。

2. 临床表现　根据潜伏期长短、起病的缓急、特殊症状、发热特点、皮疹特征、中毒症状等，结合病史及体格检查的发现进行综合分析可做出初步诊断。

3. 辅助检查　在诊断上有时起到决定性作用。

（1）常规检查　包括血常规（以观察白细胞总数及分类的变化为主）、尿常规和粪常规等。

（2）病原学检查

1）直接检查　在一般显微镜下找到某些传染病的病原体而确诊，如脑膜炎奈瑟菌、疟原虫、微丝蚴、寄生虫卵等可直接在镜下查到；也可通过肉眼发现，如大便中的蛔虫。

2）病原体分离　根据不同疾病采集血、尿、粪、鼻咽分泌物、皮疹渗出液、脑脊液、骨髓以及活检组织等标本进行培养或分离鉴定。细菌一般采用普通培养基或特殊培养基进行培养，但病毒及立克次体必须在活组织细胞内增殖后才能分离出来。

3）分子生物学检测　是病原学检测的发展方向，如核素 ^{32}P 或聚合酶链反应（PCR）技术的应用等。

（3）免疫学检查　是目前常用的诊断方法，可用已知抗原检测未知抗体，也可用已知抗体检测未知抗原。免疫学检查包括如下。

1）血清学检查 如凝集试验、沉淀试验、补体结合试验、中和试验、免疫荧光检查、放射免疫测定、酶联免疫吸附试验等。

2）皮肤试验 常用于某些寄生虫病的流行病学调查。

3）细胞免疫功能检查 可了解机体的免疫状态，如用于艾滋病的诊断和预后判断。

（4）其他 活体组织、生物化学、分子生物学、计算机断层扫描（CT）等检查，对许多传染病都有一定辅助诊断价值。

五、传染病的治疗

强调早期隔离、治疗，做到治疗与预防相结合，病原治疗与支持、对症治疗相结合，西医治疗和中医治疗相结合。

（一）一般治疗

按规定进行消毒、隔离，做好基础护理和心理治疗，病室保持安静清洁，空气流通新鲜，保证足够热量供应，对进食困难的患者需喂食、鼻饲或静脉补给必要的营养品。

（二）病原治疗

采用有效的药物杀灭病原体是控制传染病最根本、最有效的治疗措施。例如，使用喹诺酮类药物、丁胺卡那霉素、复方新诺明等杀灭痢疾杆菌，使用青霉素杀灭钩端螺旋体，使用甲硝唑、替硝唑等杀灭阿米巴原虫，使用阿苯达唑等驱蛔虫、蛲虫等，使用奥司他韦等抗甲型流感病毒等，使用恩替卡韦、替诺福韦酯抗乙型肝炎病毒等。

（三）对症与支持治疗

采取一定措施控制症状、减轻患者痛苦、挽救患者生命，包括降温、止痛、强心、利尿、制止抽搐、纠正酸碱失衡及电解质紊乱、补充血容量、吸氧、辅助呼吸等。

（四）中医中药及康复治疗

传染病在祖国医学中大多属温病范畴，常采用卫、气、营、血的辨证以及解表宣肺、理气泻下、清营开窍、滋阴化瘀的施治方法。许多中药方剂具有抗菌、抗毒及调节免疫功能的作用，如银翘散、桑菊饮、白虎汤、至宝丹、安宫牛黄丸等。对有中枢神经系统后遗症患者可用针灸、理疗、高压氧等促进康复。

六、传染病的预防 📱 微课

针对传染病流行的三个基本环节，采取综合性预防措施。

1. 管理传染源 包括对患者、病原携带者及感染动物的管理。对患者要求早发现、早诊断、早报告、早隔离、早治疗。报告的法定传染病有甲、乙、丙3大类共41种。

甲类2种：为强制管理传染病，包括鼠疫、霍乱。

乙类28种：为严格管理传染病，包括严重急性呼吸综合征、艾滋病、病毒性肝炎、脊髓灰质炎、人感染高致病性禽流感、麻疹、肾综合征出血热、狂犬病、流行性乙型脑炎、登革热、炭疽、细菌性和阿米巴痢疾、肺结核、伤寒和副伤寒、流行性脑脊髓膜炎、百日咳、白喉、新生儿破伤风、猩红热、布鲁菌病、淋病、梅毒、钩端螺旋体病、血吸虫病、疟疾、新型冠状病毒感染、人感染H7N9禽流感、猴痘。

丙类11种：为监测管理传染病，包括流行性感冒（含甲型H1N1流感）、流行性腮腺炎、风疹、急性出血性结膜炎、麻风病、流行性和地方性斑疹伤寒、黑热病、棘球蚴病、丝虫病、除霍乱、痢疾、伤寒和副伤寒以外的感染性腹泻病、手足口病。

乙类传染病中的严重急性呼吸综合征、炭疽中的肺炭疽采取甲类传染病的预防、控制措施。

应尽可能地在人群中检出病原携带者，进行治疗、教育、调整工作岗位和随访观察。留验即隔离观察，是指对甲类传染病和艾滋病、肺炭疽、新型冠状病毒感染及规定按甲类传染病对待的其他传染病采取限制在指定场所进行诊察、检验和治疗等措施。医学观察是指对乙类和丙类传染病接触者采取体格检查（特别是体温测量）、病原学检查和必要的卫生处理等措施，但可照常工作、学习。对动物传染源，有经济价值的应隔离治疗，无经济价值的应予以杀灭。

2. 切断传播途径 根据传染病的不同传播途径，采取相应的防疫措施。如肠道传染病需床边隔离，吐泻物消毒，做好饮食、水源及粪便管理，消灭苍蝇，加强个人卫生；呼吸道传染病，应开窗通风、空气消毒、个人戴口罩；虫媒传染病，采用药物或其他措施进行防虫、杀虫、驱虫。

3. 保护易感人群 主要是提高人群的免疫力。通过加强营养、改善生产生活条件、锻炼身体等增强非特异性免疫力；通过预防接种增强特异性免疫力，这是目前人类预防传染病最有效、最实用的方法，已取得了巨大的成功。另外，在传染病流行期间或疫情紧急时，可采用药物预防。

知识链接

新发感染病

20 世纪末，SARS、AIDS、埃博拉出血热、新变异型克 - 雅病、人感染高致病性禽流感等新发现的感染病层出不穷，登革热、结核病、疟疾等老感染病再度肆虐，人类正面临着与感染病作斗争的新形势，感染病的防治仍然任重道远。这些新发感染病的发生有病原体自身生物学因素、自然因素（如气候改变、生态环境的破坏、自然灾害）和社会因素（如城市化、环境污染、人类生活方式的改变、经济全球化、战争、生物武器、医源性因素、不合理使用抗菌药物等）。因此，我们只有加强感染病的研究和监控，掌握其发生、发展规律，全球协作，才能有效地预防和控制各种感染病。

第二节 流行性感冒

PPT

流行性感冒（简称流感）是由流行性感冒病毒（简称流感病毒）引起的急性呼吸道传染病。流感起病急，以发热、全身肌肉酸痛及软弱乏力等中毒症状较重，呼吸道症状较轻为临床特征。流感病毒分为甲、乙、丙 3 型，分别引起甲、乙、丙型流感，以甲型流感对人类威胁性最大。

【病原学】

流感的病原体为流感病毒。流感病毒属正黏液病毒，含单股 RNA，外观呈球形，直径 80 ~ 120mm。该病毒对热较敏感，56℃ 30 分钟、100℃ 1 分钟均可灭活，对紫外线和常用消毒剂亦很敏感，但在低温环境下较为稳定，4℃可存活 1 月余。根据其内部和外部抗原结构的不同可分为甲、乙、丙 3 型。甲型流感病毒表面抗原易发生变异形成新的亚型，人群对此缺乏特异性免疫力，故甲型流感易发生暴发、流行或大流行。乙型流感常呈小流行。丙型流感多为散发。

【流行病学】

1. 传染源 本病的传染源为患者和隐性感染者，患者从潜伏期末即开始排毒，病初 2 ~ 3 天传染性最强。

2. 传播途径　主要经飞沫传播。

3. 易感人群　人群对本病普遍易感，青壮年及学龄儿童发病率高，病后可获得特异性免疫力，但不持久。

【发病机制】

流感病毒可侵入呼吸道的上皮细胞内进行复制，借病毒神经氨酸酶的作用而释出，再侵犯邻近细胞使感染扩散，引起呼吸道炎症及全身中毒反应。病毒一般仅在局部增殖，不侵入血流，故不发生毒血症。

【病理】

单纯型流感病变主要在上呼吸道黏膜，可见黏膜充血、水肿，纤毛上皮细胞变性、坏死与脱落，但基底细胞正常，约 2 周恢复。流感病毒肺炎的肺组织充血、水肿，气管、支气管内有血性分泌物，黏膜下有灶性出血、水肿及轻度的炎症细胞浸润。

【临床表现】

潜伏期为 1~3 天，最短者仅数小时。

1. 典型流感　又称单纯型流感，最常见。起病急，畏寒发热，体温可达 39~40℃，头痛，全身肌肉酸痛，疲乏无力，并有轻度鼻塞、流涕、咽痛、干咳等呼吸道症状，胸骨后有灼热感。有时有恶心、腹泻等。面颊潮红，眼结膜及咽部轻度充血。上述症状多于 1~2 天内达高峰，3~4 天内体温下降，热退后全身症状好转，但乏力及咳嗽可持续 2 周以上。

2. 胃肠型流感　主要症状为呕吐、腹泻、腹痛，食欲减退等，此型儿童多见。

3. 肺炎型流感　又称原发性流感病毒肺炎、原发性肺炎型流感，较少见。主要见于年老体弱者、婴幼儿、妊娠期妇女及原有心肺疾病者。初起与单纯型流感相似，1~2 天内病情迅速加重，出现高热、气促、发绀、胸闷、剧咳、咯血性痰等。两肺满布湿性啰音，无肺实变体征。抗生素治疗无效。严重者可发生心力衰竭、肺水肿、呼吸衰竭而死亡。

4. 中毒型　有全身毒血症表现，可有高热或明显的神经系统和心血管系统受损表现，晚期也可出现中毒型心肌损害，严重者可出现休克、弥散性血管内凝血、循环衰竭等，病死率较高，预后不良，极少见。

【辅助检查】

1. 血常规　白细胞计数正常或略减少，淋巴细胞相对增多。若继发细菌感染，白细胞计数及中性粒细胞百分比明显升高。

2. X 线检查　典型流感和轻型流感肺部一般无变化；肺炎型流感可见两肺散在絮状阴影，近肺门处明显。

3. 细胞学及病毒抗原检查　可行下鼻甲黏膜印片染色镜检，可见胞质内有嗜酸性包涵体，或用特异性荧光抗体检查流感病毒抗原，有助于早期诊断。

4. 血清学检查　取早期与 2~4 周后双份血清，做血凝抑制试验或补体结合试验，第 2 份血清效价增高 4 倍以上或单次检测抗体滴度 >1∶80，则有诊断价值。

5. 病毒分离　急性期患者的咽漱液进行接种后可分离出流感病毒。

6. 核酸检测　用普通反转录 PCR 直接检测患者上呼吸道分泌物中的病毒 RNA，该检测方法快速、敏感且特异。

【诊断】

诊断要点：①突然发病，迅速蔓延，发病率高；②高热、畏寒、肌肉酸痛、头痛、乏力等全身中毒症状较重，呼吸道症状较轻；③肺炎型可见发热、剧咳或阵咳、痰黏稠或痰中带血；④血常规检查白细胞计数正常或偏低，淋巴细胞百分比相对偏高。

【治疗】

1. 一般治疗　患者应隔离至热退后 48 小时。注意休息，发热时应卧床休息，保持室内空气流通。给予易消化食物，多饮水。加强护理。

2. 抗流感病毒治疗

（1）金刚烷胺　为甲型流感病毒特异性抑制剂，但现在发现流感病毒对其基本耐药，现临床已很少使用。

（2）奥司他韦（或扎那米韦）　能特异性抑制甲、乙型流感病毒的神经氨酸酶，从而抑制病毒的释放，减少病毒传播。及早服用，能明显缩短病程，减轻症状。成人每次 75mg，每日 2 次，口服，连用 5 天，最好在症状出现 2 天内开始用药。

3. 对症治疗

（1）发热及疼痛　对乙酰氨基酚，每次 0.5g，每日 3 次，或必要时服；阿司匹林，每次 0.5g，每日 2～3 次，或必要时服；复方阿司匹林，每次 1 片，每日 2～3 次，或必要时服；吲哚美辛，每次 25mg，每日 3 次，或必要时服；速效感冒胶囊，每次 1 粒，每日 3 次，口服。

（2）止咳祛痰　枸橼酸喷托维林片，每次 25mg，每日 3 次，口服，宜用于咳嗽较剧烈而无痰者；溴己新，每次 8～16mg，每日 3 次，口服，宜用于痰稠不易咯出者；复方甘草合剂，每次 10ml，每日 3 次，口服。

4. 抗菌药物治疗　并不常规使用，但当出现继发性细菌感染时，抗菌药物对其控制十分重要，可根据送检标本培养结果合理选用抗生素。因老年患者病死率高，应积极给予适当治疗。

【常用药物注意事项与患者教育】

奥司他韦　见第六章第一节急性上呼吸道感染。

知识链接

全世界第二次甲型流感大爆发

2009 年，甲流 H1N1 在美国大面积爆发，从 2009 年 1 月到 2010 年 8 月，持续了 19 个月（这次是第二次与 H1N1 流感病毒有关的大流行，第一次是 1918—1919 年西班牙流感大流行，持续了大约 15 个月），并蔓延到 214 个国家和地区，导致近 20 万人死亡。这是一场全球性的传染病疫情，对全球经济、社会生活和公共卫生体系都产生了深远影响。在疫情期间，各国采取了多项措施来控制病毒传播。例如，美国疾病控制与预防中心在疫情初期就采取了迅速的应对行动，包括批准新的检测手段、建议关闭学校和托儿设施等。澳大利亚和中国在 2009 年 7 月 22 日宣布正式启动甲型 H1N1 流感疫苗的临床试验，随后疫苗的研发和生产工作逐步推进。这些措施的实施，成功地控制了病毒的传播，减少了感染人数，最终实现了疫情的结束。

第三节　麻　疹

麻疹是由麻疹病毒引起的急性呼吸道传染病。麻疹的主要临床表现是发热、上呼吸道感染、结膜充血、麻疹黏膜斑、典型的皮疹。目前发病者为未接种疫苗的学龄前儿童和免疫接种失败的青少年。

病后可获得持久免疫力。

知识链接

国家计划免疫

麻疹是儿童最常见的急性呼吸道传染病之一，其传染性很强，在人口密集而未普种疫苗的地区易发生流行，2~3年一次大流行。麻疹具有高度传染性。据美国疾控中心介绍，未接种疫苗者如果与麻疹患者密切接触，10人中有9人会感染麻疹。主动接种麻疹减毒活疫苗是预防麻疹的重要措施，其预防效果可达90%。我国自1965年开始普种麻疹减毒活疫苗后发病率显著下降。从1978年开始，我国全面实施计划免疫，免疫规划的疫苗也从最初的4种逐步扩展到14种，可以预防乙肝、结核、麻疹、水痘、脊髓灰质炎等15种疾病。根据国家卫生健康委发布的《2022年我国卫生健康事业发展统计公报》，2022年我国麻疹发病例数为552例，无死亡人数。2024年7月，国家卫生健康委办公厅、国家中医药局综合司印发《麻疹诊疗方案（2024年版）》。

【病原学】

麻疹的病原体是麻疹病毒。麻疹病毒属副黏液病毒，直径150~200mm。麻疹病毒的抗原性稳定，只有一个血清型，故病后可获得持久免疫力。麻疹病毒对外界抵抗力不强，对一般消毒剂和阳光非常敏感，紫外线很快能将其灭活，在流通的通气中只能存活半小时。麻疹病毒有较强的耐寒、耐干燥力，在 -70 ~ -15℃环境下可保存数月至数年。

【流行病学】

1. 传染源 患者是唯一的传染源。自发病前2天至出疹后5天具传染性，病毒通过鼻、咽、气管分泌物和结膜分泌物排向外界。

2. 传播途径 主要通过飞沫传播。

3. 易感人群 人群普遍易感。由于麻疹疫苗的广泛接种，麻疹的自然发病明显下降。目前主要见于未接种疫苗的学龄前儿童和免疫接种失败的青少年。病后可获得持久免疫力。

4. 流行特征 好发于冬春季，以6个月至5岁小儿发病率最高。

【发病机制】

麻疹病毒通过飞沫传播到达人的上呼吸道和结膜处，在上呼吸道和结膜的上皮细胞内繁殖后，通过局部淋巴组织进入血流，被单核-巨噬细胞吞噬并在其中繁殖，大量增殖的病毒再次进入血流，通过直接破坏细胞和诱发全身性迟发型免疫反应引起临床症状。

【病理】

主要改变是全身淋巴系统出现增生，在淋巴结、扁桃体、肝、脾、胸腺等处可见多核巨细胞，皮肤、眼结膜、鼻咽部、支气管、阑尾等处可见单核细胞浸润及围绕在毛细血管周围的多核巨细胞，淋巴样组织肥大。毛细血管充血，血管内皮细胞肿胀增生，液体渗出。

【临床表现】

潜伏期6~21天，平均10天，接种过麻疹疫苗者可延长至3~4周。

1. 前驱期 ①发热、全身不适、精神萎靡等全身症状；②咳嗽、鼻塞流涕、咽痛、声音嘶哑等上呼吸道症状；③畏光、流泪、结膜充血、眼睑水肿等眼部症状；④麻疹黏膜斑，又称柯氏斑（Koplik spots），在对着第二臼齿的颊黏膜上出现数个直径约1mm灰白色小点，外围绕以红晕。本期持续3~4天。

2. 出疹期　多在发热后第 4 天出现且体温进一步升高（可升至 40 ~ 40.5℃），其他中毒症状亦加重；先在耳后、颈部、发际出现，随后面部、躯干及四肢，最后手掌、足底，出疹过程 3 ~ 4 天；米粒大小淡红色斑丘疹，可融合，疹与疹或疹块与疹块之间有正常皮肤。

3. 退疹期　皮疹出齐后，按出疹顺序消退，体温下降至正常，其他症状亦好转、消失；退疹处留有糠皮样脱屑及棕褐色色素沉着。

另外，还有轻型麻疹、重型麻疹、异型麻疹等不典型麻疹。

4. 并发症

（1）支气管肺炎　是麻疹患者死亡的主要原因。多发生于 5 岁以下小儿，常于出疹 1 周内发生。在病毒性肺炎的基础上，继发细菌感染。表现为高热不退、咳嗽、呼吸困难、两肺闻及散在湿性啰音，X 线检查表现为散在斑片状阴影。

（2）心肌炎　好发于 2 岁以下重型麻疹、营养不良等的小儿，主要表现为心力衰竭。

（3）细菌性喉炎　以 2 ~ 3 岁以下小儿多见。并发细菌性喉炎时，患儿表现为明显的发绀、三凹征阳性、极度呼吸困难，严重者可因窒息而死亡。

（4）麻疹脑炎　发生在出疹后 3 周内，以出疹后 2 ~ 6 天发生率最高。表现为头痛、呕吐、精神萎靡等表现，多数经 1 ~ 5 周恢复，少数可遗留智力低下、瘫痪、癫痫等后遗症。

（5）亚急性硬化性全脑炎　在患麻疹 2 ~ 17 年后发生，病理改变为脑组织退行性变，临床表现为进行性智力减退、性格改变、肌痉挛、视力下降、听力减退，最后死于昏迷和强直性瘫痪。

【辅助检查】

1. 血常规　白细胞计数正常或减低，淋巴细胞百分比升高。若淋巴细胞严重减少，常提示预后不良。

2. 病毒检测　在疾病初期，取患者眼、鼻、咽分泌物，血，尿进行胚胎或细胞接种，可分离出麻疹病毒；利用间接免疫荧光法在上述分泌物、血、尿细胞中可查到麻疹病毒抗原。

3. 多核巨细胞检测　在疾病初期，取患者眼、鼻、咽分泌物，痰，尿沉渣涂片，通过瑞氏染色可查到多核巨细胞，通过电子显微镜在多核巨细胞内可查到病毒包涵体（麻疹病毒颗粒）。

4. 血清抗体检测　通过 ELISA 法在血清中可查到特异性 IgM 和 IgG 麻疹病毒抗体。

【诊断】

诊断要点：①多于冬、春季发病，有当地麻疹流行及接触史；②突然出现的发热、上呼吸道症状、眼部症状和特征性的麻疹黏膜斑；③典型的皮疹；④可从患者分泌物中查到病毒抗原或培养分离出麻疹病毒；⑤血清中查到特异性麻疹抗体。

【治疗】

1. 一般治疗　隔离患者至出疹后 5 天。卧床休息，室内应保持空气新鲜（经常开窗换气），并保持适当的温度和湿度。给予易消化、富有营养的食物，多喝水。用淡盐水擦洗眼、鼻部分泌物，保持皮肤黏膜清洁。

2. 对症治疗

（1）高热　① 30% ~ 40% 乙醇擦浴；②必要时小剂量对乙酰氨基酚口服。如无高热，可不必使用退热剂。

（2）烦躁不安　①苯巴比妥钠，成人每次 0.1g，儿童每次 1 ~ 2mg/kg，肌内注射；②地西泮，成人每次 2.5mg，每日 3 次，口服。

（3）咳嗽　①川贝枇杷膏，每次 5 ~ 10ml，每日 3 次，口服；②枸橼酸喷托维林片，每次 12.5 ~

25mg，每日 3 次，口服。

【常用药物注意事项与患者教育】

川贝枇杷膏 主要中药成分有川贝母、枇杷叶、南沙参、茯苓、化橘红、桔梗、法半夏、五味子、瓜蒌子、款冬花、远志、苦杏仁、生姜、甘草、杏仁水、薄荷脑，辅料为蜂蜜、麦芽糖等，制成棕褐色稠厚具杏仁香气的半流体。具有润肺化痰、止咳平喘、护喉利咽、生津补气、调心降火的功效，临床常用于伤风咳嗽、痰稠、痰多气喘、咽喉干痒及声音嘶哑等。服用期间忌烟、酒及辛辣、生冷、油腻食物。

第四节 水 痘

PPT

情境导入

情境：患者，男性，7 岁。于 1 周前开始出现发热、乏力和食欲不振等症状。随后出现皮疹，首先在躯干出现，然后逐渐扩展到四肢和面部，瘙痒严重。

查体：T 39.5℃，P 100 次/分，R 20 次/分，血压正常。皮肤有散在红色丘疹，部分已破溃形成水疱，伴明显瘙痒感。其他系统检查未见异常。

辅助检查：血常规：WBC 12×10^9/L，淋巴细胞比例增高。水痘 - 带状疱疹病毒抗体检测：IgM 阳性，IgG 阳性。

思考：1. 根据简要病史，考虑患者患何种疾病？

2. 患者需要如何治疗？如何预防？

水痘是由水痘 - 带状疱疹病毒（VZV）引起的小儿急性传染病。水痘 - 带状疱疹病毒可引起水痘和带状疱疹 2 种疾病，原发感染为水痘，原发感染后，潜伏在感觉神经末梢的水痘 - 带状疱疹病毒再被激活发生带状疱疹，多见于成人。水痘的主要临床表现是发热、分批出现的向心性皮疹。

【病原学】

水痘 - 带状疱疹病毒属疱疹病毒，又称人类疱疹病毒型。该病毒呈圆形，含双链 DNA，直径 150 ~ 200mm。水痘 - 带状疱疹病毒抗原性稳定，只有一个血清型，故病后可获得持久免疫力。VZV 对外界抵抗力弱，不耐酸，不耐热，在痂皮中不能存活，在疱液中 -65℃可长期存活，人是该病毒已知唯一自然宿主。

【流行病学】

1. 传染源 患者为唯一传染源。病毒存在于患者鼻咽分泌物、疱疹液、血液中，出痘前 1 天至疱疹完全结痂前均有传染性。

2. 传播途径 水痘病毒经空气飞沫和直接接触传播，易感者接触带状疱疹患者亦可引起水痘。

3. 易感人群 人群普通易感，主要发生于 10 岁以下儿童。

4. 流行特征 本病呈全球分布，多发于冬末春初，散在发生。城市每 2 ~ 3 年发生周期性流行，偏远地区偶可暴发。

【发病机制】

VZV 经空气飞沫或直接接触进入人体，在局部皮肤、黏膜细胞及淋巴结内复制，释放入血液及淋巴，被单核 - 巨噬细胞吞噬，在其中繁殖后再次进入血液，病毒随血液被带至全身各组织器官，特别在皮肤引起病变。

【病理】

皮肤病变为棘细胞层细胞水肿变性，细胞液化后形成内含大量病毒的单房性水疱。病灶周边和基底部血管扩张，单核细胞和多核巨细胞浸润形成红晕。随着水疱内炎症细胞和组织残片增多，疱内液体变浊，病毒数量减少，最后结痂，下层表皮细胞再生，愈合后不留瘢痕。食管、肺、肝、心、肠、胰、肾上腺和肾可有局灶性坏死和含嗜酸性包涵体的多核巨细胞出现。

【临床表现】

潜伏期 10 ~ 21 天，以 14 ~ 16 天多见。

1. 前驱期　症状轻微，可有发热（低热或中等度热）、头痛、全身乏力、不适、食欲不振、咽痛、咳嗽等。

2. 出疹期　一般在发热的当天出疹，10 天左右结痂的皮疹脱落痊愈。①皮疹先见于躯干部、面部，最后出现于四肢，躯干最多，头面部次之，四肢远端较少，手掌、足底更少，呈向心性分布；②常在 3 ~ 4 天内分批出现，同一部位可见不同阶段的皮疹同时存在；③皮疹的变化表现为红色斑疹或丘疹→清亮圆形或泪滴状无脐眼的小水疱→浑浊水疱→破溃水疱→干缩、结痂；④痂皮脱落后不留瘢痕。

3. 特殊表现　①免疫功能低下者：易形成播散性水痘，全身中毒症状重，呈高热，皮疹多而密集，易融合成大疱型或呈血疱，继发感染可产生坏疽。多脏器受累，可致死亡。②妊娠：妊娠期妇女感染 VZV，病情较非妊娠期妇女重。妊娠早期感染 VZV，可引起胎儿畸形；发生水痘后数天分娩，可出现新生儿水痘和先天性水痘综合征。新生儿水痘易形成播散性水痘，甚至引起死亡。先天性水痘综合征表现为出生体重低、瘢痕性皮肤病变、肢体萎缩、视神经萎缩、白内障、智力低下，易继发细菌感染。

4. 并发症　水痘肺炎、水痘脑炎、水痘肝炎、间质性心肌炎及肾炎等。

【辅助检查】

1. 病毒 DNA 检测　利用 PCR 检测呼吸道上皮细胞和外周血白细胞中的 DNA。

2. 抗体检测　检测血清中的 VZV 特异性抗体（补体结合抗体滴度升高或双份血清抗体滴度升高 4 倍以上）。

3. 抗原检测　利用疱疹基底刮片或疱疹液，直接进行荧光抗体染色可查到病毒。

4. 多核巨细胞和细胞内包涵体检查　通过刮取新鲜疱疹基底组织液可查到多核巨细胞和细胞核内包涵体。

【诊断】

诊断要点：①多于冬末春初发病，多见于 10 岁以下儿童；②有发热、头痛、全身乏力等症状；③典型的皮疹特点（发热第 1 天出疹、皮疹呈向心性分布、皮疹的顺序变化）；④呼吸道上皮细胞或外周血白细胞中 VZV DNA 阳性。

【治疗】

1. 一般治疗　卧床休息，多喝水，给予清淡、易消化、富有营养食物。室内要及时通风换气，保持空气新鲜。避免抓挠及抓破皮肤，抓破时局部涂 1% ~ 2% 甲紫或杆菌肽软膏。

2. 对症治疗

（1）皮肤瘙痒　氯苯吡胺，每次 2mg，每日 3 次，口服；赛庚啶，每次 1mg，每日 3 次，口服；

0.25% 石炭酸炉甘石洗剂或 5% 碳酸氢钠溶液局部涂擦。禁用糖皮质激素，病前已经使用的要逐渐减量。

（2）发热 牛磺酸颗粒，每次 0.4~0.8g，每日 3 次，口服；对乙酰氨基酚，每次 1/3~1/2 片，每日 3 次，口服。

（3）其他 继发细菌感染，应选择敏感抗菌药物；并发脑炎出现脑水肿，应使用 20% 甘露醇降低颅内压。

3. 抗病毒治疗 适用于有免疫缺陷或应用免疫抑制剂者、新生儿水痘、播散性水痘、并发水痘脑炎或水痘肺炎者，且应尽早使用。阿昔洛韦，600~800mg/d，分次口服，疗程 10 天；阿糖腺苷 15mg/（kg·d），静脉滴注，疗程 10 天。

【常用药物注意事项与患者教育】

阿昔洛韦 本药是广谱高效的抗病毒药物，对 VZV 有效。对病毒 DNA 多聚酶呈现强大的抑制作用，阻滞病毒 DNA 的合成。最常见的不良反应为胃肠功能紊乱、头痛和斑疹。静脉输注可引起静脉炎、可逆性肾功能紊乱以及神经毒性等。与青霉素类、头孢菌素类和丙磺舒合用可致其血浓度升高。

第五节　流行性腮腺炎

PPT

流行性腮腺炎是由腮腺炎病毒引起的急性传染病。好发于冬末春初，多见于年长儿童和青少年。主要临床表现是发热、双侧腮腺肿大及疼痛。儿童易并发脑膜脑炎，成人可并发睾丸炎或卵巢炎，但一般不影响生育能力。病后可获得持久免疫力。

【病原学】

腮腺炎病毒属副黏病毒，呈球形，含单股 RNA，直径 100~200mm。该病毒含 6 种主要蛋白质，即核蛋白（NP）、多聚酶蛋白（P）、L 蛋白、血凝素、糖蛋白、神经氨酸酶（HN）糖蛋白、血溶 - 细胞融合（F）糖蛋白。其中血溶 - 细胞融合糖蛋白又称 V 抗原，能刺激机体产生保护性抗体，一般在病毒感染后 2~3 周出现；NP 可刺激机体产生抗 NP 抗体，该抗体无保护作用，但有诊断价值。人是腮腺炎病毒的唯一宿主。腮腺炎病毒对外界抵抗力较弱，对紫外线、甲醛敏感，但在 4℃ 时则能存活数天。

【流行病学】

1. 传染源 患者及隐性感染者是本病传染源，患者自潜伏期末至肿大的腮腺消退均具有传染性。

2. 传播途径 本病通过空气飞沫，直接接触，间接接触被污染的食物、餐具和玩具等传播，其中空气飞沫是传播的主要途径。

3. 易感人群 人群普通易感，发病年龄以 1~15 岁多见。

4. 流行特点 本病为全球性疾病，全年均可发病，好发于冬末春初，一般为散发，但在幼托机构和小学内可引起暴发。

【发病机制】

腮腺炎病毒从呼吸道侵入人体后，在局部上皮细胞和淋巴结中复制，释放入血液，随血液至腮腺和中枢神经系统，引起腮腺炎和脑膜炎。在腮腺和脑膜处繁殖的病毒再次侵入血流，至其他组织器官，引起相应的病变。

【病理】

主要病理改变为腮腺的非化脓性炎症，腮腺间质水肿、点状出血、淋巴细胞浸润、腺泡坏死。腮腺导管腔发生阻塞，淀粉酶排出受阻，反流入血液。睾丸、卵巢、胰腺亦可出现间质水肿和淋巴细胞浸润。

【临床表现】

潜伏期 8 ~ 30 天，平均 18 天。

1. 全身表现 突然出现发热、全身不适、头痛、肌肉酸痛、食欲不振、呕吐等感染中毒症状。1 ~ 2 天后，出现腮腺肿大。

2. 腮腺肿大 ①腮腺肿大以耳垂为中心；②表面皮肤发亮但不红；③局部有疼痛和触痛，疼痛在咀嚼特别是吃酸性食物时加重；④腮腺管口发红，但挤压腮腺无脓性分泌物流出；⑤肿大为双侧性，常在一侧肿大 2 ~ 3 天后，对侧出现肿大；⑥肿大一般持续 7 ~ 10 天。

3. 其他脏器受累表现 ①颌下腺炎，颈前下颌处明显肿胀，可触及椭圆形腺体；②舌下腺炎，舌下及颈前下颌肿胀，并出现吞咽困难；③睾丸炎，睾丸肿胀疼痛，多为单侧，并发附睾炎可见阴囊水肿和鞘膜积液，持续 3 ~ 5 天后逐渐好转，炎症消退后部分患者可遗留睾丸萎缩；④卵巢炎，多为一侧下腹部出现疼痛，有时可触及肿大的卵巢；⑤胰腺炎，常发生于腮腺肿大后数天，表现为恶心、呕吐、左上腹痛及压痛；⑥脑膜炎，一般发生在腮腺炎发病后 4 ~ 5 天，亦可先于腮腺炎出现，表现为高热、头痛、呕吐、嗜睡或精神萎靡、脑膜刺激征等。

【辅助检查】

1. 血常规 白细胞计数正常或减少，淋巴细胞百分比增高。出现睾丸炎时，白细胞计数升高。

2. 血清和尿淀粉酶测定 腮腺炎早期即有血清和尿淀粉酶升高，出现胰腺炎时可有脂肪酶升高。

3. 特异抗体测定 使用 ELISA 法检测患者唾液和血清，核蛋白抗体 IgM 明显升高。

4. 病毒分离 利用患者的唾液、尿液、脑脊液进行接种培养可分离出腮腺炎病毒。

【诊断】

诊断要点：①冬末春初发病，多见于年长儿童和青少年，有当地流行或接触史；②有发热、全身不适、头痛、肌肉酸痛等中毒症状；③腮腺肿大的 6 个特点；④血清及尿淀粉酶升高；⑤血清或唾液中可查到特异性抗核蛋白抗体。

【治疗】

1. 一般治疗 隔离至腮腺肿胀完全消退。卧床休息，多喝水，给予软食，避免酸性食物，保持口腔清洁，餐后可用生理盐水漱口。

2. 对症治疗

（1）高热或头痛 对乙酰氨基酚，每次 0.3 ~ 0.6g，每日 2 ~ 3 次，口服，儿童酌减；阿司匹林，每次 0.3 ~ 0.6g，每日 3 次，口服，儿童酌减。

（2）腮腺肿大及疼痛 局部冷敷；必要时，给予泼尼松，每次 5 ~ 10mg，每日 3 次，口服，可用 3 ~ 7 天。

（3）颅内高压 每次 20% 甘露醇 1 ~ 2g/kg，快速静脉加压滴注，4 ~ 6 小时 1 次，直至症状好转。

3. 抗病毒治疗 ①利巴韦林，儿童 15mg/（kg·d），成人 1g/d，静脉滴注，连续 5 ~ 7 天。②板蓝根冲剂，每次 1 ~ 2 包，每日 3 次，口服。

4. 并发症治疗

（1）睾丸炎治疗　抗病毒治疗同时应用激素，睾丸局部冷敷、制动等对症处理，可给予硫酸镁湿敷肿大的阴囊。成人患者在本病早期应用己烯雌酚，每次 1mg，每日 3 次，有减轻肿痛之效。

（2）脑膜脑炎治疗　高热、头痛、呕吐时先用 20% 甘露醇快速加压静脉滴注以降低颅内压，随后给予快速利尿剂呋塞米利尿。

（3）胰腺炎治疗　禁食，静脉输液，注射阿托品或山莨菪碱，早期应用糖皮质激素。

【常用药物注意事项与患者教育】

利巴韦林　是人工合成的一种鸟苷类衍生物，为广谱抗病毒药。对流感病毒、副流感病毒和呼吸道合胞病毒等有较强的抑制作用，通过抑制病毒核苷酸的合成，进而抑制病毒 DNA 和 RNA 的合成，从而抑制病毒的繁殖。极少数人用药后有口干、稀便、白细胞减少等不良反应，停药后可恢复。另外本药有致畸作用，故妊娠 3 个月内禁用。

第六节　流行性乙型脑炎

PPT

流行性乙型脑炎，简称"乙脑"，国际上称日本脑炎，是由乙型脑炎病毒引起的以脑实质炎症为主要病变的急性传染病。其主要临床表现为突然高热、意识障碍、抽搐、呼吸衰竭，部分患者可遗留程度不同的后遗症。

【病原学】

流行性乙型脑炎的病原体为乙型脑炎病毒（简称乙脑病毒）。乙脑病毒外观呈球形，直径 40~50mm，含单股正链 DNA。该病毒抵抗力不强，不耐热，对各种一般消毒剂很敏感，但耐干燥和低温。抗原性稳定，病后可获得持久免疫力。

【流行病学】

1. 传染源　本病的传染源为患者、隐性感染者、受感染动物，尤以受感染的猪及家禽为主要传染源。

2. 传播途径　本病主要通过蚊虫叮咬而传播，感染了病毒的蚊虫可携带病毒越冬及经卵传代。

3. 易感人群　人群对乙脑病毒普遍易感，但多数呈隐性感染。感染后可获得持久免疫力，故发病以 10 岁以下儿童多见。近年由于儿童广泛预防接种乙脑疫苗，发病率逐渐降低，成人和老年人发病率相对增高。

4. 流行特征　本病呈高度散发，家庭成员中少有同时多人发病。

【发病机制】

人被感染了乙脑病毒的蚊虫叮咬后，病毒进入人体繁殖，释放入血造成病毒血症。人体抵抗力强时，则形成隐性感染；人体抵抗力弱或病毒数量多、毒力强时，病毒即突破血-脑屏障，进入中枢神经系统形成脑炎。

【病理】

乙脑的主要病变部位为大脑皮质、间脑和中脑。基本病变为充血、水肿，神经细胞不同程度的变性与坏死，形成大小不一的软化灶，以后可以钙化或形成空腔。血管内淤血、附壁血栓及（或）血管壁破坏形成出血灶，血管周围淋巴细胞和大单核细胞浸润，形成"血管套"。

【临床表现】

潜伏期 4~21 天，一般 10~14 天。

1. 典型的临床经过　可分为三期。

（1）初期　病程第 1~3 天，突然发热（体温在 1~2 天高达 39~40℃）、头痛、恶心、呕吐，多有嗜睡或精神倦怠，可有颈项强直及抽搐。

（2）极期　病程第 4~10 天，主要为脑实质损害表现，少数患者死于该期。①高热：体温在 40℃ 或以上，多呈稽留热，高热一般持续 7~10 天，轻者 3~4 天，重者 3 周。②意识障碍：是本病的主要表现。表现为嗜睡、昏睡、昏迷、谵妄等。昏迷是意识障碍最严重的程度，昏迷越深，持续时间越长，病情愈重。意识障碍通常持续 1 周，重者可达 1 个月以上。③抽搐：是病情严重的表现。先出现面部、眼肌、口唇等局灶性小抽搐，继之出现单肢、双肢的阵挛性抽搐，重者出现全身强直性或阵挛性抽搐，历时数分钟至数十分钟不等，均伴有意识障碍。频繁抽搐导致发绀、呼吸暂停。④呼吸衰竭：是本病死亡的主要原因。多见于重症患者，主要为中枢性呼吸衰竭。表现为呼吸表浅、双吸气、叹息样呼吸、抽泣样呼吸、潮式呼吸、间停呼吸、呼吸停止。出现脑疝时除有上述呼吸改变外，尚有脑疝本身的表现。枕骨大孔疝表现为昏迷加深、瞳孔散大、肌张力增高、上肢多呈内旋、下肢呈伸直性强直。小脑幕切迹疝表现为昏迷加深，患侧瞳孔散大，对光反射消失，眼球外固定或外展，对侧肢体瘫痪。周围性呼吸衰竭多由脊髓病变致呼吸肌麻痹或呼吸道阻塞、肺部继发感染等所致。其表现为呼吸先增快后变慢，胸式或腹式呼吸减弱，发绀，但呼吸节律整齐。⑤其他：在病程 10 天内可出现生理反射改变、脑膜刺激征、锥体束征、单瘫、偏瘫、吞咽困难、语言障碍、大小便失禁、循环衰竭等。

（3）恢复期　多数患者于病程第 8~11 天进入恢复期。表现为体温逐渐下降，意识、语言、各种反射逐渐恢复，大多需 2 周左右完全恢复正常。部分患者恢复较慢，仍有反应迟钝、痴呆、失语、多汗、流涎、吞咽困难、瘫痪、精神症状等，经积极治疗大多数 6 个月内恢复。6 个月内不能恢复者称为后遗症，其中以失语、瘫痪、扭转痉挛、精神失常为常见，继续治疗，可望有一定程度的恢复。

2. 临床类型　根据病情可分为 4 型。

（1）轻型　体温在 38~39℃，神志清楚，无抽搐，轻度嗜睡，脑膜刺激征不明显，无恢复期症状，病程 5~7 天。

（2）普通型　体温 39~40℃，嗜睡或浅昏迷，偶有抽搐及病理反射阳性，脑膜刺激征较明显，多无恢复期症状，病程 7~10 天。

（3）重型　体温 40℃ 以上，昏迷，反复或持续抽搐，脑膜刺激征明显，深反射消失，病理反射阳性，常有神经定位症状与体征。可有肢体瘫痪或呼吸衰竭。常有恢复期症状，如精神异常、瘫痪、失语等。少数人有后遗症。病程多在 2 周以上。

（4）极重型（暴发型）　起病急骤，体温迅速上升到 40℃ 以上，反复或持续抽搐，深昏迷，迅速出现中枢性呼吸衰竭和脑疝，多在极期内死亡。幸存者常有恢复期症状且多有严重的后遗症。

【辅助检查】

1. 血常规　白细胞计数升高，多在（10~20）×10⁹/L，初期中性粒细胞百分比 >0.80，随后淋巴细胞占优势，亦有血常规始终正常者。

2. 脑脊液检查　压力升高，外观无色透明或微混浊，白细胞总数大多在（0.05~0.5）×10⁹/L，分类早期以中性粒细胞为主，后期以淋巴细胞为主，蛋白轻度升高，糖和氯化物正常。

3. 免疫学检查

（1）血凝抑制试验　血清乙脑病毒抗体效价 >1∶320 或双份血清效价相差 4 倍以上有诊断意义。

（2）特异性 IgM 抗体测定　通过间接免疫荧光法或 ELISA 法查患者血清或脑脊液中的特异性 IgM 抗体，阳性为早期诊断的依据。

【诊断】

诊断要点：①夏秋季节，尤以 7、8、9 月发病为多；②临床特点为起病急、头痛、高热、呕吐、意识障碍、抽搐、呼吸衰竭等；③辅助检查白细胞总数及中性粒细胞均增高，脑脊液压力增高、白细胞增多、蛋白轻度升高、糖和氯化物正常，特异性 IgM 抗体早期出现阳性。

【治疗】

本病尚无特效疗法，以对症治疗为主。对症治疗的重点是处理好高热、抽搐、呼吸衰竭三大主要症状，三者可互为因果，形成恶性循环。因高热可增加耗氧量，加重神经细胞损伤，导致抽搐；抽搐又加重缺氧和脑水肿，导致呼吸衰竭、脑部病变加重及体温升高。在处理时要注意互相兼顾。特别是呼吸衰竭，应采取各种方式积极抢救，是降低病死率的关键。

1. 一般治疗　住院隔离治疗。清醒患者可给清凉饮料（如西瓜汁或西瓜皮、荷叶、竹叶、茅根等煎汤）及流质饮食，不能进食者可鼻饲高热量流质饮食。亦可通过静脉补充足量的液体，成人 1500～2000ml/d，儿童 50～80m/（kg·d），注意补钾。加强护理，定时吸痰，保持呼吸道通畅，防止吸入性肺炎；定时翻身，清洁皮肤，防止压疮发生。

2. 对症治疗

（1）高热　①物理降温：冰袋冷敷、50% 乙醇擦浴、冷盐水灌肠。②药物降温：对乙酰氨基酚，每次 0.3～0.6g，每日 2～3 次，口服，儿童酌减；吲哚美辛，每次 25mg，4～6 小时 1 次，口服，儿童酌减；20% 安乃近滴剂，每侧鼻孔 1～3 滴，4～6 小时 1 次，适用于幼儿、老年人。

（2）抽搐　①根据引起抽搐的原因治疗：高热抽搐，以物理降温为主，亦可配合亚冬眠疗法，乙酰普马嗪 0.3～0.5mg/kg 和异丙嗪 1～2mg/kg 肌内或静脉注射，4～6 小时 1 次，连续 3～4 次。脑水肿引起的抽搐，给予脱水疗法，20% 甘露醇 1～2g/kg 快速静脉滴注与 50% 葡萄糖液 40～60ml 静脉推注，4～6 小时交替 1 次。呼吸道阻塞致脑细胞缺氧引起的抽搐，应通畅呼吸道、吸氧。②制止抽搐：地西泮，成人每次 10～20mg，儿童每次 0.1～0.3mg/kg，静脉注射；水合氯醛，成人每次 1.5～2.0g，儿童每次 60～80mg/kg，鼻饲或保留灌肠。

（3）呼吸衰竭　①保持呼吸道通畅：吸痰，痰液黏稠时，用 α-糜蛋白酶 5mg（儿童 0.1mg/kg）加生理盐水 10ml 雾化吸入；伴支气管痉挛时，用异丙基肾上腺素 1mg、庆大霉素 8 万 U、地塞米松 5mg 加生理盐水 10ml，雾化吸入。②减轻脑水肿：20% 甘露醇 1～2g/kg 快速静脉滴注与 50% 葡萄糖液 40～60ml 静脉推注，4～6 小时交替 1 次；地塞米松 10mg/d（儿童 2～5mg/d），静脉滴注。③使用呼吸兴奋剂：洛贝林，成人每次 3～6mg，儿童每次 0.15～0.2mg/kg，静脉注射；尼可刹米，成人每次 0.375～0.75g，儿童每次 5～10mg/kg，静脉注射。④改善脑微循环：东莨菪碱，成人每次 0.3～0.5mg，儿童每次 0.02～0.03mg/kg，静脉注射；山莨菪碱，成人每次 10～20mg，儿童每次 0.5～1mg/kg，静脉滴注。⑤气管插管、气管切开、应用人工呼吸器：呼吸衰竭发展迅速或呼吸突然停止，来不及做气管切开或上呼吸道阻塞可望在 2～3 天内解除者，可行气管插管；呼吸功能恶化短期内无法解除或需人工通气者即做气管切开；气管切开后，缺氧症状难以缓解和自主呼吸骤停者，使用人工呼吸器辅助呼吸。

3. 恢复期及后遗症治疗

（1）物理疗法　针灸、推拿、肢体功能锻炼、高压氧等。

（2）药物疗法　肌苷，每次 0.2g，每日 3 次；ATP，每次 20mg，静脉滴注，每日 1～2 次；辅酶 A，100U/次，静脉滴注，每日 1 次；吡硫醇，每次 100～400mg，每日 3 次。

【常用药物注意事项与患者教育】

目前尚无特效的抗病毒治疗药物。

第七节　流行性脑脊髓膜炎

PPT

流行性脑脊髓膜炎，简称"流脑"，是由脑膜炎奈瑟菌引起的以脑膜化脓性炎症为主要病变的急性呼吸道传染病。其主要临床表现为突然高热、剧烈头痛、频繁呕吐、皮肤黏膜出血点、脑膜刺激征。

【病原学】

流脑的病原体为脑膜炎奈瑟菌。该菌外观呈肾形，直径 $0.6 \sim 1.0\mu m$，革兰阴性，存在于带菌者的鼻咽部和患者的血液、脑脊液、皮肤瘀点中。其血清学分类根据荚膜多糖、脂多糖、外膜蛋白型特异抗原、菌毛抗原 4 个主要抗原成分进行，其中荚膜多糖为群特异性抗原，据其将该菌分为 A、B、C、D、X、Y、Z、29E、W135、H、I、K 和 L 共 13 个血清群，以 A、B、C 三群最常见。尤其 A 群是我国近 30 年来流行的主要菌群，占 97.3%，可引起大流行，B、C 群引起散发和小流行。该菌在体外抵抗力很弱，对干燥、寒、热、紫外线和一般消毒剂极敏感。菌体裂解后释放出内毒素，对人体有强烈的致病力。

【流行病学】

1. 传染源　本病的传染源为患者和带菌者，带菌者是主要传染源，患者在潜伏期及病后 10 天内具有传染性。

2. 传播途径　本病主要借助空气飞沫经呼吸道传播，2 岁以下小儿也可通过同睡、喂奶等密切接触方式传播。

3. 易感人群　人群对本病普遍易感，5 岁以下儿童尤其是 6 个月至 2 岁的婴幼儿发病较多。感染后对本群细菌产生持久免疫力。

4. 流行特征　本病多发于冬春季，3 ~ 4 月为高峰。

【发病机制及病理】

脑膜炎奈瑟菌首先侵入人体鼻咽部，在局部繁殖引起上呼吸道炎症。当机体抵抗力低下或细菌数量多、毒力强时，细菌侵入血流形成短暂菌血症或败血症。败血症过程中，细菌侵袭皮肤血管内皮细胞，产生栓塞、出血及细胞浸润，表现为皮肤及黏膜出血点、瘀斑，甚至发生坏死。细菌释放的内毒素使全身小血管痉挛，微循环障碍，有效循环血量减少，表现为感染性休克。由于血管内皮受损，使内源性凝血系统活化，导致弥散性血管内凝血（DIC），随后继发纤溶亢进，加重出血和休克。败血症时，部分细菌通过血－脑屏障，引起脑膜化脓性炎症。病变主要位于大脑两半球及颅底的软脑膜和蛛网膜。病变处充血、水肿，大量纤维蛋白和中性粒细胞渗出。颅底部由于粘连压迫，可引起视神经、动眼神经、听神经等损害。如细菌侵犯脑实质，脑组织出现充血、水肿、坏死等变化。

【临床表现】

潜伏期一般 1 ~ 2 天，最长 7 天。

1. 普通型　最常见，占全部病例的 90% 以上，按病程分为四期。

（1）上呼吸道感染期　多数患者无表现，少数患者表现为低热、咳嗽、咽痛、鼻黏膜充血及分泌物增多等，持续 1 ~ 2 天。

（2）败血症期　突然高热、寒战、头痛、全身肌肉酸痛等中毒症状，皮肤黏膜瘀点、瘀斑，持续 1 ~ 2 天进入脑膜炎期。

（3）脑膜炎期　除败血症期的表现持续存在并加重外，突出表现为剧烈头痛、频繁喷射状呕吐、脑膜刺激征（婴幼儿可呈现囟门饱满）、意识障碍、抽搐等中枢神经症状，口唇常出现单纯疱疹，2～5天进入恢复期。

（4）恢复期　经治疗后体温逐渐降至正常，皮肤瘀点、瘀斑消散，中枢神经表现消失，1～3周内痊愈。

2. 暴发型　多见于儿童，起病急骤，进展迅速，病情凶险，又分为三型。

（1）休克型　突然高热，头痛，呕吐，皮肤黏膜广泛瘀点、瘀斑，并可迅速融合成大片且伴中央坏死，出现面色苍白、四肢厥冷、皮肤花斑、脉搏细速、血压下降、尿量减少、意识障碍等休克表现。

（2）脑膜脑炎型　突然高热，剧烈头痛，喷射状呕吐，意识障碍迅速加深至昏迷状态，反复抽搐，脑膜刺激征及锥体束征阳性。严重者因脑疝导致呼吸衰竭而死亡。枕骨大孔疝表现为昏迷加深，瞳孔散大，肌张力增高，上肢多呈内旋、下肢呈伸直性强直；小脑幕切迹疝表现为昏迷加深，患侧瞳孔散大，对光反射消失，眼球外固定或外展，对侧肢体瘫痪。

（3）混合型　兼有上述两型表现。

3. 轻型　低热、轻微头痛，咽痛，皮肤黏膜少量出血点，脑膜刺激征不明显。

4. 慢性败血症型　间歇性发热，皮肤黏膜瘀点或皮疹，关节痛，病程迁延数周或数月，一般情况良好。多发生于成人，极少见。

【辅助检查】

1. 血常规　白细胞计数明显升高，一般为（15～20）×10^9/L，中性粒细胞百分比≥0.80。并发DIC者血小板减少。

2. 脑脊液检查　压力升高，脑脊液外观混浊，白细胞数多在1.0×10^9/L以上，中性粒细胞为主，蛋白明显升高，糖和氯化物明显降低。此检查是诊断本病的重要方法。应注意：①病程24小时内脑脊液可正常；②颅内压明显升高时，先静脉滴注20%甘露醇，降低颅压后再做腰穿；③获得脑脊液后应立即送检，因在常温下脑膜炎奈瑟菌极易发生自溶。

3. 细菌学检查　①皮肤瘀点及脑脊液沉渣镜检可查到致病菌；②血液及脑脊液可培养出致病菌。

【诊断】

诊断要点：①好发于冬春季节，3～4月为发病高峰，儿童多见；②临床特点为突然高热，剧烈头痛，频繁呕吐，皮肤黏膜出血点，脑膜刺激征，甚至出现感染性休克、抽搐、脑疝、呼吸衰竭；③血常规显示白细胞计数及中性粒细胞百分比明显升高，脑脊液检查呈化脓性改变，细菌学检查查到脑膜炎奈瑟菌。

【鉴别诊断】

流行性乙型脑炎与流行性脑脊髓膜炎的鉴别见表23-1。

表23-1　流行性乙型脑炎与流行性脑脊髓膜炎的鉴别

	流行性乙型脑炎	流行性脑脊髓膜炎
病原体	乙脑病毒	脑膜炎奈瑟菌
发病季节	夏秋季	冬春季
中枢神经系统表现	以脑实质损害为主	以脑膜炎表现为主
皮肤瘀点瘀斑	无	有
脑脊液改变	呈无菌性脑膜炎特点	呈细菌性脑膜炎特点
病原学检查治疗	可分离出乙脑病毒，无特效抗病毒药物，以对症治疗为主	可找到脑膜炎奈瑟菌，对青霉素等敏感，以对因治疗为主

【治疗】

本病早期诊断、及时应用敏感抗菌药物效果很好。普通型以抗菌治疗为主，配合对症治疗。暴发型在抗菌治疗的同时，根据不同情况，积极采取抗休克、降温、减轻脑水肿及预防脑疝、制止抽搐、纠正呼吸衰竭等综合治疗措施，可显著降低病死率。

1. 一般治疗　就地隔离、治疗，卧床休息，病室安静，空气流通，给予流质饮食，补充足够的液体及电解质。加强护理及病情观察，防止并发症。

2. 普通型治疗

（1）抗菌治疗　青霉素，成人 800 万~1200 万 U/d，儿童 20 万~40 万 U/（kg·d），静脉滴注，疗程 5~7 天；头孢噻肟钠，成人 2g，每日 3~4 次，静脉滴注；头孢曲松，成人 2g，每日 2 次，静脉滴注；疗程 7 天。

（2）对症治疗　①高热：30%~40% 乙醇擦浴。对乙酰氨基酚，每次 0.3~0.6g，每日 2~3 次，口服，儿童酌减；阿司匹林，每次 0.3~0.6g，每日 3 次，口服，儿童酌减。②抽搐：地西泮，成人每次 10~20mg，儿童每次 0.1~0.3mg/kg，静脉注射。水合氯醛，成人每次 1.5~2.0g，儿童每次 60~80mg/kg，鼻饲或保留灌肠。

3. 暴发型治疗

（1）抗菌治疗　青霉素，20 万~40 万 U/（kg·d），分 3~4 次静脉滴注。

（2）抗休克治疗　①补充血容量：成人 2000~2500ml/d，儿童 60~80ml/（kg·d），静脉滴注。可选用低分子右旋糖酐、2∶1 液、生理盐水、10% 葡萄糖注射液等。②纠正酸中毒：5% 碳酸氢钠，首次 5ml/kg，静脉滴注，以后按病情酌补。③血管活性药物：东莨菪碱，每次 0.3~0.5mg/kg，10~15 分钟静脉注射 1 次，病情好转后延长注射时间并逐渐停用。多巴胺、间羟胺各 20mg，加入液体 200ml 内，静脉滴注，每分钟滴速为 20~40 滴。④糖皮质激素：氢化可的松，100~150mg/d，静脉滴注；地塞米松，5~10mg/d，静脉滴注。激素的使用一般不超过 3 天。⑤处理 DIC：肝素，每次 0.5~1mg/kg 加入 10% 葡萄糖注射液 100ml 内静脉滴注，4~6 小时可重复 1 次。

（3）减轻脑水肿、降低颅内压　20% 甘露醇，1~2g/kg 快速静脉加压滴注，50% 葡萄糖注射液 40~60ml 静脉推注，两者 4~6 小时交替 1 次；地塞米松，成人 10mg/d，儿童 2~5mg/d，静脉滴注。

（4）制止抽搐　地西泮，成人每次 10~20mg，儿童每次 0.1~0.3mg/kg，静脉注射；亚冬眠疗法，乙酰普马嗪 0.3~0.5mg/kg 和异丙嗪 1~2mg/kg，肌内或静脉注射，4~6 小时可重复 1 次。

（5）高热处理　同普通型。必要时，加冰袋冷敷或亚冬眠疗法。

（6）呼吸衰竭　①保持呼吸道通畅并给予吸氧。②使用呼吸兴奋剂，洛贝林，成人每次 3~6mg，儿童每次 0.15~0.2mg/kg，静脉注射；尼可刹米，成人每次 0.375~0.75g，儿童每次 5~10mg/kg，静脉注射。③气管插管、气管切开及使用人工呼吸器。

第八节　病毒性肝炎

PPT

>>> 情境导入 ///

情境： 患者，男性，40 岁，主诉乏力、食欲不振、黄疸已有 1 周。患者无旅游史，既往无肝炎病史。

查体：黄疸、肝脾肿大。

辅助检查：血清 HBsAg 阳性，抗 – HBs 阴性，HBeAg 阳性，抗 – HBe 阴性，抗 – HBc 阳性。肝功能检查显示 ALT 和 AST 升高。

思考：1. 根据简要病史，考虑患者患何种疾病？

2. 患者需要如何治疗？如何预防？

病毒性肝炎是由多种肝炎病毒所致的全身性传染病，主要累及肝脏。其临床表现为食欲减退、恶心、乏力、肝区疼痛，肝大、压痛及肝功能异常等，部分患者可出现黄疸。根据临床表现，病毒性肝炎可分为急性肝炎、慢性肝炎、重型肝炎、淤胆性肝炎。

【病原学】

目前明确的肝炎病毒有以下 5 种：甲型肝炎病毒（HAV）、乙型肝炎病毒（HBV）、丙型肝炎病毒（HCV）、丁型肝炎病毒（HDV）、戊型肝炎病毒（HEV）。其中甲型和戊型主要表现为急性肝炎；乙型、丙型和丁型主要表现为慢性肝炎，并可发展为肝硬化和原发性肝癌。

【流行病学】

1. 传染源 为患者或病毒携带者。

2. 传播途径 甲型肝炎和戊型肝炎患者通过排出粪便污染水源或食物，主要通过粪－口途径感染。乙型肝炎、丙型肝炎和丁型肝炎病毒可通过输全血、血浆、血制品或使用污染病毒的注射器针头、针灸用针、采血用具而引起感染。

3. 易感人群 人群普遍易感，感染后产生一定的免疫力，但各型无交叉感染。

4. 流行特征 甲型肝炎一年四季均可发生，以秋冬季为高峰，发病以学龄前儿童及青少年为多；乙型肝炎多为散发，无季节性，儿童及青少年发病率高；丙型肝炎发病与输血有关，多见于成年人；丁型肝炎与乙型肝炎基本相同；戊型肝炎的发病多见于 20 ~ 40 岁青壮年，男性高于女性。

【发病机制】

病毒性肝炎的发病机制目前还不太明了。一般认为 HAV 可直接杀伤肝细胞，引起肝脏病变，也可能有免疫病理的参与。HBV 对肝细胞的损害与免疫病理反应有直接关系。HBV 侵入肝细胞复制，并不引起肝细胞损害，但特异性的抗原存在于肝细胞膜表面。逸出的病毒刺激免疫系统 T 淋巴细胞和 B 淋巴细胞，产生致敏淋巴细胞和特异性抗体。致敏的淋巴细胞与病毒抗原相结合，释放各种体液因子，在杀灭病毒的同时亦引起肝细胞的损害，出现肝细胞坏死和炎症反应。若免疫反应强烈则可致急性重症肝炎；若免疫功能低下则可发生慢性肝炎或病毒携带；当免疫功能正常且侵入肝细胞的病毒较多时，出现急性黄疸型肝炎。

【病理】

病毒性肝炎以肝损害为主，部分患者肝外器官可有一定程度的损害。各型肝炎的基本病理改变表现为肝细胞变性、坏死，同时伴有不同程度的炎症细胞浸润、间质增生和肝细胞再生。甲型肝炎和丙型肝炎以急性肝炎病变为主；乙型、丙型、丁型肝炎可引起各型肝炎。

【临床表现】

潜伏期：甲型肝炎 30 天（5 ~ 45 天）；乙型肝炎 70 天（30 ~ 180 天）；丙型肝炎 50 天（15 ~ 150 天）；戊型肝炎 40 天（10 ~ 70 天）；丁型肝炎尚不清楚。

1. 急性肝炎

（1）急性黄疸型肝炎 分为黄疸前期、黄疸期、恢复期。①黄疸前期：起病急，有畏寒、发热、全身乏力、食欲不振、厌油、呕吐、肝区痛，尿色加深，末期呈浓茶色。本期持续 1 ~ 21 天，一般为 5 ~ 7 天。②黄疸期：自觉症状有所好转，但尿色加深，巩膜、皮肤出现黄疸，且逐渐加重，约 2 周内达高峰，可有皮肤瘙痒、大便呈灰白色等肝内梗阻性黄疸表现。肝大至肋下 1～3cm，有压痛和叩击痛。此期持续 2～6 周。③恢复期：黄疸逐渐消退，食欲好转，肝脏回缩，肝功能逐渐恢复正常。此期持续 2 周至 4 个月。

（2）急性无黄疸型肝炎　是一种轻型肝炎，由于无黄疸而不易被发现，此类患者为重要传染源。多在 3 个月内恢复，少数发展为慢性肝炎。

2. 慢性肝炎

（1）慢性迁延性肝炎　急性肝炎迁延半年以上，反复出现食欲减退、乏力、肝区不适、肝大、肝区压痛和叩击痛，肝活检仅有轻度肝炎病理改变，病程迁延可达数年。

（2）慢性活动性肝炎　患者一般状况差，面色晦暗、乏力、低热、食欲减退、肝区疼痛、腹胀、腹泻。反复发作后肝明显肿大、质硬，可伴有蜘蛛痣、肝掌、脾大等。肝活检肝炎病理改变明显，有发展成肝硬化的可能。

3. 重型肝炎

（1）急性重型肝炎（急性肝坏死）　急性病毒性肝炎起病后 10 天以内，黄疸进行性加深，迅速出现精神神经症状，如行为反常、嗜睡、烦躁不安或昏迷。极度乏力、明显的恶心、呕吐，肝脏缩小，出现腹胀及皮肤瘀点、瘀斑等出血现象。

（2）亚急性重型肝炎（亚急性肝坏死）　急性病毒性肝炎起病 10 天以上出现急性重型肝炎的表现。本型病程较长，可达数月，容易发展为坏死后肝硬化。

（3）慢性重型肝炎　在慢性肝炎基础上，出现急性重型肝炎的表现。预后差，病死率高。

4. 淤胆性肝炎　表现为食欲不振、恶心、呕吐、厌油腻、轻度乏力、黄疸、大便灰白、皮肤瘙痒、肝脏明显肿大。

【辅助检查】

1. 血常规　白细胞计数正常或稍低，淋巴细胞相对增多，偶有异常淋巴细胞出现。重症肝炎患者的白细胞计数及中性粒细胞均可增高。血小板在部分慢性肝炎患者中可减少。

2. 肝炎病毒标志物检测

（1）甲型肝炎　抗 HAV－IgM 测定对甲型肝炎有早期诊断价值。

（2）乙型肝炎　HBV 免疫学标记物（HBsAg、HBeAg 及抗－HBs、抗－HBe、抗－HBc）对判断有无乙型肝炎感染有重大意义。HBV－DNA、DNA－P 及 PHSA 受体测定，对确定乙型肝炎患者体内有无 HBV 复制有很大价值。高滴度抗 HBc－IgM 阳性有利于急性乙型肝炎的诊断。

（3）丙型肝炎　血清抗 HCV－IgM 或（和）HCV－RNA 阳性可确诊。

（4）丁型肝炎　血清抗 HDV－IgM 阳性、HDAg 或 HDV cDNA 杂交阳性，肝细胞中 HDAg 阳性或 HDV cDNA 杂交阳性可确诊。

（5）戊型肝炎　确诊有赖于血清抗 HEV－IgM 阳性或免疫电镜在粪便中见到 30～32nm 病毒颗粒。

3. 肝功能检查

（1）血清酶测定　常用的有丙氨酸氨基转移酶（ALT）与天冬氨酸氨基转移酶（AST），血清氨基转移酶的升高是肝细胞损伤、破裂的标志，在肝炎潜伏期、发病初期及隐性感染者均可增高，有助于早期诊断。

（2）血清蛋白测定　急性肝炎初期，血清蛋白质可在正常范围内。慢性活动性肝炎、重型肝炎或并发肝硬化时出现白蛋白下降，γ 球蛋白升高，白蛋白/球蛋白比例下降甚至倒置。

（3）血清胆红素测定　急性或慢性黄疸型肝炎时血清总胆红素升高，重型肝炎时常 >171μmol/L。

胆红素含量是反映肝细胞损伤的重要指标。

【诊断】

各型病毒性肝炎的诊断可依据流行病学资料、临床表现和实验室检查等综合分析而确定。抗原、抗体的测定对各型肝炎有确诊价值，必要时可做肝穿刺病理检查。

1. 甲型病毒性肝炎诊断要点 ①有与甲型病毒性肝炎患者密切接触史或当地流行史，多发于冬秋季节，儿童及青少年多见；②近期内出现持续数天以上无其他原因可解释的乏力、食欲不振、恶心、肝区疼痛等症状，肝脏肿大及压痛等体征；③血清 ALT 升高、血清总胆红素升高；④血清抗 HAV – IgM 阳性。

2. 乙型病毒性肝炎诊断要点 ①有与乙型肝炎患者和 HBsAg 携带者密切接触史，特别是 HBV 感染的母亲所生的婴儿，或以往有使用血液及血制品、注射等历史；②根据乙型肝炎的临床表现和肝功能检查的结果确定相应的临床类型；③"乙肝两对半"任何一项阳性，或 HBV – DNA 阳性，或抗 HBc – IgM 阳性，都可以诊断。

3. 其他病毒性肝炎诊断要点 ①具备类似急慢性乙型肝炎的临床表现及肝功能检查异常结果，而抗 HCV – IgM 或抗 HCV – IgG 或 HCV – RNA 阳性，可诊断为丙型肝炎；②具备类似急慢性乙型肝炎的临床表现及肝功能检查的异常结果，血清 HBsAg 阳性，同时血清中 HDAg、抗 HDV – IgM、抗 HDV – IgG、HDV – RNA 任何一项阳性，可诊断为丁型肝炎；③具备类似急性甲型肝炎的临床表现及肝功能检查的异常结果，同时血清中抗 HEV – IgM、抗 HEV – IgG 阳性或 HEV – RNA 阳性，可诊断为戊型肝炎。

【治疗】

1. 一般治疗

（1）休息 急性肝炎早期应住院或就地隔离治疗休息。慢性肝炎适当休息，病情好转后应注意动静结合，避免过劳以利康复。

（2）饮食 急性肝炎食欲不振，应进易消化、维生素含量丰富的清淡食物。厌食呕吐者可静脉滴注 10% 葡萄糖注射液、维生素 C 注射液，慢性肝炎给予高蛋白、高热量、高维生素的易消化饮食，有利于肝脏修复；不必过分强调高营养，以防发生脂肪肝。无论何种肝炎均应戒酒。

2. 保肝药物治疗 葡醛内酯，每次 0.1g，每日 3 次，口服；肌苷，每次 0.2g，每日 3 次，口服；联苯双酯，每次 25～50mg，每日 2～3 次，口服；门冬氨酸钾镁，10～20ml 加入 5% 或 10% 葡萄糖注射液 250～500ml 内，每日 1～2 次，静脉滴注。

3. 抗病毒治疗 适用于慢性肝炎且有肝炎病毒活动性复制时。α 干扰素、拉米夫定、恩替卡韦、替比夫定、阿德福韦酯、替诺福韦等，都可根据情况选用。

4. 免疫调节治疗 胸腺肽，成人 20mg，儿童 10～15mg，加入适量 5% 葡萄糖注射液中，静脉滴注，每日 1 次。香菇多糖，2mg（先用注射用水溶解）加入生理盐水 250ml 内，静脉滴注，每周 1 次，连续 6～8 周。

5. 对症治疗

（1）恶心、呕吐 甲氧氯普胺，每次 10mg，每日 3 次，口服；多潘立酮，每次 10mg，每日 3 次，口服。

（2）消化不良 干酵母，每次 2g，每日 3 次，饭后嚼服；多酶片，每次 1～2 片，每日 3 次，口服。

（3）皮肤瘙痒 消胆胺，每次 4～6g，每日 3 次，口服；赛庚定，每次 2mg，每日 3 次，口服。

6. 重型肝炎的治疗 补充足量的维生素 B、C、K，静脉滴注人血白蛋白或新鲜血液，保持水和电解质平衡，饮食不足者静脉滴注葡萄糖注射液。在此基础上给予下列对症治疗。

（1）出血 西咪替丁，每次 400～600mg，静脉滴注，4～6 小时 1 次。凝血酶原复合物，25ml 加入 10% 葡萄糖注射液 100～200ml 内，静脉滴注，每周 1～2 次。

（2）肝性脑病 ①减少血氨生成及吸收：新霉素，每次 0.5g，每日 4 次，口服；甲硝唑，每次 0.2g，每日 4 次，口服；60% 乳果，每次 30ml，每日 3 次，口服。②降低血氨：精氨酸，每次 10～20g，每日 1 次，静脉滴注；谷氨酸钠，每次 23g，每日 1 次，静脉滴注；谷氨酸钾，每次 25.2g，每日 1 次，静脉滴注；乙酰谷酰胺，每次 0.5g，每日 1 次，静脉滴注。③维持氨基酸平衡：复方支链氨基酸注射液，每次 250ml，每日 2～4 次，静脉滴注。④取代假性神经递质：左旋多巴，每次 2～5g，每日 1 次，灌肠或鼻饲；亦可每次 0.2～0.6g，每日 1 次，静脉滴注。

（3）肝肾综合征 严格控制每天液体进入量（1000ml 左右），合理使用呋塞米等利尿剂，尿少时应静脉滴注低分子右旋糖酐、人血白蛋白等以扩充血容量。必要时采取透析疗法。

（4）促进肝细胞再生 胰高血糖素－胰岛素（G－I）疗法，胰高血糖素 1mg、普通胰岛素 10U 加入 10% 葡萄糖注射液 500ml 内，静脉滴注，每日 1～2 次，14 天为 1 个疗程。肝细胞生长因子（HGF）160～200mg，每日 1 次，静脉滴注，连用 1 个月。人胎肝细胞（FLC）悬液，每次 1 个胎肝的 FLC 悬液，静脉滴注，每周 1～2 次。

（5）控制感染 继发感染时，根据感染的致病菌不同，选择有效的抗菌药物。如革兰阴性菌感染，可选用庆大霉素等；厌氧菌感染，可选用甲硝唑。亦可选用广谱抗生素如头孢噻肟、头孢他啶、头孢曲松等。真菌感染时，应立即停用抗生素并使用氟康唑等抗真菌药物。

7. 淤胆型肝炎 可试用糖皮质激素，泼尼松 40～60mg/d，分 3 次口服，或地塞米松 10～20mg/d，静脉滴注。2 周后如胆红素显著下降，则逐渐减量，效果不显著时停药。

【常用药物注意事项与患者教育】

干扰素 是一类小分子糖蛋白，病毒感染或诱生剂可促使机体产生。根据产生的细胞和抗原特性的不同，可分为 3 型：α 干扰素，由白细胞产生，有 20 多种亚型；β 干扰素由成纤维细胞产生，有 2 种亚型；γ 干扰素由 T 细胞产生，有 1 种亚型。现利用基因工程从大肠埃希菌获得重组干扰素。干扰素具有抗病毒、抗肿瘤和免疫调节作用，对流感、乙型肝炎、带状疱疹等有治疗、预防作用。主要不良反应有发热、流感样症状及神经系统症状、皮疹、肝功能损害。大剂量可致可逆性白细胞和血小板减少等。

第九节　细菌性痢疾

PPT

细菌性痢疾，简称"菌痢"，是痢疾杆菌引起的肠道传染病。病变部位主要在乙状结肠和直肠。主要临床表现为发热、腹痛、腹泻、里急后重和黏液脓血便。

【病原学】

菌痢的病原体是痢疾杆菌。该菌为革兰阴性，外观呈短杆状，根据抗原结构和生化反应的不同，将其分为 A（痢疾志贺菌）、B（福氏志贺菌）、C（鲍氏志贺菌）、D（宋内志贺菌）4 群。我国多数地区以 B 群流行为主，D 群次之，但有上升趋势。痢疾杆菌在蔬菜、瓜果及污染物上可生存 1～2 周，对一般化学消毒剂敏感。

【流行病学】

1. 传染源 为患者及带菌者。

2. 传播途径 通过污染的水和食物传播。

3. 易感人群 人群普遍易感，多发于夏秋季节，儿童及青壮年发病率高，病后可获得短暂免疫力。

【发病机制】

痢疾杆菌随污染的水或食物等进入消化道，大部分被胃酸杀死，未被杀死的小部分下行至肠道，在肠黏膜生长繁殖，产生毒素，使黏膜出现渗出、坏死和溃疡，引起腹痛、腹泻、黏液脓血便等肠道症状。直肠受到炎症及毒素刺激，表现为里急后重。毒素吸收入血，造成发热等全身中毒症状。细菌释放强烈的内毒素，加之机体对此反应敏感，导致全身小血管痉挛、急性微循环障碍，表现为感染性休克。脑微循环障碍致脑组织缺氧、脑水肿，甚至发生脑疝，出现昏迷、抽搐、呼吸衰竭。

【病理】

菌痢的肠道病变主要在结肠，以乙状结肠和直肠病变最显著，严重者可累及整个结肠及回肠下段。急性期肠黏膜的基本病理改变是弥漫性纤维蛋白渗出性炎症，肠黏膜表面有大量黏液及脓血性渗出物覆盖，与坏死的肠黏膜上皮细胞融合形成灰白色假膜，脱落形成溃疡。此病变一般仅限于固有层，故菌痢很少出现肠穿孔及大量肠出血。慢性期可有肠黏膜水肿，肠壁增厚，溃疡不断形成及修复，造成息肉样增生及瘢痕，并可导致肠腔狭窄。中毒型菌痢肠道病变轻微，仅有充血、水肿，极少出现溃疡。但全身病变重，多数脏器的微血管痉挛及通透性增加。大脑及脑干充血、水肿、点状出血，神经细胞变性。

【临床表现】

潜伏期为数小时至 7 天，一般 1 ~ 2 天。

1. 急性菌痢

（1）普通型（典型） 起病急，出现畏寒、高热，继之出现腹痛、腹泻、里急后重，每日腹泻达 10 次以上，初为糊状或稀水便，逐渐转为黏液脓血便。左下腹压痛，肠鸣音亢进。病程 1 周左右，少数转为慢性。

（2）轻型（非典型） 无发热或低热，每日腹泻 3 次以上，黏液稀便，无肉眼脓血，腹痛轻，里急后重不明显。病程 3 ~ 7 天，亦可转为慢性。

（3）中毒型 多见于 2 ~ 7 岁儿童。起病急骤，病情凶险，发展迅速。以严重毒血症症状、休克、中毒性脑病为主要表现，体温高达 40℃以上，肠道症状较轻，甚至开始无腹痛及腹泻，一般发病后 24 小时内可出现腹泻及黏液脓血便。按临床表现分为 3 型。①休克型：主要表现为感染性休克。表现为烦躁不安或精神萎靡，面色苍白，四肢厥冷及发绀，皮肤花斑，脉搏细速，血压下降，可出现少尿或无尿，轻重不等的意识障碍。②脑型：主要表现为颅内压升高及脑疝。表现为剧烈头痛，呕吐，烦躁不安，昏迷及抽搐，双侧瞳孔不等大，对光反射迟钝或消失，肌张力增强。亦可出现呼吸节律不齐、双吸气、叹息样呼吸、呼吸暂停。③混合型：兼有上述两型表现，病情最严重，死亡率高。

2. 慢性菌痢 急性菌痢病程超过 2 个月未愈，称为慢性菌痢。分为 3 型。

（1）慢性迁延型 长期反复出现腹痛、腹泻与便秘交替现象，常有黏液脓血便。可有乏力、营养不良、贫血表现。左下腹压痛，可触及条索状增粗的乙状结肠。

（2）急性发作型 有慢性菌痢病史，因受凉、劳累、进食不当等诱发，出现明显的腹痛、腹泻、脓血便，但发热等全身中毒症状不明显。

（3）慢性隐匿型 1 年内有菌痢病史，临床上无明显腹泻等症状，但大便培养痢疾杆菌阳性，乙状结肠镜检查肠黏膜可见呈慢性炎症的黏膜病变。

【辅助检查】

1. 血常规 急性期白细胞计数升高，多在（10 ~ 20）×10⁹/L，中性粒细胞百分比升高。慢性期可发现红细胞计数及血红蛋白量降低。

2. 粪便检查 肉眼常只见黏液脓血而无粪质，镜检可见大量白细胞及红细胞，发现巨噬细胞更有助于诊断。

3. 细菌学检查 大便培养痢疾杆菌阳性，这是本病确诊的依据。为提高细菌阳性率，应在使用抗菌药物前采集新鲜的带脓血的大便样本，并连续多次送检。

4. 结肠镜及 X 线检查 慢性菌痢结肠镜检查可见结肠黏膜轻度充血、水肿，呈颗粒状，有溃疡、息肉及增生性改变。慢性菌痢 X 线钡剂灌肠检查可见结肠痉挛、袋形消失、黏膜纹理紊乱、肠腔狭窄。

【诊断】

诊断要点：①多在夏秋季节发病，有进食不洁食物或与菌痢患者接触史；②急性菌痢表现为发热，腹痛，腹泻，里急后重及黏液脓血便，左下腹压痛；③慢性菌痢表现为有急性菌痢病史，病程超过 2 个月不愈；④中毒型菌痢多见于儿童，表现为突起的高热，感染性休克，昏迷，抽搐，呼吸衰竭；⑤粪便检查发现大量白细胞及红细胞、巨噬细胞，中毒型菌痢做肛拭子或生理盐水灌肠取粪便检查发现脓细胞、红细胞；⑥大便培养痢疾杆菌阳性。

【治疗】

菌痢的治疗应根据不同临床类型而定。急性菌痢普通型与轻型，主要选择有效的抗菌药物治疗，同时配合降温、解痉止痛等对症处理。急性中毒型菌痢，病势凶险，要尽早诊断，及时治疗，在静脉应用有效抗菌药物的同时，特别注意对感染性休克、颅内高压、脑水肿、抽搐、呼吸衰竭等严重危及生命的症状采取综合治疗措施。慢性菌痢，应根据药物敏感试验结果选择抗菌药物，2 种以上不同类型的药物联合、交替用药，疗程要长且可重复。另外，对于中毒型痢疾可局部用药（保留灌肠），以提高疗效。

1. 急性菌痢

（1）一般治疗 对菌痢患者及早隔离治疗。急性菌痢患者应注意休息，必要时卧床休息。消化道隔离至临床症状消失，粪便培养 2 次阴性。进少渣、易消化或半流质饮食。注意保持水、电解质及酸碱平衡，给予口服或静脉补液。加强护理，注意生命体征变化。

（2）抗菌治疗 一般用药 5 ~ 7 天。吡哌酸，0.5g/次，每日 3 次，口服。诺氟沙星，每次 0.2 ~ 0.4g，每日 4 次，口服。环丙沙星，每次 0.2g，每日 2 次，口服。依诺沙星，每次 0.4g，每日 2 ~ 3 次，口服。复方新诺明，每次 2 片，每日 2 次，口服。黄连素，每次 0.3g，每日 3 次，口服。

（3）对症处理 ①高热：50% 乙醇擦浴；对乙酰氨基酚，每次 0.3 ~ 0.6g，每日 2 ~ 3 次，口服，儿童酌减。②腹痛：阿托品，每次 0.3 ~ 0.6mg，每日 3 次，口服；每次 0.5mg，每日 1 次，肌内注射。颠茄合剂，每次 5 ~ 10ml，每日 3 次，口服。③严重毒血症症状：氢化可的松，每日 100 ~ 300mg，静脉滴注。

2. 中毒型菌痢

（1）一般治疗 同急性菌痢。

（2）抗菌治疗 环丙沙星，每次 0.2 ~ 0.4g，每日 2 次，静脉滴注。氧氟沙星，每次 0.2 ~ 0.4g，每日 2 次，静脉滴注。头孢噻肟，每次 2 ~ 3g，每日 2 次，静脉滴注。

（3）抗休克　①补充血容量：成人每天总量约 3000ml，儿童按 80 ～ 100ml/（kg·d），静脉输入。输入的液体为低分子右旋糖酐、平衡液、0.9% 氯化钠注射液、葡萄糖氯化钠注射液、5% 或 10% 的葡萄糖注射液等。其中低分子右旋糖酐成人每天不超过 1000ml，儿童不超过 15 ～ 20ml/（kg·d）。②纠正酸中毒：5% 的碳酸氢钠注射液 3 ～ 5ml/kg，静脉滴注。③使用血管活性药物：山莨菪碱，成人每次 10 ～ 30mg，儿童每次 0.2 ～ 2mg/kg，静脉注射，10 ～ 15 分钟 1 次，直至面色转红、四肢温暖、血压回升后减量，并逐渐延长给药时间，维持 24 小时。如血压仍不回升，可用多巴胺 20 ～ 40mg 或间羟胺 10 ～ 20mg，加入 10% 葡萄糖注射液 200ml 内，静脉滴注。④保护心功能：出现心功能不全时，可给予去乙酰毛花苷静脉注射。

（4）治疗脑水肿　20% 甘露醇 1 ～ 2g/kg 快速静脉滴注与 50% 葡萄糖注射液 40 ～ 60ml 静脉注射，4 ～ 6 小时交替 1 次。

（5）制止抽搐　地西泮，成人每次 10 ～ 20mg，儿童每次 0.1 ～ 0.3mg/kg，静脉注射。水合氯醛，成人每次 1.5 ～ 2.0g，儿童每次 60 ～ 80mg/kg，鼻饲或保留灌肠。

（6）降温　50% 乙醇擦浴，冰袋冷敷。对乙酰氨基酚每次 0.3 ～ 0.6g，每日 2 ～ 3 次，口服，儿童酌减。20% 安乃近滴剂，每侧鼻孔 1 ～ 3 滴，4 ～ 6 小时 1 次，适用于幼儿、老年人。亚冬眠疗法，即氯丙嗪及异丙嗪每次各 1 ～ 2mg/kg，肌内注射或以生理盐水稀释至 5ml 静脉注射，每 2 ～ 4 小时 1 次，一般用 3 ～ 4 次，冬眠时间 12 ～ 24 小时。

（7）处理呼吸衰竭　①保持呼吸道通畅，吸痰，痰液黏稠时，用 α - 糜蛋白酶 5mg（儿童 0.1mg/kg）加生理盐水 5 ～ 10ml 雾化吸入；②使用呼吸兴奋剂；③气管插管、气管切开、应用人工呼吸器。

3. 慢性菌痢

（1）一般治疗　慢性菌痢患者生活要规律，进行适当的身体锻炼，避免劳累与紧张，进食营养丰富、少渣、无刺激食物。

（2）抗菌治疗　①要根据药物敏感试验选择抗菌药物；② 2 种不同种类药物联合应用，例如庆大霉素与吡哌酸、丁胺卡那霉素与复方新诺明等；③每个疗程 10 ～ 14 天，可重复 2 ～ 3 个疗程；④每个疗程可交替使用不同的药物；⑤局部用药，0.5% 卡那霉素 200ml 加入泼尼松 20mg、普鲁卡因 0.5g，或 0.3% 黄连素 200ml 加入泼尼松 20mg、普鲁卡因 0.5g，保留灌肠，每晚 1 次，10 ～ 14 天为 1 个疗程。

【常用药物注意事项与患者教育】

喹诺酮类药物　见第九章第四节尿路感染。

第十节　阿米巴痢疾

阿米巴痢疾，又称肠阿米巴病，是溶组织内阿米巴引起的肠道感染性疾病。主要病变部位在盲肠和结肠，阿米巴滋养体侵入肠壁组织引起腹泻、黏液脓血便等临床表现。本病易于复发，易变成慢性。

【病原学】

阿米巴痢疾的病原体是溶组织内阿米巴。溶组织内阿米巴有两种形态：滋养体和包囊。滋养体可侵入肠壁致病，但在体外很快死亡。包囊是传播疾病的唯一形态，是原虫的感染型，随粪便排出体外，对外界有较强的抵抗力。

【流行病学】

1. 传染源 为带虫者和慢性患者。

2. 传播途径 主要通过包囊污染饮水、食物、蔬菜等途径传播。

3. 易感人群 人群普遍易感，感染后不能获得特异性免疫保护作用。

4. 流行特征 全国各地均有本病发生，多呈散发，农村多于城市。

【发病机制】

阿米巴包囊被吞入后，包囊内核继续进行分裂，至小肠下部，包囊被消化，释放出小滋养体。小滋养体下行至大肠，以肠腔内细菌和组织基质为食饵，与人形成共居生活。机体免疫力低下、肠黏膜损伤、肠道功能紊乱等情况发生时，小滋养体侵入肠壁，转变为大滋养体而致病。当机体免疫力增强、肠道环境变得不利于大滋养体繁殖时，大滋养体又变为小滋养体，并沿肠道继续下移，转变成包囊随粪便排出体外。

【病理】

病变部位主要在盲肠、升结肠。典型病变为黏膜上出现许多孤立而颜色较淡的小脓肿，破溃后形成边缘不整、口小底大的烧瓶状溃疡，溃疡腔内充满棕黄色坏死物质，内含滋养体。继发细菌感染时，肠黏膜呈广泛急性炎症改变，并有大量中性粒细胞浸润，临床表现为严重全身反应及肠道症状，称为暴发型。溃疡底部血管破裂可造成肠出血，溃疡穿透浆膜则造成肠穿孔。慢性病变过程中，组织破坏与修复反复进行，纤维组织增生，肠壁增厚，部分形成肠息肉、肠狭窄。

【临床表现】

潜伏期一般为 1~2 周。

1. 无症状型（原虫携带状态） 只有包囊随粪便排出而无临床症状。

2. 普通型 大多数起病缓慢，一般无发热等全身症状，以腹痛、腹泻开始，每日大便可达 10 次左右。大便为暗红色果酱样，有腥臭味。右下腹压痛明显。症状持续数天或数周自动缓解。

3. 暴发型 起病急，出现高热、寒战、恶心、呕吐等明显中毒症状及频繁腹泻（大便每日 15 次以上）、腹痛、里急后重等肠道症状，大便呈水样或血水样，有奇臭。可有程度不同的脱水、电解质紊乱，严重者出现休克。易并发肠出血、肠穿孔。死亡率高。

4. 慢性型 多为普通型未经彻底治疗的延续，大便每日 3~5 次或更少，呈黄糊状，带少量黏液及血液，有腐臭味。症状可持续存在或反复发作。

【辅助检查】

1. 粪便检查 镜下见大量黏集成团的红细胞和少量白细胞，可找到阿米巴滋养体和包囊。

2. 免疫学检查

（1）酶靶试验 用特异性抗体结合阿米巴痢疾粪便中的溶组织素，特异性及敏感性高。

（2）血清学检查 用免疫荧光、ELISA 法检出血清中特异性抗体，体内有侵袭性病变时呈阳性。

3. 结肠镜检查 直肠和乙状结肠可见到大小不等的散在溃疡，表面覆盖黄色脓液，边缘略突出，稍充血，从溃疡面刮取材料行镜检，可查到阿米巴滋养体。

【诊断】

诊断要点：①有不洁饮食史，或与带包囊者、慢性患者有密切接触史；②慢性起病，多无发热等全身症状，腹泻粪便量多、呈暗红色果酱样、有腥臭味，右下腹压痛明显；③粪便检查镜下见大量黏集成团的红细胞和少量白细胞，查到阿米巴滋养体和包囊；④血清中查到特异性抗体或粪便中查出阿米巴溶组织素；⑤高度怀疑不能成立诊断者，可用甲硝唑等做诊断性治疗，效果肯定可做出诊断。

【鉴别诊断】

细菌性痢疾与阿米巴痢疾的鉴别见表23-2。

表23-2 细菌性痢疾与阿米巴痢疾的鉴别

鉴别要点	细菌性痢疾	阿米巴痢疾
病原体	痢疾杆菌	溶组织内阿米巴滋养体
流行病学	散发性，可流行	散发性
潜伏期	数小时至7天	数周至数月
临床表现	多有发热与全身中毒症状，腹痛重，有里急后重，腹泻次数多（每日数十次），每次大便量少，为黏液脓血便。多为左下腹压痛	多无发热，少有全身中毒症状，腹痛轻，无里急后重，腹泻数次少（每日数次），每次大便量多，为暗红色果酱样便。多为右下腹压痛
粪便检查	以白细胞为主，可找到巨噬细胞	以红细胞为主，查不到巨噬细胞
血常规	白细胞总数及中性粒细胞明显增多	白细胞总数基本正常，嗜酸性粒细胞升高
结肠镜检查	病变以直肠、乙状结肠为主，肠黏膜弥漫性充血、水肿及浅表溃疡	病变主要在盲肠、升结肠，肠黏膜大多正常，其中有散在深部溃疡，其周围有红晕
病原治疗	吡哌酸、丁胺卡那素等	甲硝唑、替硝唑等

【治疗】

本病选择有效的杀阿米巴原虫药物，可取得良好治疗效果。硝基咪唑类、吐根碱类药物应与卤化羟基喹啉类药物联合使用。并发细菌感染时，加用抗菌药物。出现肠穿孔及腹膜炎时，可手术治疗。

1. 抗阿米巴原虫

（1）硝基咪唑类 对阿米巴滋养体有较强的杀灭作用，因有潜在致畸性，故妊娠期妇女忌用。甲硝唑，成人每次0.4~0.8g，每日3次，口服，连用5~10天；儿童50mg/（kg·d），分3次口服，连用7天。替硝唑，成人每次2g，儿童30~40mg/（kg·d），清晨1次口服，连用5天。

（2）吐根碱类 对阿米巴滋养体有直接杀灭作用，对溶组织内阿米巴滋养体有极高的疗效，对肠腔阿米巴效果差。去氢吐根碱，成人60~80mg，儿童1mg/kg，每日1次，肌内注射，连用5~10天。

（3）卤化羟基喹啉 肠腔浓度高，适用于慢性型和无症状型，对碘过敏、甲状腺肿大、视神经病变者不宜使用。喹碘仿，成人每次0.5g，儿童5~10mg/kg，每日3次，口服，连用7~10天。

（4）糠酯酰胺 每次0.5g，每日3次，口服，连用10天，适用于无症状型，妊娠期妇女忌用。

2. 并发症治疗

（1）细菌感染 加用广谱抗菌药物。暴发型常合并细菌感染，可用甲硝唑和头孢曲松静脉滴注。

（2）肠出血 出血量大者，可给予输血或手术止血。

（3）肠穿孔及腹膜炎 在甲硝唑与头孢曲松等控制下进行手术治疗。

【常用药物注意事项与患者教育】

甲硝唑 见第十六章第二节。

第十一节 蛔虫病

PPT

>> 情境导入 >>

情境：患者，女性，63岁，因上腹部疼痛伴呕吐8天就诊。入院初步诊断为急性胃炎，并接受内科治疗。然而，经消炎、解痉补液等治疗后，症状未见明显改善。随着病情加剧，腹痛阵发性加重，患者甚至曾企图跳楼自杀。经 B 超检查最终确诊为胆道蛔虫病。

思考： 1. 患者需要如何治疗？

2. 如何指导患者进行疾病预防？

蛔虫病是蛔虫寄生于人体小肠或其他脏器及其幼虫在人体内移行引起的疾病。临床表现为腹痛、消化不良等肠功能紊乱症状及呼吸系统症状等，有时可引起胆道蛔虫病、蛔虫性肠梗阻等严重并发症。发病以儿童居多。

【病原学】

蛔虫是寄生于人体肠道内最大的线虫。成虫形似蚯蚓，活体呈淡红色，长 15～40cm，雌雄异体，雄虫尾部向腹面卷曲，雌虫较雄虫粗长，尾部尖直（图 23－1）。成虫寄生于小肠上段，以食糜为营养，也能分泌消化酶消化、溶解小肠黏膜作为营养来源。寄生在肠道的蛔虫一般一至数条，最多可达 1000 余条。蛔虫的寿命一般为 10～12 个月。

【流行病学】

1. 传染源 患者为传染源，雌虫每日排卵量极大，易随粪便污染环境造成播散。

2. 传播途径 可通过被虫卵污染的食物、水、手等经口感染，亦可随灰尘飞扬被人吸入咽部吞下而感染。

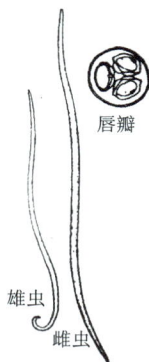
图 23－1 蛔虫成虫

3. 易感人群 人对蛔虫卵普遍易感，尤以学龄前和学龄期儿童感染率最高。

【发病机制及病理】

感染期虫卵被人误食后进入小肠内，幼虫孵出并侵入肠黏膜下层，进入小静脉或淋巴管，经肝、右心到达肺部，穿过毛细血管进入肺泡和细支气管，停留 10 天左右，蜕皮 2 次，然后沿支气管、气管移行至咽部，再被吞咽经胃达小肠，逐渐发育为成虫。整个发育过程需 10～11 周。

幼虫移行过程中，其代谢产物及崩解物刺激机体，引起局部和全身变态反应，表现为发热、荨麻疹、血管神经性水肿等。当幼虫移行于肺时，幼虫周围可出现嗜酸性粒细胞及中性粒细胞浸润。重度感染可引起肺部出血、水肿，支气管黏液分泌增加，甚至引起支气管痉挛。

成虫在小肠内不但夺取宿主的营养物质，而且损伤肠黏膜，影响消化和吸收功能。重度感染可导致营养不良或发育障碍。成虫的代谢产物及其崩解物被吸收后可引起荨麻疹、皮肤瘙痒等过敏反应，可钻入与肠腔相通的生理孔道，引起移位性损害。其中以钻入胆道引起胆道蛔虫病最为常见。

【临床表现】

1. 蛔虫幼虫移行症 患者短期内误食大量感染期虫卵，7～9 天后，临床出现低热、乏力，体温一般在 38℃左右，少数伴有荨麻疹或其他皮疹，喉头有异物感，咳嗽多呈阵发性，常伴有哮喘发作，可有黏液痰，偶带血丝。肺部可闻及干性啰音、哮鸣音。若无继发细菌感染，1～2 周可自愈。

2. 肠蛔虫病 最常见的症状是腹痛，位于脐周，不定时反复发作。可有食欲减退、便秘或腹泻，大便可排出蛔虫或呕出蛔虫。儿童多有烦躁不安、易怒、失眠、磨牙、皮肤瘙痒等症状，严重者可引起营养不良和发育障碍。

3. 并发症

（1）胆道蛔虫病 最多见。常为突然发生的剑突下偏右侧阵发性钻顶样痛或绞痛，可放射至背部及右肩，发作时坐卧不安、出冷汗、面色苍白，常伴恶心呕吐，约半数吐出蛔虫。体检时剑突下仅有局限性轻度压痛，无腹肌紧张。每次发作数分钟或数十分钟后自行缓解，间歇期如常人。若蛔虫在胆道内死亡或继发细菌感染，可引起胆道炎症，有发热或黄疸，甚至发生胆道出血或穿孔。

（2）蛔虫性肠梗阻　儿童多见，通常为不完全性肠梗阻。急性起病，阵发性腹痛，部位多在腹中部或在下腹部，伴肠鸣音亢进。大便不通，频繁呕吐，有时吐出蛔虫。腹胀，腹部可见肠型及肠蠕动波或扪及条索状肿块，X线检查可见肠胀气和液平面。严重者脱水、酸中毒，甚至发生休克。

（3）其他　胆囊炎、胰腺炎、肠穿孔、蛔虫性阑尾炎、腹膜炎等。

【辅助检查】

1. 血常规　幼虫移行期血中白细胞、嗜酸性粒细胞增多。胆道、肠道并发细菌感染时，中性粒细胞增多。

2. X线检查　蛔虫幼虫移行症时，X线胸片显示肺门阴影增大，肺纹理增粗，点状或絮状浸润阴影。

3. 粪便检查　生理盐水直接涂片可查到虫卵。饱和盐水漂浮法能提高虫卵检出率。

4. 其他检查　B超或内镜逆行胰胆管造影有助于胆道蛔虫病的诊断。

【诊断】

诊断要点：①近期有生食瓜果蔬菜史，阵发性咳嗽，哮喘样发作，肺部浸润病灶及血中嗜酸性粒细胞增多，应考虑蛔虫幼虫移行症；②脐周阵发性疼痛，近期曾呕出或排出蛔虫，大便查出虫卵，可诊为肠蛔虫病；③胆道蛔虫病的诊断依赖有肠蛔虫病史或呕出蛔虫，典型胆绞痛发作，胰胆管造影或B超检查见到虫体；④蛔虫性肠梗阻诊断根据其腹部典型体征和X线征象，粪便检查查到蛔虫卵或见到排出的成虫可确诊。

【治疗】

1. 驱虫治疗　枸橼酸哌嗪，为高效低毒驱蛔药，儿童80~100mg/kg，成人3g，顿服，连用2天，空腹或晚上服用疗效更佳。甲苯咪唑，为广谱驱虫药，每次200mg，顿服。噻嘧啶，为广谱驱虫药，儿童10mg/kg，成人200mg（均按基质算），顿服。丙硫咪唑，为广谱抗蠕虫药，400mg，顿服，12次以下儿童减半。伊维菌素，为广谱抗蠕虫药，100μg/(kg·d)，口服，连用2天。

2. 并发症治疗

（1）胆道蛔虫病　原则是止痛、驱虫和防治继发感染。可采用阿托品0.5mg加异丙嗪25mg，肌内注射或静脉滴注，虫体多可自动退出，亦可用针刺镇痛。症状缓解后给予驱虫治疗。有继发细菌感染者选用庆大霉素、氨苄青霉素等抗生素。伴有胆道结石、胆道严重感染或有穿孔、出血时应考虑手术治疗。

（2）蛔虫性肠梗阻　不完全性肠梗阻可以服豆油或花生油，或用食醋100g口服，亦可用针刺止痛。完全性肠梗阻者，应及时手术治疗。急性肠梗阻不宜使用驱虫药物。

【常用药物注意事项与患者教育】

丙硫咪唑　又名阿苯达唑，是高效、低毒的广谱驱肠虫药。本药能抑制蠕虫摄取葡萄糖，导致能量不足虫体麻痹而随肠蠕动从粪便排出。不良反应主要有头痛、低热，少数有视力障碍、癫痫等，个别可发生脑疝、过敏性休克。

第十二节　钩虫病

PPT

钩虫病是钩虫寄生于人体小肠所引起的疾病。临床以贫血、胃肠功能紊乱及营养不良为主要特征，严重者可导致发育障碍及心力衰竭。

【病原学】

在人体内寄生的钩虫主要有十二指肠钩口线虫（简称十二指肠钩虫）和美洲板口线虫（简称美洲钩虫）2 种。成虫长约 1cm，灰白色，雌雄异体，雌虫较雄虫略粗长，雄虫尾端有交合伞。钩虫成虫寄生于小肠上段，虫卵从粪便排出，在温暖（25～30℃）、潮湿（温度 70℃）、疏松的土壤中，24～48 小时发育为杆状蚴，再经 5～7 天发育为丝状蚴。当丝状蚴接触人体皮肤或黏膜时可侵入人体，经淋巴管或微血管进入血流，经右心至肺，穿破肺微血管进入肺泡，沿支气管上行至咽部，随吞咽活动进入胃、小肠，经 3～4 周发育为成虫。成虫雌雄交配后产卵。

【流行病学】

1. 传染源　为患者与带虫者。

2. 传播途径　由于农村以人粪为肥料而使农田广泛污染，农民赤足行走或下田劳作时受感染。偶可因生食污染的蔬菜经口腔、食管黏膜侵入。

3. 易感人群　人群对本病普遍易感，感染后可获得一定免疫力，但可多次重复感染，其中青壮年农民感染率最高。感染后大多无明显症状，称钩虫感染；有临床症状者称钩虫病，仅占极少数。

【发病机制与病理】

丝状蚴钻入皮肤处，可见血浆渗出、中性粒细胞及嗜酸性粒细胞浸润等炎性改变，临床上出现皮炎症状。幼虫移行至肺时，可引起肺组织点状出血及炎性病变，临床上出现呼吸系统症状。成虫咬附于肠黏膜，导致肠黏膜点状出血及溃疡等，临床上出现贫血、胃肠功能紊乱等症状。

钩虫寄生于小肠，咬附在小肠黏膜上吸血，每日更换咬附部位 4～6 次，并分泌抗凝血物质，使原咬附创口渗血不止。长期失血后体内铁储备逐渐耗尽，发生低色素小细胞性贫血。此外，营养不良、胃肠功能紊乱等亦是加重贫血的因素。严重者可引起贫血性心脏病，甚至发生心力衰竭。

【临床表现】

1. 幼虫所致的症状

（1）钩蚴性皮炎　俗称"粪毒""肥疮"等。钩蚴（丝状蚴）钻入人体皮肤 20～60 分钟后，局部即觉奇痒或烧灼感，继之出现红色点状丘疱疹，以趾（指）间、足背、手背等处皮肤最多见。若无继发感染，通常在 1 周内自行消失。

（2）呼吸系统症状　感染后 1 周左右可出现咳嗽，小量咳痰，晚间尤甚，重者痰带血丝，可伴有阵发性哮喘、低热等，持续数周。X 线显示肺纹理增粗或斑片状浸润阴影，数天后自行消退。

2. 成虫所致的症状

（1）消化系统症状　早期食欲多亢进，但劳动力反而下降，俗称"懒黄病"，并有上腹不适、隐痛等。后期食欲减退，有恶心、呕吐、腹泻、腹痛、消瘦等，大便隐血试验阳性，偶可出现消化道大出血。

（2）神经精神症状　注意力不集中、反应迟钝、失眠等。重度感染者可出现异食癖，如喜食生米、泥土等，似与铁和锌的缺失有关。

（3）贫血症状　为本病的主要表现。严重感染后 3～5 个月逐渐出现进行性贫血，表现为头晕、乏力、心悸、气促、表情淡漠、面色发黄等。严重时出现心前区收缩期杂音、血压降低、心脏扩大、心力衰竭，亦可伴有低蛋白血症，出现水肿甚至腹腔积液。

（4）其他　儿童严重感染可有营养不良、生长发育障碍、智力减退、侏儒等表现。妊娠期妇女易引起妊娠中毒症、贫血性心脏病、早产或死胎，新生儿及产妇的病死率亦增高。婴儿患钩虫病常有严重贫血，患儿面色苍白、精神和食欲均差、哭闹不安、有黑便或血水样便，易发生肺炎、心力衰竭等并发症，预后较差。

【辅助检查】

1. 血常规　常有不同程度的小细胞低色素性贫血。网织红细胞正常或轻度增多。嗜酸性粒细胞多数增加，但严重贫血时常不增多。血清铁显著降低，一般在 $9\mu mol/L$ 以下。

2. 骨髓象　可见造血旺盛现象，骨髓红系增生活跃，中幼红细胞显著增多，游离含铁血黄素及铁粒幼细胞减少或消失。

3. 粪便检查　查到钩虫卵即可确诊本病。查钩虫卵常用直接涂片法或饱和盐水漂浮法，也可做钩蚴培养。根据粪便中虫卵的数量可判定感染的严重程度，轻度感染，<3000 个/g；中度感染，3000~10000 个/g；重度感染，>10000 个/g。

【诊断】

诊断要点：①在流行地区，有赤手裸足接触土壤后出现"粪毒"史；②程度不等的贫血、营养不良、胃肠功能紊乱及"异嗜症"，儿童可有生长发育障碍；③血液检查呈小细胞低色素性贫血；④大便涂片或漂浮法可找到钩虫卵。

【治疗】

本病病原治疗和对症治疗均很重要，贫血是本病的主要症状，纠正贫血甚为重要，故在药物治疗的同时，饮食应以富含铁质、蛋白质和维生素的食物为主。临产孕妇或体力特别衰弱者和重度贫血、心肌缺氧劳损或伴心力衰竭者，应酌情予以输血。

1. 病原治疗

（1）局部治疗　钩蚴性皮炎在感染后 24 小时内可用左旋咪唑涂肤剂或阿苯达唑软膏、3% 水杨酸乙醇及 2% 碘伏等涂抹，均有止痒、消炎及杀死皮内钩蚴的作用。

（2）驱虫治疗　阿苯达唑（丙硫咪唑）400mg 顿服；甲苯咪唑 200mg，每日 1 次，连服 3 天，或 500mg 顿服，儿童与成人剂量相同；一般用药 3~4 天后排出钩虫，本类药还有杀死虫卵作用。噻嘧啶，成人 500mg，儿童 10mg/kg，口服，每日 1 次，连用 2~3 天；本药作用快，但驱美洲钩虫作用较苯咪唑类差。复方甲苯咪唑乳膏，用量、用法参见本章第十三节。国内大部分地区钩虫病系 2 种钩虫混合感染，联合用药可减轻不良反应，提高疗效，尤其是提高驱除美洲钩虫的疗效，常用噻嘧啶 300mg 加左旋咪唑 45mg 或甲苯达唑 200mg，1 次顿服，连服 2 天。

2. 对症治疗　贫血是主要症状，补充铁剂可纠正贫血。常用硫酸亚铁 0.3g，每日 3 次，口服；或 10% 枸橼酸铁铵，每次 0.3g，每日 3 次，口服。加服维生素 C 或稀盐酸有利于铁的吸收。贫血严重时可小量输血。

【常用药物注意事项与患者教育】

甲苯咪唑　用于治疗蛲虫、蛔虫、鞭虫、十二指肠钩虫、粪类圆线虫和绦虫单独及混合的胃肠道感染。用药期间不需忌食，不用加服泻药。常见不良反应有胃肠系统疾病，包括：腹部不适、腹泻及胃肠胀气；皮肤及皮下组织类疾病，包括皮疹。对本品及其辅料过敏者禁用。哺乳期妇女慎用，不建议 1 岁以下儿童服用。

第十三节 蛲虫病

蛲虫病是由蛲虫寄生于人体结肠和回盲部所引起的疾病。临床上以肛门周围和会阴部瘙痒为特征。发病以儿童为主。

【病原学】

蛲虫细小如线头，虫体乳白色。雄虫长 2~5mm，尾部向腹面卷曲；雌虫长 8~13mm，虫体中部膨大，略呈纺锤形。虫卵无色透明，椭圆形不对称，一侧扁平一侧稍凸，大小约 60μm×30μm。虫卵对外界抵抗力较强，在皮肤及指甲缝中可存活 10 天左右，室温下存活 20 天左右。5% 苯酚和 10% 来苏可杀死虫卵。

蛲虫不需中间宿主，虫卵经口感染后，在十二指肠内孵出幼虫，沿小肠下行并蜕皮 2 次，至结肠再蜕皮 1 次发育为成虫。成虫主要寄生于回盲部和结肠，有时亦寄生于阑尾、食管。雌雄成虫交配后，雄虫大多死亡，雌虫沿结肠下行，夜间从肛门爬出，受温度、湿度改变和空气的刺激，开始大量产卵，产卵后雌虫大多死亡，少数可再爬入尿道、阴道引起异位损害。虫卵大部分播散至体外，有时在肛门附近孵化，幼虫经肛门进入结肠而造成逆行感染。自虫卵感染到发育成虫产卵需 11~45 天，雌虫寿命为 2~4 周。

【流行病学】

1. 传染源 患者是本病的唯一传染源。

2. 传播途径 当用手抓肛门周围皮肤时，虫卵污染手指，经口而自身重复感染。也可因感染期卵散落在室内物品或食品上，经空气吸入或经口感染。也可通过日常生活接触而相互传播。

3. 易感人群 人群对蛲虫普通易感，感染后无明显保护性免疫力产生，故可多次或重复感染。

【发病机制与病理】

蛲虫寄生数多少不一，自几条至千余条不等。虫体头部刺入肠黏膜，偶尔可达黏膜下层，引起炎症与微小溃疡。因蛲虫寄生期限短暂，故肠黏膜病变轻微。偶尔蛲虫可侵入阑尾或已有病变的肠壁，诱发急性炎症。在女性，少数情况下蛲虫可侵入阴道、子宫、输卵管甚至腹腔，引起相应部位炎症。雌虫在肛周产卵，刺激皮肤而引起瘙痒。长期慢性刺激可产生局部皮损、出血和继发感染。

【临床表现】

轻度感染一般无症状。感染较重者出现肛门周围和会阴部皮肤奇痒与虫爬行感，夜间尤甚。有时因瘙痒挠抓而致皮肤破损，可引起局部出血、疼痛、皮肤炎症以及继发感染。小儿常有夜惊、夜哭、烦躁不安、磨牙等。感染严重时引起回盲局部刺激、炎症和小溃疡，临床可出现腹泻、粪便带黏液或血丝。有时可引起阑尾炎。

蛲虫异位感染可引起阴道黏液性分泌物增多，侵入盆腔可引起肉芽肿，侵入尿道可引起尿频、尿急、尿痛、遗尿等。

【辅助检查】

粪便检查虫卵阳性率极低。主要在清晨起床前采用透明胶纸肛拭法或棉拭漂浮法检查虫卵。为提高阳性率，应连续检查 3~5 次。

【诊断】

诊断要点：①以肛门周围或会阴部奇痒为主要症状，搔伤后可致局部湿疹样皮炎或糜烂，儿童可出现夜惊或影响睡眠；②有时可影响消化系统，出现消化不良、腹痛、恶心、呕吐等消化道症状；③儿童入睡后 1~2 小时，检查肛门可见蛲虫，肛拭子检查可找到蛲虫卵。

【治疗】

蛲虫在人体内的存活期不超过 2 个月，如能防止重复感染，不用药物治疗亦可自愈，故预防重复感染尤为重要。蛲虫是较易驱除的肠道线虫，驱虫药物治疗效果良好。

1. 驱虫治疗　甲苯咪唑，100mg/次，顿服，治愈率可达 90% 左右；或每次 100mg，每日 2 次，连服 3 天，治愈率可达 100%。成人与儿童剂量相同。阿苯达唑每次 400mg，顿服，成人与儿童剂量相同，2 周后复治 1 次；妊娠期妇女忌用。恩波维胺，成人 250mg，小儿 5mg/kg，睡前 1 次顿服，服药 1~2 天内粪便可呈鲜红色，应事先告知患者或其家长。复方甲苯咪唑乳膏，为甲苯咪唑和盐酸左旋咪唑的复方乳膏制剂，对蛔虫、蛲虫具有极佳的驱虫效果，对钩虫亦有较好疗效；成人及 6 岁以上儿童 1 支，2~6 岁儿童半支，一次性涂抹下腹部或大腿内侧皮肤，面积约 40cm^2，8 小时内勿用水洗，浴后或睡前用效果更佳。

2. 外用药治疗　每晚睡前洗净肛门及其周围皮肤，将蛲虫软膏（含百部浸膏 30%，甲紫 0.2%）注入肛门管或直肠内；亦可选用 2% 白降汞软膏或 10% 氧化锌软膏局部涂敷或注入肛管内。均有止痒、杀虫及防止重复感染的功效。

【常用药物注意事项与患者教育】

甲苯咪唑　见本章第十二节。

第十四节　血吸虫病

PPT

血吸虫病是血吸虫寄生于人体门静脉系统所引起的一种寄生虫病。主要病变是虫卵造成肝脏与结肠的肉芽肿，最后形成门静脉周围纤维化，门静脉阻塞。急性期主要表现为发热、肝大及压痛、腹泻或排脓血便、血中嗜酸性粒细胞显著升高；慢性期主要表现为肝、脾大；晚期则表现为肝门静脉高压症。

【病原学】

寄生于人体的血吸虫主要有日本血吸虫、埃及血吸虫、曼氏血吸虫、湄公血吸虫和间插血吸虫 5 种，流行于东亚、非洲、拉丁美洲与中东广大地区的 75 个国家。我国血吸虫病是由日本血吸虫引起的。日本血吸虫为雌雄异体，常合抱在一起，寄生于人体门静脉系统，主要在肠系膜下静脉。该虫存活期 2~5 年，长者可达 20 年以上。雌虫在肠壁黏膜下层末梢静脉内产卵，虫卵随粪便排入水中。在 25~30℃ 时，孵出毛蚴，毛蚴有趋光性和向上性，在水中做直线运动，侵入唯一的中间宿主——钉螺，在其体内继续发育，经 7~8 周后，即不断地逸出尾蚴，尾蚴分体、尾两部分。当人畜与疫水接触时，尾蚴约 10 秒即可侵入宿主的皮肤或黏膜，尾部脱落，体部随血液、淋巴到右心，经肺进入肝脏。约 1 个月后在肝脏发育为成虫。随后成虫雌雄合抱，逆血流移行到肠系膜下静脉的末梢血管交配产卵。

【流行病学】

1. 传染源　为患者及牛、马、羊、猪、狗、鼠等受感染动物。

2. 传播途径　传染源的粪便污染水源后，虫卵孵出的毛蚴必须在钉螺体内才发育成具有感染性的尾蚴，人们通过种田、捕捞鱼虾等接触或饮用含尾蚴的疫水而感染。

3. 易感人群 人对血吸虫病普遍易感，感染后可获得部分免疫力。

4. 流行特征 我国血吸虫病主要分布在长江流域及其以南的江苏、浙江、安徽、江西、湖北、湖南、广东、广西、福建、四川、云南、上海 12 个省、自治区、直辖市。根据不同的地理环境和钉螺分布等特点，分为湖沼、水网、山丘 3 种类型，以湖沼型流行最严重。夏秋季易感染，以农民、渔民发病率高。

【**发病机制与病理**】

血吸虫的尾蚴、童虫、成虫、虫卵都可引起病变，尤其是成熟的虫卵。发病机制主要是虫卵的沉积及其诱发的变态反应。主要病理改变如下。①结肠病变：主要病变部位在直肠、乙状结肠和降结肠。急性期为黏膜充血、水肿，黏膜下层有成堆的虫卵结节，破溃后形成浅表溃疡，排出脓血便。慢性期纤维组织增生，肠壁增厚，可引起息肉样增生和结肠狭窄，肠系膜增厚缩短，网膜缠绕成团。②肝脏病变：早期肝肿大，表面有粟粒状黄色颗粒（虫卵结节）。晚期肝内门静脉分支与门静脉区纤维组织增生，产生循环障碍，肝细胞萎缩。肝脏表面凹凸不平，有大小不等的结节和结缔组织的沟纹。其特点是肝内门静脉周围硬化，产生门静脉肝血窦前阻塞，引起门静脉高压。门静脉高压导致脾大及脾功能亢进、侧支循环形成及腹腔积液。③异位损害：指虫卵和（或）成虫游走和寄生在门静脉系统以外器官的病变。人体各器官均可见虫卵沉积，但以肺和脑常见。肺部病变为间质性粟粒状虫卵肉芽肿伴周围肺泡渗液；脑部虫卵肉芽肿多位于顶叶、颞叶，分布在大脑灰白质交界处。

【**临床表现**】

1. 急性血吸虫病 发生于夏秋季，常为初次重度感染，多见于青壮年与儿童。有打湖草、捕鱼、游泳等明显的疫水接触史，约半数在尾蚴入侵部位出现瘙痒感的蚤咬样红色小丘疹，2~3 天内自行消退。经 1 个月左右的潜伏期，出现以下表现。

（1）发热 均有发热，热型以间歇热最常见，弛张热和不规则热次之，少数重症呈现稽留热，可伴有表情淡漠、听力减退、相对缓脉，颇似伤寒。热程一般 2 周至 1 个月，重症可长达数月，并出现消瘦、贫血、水肿甚至恶病质。

（2）过敏反应 可出现荨麻疹、血管神经性水肿、全身浅表淋巴结肿大等。

（3）腹部表现 腹痛、腹泻或腹泻与便秘交替出现，可见脓血便，以腹痛较多见。重症腹部有压痛和柔韧感。

（4）肝脾大 90% 以上有肝大，以左叶为著，伴压痛。半数有轻度脾大。

2. 慢性血吸虫病 在流行区占绝大多数。

（1）无症状患者 无明显临床症状，仅在粪便普查时发现，占慢性血吸虫病的多数。

（2）有症状患者 腹痛、腹泻常见。轻者呈稀便，偶带血，时发时愈；重者可有持续脓血便，伴里急后重。常发现肝脾大，肝大病程早期即可出现，尤以肝左叶为著，脾逐渐肿大故有肝脾型血吸虫病之称。

3. 晚期血吸虫病 主要是指血吸虫病性肝硬化。根据临床表现分为 4 型，4 型之间有交叉存在的现象。

（1）巨脾型 占晚期血吸虫病的绝大多数。脾大，其下缘向下达脐水平线以下，向内超过腹中线，质硬，可触及脾切迹。伴脾功能亢进，红细胞、白细胞、血小板减少，表现为贫血、出血倾向等。

（2）腹腔积液型 是晚期血吸虫病肝功能失代偿的一种表现。腹腔积液程度轻重不一，可反复发作。表现为腹胀难受、少尿、腹部膨隆、脐疝、腹壁静脉曲张、下肢浮肿。少数在脐周可闻及连续性血管杂音，即克－鲍综合征。

（3）**结肠肉芽肿型**　以结肠病变为突出表现。出现腹痛、腹胀、腹泻、便秘或腹泻与便秘交替，大便可呈水样、带血或黏液脓血样。左下腹压痛，并可触及肿块。病程 3～6 年或以上，亦有达 10 年者。

（4）**侏儒型**　现已少见。儿童因反复重度感染，使肝脏生长介素减少，影响其生长发育所致。表现为缺乏青春前期的生长加速，身体矮小，性器官不发育，睾丸细小或无月经，第二性征缺如。

4. 异位损害

（1）**肺血吸虫病**　多见于急性血吸虫病，为虫卵沉积引起的肺间质性病变。表现为发热，咳嗽，痰少，偶带血丝，有时闻及干、湿性啰音。

（2）**脑血吸虫病**　多见于青壮年，为虫卵沉积于脑组织所致。临床上分为急性与慢性 2 型。急性型多见于急性血吸虫病，病程中出现意识障碍、脑膜刺激征阳性、瘫痪、锥体束征阳性等脑膜脑炎的表现。慢性型多在感染 3～6 个月后发生，表现为癫痫发作，尤以局限性癫痫多见。如早期进行病原治疗，大多可以康复。

5. 并发症

（1）**肝门静脉高压**　晚期血吸虫病可并发门静脉高压症，致食管和胃底静脉曲张，进一步引起上消化道大出血。出血后可诱发腹腔积液和肝性脑病。

（2）**肠道并发症**　虫卵沉积在阑尾黏膜下层可诱发急性阑尾炎，易造成阑尾穿孔，继发腹膜炎或局限性脓肿。血吸虫病的严重结肠病变可致肠腔狭窄，出现不完全性肠梗阻，多在乙状结肠和直肠处。结肠的慢性炎症可诱发结肠癌。

【辅助检查】

1. 血常规　急性血吸虫病白细胞计数多在（10.0～30.0）$\times 10^9$/L，嗜酸性粒细胞百分比增高，一般为 0.20～0.40，甚至高达 0.90 以上。极重型嗜酸性粒细胞不增高甚至消失。

2. 粪便检查　常用粪便沉淀后毛蚴孵化法，采用尼龙袋集卵孵化法可提高检出率。每日送检 1 次，连续 3 次。

3. 肝功能检查　急性血吸虫病血清球蛋白增高，ALT 轻度增高。晚期血清白蛋白明显降低，白/球比值倒置。

4. 免疫学检查

（1）**环卵沉淀试验**　用以检测血清中的虫卵抗体，有早期诊断价值，阳性率达 95%。

（2）**虫卵抗原间接血凝试验**　用以检测血清中的虫卵抗体，阳性反应较粪便检查为早。

（3）**ELISA**　用以检测血清中的抗原或抗体，阳性率可达 95%，敏感性和特异性较高。

（4）**单克隆抗体免疫试验检测循环抗原**　用以检测血清中血吸虫成虫的代谢产物及分泌物抗原，特异性及敏感性较高。

（5）**皮内试验**　取血吸虫成虫抗原 1∶8000 稀释液 0.3ml 做皮内试验，15 分钟后局部丘疹直径 >0.8cm 为阳性。通常适用于普查和筛选可疑病例。

5. 直肠黏膜活组织检查　通过直肠镜钳取病变处米粒大小的黏膜进行显微镜检查，可发现血吸虫卵，有较高的阳性率。

6. B 超检查　可判断肝纤维化程度。显示门静脉壁回声增宽 ≥6mm，呈线状者为轻度，呈管状者为中度，呈网状分隔块者为重度。

7. CT 扫描　晚期肝包膜及肝内门静脉区常有钙化现象。特异性图像为肝包膜增厚钙化与肝内钙化中隔相垂直，两者接界处有切迹形成。重度纤维化可呈龟背样图像。

8. X 线检查   肺血吸虫病 X 线检查表现为肺纹理增多，弥漫云雾状、点片状、粟粒状阴影，以中、下肺野为多，多经病原治疗 3 ~ 6 个月内逐渐消失。

9. 结肠镜检查   直视下可见结肠黏膜增厚、肠腔狭窄，有溃疡或息肉。

【诊断】

诊断要点：①在流行区有疫水接触史；②急性血吸虫病主要表现为发热、荨麻疹、肝大及压痛、血液中嗜酸性粒细胞明显升高，慢性血吸虫病主要表现为长期不明原因的腹痛、腹泻、排脓血便和肝脾大，晚期血吸虫病主要表现为巨脾、腹腔积液、侏儒、肠梗阻等；③血吸虫虫卵检查及免疫学检查阳性。

【治疗】

尽早使用杀灭血吸虫的药物是本病治疗的关键。如能早期接受病原治疗，预后大多良好。对晚期出现的脾大及脾功能亢进、腹腔积液、上消化道大出血等严重征象，应采取内外科结合的综合治疗措施。

1. 一般治疗   急性期需住院治疗。卧床休息，补充营养，加强护理。腹腔积液型应进低盐、高蛋白饮食。食管胃底静脉曲张者，避免进食粗糙、尖锐或刺激性食物。肝功能显著减退或血氨偏高者，应限制或禁食蛋白质。忌酒。

2. 病原治疗   目前普遍采用吡喹酮治疗。

（1）吡喹酮的主要药理作用及不良反应   吡喹酮口服后，80% 从肠道迅速吸收，1 ~ 2 小时达到血液峰值。它作用于血吸虫，使虫体皮层产生显著损害，表皮细胞肿胀突起，继而出现许多球状或泡状物，当其溃破、糜烂与剥落后，白细胞吸附其上，并侵入虫体，引起虫体死亡。门静脉血中药物浓度较外周血药物浓度高 10 倍以上，其代谢产物于 24 小时内大部分从肾脏排出，体内无蓄积作用。该药毒性低，无致突变、致癌与致畸作用。药物不良反应轻而短暂，多数不需处理。神经系统可有头痛、头晕、乏力、四肢酸痛、眩晕等，消化系统有上腹不适、腹痛、恶心、呕吐等，心血管系统有胸闷、心悸、早搏等。

（2）吡喹酮治疗血吸虫病的剂量与疗程   ①急性血吸虫病：成人总剂量为 120mg/kg，一般可按每次 10mg/kg，每日 3 次，口服，连续 4 天；儿童应遵医嘱服用。②慢性血吸虫病：成人总量为 60mg/kg，每日分 3 次口服，连续 2 天，体重以 60kg 为限；儿童体重小于 30kg 者，总剂量 70mg/kg。亦可采用现场大规模治疗，轻流行区用 40mg/kg，1 剂疗法；重流行区 50mg/kg，每日等分 2 次口服。③晚期血吸虫病：用量及用法同慢性血吸虫病，为避免严重不良反应如心律失常的出现，亦可适当减少总剂量或延长疗程。

3. 对症治疗   在内科治疗的基础上，巨脾型可做脾切除加大网膜腹膜后固定术；腹腔积液型间歇使用氢氯噻嗪、螺内酯、呋塞米等利尿剂，顽固性腹腔积液可试用浓缩超滤回输术。其他并发症如肝性脑病、上消化大出血的处理同门脉性肝硬化。

【常用药物注意事项与患者教育】

吡喹酮   对血吸虫各个发育阶段均有不同程度的杀虫效果，特别是杀成虫作用大。杀虫机制主要是损伤破坏虫体皮层表面细胞，使其体表膜对钙离子通透性增高，引起虫体肌肉麻痹与痉挛，颈部表皮损伤，进而破溃死亡。此药毒性较低，治疗量对人心血管、神经、造血系统及肝肾功能无明显影响，无致畸、致癌作用。

PPT

第十五节　绦虫病

绦虫病是由绦虫寄生于人体小肠所引起的寄生虫病。我国常见的有牛带绦虫病和猪带绦虫病2种。

【病原学】

猪带绦虫（又称猪肉绦虫、链状带绦虫、有钩绦虫）和牛带绦虫（又称牛肉绦虫、肥胖带绦虫、无钩绦虫）均呈扁平带状，前者2～4m，后者一般长达4～10m，可分为头节、颈部和链体3部分。头节为其吸附器官，上有4个吸盘，牛带绦虫头节略呈方形，无顶突与小钩；猪带绦虫（图23－2）头节呈球形，有顶突及2圈小钩。颈部为生长部分，由此产生节片形成链体。虫卵近似球形，卵壳易脱落，卵壳内为胚膜，内含六钩蚴。两种绦虫的虫卵形态相似，显微镜下难以区别。

猪带绦虫和牛带绦虫的成虫均寄生于人体小肠上部，雌雄同体，其妊娠节片及虫卵随粪便排出，分别被中间宿主猪和牛吞食后，在其十二指肠内孵出六钩蚴，六钩蚴钻入肠壁，进入肠系膜小静脉及淋巴管，随血流播散至全身各组织，尤以横纹肌为其主要寄生部位，经2～3个月发育为囊尾蚴（又称囊虫）。囊尾蚴如黄豆大，内有白色米粒大小的头节，含囊尾蚴的猪肉俗称"米粒猪"。人吃了

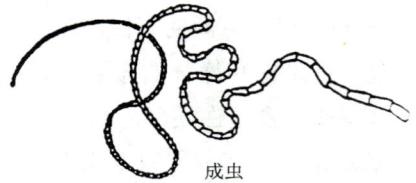

图23－2　猪带绦虫（成虫）

生的或未熟透的含囊尾蚴的猪肉、牛肉后，囊尾蚴在人体小肠内受胆汁的刺激，头节自囊内翻出，吸附于肠壁并逐渐伸长，颈部逐渐分裂而形成链状的体节，2～3个月发育为成虫，即可随粪便排出妊娠节片和虫卵。大多寄生一条，少数可寄生多条。成虫在人体内寿命为数年至20年或更久。人若误食猪带绦虫卵也可成为中间宿主，发生猪囊虫病；人对牛带绦虫卵似有先天性免疫，故一般不发生牛囊虫病。

【流行病学】

1. 传染源　患者是本病唯一传染源。

2. 传播途径　从患者粪便中排出的猪带绦虫卵或牛带绦虫卵，污染草、地面等，被猪或牛吞入，分别使猪或牛感染而患囊尾蚴病，人因食入未经煮熟的含囊尾蚴的猪肉或牛肉而感染。也可通过囊尾蚴污染的饮具而感染。

3. 易感人群　人群普遍易感，青壮年多见，男性多于女性。

【发病机制与病理】

猪带绦虫与牛带绦虫以其头节的小钩和吸盘钩挂、吸附在小肠黏膜上，仅引起附着处黏膜轻微损伤和炎症，但可干扰小肠运动。多条绦虫寄生偶可引起不完全性肠梗阻。

【临床表现】

潜伏期一般为2～3个月，牛带绦虫病可长达4～9个月。

大多症状轻微，仅感肛门发痒。半数有腹部隐痛、恶心、便秘或腹泻、食欲亢进、消瘦等。少数有头痛、乏力及神经过敏等症状。

大便中常有白色虫体节片排出。牛带绦虫的妊娠节片常从肛门自动逸出，而猪带绦虫的妊娠节片常成串随大便排出。

少数猪带绦虫病可伴有猪囊虫病。

【辅助检查】

1. 虫卵及妊娠节片的检查 用肛门拭子法、粪便直接涂片或沉淀法检查虫卵，阳性者可确诊。若检获妊娠节片，尚可鉴别虫种。

2. 肠道 X 线钡餐检查 对可疑感染而无虫体节片排出者，采用 X 线钡餐检查肠道，若显现带状虫体影则有助于诊断。

【诊断】

诊断要点：①有生食或食用未熟透牛肉、猪肉史，粪便中出现或在肛门、内裤、被褥上发现白色节片；②出现腹部隐痛、便秘或腹泻、消瘦等胃肠道表现；③实验室检查发现虫卵或节片。

【治疗】

本病口服驱虫药可取得较好效果，根治的标准是半年内无节片排出，大便虫卵阴性。服药过程中应注意：①驱虫后应留 24 小时全部粪便，以寻找头节，如未找到头节，不一定表示治疗失败；②驱猪带绦虫时，应先给予止吐药（甲氧氯普胺等）预防呕吐发生，以免虫卵反流入胃而导致囊虫病；③驱虫治疗时保持大便通畅，凡顿服药物驱虫或仅一天内用药驱虫者，服药后 3 小时仍未排便者最好服用泻药。

1. 吡喹酮 15 ~ 20mg/kg，空腹顿服，无须导泻，疗效可达 95% 以上。不良反应见本章第十四节。

2. 氯硝柳胺 成人2g，儿童1g，晨起空腹1次或分2次（间隔1小时）嚼碎后吞服。服药后2~3小时服硫酸镁导泻。

3. 甲苯咪唑 成人与儿童均为每次 300~400mg，每日2次，连服3天。妊娠期妇女忌用。

【常用药物注意事项与患者教育】

1. 吡喹酮 见本章第十四节。

2. 氯硝柳胺 主要通过抑制虫体氧气的利用，干扰其能量代谢活动，发挥杀虫作用，可杀死猪带绦虫、牛带绦虫、短膜壳绦虫、福寿螺、蜗牛、鱼等多种生物体。临床应用驱绦虫时，应嚼碎吞服。不良反应有头痛、胸闷、乏力、胃肠不适、发热、瘙痒等。

第十六节 猪囊虫病

猪囊虫病是猪带绦虫的幼虫（囊尾蚴）生于人体引起的寄生虫病。囊尾蚴寄生在皮下及肌肉，主要表现为圆形或椭圆形硬而有弹性的小结；寄生在脑主要表现为癫痫发作；寄生在眼表现为视力障碍及失明。

【病原学】

病原体为猪带绦虫的幼虫。人为猪带绦虫的终宿主。人吞食猪带绦虫的虫卵后，虫卵壳在人体肠道内溶解，释放出六钩蚴，六钩蚴钻入肠壁小静脉或淋巴管而被输送至身体各部，在组织（主要在皮下、肌肉、脑、眼）中经 9 ~ 10 周发育为囊尾蚴，囊似珍珠状。囊尾蚴寿命一般为 3 ~ 10 年。囊尾蚴结节的囊壁分 3 层，最外为皮层，是嗜酸性玻璃状薄膜，表面为纤毛；中间为细胞核层；内层为实质层，由细纤维网组成，其内含清亮液体与内凹呈白色点状的头节。寄生在颅底脑室处的囊尾蚴较大，呈葡萄状，葡萄状囊尾蚴不含头节。

【流行病学】

1. 传染源 猪带绦虫患者是本病唯一的传染源，虫卵经粪便排出。

2. 传播途径 虫卵通过污染的食物、水等方式经口进入胃肠道，通过消化液作用释放出六钩蚴。

3. 易感人群 人群普遍易感，青壮年多见。该病是我国北方主要的人畜共患寄生虫病，尤以东北、内蒙古、河南等地发病率高。

【病理】

1. 脑改变 囊尾蚴主要寄生在大脑皮质处，亦可寄生在脑室等处，呈圆形或葡萄状。可致局部组织反应性水肿和脑积水，炎症细胞浸润。虫体死亡后可发生钙化。

2. 眼改变 囊尾蚴主要寄生在玻璃体，亦可寄生在视网膜处，引起玻璃体破坏，视网膜剥离。

3. 皮下及肌肉改变 出现圆形或椭圆形质硬而有弹性（似软骨）的结节，直径 0.5~1.0cm，数目不等。

【临床表现】

1. 脑囊虫病

（1）脑实质型 表现为癫痫发作、颅内压升高和精神症状，以癫痫发作最常见。①癫痫发作，多为大发作，可为唯一的首发症状，发作频度低，多在 3 个月以上才发作 1 次，发作后可有一过性瘫痪、失语等；②颅内压升高，逐渐出现的头痛、恶心、呕吐；③精神症状，幻觉、被害妄想等。

（2）脑室型 表现为颅内压升高或活瓣综合征（Bruns），后者即反复出现突发性体位性剧烈头痛、呕吐，甚至出现脑疝。

（3）脑膜炎型 反复发作的头痛、呕吐、共济失调和脑膜刺激征。

（4）脊髓型 表现为截瘫、感觉障碍、大小便潴留等。

（5）混合型 上述类型的混合表现，以脑实质型和脑室型混合多见。

2. 皮下及肌肉囊虫病 表现为豆状、硬而有弹性的小结，无压痛，无粘连，成批出现，可自行消失，多位于头部、躯干部及大腿上端内侧。大量囊虫寄生于肌肉，可引起四肢肌肉肥大，但软弱无力，行动困难。

3. 眼囊虫病 多为单眼受累。寄生在玻璃体时，表现为眼前黑影飘动；寄生在视网膜下表现为视力下降，甚至失明。

【辅助检查】

1. 免疫学检查 囊尾蚴抗原皮内试验阳性，补体结合试验阳性，血清或脑脊液中囊尾蚴特异性 IgG 抗体阳性。

2. X 线、CT 与 MRI 检查 头颅 X 线平片可见椭圆形囊虫钙化影，肢体 X 线片可见软组织内囊虫钙化影，CT 与 MRI 可显示囊尾蚴寄生部位与数目。

3. 囊尾蚴检查 取皮下或肌肉结节活检，可发现囊尾蚴头节。

4. 裂隙灯检查 可见灰蓝色或灰白色圆形囊泡，周围有金黄色反射圈，用电刺激可见虫体蠕动。

【诊断】

诊断要点：①有猪带绦虫感染或食生猪肉史；②脑、皮下及肌肉、眼部囊虫的各自表现；③囊尾蚴抗原皮内试验阳性；④颅脑 CT 或 MRI 可显示脑囊虫寄生的部位与数目；⑤皮下或肌肉结节活检，可发现囊尾蚴头节。

【治疗】

1. 杀囊尾蚴

（1）阿苯达唑 是治疗该病的首选药物。按 18mg/（kg·d）（脑型）或 15mg/kg（皮肤及肌肉型），分 2 次口服，10 天为 1 个疗程，根据病情可服用 2~3 个疗程，2 个疗程间隔 14~21 天。由于囊虫杀死的反应性炎症反应，可产生头痛、头昏、发热、皮疹等不良反应，严重者出现癫痫、颅内压增高。为减轻此不良反应，可在治疗前和治疗中静脉滴注糖皮质激素（地塞米松 10mg）和 20% 甘露醇（1~2g/kg）。

（2）吡喹酮　20mg/（kg·d），分 3 次口服，连服 7 天为 1 个疗程，2~3 个月后加服 1 个疗程；必要时，2~3 个月后再服 1 个疗程。亦可按 40~60mg/（kg·d），分 3 次口服，连服 3 天为 1 个疗程；必要时，2~3 个月后加服 1 个疗程。

2. 对症治疗

（1）癫痫大发作　按癫痫处理，可选用地西泮、苯巴比妥钠肌内或静脉注射。

（2）颅内压升高　20% 甘露醇 250ml，静脉加压滴注，根据病情每 6~8 小时 1 次。

（3）手术治疗　对眼囊虫和单个脑囊虫应行手术摘除。

注意事项：①患者必须住院治疗，因杀囊尾蚴导致的剧烈反应可致脑疝或过敏性休克；②癫痫发作频繁或颅内压升高者，杀囊尾蚴治疗前须先降压治疗，必要时通过脑减压术降低颅内压；③眼囊虫病禁止杀虫治疗，必须行手术治疗，以免引起失明；④疑有脑室孔堵塞的脑室型，宜采用手术治疗。

【常用药物注意事项与患者教育】

1. 阿苯达唑　见本章第十一节。

2. 吡喹酮　见本章第十四节。

目标检测

答案解析

1. 简述传染的结局。
2. 简述传染病流行过程的三个基本环节。
3. 简述传染病的基本特征。
4. 试述传染病的基本预防措施。
5. 简述流行性感冒与普通感冒临床表现的区别。
6. 试述流行性脑脊髓膜炎与流行性乙型脑炎的区别。
7. 试述细菌性痢疾与阿米巴痢疾的区别。
8. 试述乙肝的发生、临床表现及防治措施。
9. 试述蛔虫病的临床表现和预防措施。

（王晓芹）

书网融合……

重点小结　　微课　　习题

第二十四章 性传播疾病

学习目标

知识目标：通过本章的学习，应能掌握性传播疾病的范围、性传播疾病的流行病学特点、性传播疾病的治疗原则、性传播疾病的预防原则；熟悉法定性传播疾病的诊断要点、常用药物注意事项与患者教育；了解法定性传播疾病的病因。

能力目标：具备指导法定性传播疾病患者合理用药的能力。

素质目标：通过本章的学习，树立法制意识和创新意识，遵守伦理道德，构建三级预防理念，培养奉献精神。

第一节 基本知识

PPT

情境导入

情境：患者，男性，30岁。2周前曾去公共浴池泡澡，5天前出现尿频、尿急、尿痛，尿道口红肿、刺痒，有分泌物流出。

查体：尿道口可见黄白色脓性分泌物，无腹股沟区淋巴结肿大。

辅助检查：未做。

思考：1. 该患者最可能的诊断是什么？

2. 应如何进行治疗？

性传播疾病（sexually transmitted disease，STD，简称性病）是指以性接触为主要传播途径的一类传染病。它包括性交时性器官间的直接接触传染的疾病，也包括性器官以外的皮肤对皮肤、皮肤对黏膜、黏膜对黏膜的接触传染的疾病。这些疾病不仅引起生殖器官和附属淋巴结病变，也引起全身皮肤和重要器官的病变，甚至造成残废和死亡。STD具有明确的病原体，以性行为为主要的传播途径，具有隐蔽性、传播速度快、流行范围广、有明显的高危人群、临床表现复杂多样、危害性大等特点。

（一）性传播疾病的范围

我国传染病防治相关法规规定的性病（性传播疾病）有8种，分别是淋病、梅毒、尖锐湿疣、非淋菌性尿道炎、生殖器疱疹、软下疳、性病性淋巴肉芽肿和艾滋病。

WHO规定的性传播疾病除上述8种外，还有腹股沟肉芽肿、性病性衣原体病、泌尿生殖道支原体病、细菌性阴道炎、性病性阴道炎、性病性盆腔炎、阴部念珠菌病、传染性软疣、阴部单纯疱疹、加特纳菌阴道炎、性病性肝周炎、瑞特综合征、B群佐球菌病、疥疮、阴虱病、人巨细胞病毒病、梨形鞭毛虫病、弯曲杆菌病、阿米巴病、沙门菌病、志贺菌病。

（二）性传播疾病的流行病学

1. 传染源 STD患者和病原携带者是主要的传染源。

2. 传播途径 通常通过以下5种途径传播。

（1）直接性接触　即性交。

（2）间接性接触　肛交、抚摸、接吻等。

（3）胎盘产道　胎儿和新生儿通过胎盘或产道被感染。

（4）医源性传播　是指在医疗、预防工作中，人为地造成某些性病的传播。医源性传播有 2 种类型。一类是指易感者在接受治疗、预防或检验（检查）措施时，由于所用器械、针筒、针头、针刺针、采血器、导尿管受医护人员或其他工作人员的手污染或消毒不严而引起的性病传播；另一类是药厂或生物制品生产单位所生产的药品或生物制品受污染而引起的性病传播，如用凝血因子Ⅷ引起的艾滋病。

（5）日常生活接触传播　因共用毛巾、共用马桶、接触衣物等被感染。

90% 以上的 STD 是通过性交而直接传染的。因此，性行为是主要的传播途径。

3. 流行特征　①年龄分布：所有年龄组均可罹患 STD，但在青壮年中的发病与流行较为突出，20～29 岁年龄组发病率最高。②性别分布：STD 在低年龄组男性发病率低于女性，而高年龄组则相反。③职业特征：STD 的高危人群是卖淫者、嫖娼者、吸毒者、婚外恋者、同性恋者及多性伴侣者等。

（三）性传播疾病的诊断

STD 的诊断应根据病史、体格检查和以实验室检查为主的辅助检查，综合分析判断。

1. 病史　包括不洁性交史、同性恋史、吸毒史、既往性病史、婚姻及配偶状况、分娩史、输血或输血液制品史等。家族史应包括父母、兄弟、姐妹的患病情况。

2. 临床表现　根据 STD 病种的特征性表现、皮损特征等做出临床初步诊断。

3. 辅助检查　性病的实验室检查是诊断中的主要内容，免疫学检查是诊断 STD 的重要依据，病原学检查是诊断 STD 的确定依据。淋病奈瑟菌、梅毒螺旋体、沙眼衣原体、解脲支原体等病原体通过直接涂片或培养镜检均可找到。影像学检查、内镜检查等其他辅助检查对 STD 的诊断也有一定价值。

（四）性传播疾病的治疗原则

1. 早期诊断　患病后首先尽早确立诊断，确诊前不应随意治疗。

2. 及时治疗　一旦确立诊断，应立即治疗。

3. 正确使用抗病原体药物　对病原体要选择敏感、特异性药物，剂量要充足，疗程与用法要规范。

4. 全面治疗　隔离，禁止性生活（必要时可采用屏障措施如戴安全套），必要的休息及饮食营养保障，全身治疗与局部治疗相结合，对因治疗与对症治疗相结合，性伴侣应同时治疗。

5. 准确评价治疗效果　认真进行疗效考核，做好复查随访工作。

（五）性传播疾病的预防

STD 是典型的社会性疾病，它的发生与流行有深刻的社会根源。因此，STD 的防治不仅要从生物医学模式的观点出发治愈个体，防止扩散，更重要的是在生物-心理-社会医学模式的指导下，按照三级预防措施的原则，防制 STD 在人群的流行。

1. 一级预防　又称病因预防，是针对致病因素所采取的预防措施。目的是使健康人免受致病因素的危害，防止 STD 的发生。

（1）健康教育　通过健康教育，增强人们的自我保健意识，培养良好的生活习惯和卫生习惯，大力宣传洁身自爱，忠实一个性伴侣，提倡健康文明卫生的性行为，严守婚内性生活，杜绝性滥交等不良性行为。选择有益的娱乐活动，尽量少或不涉足有可能引起不安全性行为的场所或环境。

（2）安全性行为 STD 指没有传播 STD 的危险或传播危险很小的性行为，坚持正确使用安全套（避孕套）。

（3）婚前检查 切实做好婚前检查，若发现 STD，应治愈后方可结婚或怀孕，或在开始性交（结婚）前，性伴侣双方均应进行 STD 检查。

（4）禁娼 妓女的产生与存在有复杂的原因，卖淫基本上是一种经济现象，它的产生与存在受经济规律的制约。妓女的存在不仅破坏社会风气和道德，诱发其他犯罪，也是 STD 流行的主要传播途径。尤其是暗娼，它比公开的娼妓有更大的危害性，应严厉打击，加以取缔和消灭。

（5）禁毒 吸毒主要指长期反复使用某种易成瘾的非法毒品的不良行为。尤其是静脉注射毒品者（IVDU），是造成某些 STD 血源传播的主要途径之一。要远离毒品，抵制毒品，积极配合相关机构或人员的禁毒行动，彻底铲除这一危害人类心理健康和身体健康的"毒瘤"。

（6）预防接种 是预防 STD 传播的最有效方法之一。疫苗是预防和控制 STD 的关键措施，世界各国在研制疫苗方面取得了不少进展，部分疫苗已进入临床试验阶段。相信不久的将来在该领域会有所突破，为人类防治 STD 做出贡献。

2. 二级预防 又称临床前预防，即在 STD 发生的早期采取有效措施，早期发现、早期诊断、早期报告、早期隔离和早期治疗。一方面及时处理现症 STD 患者，缩短病程，消除传染源；另一方面防止 STD 在人群中的进一步蔓延、传播和流行。

（1）早发现、早诊断 对高危人群进行定期检查，对妊娠期妇女进行产前检查，以发现早期感染者，及时做出诊断。

（2）早报告 严格执行 STD 报告制度。我国规定艾滋病、淋病、梅毒为乙类传染病，其中艾滋病按甲类传染病进行管理；软下疳、性病性淋巴肉芽肿、非淋菌性尿道炎、尖锐湿疣、生殖器疱疹为监测管理性病，按规定专报系统进行监测。在报过程中应注意严格保密。应建立健全 STD 专门防治机构和疾病监测制度。

（3）早隔离、早治疗 一旦确立诊断，应立即隔离，并选择敏感、特异性杀病原体药物规范治疗，同时配合一般治疗、对症治疗等其他治疗措施，尽量避免或减少组织器官的损伤与功能障碍。

3. 三级预防 又称临床预防，是对已患 STD 患者采取切实有效的治疗措施，防止 STD 恶化，减少伤残发生。形成残疾时，要采取积极的康复措施，早日恢复健康或生活自理。

第二节 淋 病

PPT

淋病是由淋病奈瑟菌引起的泌尿生殖系统化脓性传染性疾病，以排出大量脓性分泌物为特征，是我国目前最常见的 STD。

【病因】

病原体为淋病奈瑟菌，简称淋球菌，革兰阴性，外形呈卵圆形或肾形，常成对排列。急性期多位于白细胞的胞质内，慢性期则在白细胞外。淋球菌不耐干热，干燥环境中仅存活 1~2 小时，在 55℃环境下 5 分钟即死亡。附着在衣裤和卧具上的淋球菌最多只能存活 24 小时，对一般消毒剂亦很敏感。

【流行病学】

淋病患者为主要传染源，主要通过不洁性行为传染，也可由于接触被淋球菌污染的物品间接传染。婴儿淋病多由于患淋病的母亲分娩时通过产道传染所致。

【临床表现】

1. 男性淋病　初起表现为淋菌性前尿道炎，即尿道口红肿、发痒及排尿灼痛等，尿道分泌物由浆液性很快变成脓液状（图24-1）。晨间常见尿道口有脓液黏着，称为"糊口"现象。如不及时治疗，经2周后炎症逆行向上蔓延引起后尿道炎，出现尿频、尿急、尿痛等症状，甚至出现终末血尿及尿闭。同时感染向尿道周围发展可引起前列腺炎、精囊炎、附睾炎等，转为慢性淋病，产生低热、乏力、腰酸、会阴坠胀、尿道口刺痛等症状，久治不愈，附睾受累可致男性不育。

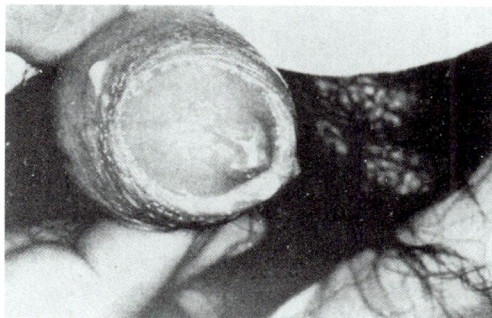

图24-1　淋菌性尿道炎

2. 女性淋病　表现为阴道脓性分泌物增多，宫颈充血、水肿甚至糜烂，常伴有外阴瘙痒和烧灼感。尿道口红肿及脓性分泌物溢出。由于女性尿道短，易逆行感染引起膀胱炎，出现尿频、尿急、尿痛、排尿困难甚至血尿。如不及时治疗，可并发盆腔炎，甚至导致不育。

3. 新生儿淋病　主要表现为新生儿淋球菌性眼炎，在出生后2~5天出现结膜充血水肿，有大量脓性分泌物，严重时角膜溃疡、穿孔，严重时导致失明。

4. 幼女淋菌性外阴阴道炎　表现为阴道口黏膜红肿、灼痛，阴道有脓性分泌物，还可出现淋菌性尿道炎。

【辅助检查】

1. 细菌涂片检查　取脓性分泌物进行革兰染色，在多形核白细胞内可找到革兰阴性双球菌。

2. 细菌培养　主要用作进一步诊断（如对症状相似而涂片检查阴性的患者）和某些特殊的目的（如需要做药敏试验等）。

【诊断】

诊断依据：①有不洁性交史或可能的间接感染史；②有淋病的临床表现；③阴道分泌物或脓液检查证实淋球菌的存在。

【治疗】

1. 一般治疗　急性淋病应卧床休息，严禁性生活，禁食刺激性食物。性伴侣应同时治疗。患处用1∶5000高锰酸钾溶液冲洗。内衣裤消毒，注意隔离污染物。

2. 抗菌治疗　宜根据药敏试验，选择有效抗生素治疗。一般首选头孢曲松钠，亦可选用壮观霉素、环丙沙星、氧氟沙星等。淋病产妇的新生儿，产后用等渗盐水冲洗双眼，并用1%硝酸银眼药水点眼。

治疗结束2周内症状或体征全部消失并在治疗结束后4~7天淋球菌复查阴性者为治愈。

【常用药物注意事项与患者教育】

头孢曲松钠　是第三代头孢菌素类抗生素，对大肠埃希菌、肺炎克雷伯杆菌、产气肠杆菌等有强大抗菌作用，对溶血性链球菌、肺炎链球菌、流感嗜血杆菌、淋病奈瑟菌和脑膜炎奈瑟菌等有较强抗菌作用。临床用于敏感致病菌所致的下呼吸道感染、尿路、胆道感染以及腹腔感染、盆腔感染、皮肤软组织感染、骨和关节感染、败血症、脑膜炎等及手术期感染预防。对头孢菌素类抗生素过敏者禁用，严禁与钙剂同时使用。

第三节 梅 毒

PPT

梅毒是由梅毒螺旋体通过直接、间接接触或胎传而引起的 STD。病程为慢性、进行性或隐匿性。可侵及任何器官和组织，产生相应的临床表现。中医称之为"杨梅疮""疳疮"。

【病因】

病原体为梅毒螺旋体，又称苍白密螺旋体，其外形似螺旋状纤维。梅毒螺旋体透明、不易着色，用普通显微镜很难看到。生存最适宜温度为37℃，在潮湿环境下可生存数小时，对一般消毒剂敏感。

【流行病学】

本病患者为传染源。主要通过性接触传播；少数亦可通过接触被梅毒螺旋体污染的物品而间接传染；妊娠期妇女感染后可通过胎盘传染给胎儿，为胎传梅毒；分娩时也可经产道传染梅毒。

【临床表现】

根据传染途径和临床表现的不同，梅毒分为后天获得性梅毒和先天性梅毒（胎传梅毒）。

1. 后天获得性梅毒 后天获得性梅毒根据感染时间、临床表现及传染性可分为一、二、三期及隐性梅毒。一、二期梅毒统称早期梅毒，多在感染后 2～4 年内发生，传染性强。

（1）一期梅毒 感染后 2～4 周出现症状，主要表现为硬下疳（图 24－2）和腹股沟淋巴结肿大，尤以硬下疳为其特征。此期的传染性极强。

1）硬下疳 初起时患处微红，以后逐渐变为硬结，圆形或椭圆形，直径 1～2cm，略高出皮肤，呈肉红色糜烂面或浅在性溃疡，疮面清洁，分泌物少或覆盖灰色薄痂，触之呈软骨样硬度，无疼痛与压痛，多发生于外生殖器，亦可见于肛门、宫颈等处。硬下疳的特点归纳如下：①病变常为单个，直径 1～2cm；②表面清洁，软骨样硬度；③不痛。硬下疳发生 2～3 周后梅毒血清学试验开始阳性，7～8 周后全部阳性。

2）腹股沟淋巴结肿大 硬下疳出现 1 周后，腹股沟淋巴结肿大，其特点为不痛，皮肤表面不红肿，不与周围组织粘连，不破溃，称为无痛性横痃（无痛性淋巴结炎）。淋巴结的特点归纳如下：①手指头大小，较硬，彼此散在，不融合；②表面皮肤无红、无肿、无热；③无疼痛与压痛；④不化脓；⑤穿刺液中含有螺旋体。

（2）二期梅毒 多发生在感染后的 8～10 周，主要为皮肤损害。

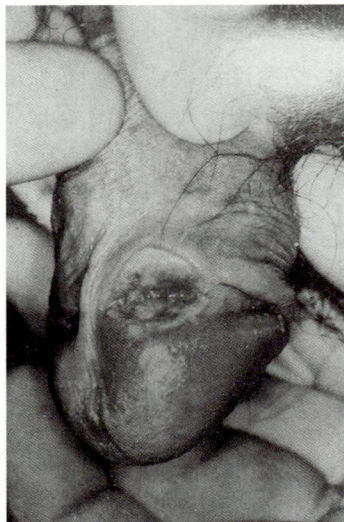

图 24－2 硬下疳

1）前驱症状 发病前常有低热、头痛、肌肉、骨和关节疼痛等前驱症状。

2）皮肤损害 皮损形态多种多样，可呈斑疹型、丘疹型及脓疱型，分布广泛、对称，特征性部位是掌、跖部及外阴部，无融合倾向，无痛、痒感。①斑疹：又称玫瑰疹（蔷薇疹），最多见。呈淡红色，大小不等，直径为 0.5 ~ 1.0cm 大小的圆形或椭圆形红斑，境界较清晰。压之褪色，各个独立，不相融合，对称发生，多先发于躯干，渐次延及四肢，可在数天内满布全身（一般颈、面发生者少）。发于掌跖者，可呈银屑病样鳞屑，基底呈肉红色，压之不褪色，有特征性。大约经数天或 2 ~ 3 周，皮疹颜色由淡红逐渐变为褐色、褐黄色，最后消退，愈后可遗留色素沉着。复发性斑疹皮损较大，约如指甲盖或各种钱币大小，数目较少，呈局限性聚集排列，境界明显，多发于肢端如下肢、肩胛、前臂及肛周等处。本型经过时间较长，如不治疗，则消退后可反复再发，中央消退，边缘发展，形成环状（环状玫瑰疹）。②丘疹及斑丘疹：临床亦常见。发生时间较斑疹稍迟。依其症状及临床经过，可分为大型丘疹及小型丘疹。大型丘疹直径为 0.5 ~ 1cm，半球形浸润丘疹，表面光滑，暗褐色至铜红色，较久皮疹中心吸收，凹陷或出现脱屑，好发于躯干两侧、腹部、四肢屈侧、阴囊、大小阴唇、肛门、腹股沟等处，可有鳞屑，称丘疹鳞屑性梅毒疹或银屑病样梅毒疹（psoriasiform syphilid），有较大的鳞屑斑片，鳞屑呈白色或不易剥离的痂皮，痂下有表浅糜烂，边缘红色晕带，似银屑病，好发于躯干、四肢等处。小型丘疹也称梅毒性苔藓粟粒，大小大多与毛囊一致，呈圆锥状，为坚实的尖顶小丘疹，褐红色，群集或苔藓样。有的丘疹排列成环状或弧形，称环状梅毒疹，好发于阴囊及项部。皮损处可查见梅毒螺旋体，梅毒血清反应强阳性。

3）其他表现　可见全身淋巴结肿大、弥漫性红斑性咽炎、黏膜斑、扁平湿疣、脱发、梅毒性骨膜炎、虹膜睫状体炎、视网膜炎等。

（3）三期梅毒　又称晚期梅毒，多在感染后 2 ~ 4 年后发生，一般无传染性。

1）皮肤黏膜损害　表现为结节性梅毒疹及树胶肿，导致鼻、耳、面颊、肩胛、四肢伸侧等皮肤以及口腔、腭、悬雍垂、舌黏膜的浸润、溃烂、坏死、穿孔，并形成瘢痕。①结节性梅毒疹：好发于头部、肩部、背部及四肢伸侧。为一群直径为 0.3 ~ 1.0cm 的浸润性结节，呈铜红色，表面光滑或附有薄鳞屑，质硬。结节可吸收变平，留下小的萎缩斑，长期留有深褐色色素沉着，也有结节中心坏死，形成小脓肿，破溃后形成溃疡，形成结节性溃疡性梅毒疹，愈后留下浅瘢痕。瘢痕周围有色素沉着，萎缩处光滑而薄，在边缘可出现新损害。②树胶肿：为深达皮之下硬结。初发如豌豆大小，渐增大如蚕豆乃至李子大或更大，坚硬，触之可活动，数目多少不定。开始颜色为正常皮色，随结节增大，颜色逐渐变为淡红、暗红乃至紫红。结节容易坏死，可逐渐软化、破溃，流出树胶样分泌物，可形成特异的圆形、椭圆形、马蹄形溃疡，境界清楚，边缘整齐，隆起如堤状，周围有褐红或暗红色浸润，触之有硬感。

2）其他脏器损害　①骨关节受累：发生树胶样肿的破坏性损害，造成骨、关节畸形。②心血管梅毒：造成主动脉炎、主动脉瘤、冠状动脉瘤、心肌炎性坏死，表现为心悸、胸痛、呼吸困难、猝死等。③神经梅毒：造成脑膜炎、脑血管炎、脑实质病变、脊髓痨及脑神经损害。

2. 先天性梅毒　是梅毒螺旋体由母体经过胎盘而进入胎儿血液循环所致。

（1）早期先天性梅毒　出生后 2 岁以内发病者。小儿发育不良，体形瘦小，皮肤松弛、苍白、有皱纹如老人貌，哭声低弱嘶哑，常伴有低热、贫血、肝脾大、淋巴结肿大及脱发等。梅毒性鼻炎为最常见的早期症状，可因流涕、鼻塞致哺乳困难。常于出生后 1 ~ 2 个月发生多种形态皮肤损害，如红斑、丘疹、水疱、脓疱等，好发于手掌、足跖及口腔周围。在口角、鼻孔、肛周可发生线状皲裂性损害，愈合后成为特征放射瘢痕。在摩擦部位如外阴及肛周发生湿丘疹或扁平湿疣损害。

（2）晚期先天性梅毒　出生后 2 岁以后发病者。损害性质与后天梅毒的三期损害相似。活动性损害如间质性角膜炎、神经性耳聋、肝脾大、关节积液、胫骨骨膜炎、指炎、鼻部或上颚树胶肿导致鼻中隔穿孔或马鞍鼻。标记性损害为早期病变遗留的痕迹，已无活动性，但具有特征性，如马鞍鼻、口周围皮肤放射状裂纹、前额圆凸、胸锁关节骨质增厚、胫骨骨膜肥厚形成"佩刀胫"，恒齿病变为郝秦生齿（上颚门齿发育不良，呈"螺丝刀"样）及桑椹状齿等。

3. 潜伏梅毒 又称隐性梅毒，有感染史，无临床症状及体征，梅毒血清学试验阳性，脑脊液检查正常。感染 2 年以内者称早期潜伏梅毒，感染 2 年以上者称晚期潜伏梅毒，感染来源于母体者称先天潜伏梅毒。

【辅助检查】

1. 梅毒螺旋体（TP）检查 一期、二期及早期先天梅毒，皮肤、黏膜损害可查见 TP，在皮损处用玻璃片刮取组织渗出液或淋巴结穿刺液，在暗视野下、黑色背景内可见折光力强的 TP，根据其特殊运动形态可与其他螺旋体相鉴别。荧光显微镜下呈绿色。

2. 梅毒血清学试验

（1）非梅毒螺旋体抗原血清试验 本类试验敏感性高而特异性低，一般用作筛选和定量试验，观察疗效、复发及再感染。常用的有快速血浆反应素环状卡片试验（RPR）、血清不加热反应素试验（USR）、性病研究实验室试验（VDRL）等。

（2）梅毒螺旋体抗原血清试验 本类试验敏感性和特异性均高，一般用作证实试验，不能用于观察疗效、复发和再感染。常用的有荧光螺旋体抗体吸收试验（FTA‐ABS）、梅毒螺旋体血凝试验（TPHA）、19s‐IgM‐FTA‐ABS 试验等。

3. 脑脊液检查 有助于神经梅毒的诊断，包括细胞计数、蛋白量、VDRL 试验及胶体金试验等。

【诊断】

诊断依据：①有不洁性交史或其配偶及父母有梅毒病史；②梅毒性皮肤黏膜损害；③伴有心血管梅毒及神经梅毒等其他脏器损害；④暗视野显微镜检查可见梅毒螺旋体，梅毒血清试验阳性，脑脊液及病理学检查可见相应改变。

【治疗】

梅毒治疗药物首选青霉素类，常用苄星青霉素 G、普鲁卡因青霉素 G、水剂青霉素 G；头孢曲松钠可作为青霉素过敏者优先选择的替代治疗药物，也可选用四环素类或红霉素类。

1. 早期梅毒

（1）青霉素疗法 苄星青霉素 G（长效西林），240 万 U，分两侧臀部肌内注射，每周 1 次，共 2~3 次。普鲁卡因青霉素 G，80 万 U/d，肌内注射，连续 10~15 天，总量 800 万~1200 万 U。

（2）对青霉素过敏者 ①盐酸四环素，500mg，每日 4 次，连服 15~30 天。②多西环素，100mg，每日 2 次，连服 15 天。

2. 晚期梅毒及二期复发梅毒

（1）青霉素疗法 苄星青霉素 G，240 万 U，每周 1 次，肌内注射，共 3 次。或普鲁卡因青霉素 G，80 万 U/d，肌内注射，连续 20 天。

（2）对青霉素过敏者 ①盐酸四环素，500mg，每日 4 次，连服 30 天。②多西环素 1000mg，每日 2 次，连服 30 天。

3. 心血管梅毒 应住院治疗，如有心力衰竭，待心功能恢复后开始治疗。为避免吉‐海反应，从小剂量开始注射青霉素，如水剂青霉素 G，首日 10 万 U，每日 1 次，次日 10 万 U，每日 2 次，第 3 天 20 万 U，每日 2 次，连服 3 天。并在青霉素注射前 1 天口服泼尼松 10mg，每日 2 次，连服 3 天。自第 4 天起，普鲁卡因青霉素 G 80 万 U/d，肌内注射，连续 15 天为 1 个疗程，共 2 个疗程，疗程间停药 2 周。青霉素过敏者，四环素 500mg，每日 4 次，连服 30 天。

4. 神经梅毒 应住院治疗，为避免吉‐海反应，在注射青霉素前 1 天口服泼尼松，每次 10mg，每日 2 次，连用 3 天。水剂青霉素 G，1800 万~2400 万 U/d，静脉滴注（每 4 小时 300 万~400 万 U），连续 10~14 天。或普鲁卡因青霉素 G，240 万 U/d，肌内注射；同时口服丙磺舒，每次 0.5g，每日 4 次，共 10 ~ 14 天。由于此疗程短于晚期梅毒的治疗，故在上述疗程后加用苄星青霉素 G 240 万 U，每周 1 次，肌内注射，连续 3 周。

知识链接

吉－海反应

吉－海反应（Jarish – Herxheimer reaction）是以 Jarisch 和 Heyxheimer 二人姓名命名的一种治疗反应。Jarisch 是奥地利皮肤学者，Heyxheimer 是德国皮肤学者。这种反应最早是他们在应用汞、砒霜及铋治疗梅毒过程中发现的，随后问世的青霉素在治疗过程中同样出现，主要出现在梅毒患者初次注射青霉素或其他高效抗梅毒药后 4 小时内，出现程度不同的发热、寒战、头痛、乏力等流感样症状，并伴有梅毒症状和体征的加剧。该反应约在 8 小时达高峰，24 小时内发热等症状可不治而退，加重的皮损也可好转。吉－海反应的发生是注射高效抗梅毒药后，大量 TP 被消灭，释放出大量异型蛋白及内毒素所致。医务人员在治疗的过程中应密切观察病情变化，积极做好防治工作。

5. 妊娠期梅毒 普鲁卡因青霉素 G，80 万 U/d，肌内注射，连续 10 天为 1 个疗程。妊娠初 3 个月内注射 1 个疗程，妊娠末 3 个月注射 1 个疗程。对青霉素过敏者，用红霉素治疗，每次 500mg，每日 4 次，早期梅毒连服 15 天，二期复发及晚期梅毒连服 30 天。妊娠初 3 个月与妊娠末 3 个月各进行 1 个疗程，但所生婴儿应用青霉素补治。禁用四环素及多西环素。

6. 先天性梅毒

（1）早期先天梅毒 脑脊液异常者用水剂青霉素 G，10 万 ~ 15 万 U/（kg·d），分 2 ~ 3 次静脉滴注，共 10 ~ 14 天；或普鲁卡因青霉素 G，5 万 U/（kg·d），肌内注射，共 10 ~ 14 天。脑脊液正常者用苄星青霉素，5 万 U/（kg·d），1 次注射。未查脑脊液者，可按脑脊液异常者治疗。

（2）晚期先天梅毒 水剂青霉素 G，20 万 ~ 30 万 U/（kg·d），分 4 ~ 6 次静脉滴注，共 10 ~ 14 天；或普鲁卡因青霉素 G，5 万 U/（kg·d），肌内注射，共 10 ~ 14 天，为 1 个疗程，共用 1 ~ 2 疗程。较大儿童总量不超过成人剂量。对青霉素过敏者可用红霉素，7.5 ~ 12.5mg/（kg·d），分 4 次服，连服 30 天。8 岁以下儿童禁用四环素。

【常用药物注意事项与患者教育】

1. 青霉素类抗生素 见第六章第五节肺炎。

2. 四环素类 是由放线菌产生的一类广谱抗生素，其结构均含并四苯基本骨架。通过特异性地与细菌核糖体 30S 亚基的 A 位置结合，阻止氨基酰－tRNA 在该位上的联结，从而抑制肽链的增长和影响细菌蛋白质的合成。包括金霉素、四环素及半合成衍生物甲烯土霉素、多西环素、米诺环素（二甲胺四环素）等，可用于多种细菌及立克次体、衣原体、支原体等所致感染。其不良反应有消化道反应、肝损害、肾损害、影响牙齿及骨骼的发育等。妊娠及哺乳期妇女、8 岁以下小儿禁用。

第四节 尖锐湿疣

尖锐湿疣（condyloma acumintum，CA）又称生殖器疣，是由人类乳头瘤病毒（human pillomavirus，HPV）感染引起的 STD。主要表现为生殖器、会阴、肛门部位皮肤黏膜的良性赘生物。该病为世界性 STD，多发生于 18 ~ 50 岁，可在短期内自然消退，也可多年存在，经久不愈。

【病因与发病机制】

人类乳头瘤病毒属 DNA 病毒，无包膜。该病毒有 100 多种亚型，引起 CA 的主要是 HPV－6、HPV－11、HPV－16、HPV－18。人是 HPV 的唯一宿主，主要感染人类皮肤黏膜的上皮细胞，而不产生系统感染。HPV－16 和 HPV－18 与宫颈癌等肿瘤的发生关系密切，称为高危型 HPV。

【流行病学】

1. 传染源　尖锐湿疣患者及 HPV 携带者。

2. 传播途径　主要通过性接触传播。

3. 流行特征　尖锐湿疣好发于性活跃的中青年（16～34 岁），是欧美国家常见的 STD，也是我国近年来常见的 STD 之一，在我国南方的发病率高于北方。就世界范围来看，该病的发病率整体呈较快的上升趋势。

【临床表现】

潜伏期为 1～8 个月，平均为 3 个月。

1. 临床感染

（1）好发部位　男性好发于冠状沟、龟头、包皮、系带、尿道口及阴茎体、阴囊；女性则发生于大小阴唇、阴蒂、阴道和宫颈；男同性恋者好发于肛周及直肠。

（2）疣体特点　初起为淡红色柔软的小丘疹，以后逐渐增大、增多，融合呈乳头状、菜花状和鸡冠状赘生物，质地柔软，表面呈皮肤色、粉红色或污秽色，可有痒感。偶有糜烂、渗出及继发细菌感染，尤以肛周为甚。疣体部分可自然消失；部分保持不变；部分成为巨大型疣体；部分癌变。

（3）其他表现　女性阴道和宫颈内 CA 可引起白带增多、性交疼痛；尿道内 CA 可出现血尿、尿流异常、排尿困难。

2. 亚临床感染　指肉眼观察无明显可见的疣体，但醋酸白试验阳性或活组织检查发现典型的 HPV 感染病理改变的状态。

3. 潜伏感染　指肉眼观察无可见的皮肤损害，醋酸白试验阴性、活组织检查无典型的 HPV 感染病理改变，但通过分子生物学试验可检到 HPV 的状态。

【辅助检查】

1. 醋酸白试验　用棉签或纱布浸湿 3%～5% 醋酸液，敷于疣体局部 3～5 分钟，CA 损害表面呈灰白色，边界清楚，可区别于周围正常组织；醋酸纱布移开后，这种白色可持续数分钟至十余分钟自行消退。较小的损害或 HPV 的亚临床感染使用放大镜或阴道镜观察会更加清晰明显。

2. 甲苯胺蓝试验　用纱布蘸取蒸馏水，轻轻擦洗试验部位，去除局部黏液及异物。待皮损干燥后，用棉签蘸取 1% 的甲苯胺蓝染色液（甲苯胺蓝 1g、10% 醋酸 10ml、无水乙醇 4ml、蒸馏水 86ml），均匀涂在皮损及其周围正常皮肤上。待染色液干燥后，再用 1% 醋酸脱色剂（配制方法同染色液，但不加甲苯胺蓝）擦洗，未擦洗掉而留有蓝色染色者为阳性。本方法简便，染色清晰，持续时间长，并且不需要阴道镜，结果可直接肉眼观察。

3. 病理检查　表皮角化不全，棘层高度肥厚，表皮突增厚和延长，呈乳瘤样增生，棘细胞和基底细胞有部分核分裂，颇似癌变，但细胞排列规则，且上皮细胞与真皮之间境界清楚。比较有特点的是颗粒层和棘层上部细胞明显空泡形成，此种空泡细胞比正常细胞大，胞质着色淡，中央有大而圆、着色深的核。真皮水肿，毛细血管扩张及周围有慢性炎症细胞浸润。

4. 分子生物学试验　通过 PCR、原位杂交等技术在皮损处可检测到 HPV。

【诊断】

1. 临床感染诊断要点　①有不洁性交史、配偶感染史或间接感染史；②典型的疣体特点；③醋酸白试验或甲苯胺蓝试验阳性；④皮损活检有 HPV 感染特征性空泡细胞的病理学变化特点或皮损活检中抗原或核酸检测显示 HPV 存在。

2. 亚临床感染诊断要点　见临床表现。

3. 潜伏感染诊断要点　见临床表现。

【治疗】

本病有一定的自限性，同时又有部分病例治愈后复发。尖锐湿疣治疗的目的是去除疣体，改善症状和体征，而不是根除 HPV。任何手段都不能完全根除 HPV 的感染。因此，在选择治疗手段时，既要考虑效果明显，又要注意简便安全，并且避免瘢痕形成。

1. 外用药物

（1）0.5% 足叶草毒素酊（0.5% 鬼臼毒素酊）　疣体处涂抹，每日 2 次，连用 3 天，停药 4 天，为 1 个疗程。可用 1~3 个疗程。注意保护疣体周围的正常皮肤黏膜。本品有致畸作用，妊娠期妇女禁用。

（2）50% 三氯醋酸溶液　疣体处涂抹，每日 1 次。用药 6 次未愈则应改用其他疗法。注意保护疣体周围的正常皮肤黏膜。

（3）5% 5 - 氟尿嘧啶（5 - FU）软膏　疣体处涂抹，每日 1 次，勿接触正常皮肤和黏膜。妊娠期妇女禁用。

（4）5% 咪喹莫特霜　疣体处涂抹，用药 6~10 小时后洗掉，每周 3 次，最多连用 16 周。此药为外用免疫调节剂，通过刺激局部产生干扰素及其他细胞因子而起作用。

（5）中药外洗　木贼、香附、板蓝根、山豆根、明矾、百部、苦参、蛇床子各 30g，煎水洗患部。

2. 物理疗法

（1）激光治疗　采用 CO_2 激光烧灼法祛除疣体，用于多发性疣及尿道内疣。对单发或少量多发疣体可行一次性治疗；对多发或面积大的疣体可行 2~3 次治疗，间隔时间一般为 1 周。

（2）冷冻治疗　采用液氮（-196℃）冷冻祛除疣体，治愈率为 63%~88%。

（3）电灼治疗　采用高频电针或电刀切除疣体，适应数量少、面积小的尖锐湿疣。有效率约 94%，复发率约 22%。

（4）手术治疗　适用于单发或巨大尖锐湿疣。

【常用药物注意事项与患者教育】

足叶草毒素酊　为抗病毒有丝分裂药物，适用于任何部位的皮损。有致畸作用，妊娠期妇女禁用。

第五节　非淋菌性尿道炎

PPT

非淋菌性尿道炎是指经性接触传播的，有明显尿道炎症表现但尿道分泌物中检查不到淋球菌的一组 STD。

【病因】

致病菌为沙眼衣原体、生殖支原体、解脲支原体、阴道毛滴虫及单纯疱疹病毒等。其中以沙眼衣原体最常见，其次是生殖支原体和解脲支原体。

沙眼衣原体呈球形，在细胞内生长繁殖，可见到 3 种颗粒结构，即始体、原体和中间体。原体为感染型，有致病性。衣原体不耐热，对一般消毒剂敏感。支原体是最小的原核细胞生物，无细胞壁，可呈多种形态。部分支原体的细胞膜外有一种多聚糖形成的荚膜，有毒性，是其致病因素之一。支原体不耐热，对一般消毒剂敏感，但低温或冷冻干燥环境下可存活很长时间。

【临床表现】

潜伏期 1 ~ 3 周。男女均可发病，有不洁性接触史或配偶感染史，新生儿可经产道分娩时感染。

1. 男性非淋菌性尿道炎　有尿道刺痒、不适及烧灼感，症状较淋病轻，晨起时尿道口有少量稀薄的黏液性分泌物，部分患者合并有淋病。

2. 女性泌尿生殖器感染　宫颈水肿、糜烂，白带增多，尿道有烧灼感，伴尿频、尿道口充血，挤压尿道可有少量分泌物溢出，严重时可引起输卵管炎及子宫内膜炎等，可致异位妊娠及不孕症。

3. 新生儿结膜炎与肺炎　经产道感染引起。结膜炎多在 5 ~ 10 天内发生，新生儿肺炎多在 2 ~ 3 周发生。结膜、鼻咽、气管分泌物中可分离出沙眼衣原体。

【辅助检查】

1. 泌尿生殖道分泌物检查　男性尿道分泌物涂片可见到多形核白细胞，在 1000 倍镜下平均每个视野 ≥5 个为阳性；女性宫颈黄色黏液脓性分泌物涂片，可见多形核白细胞，在 1000 倍镜下平均每个视野 >10 个为阳性。

2. 尿液沉渣检查　晨尿或排尿间隔 3 小时以上的尿液沉渣涂片可见多形核白细胞，在 400 倍镜下平均每个视野 ≥15 个为阳性。

3. 尿白细胞脂酶试验（LET）　阳性。

4. 病原体检查　可选用细胞培养、直接免疫荧光、ELISA 及 PCR 检查等方法，能够检出衣原体、支原体等病原体，但淋球菌阴性。

【诊断】

诊断依据：①有不洁性接触史或配偶感染史、间接接触史；②男性以尿道炎为主，女性以宫颈炎为主，新生儿为结膜炎、肺炎的临床表现；③实验室检查见到多形核白细胞并排除淋球菌感染即可做出初步诊断，病原学检查可检出衣原体、支原体及其他引起非淋菌性尿道炎的病原体。

【鉴别诊断】

非淋菌性尿道炎与淋菌性尿道炎的鉴别见表 24 - 1。

表 24 - 1　非淋菌性尿道炎与淋菌性尿道炎的鉴别

	非淋菌性尿道病	淋菌性尿道炎
潜伏期	7 ~ 21 天	3 ~ 5 天
膀胱刺激征	轻微	明显
全身症状	无	偶见
尿道分泌物	量少，多为黏液状	量多，脓性
镜检	可见多形核白细胞，革兰阴性双球菌阴性	可见多形核白细胞，革兰阳性双球菌阳性
培养	衣原体或支原体生长	淋球菌生长
治疗	多西环素、红霉素	头孢曲松、壮观霉素

【治疗】

原则上应做到早期诊断、早期治疗。及时检查病原体，针对病因治疗。首选四环素类抗菌药物，常选用多西环素、四环素等。亦可使用红霉素、米诺环素等。新生儿可用红霉素干糖浆口服。

1. 初发非淋菌性尿道炎　多西环素 100mg，口服，每日 2 次，连服 7 ~ 10 天；阿奇霉素 1g，饭前 1 小时或饭后 2 小时 1 次顿服，连服 7 ~ 10 天；红霉素 500mg，口服，每日 4 次，连服 7 天；乙琥红霉素 800mg, 口服, 每日 4 次, 连服 7 天; 氧氟沙星 300mg, 口服, 每日 2 次, 连服 7 天; 米诺环素 100mg, 口服, 每日 2 次, 连服 10 天。

2. 复发性或持续性非淋菌性尿道炎 甲硝唑 0.2g, 单次口服, 加红霉素 500mg, 口服, 每日 4 次, 共 7 天; 乙琥红霉素 800mg, 口服, 每日 4 次, 连服 7 天。

3. 妊娠期妇女非淋菌性尿道炎 红霉素 500mg, 口服, 每日 4 次, 连服 7 天; 或红霉素 250mg, 口服, 每日 4 次, 共 14 天; 阿奇霉素 1g, 1 次顿服, 连服 7 天; 乙琥红霉素 800mg, 口服, 每日 4 次, 连服 7 天。禁用多西环素和氧氟沙星。

4. 新生儿衣原体性眼结膜炎 可用红霉素干糖浆粉剂, 剂量 50mg/(kg·d), 分 4 次口服, 连服 2 周; 如有效, 再延长 1 ~ 2 周。出生后, 用 0.5% 红霉素眼膏或 1% 四环素眼膏立即滴眼, 可有预防衣原体感染的作用。

【常用药物注意事项与患者教育】

多西环素 属四环素类抗菌药, 抗菌谱与四环素相似, 但抗菌活性较四环素强 2 ~ 10 倍。由于多西环素具有强效、速效、长效等作用特点, 目前已成为四环素类的首选药物。常见不良反应为胃肠道反应、光敏性皮炎等。

第六节 生殖器疱疹

PPT

生殖器疱疹是由单纯疱疹病毒引起的性传播疾病, 可反复发作, 对患者的健康和心理影响较大。该病可通过胎盘及产道感染新生儿, 导致新生儿先天性感染。

【病因与发病机制】

生殖器疱疹的病原体是单纯疱疹病毒 (HSV)。单纯疱疹病毒属于人类疱疹病毒 Q 亚科, 是双链 DNA 病毒, 核心是线状型双链 DNA, 病毒颗粒直径约 150nm, 其外为一立体对称 20 面体的蛋白质衣壳, 由 162 个壳粒组成, 衣壳外是脂质被膜。根据特异性抗原决定簇诱导产生的抗体, 可将单纯疱疹病毒分为 HSV - 1 和 HSV - 2 两型, 引起生殖器疱疹的主要是 HSV - 2 型 (约占 90%)。人类是 HSV 的唯一宿主, 离开人体则该病毒不能生存, 紫外线、乙醚及一般消毒剂均可使之灭活。

病毒经过皮肤、黏膜或其破损处进入人体内, 首先在表皮或真皮细胞内复制, 造成局部皮肤黏膜损害。然后侵入感觉神经或自主神经末梢, 沿神经轴索进入神经节内的神经细胞中潜伏下来, 当机体抵抗力降低或在发热、受凉、感染、月经、胃肠功能紊乱、创伤等因素的激发下, 潜伏的病毒被激活, 病毒下行至皮肤黏膜表面繁殖, 引起病损, 导致复发。

【流行病学】

1. 传染源 生殖器疱疹患者与病毒携带者。病损处的皮肤黏膜表面、水疱疱液、局部渗出液均含有大量病毒。

2. 传播途径 主要通过性行为传播, 亦可通过被污染物品间接传播。此外, 患生殖器疱疹的母亲可通过垂直传播将病毒传给胎儿和新生儿。

3. 流行特征 目前在欧美发达国家, 生殖器疱疹是发病率位居第三的性传播疾病, 也是最常见的性传播生殖器溃疡性疾病。在我国重点监测的 8 种性传播疾病中排名第五。好发于 20 ~ 50 岁, 特别是婚外性交者, 女性更易被感染。

【临床表现】

1. 初发生殖器疱疹 分为原发性生殖器疱疹和非原发的初发生殖器疱疹。第一次感染 HSV 而出现生殖器疱疹者为原发性生殖器疱疹，其病情相对严重。既往有过 HSV - 1 感染（主要为口唇或颜面疱疹），又感染 HSV - 2 而出现生殖器疱疹的初次发作，称为非原发的初发生殖器疱疹，其病情相对较轻。

（1）潜伏期　3~14 天，一般为 3~5 天。

（2）皮损部位　男性阴茎的龟头、包皮、冠状沟；女性的阴唇、阴蒂、阴道、宫颈。亦可发生于肛门、尿道等处。

（3）皮损特点　初为群集或散在的米粒大小红色丘疹，迅速变为小水疱，水疱极易破溃形成糜烂或溃疡，有渗液，最后结痂。伴疼痛或痒感。

（4）其他表现　可出现发热、头痛、乏力等全身症状，腹股沟淋巴结常肿大，有压痛。

整个病程 2~3 周。

2. 复发性生殖器疱疹　潜伏在体内的病毒在机体抵抗力降低时，重新繁殖造成复发性生殖器疱疹。每年复发 1~10 次不等，平均 4 次，每次复发均在同一部位，临床表现较轻，病程较短。

（1）前驱表现　常有发热、受凉、感染、月经、胃肠功能紊乱、创伤等诱因，继之出现臀部、大腿、髋部放射性疼痛或局部轻微麻木和痒感。

（2）皮损部位　同初发生殖器疱疹。

（3）皮损特点　同初发生殖器疱疹，但疱疹数目少，愈合快，疼痛或痒感轻。

整个病程 7~10 天。

【辅助检查】

1. 细胞学检查（Tzanck 涂片）　以玻片在疱底做印片，Wright 染色或 Giemsa 染色，显微镜下可见到具特征性的多核巨细胞或核内病毒包涵体。

2. 病毒抗原　从皮损处取标本，以单克隆抗体直接荧光法或 ELISA 可检测到单纯疱疹病毒抗原。

3. 病毒抗体　抗 HSV - IgM 在原发性感染后 1 周左右出现，10~20 天达到高峰，随后逐渐下降，感染后 16 周左右消失。复发性感染抗 HSV，IgM 亦可检出，但无峰值。

4. 病毒培养　从皮损处取标本做病毒培养，5~10 天后可分离出 HSV。

【诊断】

诊断要点：①有非婚性接触史或配偶感染史；②外生殖器好发部位典型的疱疹；③实验室检查查到病毒抗原或病毒抗体，病毒培养阳性可确诊。

【治疗】

1. 局部处理　主要是保持皮损部位清洁、干燥。可用等渗生理盐水清洗，每日 1 次，或涂阿昔洛韦软膏。疼痛明显者，可外用 5% 盐酸利多卡因软膏或口服止痛药。继发细菌感染时，用 1% 新霉素或 1% 庆大霉素湿敷。

2. 抗病毒治疗

（1）初发生殖器疱疹　选择下列药物之一：①阿昔洛韦 0.2g，每日 5 次，或 0.4g，每日 3 次，口服，共 7~10 天；②伐昔洛韦 0.3g，每日 2 次，口服，共 7~10 天；③泛昔洛韦 0.25g，每日 3 次，口服，共 5~10 天。

（2）复发性生殖器疱疹　选择下列药物之一：①阿昔洛韦 0.2g，每日 5 次，或 0.4g，每日 3 次，口服，共 5 天；②伐昔洛韦 0.3g，每日 2 次，口服，共 5 天；③泛昔洛韦 0.25g，每日 3 次，口服，共 5 天。最好在出现前驱症状时或疱疹出现 24 小时内用药。

（3）严重感染　阿昔洛韦 5~10mg/kg 加入 0.9% 氯化钠注射液 250ml 中静脉滴注，每 8 小时 1 次，连用 5~7 天。

【常用药物注意事项与患者教育】

阿昔洛韦　见第二十三章第四节。

第七节　软下疳

软下疳是由杜克雷嗜血杆菌感染引起的性传播疾病，主要临床特点是外生殖器痛性溃疡和化脓性腹股沟淋巴结炎。本病在我国较为少见，患病率男性高于女性。

【病因与发病机制】

杜克雷嗜血杆菌为革兰阴性，呈短棒状，两端较为钝圆，大小 $0.5\mu m \times (1.5 \sim 2.0)\mu m$，往往成双平行排列，呈双链状。大多数细菌分布在细胞外呈链状排列，仅少数细菌可在细胞内呈团块分布。该菌无芽孢、需氧性，对二氧化碳亲和性强。人工培养必须供给新鲜血液才能生长，故称嗜血杆菌。对温度的敏感性很高，不耐热，超过38℃时可很快死亡。65℃时迅速死亡。对寒冷抵抗力较强，5℃中可生存1周，冻干时可能生存1年。

软下疳的发病机制尚未完全明确。在性接触过程中杜克雷嗜血杆菌可以从微小的表皮破损处进入，在局部皮肤和组织引起感染，与此同时经淋巴管引流到腹股沟淋巴结。机体在清除软下疳病灶中杜克雷嗜血杆菌时，有多形核白细胞参与。补体可能参与杀灭血清中的杜克雷嗜血杆菌，这个过程主要依赖于抗体，补体可增强抗体的作用。人类可以重复感染杜克雷嗜血杆菌，很明显不存在完全保护性免疫。

【流行病学】

1. 传染源　主要是软下疳患者。

2. 传播途径　目前认为性接触是该病唯一传播途径。

3. 流行特征　本病是世界性分布的性传播疾病，据 WHO 估计，全世界每年约有700万例软下疳发生，主要流行于非洲、亚洲和拉丁美洲等热带及亚热带地区，尤其是发展中国家。20世纪40年代，在我国此病较为常见，发病率仅次于梅毒和淋病，故有"第三性病"之称。到20世纪60年代初期，我国基本消灭了性病，以后20多年来未再发现软下疳的病例。直到20世纪80年代以后，各地开始有散发病例报告，但多未经培养鉴定证实。

【临床表现】

潜伏期3~14天，一般为4~7天。

1. 皮肤黏膜损害

（1）皮损部位　男性好发于冠状沟、包皮、包皮系带、龟头、阴茎体、会阴部以及肛周等处；女性为小阴唇、大阴唇、阴唇系带、前庭、阴蒂、子宫颈、会阴部以及肛周等处。亦有见于乳房、大腿内侧、手指及口腔内。

（2）皮损特点　初为炎性丘疹，2~3天变为脓疱，迅速形成疼痛剧烈的深溃疡。溃疡呈圆形或卵圆形，直径3~20mm，边缘粗糙不整齐，呈潜行状，质地柔软，表面覆有恶臭的黄灰色渗出物，易出血。溃疡数目最初1~2个，可因自身接种，周围出现2~5个成簇的卫星状溃疡。未经治疗的溃疡可持续1~3个月，愈合后形成瘢痕。

2. 化脓性腹股沟淋巴结炎　大多数患者在出现溃疡后1周左右发生化脓性腹股沟淋巴结炎，表现多为单侧淋巴结肿大，约为指腹大，表面皮肤发红，有触痛。化脓后的淋巴结触及波动感，破溃后流出稠厚的米色脓液，形成深在溃疡和窦道。

【辅助检查】

1. 直接镜检 溃疡底部或潜行部位取材直接涂片，显微镜检查可发现革兰阴性杜克雷嗜血杆菌。但检出率较低。

2. 细菌培养 溃疡底部或潜行部位取材，最好在取材后 1 小时内接种培养。杜克雷嗜血杆菌培养阳性。

3. 病理学检查 符合软下疳溃疡的组织病理表现，组织切片中有时可找到杜克雷嗜血杆菌。

4. 核酸检测 PCR 法等检测杜克雷嗜血杆菌核酸阳性。

【诊断】

诊断要点：①发病前 4~7 天有性接触史；②生殖器部位出现一个或多个基底柔软的痛性溃疡；③腹股沟淋巴结肿大、疼痛甚至破溃形成溃疡，流稠厚的米色脓液；④直接镜检或细菌培养杜克雷嗜血杆菌阳性。

【治疗】

1. 局部处理 局部皮损未破溃时，外涂鱼石脂软膏或红霉素软膏；出现溃疡时，用1∶5000 高锰酸钾溶液或双氧水冲洗，然后外用红霉素软膏或聚维酮碘敷料覆盖；淋巴结脓肿，从远处正常皮肤刺入脓腔，抽取脓液，反复冲洗后，注入头孢曲松钠 0.25~0.5g。

2. 抗菌治疗 可选用下列药物之一：①阿奇霉素 1g，1 次顿服；②头孢曲松钠 0.5g，1 次肌内注射；③头孢三嗪 0.25g，1 次肌内注射；④红霉素 0.5g，每日 4 次，口服，共 7 天。

【常用药物注意事项与患者教育】

阿奇霉素 见第六章第一节。

第八节 性病性淋巴肉芽肿

PPT

性病性淋巴肉芽肿又称为第四性病，是由沙眼衣原体引起的性传播疾病。其主要临床表现为生殖器部位出现一过性水疱、糜烂、溃疡，腹股沟淋巴结肿大，未经治疗晚期可发生象皮肿和直肠狭窄。此病在我国较为少见。

【病因与发病机制】

性病性淋巴肉芽肿的病原体是沙眼衣原体，主要为 L1、L2、L3 三种血清型，以 L2 型最常见。该病原体抵抗力较低，50℃ 30 分钟或 90~100℃ 1 分钟即可被灭活，在干燥室温下不能存活，在体外可存活 2~3 天，一般消毒剂可将其杀死。

人是此病的唯一自然宿主。沙眼衣原体侵袭力较强，通过性交进入机体后，首先侵犯局部皮肤黏膜和淋巴结，继之引起全身多部位病变。沙眼衣原体可侵犯巨噬细胞。细胞免疫和体液免疫可以限制但不能完全消除局部和全身感染的扩散。即使到了晚期仍可以从感染组织中分离出沙眼衣原体。

【流行病学】

1. 传染源 患者与无症状感染者。

2. 传播途径 主要通过性接触传播，偶尔经污染（感染部位的分泌物）或实验室意外传播。

3. 流行特征 本病多发于热带和亚热带地区，在南美洲、印度、东南亚、非洲及加勒比等地区的国家均有发现，在我国较为少见。本病接触感染率比淋病和梅毒低得多，发病高峰与性活跃高峰年龄一致，以 20~30 岁为多，男女发病比为 5∶1。早期表现男性较女性多见，女性往往以晚期并发症表现出来。

【临床表现】

潜伏期 1～4 周，一般为 7～10 天。慢性病程，多年不愈。临床经过可分为 3 期。

1. 早期　出现生殖器初疮。①好发部位：男性阴茎体、龟头、冠状沟及包皮；女性阴道前庭、小阴唇、阴道口、尿道口周围。②初疮特点：始为针头大小丘疹、脓疱，迅速破溃形成边缘清楚的溃疡，直径 3～6mm，质软，周围有红晕，数天后愈合，愈后不留瘢痕。溃疡常为单个，有时为 2～3 个，无明显自觉症状。

2. 中期

（1）男性腹股沟淋巴结肿大　初疮出现 1～4 周后，男性出现单侧或双侧腹股沟淋巴结肿大，表面呈青紫色，有疼感和压痛，粘连、融合，形成"槽沟征"（腹股沟韧带将肿大的淋巴结上下分开，皮肤呈槽沟状）。数周后肿大的淋巴结化脓、破溃，排出黄色浆液或血性脓液，多窦道破口似"喷水壶状"，持续数月，愈后留下瘢痕。淋巴结肿大时，伴寒战、高热、全身酸痛、恶心呕吐等感染中毒症状；淋巴结破溃后，感染中毒症状逐渐缓解、消失。

（2）女性表现　①初疮发生于外阴和阴道下 1/3 部位：淋巴向腹股沟淋巴结回流，引起女性腹股沟淋巴结肿大，临床表现同男性。②初疮发生于阴道上 2/3 和宫颈部位：淋巴向髂淋巴结及直肠淋巴结回流，引起该部淋巴结炎、直肠炎和直肠周围炎，临床表现为腹痛、腹泻、便血、里急后重及腰背疼痛。

3. 晚期　数年或数十年后，局部出现象皮肿，皮肤粗厚坚实，硬如象皮，可呈疣状息肉状。男性常累及阴茎、阴囊与下肢；女性常累及阴唇。另外，女性还可出现肛周肿胀、瘘管、直肠狭窄等。

除上述典型的 3 期表现外，其他表现有皮肤多形红斑或结节性红斑、眼结膜炎、无菌性关节炎、假性脑膜炎等。

【辅助检查】

1. 血清抗体检测　通过微量免疫荧光试验、ELISA 等可检出高滴度的抗沙眼衣原体抗体，动态升高更有诊断意义。

2. 衣原体培养　取肿大的淋巴结穿刺物、尿道与直肠（男性）分泌物、直肠与宫颈（女性）分泌物接种在鸡胚卵黄囊，或做组织（细胞）培养，或小白鼠颅内接种。细胞培养分离到 L1、L2 或 L3 血清型沙眼衣原体有确诊价值。另需做细菌培养和涂片革兰染色，以除外葡萄球菌或其他细菌所致的淋巴结炎。衣原体培养是诊断该病最特异的方法，但敏感性较低。

3. 核酸检测法　通过 ELISA 可检测到沙眼衣原体的核酸，本法特异性和敏感性较高。

4. 活体组织检查　取病变的淋巴结、皮肤、黏膜制成切片，观察其病理变化，以淋巴结病变最典型。特征性改变为三角形或卫星状脓肿，中心为中性粒细胞和巨细胞，周围为上皮样细胞及郎罕细胞、纤维。后期可见广泛纤维化。

【诊断】

诊断要点：①有不洁性交史；②生殖器部位出现糜烂与表浅溃疡（初疮）；③初疮 1～4 周后出现单侧或双侧腹股沟淋巴结炎，有槽沟征及喷水壶状多数瘘管，痊愈后留瘢痕；④晚期出现生殖器象皮肿、直肠狭窄等；⑤血清特异性沙眼衣原体抗体阳性有助于诊断；⑥衣原体培养分离出沙眼衣原体 L1、L2 或 L3 血清型可确诊。

【治疗】

治疗原则为早期治疗、规范足量治疗、性伴侣同时治疗。

1. 全身治疗　选择下列药物之一：①多西环素 0.1g，每日 2 次，口服，共 21 天；②米诺环素 0.1g，每日 2 次，口服，共 21 天；③四环素 0.5g，每日 4 次，口服，共 14 天；④红霉素 0.5g，每日

4 次，口服，共 21 天；⑤阿奇霉素 1g 顿服，共 1 次；⑥复方新诺明 2 片，每日 2 次，口服，首次加倍，共 14 天。

2. 局部处理

（1）急性腹股沟淋巴结肿大　未化脓的淋巴结可行 10% 鱼石脂软膏冷湿敷或超短波治疗；已化脓的淋巴结可穿刺抽脓。

（2）直肠狭窄　初起时可行扩张术，严重者可采用手术治疗。手术前后必须完成数月或足够疗程的抗生素治疗。

【常用药物注意事项与患者教育】

1. 鱼石脂软膏　见第十六章第二节浅部组织的化脓性感染。

2. 米诺环素　属四环素类抗菌药，是四环素类药物中抗菌活性最高的一种，抗菌机制、抗菌谱、不良反应与四环素相似，但可引起前庭功能障碍。

第九节　艾滋病 🄔 微课

PPT

艾滋病（acquired immune deficiency syndrome，AIDS）又称获得性免疫缺陷综合征，是由人类免疫缺陷病毒（HIV）引起的致命性慢性传染病。临床特征是长期不规则发热、淋巴结肿大、反复严重的机会性感染、卡波西肉瘤与淋巴瘤等。病死率极高。

【病因与流行病学】

目前已知人类免疫缺陷病毒有 HIV-1 和 HIV-2 两型，两者均能致病，均属于单链 RNA 逆转录病毒，对外界抵抗力不强，对热较敏感，在 56℃ 30 分钟即能灭活。50% 乙醇、0.2% 次氯酸钠及漂白粉均能杀灭该病毒。

艾滋病患者和无症状 HIV 携带者是本病的传染源。病毒主要存在于血液、精液、阴道与子宫分泌液和其他体液中。精液和血液有较大的传染性。艾滋病主要通过性接触、血液和母婴 3 种途径传播。同性恋者、多个性伴侣者、静脉药瘾者和血制品使用者为本病的高危人群。下列行为不会传播 HIV：①与 HIV 感染者握手、拥抱、抚摸、礼节性接吻；②与 HIV 感染者一起吃饭、喝饮料以及共用碗筷、杯子；③与 HIV 感染者一起使用公共设施，如厕所、游泳池、公共浴池、电话机；④与 HIV 感染者一起居住、劳动、共用劳动工具；⑤购物、使用钞票；⑥咳嗽、打喷嚏、流泪、出汗、小便；⑦蚊子、苍蝇、蟑螂等昆虫叮咬。

【临床表现】

本病潜伏期较长，一般认为 2~10 年可以发展为艾滋病。艾滋病的临床过程分为 4 期。

1. 急性感染期（Ⅰ期）　在感染 HIV 后，部分人突起发热、全身不适、关节和肌肉疼痛、淋巴结肿大，持续 1~2 周好转。感染后 6~10 周，血清抗-HIV 阳性。

2. 无症状感染期（Ⅱ期）　一般情况较好，无明显临床症状及体征，此期可持续 2~10 年或更长。具有传染性，血清抗-HIV 阳性。

3. 持续性全身淋巴结肿大综合征（Ⅲ期）　此期全身淋巴结肿大，并持续存在。肿大的淋巴结质地柔韧、不粘连、无压痛、呈对称性。同时伴有持续性疲乏、发热和夜间盗汗、体重下降、持续性腹泻等全身症状。血清抗-HIV 阳性。

4. 艾滋病期（Ⅳ期）　此期临床表现复杂，主要特征为：①体质性疾病，包括发热、疲劳、盗汗、腹泻、消瘦、咳嗽、淋巴结肿大；②反复严重的机会性病原体感染，常见病原体有卡氏肺孢子虫、弓形虫、巨细胞病毒、单纯疱疹病毒、隐球菌、念珠菌、分枝杆菌；③继发肿瘤，如卡波西肉瘤、非霍奇金淋巴瘤等；④神经系统症状，在病情发展中，中枢神经系统症状逐渐明显，如记忆力减退、反应迟钝、痴呆、运动障碍以及许多精神方面的表现；⑤继发其他疾病，如慢性淋巴性间质性肺炎。

【辅助检查】

1. 血常规　有不同程度的贫血和白细胞计数降低。

2. 免疫学检查　T 细胞绝对计数下降，$CD4^+$ T 细胞计数也下降〔正常（0.8~1.2）$\times 10^9$/L〕。对有丝分裂原如链激酶、植物血凝素等的皮肤试验常呈阴性反应。

3. 血清学检查　HIV 抗体（ELISA、免疫印迹法）或 HIV 抗原阳性。

【诊断】

HIV 感染和 AIDS 的临床诊断目前以 2001 年卫生部制定的《HIV/AIDS 诊断标准及处理原则》为准。

1. 临床诊断　急性感染期，可根据高危因素及类血清病的表现，考虑本病可能。慢性感染期，则结合流行病学史、属高危人群、伴严重机会性感染或机会性肿瘤以及 $CD4^+$/$CD8^+$ 比值倒置等，考虑本病可能，进一步做 HIV 抗体或抗原检测。高危人群存在下列情况 2 项或 2 项以上考虑 AIDS 的可能：①近期体重下降 10% 以上；②慢性咳嗽或腹泻 1 个月以上；③间歇或持续发热 1 个月以上；④全身淋巴结肿大；⑤反复出现带状疱疹或慢性播散性单纯疱疹病毒感染；⑥口腔念珠菌感染。

2. 实验室诊断

（1）HIV - 1 抗体检查　主要检查 p24 抗体和 gp120 抗体。一般 ELISA 连续 2 次阳性，再行免疫印迹法（WB）和固相放射免疫沉淀试验（SRIP）等来确诊。

（2）抗原检查　可用 ELISA 法测定 p24 抗原。

（3）应用 Northern Blot 或 RT - PCR 法检测 HIV - RNA　目前应用定量 PCR 试验或支链 DNA 分析来做 HIV 定量，这不仅对诊断和估计预后有帮助，而且可作为抗病毒治疗的疗效考核。

【治疗】

目前尚无特效治疗，抗 HIV 的药物仍在研究和探索之中。

1. 抗病毒治疗

（1）齐多夫定　成人每次 300mg，每日 2 次。儿童 160mg/m² 体表面积，每日 3 次。新生儿和婴幼儿 2mg/kg，每日 4 次。

（2）去羟肌苷　成人体重 ≥60kg 者，每次 200mg，每日 2 次；体重 <60kg 者，每次 125mg。

（3）联合治疗　齐多夫定与干扰素的联合可抑制 HIV 复制最后阶段的芽生和抗卡波西肉瘤的作用，用于治疗 HIV 感染的早期。齐多夫定与阿昔洛韦的联合适用于艾滋病并发复发性疱疹病毒感染。

在美国有人曾提出并使用过"鸡尾酒"疗法。

知识链接

艾滋病的"鸡尾酒"疗法

鸡尾酒疗法又称"高效抗逆转录病毒治疗"，由美籍华裔科学家何大一于 1996 年提出，是通过 3 种或 3 种以上的抗病毒药物联合使用来治疗艾滋病。因为药物的配置方法与配置鸡尾酒很相似，是将多种药物用特殊的方法混合均匀，故得名。鸡尾酒疗法把蛋白酶抑制剂与其他多种抗病毒药剂混合使用，在 HIV 刚侵入人体时用药，不待发病即可阻止病毒破坏人体的免疫系统，从而使患者的发病时间延后数年。该疗法的应用可以减少单一用药产生的耐药性，最大限度地抑制病毒的复制，使被破坏的机体免疫功能部分甚至全部恢复，从而延缓病程进展，延长患者生命，提高生活质量。2002 年何大一将疫苗制造专利技术以 1 美元的象征性价格转让给中国政府以支持中国的艾滋病防治事业。

2. 支持及对症治疗　患者若有发热、频繁腹泻、乏力等症状应严格卧床休息，以减低机体消耗，症状减轻后可逐渐起床活动。病室应安静、舒适、空气清新。给予患者高热量、高蛋白、高维生素等易消化饮食，不能进食者给予静脉输液，维持水、电解质平衡。

3. 并发症治疗

（1）卡氏肺孢子虫肺炎　可用戊烷咪或复方磺胺甲唑。

（2）隐孢子虫感染和弓形虫病　可用螺旋霉素或克林霉素。

（3）卡波西肉瘤　齐多夫定与干扰素联合治疗，也可用博来霉素、长春新碱、阿霉素联合治疗。

（4）巨细胞病毒　可用阿昔洛韦。

（5）隐球菌性脑膜炎　目前主张用氟康唑或两性霉素 B。

4. 预防性治疗　结核菌素试验阳性者可用异烟肼治疗 1 个月；$CD4^+T$ 淋巴细胞 $< 0.2 \times 10^9/L$ 者可用戊烷咪或复方磺胺甲唑预防卡氏肺孢子虫肺炎；医务人员被污染的针头刺伤或实验室意外感染者，在 2 小时内应用齐多夫定治疗，疗程 4～6 周。

【常用药物注意事项与患者教育】

1. 齐多夫定　为逆转录酶抑制剂，能选择性与 HIV 逆转录酶结合，减少病毒复制，推迟 HIV 感染者进展为艾滋病，延长艾滋病患者的存活时间。不良反应最常见骨髓抑制、贫血或中性粒细胞减少症，也可引起胃肠道不适、头痛，剂量过大可出现焦虑、精神错乱和震颤。

2. 去羟肌苷　是齐多夫定的核苷酸类似物，用于齐多夫定不能耐受或治疗失败的患者。主要不良反应为周围神经炎、腹泻、口腔炎或胰腺炎等，可诱发癫痫。

目标检测

1. 简述我国法定性传播疾病的名称。
2. 简述淋病的诊断要点。
3. 简述梅毒的诊断要点。
4. 简述艾滋病的主要传播途径。
5. 试述性传播疾病的预防。

答案解析

（宋桂红）

书网融合……

重点小结　　　微课　　　习题

参考文献

[1] 王郑矜. 临床医学概要 [M]. 2 版. 北京：中国医药科技出版社，2019.

[2] 万学红，卢雪峰. 诊断学 [M]. 9 版. 北京：人民卫生出版社，2018.

[3] 夏瑞明，刘林祥. 影像诊断学 [M]. 4 版. 北京：人民卫生出版社，2020.

[4] 葛均波，徐永健，王辰. 内科学 [M]. 9 版. 北京：人民卫生出版社，2018.

[5] 韩清华，孙建勋. 内科学 [M]. 8 版. 北京：人民卫生出版社，2019.

[6] 赵开峰，英保，刘晨鸣，等. 肝内胆管癌分子靶向治疗的研究进展 [J]. 肝胆胰外科杂志，2024，36（3）：188 – 192.

[7] 孙倍成. 肝癌免疫治疗的挑战与机遇 [J]. 安徽医科大学学报，2024，59（8）：1295 – 1301.

[8] 谢幸，孔北华，段涛. 妇产科学 [M]. 9 版. 北京：人民卫生出版社，2018.

[9] 王卫平，孙锟，常立文. 儿科学 [M]. 9 版. 北京：人民卫生出版社，2018.

[10] 李兰娟，任红. 传染病学 [M]. 9 版. 北京：人民卫生出版社，2018.

[11] 张莉娟，林益川. 临床医学概论 [M]. 2 版. 北京：厦门大学出版社，2022.

[12] 曾华. 临床医学概要 [M]. 3 版. 北京：人民卫生出版社，2018.

[13] 王吉耀，葛均波，邹和建. 实用内科学 [M]. 北京：人民卫生出版社，2022.

[14] 许幼晖. 西医内科学. 4 版. 北京：人民卫生出版社，2018.

[15] 陈孝平，汪建平，赵继宗. 外科学 [M]. 9 版. 北京：人民卫生出版社，2018.

[16] 李兰娟. 传染病学 [M]. 3 版. 北京：高等教育出版社，2018.

[17] 林果为，王吉耀，葛均波. 实用内科学 [M]. 15 版. 北京：人民卫生出版社，2017.